Spezielle pathologische Anatomie

Ein Lehr- und Nachschlagewerk

Begründet von Wilhelm Doerr und Erwin Uehlinger

Band 13/III

Herausgegeben von

Professor Dr. Dres. h.c. Wilhelm Doerr, Heidelberg

Professor Dr. Gerhard Seifert, Hamburg

Pathologie des Nervensystems III

Entzündliche Erkrankungen und Geschwülste

Von

H.D. Mennel und H. Solcher

*Mit 267 zum Teil farbigen Abbildungen
in 454 Einzeldarstellungen*

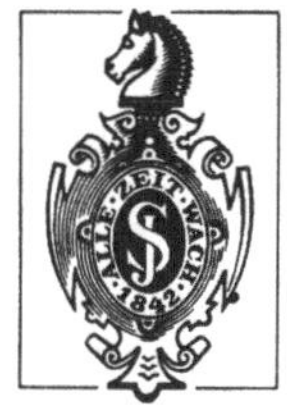

Springer-Verlag
Berlin Heidelberg NewYork
London Paris Tokyo

Professor Dr. H.D. MENNEL
Klinikum der Philipps-Universität
Medizinisches Zentrum für Pathologie
Baldingerstraße
3550 Marburg/Lahn

Professor Dr. H. SOLCHER
Klinikum der Philipps-Universität
Medizinisches Zentrum für Nervenheilkunde
Ortenbergstraße 8
3550 Marburg/Lahn

CIP-Titelaufnahme der Deutschen Bibliothek
Spezielle pathologische Anatomie: e. Lehr- u. Nachschlagewerk/begr. von Wilhelm Doerr u. Erwin Uehlinger. Hrsg. von Wilhelm Doerr; Gerhard Seifert. – Berlin; Heidelberg; New York; London; Paris; Tokyo:
Springer
Teilw. mit d. Angabe: Begr. von Erwin Uehlinger u. Wilhelm Doerr. – Teilw. mit d. Erscheinungsorten
Berlin. Heidelberg. New York. – Bd. 13. Pathologie des Nervensystems.
3. Entzündliche Erkrankungen und Geschwülste. – 1988
Pathologie des Nervensystems / red. von G. Ule. – Berlin; Heidelberg; New York; London; Paris; Tokyo:
Springer. (Spezielle pathologische Anatomie; Bd. 13)
Teilw. mit d. Erscheinungsorten Berlin, Heidelberg, New York
NE: Ule, Günter [Red.]
3. Entzündliche Erkrankungen und Geschwülste / von H.D. Mennel u. H. Solcher. – 1988
ISBN-13: 978-3-642-73411-3   e-ISBN-13: 978-3-642-73410-6
DOI: 10.1007/ 978-3-642-73410-6
NE: Mennel, Hans D. [Mitverf.]

Reproduktion der Abbildungen: Gustav Dreher GmbH, Stuttgart
Satz-,: Universitätsdruckerei H. Stürtz AG, Würzburg
2122/3130-543210 – Gedruckt auf säurefreiem Papier

Vorwort der Herausgeber

Die glänzende Tradition der Neuropathologie in Deutschland war uns in den Jahren der Vorbereitung und Entwicklung des *Gesamtwerkes* eine Verpflichtung besonderen Ranges, ja drückenden Gewichtes. *Jede Zeit hat ihre eigene Befangenheit*, und es wurde zunehmend deutlicher: Die Gelehrten dieser Epoche streben in alle Welt; sie leben jahrelang in fremden Sprachgebieten; sie eilen von Kongressen zu Symposien, erörtern Befunde jeder Zahl und meist des winzigen Detail, aber sie haben weder Zeit noch Kraft und, was schlimmer ist, auch keine innere Neigung, in geduldiger Hingabe an einen gleichsam perpetuierten Auftrag, Ereignisgruppen und deren Befunde *im Zusammenhang* darzustellen.

Wir durften uns lange der redaktionellen Mitwirkung des Herrn Professor Dr. GÜNTER ULE, Heidelberg, erfreuen. Herr Kollege ULE hatte auch die Konzeption *dieses* Bandes erarbeitet und die Herren Professor Dr. SOLCHER und Professor Dr. MENNEL als Autoren gewonnen. Er hatte beide in seine Vorstellungen eingeführt. Dann aber konnte er aus gesundheitlichen Gründen die weitere Mitarbeit nicht mehr fortsetzen. Wir fühlten uns verlassen und mußten versuchen, das von Herrn ULE angeregte Werk ohne ihn zu vollenden.

Wir erlauben uns, die wesentlichen entzündlichen und blastomatösen Erkrankungen von Hirn und Rückenmark in *einem* Bande zu präsentieren. Die Herren SOLCHER und MENNEL haben nicht nur die Pfade der klassischen Systematik durchwandert, sondern selbstverständlich auch neue Aspekte, d.h. diejenigen Befunde, die durch zeitgemäße Techniken erarbeitet worden waren, hinzugefügt. *Während* der Drucklegung des Bandes verdichtete sich die Summe der zentralnervösen Befunde bei der erworbenen Immunschwäche (AIDS), so daß wir uns entschlossen, einen kleinen Anhang in die Druckbögen einzufügen. Herr Professor SOLCHER war so liebenswürdig, unserer Bitte zu entsprechen und diese Ergänzung kurzfristig nachzureichen. Wir haben ihm herzlich zu danken. Herr Professor MENNEL hat die immunhisto(zyto)-chemischen Befunde in die Systematik der Geschwulstmorphologie integriert. Freilich ist uns bewußt, daß die Problematik im Flusse, der Komplex „immunologische Tumormorphologie" in Bewegung begriffen ist. Aber es mußte irgendwo ein Ende, und sei es ein vorläufiges gefunden werden. Wir tragen uns mit dem Gedanken, methodologische Fortschritte zu gegebener Zeit als weiteren Band zu präsentieren.

Wir danken den Herren Dr. HEINZ und Professor DIETRICH GÖTZE sowie allen Mitarbeitern des Springer-Verlages für ihr erneut bewiesenes großes Verständnis für die Besonderheiten unseres Faches und die vortreffliche Ausstattung auch dieses Bandes.

Heidelberg und Hamburg   WILHELM DOERR · GERHARD SEIFERT

Inhaltsverzeichnis

Entzündliche Erkrankungen des Zentralnervensystems

Von H. SOLCHER

Geschwülste des zentralen und peripheren Nervensystems

Von H.D. MENNEL

Entzündliche zentralnervöse Erscheinungen bei der Infektion mit dem humanen Immundefizienzvirus (HIV) und beim Immundefizienzsyndrom (AIDS)

Entzündliche Erkrankungen des Zentralnervensystems

H. SOLCHER

Mit 145 Abbildungen und 1 Tabelle

A. Einleitung

Die bis heute bestehenden Unsicherheiten und Unklarheiten bei der Anwendung des Entzündungsbegriffes machen es erforderlich auf die Besonderheiten einzugehen, die die Neuropathologie mit ihm verbindet. Dabei sei gleich betont, daß eine Abschaffung, wie sie die skeptische Bemerkung Franz NISSLs forderte, „meines Erachtens würde die pathologische Anatomie in ihren Grundfesten nicht erschüttert werden, wenn man den Entzündungsbegriff, so wie er heute gebraucht wird, kurzerhand ausmerzt" (zitiert nach SCHRÖDER 1923) nicht zur Debatte steht.

Die Neuropathologie war immer bestrebt, die Entzündung begrenzter als die Allgemeinpathologie zu fassen. Nach NISSL (1904), SPIELMEYER (1922, 1930), SPATZ (1930, 1931) u.a. sind mit wenigen Ausnahmen nur solche Prozesse als echte Entzündungen anzusehen, die durch Erreger oder Erregertoxine hervorgerufen werden und somit eine selbständige, primäre Defensivreaktion auf eine schädigende Noxe darstellten.

SPATZ hob dabei hervor, daß zwar entzündungserregende Reize auch innerhalb des Organismus entstehen können („symptomatische" Entzündungen nach SPIELMEYER), daß es aber „einem dringenden Bedürfnis der Praxis" entspricht, eine Scheidung zwischen begleitenden aktiven Vorgängen anderer Genese, z.B. den Reaktionen auf einen Gewebsschaden, und den echt entzündlichen Veränderungen zu treffen. Er befürchtete, daß sonst die Verständigung mit dem Kliniker unmöglich wird, denn dieser kann niemals auf die Bezeichnung Encephalitis und Myelitis im ätiologischen Sinne verzichten (SPATZ 1944, veröffentl. 1949). Deshalb stellte er den „enzephalitischen Symptomenkomplex" der „enzephalitischen Krankheit" gegenüber. LINK u. SCHLEUSSING (1958) sehen die Ursache dieses Dissenses in der stärkeren Berücksichtigung klinischer Belange durch den Neuropathologen, während es dem mehr theoretisch eingestellten Allgemeinpathologen um die Bezeichnung und Klassifizierung krankhafter morphologischer Vorgänge geht.

Eine Einordnung in primäre oder symptomatische Entzündung kann dabei im Einzelfall sehr schwierig sein. Gibt es doch primäre Entzündungen des Gehirns, die von Beginn an mit nekrotischen Prozessen einhergehen und sich somit von symptomatischen Entzündungen, z.B. bei anoxischen Gewebsschäden nicht unterscheiden. SPIELMEYER (1922) billigt hier dem Ermessen des Einzelnen einen Raum zu, ohne damit „die Berechtigung umgrenzender Richtlinien" in Frage zu stellen. Es geht ihm „gegen das Gefühl" symptomatische Reaktionen schlechthin unter den Entzündungsbegriff zu subsumieren.

Diese strenge Erregerätiologie als alleinige Ursache für die entzündlichen Krankheiten des Nervensystems ließ sich nicht mehr aufrechterhalten, seit es experimentell gelungen ist, durch parenterale extraneurale Verabreichung von Gehirnsuspensionen primär entzündliche Veränderungen im Zentralnervensystem zu erzeugen (Rivers u. Schwentker 1935; Ferraro 1937, 1944 b). Derartige tierexperimentelle Bilder weisen große Ähnlichkeiten mit gewissen Formen und Stadien der Entmarkungsenzephalomyelitiden auf. Durch diesen organspezifischen Prozeß wurde die Diskussion über eine allergisch-immunologische Ätiologie dieser Krankheitsgruppe ausgelöst.

Auch im Nervensystem wird der entzündliche Symptomenkomplex durch exsudative bzw. infiltrative, proliferative und alterative Zeichen geprägt. Die intrazerebralen Infiltrate aus Leukozyten, Lymphozyten und Plasmazellen zeigen wenig Neigung über den perivaskulären Bereich hinauszugreifen. Es bilden sich die auffallenden Zellmäntel um die Gefäße (Hager 1968).

Das Charakteristische an der zentralnervösen Entzündung ist aber die Beteiligung eines hirnspezifischen Gewebes: der Glia. Anfangs steht eine Proliferation der Mikroglia, auch Hortega- oder Stäbchenzellen genannt, im Vordergrund. Die Zellen können diffus ausgebreitet sein oder in Herden, als Knötchen, Sternchen oder Rosetten, liegen.

Diese Mikrogliawucherungen zeigen eine Tendenz zur Rückbildung (Scholz 1922). Bei der meist etwas später einsetzenden Astro- oder Makrogliavermehrung stehen anfangs die protoplasmatischen Formen im Vordergrund, um mit zunehmender Defektdeckung mehr und mehr durch faserbildende abgelöst zu werden. Dieses aktive Verhalten der Glia hat Spielmeyer (1930) sogar veranlaßt, sie trotz der genetischen Verwandtschaft nicht zum nervösen Parenchym, sondern zum interstitiellen Gewebe zu rechnen und auch ausnahmsweise einmal ihre Veränderungen als alleinigen Ausdruck der entzündlichen Reaktionen zu werten. Jetzt haben Untersuchungen für einen Teil der Mikroglia die Abstammung von Monozyten wahrscheinlich gemacht (Oehmichen 1978).

Strittig ist weiterhin die Einstellung der Neuropathologie zur zellfreien, „serösen Entzündung" Rössles (1923). Auf der Pathologentagung in Breslau 1944 hat Hugo Spatz (veröffentlicht 1949) nochmals seinen Standpunkt gegenüber Rössle bekräftigt, daß für den Gebrauch des Wortes Entzündung das Vorliegen eines zelligen Exsudates die conditio sine qua non ist. Er gab zu, daß eiweißreiche Flüssigkeitsergüsse sowohl das Vorstadium einer Entzündung darstellen können, aber auch die verschiedensten anderen Vorgänge begleiten. Krücke (1952) hat dieses Thema nochmals aufgegriffen und unter Hinweis auf eine Reihe von Erkrankungsbildern, bei denen die seröse Entzündung Frühstadium, Begleiterscheinung oder Hauptbefund ist, vorgeschlagen, den Spielmeyer-Spatzschen Entzündungsbegriff doch um die selbständige seröse Enzephalitis zu erweitern.

Die alterativen Erscheinungen am Parenchym reichen von der Zellschwellung, Chromatolyse, Randständigkeit des Zellkerns, Pyknose, Eosinophilie bis zum Zelltod. Je nach Art der Noxe können derartige Veränderungen mit den entzündlichen Erscheinungen gleichzeitig eintreten, häufig sind sie sekundäre Erscheinungen, die über eine Beteiligung des Herz-Kreislaufsystems an der Krankheit hervorgerufen werden (Spielmeyer 1930).

Diese heterogenen Bilder bei gleicher Noxe und die gleichartigen Veränderungen bei unterschiedlichsten Ursachen – Jacob (1948) bezeichnete dies als

„Ambivalenzcharakter der Reaktionsweisen" – versucht man einerseits mit den begrenzten Reaktionsmöglichkeiten des Nervensystems, andererseits mit konstitutionellen Faktoren, mit der aktuellen Reaktionslage des Organismus, mit Quantität und Virulenz des Erregers, mit seiner Eintrittspforte und nicht zuletzt auch mit den durchgeführten therapeutischen Maßnahmen zu erklären.

Nicht zu vergessen ist aber auch der Zeitfaktor, der das morphologische Geschehen wesentlich beeinflußt. So können bei den meist langen Verläufen der Entmarkungsenzephalitiden die entzündlichen Erscheinungen völlig zurückgetreten sein, so daß das histologische Bild von der Demyelinisation beherrscht wird, während in den akuten Stadien auch hierbei die Infiltrate im Vordergrund stehen. Entzündungszeichen können auch unter immunsuppressiver Therapie weitgehend fehlen.

Natürlich sind für die Qualität und Quantität des morphologischen Geschehens die jeweiligen Noxen von Bedeutung. Aber bis heute wissen wir nicht, warum der gleiche Erreger so heterogene Prozesse wie die Meningitis luica, die progressive Paralyse, die Tabes dorsalis oder die luischen Affektionen der Hirngefäße hervorruft, während andererseits das Zentralnervensystem auf die verschiedenen exanthematischen und nicht exanthematischen Allgemeininfektionen überwiegend mit dem gleichartigen Bild der perivenösen Enzephalitis reagiert und es hierbei nur selten zu diffus lymphozytären, serösen und hämorrhagischen Enzephalitiden oder lymphozytären Meningitiden kommt.

Für die Einteilung der intrakraniellen Entzündungen bieten sich verschiedene Möglichkeiten an. Nach der Lokalisation lassen sich die der Hirnhäute (mit Pachy- und Leptomeningitiden) von denen des Parenchyms (den Enzephalitiden und Myelitiden), unterscheiden.

Allerdings ist diese Abgrenzung meist nicht in der gewünschten Schärfe möglich, da aufgrund der anatomischen Gegebenheiten fast immer mehrere Anteile betroffen sind, so daß man von Enzephalomyelitiden, Meningoenzephalitiden usw. spricht.

Für das Gehirn selbst hat SPATZ (1930) ein Schema von 6 typischen Ausbreitungsmustern aufgestellt, das von RADERMECKER (1956) noch erweitert worden ist (Abb. 1). Dieses Schema entspricht auch heute noch klinischen und morphologischen Bedürfnissen. Es hat sogar die Allgemeinpathologie angeregt, für die Myokarditis eine ähnliche Aufteilung vorzunehmen um damit der klinischen Verständigung zu dienen (DOERR 1974).

Obwohl die einzelnen Infektionen des Gehirns eine erhebliche lokalisatorische Streubreite aufweisen können und auch Enzephalitiden bekannt geworden sind, die nicht in diesen Rahmen passen, hilft diese topographisch-feingewebliche Einteilung einmal dem Kliniker bei seinem Lokalisationsbedürfnis, zum anderen erleichtert sie eine Verständigung bei der deskriptiven morphologischen Einordnung, wenn Hinweise anderer Art fehlen. Dabei muß aber hervorgehoben werden, daß ein gleichartiges Ausbreitungsmuster noch nicht auf eine verwandte oder gar identische Noxe schließen läßt.

Die Einteilung nach rein lokalisatorischen Gesichtspunkten ist aber andererseits nicht voll befriedigend, da hierbei ätiologisch einheitliche Krankheiten auseinandergerissen werden müssen. Dagegen ist eine Orientierung rein an der Ätiologie wiederum auch nur mit erheblichen Einschränkungen möglich, sind doch bei einer beachtlichen Reihe primär entzündlicher Krankheiten bis heute die

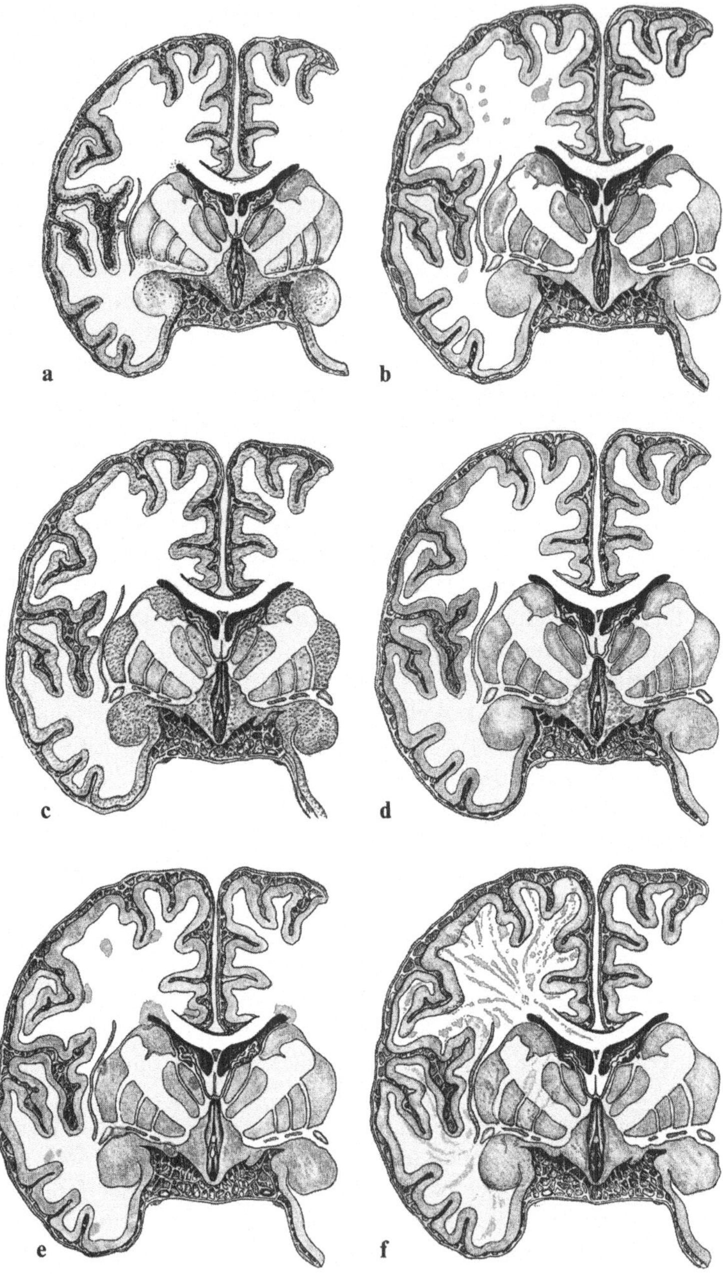

Abb. 1. Die typischen Ausbreitungsmuster der Enzephalitiden nach SPATZ (1931). **a** Ausbreitungstyp der sog. Meningoenzephalitis, **b** Ausbreitungstyp der metastatischen Herdenzephalitis z.B. nach Endocarditis lenta, **c** Ausbreitungsmuster der kontinuierlichen Polioenzephalitis mit Bevorzugung des Endhirns, sog. Paralysetypus (d.h. bevorzugte Lokalisation der Veränderungen bei progressiver Paralyse), **d** Ausbreitungstyp der fleckförmigen Polioenzephalitis mit Bevorzugung des Hirnstammes z.B. bei Encephalitis epidemica, **e** Ausbreitungstyp der herdförmigen Entmarkungsenzephalitis z.B. bei akuter multipler Sklerose, **f** Ausbreitungsmuster der diffusen perivenösen Herdenzephalitis z.B. bei Enzephalitis nach Masern, nach Pocken-Schutzimpfung u.a.

Ursachen unbekannt. Es wird deshalb bei unserer Einteilung, soweit dies möglich ist, zwar der Ätiologie der Vorzug gegeben, es werden aber auch lokalisatorische und allgemeinpathologische Fakten mit berücksichtigt. Dies ist um so leichter, als die Ätiologie oft mit pathologisch-anatomischen, besonders histologischen, Typisierungen korreliert.

Die Aufnahme eines Teils der slow-virus-Krankheiten, und zwar der spongiösen Enzephalopathien in dieses Kapitel ist nur ein Notbehelf und wahrscheinlich von vorläufigem Charakter. Bei diesen Krankheiten ist zwar die Übertragung nachgewiesen, morphologisch bieten sie aber lediglich „degenerative" Veränderungen (s. S. 130). Eine ähnliche Problematik gilt für die Tabes dorsalis.

Auch für die reinen Vasopathien, die sich nur auf Gehirn- und Rückenmarksgefäße beschränken können, ist die Zuordnung schwierig. Erinnert sei hier an die Salvaranschäden (PETERS 1949) oder in neuerer Zeit an die Xylitschäden nach parenteraler Ernährung (SCHRÖDER et al. 1974; SCHRÖDER 1980), die nicht oder kaum von einer Encephalitis zu unterscheiden sind. Sie werden in einem anderen Kapitel abgehandelt.

Zum Schluß sei noch einmal an die Mahnung Alfons JAKOBS (1927) erinnert, bei deren strikter Beachtung manche Verständigungsschwierigkeit ausgeräumt wäre: „Jedenfalls dürfen wir keinesfalls einen als entzündlich charakterisierten Prozeß ohne weiteres als Infektionskrankheit bezeichnen und bei einem Gewebsvorgang mit vorwiegend degenerativer Tendenz die infektiöse Genese ausschließen". Auf die Besonderheiten der Infektion durch Retroviren (AIDS) sei hingewiesen.

B. Bakterielle Infektionen

Der bakterielle Befall des Gehirns oder Rückenmarkes führt zur eitrigen Enzephalitis bzw. Myelitis, die der weichen Häute zur eitrigen Meningitis. Entsprechendes gilt auch für den Spinalraum. Diese scharfe Trennung zwischen meningealer und zerebraler Erkrankung geschieht allerdings wie schon erwähnt nicht immer ohne einen gewissen Zwang, da eine gegenseitige Beeinflussung oder gar ein Übergreifen häufig eintritt. Die ebenfalls durch Bakterien hervorgerufenen „spezifischen Infektionen" Tuberkulose und Lues, die eine Neigung zur Granulombildung zeigen, werden im allgemeinen in die Gruppe der eitrigen Affektionen nicht mit einbezogen und deshalb gesondert behandelt.

I. Pachymeningitis

Entzündungen in dem Raum zwischen Schädelknochen und weicher Hirnhaut werden als Pachymeningitis bezeichnet. Dabei handelt es sich je nach Lage um eine P. externa, interstitialis oder interna. Die Pachymeningitis externa oder der *epidurale Abszeß* wird überwiegend im Bereich der Hals-Nasen-Ohrenheilkunde gesehen. Die fortschreitende Entzündung führt bis zur Nekrose der Dura und schließlich zu ausgesprochen circumscripten Leptomeningitiden (BRUNNER 1936). Die Entzündung der harten Hirnhaut ist als selbständige Erkrankung ohne wesentliche Bedeutung, meist handelt es sich lediglich um Mitbeteiligung

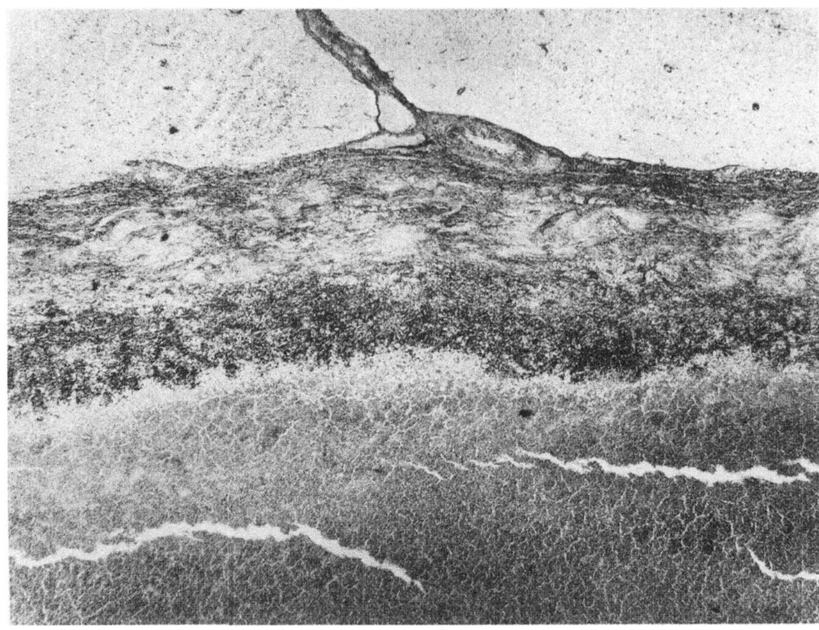

Abb. 2. Subdurales Empyem. Abkapselung durch Obliteration der weichen Häute. HE ×10

bei Prozessen der Nachbarschaft. Zur Pachymeningitis interna oder dem *subduralen Empyem* im kapillaren Spaltraum zwischen Dura und Pia mater kommt es durch Fortleitung von Eiterungen des Schädeldaches, der Wirbelsäule oder der Nebenhöhlen, dabei besonders der Stirn- und Keilbeinhöhlen. Dabei sind die spinalen Fälle viel seltener als die cranialen (Probst u. Wicki 1984). Der Infektionsweg führt häufig über eine Thrombophlebitis, so daß das Empyem keinesfalls in der Nähe des Primärherdes liegen muß.

Seltener kommt es im Verlaufe von offenen Schädelverletzungen zu selektiven Infektionen des Subduralraumes. Hier handelt es sich dann mitunter um infizierte Hämatome (Noetzel 1943). Entsprechend der Genese sind Strepto- und Staphylokokken die häufigsten Erreger. Die Eiterung breitet sich im Subduralraum flächenhaft aus. Kommt es allerdings frühzeitig zu Verklebungen zwischen Dura und Arachnoides, so bleibt der Prozeß lokal begrenzt. Letzteres kann dann klinisch unter dem Bild einer intrakraniellen Raumforderung verlaufen. Der histologische Befund ist wesentlich vom Alter der Infektion abhängig. Das frische Empyem zeichnet sich durch eine mehr oder weniger dicke Eiterschicht ohne Organisationstendenz aus. Die anliegenden Hirnhäute können weitgehend verschont bleiben, es kommt aber auch zu entzündlicher Mitbeteiligung bis hin zur Nekrose. Erst nach längerer Zeit, diese wird meist nur bei umschriebenen Empyemen erreicht, tritt eine Organisation ein, der Subarachnoidalraum unter dem Empyem obliteriert und um die Eiterung kann sich eine dicke Kapsel bilden (Abb. 2). Kommt es zur Resorption und Ausheilung so verbleibt eine schwielige Verödung des Subduralraumes unter Einschluß von

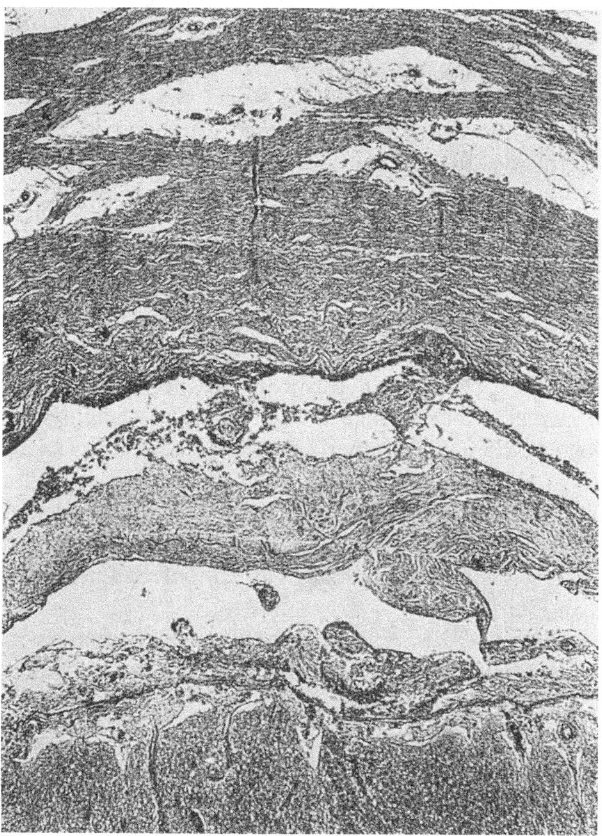

Abb. 3. Pachymeningitis hypertrophicans bei Lues cerebrospinalis. Dorsalseite des Hals-markes. HE × 34

Dura und Arachnoidea. Selbstverständlich besteht immer die Gefahr, daß die Arachnoidea durchbrochen wird und sich eine Leptomeningitis ausbreitet. Auf kleine intra- oder subkortikale Rindenabszesse bei subduralen Empyemen hat NOETZEL (1943) aufmerksam gemacht, auch Thrombophlebitiden kortikaler Venen mit zerebralen Infarzierungen sind nicht selten.

CHARCOT (1869) hatte eine chronische Entzündung der harten Hirnhaut mit spezieller Lokalisation im unteren Halsmark als *Pachymeningitis cervicalis hypertrophicans* beschrieben. Ein typischer Krankheitsverlauf zeichnet sich durch Reizungen der zervikalen Wurzeln, Muskelatrophien der oberen Extremitäten und einer spastischen Paraparese aus.

Die Ätiologie ist uneinheitlich: Syphilis und Tuberkulose, wobei letztere nicht unumstritten ist, sind bei den entzündlichen Formen wohl am häufigsten (BERTHA u. FOSSEL 1937; WILSON et al. 1939), aber auch Traumen können zu diesen Veränderungen führen (FEILER 1941). RICARD et al. (1929) haben eine essentielle Form für möglich gehalten. Bei einem erheblichen Teil dieser seltenen Krankheit bleibt die Ursache ungeklärt. Mitunter sind die Veränderungen nicht auf das Halsmark beschränkt, sondern breiten sich über den gesamten Spinalkanal aus (Hohlbaum 1930; Peisker 1963), und können bis in die hintere Schädelgrube reichen (Naffziger u. Stern 1949). Der morphologische Befund zeichnet sich durch eine erhebliche Verdickung der Rückenmarkshäute aus. Es wird von Schwarten bis zu 10 mm Dicke berichtet. Fast durchweg ist nicht nur die Dura betroffen, sondern alle drei Häute sind beteiligt und oft dazu noch mit dem Spinalmark verbacken („Trimeningitis chronica hyperplastica", Fischer 1905) (Abb. 3). Dabei ist die Verdickung auf der Dorsalseite des Rückenmarkes am stärksten ausgeprägt. Feingeweblich ist die wesentliche Erscheinung einer P.c.h. die Bindegewebswucherung, während das sonstige Bild so unterschiedlich ist, daß auch von daher eine nosologische Einheit nicht aufrecht erhalten werden kann (Michejew u. Pavljutschenko 1928). Entzündliche Veränderungen können von gelegentlichen perivasalen Infiltraten bis hin zu ausgedehnten Herden reichen, wobei mitbetroffene weiche Häute besonders beteiligt sind. Vor allem in den spezifischen Fällen sind immer wieder abszedierende, käsige Herde gesehen worden. In alten Narbenstadien können entzündliche Zeichen auch völlig fehlen. Die Gefäßwände neigen oft zur Hyalinisierung, die bis zur Obliteration führen kann. Besonders betroffen sind hiervon die kleinen Gefäße, so daß Fischer (1905) von einem Heubnerschen Typ spricht. Selten kommen Kalkeinlagerungen in alten Herden vor.

Für die Mitschädigung des Rückenmarkes werden neben einer bindegewebigen Ummauerung auch die Gefäßveränderungen verantwortlich gemacht, da sie sich bis dorthin fortsetzen können.

II. Eitrige Leptomeningitis

Als die typischen klinischen Symptome einer eitrigen Meningitis gelten Kopfschmerzen, Fieber, Erbrechen, Nackensteifigkeit und Bewußtseinsstörungen, die von deliranten Bildern bis hin zum Koma reichen. Gesichert wird die Diagnose durch die massive, anfänglich rein granulozytäre Pleozytose des Liquors bis zu mehreren tausend Zellen und durch den bakteriologischen Erregernachweis. Dieser Erregernachweis gelingt nach antibiotischer Therapie aber oft nicht mehr. Die Häufigkeit eitriger Meningitiden im Obduktionsgut ist als Folge moderner Therapie stark zurückgegangen (Haack u. Weigel 1972b).

Die Meningitis spielt sich im Cavum leptomeningicum ab. Es handelt sich dabei um einen Raum, der hirnwärts durch die Pia mater und gegen die harte Hirnhaut durch die Arachnoidea abgegrenzt ist. Zwischen diesen beiden Blättern eines entwicklungsgeschichtlich zusammengehörigen Systems liegt ein bindegewebiges Balkenwerk mit mehr oder weniger großen liquorgefüllten Hohlräumen, die sich stellenweise bis zu den bekannten großen Zisternen erweitern. Der äußere Anteil der gefäßlosen Arachnoidea und die Grundschicht der Pia mater, die Intima piae, bestehen aus endothelartigen Zellen, die einen funktionellen Abschluß gewährleisten und somit den Entzündungsvorgang bei der unkomplizierten eitrigen Meningitis auf die Leptomeninx beschränken. Entlang der in das Gehirn einstrahlenden Gefäße ziehen zwar auch Piafasern in die Virchow-Robinschen-Räume, diese Verbindung wird aber am Übertritt in das Gehirn durch eine kernarme Membrana limitans accessoria abgedichtet. Allerdings sind dies schwache Stellen, die unter entzündlichen Veränderungen, besonders bei stürmischen Verläufen, undicht werden können und damit den Übertritt von Bakterien ermöglichen (GIESE 1947). Unklar bleibt, ob die leichten Reizzustände der marginalen Glia, wie sie auch bei reinen Meningitiden zu sehen sind, eine direkte Bakterienwirkung darstellen oder nur auf einem diffusen Toxinübertritt beruhen, wie es die Spatzschen Tierversuche (1934) mit Injektion von Trypanblau in die basalen Zisternen und dessen Übertritt in das Hirngewebe durch die Intima piae möglich erscheinen lassen.

Bakterien können die Hirnhäute bzw. das Cavum leptomeningicum auf verschiedenen Wegen erreichen: einmal als „fortgeleitete Meningitis" durch anatomische Läsionen, wie Frakturen im Nasen-Neben-Höhlen- oder Ohrbereich und durch kongenitale Fehlbildungen beim Schluß der Neuralrinne wie Meningocelen oder Hautsinus, zum anderen von Eiterungen in den Nebenhöhlen, am Ohr oder Mastoid entlang von Gefäßen oder als Durchwanderung. Die häufigste Infektionsform ist aber zweifelsfrei die hämatogen-metastasierende bei streuenden umschriebenen oder allgemeininfektiösen Prozessen.

Während die Bedingungen für die Entstehung einer fortgeleiteten Meningitis einsichtig sind, bereiten Erklärungen für die hämatogen-metastatische Schwierigkeiten. Hier müssen Faktoren hinzukommen, durch die die gewöhnlich schwer passierbare Blut-Liquor-Schranke durchlässig wird. Das Auftreten von bakteriellen Meningitiden bei Kindern, die eindeutig um so häufiger erkranken je jünger sie sind, hat man mit einer noch gesteigerten Durchlässigkeit der Blut-Liquor-Schranke (OTILA 1948) oder mit einer noch verminderten lymphoretikulären Abwehr (SCHMID 1967) zu erklären versucht. In letzter Zeit haben GILLES et al. (1977) diese besondere Häufigkeit beim Neugeborenen mit dem Eintritt der Bakterien über den Plexus chorioideus in den Ventrikelliquor und auch mit den besonders guten Lebensbedingungen, die ihnen durch den hohen Glykogengehalt der Plexuszellen in diesem Alter dort gegeben sind, zu erklären versucht. Bei Erwachsenen sind geringfügige Schädeltraumen diskutiert (APFELBAUM 1960; HAGGERTY u. ZIAI 1964) oder auch vorausgegangene Virusinfektionen (WRIGHT et al. 1962) als zusätzliche Faktoren angeführt worden.

Dies mag für Einzelfälle einmal zutreffen, eine durchweg befriedigende Antwort für die Pathogenese der eitrigen hämatogenen Meningitis kann damit aber in der Mehrzahl der Fälle nicht gegeben werden.

Äußerlich variiert das Bild des Gehirns bei eitriger Meningitis erheblich. Es kann von einer kaum erkennbaren leichten meningealen Trübung über den Windungstälern bis zur massiven Eiteransammlung im Subarachnoidalraum mit völligem Verdecken des Oberflächenreliefs reichen. Besonders betroffen sind dabei die kranialen Anteile des Gehirns und die großen Zisternen, während diese Ansammlungen über den kaudalen Hirnpartien wegen des dort engeren Subarachnoidalraumes weitaus geringer sind. Im Spinalkanal ist der Gefäßbindegewebsraum über den dorsalen Partien des Rückenmarkes am weitesten und dementsprechend finden sich hier die stärksten Exsudatablagerungen. Der feingewebliche Prozeß läuft in verschiedenen Stadien ab, die sich auf Grund histologischer Gegebenheiten verhältnismäßig gut abgrenzen lassen und die auch zeitlich – unter Berücksichtigung einer gewissen Toleranz – bei den verschiedenen

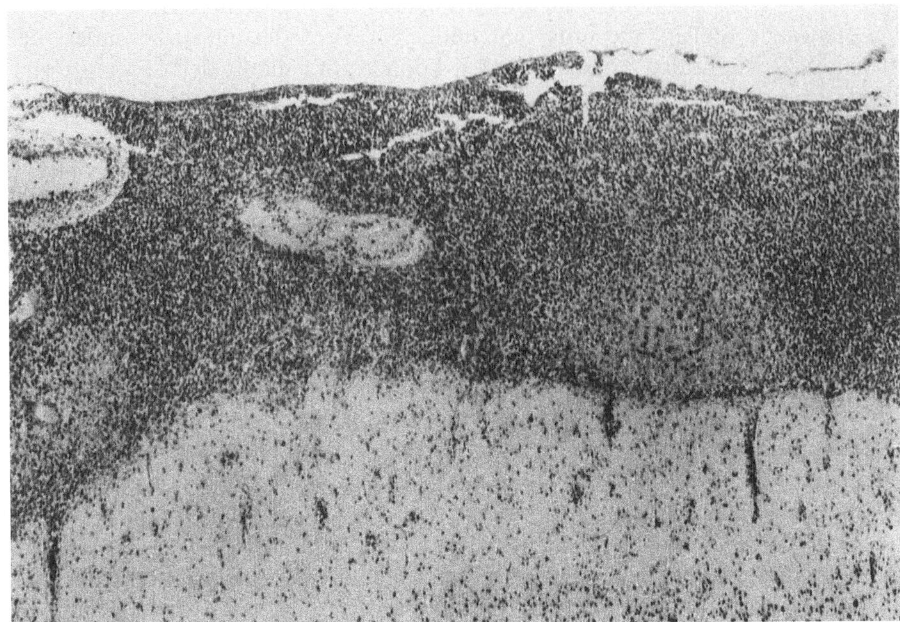

Abb. 4. Eitrige Meningitis am 4. Krankheitstag. Das Exsudat besteht überwiegend aus Granulozyten, beginnende Fibrinausschwitzung. Übergreifen der Entzündung auf das Parenchym. Kresylviolett. × 50

Formen weitgehend übereinstimmen. Der Anfang der Krankheit, der nur bei ganz foudroyanten Verläufen einmal zur Untersuchung kommt, ist durch eine Hyperämie und einen Serumaustritt aus den Gefäßen der Zona vasculosa piae geprägt. Dieses Bild ist nach Schleussing (1958) mit dem der gutartigen Meningitisformen, die auch als „seröse" zusammengefaßt werden, durchaus identisch. Im Gegensatz zu diesen mischen sich aber bei der eitrigen dem Exsudat bald Granulozyten, und zwar nur Granulozyten, bei. Diese akute Phase erreicht nach 2–3 Tagen ihren Höhepunkt. Es erscheinen jetzt auch Fibrin und Histiozyten (Abb. 4). Die Granulozyten weisen frühzeitig Zerfallserscheinungen auf und eine Phagozytose beginnt. Die Ausbreitung der Infiltrate kann je nach Intensität des Prozesses auf die Zona vasculosa, die Tiefe der Windungen (Abb. 5) und die Bindegewebssepten des Subarachnoidalraumes beschränkt bleiben, es kann aber auch zur flächenhaften Ausfüllung des gesamten Subarachnoidalraumes kommen, so daß selbst die Bindegewebssepten kaum noch auszumachen sind.

Nach insgesamt etwa 6 Tagen zeigen sich im Exsudat erstmals Lymphozyten und damit geht der Prozeß in die subakute Phase über, in der allmählich die Granulozyten immer mehr verschwinden und durch die resistenteren Lymphozyten ersetzt werden. Die chronische Phase beginnt dann mit dem Einwachsen eines gefäßreichen Bindegewebes, besonders in den großen Zisternen der Basis, nach frühestens 3 Wochen (Abb. 6). Je nach Krankheitsverlauf können anscheinend diese Exsudate und Neubildungen immer noch weitgehend wieder abge-

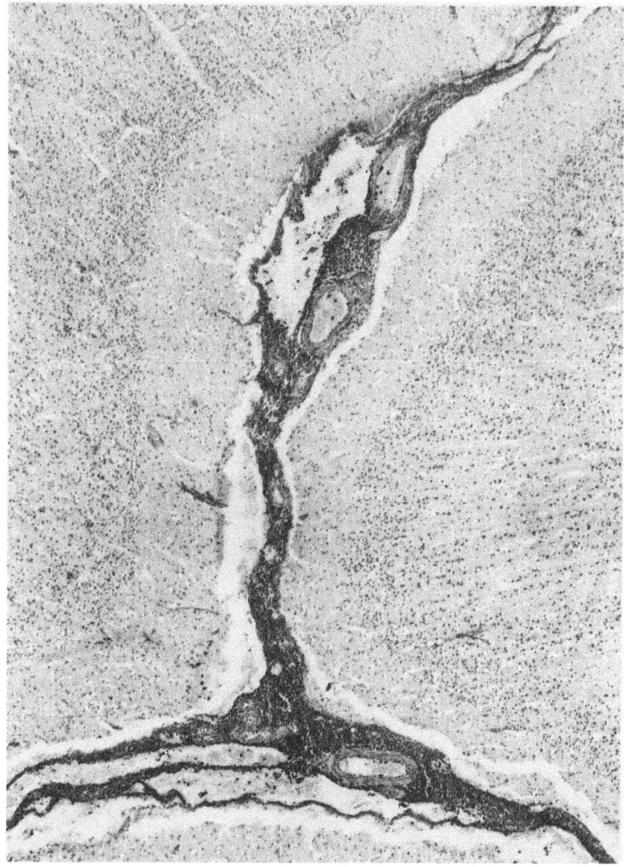

Abb. 5. Eitrige Meningitis mit Ausbreitung der Infiltrate in die Tiefen der Windungen. 8. Krankheitstag. Kresylviolett. × 12

baut werden, sie können aber auch als Residualzustände, als Verdickungen der Leptomeninx, zurückbleiben.

Innerhalb dieses entzündlichen Geschehens kommt es selbstverständlich auch zu entsprechenden Veränderungen an den Gefäßen. Dabei sind die Gefäße der Zona vasculosa, die ja der eigentliche Ausgangspunkt des Krankheitsvorganges sind, so gut wie nie beteiligt. Betroffen sind vielmehr die großen und mittleren Arterienäste, die durch den grobmaschigen Anteil des Subarachnoidalraumes ziehen (GIESE 1947) (Abb. 7). Hierbei stehen Endarteriitiden im Vordergrund. Fast nur im Säuglingsalter läuft dies als Intimaödem ab, später dominiert die eitrige Endarteriitis. Hält der entzündliche Reiz lange genug an, führt dies schließlich zu proliferativen Vorgängen nach Art der Heubnerschen Endarteriitis. Als seltenes Ereignis kann auch eine Arteriitis necroticans eintreten, bei der dann die Wandnekrosen meist segmental begrenzt sind. Die Venen zeigen, wenn überhaupt, eine wesentlich geringere Beteiligung.

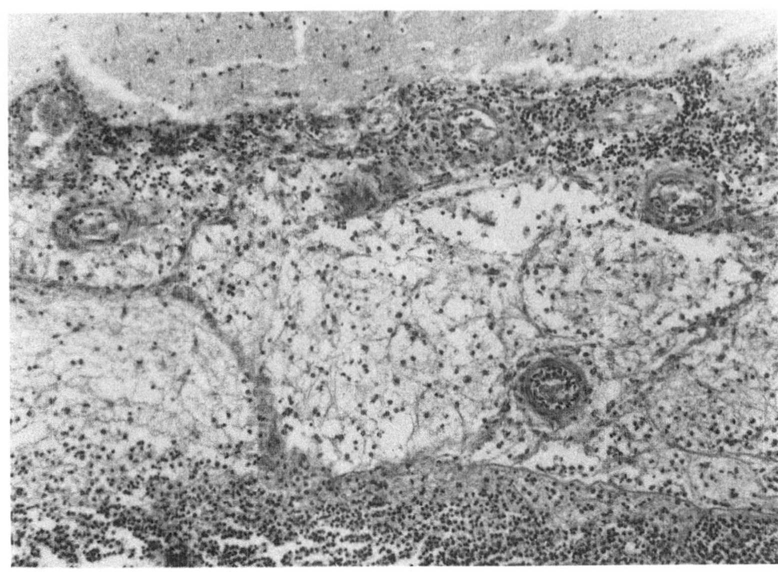

Abb. 6. Eitrige Meningitis im Übergang zum chronischen Stadium. Der erweiterte Subarachnoidalraum mit teils geronnenem Exsudat ausgefüllt. HE ×24. (Überlassen von Herrn Prof. Ule, Heidelberg)

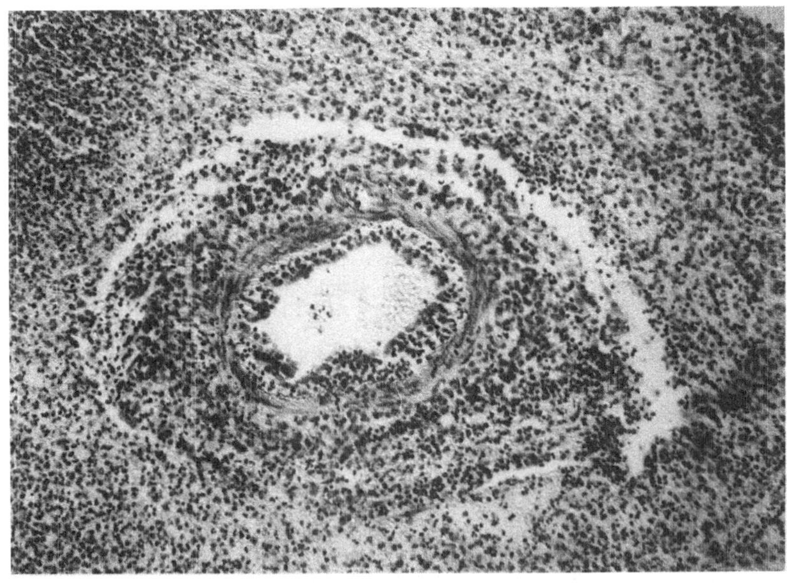

Abb. 7. Meningealarterie mit Infiltrationen von Adventitia und Intima. Eitrige Endarteriitis. 5. Krankheitstag. Kresylviolett. ×70

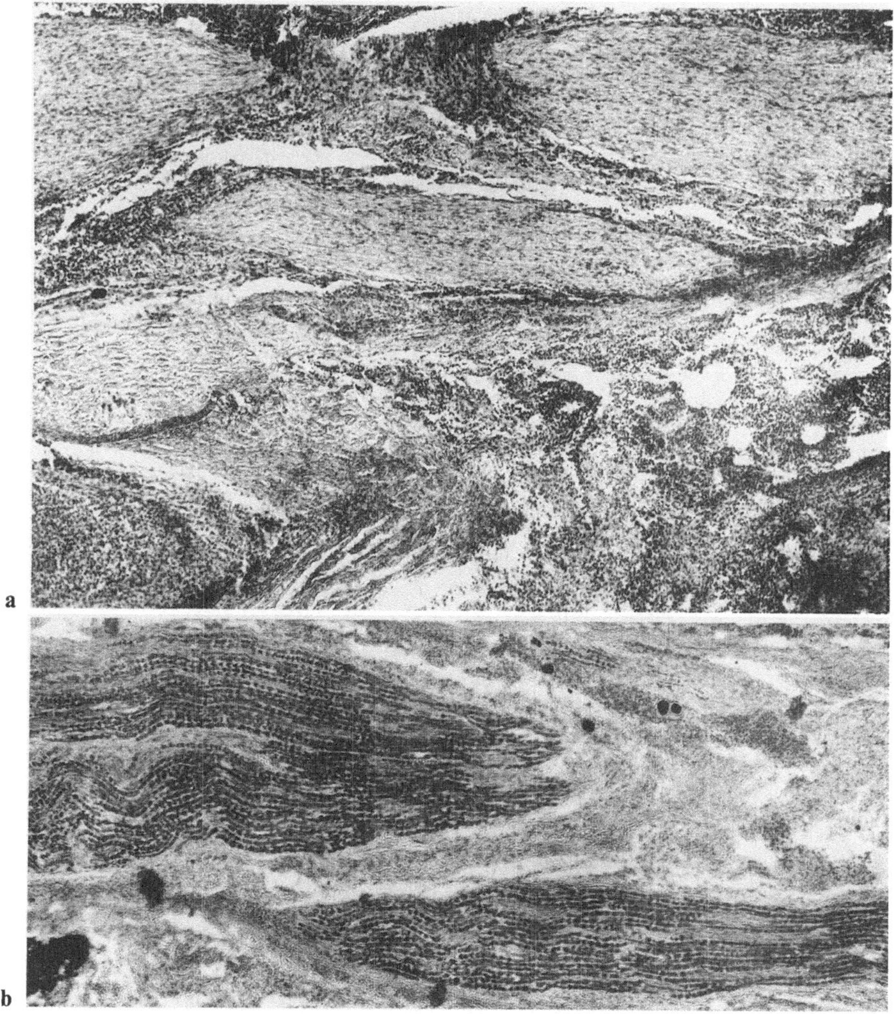

Abb. 8a, b. Spinalwurzeln bei eitriger Meningitis. 5. Krankheitstag. **a** Übergreifen auf das nervöse Gewebe; **b** beginnender Markscheidenzerfall. Heidenhain-Wölcke. × 70

Auch die intrameningealen Nerven können vom Entzündungsvorgang mit erfaßt werden. Es kommt zur zelligen Infiltration von Granulo- und Lymphozyten, die je nach Dauer rückbildungsfähig sein kann, aber auch zu bleibenden Schäden sowohl am Achsenzylinder wie am Myelin führen kann (Abb. 8).

Die gar nicht seltenen, oft kurzfristigen, peripheren Hirnnervenausfälle zu Beginn einer Meningitis sind wohl auf solche Infiltrationen zurückzuführen.

Die enge anatomische und funktionelle Verbindung zwischen den äußeren Liquorräumen und den Ventrikeln führt zwangsläufig, abgesehen von umschriebenen Meningitiden, zum Übertritt von Erregern in das jeweils andere Terrain. Innerhalb der Ventrikel liegt aber nicht mehr die Pia mater als Schutzschicht

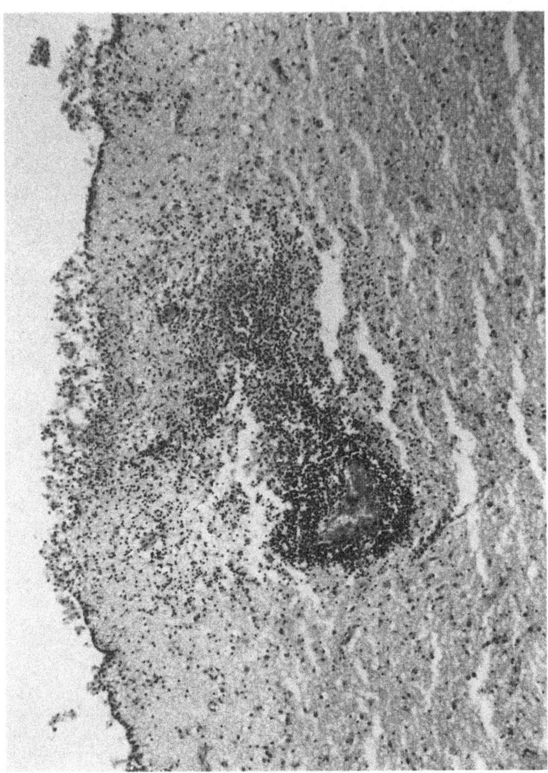

Abb. 9. Subependymale Entzündung bei Meningitis mit Zellwanderung zum Ventrikellumen. HE × 120

zwischen Liquor und Hirngewebe, sondern nur die dünne Ependymschicht, die offenbar nicht in der Lage ist, Erreger und Toxine abzufangen. Entzündliche Reaktionen können hier also lediglich von den Gefäßen und der Glia des subependymalen Hirngewebes ausgehen. Diese Glia marginalis hat aber auch den Schutz des darunterliegenden Hirngewebes übernommen, denn die Reaktion greift im allgemeinen nicht auf tiefere Strukturen über (Giese 1947).

Die ersten Veränderungen bei einer solchen Ependymitis betreffen das Ependym selbst anfangs erstaunlich wenig. Im Ventrikellumen liegt dem Ependym ein Exsudat auf, das aus Granulozyten, hier aber von Anfang an auch mit Lymphozyten durchmischt, und Fibrin besteht. Unter dem Ependym kommt es zu ödematöser Gewebsauflockerung, Infiltration der Gefäße und Zellwanderung zum Ventrikellumen (Abb. 9). Dabei ist nicht zu entscheiden, wieweit das intraventrikuläre Exsudat mit den Erregern aus den äußeren Liquorräumen eingeschwemmt und wieweit es vom subependymalen Gewebe gebildet wird. Unter dem Exsudat kommt es bald auf kürzere, bald auch auf längere Strecken zu einer Zerstörung des Ependyms, zu sog. „Ependymbreschen“. An dieser Stelle treten besonders deutliche Reaktionen der Glia auf, und Mikrogliazellen wandern in das Ventrikelexsudat mit ein und führen zur Organisation von teils

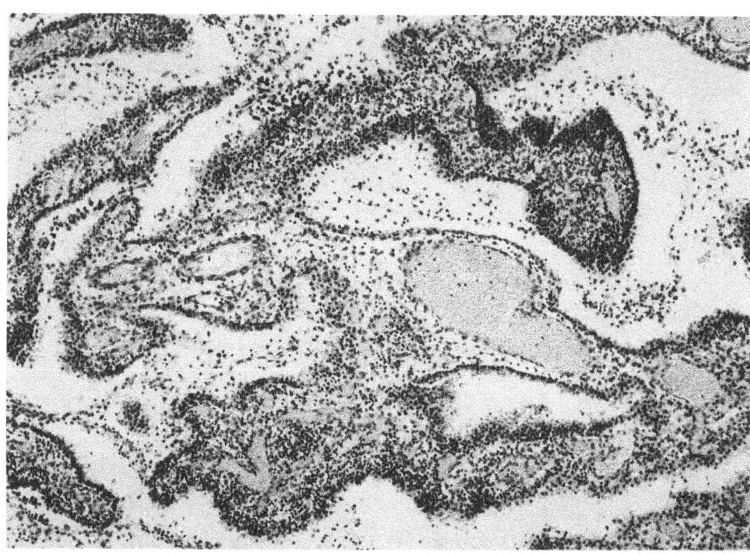

Abb. 10. Infiltration des Seitenventrikelplexus mit Lympho- und Monozyten. 8. Krankheitstag. Kresylviolett. ×110

knotenförmigen, teils aber auch flächigen Erhebungen über der Ventrikelwand, aus denen schließlich als Endzustände die zell- und gefäßarmen „Ependymknötchen" hervorgehen (HASENJÄGER u. STROESCU 1938).

Eine entzündliche Erkrankung der Ventrikelwand erfaßt selbstverständlich auch die dazugehörigen Plexus chorioidei mit. Vergleichbar dem Geschehen am Ventrikelependym kommt es auch hier zu einer zellulär-exsudativen Auflage über dem Epithel und zur Leukozyteninfiltration im Zottenstroma mit Durchwanderung in das Ventrikellumen. Dabei werden Epithelzellen abgestoßen oder es kommt streckenweise, besonders an den Zottenspitzen, zur Nekrose des Epithels (Abb. 10, 11). In diesen fibrinreichen Exsudatsaum, der im akuten und subakuten Stadium der Meningitis den gesamten Plexus umhüllen kann, wachsen dann mit dem chronischen Verlauf Gefäße und Fibroplasten ein und führen damit zur Abkapselung und auch Atrophie der Plexuszotten. Dies kann soweit gehen, daß die Plexus der Seitenventrikel nur noch als schmale Stränge der Ventrikelwand anliegen.

Obwohl der Liquorraum ein weitgehend abgeschlossenes System darstellt, kommt es, wie schon gesagt wurde, unter besonderen Bedingungen, bei denen die Art der Bakterien von Bedeutung ist, zum Durchbrechen dieser Liquor-Hirn-Schranke. Dies geschieht einmal in den Virchow-Robinschen Räumen entlang der in das Gehirn einstrahlenden Gefäße, aber auch direkt, umschrieben oder breitflächig, durch die Intima piae. Ein solcher Bakterienübertritt geht meist auch bis in tiefere Rindenschichten, selten bis ins Marklager, und führt zu deutlichen entzündlichen Veränderungen am Mesenchym und an der Glia (Abb. 12). Die Ganglienzellen werden mitbetroffen, so daß neurologische und psychische Auffälligkeiten eintreten. Nur in solchen Fällen sollte von einer Me-

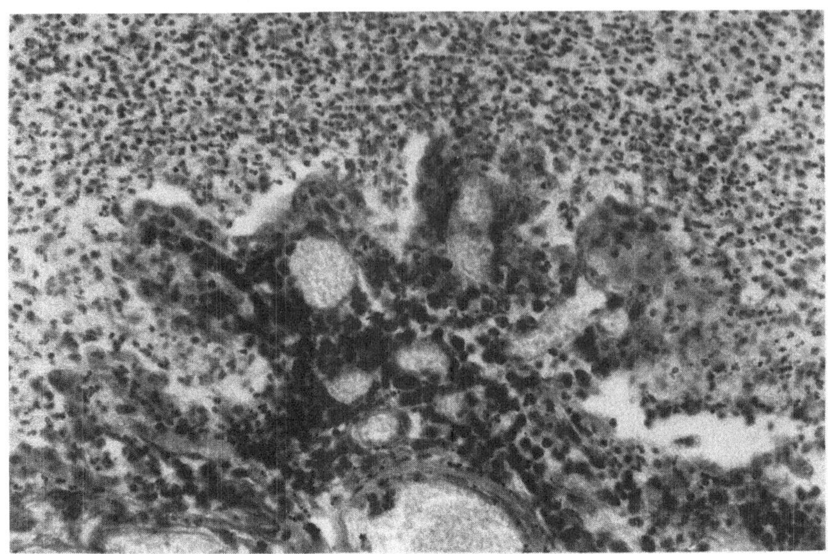

Abb. 11. Eitrige Meningitis mit Nekrosen der Plexuszottenspitzen. Kresylviolett. ×200

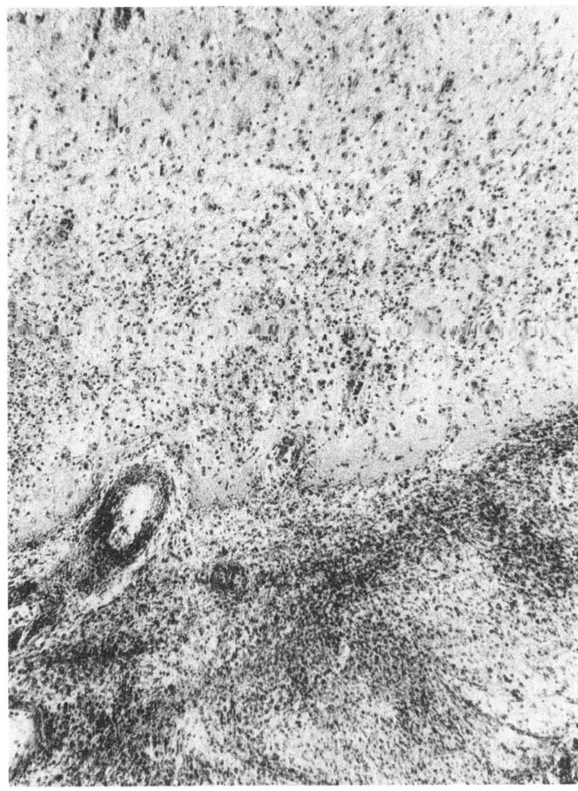

Abb. 12. Eitrige Meningitis mit deutlicher entzündlicher Reaktion im benachbarten Hirnparenchym. HE ×100

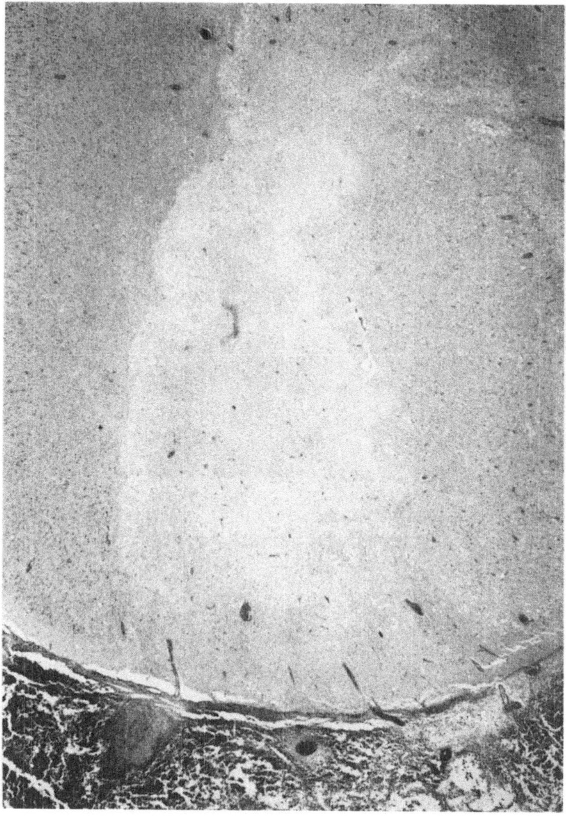

Abb. 13. Keilförmiger Hirninfarkt bei eitriger Meningitis. HE × 12

ningoenzephalitis gesprochen werden, während die bei Meningitiden häufigen oberflächlichen ödematösen Auflockerungen und die Gliaunruhe dies noch keinesfalls rechtfertigen.

Aber nicht nur das Übergreifen der bakteriellen Entzündung auf das Zentralorgan bringt cerebrale Ausfälle. Auch die meningealen Gefäßveränderungen können über Kreislaufbeeinträchtigungen zu Blutungen, unvollständiger Nekrose bis zum vollständigen Hirninfarkt (Abb. 13) mit den dann zu erwartenden neurologischen Komplikationen führen. Besonders beim Neugeborenen kommt es in etwa einem Drittel der Fälle zur Mitbeteiligung intrazerebraler Gefäße und den entsprechenden Alterationen, die für die Rate von Todesfällen und Dauerschäden mitverantwortlich zu machen sind (BERMAN u. BANKER 1966; CUSSEN u. RYAN 1967; FRIEDE 1973).

Die gefürchtetsten Folgen der eitrigen Meningitis sind die Liquorzirkulationsstörungen. Schon im subakuten Stadium der Krankheit können der Aquädukt, seltener die Foramina Luschkae et Magendii, durch das fibrinös-eitrige Exsudat vollkommen verschlossen werden. Häufiger tritt aber der aus solchen Beeinträchtigungen resultierende Hydrocephalus occlusus erst als Spätfolge ein.

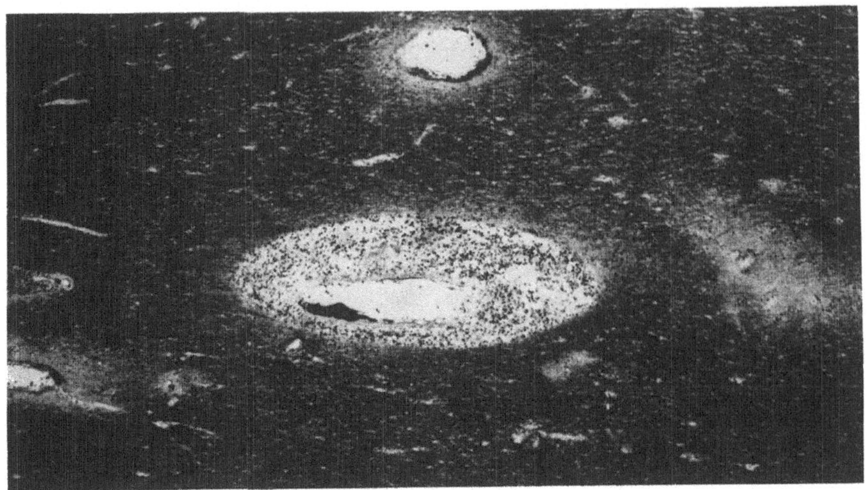

Abb. 14. Infiltrate und Nekrosen um tiefe Markgefäße bei eitriger Meningitis. 7. Krankheitstag. Heidenhain-Wölcke. × 80

Hier ist dann eine ausgebreitete Ependymitis granularis, die den Aquädukt ringförmig einengt oder auch ganz verschließen kann, die Ursache.

Aber auch in den äußeren Liquorräumen führen Entzündungen zu Störungen des Liquorkreislaufes. Durch Verklebungen an den Pacchionischen Granulationen wird die Resorption des Liquors bei gleichbleibender Produktion vermindert. Häufiger kommt es durch zirkumscripte oder diffuse Verdickungen und Verschwartungen der Leptomeninx zu Zirkulationsstörungen. Solche Resorptions- und Zirkulationsbehinderungen führen zum Hydrocephalus communicans. Die postinfektiösen leptomeningitischen Verklebungen, die sich meist erst als Spätfolge bemerkbar machen, fallen mit unter den Begriff der Arachnitis oder Arachnopathie. Solche Arachnopathien sind plurikausaler Genese, allerdings sind Entzündungen die weitaus häufigste Ursache. Die Bezeichnung „Arachnitis" selbst ist unzutreffend, da die Entzündung nicht an der gefäßfreien Arachnoidea abläuft, sondern an der Pia mater und dem leptomeningealen Gefäßbindegewebe (Wünscher 1960). Das Endergebnis einer solchen Arachnopathie sind derbe Verklebungen, die sämtliche Hüllen einschließlich der Dura mater einschließen, ja auch auf die Hirnoberfläche übergreifen können und mitunter der einzige verbleibende Hinweis auf eine abgelaufene Meningitis sind.

Unter den Folgen von eitrigen Meningitiden ist auch wiederholt über Markläsionen berichtet worden, die nicht als Resultat einer direkten Überleitung der Infektion angesehen werden können. Stammler (1969) fand sie zweimal unter 20 hinreichend untersuchten Gehirnen. Das feingewebliche Bild wird mit einer Markphlegmone verglichen (Minauf u. Pateisky 1971) oder es wird auf die Ähnlichkeit mit der experimentell-allergischen Enzephalitis verwiesen (Stammler 1969) (Abb. 14). Diese Autoren diskutieren ein immunologisches Geschehen, als dessen Auslöser die Erreger selbst, ihre Toxine oder Medikamente in Frage kämen. Buchan u. Alvord (1969) sehen in den diffusen Nekrosen der subkortikalen weißen Substanz das Resultat eines durch Vaskulitis verursachten Ödems oder einer Ischämie. Von allen wird darauf hingewiesen, daß diese Veränderungen die Ursache für einen letalen Ausgang bei klinisch sich schon bessernder Meningitis sein könnten.

Der Liquor cerebrospinalis bietet ein gutes Kulturmedium, so daß viele Bakterien, – auch solche, die in anderen Geweben nur geringe Pathogenität aufweisen, – zu schweren bis tödlichen Meningitiden führen können. Die überwiegende Zahl der Erkrankungen wird aber von nur wenigen Bakterienarten verursacht, die bei typischen Verläufen Besonderheiten der Krankheitsbilder und der Befunde aufweisen und somit Hinweise auf die Ätiologie geben können. Dies ist mitunter wichtig, da wie schon erwähnt, eine bakteriologische Klärung oft nicht mehr gelingt. Wesentliche Anteile an der Charakterisierung dieser Unterschiede gehen auf die Untersuchungen von GIESE (1947) zurück. Es muß allerdings darauf hingewiesen werden, daß diese Unterscheidungskriterien nicht immer ohne Widerspruch geblieben sind und daß vor allem therapeutische Maßnahmen die Bilder verändern.

Eine ätiologische Sonderstellung nimmt die *Neugeborenenmeningitis* ein.

Hier handelt es sich fast durchweg um eine Infektion mit gramnegativen Enterobakterien, besonders um Escherichia coli, die in späteren Lebensaltern kaum noch vorkommt. Die Übertragung vom infizierten Urogenitaltrakt der Mutter erfolgt wohl unter der Geburt. Ob eine transplazentare Infektion des Föten vorkommt, ist strittig. Interessant ist in diesem Zusammenhang die Feststellung von BERMAN u. BANKER (1966), daß in den Anamnesen der erkrankten Kinder Schwangerschaftskomplikationen im letzten Trimester und Schwergeburten stark gehäuft vorkommen. Die entzündlichen Veränderungen sind zerebral stärker ausgeprägt als spinal. Mehrfach ist auf die erhebliche Beteiligung der Venen an den entzündlichen Vorgängen verwiesen worden.

Eine Altersdisposition weist auch noch die *Influenzameningitis* (Haemophilus influenzae) auf. Sie betrifft besonders Kinder bis zum 5. Lebensjahr, kommt aber auch bei Erwachsenen vor. Die Infektion der Meningen erfolgt meist auf dem Blutweg, selten durch Fortleitung. Die gelbliche Eiteransammlung liegt kappenförmig über der vorderen Konvexität. Frühzeitig sind auch der Spinalraum und die Ventrikel beteiligt. Mit Übergang in das subakute Stadium treten innerhalb des Leukozytenexsudates Nekrosen auf, die auch auf die Arachnoidea übergreifen und diese zerstören können. Damit ist der Weg in den Subduralraum frei und es kann dort ab der dritten Krankheitswoche zu umschriebenen Empyemen kommen. Es besteht eine starke Neigung zur Thrombenbildung in den Subarachnoidalvenen, die sich bis in die Sinus fortsetzen können und über diese Sinusthrombosen zu zerebralen Gewebszerstörungen führen. Differentialdiagnostisch wird gegenüber dem ähnlichen Bild der Pneumokokkenmeningitis der geringere Fibringehalt des Exsudates hervorgehoben. Unter den eitrigen Hirnhautentzündungen nimmt die *Pneumokokkenmeningitis* durch den übermäßigen Fibringehalt ihres Exsudates eine Sonderstellung ein. Oft sind schon makroskopisch helle Einscheidungen der Subarachnoidalvenen durch Fibrin zu erkennen.

Bei der histologischen Betrachtung zeigt sich schon bald, etwa ab dem 3. Tag, eine Trennung des Fibrins von den Leukozyten. Es bildet abgesehen von den zellulären Venenumscheidungen einen dichten, geschlossenen Belag über

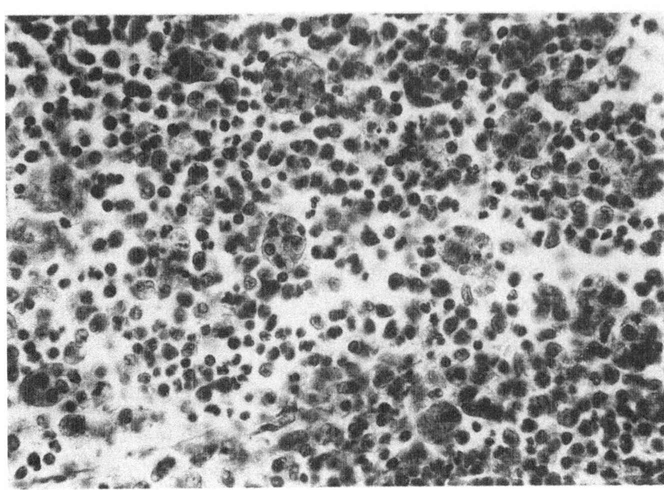

Abb. 15. Zellbild des subarachnoidalen Infiltrates einer Meningokokkenmeningitis. Zahlreiche phagozytierende Histiozyten. Kresylviolett. × 300

der Pia und erst darüber, also deutlich getrennt von der Hirnoberfläche, liegt der bakterienhaltige Eiter. Meist kommt es zur Pneumokokkenmeningitis nach Durchwanderung von benachbarten Herden. Gar nicht selten sind hierunter auch die rezidivierenden Meningitiden bei otogenen oder rhinogenen Liquorfisteln. Seltener kommt der Befall auf dem Blutweg zustande; wenn, dann im allgemeinen als Komplikation einer Pneumokokkenpneumonie.

Die *Meningokokkenmeningitis* (epidemische Genickstarre) tritt mitunter in Epidemien auf, meist handelt es sich allerdings um sporadische Erkrankungen. Gegenüber der Pneumokokkenmeningitis ist der Eiter fibrinarm und daher dünnflüssiger. Es kommt deshalb auch nicht zur Haubenbildung, sondern zum frühzeitigen Abfluß in die Windungstäler oder die basalen Zisternen, so daß ein typisches fleckförmiges Aussehen zustande kommt. Der wichtigste histologische Hinweis auf eine Meningokokkeninfektion ist aber das frühzeitige und gehäufte Auftreten von großen Histiozyten (Abb. 15). Nach GIESE läuft die Reaktion auf die eingedrungenen Bakterien in zwei Phasen ab. Zunächst werden sie von Leukozyten aufgenommen, die dann wiederum von Histiozyten phagozytiert werden.

Die Entstehung der Meningitis ist fast durchweg hämatogen. Die Übertragung erfolgt durch aerogene Tröpfcheninfektion, ein hoher Anteil der Bevölkerung ist Meningokokkenträger. Der Beginn der Erkrankung kann eine septische Allgemeininfektion sein, die im Kindesalter mit dem wegen seiner hohen Letalität gefürchteten Waterhouse-Friederichsen-Syndrom einhergehen kann. Die hierbei bestehende Blutungsneigung zeigt sich in seltenen Fällen auch im Gehirn.

Jede lokale Eiterung, vor allem aber solche im Gesicht und den Nebenhöhlen sowie im Schädel oder den Wirbeln, können hämatogen oder fortgeleitet zur Besiedelung des Subarachnoidalraumes mit Staphylokokken führen, dies nicht selten auch im Zusammenhang mit Hirnabszessen. Wiederholt ist die Staphylokokkenmeningitis auch im Gefolge von neurochirurgischen Eingriffen, besonders nach Shunt-Operationen beobachtet worden. Ähnlich ist der Infektionsmodus durch *Streptokokken*, hier kommt als Ausgangsherd auch noch die Endokarditis mit in Betracht. Beide Meningitisformen können makroskopisch der bei Pneumokokken ähnlich sein. Histologisch steht bei der Staphylokokkenmeningitis die ausgeprägte Neigung des Exsudates zur herdförmigen Anordnung und Bildung von Abszessen im Vordergrund. Septische Thrombophlebitiden und durch Bakterienembolien entstandene Rindeninfarkte treten fast nur bei ihr auf. Für die Streptokokkenmeningitis sind Nekrosen und Einschmelzungen in der gesamten Leptomeninx mit Durchbruch durch die Pia in die Hirnrinde bezeichnend.

Als Prototyp der seltenen hämorrhagischen Meningitiden gilt die *Anthraxmeningitis*, bei der es sich immer um eine Meningoenzephalitis handelt. Sie führt innerhalb kürzester Zeit nach Beginn der zerebralen Symptome zum Tode. Durch die schwere Arteriitis, die durch ein spezifisches Toxin noch verstärkt wird, kommt es zu Gefäßwandnekrosen mit ausgedehnten Blutungen über der Konvexität, auch als „rote Haube" bezeichnet. Es liegt aber keineswegs eine reine Arterienerkrankung vor. Leukozyteninfiltrate weisen auf die meningeale Entzündung hin. Die Milzbrandbazillen lassen sich in den weichen Häuten und in den Arterienwänden reichlich nachweisen (RANGEL u. GONZALEZ 1975; PLUOT et al. 1976).

III. Eitrige Enzephalitis

1. Phlegmonöse Markenzephalitis

Im Gefolge von Hirnverletzungen, besonders solchen, die mit Blutungen und Gewebszerstörungen einhergehen, wie Schuß- oder Splitterverletzungen, kann es zur gefürchteten Hirnphlegmone kommen. An den zerfetzten Wundrändern siedeln sich hochvirulente Keime an und breiten sich von dort, ohne daß wesentliche Gewebsreaktionen einsetzen, im Mark aus. Die Hirnrinde wird nur selten mitergriffen. Die infizierten Bezirke fallen schon makroskopisch durch ihre grünliche Verfärbung und den Flüssigkeitsreichtum auf („verflüssigende Markenzephalitis" ALLERS 1916). Dieses infektiöse Ödem führt zum Hirndruck und mitunter zum plötzlich aufschießenden Hirnprolaps an der Wundöffnung. Das histologische Bild wird geprägt durch die streifenförmig angeordneten Leukozytenschwärme, die der Richtung der Markfaserung entsprechen (ZÜLCH 1942). Daneben fehlen nicht Zeichen des Gewebszerfalles und Blutungen, die wohl mehr Folgen des vorausgegangenen Traumas sind, aber natürlich wiederum die weitere Ausbreitung der Infektion begünstigen (SPATZ 1941).

In letzter Zeit sind mehrfach Infektionen mit den Gasödemerregern Clostridium septicum histolyticum und C. perfringens mitgeteilt worden. Dabei handelte es sich nicht um den gefürchteten Befall bei offenen Hirnverletzungen mit Gewebszerstörungen, sondern um Enzephalitiden und Meningoenzephalitiden bei Septikämien (CONOMY u. DALTON 1969; ROELTGEN et al. 1980; GORSE et al. 1980) oder um eine Durchwanderung bei Liquorfistel (COLMANT et al.

1984). Immundefizite können bei derartigen Verläufen offenbar eine Rolle spielen.

Das Bild ist weitgehend einheitlich. Schon makroskopisch fallen eine Verfärbung, Gasblasen und hämorrhagische Nekrosen auf. Mikroskopisch fehlt im Gehirn jede entzündliche Reaktion, während Meningen und Ependym durchaus derartige Veränderungen zeigen können. Die grampositiven, sporenbildenden Erreger liegen an den Zystenwänden, aber auch frei im Gewebe und in den Gefäßen.

2. Hirnabszeß

Während die ungebremste Ausbreitung von Eitererregern bei der Markphlegmone ein ausgesprochen seltenes Ereignis ist, kommt es auch heute immer wieder einmal zum Hirnabszeß. Im Gegensatz zur eitrigen Leptomeningitis ist eine Abnahme im Zeitalter der Antibiotikatherapie nicht eingetreten (Haack u. Weigel 1972a). Die Angaben über die Häufigkeit schwanken je nach Obduktionsgut stark. Pathogenetisch lassen sich traumatische, fortgeleitete und hämatogen-metastatische Hirnabszesse unterscheiden.

Die Entstehungsweise des traumatischen Abszesses nach offenen Schädel- und Wirbelverletzungen bedarf keiner besonderen Erklärung. Die fortgeleiteten Abszesse gehen meist von Eiterungen des Mastoides, des Mittelohres oder der Nasennebenhöhlen aus, seltener von Furunkeln, Abszessen oder Erysipelen des Gesichts, sehr selten stammen sie von Entzündungen der Mund- und Augenhöhlen.

Der Ausgang von einer chronischen, asymptomatischen Zahnsepsis wird nach Ingham et al. (1978) zu wenig bedacht. Falls die Weiterleitung per continuitatem erfolgt, ist eine gleichzeitige Abszeßbildung in den Hirnhäuten oder eine begrenzte eitrige Meningitis kein außergewöhnliches Ereignis. Bei Eiterungen im Schädelbereich kann auch eine retrograde Thrombophlebitis zur intrazerebralen Abszedierung führen. Die Lokalisation dieser fortgeleiteten Hirnabszesse ist weitgehend vom Ausgangsherd bestimmt: die größere Gruppe, die infolge otogener Prozesse auftritt, bevorzugt den Schläfenlappen und das Kleinhirn, die nach Eiterungen in Stirn- und Siebbeinzellen den Stirnlappen.

Die hämatogen-metastatischen Abszesse gehen überwiegend auf kardiale und pulmonale Prozesse zurück. Dabei scheinen sowohl Septikämien als auch eine infizierte Embolie zur Infektion des Zentralorgans zu führen. Die pathogenetischen Abläufe sind dabei im einzelnen bis heute nicht sicher geklärt (Alpers u. Gaskill 1944; Haack 1972). Zur Überwindung des Abwehrmechanismus der Blut-Hirn-Schranke sind anscheinend septische oder ischämische Gefäßwandfoci erforderlich (Carmichael et al. 1939; Molinari et al. 1973b; Waggener 1974). In der Regel sind die metastatischen Abszesse solitär, es können aber gleichzeitig oder auch in zeitlichem Abstand mehrere auftreten.

Hämatogenen Ursprungs dürfte auch der überwiegende Teil der sog. kryptogenen Abszesse sein, bei denen der Ausgangsherd oft, wohl als Folge der Therapie, nicht mehr festzustellen ist. Diese metastatischen Abszesse verteilen sich gleichmäßig auf alle Großhirnabschnitte. Dabei scheint eine Bevorzugung der linken Hemisphäre, wie sie immer wieder einmal angenommen wurde, nicht zu bestehen (Haack u. Weigel 1972). Das Kleinhirn wird weniger, der Hirn-

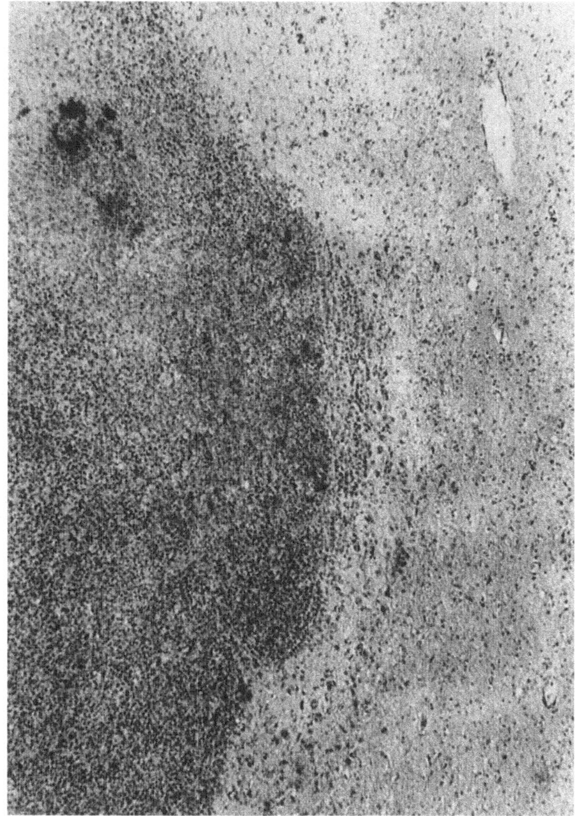

Abb. 16. Abszeß bei Sepsis mit noch unscharfer Abgrenzung gegen das ödematös aufge-
lockerte Hirngewebe. HE × 70

stamm ausgesprochen selten betroffen (VAN GILDER et al. 1974; KOZIK u. OZAR-
ZEWSKA 1976).

Im Hirngewebe sind gleich welcher Ätiologie des Abszesses die feingeweblichen Abläufe weitgehend gleich. Als erstes treten Granulo- und Leukozytenin-
filtrationen, Mikrogliose und regressive Vorgänge am Parenchym auf. Diese
Herde wachsen von sich aus weiter oder vergrößern sich durch Verschmelzen
von Einzelherden unter Nekrose des Zwischengewebes. Während sich die Entzündung in der Peripherie weiter ausbreitet, kommt es im Zentrum mit der
Vergrößerung zur Gewebsverflüssigung und damit zur Eiterhöhle (Abb. 16).

Mit dem Einsetzen von bindegewebigen Abgrenzungsversuchen geht dann
dieser akute Abszeß in sein chronisches Stadium über. Es handelt sich hier
um einen der wenigen Vorgänge, in denen Kollagen eine wesentliche Rolle in
der reaktiven Antwort des Nervensystems spielt (WAGGENER 1974) (Abb. 17).

Mit Abschluß der Kapselbildung, deren Entwicklungsdauer mit großen
Schwankungen im Mittel auf 4–6 Wochen geschätzt wird, weist der Abszeß
dann eine Schichtung auf. Um die zentrale Nekrose liegt eine festere pyogene

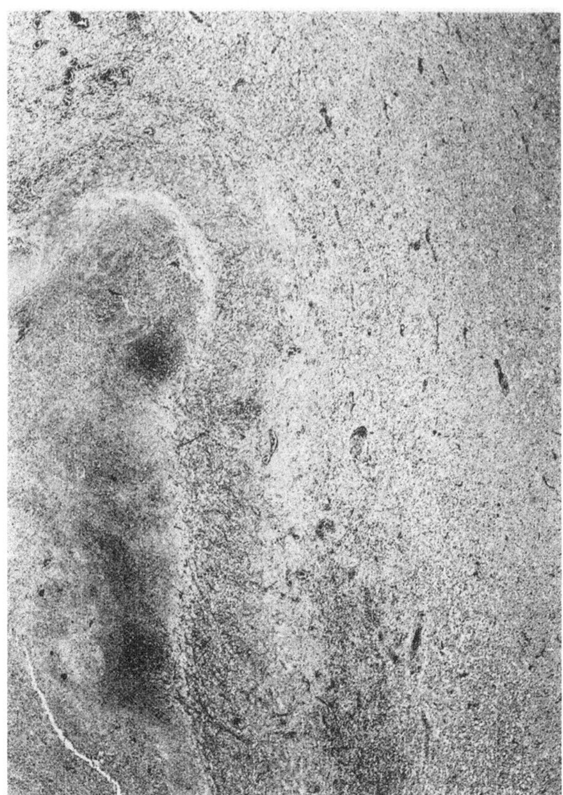

Abb. 17. Abszeß im Übergang zum chronischen Stadium. Sichtbare Abgrenzung gegenüber der sich bildenden bindegewebigen Kapsel. Klüver. ×14

Schicht mit noch erkennbarem Gewebszusammenhang, die wiederum von der fibrösen Kapsel umgeben ist. In dieser Kapselwand unterscheidet WOHLWILL (1958) eine exsudative von einer infiltrativen und einer Bindegewebsschicht. Außerhalb der eigentlichen Abszeßmembran besteht eine mehr oder weniger deutliche Astrogliose. Insgesamt spielt die Glia, abgesehen vom ganz akuten Stadium mit den ersten Abgrenzungsversuchen, eine untergeordnete Rolle. Allerdings scheint ein späterer Ersatz der bindegewebigen Kapsel durch Gliagewebe im Einzelfall einmal möglich zu sein (KNAPP 1932).

Beim akuten Abszeß ist der umgebende Bereich ödematös aufgelockert, das Ödem kann den Abszeß erheblich an Umfang übertreffen. Im chronischen Verlauf geht das Ödem zurück. Es kann allerdings, ohne daß Komplikationen vorliegen oder andere Ursachen erkennbar sind, auch bei sehr alten Abszessen wieder aufflammen. Durch eine Obliteration der Abszeßhöhle und Straffung der Bindegewebskapsel tritt allmählich auch eine Verminderung der Raumforderung ein. Auf eine abweichende Form der Kapselbildung haben CERVÓS-NAVARRO et al. (1961) aufmerksam gemacht. Hierbei zeigt die Abszeßkapsel in allen Schichten eine starke Proliferation entzündlicher Zellen und es kommt

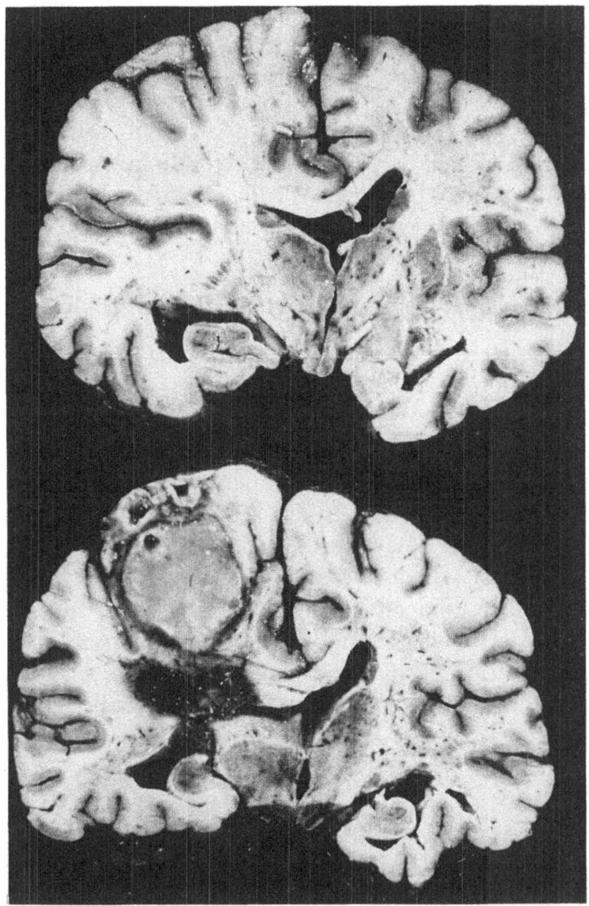

Abb. 18. Großer gekammerter alter Abszeß im Parietallappen. Einbruch in den Seitenventrikel. *Oben:* Starkes Ödem des Zentrum semiovale. (Überlassen von Herrn Prof. Ule, Heidelberg)

zu kleinen Abszedierungen, die die Struktur der Kapsel mehr oder weniger zerstören. Möglicherweise führt eine solche Entwicklung häufiger zu den diagnostisch-therapeutisch problematischen, gekammerten Abszessen, oder es stellt auch eine der Ursachen für multiple, d.h. weit auseinander gelegene Abszesse dar. In jedem Stadium, auch nach jahrelanger klinischer Symptomfreiheit, kann ein Hirnabszeß zu Komplikationen führen. Neben dem schon erwähnten Hirnödem sind dies Durchbrüche in die liquorführenden Räume (Abb. 18).

Der Einbruch in den Ventrikel führt durchweg zum Tode, gleich, ob es sich um eine plötzliche massive Entleerung oder eine allmähliche handelt. Daß es häufiger zum Ventrikel – als zum Subarachnoidaleinbruch kommt, wird von FALCONER et al. (1943) auf Grund tierexperimenteller Befunde mit der geringeren Vaskularisation der weißen Substanz und damit geringerer bindegewebiger Kapselbildung erklärt. Meningitische Erscheinungen sind praktisch bei allen

Hirnabszessen vorhanden, beschränken sich aber im allgemeinen auf die direkt über dem Abszeß gelegene Region, während benachbarte Gyri verschont bleiben. Dabei braucht der Abszeß keineswegs rindennah zu liegen, sondern auch in der Tiefe gelegene führen zu einer solchen Reaktion (Alpers u. Forster 1947). Ein Rindenabszeß kann zur erheblichen zirkumskripten Meningitis führen, wobei dann die Hirnhäute in die Kapselbildung mit einbezogen werden. Die diffuse, basalbetonte Meningitis ist allgemein die Folge eines überlebten Ventrikeleinbruchs mit Erregerausbreitung über den Liquor.

3. Hämatogen-metastatische Herdenzephalitis

Jeder pyämische Herd kann durch Streuung über die Blutbahn zur hämatogen-metastatischen Herdenzephalitis führen (Weimann 1928). Besonders häufig sind die Ursache bakterielle Endokarditiden („Viridansenzephalitis" Kimmelstiel 1927; „Lentaenzephalitis" v. Albertini u. Grumbach 1937) in letzter Zeit ist sie auch im Zusammenhang mit Shuntoperationen, Gefäßprothesen und Venenkatheterismus gesehen worden. In der klinischen Differentialdiagnostik lassen septische Temperaturen, Bewußtseinstrübungen und wechselnde neurologische Symptome, die auf Läsionen beider Hemisphären hinweisen, eine gewisse Abgrenzung gegenüber dem metastatischen Hirnabszeß mit eher hirnlokalen Ausfällen zu. Diese Einschwemmung von Erregern oder septischen Emboli führen in den kleinen intrazerebralen, intraspinalen und auch in den meningealen Gefäßen zu Verschlüssen mit entsprechenden Wandschädigungen und hyp- bzw.

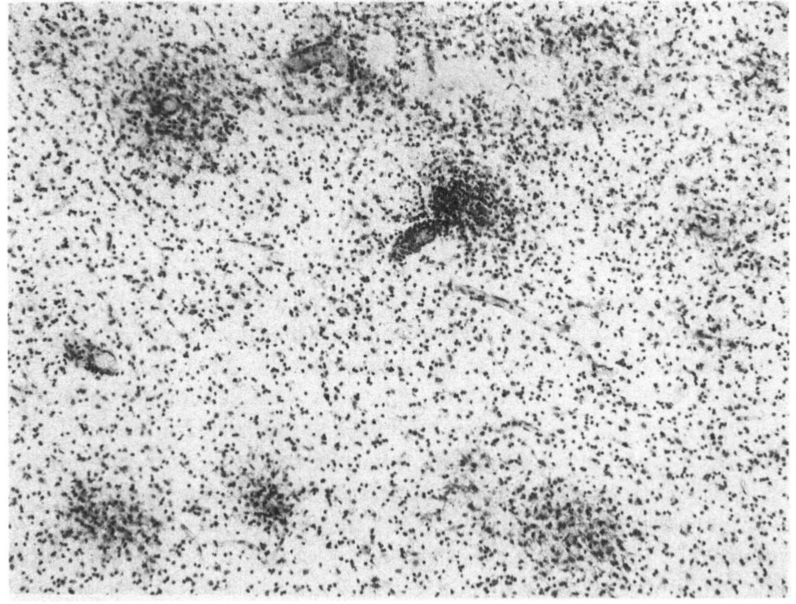

Abb. 19. Herdenzephalitis bei Endocarditis lenta. Akute zerebrale Erscheinungen seit 18 Tagen. Zahlreiche leukozytär-gliöse Herde mit teilweise deutlicher Gefäßabhängigkeit. Kresylviolett. ×120

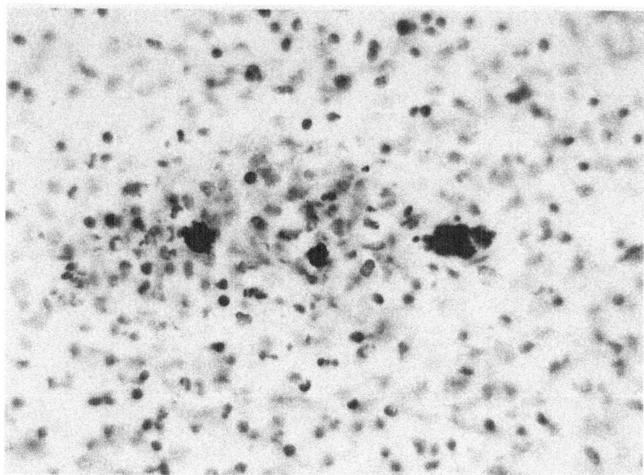

Abb. 20. Kokkenembolien mit perivaskulärer, granulozytär-gliöser Reaktion im Groß-hirnmark bei Endocarditis lenta. Kresylviolett. × 250

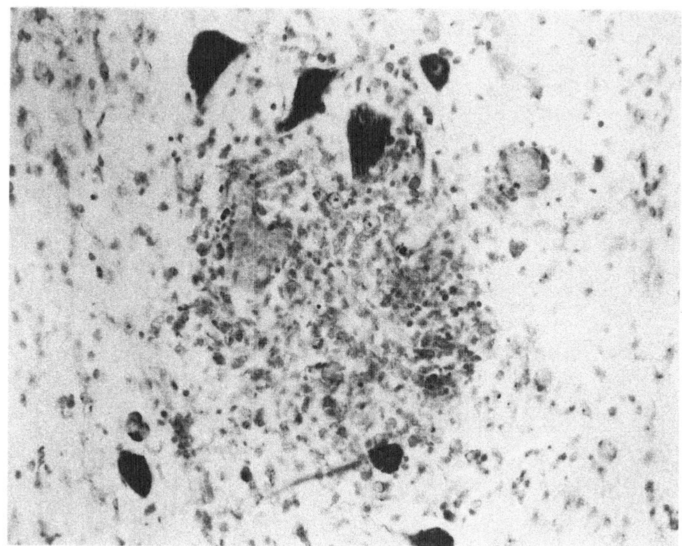

Abb. 21. Gliös-leukozytärer Herd mit zentraler Nekrose zwischen Vorderhornzellen des Rückenmarkes. Inkrustierung benachbarter Vorderhornzellen. Endocarditis lenta. Kresylviolett. × 250

anoxischen Verödungs- und Erweichungsherden im anliegenden Parenchym (Abb. 19).

Die Infektion kann auch zur Zerstörung einzelner Gefäßwandschichten und damit zu den fälschlicherweise als „mykotisch" bezeichneten miliaren Aneurysmen führen (BRINKMANN 1928; MOLINARI et al. 1973b). Mit diesen Gefäßwand-

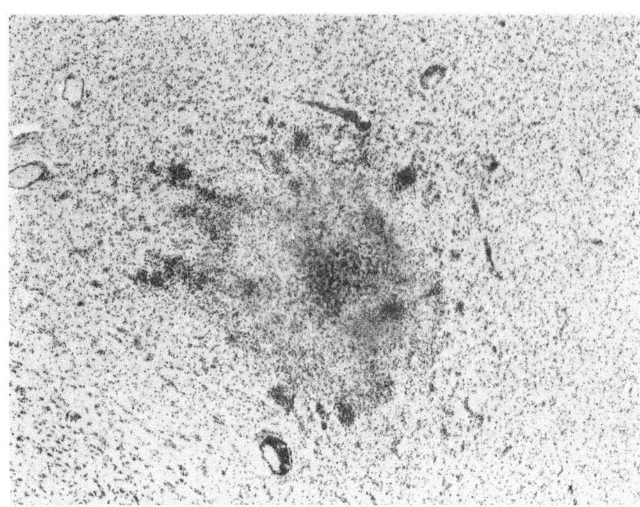

Abb. 22. Verschmelzung mehrerer kleiner Abszesse bei metastatischer Herdenzephalitis unklarer Ätiologie. Kresylviolett. × 50

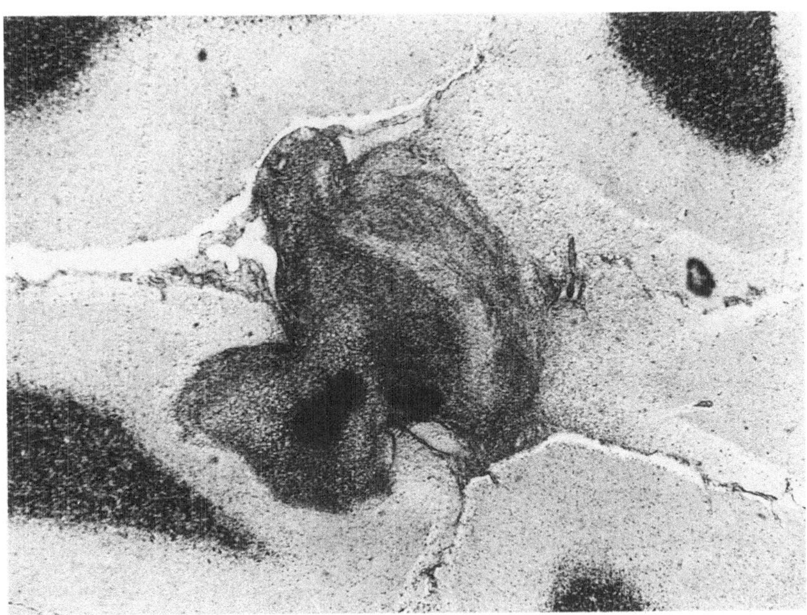

Abb. 23. Ausgedehnter Abszeß im Kleinhirn bei Endocarditis lenta. Mehrere Kokkenhaufen. van Gieson. × 20

schäden wird auch die Schutzfunktion der Blut-Hirn-Schranke für Krankheitserreger zerstört und es kommt zur Ansiedlung von Bakterien im Gewebe, die durch die vorausgegangene Sauerstoffmangelschädigung noch erleichtert werden kann. Dabei soll wegen ihres Kapillarreichtums die graue Substanz stärker betroffen sein (HECHST 1934; KERNOHAN et al. 1939), allerdings stellte NATHAN (1930) bei seinen Beobachtungen genau das Gegenteil fest.

Diese pathogenetischen Abläufe machen die außerordentliche Mannigfaltigkeit der Veränderungen verständlich, die KIMMELSTIEL (1927) als „kennzeichnend" für die hämatogen-metastatische Meningoenzephalitis charakterisiert hat. Die entzündlichen Veränderungen reichen von der infiltrierten Gefäßwand mit Granulozyten, Lymphozyten und Plasmazellen bis zur einwandfreien Abszeßbildung im Hirngewebe (Abb. 20–23). Ob die scharf abgegrenzten, kleineren miliaren Granulozytenansammlungen ohne Einschmelzungen schon als Abszesse angesprochen werden können, ist nach WOHLWILL (1958) strittig. Auch die Glia bildet Herde, die in der Nähe von infiltrierten Gefäßwänden oft hämatogene Anteile vermissen lassen (SPIELMEYER 1930). Nach SCHOLZ (1949) ist dies auf den Austritt von Exsudat ohne korpuskuläre Elemente durch die geschädigten Gefäßwände zurückzuführen. Es fehlt aber auch nicht an Gliaherden, die mit Leukozyten durchsetzt sind, so daß alle Übergänge vom reinen Gliaherd bis zum reinen Eiterherd vorkommen (DIAMOND 1932; DE JONG 1937). Innerhalb der Eiter- und gliös-mesodermalen Herde sind gar nicht selten Kokkenembolien nachweisbar, die Gefäße können damit wie ausgegosssen erscheinen. Auf die erhebliche Mitbeteiligung der weichen Häute und des Plexus chorioideus hat ZOLOTOWA (1930) aufmerksam gemacht.

IV. Spezifische bakterielle Infektionen

1. Tuberkulose

Unter den tuberkulösen Erkrankungen des Zentralnervensystems und seiner Hüllen steht die Leptomeningitis zahlenmäßig im Vordergrund. Dieses Krankheitsbild ist besonders im Kindesalter Folge einer hämatogenen Frühgeneralisation, bei Erwachsenen kann es auch im Gefolge einer Spätgeneralisation zustande kommen. Über die genauere weitere Pathogenese gehen die Ansichten noch auseinander. Die nächstliegende Vermutung, daß es zu einem direkten Übertritt von Tuberkelbazillen in den Subarachnoidalraum komme, ist nach den Untersuchungen von RICH u. MCCORDOCK (1933) nicht wahrscheinlich. Bei ihren Versuchen kam es nach der Einspritzung von Tuberkelbazillen in die Karotiden nicht zur Meningitis, sondern zur Bildung tuberkulöser Granulome im Hirn, den Meningen oder den Plexus chorioidei, während die direkte Einspritzung in den Subarachnoidalraum konstant zur Meningitis führte. Sie nahmen daher an, daß die Infektion des Liquorraumes von den tuberkulösen Knötchen ausgehe. Die gezielte Suche nach solchen Tuberkeln ergab unterschiedliche Ergebnisse (BLACKLOCK u. GRIFFIN 1935; ENGEL et al. 1938). Es war auch nicht mit Sicherheit zu entscheiden, ob diese Tuberkeln wirklich älter als die Meningitis sind. ENGEL (1944) und neuerdings wieder NETSKY u. SHUANGSHOTI (1975) wiesen dann aber darauf hin, daß die Häufigkeit von tuberkulösen Granulomen im Plexus choroideus in Meningitisfällen noch weitaus höher als im Hirn sei; letztere fanden sie in ihren Fällen konstant. Aufgrund dieser Ergebnisse wird angenommen, daß die Bakterien hauptsächlich über den infizierten Plexus in den Ventrikelliquor gelangen und sich von dort in den basalen und spinalen Subarachnoidalraum ausbreiten. Diese Ausbreitung führt dann

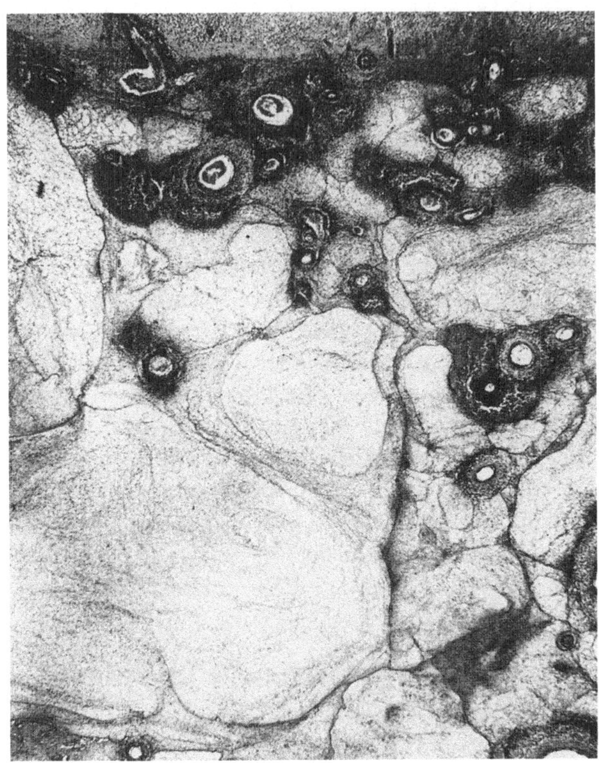

Abb. 24. Tuberkulöse Meningitis. Ausgedehntes fibrinöses Exsudat im Subarachnoidalraum, lymphozytäre Infiltrate um die Gefäße und in den parenchymnahen Bezirken.
HE × 21

zur tuberkulösen Meningitis, die bevorzugt an der Basis des Gehirns lokalisiert
ist. Die Cisternae pontis, interpeduncularis und chiasmatica sowie der Boden
des dritten Ventrikels sind in diesen Fällen von einem grau-grünen gelatinösen
Exsudat überzogen, das sich in die Sylvischen Furchen, die Cisternae ambiens
und pontomedullaris fortsetzt, aber auch die Konvexität mit einbeziehen kann
und selbstverständlich auch auf den Spinalraum übergreift.

Die klinische Symptomatik ist bunt. Lebensalter, Stärke der Infektion und
Abwehrlage haben hier ihren Einfluß. Als wesentliche Kennzeichen sind aber
meist Kopfschmerzen, Fieber, Hirnnervenausfälle, Nackensteifigkeit und Ver-
wirrtheitszustände vorhanden. Im Liquor besteht anfangs eine segmentkernige,
später lymphozytäre Zellerhöhung um mehrere Hundert und eine deutliche Ei-
weißvermehrung. Der Verlauf dieser Krankheit, der früher von wenigen beschriebenen Ausnahmen abgesehen, als innerhalb kurzer Zeit zum Tode führend
angesehen wurde, hat sich mit Einführung spezifischer Therapeutika zu einem
mehr chronischen Krankheitsbild verändert.

Histologisch wird die Leptomeningitis tuberculosa in den ersten Tagen durch
ein eiweißreiches Exsudat mit fibrin- und leukozytenreichen Verdichtungen bestimmt. Die Leukozyten werden aber bald durch Lymphozyten und Plasmazel-

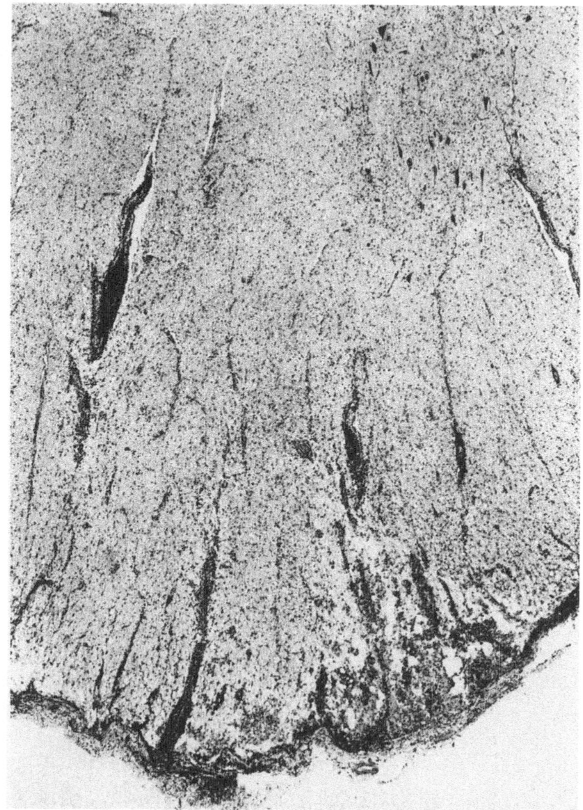

Abb. 25. Meningomyelitis tuberculosa. Entlang der Gefäße, aber auch diffuser Einbruch
in das Rückenmark. Gewebsabblassung als Ausdruck eines kleinen keilförmigen Infarktes
rechts. Kresylviolett. × 21

len ersetzt und an den Gefäßen und der Arachnoidea treten kleine, rasch ver-
käsende Knötchen auf, die sich dann zu echten epitheloiden Tuberkeln mit
zentraler Nekrose und Riesenzellen – letztere können aber auch einmal fehlen
– entwickeln. Das Exsudat wird mit zunehmender Dauer der Erkrankung von
bindegewebigen Formationen durchsetzt und die nekrotischen Bezirke nehmen
zu (Abb. 24).

Der diffus entzündliche Prozeß des Subarachnoidalraumes greift selbstverständlich auf die darin liegenden Gefäße über. Anfangs zeigen sich perivasale
Infiltrate, die dann auf die Adventitia und Media übergehen und schließlich
das gesamte Gefäß als Panarteriitis oder als Panphlebitis erfassen. Dabei ist
die Beteiligung der Venen i. allg. nicht so stark wie die der Arterien. Es zeigen
sich nur geringe mesenchymale Reaktionen. Regressive Veränderungen stehen
im Vordergrund, die bis zur totalen Nekrose von Gefäßen führen können. Von
wesentlicher klinischer Bedeutung sind noch die gar nicht seltenen Proliferationsvorgänge an der Intima, die als Endangiitis bis zum Verschluß besonders der
mittleren Gefäße führen können (WINKELMANN u. MOORE 1940).

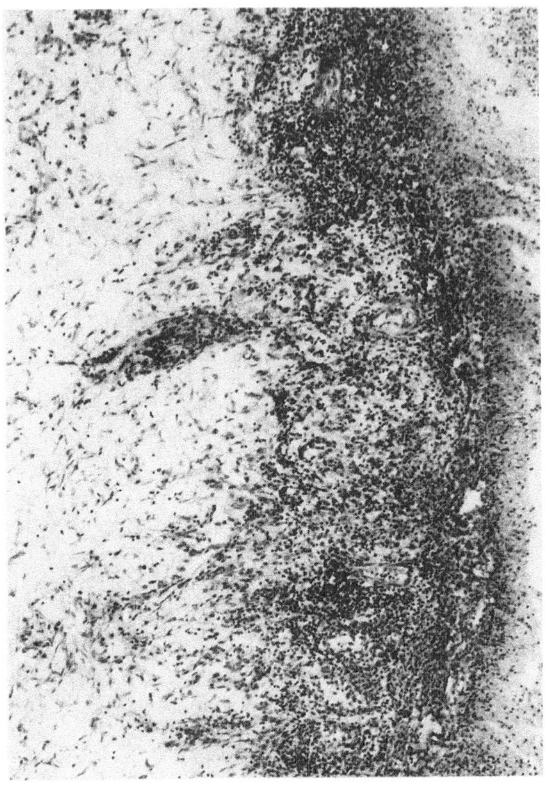

Abb. 26. Meningoencephalitis tuberculosa. Breitflächiges Übergreifen auf das Hirngewebe im Bereich des Infundibulums. Kresylviolett. × 100

Die durch die basalen Zisternen laufenden Hirnnerven weisen ödematöse Verquellungen auf. Die Entzündung kann auf sie übergreifen und zum Markscheiden- oder auch Achsenzylinderzerfall führen. Bildungen von spezifischen Tuberkulomen an ihnen gelten dagegen als eine Seltenheit.

Die Vorgänge an den Leptomeningen bleiben durchweg nicht ohne Einfluß auf die darunter liegende Hirnrinde und auch das tieferliegende Mark und führen damit zur Meningoenzephalitis tuberculosa. Als erstes zeigen sich Astro- und Mikrogliareaktionen und Rundzellmäntel besonders um die einstrahlenden Gefäße (Abb. 25). Bei weiterem Fortschreiten kommt es dann zu umschriebenen oder auch diffusen Einbruch des Entzündungsvorganges, der so weit gehen kann, daß eine Grenze zwischen Hirn und Hirnhäuten nicht mehr festgelegt werden kann (Abb. 26). Selten bleibt die Meningitis örtlich eng begrenzt. Ob einem solchen Vorgang besondere immunologische Gegebenheiten zugrunde liegen, ob hier der Ausgangspunkt ein Rindentuberkel ist oder ob ein Übergreifen von einer tuberkulösen Knochen- oder Durainfektion bzw. eine spezifische Spondylitis zugrunde liegen, ist mitunter nicht sicher zu entscheiden. Klinisch führt dieser Prozeß häufig zu Halbseitensymptomen oder epileptischen Anfällen. Histologisch ist der Vorgang gegenüber der diffusen akuten Meningitis durch

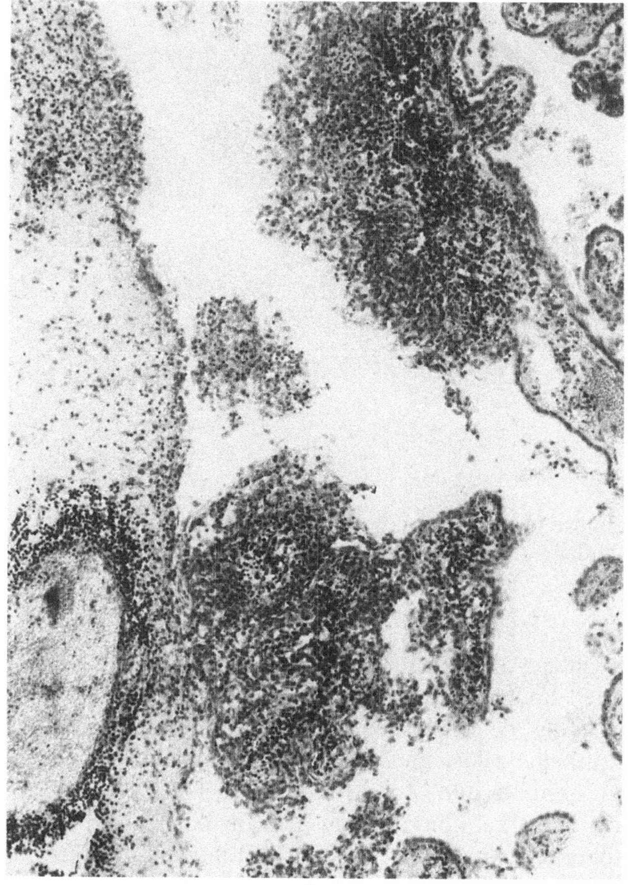

Abb. 27. Tuberkulöse Ependymitis und „Plexitis" III. Ventrikel. Kresylviolett. × 120

geringere exsudative Erscheinungen, dafür aber stärkere bindegewebige Proliferation ausgezeichnet. Meist führt diese Meningitis circumscripta zu einer keilförmigen, käsigen Erweichung des darunterliegenden Hirngewebes.

Die chronifizierte Meningitis heilt leider nur in den seltensten Fällen ohne Schäden zu hinterlassen aus. Obwohl sich die Exsudate der Meningen erstaunlich gut auflösen (ROWLATT 1964), führen die entzündlichen Verklebungen der basalen Zisternen und der Foramina Luschkae sowie die Veränderungen am Plexus und die Ependymitis zu Liquorblockaden und damit zum Hydrozephalus (Abb. 27, 28).

Ob entzündliche Veränderungen an den Pachionischen Granulationen über Liquorresorptionsstörungen auch einen Hydrozephalus herbeiführen (RICH 1951) ist fraglich. Die erheblichen vaskulären Schäden durch die Tuberkulose hinterlassen eine bunte Palette vom ischämischen bis zum hämorrhagischen Infarkt.

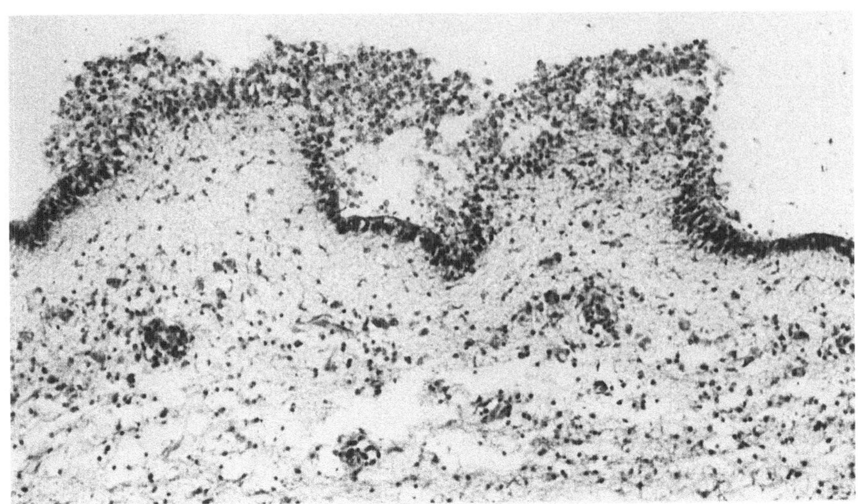

Abb. 28. Tuberkulöse Ependymitis. Zerstörung des Ependyms unter den entzündlichen Auflagerungen. Subependymäre Infiltration. Klüver. × 300

Wesentlich seltener als zur Meningitis kommt es zur Bildung von Tuberkulomen. Diese gehen immer von der Gefäßwand aus. Dabei ist der Aufbau des Tuberkels der gleiche wie im übrigen Organismus: Ein zur Verkäsung neigendes Zentrum aus Epitheloidzellen, an dessen Rand Langhanssche Riesenzellen liegen können, ist von Lympho- und Monozyten umgeben (Abb. 29). Durch Konfluieren solch kleiner Tuberkel kommt es zu dem für das Gehirn charakteristischen Konglomerattuberkel (Abb. 30). Die weitere Entwicklung führt entweder zur bindegewebig gliösen Abkapselung oder zu weiterem Vordringen, das schließlich zur tuberkulösen Meningitis führen kann (JAKOB 1929). Bei abgekapselten Tuberkulomen besteht eine Neigung zur Verkalkung oder sogar Verknöcherung (CONSTANTINADIS 1970). Ein bevorzugter Sitz sind Kleinhirn, Pons und Mendulla. Die Symptomatik entspricht einem raumfordernden Prozeß, gar nicht selten stellen Tuberkulome aber auch Zufallsbefunde dar.

Es ist ein merkwürdiges Phänomen, daß die tuberkulöse metastatische Herdenzephalitis als Folge eines massiven hämatogenen Einbruchs, wie sie SELBERG (1948) beschrieben hat, nur extrem selten vorkommt, während sie beim Affen die häufigste Form der zentralnervösen Infektion ist (SCHERER 1944). Demgegenüber haben sich besonders in der letzten Zeit Mitteilungen über Enzephalitiden gehäuft, die mit, aber auch ohne sonstige Beteiligung des Nervensystems aufgetreten sind. Das histologische Bild dieser Erscheinungen reicht von der ödematösen Enzephalopathie über die perivenöse Enzephalitis bis zur akut hämorrhagischen Leukenzephalopathie.

Gemeinsam ist diesen Beobachtungen, daß ein direkter Einfluß von Tuberkelbazillen nicht nachgewiesen werden konnte, so daß am ehesten an ein allergisches Geschehen im Verlaufe einer Organtuberkulose zu denken ist (PHOTAKIS 1937; JACOB 1956b; DASTUR u. UDANI 1966; UDANI u. DASTUR 1970; KOPP

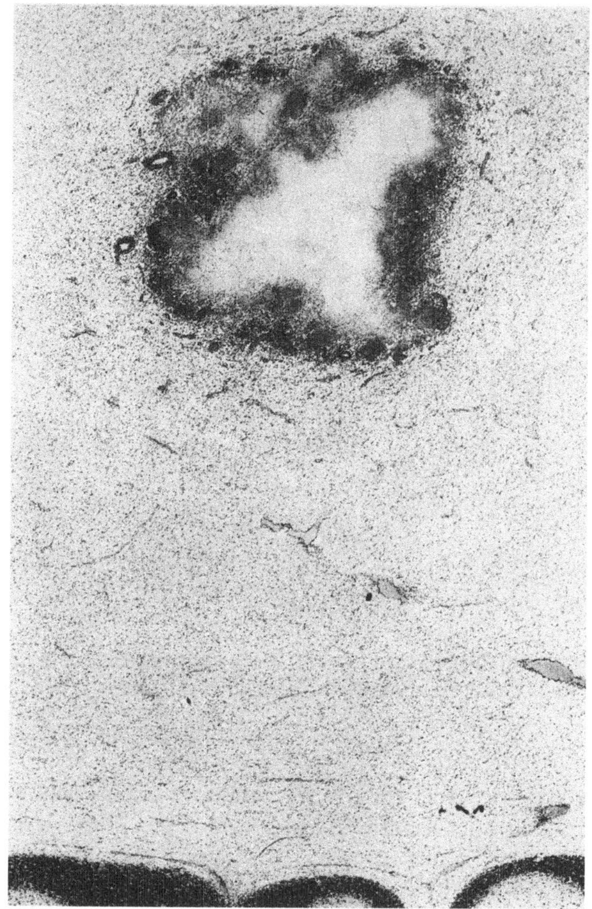

Abb. 29. Solitärtuberkulom im Kleinhirnmark mit zentraler Verkäsung. Kresylviolett.
×12

et al. 1978). Zu diesen immunologisch zu erklärenden Hirnreaktionen bei Tuberkulose sind wohl auch die „reticulo-granulomatösen Enzephalitiden" von GERBER (1953) sowie CERVÓS-NAVARRO und ZAPATA (1965) zu rechnen, die sich nur durch die Anamnese und die ausgesprochene Nekrosenbildung von der unspezifischen Form unterscheiden.

2. Sarkoidose

Unter Sarkoidose, dem Morbus Besnier-Boeck-Schaumann, wird eine Allgemeinerkrankung verstanden, die sich in verschiedenen Organen manifestieren kann, wobei besonders häufig Lunge und Lymphknoten betroffen sind. Die Beteiligung des Nervensystems bei der Sarkoidose ist relativ selten. Die Angaben schwanken zwischen 1% (ZEMAN 1958) und 16% (MAYCOCK et al. 1963); SUCHENWIRTH (1968) kam in einer Sammelstatistik auf 5,8%. Neben den generali-

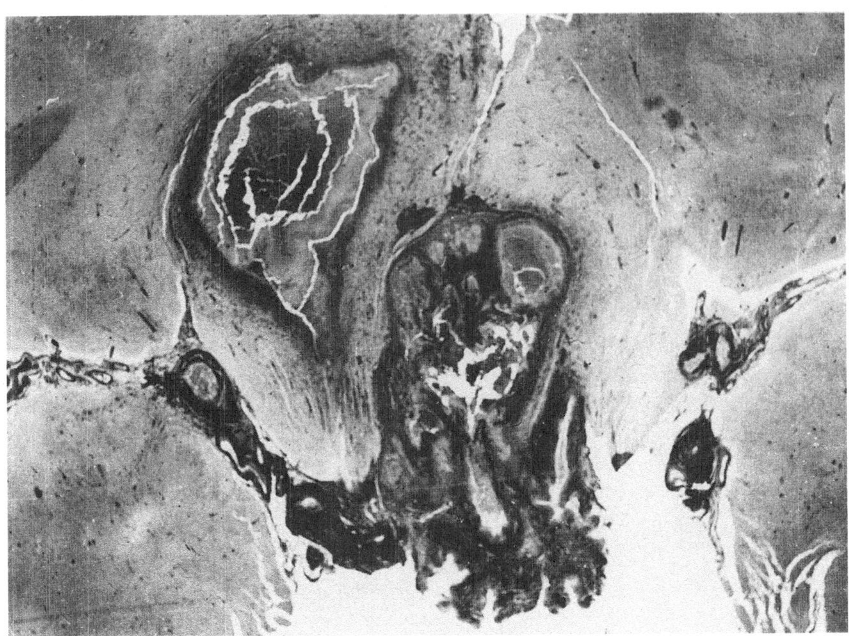

Abb. 30. Meningoencephalitis tuberculosa mit Konglomerattuberkel in den weichen Häuten. Großer Tuberkel im Zwischenhirn links. HE ×8

sierten Formen gibt es, wenn auch selten, Fälle, in denen sich die krankhaften Veränderungen allein oder anscheinend allein auf das Nervensystem beschränken (Aszkanazy 1952; Rabending u. Parnitzke 1964; Mehraein u. Jamada 1967; Pagni et al. 1966; Holbach u. Gaddoni 1971; Grigg et al. 1973; Douglas u. Maloney 1973).

Histologisch ist der Elementarprozeß das Sarkoidgranulom (Uehlinger 1955). Es besteht aus Epitheloidzellen, die von Lymphozyten und Plasmazellen umgeben sind. Häufig, aber seltener als bei der Tuberkulose sind in ihm Riesenzellen von Langhans-Typ enthalten (Abb. 31, 32). In diesen Riesenzellen liegen gehäuft Einschlüsse, die sich bis zu den auffallenden Gebilden der Asteroid-Körper oder der Schaumann-Körper entwickeln können (Abb. 33).

Ihnen wird ein gewisser diagnostischer Wert zugesprochen, sie sind aber keinesfalls für eine Sarkoidose spezifisch. Das Granulom bildet ein argyrophiles Fasernetz aus und neigt zur hyalinen Degeneration. Im Gegensatz zur Tuberkulose wird eine Verkäsung der Granulome weitgehend vermißt. In der Umgebung der oft ausgedehnten und auch zusammenfließenden Granulome ist häufig eine Reaktion der Mikro- und Makroglia festzustellen. Benachbarte Gefäße und die Virchow-Robinschen Räume können erhebliche Rundzelleninfiltrationen aufweisen.

Die Sarkoidose ist in verschiedene Ausbreitungsmuster unterteilt worden (Esselier et al. 1951), wobei sich die einzelnen Formen häufig überschneiden.

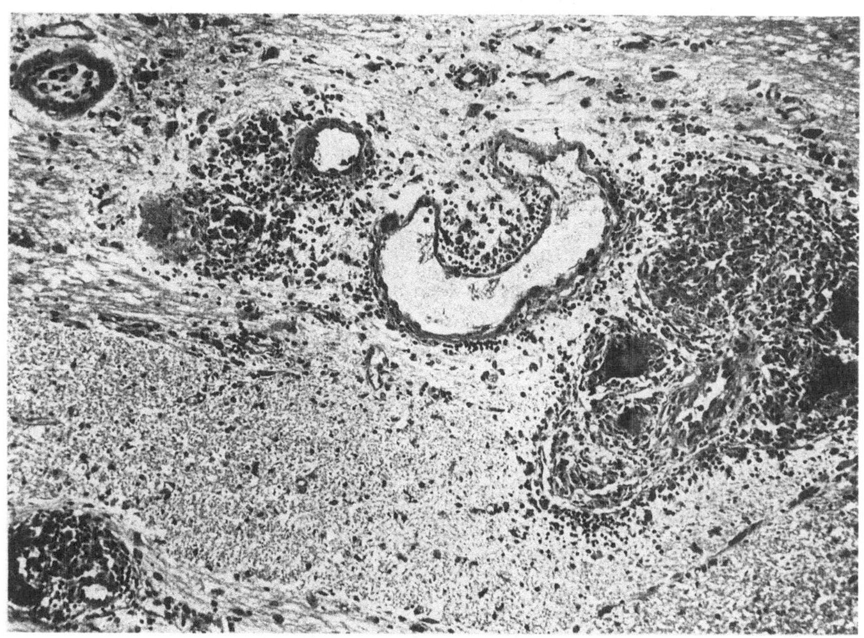

Abb. 31. Sarkoidose. Epitheloidzellgranulome mit Langhansschen Riesenzellen, Lymphoidzellreaktion. Pons. HE × 160

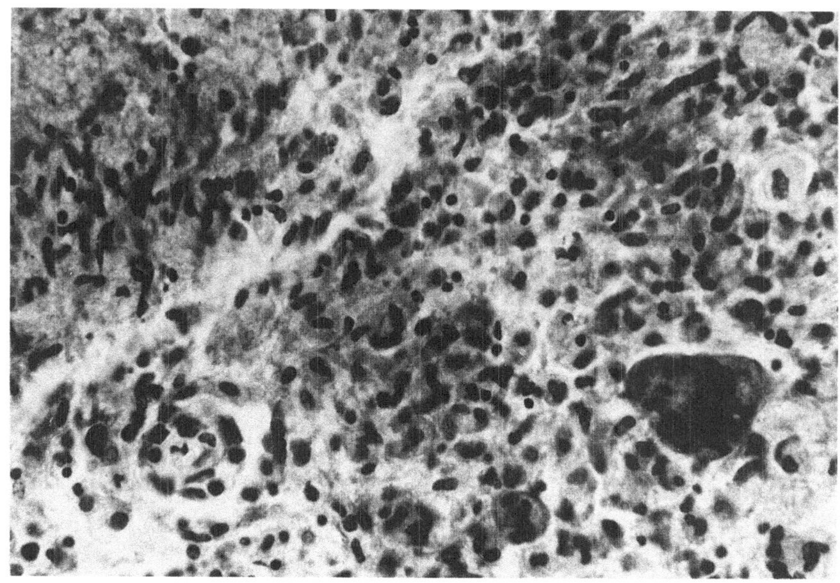

Abb. 32. Ausschnittvergrößerung aus einem Sarkoidgranulom. Kresylviolett. × 350

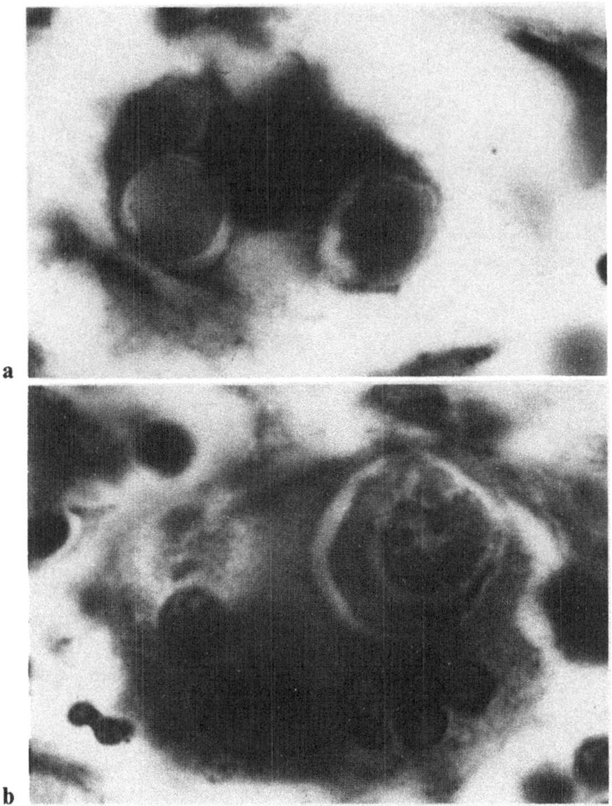

Abb. 33a, b. Sarkoidose. **a** Schaumannkörper; **b** asteroid body in einer Riesenzelle. HE
× 1300

Trotzdem hält Zeman (1958) eine Unterscheidung zwischen umschriebener-tumorartiger und diffus-disseminierter Meningoenzephalitis, diffus-metastatischer Herdenzephalitis und einer angiitisch-arteriitischen Form für zweckmäßig.

Der Krankheitsprozeß spielt sich in erster Linie in den weichen Häuten mit besonderer Betonung an der Hirnbasis ab. Von hier greift er dann nach Art einer Meningoenzephalitis auf das Hirn über und er breitet sich auch auf dem Liquorweg unter Ausbildung einer Ependymitis und Chorioiditis aus. Ungewöhnlich ist die Entmarkung nach Art einer Schilderschen Enzephalitis mit Verschonung der U-Fasern bei basalmeningitischer Sarkoidose im Falle von Cares et al. (1957). Durch die basale Meningitis kann es zur adhäsiven Arachnitis mit Hirnnervenschädigungen und Liquordrucksymptomen kommen. Die zerebrale Symptomatik ist äußerst bunt, häufig auch durch den Befall der hypothalamischen Kerne mit neurovegetativen Störungen verbunden. Mitunter können einzelne, ausgedehnte Granulome unter dem klinischen Bild eines Hirntumors verlaufen, dessen Ätiologie meist erst die Biopsie klärt (Goodman u. Margulies 1959; Jänicke 1961; Grigg et al. 1973).

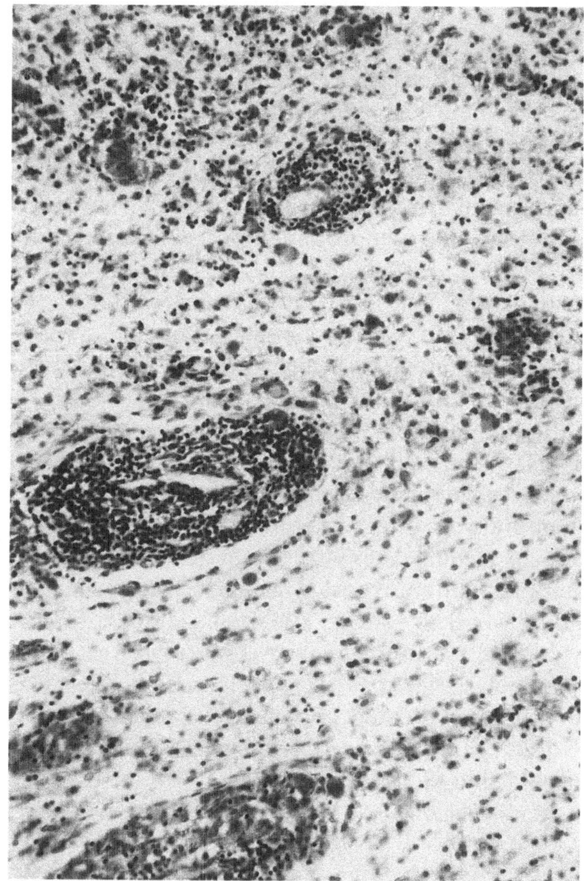

Abb. 34. Sarkoidose. Peri- und panangiitischer Verlauf. Krankheitsverlauf 4 Monate. Kresylviolett. × 180

Ausgesprochen selten ist ein Befall der Medulla spinalis (JEFFERSON 1957; GARCIN 1962; FRANK 1971; LAHL 1977). Eine Besonderheit stellen die peri- und panangiitischen Verläufe der Sarkoidose dar, bei denen die granulomatösen Veränderungen weitgehend in und um die Gefäßwände beschränkt sein können (MEYER et al. 1953; RESKE-NIELSEN u. HARMSEN 1962; HAZEGHI 1964; HERRING u. URICH 1969) (Abb. 34).

Der Verlauf dieser Krankheit ist meist chronisch, weist mitunter aber Remissionen auf. Eine Rarität stellt der Tod infolge zerebraler Sarkoidose innerhalb weniger Stunden bei unauffälliger Vorgeschichte im Falle JANSEN et al. (1969) dar.

Die Ätiologie der Sarkoidose ist ungeklärt, die vorherrschenden Interpretationen sprechen von einem spezifischen, noch unbekannten Erreger oder nehmen eine Sonderform der Tuberkulose an.

3. Aktinomykose

Man hatte lange Zeit die Aktinomyzeten, also auch Nocardia, unter die Pilze eingeordnet. Das klinische und morphologische Verhalten zeigt bei diesen Bakterien zweifelsfrei eine Reihe von Ähnlichkeiten mit den Mykosen.

Actinomyces israeli steht dem Erreger der Tuberkulose nahe und ist ein normaler Saprophyt der Mundhöhle und des Intestinaltraktes. Durch Schleimhautdefekte kann es zum Eindringen in das Gewebe kommen und dort zur Ausbildung eines harten, fibrösen Granulationsgewebes, das bald im Zentrum eitrig einschmilzt und zur Fistelbildung neigt. Der Aktinomyzes ist anaerob und tritt häufig als Mischinfektion zusammen mit verschiedensten Bakterien, wie Staphylokokken, Streptokokken oder dem wegen dieses Verhaltens als Actobacillus actinomycetemcomitans bezeichneten Erreger auf (Fabiani et al. 1975).

Diese Begleitflora ermöglicht durch die lokale pH-Verschiebung die endogene Infektion (Schorre 1979). Der Actinobacillus actinomycetemcomitans kann auch einmal als Rarität selbständig zum Hirnabszeß führen (Martin et al. 1967). Selten kommt es von einer solchen Organmykose entweder von Lungenherden aus auf dem Blutwege oder von Herden des Schädels und der Wirbelsäule per continuitatem zur meningealen oder zerebralen Beteiligung (Anders 1925). Eine primäre zerebrale Aktinomykose wird, im Gegensatz zur neuerlich wieder geäußerten Meinung von Stefanko u. Grochmal (1962), durchweg abgelehnt.

Die Erreger, die sich mitunter schon makroskopisch und ungefärbt im Gewebe als kleine, gelbe Drusen, sog. „Schwefelgranula", erkennen lassen, bestehen im Zentrum aus einer dichten myzelartigen Ansammlung von Bakterien, von der radiäre Filamente, die eine periphere Aufquellung zeigen, abgehen. Sie sind gram-positiv und stellen sich mit der HE-Färbung nicht immer, mit Silbermethoden aber sicher dar.

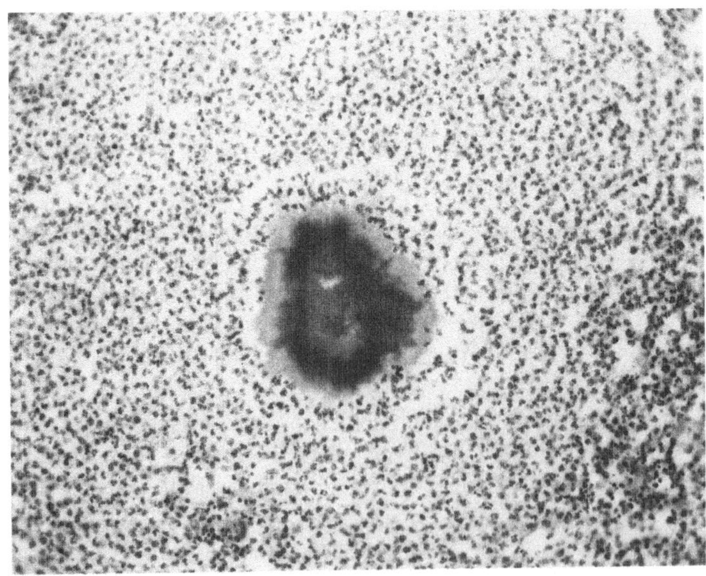

Abb. 35. Aktinomyzesdruse in einem eitrigen Abszeß des Parietallappens. HE ×175

Der Verlauf einer zentralnervösen Aktinomykose ist chronisch und häufig nur mit geringen Symptomen verbunden (WEED u. BAGGENSTOSS 1949). Die Meningitis bevorzugt die vordere und mittlere Schädelgrube. Sie kann abgekapselt sein; das eitrige Gewebe ist oft von derben Septen durchzogen (JAKOBY 1928). Hirnabszesse treten singulär, meist aber multipel auf (Abb. 35). Das aktinomykotische Granulom gleicht schon sehr früh infolge eitriger Einschmelzung einem unspezifischen Abszeß. Einbrüche von Abszessen in den Ventrikel kommen vor (ELSAESSER 1950), Schaumzellen sind häufig.

Eine Besonderheit der intrazerebralen Form ist das Aktinomykom. Es handelt sich dabei um kleine Geschwülste im Bereich des dritten Ventrikels, die von einer dünnen Membran umgeben und von einer gallertigen Masse ausgefüllt sind. Lediglich im Fall von HALLERVORDEN (1931) fehlte jegliche Zystenwand; stattdessen lag ein gallertiger Mantel um einen festeren Kern.

HALLERVORDEN hält es für möglich, daß es zur Entstehung dieser merkwürdigen Gebilde durch Verschleppung von Erregern auf dem Blutweg in den Plexus des dritten Ventrikels kommt.

4. Nocardiose

Nocardia asteroides ist ein Bodensaprophyt, der in tropischen Gebieten in die Haut eindringen kann und zu Granulomen führt. Ob diese Granulome zur Dissemination führen können ist unsicher. In unseren Breiten kommt es auf noch nicht eindeutig bekannten Wegen zur Lungenaffektion und vor dort durch hämatogene Streuung bei bis zu einem Drittel der Fälle zur nervösen Beteiligung (FETTER u. KLINTWORTH 1967; PALMER et al. 1974). Dabei spielen prädisponierende Faktoren, wie z.B. eine Steroidtherapie, eine Rolle (SMITH et al. 1980). PORETZ et al. (1975) und KHALILI (1982) teilten Beobachtungen mit, bei denen eine zerebrale Infektion direkt oder über einen Knochenherd möglich erschien.

Der Erreger ist aerob und besitzt im Gegensatz zur Aktinomykose keine Begleitflora. Er besteht aus perlenartigen, verzweigten, dünnen Ketten, ist grampositiv und färbt sich mit Hämalaun-Eosin nicht an. Dagegen ist er mit Silbermethamin nach Grocott gut darzustellen.

Die zentralnervöse Infektion führt fast durchweg zu solitären oder multiplen Hirnabszessen, wobei die meningeale Beteiligung gering ist, reine Nocardiameningitiden sind eine Ausnahme (RANKIN u. JAVID 1955). Die Kapselbildung ist, anscheinend entsprechend der Verlaufszeit, in ihrer Stärke unterschiedlich. Der Abszeßinhalt ist eitrig, mitunter etwas gelatinös (PIZZOLATO et al. 1961; JACOBS u. GIBSON 1963; CARLILE et al. 1963).

5. Neurosyphilis

Die Neurosyphilis kann ohne Übertreibung als die Krankheit angesehen werden, von der einmal die meisten Anstöße für die Neurowissenschaften von der Anatomie bis hin zur Hirnfunktions- und Verhaltensforschung ausgegangen sind. Durch die Erfolge der antibiotischen Behandlung dieser Krankheit zählen heutzutage ihre neuropathologischen Folgen zu den Raritäten. Es erscheint daher auch nicht mehr erforderlich, auf die Schwierigkeiten einzugehen, die nach

Tabelle 1. Lues

Stadium			Manifestation am Nervensystem	Klinik
Lokale Erscheinungen	1–4 Wochen		–	–
Generalisation	1–4 Monate		Frühmeningitis	Leichte Meningitis

Organmanifestation	Nach Jahren	Neuro-lues	Luische Meningoenzephalitis
			    Meningitische Form
			    Vaskuläre Form
			    Gummöse Form
				Lues cerebrospinalis
				    Chronische Meningitis
				    Infarkt
				    Raumforderung

("Metalues")			Enzephalitis Hinterstrangdegeneration? Myelitis?	Progressive Paralyse Tabes dorsalis

Sträussler (1958) „in diesem Chaos betreffs der Nomenklatur" bestehen. Es dürfte genügen, am Nervensystem zwischen den meningo-vaskulären oder mesodermalen und den parenchymatösen oder ektodermalen mit progressiver Paralyse und Tabes dorsalis zu unterscheiden (Tabelle 1). Dabei darf nicht aus den Augen verloren werden, daß in pathologisch-anatomischer Beziehung viele Übergänge bestehen (Grütter 1920; Margulis 1925; Spatz 1926). Jakob (1930) fand in einem Viertel seines umfangreichen Materials derartige Mischfälle.

Die Bezeichnung Lues cerebro-spinalis ausschließlich für meningo-vaskuläre Formen stammt noch aus der Zeit, in der man die parenchymatösen Formen als sog. „Metasyphilis" ansah. Seit dem Spirochätennachweis Noguchis (1913) im Zentralnervensystem bei progressiver Paralyse und bei Tabes dorsalis ist diese Einschränkung nicht mehr berechtigt, sie entspricht aber dem klinischen Sprachgebrauch.

a) Lues cerebro-spinalis

Die luische Meningitis des Tertiärstadiums ist meist umschrieben und besonders unter der Hirnbasis gelegen, sie kann aber auch einmal generalisiert sein und dann die Konvexität mit erfassen (Pette 1924). Strittig ist, ob ein Deszendieren in den Spinalkanal obligatorisch ist (Krause 1915). Eine Beteiligung der inneren liquorführenden Räume kann zur Ependymitis granularis (Abb. 36) und Plexitis führen.

Diese lymphozytäre Meningitis mit wenigen Histiozyten und Plasmazellen weist keine charakteristischen Zeichen auf, der Nachweis von Spirochäten kann im Liquor gelingen. Die chronische Form neigt schon frühzeitig zur Bindegewebsneubildung erheblichen Ausmaßes. Dies führt im Spinalkanal – bei der

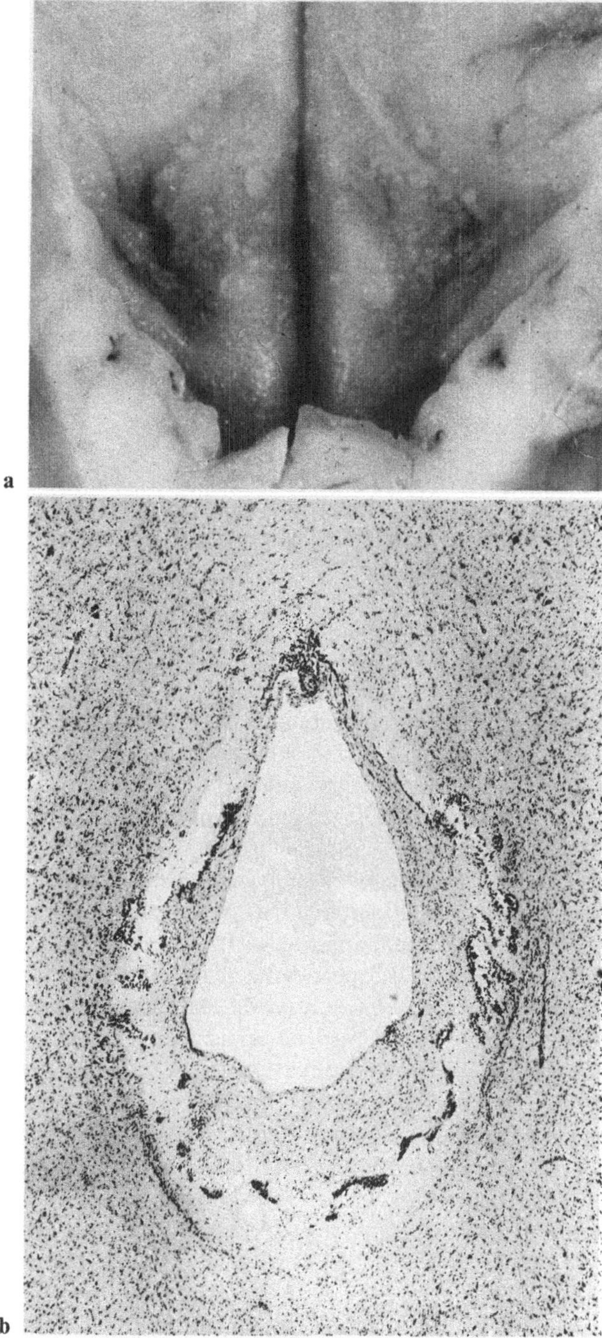

Abb. 36a, b. Lues cerebro-spinalis. **a** Ependymitis granularis am Boden des IV. Ventrikels. **b** Einengung des Aquäduktes durch die Ependymitis. Das Ependym scheint in die Tiefe verdrängt. Kresylviolett

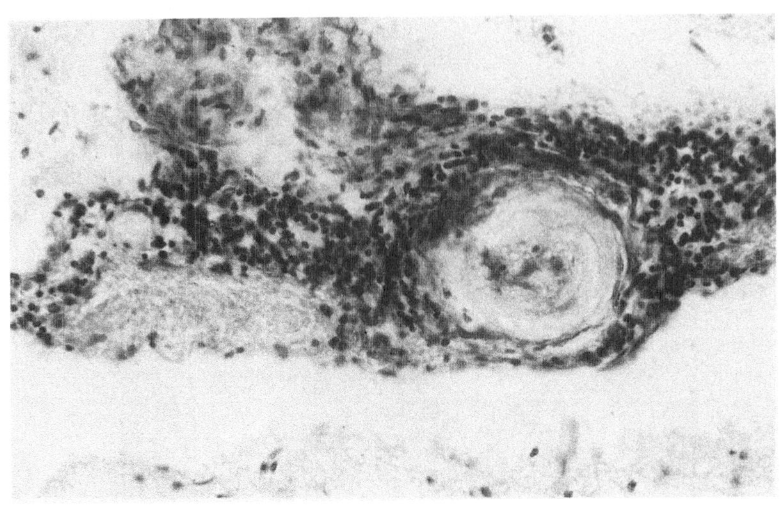

Abb. 37. Lues cerebro-spinalis. Kleines Gumma („gummöse Entzündung" nach STRÄUSS-LER) Kresylviolett. × 140

progressiven Paralyse und Tabes dorsalis kann es auch einmal der Fall sein – zu einer Schwielenbildung am hinteren Umfang des Rückenmarkes, während die Vorderseite davon weitgehend verschont bleibt (SINGEISEN 1937).

Eine Besonderheit der Lues cerebro-spinalis ist ein knotenförmiges oder auch flächenhaftes Granulationsgewebe: das *syphilitische Gumma.* Sein Charakteristikum ist die ausgeprägte Bindegewebswucherung mit nachträglicher Nekrose (SPIELMEYER 1925). Die Größe des einzelnen Gumma schwankt von eben sichtbar (Abb. 37) bis hin zu mehreren Zentimetern Durchmesser. Sie sitzen in den Hirnhäuten, in der Hirnoberfläche, aber auch tief in der Hirnsubstanz. Sie kommen sowohl solitär, als auch multipel vor. Das nekrotische Zentrum soll gegenüber dem der Tuberkulose ausgedehnter sein. Es folgt eine Zwischenzone mit großen Bindegewebs- und Fremdkörperriesenzellen und nach außen eine gefäßreiche Ringzone mit massenhaft Lymphozyten untermischt mit Plasma- und Riesenzellen (JAKOB 1930). Der Spirochätennachweis in Gummen ist sehr schwierig. Diese früher häufige Komplikation der Lues ist heute als Rarität anzusehen, so daß Einzelbeobachtungen wieder mitgeteilt werden (SHEPS u. SIMON 1943; PILLERI et al. 1974; KAPLAN et al. 1981).

Die primär meningeale Entzündung greift entlang der einstrahlenden Gefäße auch auf das Hirnparenchym über und führt damit zur *Meningoenzephalitis* (Abb. 38). Da hierbei überwiegend die großen und mittleren Gefäße beteiligt sind, entsteht ein Gefäßmuster, das eine Unterscheidung zur progressiven Paralyse zuläßt. Bei dieser sind dagegen die Arteriolen und Kapillaren besonders betroffen.

Das klinische Bild der Lues cerebro-spinalis wird aber nicht durch diese Meningitis oder Meningoenzephalitis bestimmt, sondern weitgehend durch Erweichungen als Folge von *Gefäßveränderungen.* Schon 1874 hatte HEUBNER eine Gefäßerkrankung beschrieben, die durch Periarteriitis, fibröse Intimaprolifera-

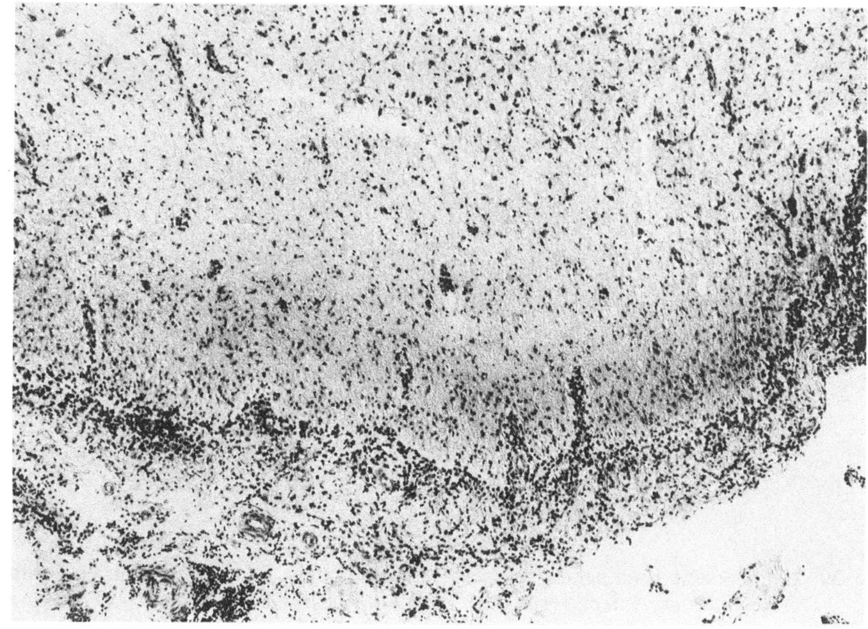

Abb. 38. Meningoencephalitis syphilitica. Diffuser und perivasaler Einbruch in die Hirnrinde. Kresylviolett. × 70

tionen mit Brückenbildung durch das Gefäßlumen, Elastikaaufsplitterungen und
Endothelwucherungen gekennzeichnet ist (Abb. 39). Von ihm selbst und lange
Zeit nach ihm wurde dies als luesspezifisch angesehen und deshalb von der
„luischen Endarteriitis" gesprochen. Wir wissen heute, daß derartige Veränderungen, die auch bei anderen Entzündungen auftreten, als unspezifische Reaktionen auf chronische Erkrankungen zu sehen sind.

Wesentlich seltener ist eine weitere Form der Gefäßerkrankung, beschrieben
von NISSL (1904) und ALZHEIMER (1905), die als Endarteriitis der kleinen Hirnrindengefäße bezeichnet wird. Hierbei handelt es sich um eine primäre, heftige
Proliferation der Gefäßwandzellen von Rindenarterien (DOBI 1960). Die Folgen
sind kleine Erbleichungs- und Erweichungsherde mit vor allem psychischen Auffälligkeiten, die JAKOB (1920) als atypische Formen der Paralyse kennzeichnete.
Auf die Unspezifität auch dieser Veränderungen hat vor allem PENTSCHEW
(1935) hingewiesen. Immer wieder ist auch auf die differentialdiagnostische
Schwierigkeit eingegangen worden, die einzelnen Formen der Gefäßlues von
einer gewöhnlichen Arteriosklerose abzugrenzen (MALAMUD 1926; ROBUSTOW
1926).

b) Progressive Paralyse

Diese chronisch-progressive Enzephalitis dürfte wohl die einzige Entzündung
gewesen sein, bei der man auf Grund der mit bloßem Auge erkennbaren Veränderungen, den makroskopischen Paralysezeichen, die Artdiagnose zu stellen

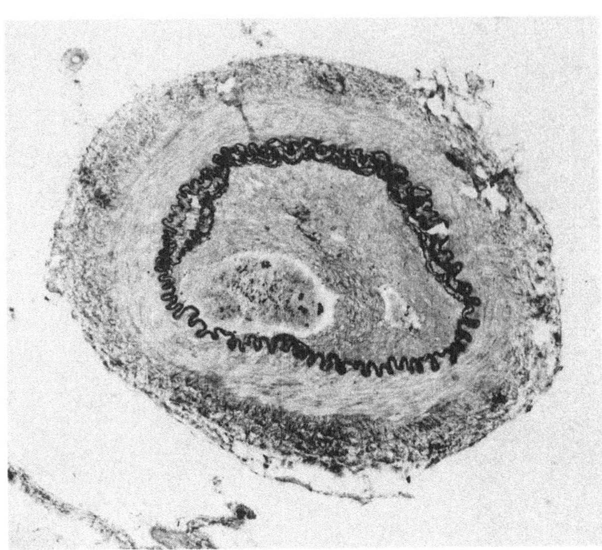

Abb. 39. Heubnersche Endangiitis bei Lues cerebrospinalis. In der gewucherten Intima 2 Restlumina, Aufsplitterung der Elastika. Elastika-van Gieson. × 30

wagte. Bei diesen Zeichen handelt es sich um eine Trübung und Verdickung der weichen Häute, die beim Abziehen mit der Hirnsubstanz verlötet erscheinen, einen inneren und äußeren Hydrozephalus, eine Ependymitis granularis, besonders des vierten Ventrikels, und schließlich kammartige Verschmälerungen der Hirnwindungen bei entsprechend klaffenden Furchen über dem Stirnhirn. Natürlich hat sich gezeigt, daß diese Veränderungen keinesfalls ein Beweis sind und daß sie am Paralytikergehirn auch völlig fehlen können.

Entzündliche Veränderungen können bei der Paralyse überall im Gehirn und auch im Rückenmark gefunden werden. Es besteht aber eine eindeutige Schwerpunktbildung im Grau des Endhirnes und hier wieder in den frontalen Anteilen und im Striatum (Abb. 40). Im Gegensatz zur Lues cerebro-spinalis besteht keine eindeutige lokale Beziehung dieser Polioenzephalitis mit den entzündlichen Vorgängen in den Meningen (Spatz 1926).

Der Erreger, die Spirochaeta pallida, ist durch Silberfärbungen sichtbar zu machen und an ihrer typischen Form leicht zu erkennen. Obwohl überall im Zentralnervensystem bei der Paralyse schon Spirochäten nachgewiesen wurden, liegen sie überwiegend in den entzündeten Bereichen des Vorderhirns. Dabei können sie diffus verstreut sein oder lockere Ansammlungen bilden, die schließlich zu dichten Zusammenballungen verfilzen und schon makroskopisch im Schnittpräparat als dunkle Flecken imponieren (Abb. 41). Der Nachweis von Spirochäten gelingt keineswegs immer, da neben den lokalen Schwankungen ihre Anzahl auch zeitlichen, biologischen Schwankungen unterliegt. In unbehandelten Paralysefällen ist der Nachweis nur sehr selten gelungen (Jahnel 1930).

Histologisch lassen sich bei der Paralyse ein diffuser entzündlicher Prozeß des Bindegewebes und der Glia und ein degenerativer der Nervenzellen und

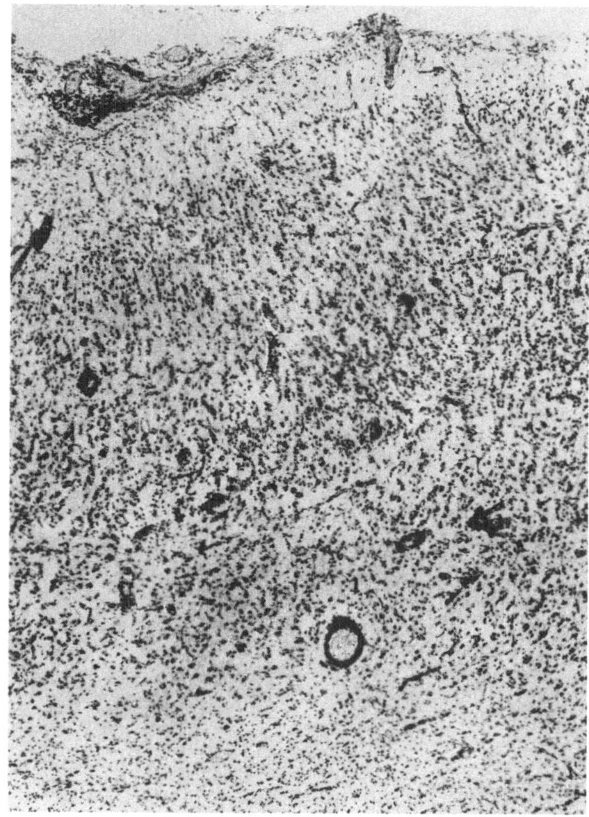

Abb. 40. Progressive Paralyse. Stirnhirnrinde mit dichten plasmazellulären Infiltraten um die Rindengefäße und in den Meningen. Weitgehender Verlust der Rindenschichtung. Kresylviolett. × 70 (Überlassen von Herrn Prof. Colmant, Hamburg)

ihrer Fortsätze unterscheiden. Im Bild der entzündlichen Veränderungen stellt das Auftreten von Plasmazellen eine wesentliche Besonderheit dar. Diese normalerweise im Zentralnervensystem nicht vorhandene Zellart fällt durch „ihren großen Zelleib, die periphere Verdichtung und Basophilie des Protoplasmas, den Radspeichenbau des Kerns und seine exzentrische Lage, den hellen Hof und den gegen die Zellmitte gekehrten Teil des Kernes" auf (SPIELMEYER 1922). Die Plasmazellen erscheinen in den diffusen Infiltraten der weichen Häute mehr abgerundet, während sie in den Gefäßinfiltraten der Hirnrinde epithelartig angeordnet sind. Sie zeigen mitunter eine vakuolige Degeneration mit kolloidgefüllten Hohlräumen, man bezeichnet sie als Maulbeerzellen oder auch Russell-Körperchen. Die Lymphozyten und die Mastzellen treten den Plasmazellen gegenüber deutlich zurück. In der Hirnrinde selbst tritt als ein weiteres Charakteristikum der Paralyse die Hypertrophie der Stäbchenzellen hinzu. Diese Mikrogliazellen werden in ihrer Mehrzahl heute überwiegend als Abkömmlinge des Ektoderms, also von gliöser Natur, angesehen (METZ u. SPATZ 1924; NIESSING

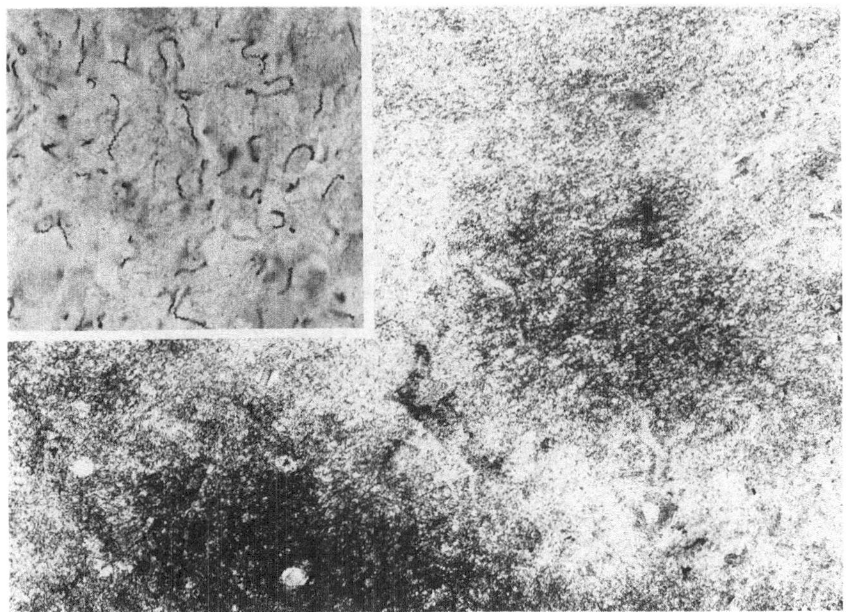

Abb. 41. Progressive Paralyse. Spirochätenhaufen in der Hirnrinde. × 80. *Oben links:* Ausschnitt vom Rande eines Haufens mit Treponemata pallida. × 440. Levaditi

et al. 1980). Mit spezieller Versilberungstechnik nach Hortega – deshalb auch Hortega-Zellen – lassen sich ihre schlanken Zelleiber mit den langen, oft verzweigten Plasmafortsätzen selektiv zur Darstellung bringen. Durch ihre meist senkrechte Lage zur Hirnoberfläche bietet eine solche Rinde dann ein recht typisches Aussehen (Abb. 42).

Fast pathognomische Bedeutung hat die massive Eiseneinlagerung in den Stäbchenzellen und in mesodermalen Phagozyten bekommen. Die Herkunft dieses Eisens ist bisher nicht sicher geklärt, Spatz (1922a) nimmt an, daß es bei gesteigerter Gefäßpermeabilität aus dem Blutserum stammt. Nachdem schon eine Reihe von Untersuchern auf dieses Pigment aufmerksam geworden waren und sein regelmäßiges Vorkommen bei Paralyse sichern konnten, hat Spatz (1922b) mit der Einführung der Turnbull-Blau-Reaktion die Möglichkeit der makroskopischen Schnelldiagnose am frischen Hirnschnitt für die Paralyse geschaffen (Spatz-Stieflersche Schnellreaktion).

In der Rinde erscheinen die Gefäße vermehrt. Dabei handelt es sich nicht nur um eine relative Vermehrung auf Grund der allgemeinen Gewebsschrumpfung, sondern auch um eine Gefäßsprossung durch Proliferationsvorgänge. Daß Gummen auch bei Paralyse auftreten können, ist unumstritten. Nur über ihre Häufigkeit, die wohl ausgesprochen gering ist, hat es Diskussionen gegeben (Jakob 1916, 1926; Spielmeyer 1926).

Das Bild der paralytischen Hirnrinde wird auch durch die degenerativen Veränderungen am Parenchym mitgeprägt. Es kommt zu diffusen, aber auch

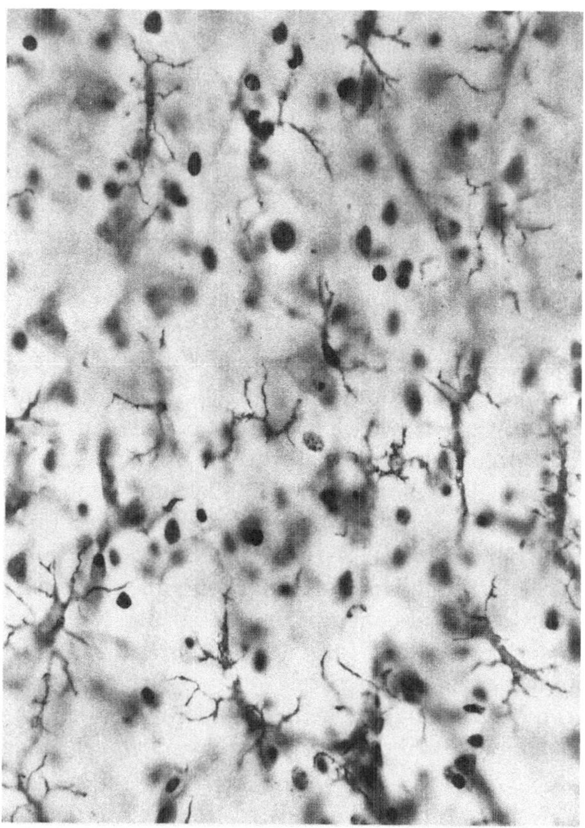

Abb. 42. Progressive Paralyse. Hortegazellen in der Hirnrinde. Versilberung. × 320

fleckförmigen Nervenzellausfällen. Dabei zeigen die kranken Zellen die bunte Palette der von NISSL (1904) beschriebenen Untergangsformen. Diese Ausfälle zusammen mit der Gliavermehrung, die neben der Hortega- auch die Astroglia erfaßt, führt zu einer Störung der Rindenarchitektonik, zur sog. „Schichtenverwerfung". Entsprechend dem Nervenzellausfall tritt im Paralytikergehirn auch ein diffuser Markscheiden- und Achsenzylinderuntergang ein. Immer wieder ist darüber hinaus auch über umschriebene fleckförmige und mottenfraßartige Markscheidenausfälle berichtet worden. SPIELMEYER (1910) hat eine enge Übereinstimmung dieser Herde mit den Plaques der multiplen Sklerose festgestellt, zumal bei beiden Krankheiten die Achsenzylinder lange Zeit erhalten bleiben können.

Als ausgesprochen seltenes Ereignis ist die kolloidale Degeneration bei Paralyse anzusehen. Sie findet sich fast ausschließlich in der Großhirnrinde und wird als Folge einer Gefäßwandpermeabilitätsstörung angesehen (MARKIEWICZ 1937; VOLLAND 1939). Bei ihr werden die Gefäßwände in eine glasige, homogene Substanz verwandelt, während sich Schollen der gleichen Substanz im umgebenden Gewebe ablagern (ALZHEIMER 1898).

Peiffer (1959) hält es für möglich, daß es sich um genetisch verschiedenartige, reaktiv entstehende Stoffe handelt. Gelegentlich treten Fremdkörperriesenzellen auf.

c) Tabes dorsalis

Während bei der Lues cerebro-spinalis und der progressiven Paralyse der entzündliche Charakter unbestritten ist, kann man dies von der Tabes dorsalis bei unseren derzeitigen Kenntnissen nicht behaupten. Als gesichert kann lediglich der Zusammenhang zwischen den zentralnervösen Veränderungen und der Infektion mit der Spirochaeta pallida angesehen werden. Die Schwierigkeiten, die der Klärung entgegenstehen, liegen in der mangelnden Kenntnis über Frühveränderungen bei dieser chronischen Krankheit und in der Unsicherheit bei der Ausgrenzung von Kombinationen mit entzündlichen Formen der Lues, also etwa einer Taboparalyse. Bei der Deutung des Krankheitsbildes stehen heute zwei Ansichten im Vordergrund. Einmal wird die Bildung von spezifischen Granulomen zwischen Spinalganglion und der Wurzeleintrittszone in den Subarachnoidalraum, die zur Degeneration der aufsteigenden Fasern führt, verantwortlich gemacht (Richter 1921; Hechst 1931). Demgegenüber sind Spielmeyer (1923) und Gagel (1929) nach Untersuchung von Fällen, die sich noch in einem frühen Stadium des Myelinabbaues befanden, zu der Meinung gelangt, daß eine „primäre Systemerkrankung" der Hinterstrangbahnen angenommen werden muß, also ein intramedullärer Prozeß.

Im Vordergrund der histologischen Veränderungen des Zentralnervensystems – auf die Beteiligung von peripheren Nerven, Spinalganglien und Wurzel-

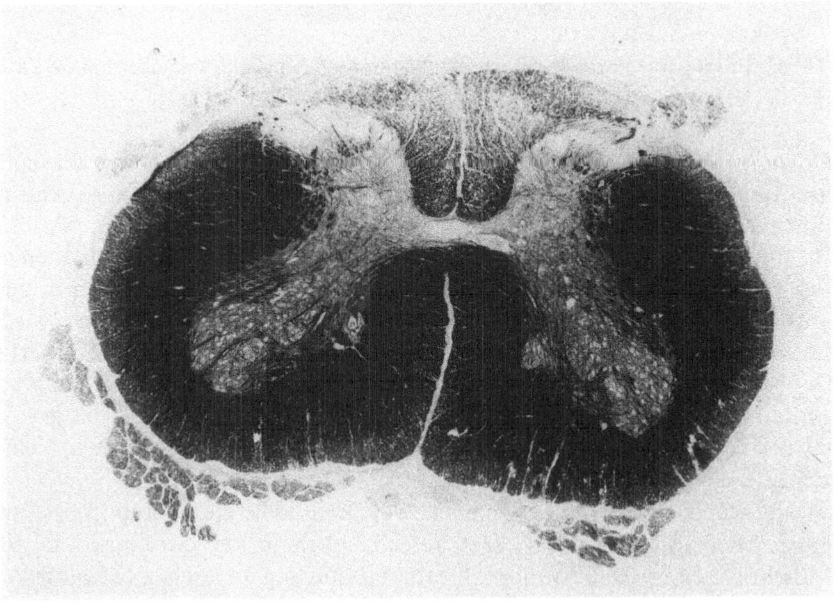

Abb. 43. Tabes dorsalis. Entmarkung der Hinterstränge bei weitgehender Verschonung des Edingerschen Hinterstrangfeldes. Markscheidenfärbung

nerven soll hier nicht eingegangen werden – steht die Atrophie der Hinterstränge des Rückenmarkes, die auf einem Markscheidenzerfall und folgender Achsenzylinderzerstörung beruht (Abb. 43). Dieser Untergang ist kein diffuser Prozeß, sondern er folgt im typischen Fall einem topistischen Schema.

Er beginnt im Bereich der lumbalen Wurzeleintrittszonen und steigt von dort aus auf. Dabei entmarken nur die langen, exogenen Bahnen, bei der lumbalen Form also der Gollsche Strang, mit Erreichen des Thorakal- und Zervikalmarkes auch der Burdachsche. Die intraspinalen, endogenen Fasersysteme – wie ventrales Hinterstrangsfeld oder das dorsomediale Bündel Flechsigs – bleiben überhaupt oder zumindest lange verschont, da z.B. bei absteigenden Systemen erst mit Erreichen der zugehörigen Wurzeleintrittszone die Degeneration zu erwarten ist. Die degenerierten Systeme werden durch eine Fasergliose aufgefüllt, so daß in den Endstadien nur noch eine gliotische Narbe vorliegt. Die mit den Hinterstrangsveränderungen häufig kombinierte Atrophie des Fasciculus opticus ist in ihrer Genese ebenfalls unklar. Die wenigen Befunde zeigen ähnliche Veränderungen wie im Rückenmark. Der Prozeß scheint immer am Rande des Sehnerven zu beginnen und nach zentral fortzuschreiten (STARGARD 1913).

V. Rickettsiosen

Rickettsien sind obligat intrazelluläre Organismen, die in ihrer Größe zwischen Bakterien und Viren liegen, aber sowohl DNA als auch RNA besitzen. Sie werden durch Arthropoden übertragen. Einige Arten führen beim Menschen zu Allgemeinerkrankungen mit Beteiligung des Nervensystems.

1. Fleckfieber

Der Erreger des *epidemischen Fleckfiebers* (Flecktyphus) ist die Rickettsia Prowazeki, die durch Kleiderläuse oder durch deren Kot übertragen wird. Die Krankheit ist weltweit verbreitet und kommt in Gebieten mit schlechten hygienischen Verhältnissen auch heute endemisch vor, in Europa ist es während der beiden Weltkriege zu zahlreichen Erkrankungen gekommen. Die Infektion führt zu einer hochfieberhaften, exanthematischen Krankheit, die fast durchweg mit schweren hirnorganischen Symptomen wie Bewußtseinstrübung, Delir und Hirnnervenausfällen einhergeht. Die Letalität ist hoch.

Die morphologischen Hirnveränderungen haben besonders während und nach dem ersten Weltkrieg zu ausgedehnten wissenschaftlichen Diskussionen geführt. Erwähnt seien hier nur die Arbeiten von ASCHOFF (1915), BENDA (1915), FRÄNKEL (1915), HERZOG (1918), CEELEN (1919), SPIELMEYER (1919), DAWYDOWSKY (1920), WOHLWILL (1921) und HIRSCHBERG (1932).

Es handelt sich um eine Meningoenzephalitis, wobei allerdings die meningeale und ependymale Beteiligung wenig ausgeprägt ist. Sie erschöpft sich in einer diffusen Einlagerung von Makrophagen, Plasmazellen und Lymphozyten; Granulozyten sind nur vereinzelt vorhanden.

Im Gehirn stehen unter den Veränderungen die „Fleckfieberknötchen" oder „-herde" an erster Stelle. Sie liegen in der grauen Substanz, nur vereinzelt in der weißen. Lediglich im Rückenmark wird auch ein stärkerer Befall der Stränge angegeben, während die histologischen Veränderungen denen des Gehirns gleichen. Prädilektionsorte sind die Brücke, Medulla oblongata, hier besonders der Boden des vierten Ventrikels, und die Molekularschicht des Kleinhirns (Abb. 44). Diese Herde zeigen Beziehungen zu Präkapillaren und Kapillaren und sie bestehen aus Gliazellen, vorwiegend aus gewucherter Hortegaglia (Abb. 45). Das Innere der Herde kann so kompakt sein, daß Einzelheiten nicht mehr zu erkennen sind. Nach außen hin weisen sie keine scharfe Begrenzung auf. Besondere Formen werden auch als Gliasterne, Rosettenherde oder in der Molekularschicht der Kleinhirnrinde als Gliastrauchwerk bezeichnet (Abb. 44). Mit dem Altern der Knötchen kann es im Zentrum zu Nekrosen kommen. Fast immer sieht man Knötchen verschiedenen Alters, da sie anscheinend schubweise entstehen. Die Herdbildung tritt nach Dawydowsky (1920) bereits in der ersten Krankheitswoche ein, nach anderen Autoren erst um den 10. Tag (Essbach 1946). In der dritten Woche ist der Höhepunkt erreicht und dann beginnt die Rückbildung.

Dabei verschwinden die Herdchen vollständig ohne sichtbare Spuren zu hinterlassen. Faserige Wucherungen der Glia oder des Mesenchyms fehlen und der Ausfall an Zellen ist so unbedeutend, daß man ihn später nicht bemerkt (Hallervorden 1943). An den zugehörigen Gefäßen können von morphologischer Intaktheit bis zur weitgehenden Destruktion alle Übergänge vorkommen.

Sowohl an den großen als auch an den kleinen Gefäßen, meist in Rinde und Subcortex akzentuiert, kommt es zu Gefäßinfiltraten. Diese stehen in keinem engeren Zusammenhang mit den Herdbildungen. Sie werden überwiegend aus Plasmazellen gebildet, während Makrophagen und Leukozyten ganz zurücktreten. Gewöhnlich überschreiten diese „Plasmamuffhüllen" (Dawydowsky 1920) die Grenze des Adventitialraumes nicht. Die Infiltrate fallen durch die regelmäßige Lagerung in Zellreihen auf.

Immer wieder ist klinisch, aber auch morphologisch, die unterschiedliche Schwere einzelner Epidemien aufgefallen. So kann sich das Bild in spärlichen Knötchen und wenigen Infiltraten erschöpfen um dann im anderen Fall mit Hämorrhagien und ausgeprägten Gefäßwandprozessen einherzugehen (Essbach 1946).

Über Hirnveränderungen bei der Brill-Zinsserschen Krankheit, die, wenn auch nicht unwidersprochen, als ein Fleckfieberrezidiv bei Keimträgern angesehen wird, ist wenig bekannt (Seibold 1954). Die Beobachtungen von Bürkle (1963) zeigten durch chronisch-entzündliche Vorgänge veränderte Gefäße mit entsprechenden Parenchymschäden und muffartig oder knötchenförmig perivasal angeordnete Gliazellwucherungen. Der Autor läßt allerdings offen, ob es sich um ein Rezidiv oder eine chronisch-progrediente Infektion handelt.

Die weiteren Rickettsiosen mit zentralnervöser Beteiligung sind auf Endemiegebiete beschränkt: Das Felsengebirgsfieber (Rocky Mountain spotted fever) auf Teile Nordamerikas und das Tsutsugamushi-Fieber (japanisches Fleckfieber, scrub typhus) auf den pazifischen Raum.

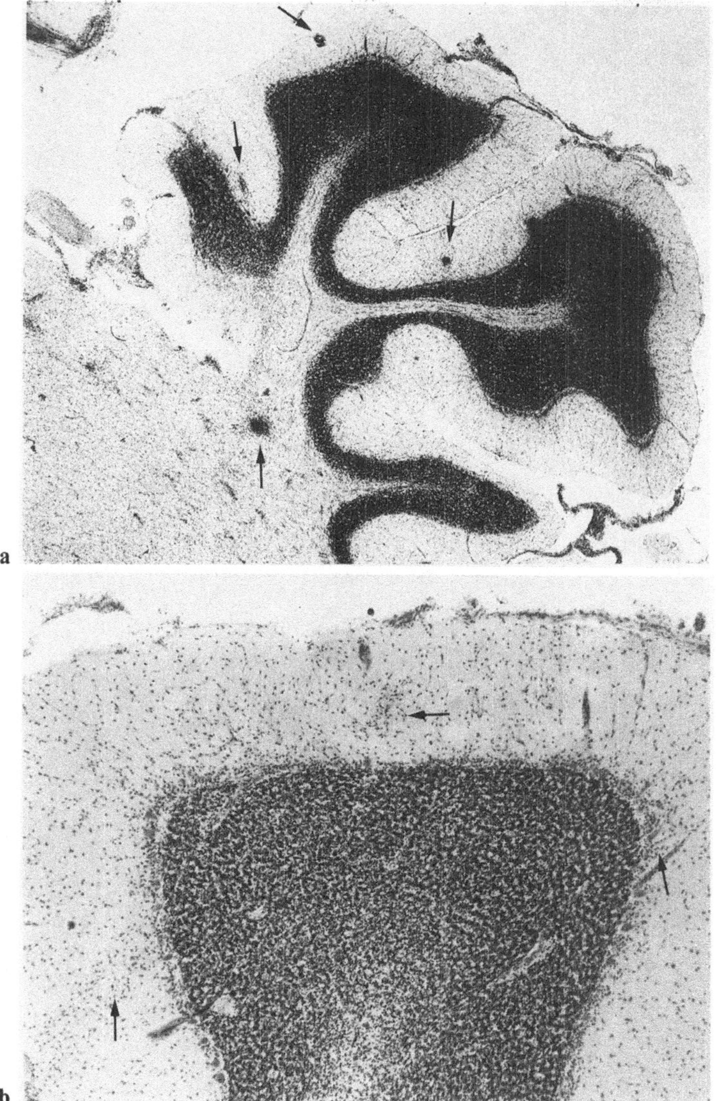

Abb. 44a, b. Fleckfieber. **a** Mehrere Knötchen in Kleinhirnrinde und benachbartem Mark (↑). **b** Gliastrauchwerkbildung (↑) im Bereich untergegangener Purkinjezellen und ihrer Fortsätze. Zelleinlagerungen in der Pia mater. Kresylviolett. (Überlassen von Herrn Dr. Ando, Tokio)

Beim Felsengebirgsfieber handelt es sich um eine multifokale Enzephalitis, deren Schwerpunkte weitgehend mit denen des endemischen Fleckfiebers übereinstimmen. Im Vordergrund stehen gefäßunabhängige Mikrogliaherde und entzündlich-thrombotische Gefäßveränderungen (MILLER u. PRICE 1972). Das japanische Fleckfieber zeigt stärkere Neigung zu Hämorrhagien, dagegen ist die

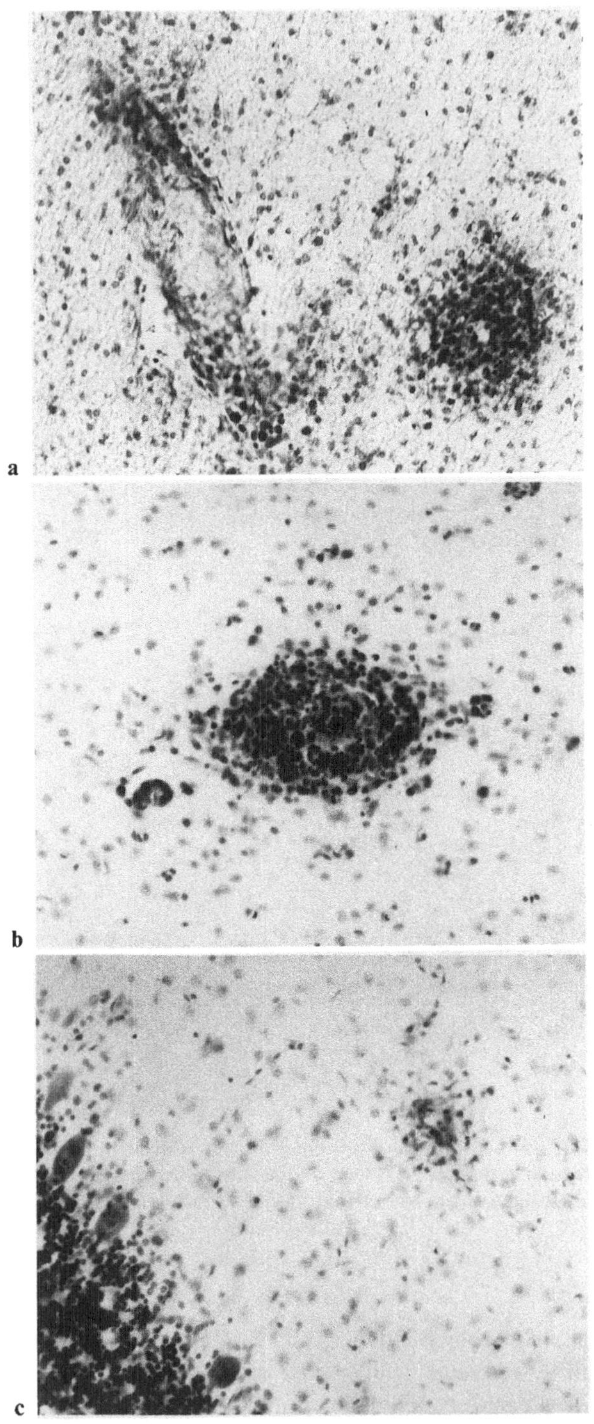

Abb. 45a–c. Fleckfieber. **a** Gefäßbezogenes Knötchen. **b** Knötchen um thrombosiertes Gefäß. **c** Gliasternchen. Kresylviolett. ×250

Knötchenbildung spärlich und in den perivaskulären Infiltraten stehen die Plasmazellen gegenüber den Histio- und Lymphozyten zurück (WEIL u. HAYMAKER 1946).

2. Wolhynisches Fieber

Auf Grund eines umfangreichen Materials konnten von BAEYER u. BAUMER (1944) eine zumindest häufige Beteiligung des Zentralorgans auch beim *wolhynischem Fieber* wahrscheinlich machen. Diese Krankheit wird durch die R. quintana verursacht, sie ist nur aus Kriegszeiten bekannt und die Prognose ist äußerst günstig. Morphologische Befunde sind daher nicht bekannt. Lediglich in einem Fall fand DOERR (1944) histologische Veränderungen, die einem Fleckfieber entsprachen. Da der Kranke aber einige Monate vorher auch Fleckfieber durchgemacht hatte, fehlt hier die volle Beweiskraft.

VI. Listeriose

Die Kenntnisse über die Epidemiologie dieser weltweit verbreiteten Anthropozoonose sind noch sehr lückenhaft. Ebenso sind die Infektionsweisen noch ungeklärt. Es häufen sich aber Hinweise, daß verseuchter Boden sowie menschliche und tierische Keimträger von Bedeutung sind (SEELIGER et al. 1968). Im Tierversuch konnten ASAKI et al. (1957) eine Neuroprobasie von Wunden in der Mundschleimhaut entlang des N. asigenius wahrscheinlich machen. Die hohe Durchseuchungsrate bei dazu im Verhältnis geringer Morbidität läßt vermuten, daß dispositionelle Faktoren für den Ausbruch der Erkrankung von Bedeutung sind. Als solche Faktoren können konsumierende Krankheiten (LOURIA et al. 1967), Infektionen – es wurde mehrfach über gleichzeitige Tuberkulose berichtet (TRÜB u. SAUER 1955) –, immunsuppressive Therapien (SCHROTER u. WEIL 1977; TRAUTMANN et al. 1982a) und die Gravidität angesehen werden.

Von größter Bedeutung unter den verschiedenen Formen der Listeriose ist die des Neugeborenen. Die Infektion erfolgt diaplazentar oder durch Schmierinfektion unter der Geburt und stellt eine der häufigeren Ursachen für Abort, Frühgeburt oder frühen Kindestod dar (Einzelheiten bei DOERR u. QUADBECK 1973).

Das charakteristische morphologische Merkmal dieser „Granulomatosis infantiseptica" (POTEL 1955) ist das Granulom oder „Listeriom" aus Lymphozyten, Monozyten, Plasmazellen und retikuloendothelialen Elementen (Abb. 46). Epitheloid- und Riesenzellen werden dagegen weniger gesehen und Leukozyten spielen eine bemerkenswert geringe Rolle (COLMANT 1961) (Abb. 47). SIMON (1953) weist noch kernteilungsatypischen, polymorphen Kernindividuen einen pathogenetischen Wert bei. Das Bezeichnende dieser Granulome sind aber frühzeitige, disseminierte Nekrosen, die auf infektiös-toxische Einflüsse der zahlreichen im Inneren liegenden kurzen, stäbchenförmigen, grampositiven Bakterien zurückgeführt werden (HAGEMANN et al. 1953).

Diese septische Allgemeininfektion erfaßt häufig auch die Hirnhäute als diffuse Meningitis. Ob dabei eine Bevorzugung der Basis oder der Konvexität besteht, ist strittig. Hierbei sind bei einem Teil der Fälle schon makroskopisch Listeriome als helle Punkte noch eben erkennbar. Mikroskopisch zeigt sich,

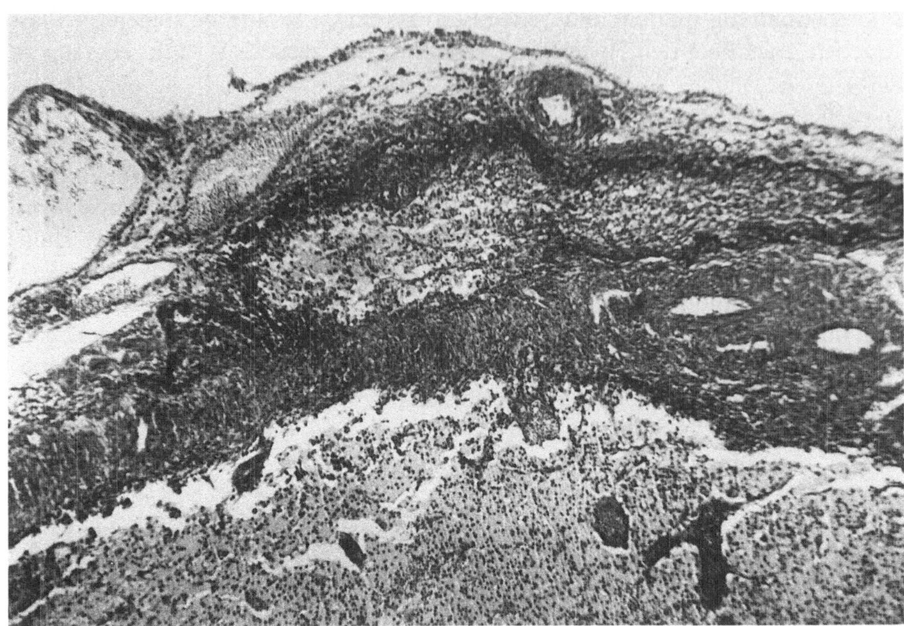

Abb. 46. Listeriom mit zentraler Nekrose in den spinalen Meningen. van Gieson. × 60

daß granulierte Leukozyten nicht zum üblichen Bild der Neugeborenenlisteriose gehören (COLMANT 1961). SIMON (1953) hat die Erreger in seinen Fällen in großer Menge im Plexus chorioides, in den periventrikulären Gewebsräumen und in den oberen Rindenschichten – dort ohne besondere Gefäßbeziehungen – nachweisen können. Er schließt daraus, daß die Erreger über den Plexus in den Liquorraum und von dort durch das toxisch geschädigte Ependym in die Hirnrinde gelangen. Dort führen sie zu Infiltraten und granulomartigen Zellproliferationen. Er hebt hervor, daß sich im Gegensatz dazu die Veränderungen im Mark mit kleinen Einschmelzungsherden durch außerordentlich spärliche gliös-mesenchymale Randreaktionen auszeichnen, und führt dies auf eine anergische Reaktionslage zurück (Abb. 48). Für COLMANT (1961) bleibt es allerdings offen, ob diese areaktiven Marknekrosen direkt etwas mit der Listeriose zu tun haben.

Die Meningitis ist mit etwa 70% die häufigste Erscheinungsform der Listeriose des Erwachsenen. Sie unterscheidet sich im allgemeinen nicht von anderen bakteriellen Meningitiden. Mehrfach ist auch hier auf granulomähnliche Bildungen hingewiesen worden, während sie in anderen Beobachtungen fehlten. Es ist anzunehmen, daß hierfür nicht nur die spezifischen Eigenschaften des Erregers, sondern auch der Zeitfaktor von Bedeutung sind. Die Ventrikelwände beteiligen sich mit einer flächenhaften Ependymitis (HOLLE 1956; HIRASAWA 1958; VIC-DUPONT et al. 1969). Der Prozeß greift mitunter im Sinne einer Meningoenzephalitis auf die Hirnrinde über (CHRIST et al. 1961). Die Enzephali-

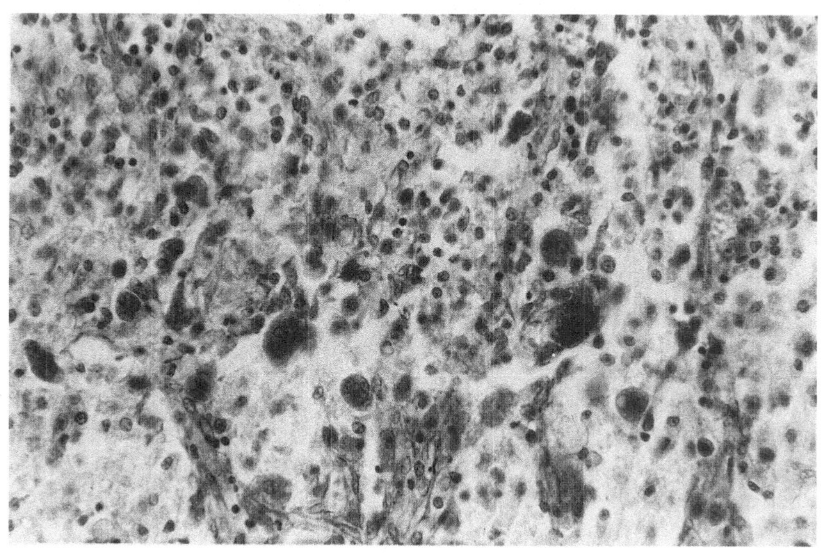

Abb. 47. Zellbild bei Listeriom mit Epitheloid- und Riesenzellen. van Gieson. × 220

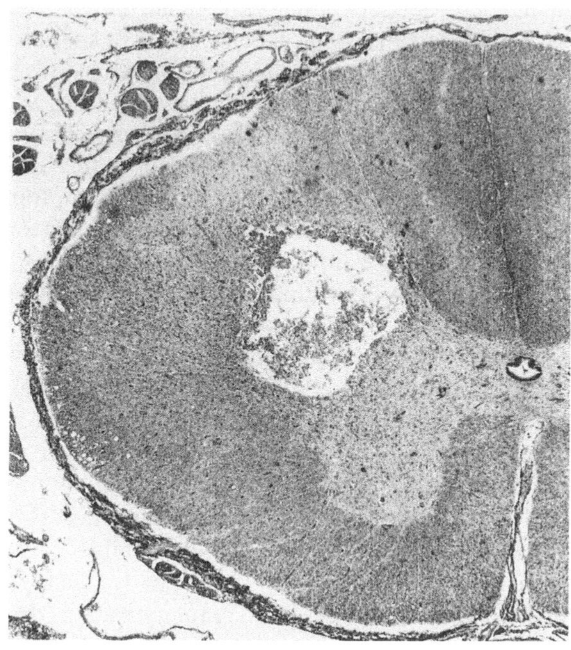

Abb. 48. Einschmelzung im Rückenmark mit spärlicher Randreaktion bei Listeriose. Kresylviolett

tis bei Listeriose ist eine typisch herdförmige mit charakteristischem Schwerpunkt im Hirnstamm (Trautmann et al. 1982b).

Der Prozeß beginnt anscheinend mit regellos verteilten Nekrobioseherdchen in Brücke, Medulla oblongata und oberem Halsmark, seltener sind Kleinhirn und Stammganglien mit erfaßt. Diese Herde werden bald von Leukozyten bis zur Abszeßdichte durchsetzt (Bénazet et al. 1957). Später – falls eine längere Überlebenszeit gegeben ist – kommen dann Lymphozyten, gliöse und mesenchymale Elemente hinzu, so daß granulomartige Herde entstehen. Auch höhlenartiger Zerfall ist beschrieben worden. Hämorrhagien sind bei dieser Enzephalitis nichts Ungewöhnliches. Ein Teil dieser Fälle läuft ohne begleitende entzündliche Veränderungen an den Meningen ab (Eck 1957; Duffy et al. 1964; Kennard et al. 1979), andere weisen Beteiligungen von der lokalen meningealen Reizung bis zur ausgeprägten Meningitis auf (Freitag u. Lütje 1958; Hirasawa 1958; Waldmann et al. 1958). Während diese Enzephalitisform anfangs ausschließlich als eine adulte Form der Listerieninfektion aufgefaßt wurde, ist dies inzwischen auch bei der Granulomatosis infantiseptica gesehen worden (Colmant 1961, eigener Fall).

VII. M. Whipple

1907 beschrieb Whipple die nach ihm benannte Krankheit als „Lipodystrophia intestinalis". Er vermutete bereits aufgrund seiner Befunde eine bakterielle Erkrankung. Inzwischen hat sich gezeigt, daß es sich keinesfalls um eine reine Darmerkrankung handelt, sondern auch zahlreiche andere Organe betroffen sind, darunter das Zentralnervensystem. Über die Häufigkeit der zentral-nervösen Beteiligung sind die Angaben unterschiedlich (Schochet u. Lampert 1969; Maizel et al. 1970). Ihre klinische Symptomatik ist sehr bunt, wobei die häufigsten Symptome Augenstörungen, Myoklonien und Psychosyndrome bilden (Stoupel et al. 1969; Feurle et al. 1976; Schliep et al. 1979). Minauf u. Stochdorph (1969) haben darauf hingewiesen, daß die Symptomatik des Morbus Whipple zwei extreme Verlaufsformen mit entsprechenden Zwischenformen aufweisen kann: Einmal eine intestinale Symptomatik mit positivem pathologisch-anatomischem Befund im Zentralnervensystem, aber ohne neurologische oder psychiatrische Symptome, andererseits eine ausgeprägte neurologisch-psychiatrische Symptomatik, aber ohne klinische Erscheinung von seiten des Verdauungstraktes. Romanul et al. (1977) konnten einen isolierten zerebralen Befall feststellen. Für derartige rein nervöse Erkrankungen hat sich die gezielte Hirnbiopsie als brauchbare diagnostische Methode erwiesen (Pollock et al. 1981; Halperin et al. 1982).

Zweifelsfrei liegt der Schwerpunkt der Veränderungen im Dienzephalon, N. amygdalae und im tieferen Hirnstamm. Dabei sind vor allem die grauen Strukturen und die subependymalen Bereiche betroffen (Abb. 49). Darüber hinaus kann aber in wechselndem Ausmaß die gesamte graue Substanz des Gehirns und Rückenmarkes beteiligt sein (Lampert et al. 1962; Badenoch et al. 1963; Ludwig et al. 1981). Switz et al. (1969) sahen den Fasciculus opticus mit ergriffen, bei Koudouris et al. (1969) lag ein selektiver Befall des Fasc. gracilis im Rückenmark vor.

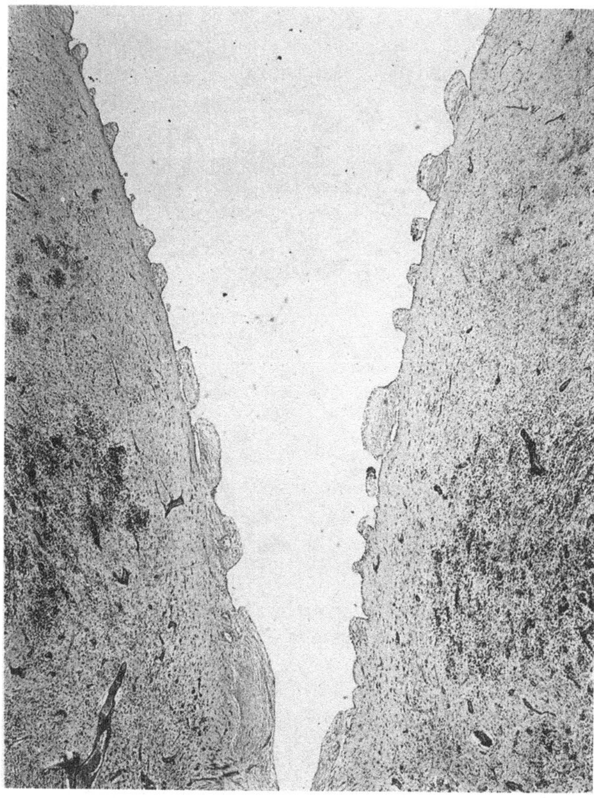

Abb. 49. M. Whipple. Ependymitis granularis im III. Ventrikel. Ablagerung PAS-positiver Substanzen beiderseits im Hirngewebe. PAS × 13,5 (Überlassen von Herrn Prof. Ule, Heidelberg)

Ausgedehnte Ependymgranulationen haben in einem Fall von Krücke u. Stochdorph (1962) zur Aquäduktstenose mit Hydrocephalus internus geführt.
Histologisch handelt es sich beim typischen Befund um zahlreiche Knötchen von Mikrogliazellen und Histiozyten, die mit einem bei HE-Färbung bläulichem, bei PAS-Färbung rotem Material angefüllt sind. Diese PAS-positive Substanz liegt auch frei im Gewebe, und um die Venen häufen sich damit gefüllte Makrophagen an (Abb. 50). Auch in den Meningen kommt sie vor, dagegen nur selten im Marklager. Um diese Knötchen kommt es zu Astrozytenproliferationen und perivaskulären Rundzelleninfiltraten (Abb. 51). Solche perivaskulären Infiltrate lassen sich auch weitab von Granulomen immer wieder einmal finden. Die Ganglienzellen nehmen am Speicherungsprozeß nur geringfügig oder nicht teil (Sieracki et al. 1960; Welcker et al. 1981). Mitunter sind zusätzlich Mikroinfarkte zu finden, dabei ist es unklar, ob diese auf den zerebralen Prozeß zurückzuführen sind oder ob es sich um die Folge von Mikroembolien krankheitsspezifischer Herzklappenauflagerungen handelt (Smith et al. 1965). Aber auch kleine, deutliche Demyelinisationsherde wurden gefunden (Hecker u. Reid 1962).

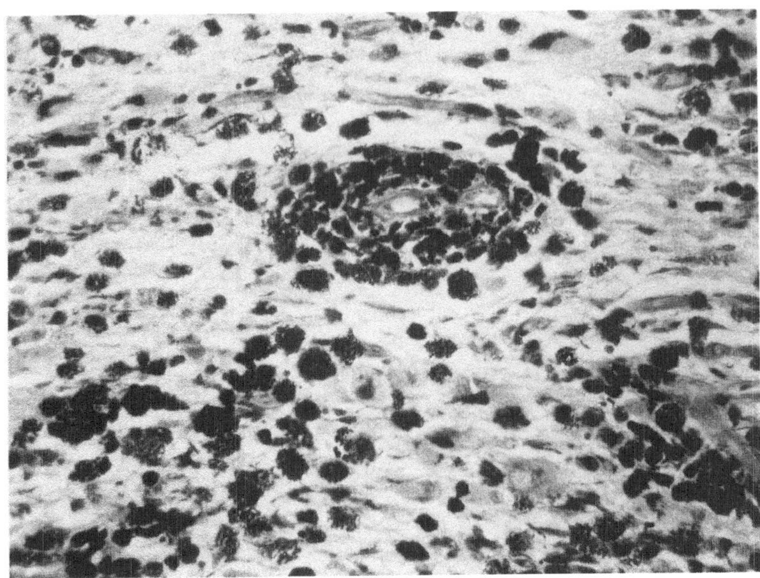

Abb. 50. M. Whipple. PAS-positive Substanz in Makrophagen und einer Vene, aber auch frei im Gewebe. PAS × 225

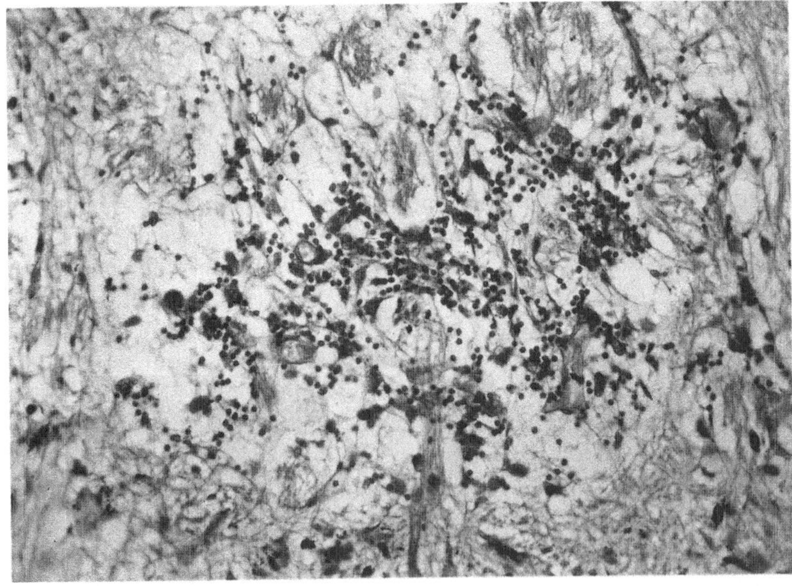

Abb. 51. M. Whipple. Glia- und Rundzellinfiltrat am Rande einer Substanzablagerung. PAS × 200

Die charakteristischen Zytoplasmaeinschlüsse wurden wegen ihrer Form von SIERACKI et al. (1960) als „sickleform particles" bezeichnet. Elektronenoptische Untersuchungen konnten später beweisen, daß es sich hierbei um gram-positive Bakterien, teilweise in degenerierter Form oder nur um ihre Membranen handelt (SCHOCHET u. LAMPERT 1969; DE GROODT-LASSEEL u. MARTIN 1969; KITAMURA 1975; SILBERT et al. 1976). ROMANUL et al. (1977) zeigten, daß die vollständigen Bakterien in den Randbezirken der Knötchen liegen, während das Innere nur noch die membranösen Strukturen enthält. Die Art dieser Bakterien konnte bisher nicht geklärt werden, auch ihre ätiopathogenetische Bedeutung ist unsicher. Sie stellen zumindest einen Teilfaktor dieser Krankheit dar; darüber hinaus werden Alterationen der zellulären Immunität oder ein Defekt des makrophagozytären Systems diskutiert (OTTO u. CASELITZ 1982).

C. Parasiten

I. Toxoplasmose

Das Toxoplasma gondii ist weltweit verbreitet. Seine volle zyklische Entwicklung macht es nur im Dünndarmepithel der Katze durch. Ausgeschiedene Oozysten führen zur Übertragung auf andere Warmblütler in deren Fleisch die Toxoplasmen entweder frei im Gewebe oder in einer inaktiven Dauerform als Pseudozysten vorkommen. Im Genuß solchen Fleisches wird die Hauptinfektionsquelle des Menschen gesehen, weniger im direkten Kontakt mit infizierten Tieren oder durch deren Ausscheidungen (FRENKEL et al. 1970, 1975).

Gesichert ist auch der diaplazentare Übertritt von Toxoplasmen auf den Feten. Dies ist aber nur bei einer akuten Infektion der Mutter der Fall, während die chronische mütterliche Toxoplasmose nicht zur Erkrankung des Feten führt. Die konnatale Infektion ist zweifelsfrei die häufigste. Auf 10 solcher Fälle kommt nur etwa ein Fall im späteren Leben (VON BRAMANN 1965).

Die Durchseuchungsrate mit Toxoplasmose ist außerordentlich hoch. Nach PIEKARSKI (1971) beträgt sie in Europa und Nordamerika etwa 40% bei den über 40jährigen. Demnach muß der größte Teil der Toxoplasmoseinfektionen ohne wesentliche klinische Erscheinungen ablaufen und zu einer stillen Feiung führen. Auch intrazerebrale Toxoplasmazysten scheinen beim Menschen häufiger vorzukommen, ohne daß klinische Hinweise bestehen (WALLS et al. 1963; REMINGTON u. CLAVANAUGH 1965). Der Beweis für eine akute Infektion mit Toxoplasmose ist grundsätzlich nur der Nachweis der Erreger. Die serologischen Nachweise sind in ihrer Bewertung für das Stadium und das Alter der Infektion schwierig und von vielen Faktoren abhängig (SCHLENSKA 1978).

Die Erreger sind mit den üblichen Färbungen gut darstellbar, lediglich in Celloidinpräparaten sind sie schlechter zu identifizieren.

Es handelt sich um etwa 5 µ lange und 2–3 µ breite, halbmondförmige bis ovale Protozoen. Sie finden sich im Gehirn vornehmlich in den Randbezirken zwischen Nekrose und gesundem Gewebe. Am sichersten lassen sie sich in den

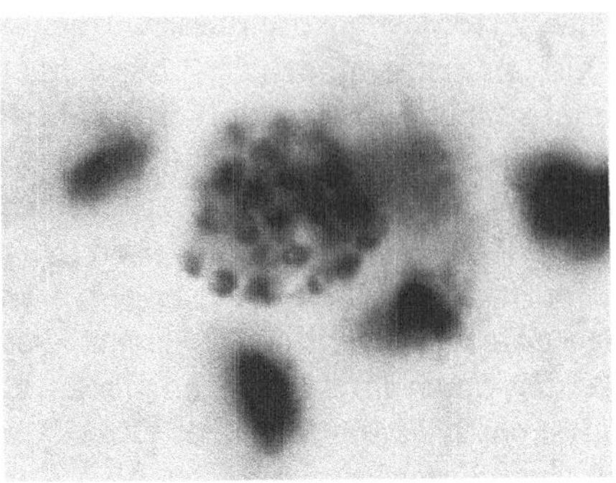

Abb. 52. Toxoplasmose. Pseudozyste mit Erregern. Kresylviolett. × 1300

sog. Pseudozysten – Anhäufungen von Erregern in Wirtszellen – erkennen (Abb. 52), schwieriger dagegen frei im Gewebe. Die Ultrastruktur der Toxoplasmose wurde in letzter Zeit von Ghatak u. Zimmermann (1973) und Powell et al. (1978) beschrieben. Es gilt als sicher, daß die zerebrale Infektion auf dem Blutweg erfolgt. Strittig ist aber, ob die ersten Erscheinungen im Parenchym ablaufen oder ob primär eine infektiöse Gefäßalteration vorliegt. Cohrs (1952) fand im Tierexperiment im Frühstadium miliare nekrotische und granulomatöszellige Herdchen, manchmal aber auch größere Entzündungsherde mit seröser Durchtränkung und mikroglialen Infiltrationen. Vietzke et al. (1968) sahen in einem Frühfall menschlicher Toxoplasmose eine Enzephalitis mit perivaskulärer Entzündung und Ansammlung von Mikro- und Astroglia. Demgegenüber wird aber auch immer wieder in den ausgeprägten entzündlichen und proliferativen Gefäßveränderungen, der „Vaskulitis" (Werthemann 1948), ein entscheidender pathogenetischer Faktor, ja sogar der primäre Entzündungsprozeß gesehen (von Bramann 1965). In letzter Zeit haben Pilz et al. (1978) wieder die direkte Erregereinwirkung auf das Hirngewebe hervorgehoben, in ihrem Fall waren trotz besonders ausgedehnter Nekrosen endangiitische und thrombotische Prozesse nur ganz selten zu erfassen.

Die Ausprägung der Hirnveränderungen bei der konnatalen Toxoplasmose ist weitgehend vom Zeitpunkt der Infektion abhängig. Möglicherweise ist die Übertragung auf den Embryo noch gar nicht oder nur in Ausnahmefällen möglich. Die meisten fetalen Infektionen scheinen im letzten Trimester der Gravidität zu erfolgen (Couvreur u. Desmonts 1978). Entsprechend sind schwere Mißbildungen des Nervensystems ausgesprochen selten.

Bei Infektion gegen Ende der Schwangerschaft kann ein scheinbar gesundes Kind geboren werden, bei dem sich Krankheitssymptome dann erst in den ersten Lebenswochen entwickeln. Die fetale Toxoplasmose führt zu einer fleckförmigen Meningoenzephalitis. Dabei ist die Enzephalitis wesentlich deutlicher als die Meningitis (Beverley 1973). Koch et al. (1951) nehmen sogar nur eine Mitreaktion der überziehenden weichen Häute an. Deutlicher ist dagegen häufig die Beteiligung des Ependyms, dessen Granulationen dann zu den gefürchteten Liquorzirkulationsstörungen führen können (Noetzel 1951; Pilleri 1954; Ribierre et al. 1970). Innerhalb des Gehirns liegt eine Polioenzephalitis vor, bei

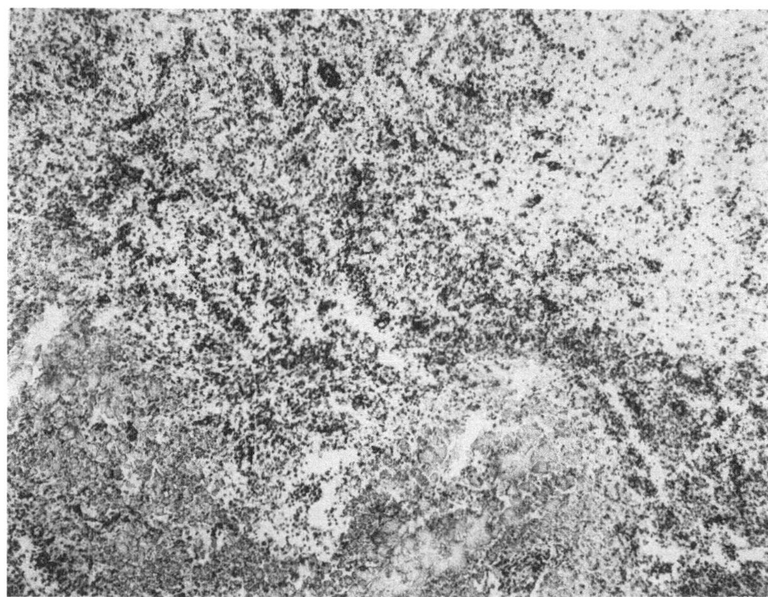

Abb. 53. Konnatale Toxoplasmose. Randzone einer Nekrose, im unteren Teil Pseudokalk-
ausfällungen. Kresylviolett. × 80

der der Kortex stärker als die basalen Ganglien, Hirnstamm und Rückenmark betroffen ist. Im frühen Stadium zeigt die Marksubstanz ein Ödem und verein-zelte Infiltrate bei einer diffusen Gliaproliferation (BERARD-BADIER et al. 1962). Die einzelnen Entzündungsherde sind ausgedehnt und neigen von ihrem Zentrum aus zu Nekrosen, die in schweren Fällen zu weitgehenden Zerstörungen führen, so daß von den Großhirnhemisphären nur noch flüssigkeitsgefüllte, schlaffe Säcke übrig bleiben (Abb. 53, 54). Die Entzündungen gehen später in ein Abräumstadium über und schließlich kommt es zur gliotischen und fibro-tischen Vernarbung. Frische vaskulär-hämatogene Entzündungen kehren auch in den größeren, älteren Herden wieder und sind hier offenbar Ausdruck eines akuten Entzündungsrezidivs (VON BRAMANN 1965). In den Nekrosen zeigt sich schon sehr bald eine ganz besondere Neigung zu Verkalkungen, die bei der konnatalen Toxoplasmose fast nie vermißt wird und bei ihrem radiologischem Nachweis schon klinisch an diese Krankheit denken läßt (Abb. 55). Als wertvol-len Hinweise für die histologische Diagnose sehen WOLF u. COWEN (1959) kleine miliare Granulome aus Epitheloidzellen im nicht oder nur geringfügig veränder-ten nervösen Parenchym an. Diese Granulome enthalten im allgemeinen keine oder nur wenige Zellen anderen Types.

Das klinische Bild der erworbenen Toxoplasmose ist ausgesprochen varia-tionsreich; es reicht von den Symptomen einer Allgemeinerkrankung bis zu monosymptomatischen Hirnerscheinungen und vom akuten bis zum ausgespro-chen chronischen Verlauf (WAHLE 1958). Die Unterscheidung der zerebralen Formen in die mehr diffus-enzephalitischen bei älteren Kindern und die mehr lokalisiert-granulomatösen bei Erwachsenen (HELLBRÜGGE 1949) ist heute nicht

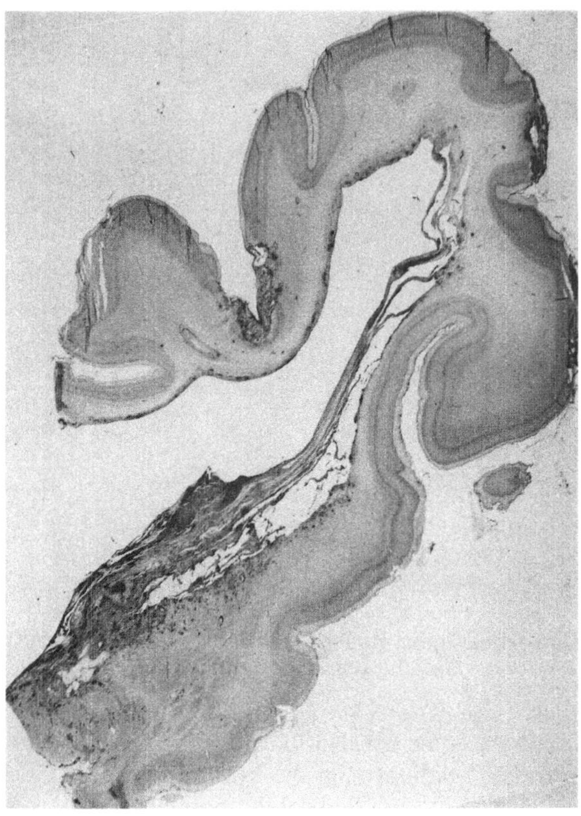

Abb. 54. Hemisphärenschnitt bei konnataler Toxoplasmose. Ausgedehnte Nekrose im Stammganglienbereich. Hydrocephalus occlusus bei 9 Wochen altem Kind. Kresylviolett

mehr haltbar. Eine Literaturzusammenstellung von Townsend et al. (1975) zeigt, daß die verschiedenen Formen sowohl bei Kindern als auch bei Erwachsenen ohne deutliche Altersbetonung vorkommen. Beachtenswert ist, daß bei etwa der Hälfte der akquirierten Toxoplasmosen der Ausbruch der Erkrankung im Zusammenhang mit konsumierenden Krankheiten – besonders des M. Hodgkin –, immunsuppressiver Therapie oder einem Immundefizit eintritt (Ghatak et al. 1970; de Crousaz u. de Tribolet 1972; Bamford 1975; Slavik u. Lipman 1977; Pilz et al. 1978; Britt et al. 1981; Horowitz et al. 1983; Launais et al. 1983; Alonso et al. 1984). Es wird allgemein angenommen, daß hier eine Reinfektion durch die inaktiv im Gehirn liegenden Pseudozysten vorliegt, die bisher keine Krankheitserscheinungen verursacht hatten. Der immunologische Mechanismus ist im einzelnen noch unklar (Ghatak u. Sawyer 1978). An dieser Stelle sind auch die Kombinationen von akquirierter Toxoplasmose mit einer anderen hirneigenen, entzündlichen Tumorfolgekrankheit, der progressiven multifokalen Leukoenzephalopathie zu erwähnen, wie sie Oda et al. (1978) und Peiffer et al. (1983) gesehen haben. Der morphologische Grundprozeß bei der akquirierten Toxoplasmose entspricht dem der konnatalen (Essbach 1956), wo-

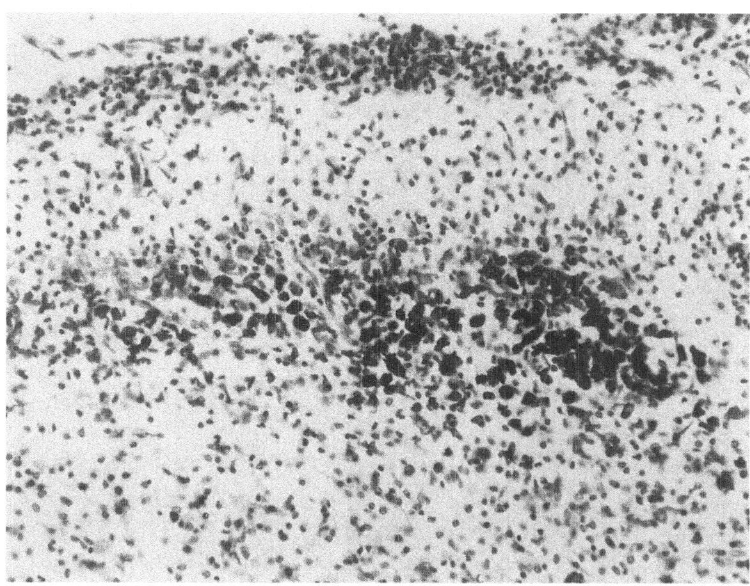

Abb. 55. Konnatale Toxoplasmose. Pseudokalkablagerung in einem pseudolaminären Rindenherd. Kresylviolett. × 140

bei nur die anderen Reaktionsweisen des reifen Gehirns auf Noxen zu Variationen führen. Diese müssen allerdings nicht so ausgeprägt sein, daß sie eine Unterscheidung – besonders bei Residualzuständen – zwischen chronischer intrauteriner oder extrauteriner Infektion immer zulassen (SEITELBERGER u. SPIEL 1953; PILLERI 1954).

Das Erwachsenengehirn hat bei der Toxoplasmose eine stärkere Neigung zur Granulombildung. Als miliare Granulome können diese über das gesamte Zentralnervensystem verteilt sein, aber gar nicht selten treten Einzelgranulome von erheblichem Ausmaß – klinisch dann mit Geschwulstcharakter – auf (GRAVELEAU et al. 1984). Diese Granulome setzen sich anfangs aus Lymphozyten, Plasmazellen und epitheloiden Elementen zusammen, werden aber zunehmend von mesenchymalen Zellen durchsetzt. Die großen Granulome bestehen dann schließlich aus den „retikulo-histiozytären Zellen der Gefäßwand" (DIEZEL u. SEITELBERGER 1954). Sie können, wenn der Erregernachweis zunächst nicht gelingt, zu differentialdiagnostischen Schwierigkeiten gegenüber blastomatösen Neubildungen führen (BOBOWSKI u. REED 1958).

Schwere proliferative Gefäßveränderungen, besonders der Arterien, mit Einengung oder Verschluß des Lumens sind ein Charakteristikum der Toxoplasmose und als wesentlicher Faktor für das Zustandekommen der umfangreichen oft landkartenförmigen Nekrosen anzusehen. Diese Nekrosen zeigen im Erwachsenengehirn öfters keine Neigung zum Abbau, sondern sie bleiben als sog. Koagulationsnekrosen mit schattenhafter Darstellung des präexistenten Gewebes liegen (KOCH et al. 1951; WEISSE u. KRÜCKE 1953; VON BRAMANN 1965; MASHALY et al. 1983) (Abb. 56). Gegenüber der angeborenen Toxoplasmose fehlen

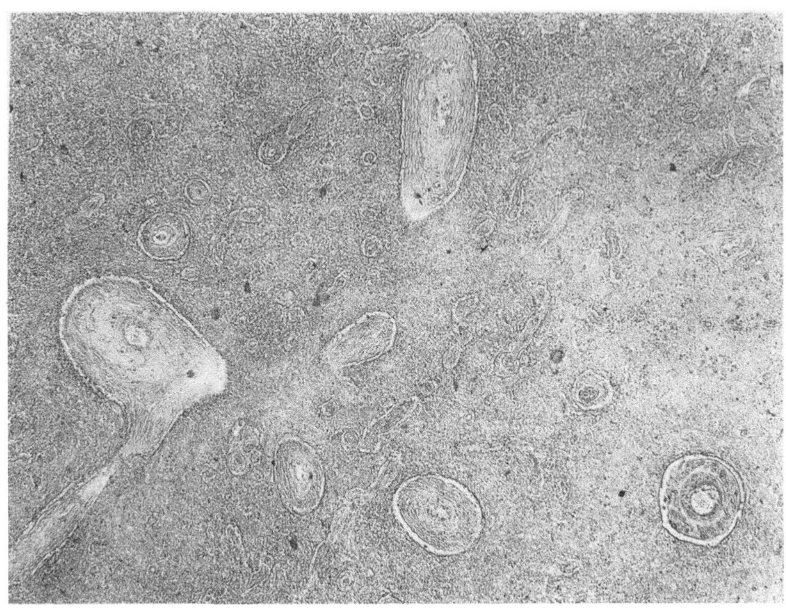

Abb. 56. Akquirierte Toxoplasmose. Ausgedehnte Koagulationsnekrose. HE × 40

die Kalkinkrustationen oder sind nur in diskreter, mikroskopisch nachweisbarer Form vorhanden (Pinkerton 1961).

Die Hirnbiopsie kann bei der oft schwierigen Diagnose einer Toxoplasmose hilfreich sein; Townsend et al. (1975) berichten in einer Übersicht über zwei positive Nachweise bei fünf Biopsien.

II. Primäre Amöben-Meningoenzephalitis

Immer wieder sind Einzelfälle von Infektionen des Nervensystems durch die Entamoeba histolytica mitgeteilt worden. Dabei handelte es sich immer um Hirnabszesse, die als Sekundärinfektionen bei Amöbenruhr auf dem Blutweg zustande gekommen waren (Stein u. Kazan 1942; Halpert u. Ashley 1944; Lenshoek et al. 1958).

Dagegen wurde ein Befall des Menschen durch freilebende Amöben erstmals durch Fowler u. Carter (1965) in Australien nachgewiesen. Inzwischen sind eine ganze Reihe derartiger Fälle aus allen Teilen der Welt bekannt geworden, wobei die wärmeren Regionen, insbesondere Süd- und Mittelamerika, deutlich stärker vertreten sind. Aber auch in Mitteleuropa kommt diese Krankheit vor (Cerva u. Novak 1968; Symmers 1969; Aplay et al. 1970; Hermanne et al. 1973).

Es hat sich herausgestellt, daß für diese sog. primären Amöben-Meningoenzephalitiden (Butt 1966) zwei verschiedene Erreger verantwortlich sind, die allerdings in der Literatur nicht immer exakt auseinander gehalten wurden.

Es sind dies die A. Naegleria und die Acanthamoeba (Hartmanella). Während die Krankheitsbilder und auch die morphologischen Veränderungen durch die beiden Erreger unterschiedlich sind, lassen sich die Amöben im histologischen Präparat nicht sicher unterscheiden. Die Amöben färben sich mit den üblichen histologischen Methoden an, es handelt sich bei ihnen um runde Erreger, die einen runden, ziemlich großen Kern enthalten, der von einem deutlichen Halo umgeben ist. Die Größe wird zwischen 15–25 μ angegeben. Die Naeglerien sollen etwas kleiner sein (BRASS 1972; SINGH 1975).

Die A. Naegleriae leben auf feuchten Böden, besonders auch in stehenden Gewässern, sie kommen auch auf Kot und fauligem Material vor. Zu ihrer Fortpflanzung benötigen sie höhere Temperaturen.

Die bisher beobachteten Infektionen betrafen fast durchweg junge gesunde Menschen, die meist wenige Tage vorher in einem Hallenbad oder auf offenem Gewässer Wassersport betrieben hatten (HECHT u. COHEN 1972). Besonders eindrucksvoll sind 16 Fälle im Alter zwischen 9 und 25 Jahren aus einer Stadt Nordböhmens, die innerhalb von 3 Jahren immer wenige Tage nach Besuch des gleichen Hallenbades unter dem Bild einer Meningoenzephalitis starben. Die Untersuchung des Obduktionsmaterials konnte die Ursache der Erkrankung nicht klären, bis dann CERVA et al. (1968, 1969) eine Infektion durch frei lebende Amöben für möglich hielten und dies durch CULBERTSON et al. (1959) bestätigt bekamen. Letztere hatten tierexperimentell den Nachweis des Eindringens entlang der Fila olfactorii erbracht. Das menschliche Krankheitsbild entspricht einer schweren Meningoenzephalitis ohne wesentliche Herderscheinungen und führt innerhalb weniger Tage zum Tode.

Bei der Sektion zeigt sich eine Meningitis, die an der Hirnbasis und in den Zisternen des Hirnstammes betont ist. Besonders betroffen ist der Bereich des Bulbus olfactorius. Hier können die Veränderungen bis zu stärkeren Hämorrhagien und Nekrosen führen (Abb. 57). Es handelt sich um eine eitrige Meningitis, die aber auch reichlich Lymphozyten und Fibrin enthält. Gelegentlich kommt es im Bereich stärkerer Entzündungen zu einer nekrotisierenden Vaskulitis. Entlang der Gefäße aber auch durch das Ependym greift der Prozeß auf das Parenchym über. Die wesentlichen Veränderungen – eine hämorrhagisch-nekrotisierende Enzephalitis – überschreiten kaum das Rindengrau und zeigen eine Betonung im Hypothalamus und Rhinenzephalon, nur gelegentlich reichen sie entlang der Gefäße bis in die basalen Ganglien.

Die Identifizierung der Amöben bereitet gewisse Schwierigkeiten, da sie bei flüchtiger Betrachtung leicht mit entzündlichen Elementen, Gitterzellen oder auch Makrophagen verwechselt werden können.

In den Meningen sind sie oft nicht allzu häufig vorhanden und weisen dazu noch degenerierte Formen auf. Dagegen fehlen sie nie in den entzündlichen Hirnveränderungen. Aber auch abseits von diesen finden sich im perivaskulären Raum Erweiterungen, die mit Amöben angefüllt sind („poches lytiques", HERMANNE et al. 1972). Selbst frei im Neuropil liegen vereinzelte Amöben oder kleine Nester, ohne daß es zu einer gliösen Reaktion kommt (Abb. 58).

Eine merkwürdige Beobachtung machten MARKOWITZ et al. (1974). Von 16 jungen Menschen, die an einer zentralnervösen, akuten Infektion mit A. Naegleria verstorben waren, boten 7 eine diffuse oder fokale Myokarditis, ohne

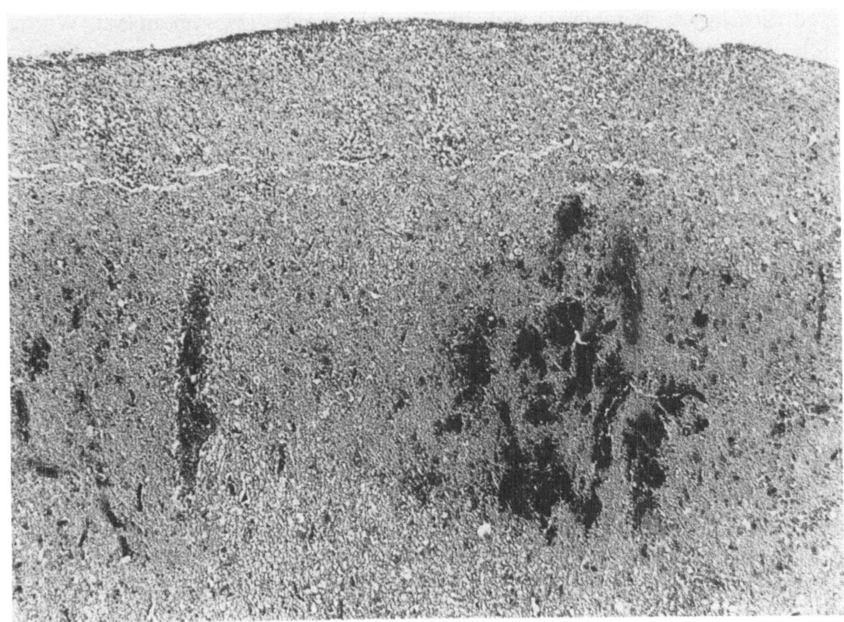

Abb. 57. Amöbenenzephalitis (A. Naegleria). Hämorrhagien und Nekrosen der Hirnrinde. Heidenhain-Eosin. × 60 (Überlassen von Herrn Dr. Biasoli, Fontaleza/Brasilien)

daß Erreger im Herzen nachzuweisen waren. Die Ätiologie für diese gleichzeitige Herzerkrankung blieb unklar.

Die Acanthamoeba ist ebenfalls weltweit verbreitet. Allerdings beschränken sich die bisherigen Krankheitsfälle auf Amerika, Afrika und Ostasien (MARTINEZ 1980). Diese Erreger können als Saprophyten im Rachenraum vorkommen; zum anderen scheint der Eintritt auch über den Respirations- und Urogenitaltrakt oder über Hautverletzungen zu erfolgen (MARTINEZ et al. 1977). Auf welchem Wege es dann zur zerebralen Infektion kommt, ist bisher unbekannt. Es scheint dazu aber eine allgemeine Schwächung des Betroffenen durch konsumierende Krankheiten, Stoffwechselstörungen oder Immunsuppressiva- und Antibiotikatherapie erforderlich zu sein (MARTINEZ 1982). Entsprechend werden alle Altersgruppen betroffen. Im Gegensatz zur primär akuten Meningoenzephalitis durch A. Naegleria kommt es hier zu einer subakuten bis chronischen Erkrankung. GRUNNET et al. (1981) sahen einen fulminanten Verlauf der zerebralen Infektion bei primärem Lungenherd unter immunsuppressiver Therapie. In einer Zusammenstellung von 15 Fällen schwankt die Erkrankungsdauer zwischen 7–270 Tagen (MARTINEZ et al. 1980a). Die Symptome sind durch neurologische Ausfälle, oft mit Zeichen einer intrazerebralen Raumforderung, verbunden (MARTINEZ et al. 1980b).

Jüngst wurde über einen Verlauf mit Amöbennachweis im Liquor und bisher fünfjährigem Verlauf berichtet (CLELAND et al. 1982).

Die meningitischen Veränderungen sind gering, deutlich treten sie nur über Parenchymläsionen hervor. Besonders betroffen ist das Kleinhirn. Im Großhirn

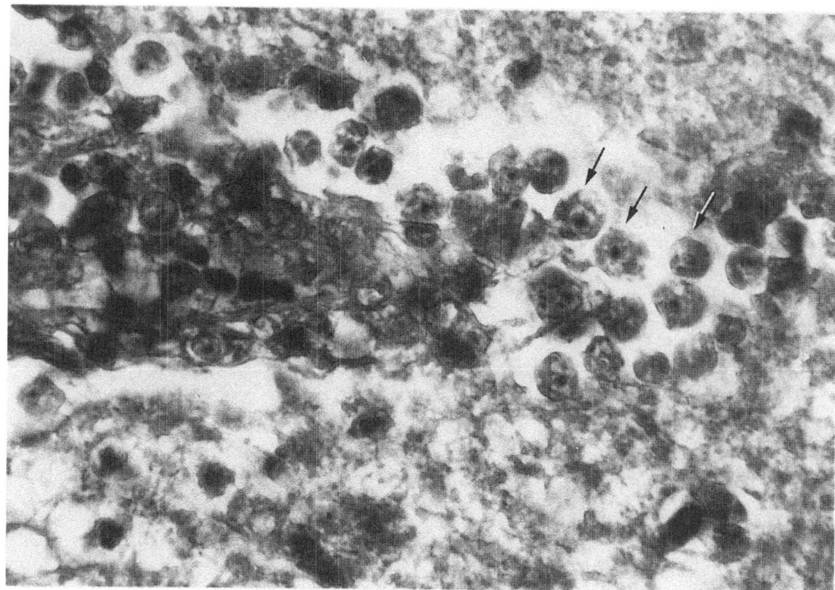

Abb. 58. Ausschnitt aus Abb. 57. Amöben (↑) im perivaskulären Raum. × 600

liegen die Herde überwiegend in tieferen Anteilen, besonders sind Temporallappen, Fornix, Thalamus, Mittelhirn und Pons beteiligt. Meist handelt es sich um multiple Hirnabszesse mit besonders deutlicher fibrinoider Nekrose der Gefäßwände. Das Exsudat besteht aus polymorphkernigen Lymphozyten und Plasmazellen. Histiozytäre Elemente und vereinzelte Langhanssche Riesenzellen deuten auf eine granulomatöse Komponente hin. Die Erreger sind in den hauptsächlich betroffenen Arealen zu finden – hier besonders in Gefäßlumen und -wand – sowie im perivaskulären Raum (JAGER u. STAMM 1972; ROBERT u. RORKE 1973; MARTINEZ et al. 1980b).

Die Infektion mit Acanthamöben bleibt nicht wie die mit A. Naegleria auf das Hirn und die Hirnhäute beschränkt, sondern sie breitet sich mit entsprechenden Veränderungen auch in anderen Organen aus.

III. Zystizerkose

Die Zystizerkose gilt zwar als seltene zentralnervöse Erkrankung, doch dürfte sie nicht so selten sein, wie allgemein vermutet wird (PILZ u. MÜLLER 1972). Die Infektion des Menschen mit den Finnen des Schweinebandwurmes, Taenia solium, erfolgt meist durch die Aufnahme eierhaltiger Bandwurmglieder, der Proglottiden, mit der Nahrung. Eine Autoinfektion durch Unsauberkeit bei Bandwurmträgern zählt zu den Ausnahmen. Im Magen werden die in den Eiern enthaltenen Embryonen oder Onkosphären freigesetzt, durchdringen die Magenwand, werden mit dem Blutstrom in die Organe gespült und siedeln sich dort als Larven oder Zystizerken an. Dabei sind in Mitteleuropa bei etwa 80% der

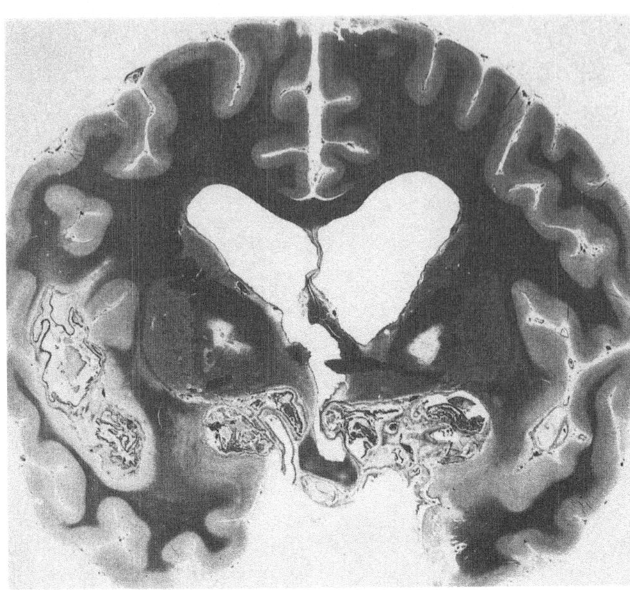

Abb. 59. Zystizerkose mit Zysten an der Hirnbasis und der Fossa Sylvii. Hydrocephalus internus. Azan. (Überlassen von Herrn Prof. Ule, Heidelberg)

Krankheitsfälle das Gehirn und seine Häute betroffen (Henneberg 1936; Huhn 1956). Sog. Schwarzschlachtungen brachten reiches Beobachtungsgut.

Die bei der Hirnzystizerkose bekannten Krankheitsbilder sind abhängig von der Anzahl der Larven, ihrer Lokalisation und der Gewebsreaktion und reichen von fehlenden Symptomen über Epilepsie, verschiedenste neurologische Herdzeichen, basale Meningitis bis zu rein psychischen Erscheinungen (Henneberg 1936; Elsaesser 1944; Obrador 1948). Die spinale Form der Zystizerkose ist viel seltener (Cabieses et al. 1959; Hesketh 1965; Trelles et al. 1970; Queiroz et al. 1975; Firemark 1978; Akiguchi et al. 1979; Carydakis et al. 1984).

Die intrazerebralen Zystizerken entwickeln sich zu reiskorn- bis bohnengroßen Blasen, die einen einzelnen eingestülpten Kopf enthalten. Finnen, die sich im äußeren Liquorraum ansiedeln, entwickeln ein Riesenwachstum mit Bildung von Tochterblasen, so daß Virchow (1860) sie als „Traubenhydatiden" bezeichnete, und erst Zenker (1882) die Zusammengehörigkeit dieses „C. racemosus" mit dem intrazerebralen „C. cellulosus" erkannte. Im allgemeinen treten die Zystizerken multipel auf, meist einige Dutzend bis mehrere Hundert, selten mehrere Tausend (Kufs 1951). Solitäre Zysten kommen nur in etwa 20% vor (McCormick et al. 1982), dabei sind diese häufig die intraventrikulären (Haselbeck u. Kutzner 1980) (Abb. 59).

Die Zeit zwischen der Infektion und dem Auftreten von Symptomen kann wenige Monate bis Jahrzehnte betragen (Dixon u. Lipscomb 1961). Dabei ist es nicht bekannt, wann es zum physiologischen Absterben der Erreger kommt. Das Absterben bedeutet aber für den Kranken nicht immer einen Gewinn, da die absterbenden Bläschen möglicherweise ihr Volumen vermehren (Rosenha-

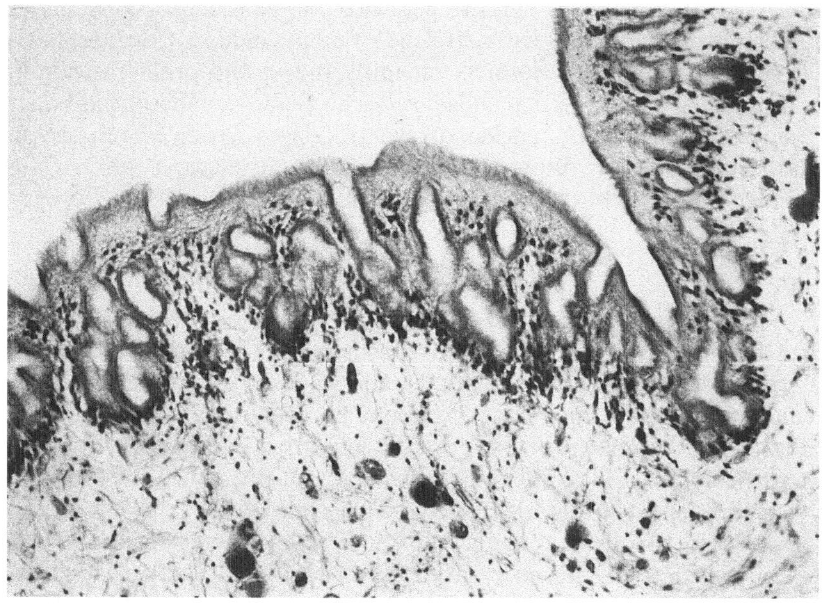

Abb. 60. Zystizerkose. Parasitenmembran und Wirtskapsel mit Fremdkörperriesenzellen.
HE × 60

GEN 1942; McCORMICK et al. 1983) und dauernde Reizerscheinungen von ihnen ausgehen (RABL 1958). Diskutiert werden hierbei allergische Umgebungsreaktionen oder das Austreten von Toxinen (HENNEBERG 1912; ROTHFELD 1938; MOSKALENKO-SADOVNIKOVA et al. 1969). Topographisch wird zwischen den meningitischen – über die Hälfte der Fälle –, den intrazerebralen (mit deutlicher Bevorzugung in der grauen Substanz) und den intraventrikulären Zysten unterschieden.

Einen erheblichen Anteil machen auch Kombinationen aus (OBRADOR 1962; AHUJA et al. 1978). Bei mikroskopischer Betrachtung lassen jüngere Parasiten bei günstiger Schnittführung ihren Organaufbau mit dem zur Bestimmung wichtigen Hakenkranz erkennen (FABIANI et al. 1978), während später nur eine amorphe, gleichförmig eingefärbte Masse mit Fett- und Kalkimprägnation vorliegt, so daß eine Identifizierung außerordentlich schwierig sein kann. Die Parasitenmembran ist nicht nur als Abgrenzung anzusehen, sondern sie hat aktive Funktionen und spielt eine wesentliche Rolle im pathogenetischen Mechanismus der Erkrankung (TRELLES et al. 1967) (Abb. 60). Als Reaktion kommt es um diese Membran herum zur Bildung einer Wirtskapsel, die entsprechend den differenten Phasen in der Entwicklung des Parasiten Unterschiede aufweist. Im wesentlichen besteht sie aber aus einer innersten Schicht aus Fibroblasten, die mit Riesenzellen durchmischt ist und einer gefäßarmen mittleren aus kollagenen Fasern, in die einige Lymphozyten, Plasmazellen und auch eosinophile Leukozyten eingelagert sind; nach außen folgt ein gefäßreiches Granulationsgewebe mit Infiltraten aus Lymphozyten und Plasmazellen um die Gefäße.

Intrazerebral kommt es häufig nur zu geringfügigen Gliareaktionen in der weiteren Umgebung, selten sind entzündliche Gliaherde und lymphozytär-plasmazelluläre Infiltrate fernab der Erreger, also Veränderungen im Sinne einer chronischen Enzephalitis. Dagegen erreichen die Entzündungsvorgänge an Hirnhäuten meist ausgeprägtere Formen mit infiltrativem und proliferativem Charakter. Besonders häufig werden endarteriitische Gefäßveränderungen beschrieben. Analog zeigt sich besonders bei intraventrikulären Zysten eine Ependymitis granularis (GAUPP 1941; WOLF et al. 1966; LAHL u. OCKERT 1969; CABRAL et al. 1974; MARTIN u. MICHALIK 1977; RONGE et al. 1978).

IV. Coenurosis

Der Coenurus cerebralis ist die Larvenform des Bandwurmes Multiceps multiceps, eines Darmparasiten des Hundes und anderer Caniden. Zwischenwirt sind eine ganze Reihe von Tieren, insbesondere Schafe, bei denen es zu einer „Drehkrankheit" kommt (SINGER 1931; FANKHAUSER et al. 1959). Infektionen des Menschen wurden besonders in Schwarzafrika, aber auch in Europa und Amerika beschrieben (JOHNSTONE u. JONES 1950; HERMOS et al. 1970). Die europäischen und amerikanischen Beobachtungen betrafen nur das Gehirn und seine Häute und selten einmal Rückenmark (BUCKLEY 1947; LANDELLS 1949) oder Auge. In Afrika waren teilweise auch andere Organe befallen. Hier scheint es noch strittig zu sein, ob es sich um eine andere Gattung des Wurmes handelt (CRUSZ 1948).

Die Inkubationszeit schwankt beim Menschen zwischen Monaten und vielen Jahren. Im Vordergrund der Symptomatik stehen Kopfschmerzen und Hirndruck (HERMOS et al. 1970), da der bevorzugte Sitz der Zysten die Liquorwege und die hintere Schädelgrube sind (ROGER et al. 1942; DUPLAY et al. 1955; WATSON u. LAURIE 1955; TRUELLE et al. 1974) (Abb. 61). Dies schließt aber keinesfalls das Vorkommen auch in anderen Hirnteilen aus (ROBINSON 1962).

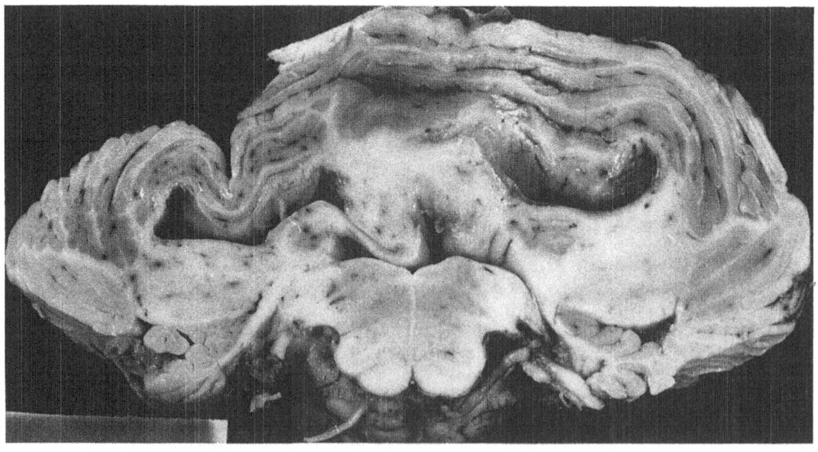

Abb. 61. Coenurosis. Zystische Deformierung des Kleinhirns

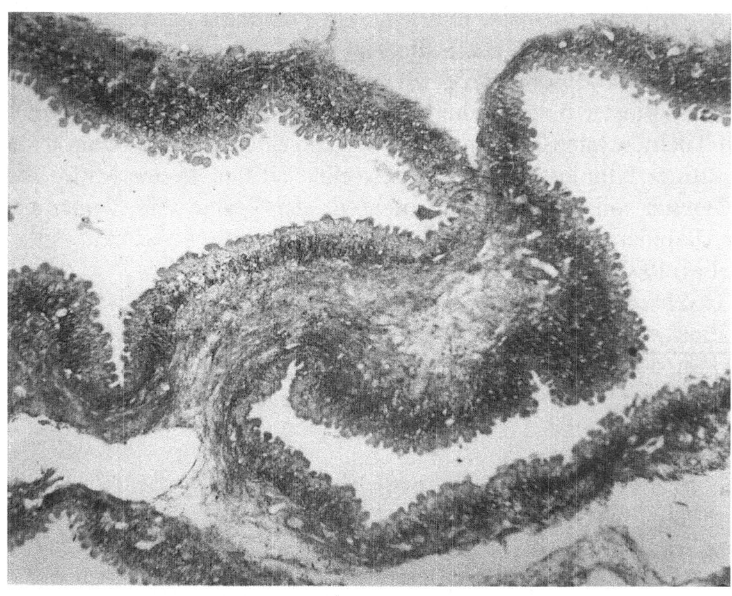

Abb. 62. Coenurosis. Zystenwand mit papillärer Innenseite. PAS × 90

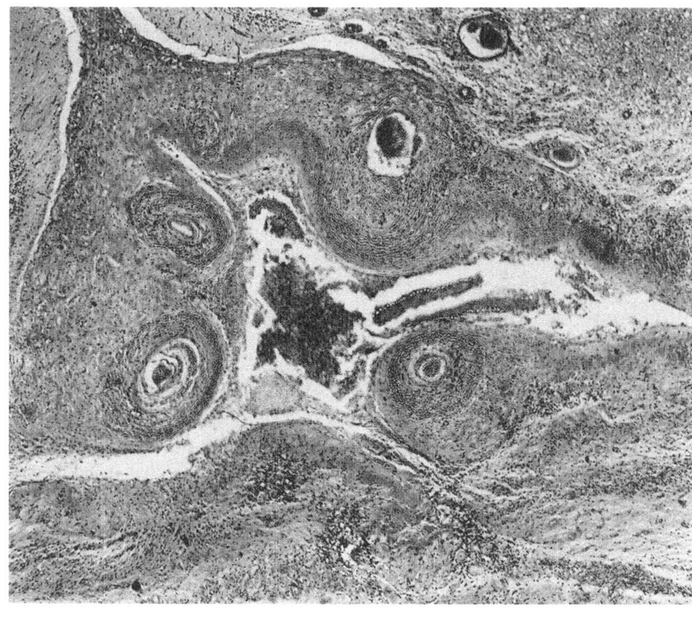

Abb. 63. Coenurosis. Chronische Meningitis mit Panarteriitis und Fremdkörperriesenzellen. Übergreifen auf das Parenchym. HE × 34

Die Zysten kommen meist multipel vor, vor allem in razemöser Form im Subarachnoidalraum; aber auch Einzelzysten wurden beobachtet (Clapham 1941; Becker u. Jacobson 1951a; Bertrand et al. 1956; Wainwright 1957). Die einzelnen Blasen haben sehr differierende Größen und in ihnen können wiederum Tochterzysten entstehen. In den einzelnen Blasen sitzen gruppenförmig angeordnet Hunderte von Skolizes, ein Teil der Zysten kann aber steril bleiben. Typisch soll die papilläre Innenseite der Zysten sein, wobei aus einem Teil dieser Papillen wiederum Skolizes entstehen (Abb. 62) (Perria et al. 1971; Michal et al. 1977).

Die Gewebsreaktionen um den Parasiten lassen sich nicht von denen bei anderem Bandwurmbefall unterscheiden (Abb. 63). Becker u. Jacobson (1951b) fragen daher, ob – zumindest in Ländern mit Schafhaltung – diese Infektion des Menschen nicht häufiger vorkommt als angenommen wird.

V. Echinokokkose

Beim Erreger dieser Krankheit handelt es sich um die Finnen zweier unterschiedlicher Arten eines nur wenige Millimeter großen Bandwurmes: Einmal um den E. granulosus, cysticus oder hydatidosus und E. multilocularis oder alveolaris. Während der E. granulosus weltweit verbreitet ist, beschränkt sich der E. multilocularis auf Teile der nördlichen Hemisphäre. Ein wesentliches Verbreitungsgebiet sind hierbei Süddeutschland und die Alpenländer. Der Hauptwirt des E. granulosus ist der Hund, aber auch die Katze. Für die Ausbreitung des E. multilocularis spielt die Maus eine wesentliche Rolle (Mörl 1982). Eine Erkrankung des Menschen ist selten; wenn, dann werden überwiegend Kinder betroffen (Anderson et al. 1975). Zur Infektion kommt es durch die Aufnahme von Eiern, die im Darm Larven (Oncosphären) freisetzen, die über das Pfortadersystem in den Körper gelangen. Bei etwa 1–2% der Infizierten wird dabei das Gehirn befallen. Die Krankheitssymptome entsprechen dem eines langsam wachsenden Tumors. Die meist solitären Hirnzysten liegen bei 75% der Fälle retrorolandisch (Schröder u. Medoc zit. nach Arana Iniguez u. Gurri 1963). Liegen mehrere Zysten vor, so besteht der Verdacht, daß es durch traumatische oder infektiöse Zerstörung einer primären Zyste zur weiteren Ausbreitung gekommen ist. Subarachnoidaler Befall ist ganz außergewöhnlich, es sei denn, daß es zu einem Übergreifen von Zysten im Schädelknochen oder in der Wirbelsäule auf das Nervensystem gekommen ist (Fenyes u. Ladvanszky 1977). Der E. alveolaris kann erhebliche Größe – bis zu der eines Hühnereies – erreichen. Die Wand besteht aus einer geschichteten Chitinkutikula und einer dünnen Parenchymschicht, die gestielte Brutkapseln mit einstülpbaren Skolizes enthält (Henneberg 1912). Das um die Zysten liegende Granulationsgewebe zeigt keine Unterschiede zu dem bei anderen Bandwurmzysten (Brunner et al. 1980). Im Gegensatz zur Zystizerkose kommt es hier aber in der Umgebung der Blasen häufiger zu Erweichungen (Fischer 1955).

Noch viel seltener ist der Befall mit dem E. alveolaris. Er bildet häufig multiple Herde. Die Zysten liegen dicht aneinander und sind nur stecknadelkopf- bis erbsengroß. Der Inhalt eines solchen Konglomerates erscheint gallertig. Zur

Ausbildung einer Bindegewebskapsel kommt es meist nicht. Ein derartiger Herd kann makroskopisch zu Verwechslung mit einem Tumor führen (FISCHER 1955).

VI. Toxocara canis-Enzephalitis

Die Infektion mit dem Hundespulwurm Toxocara canis kommt fast nur bei Kleinkindern vor. Die Larven können bei dieser auch als „viszerales Larva migrans-Syndrom" bezeichneten Krankheit (BEAVER et al. 1952) in den verschiedensten Organen auftreten. Wesentliche Symptome sind eine Hepatomegalie und eine Bluteosinophilie. Die Prognose gilt als günstig.

Der Mitbefall des Gehirns führt zu einer diffusen, granulomatösen Enzephalitis und Myelitis. Die mikroskopisch kleinen Granulome sind scharf begrenzt, liegen deutlich perivaskulär und bestehen aus Monozyten, eosinophilen Leukozyten, Lymphozyten und gelegentlichen Plasmazellen. Später tritt mit dem Zerfall der Larven auch eine bindegewebige Proliferation hinzu. Bei günstiger Schnittführung sind im Zentrum der Granulome aufgerollte Nematoden oder Reste von ihnen zu erkennen. In der weiteren Umgebung kommt es zu perivaskulären Gefäßinfiltraten und Endothelschwellungen der Kapillaren (DENT et al. 1956; MOORE 1962; SCHOCHET 1967).

VII. Trichinosis

Diese Fadenwürmer schlüpfen in der Darmmukosa und gelangen als selbständige und aktiv bewegungsfähige Jungtrichinen in den Körperkreislauf. Ihr biologisch sinnvolles Ziel zur Erhaltung des Generationswechsels ist die quergestreifte Muskulatur, in der sie sich einkapseln und zur Muskeltrichine auswachsen. Beim Verzehr des mit ihnen verseuchten Fleisches gelangen diese in einen neuen Wirt, und der Generationszyklus kann wieder beginnen. Fehlgeleitete Jungtrichinen gelangen auch in andere Körperorgane, in denen sie aber nur begrenzt lebensfähig sind, da keine Einkapselung stattfindet (HENNEBERG 1936; GRAY et al. 1962). Beim Menschen wird angenommen, daß es bei 6–24% der Infizierten zu einer Invasion des Nervensystems kommt (FRÖSCHER 1977). Die hieraus resultierenden klinischen Erscheinungen können bei der meningealen Form mit nur geringen Symptomen oder als parenchymale mit mehr oder weniger deutlichen psychischen oder fokal-neurologischen Auffälligkeiten ablaufen (DALESSIO u. WOLFF 1961).

Im Vordergrund der pathohistologischen Veränderungen steht eine diffuse, nicht eitrige Knötchenenzephalitis und Meningitis. Das Bild wurde wiederholt mit dem bei Fleckfieber oder Poliomyelitis verglichen (HASSIN u. DIAMOND 1926; VOLLAND 1943). In den Knötchen wurden von Fall zu Fall wechselnd – entweder in jedem, nur in einzelnen oder überhaupt keine – Trichinen gefunden (GRUBER u. GAMPER 1928; FOLEY 1954). MOST u. ABELES (1937) meinen, zwei Arten von Knötchen unterscheiden zu können, nämlich mikrogliöse, die keine Erreger enthalten, und nicht-gliöse, die immer Würmer enthalten. Vereinzelt wurde auch über frei im Gewebe liegende Trichinen berichtet (HASSIN u. DIAMOND 1926; TERPLAN et al. 1957). Bemerkenswert sind neben den diffusen Gliasynzytien und den Gefäßinfiltraten gelegentliche Verschlüsse an kleinen und großen Gefäßen (VOLLAND 1943; FOLEY 1954).

Es ist bis heute ungeklärt, wieweit die klinischen und morphologischen zerebralen Erscheinungen bei der Trichinose in einer direkten Abhängigkeit von der Erregerinvasion stehen, und wieweit toxische und allergische Mechanismen in der Auseinandersetzung zwischen Schmarotzer und Wirtsgewebe eine Rolle spielen.

VIII. Schistosomiasis

Schistosomiasis oder Bilharziosis werden synonym für eine in den Tropen und Subtropen weit verbreitete Krankheit gebraucht. Die Zahl der durch die Saugwürmer Infizierten wird auf 200–300 Millionen geschätzt. Der Befall des Hauptwirtes Mensch erfolgt durch Zerkarien (Ruderlarven), die nach ihrer Entwicklung in Süßwasserschnecken aktiv in die menschliche Haut eindringen. Die Würmer leben in den mesenterialen und vesikalen Venen und legen dort ihre Eier ab (FLEISCHER 1980). Bei der sehr stark durchseuchten einheimischen Bevölkerung verläuft die Krankheit verhältnismäßig leicht, während es bei Menschen, die nicht aus einem solchen Endemiegebiet stammen, häufiger zur sog. „ektopischen Schistosomiasis" kommt, d.h. zu einem Befall anderer Körperorgane (BIRD 1964). Eine zentralnervöse Beteiligung wird dabei als sehr seltenes Ereignis angesehen. Hierzu steht allerdings der Befund von PITTELLA u. LANA-PEIXOTO (1981) im Widerspruch, die bei der Untersuchung von Hirnen an hepato-splenaler Schistosomiasis mansoni Verstorbener in 26% der Fälle Zeichen einer Infektion vorfanden. Die Unterscheidung der Erreger nach den Unterarten japonicum, mansoni und haematobium ist von Interesse, da ersterer überwiegend zu zerebralen, die beiden letzten meist zu spinalem Befall führen (WAKEFIELD et al. 1962; MARCIAL-ROJAS u. FIOL 1963). Ungeklärt ist bisher der Weg, auf welchem die Eier in das Nervensystem gelangen. Bei den zahlreichen Hypothesen wird überwiegend eine Embolisation durch Eier oder die Eiablage durch verirrte Würmer in Gehirn und Rückenmark angenommen (GREENFIELD u. PRITCHARD 1937; CARROLL 1946; PEPLER u. LOMBAARD 1958; HUTTON u. HOLLAND 1960; WAKEFIELD et al. 1962; EL-BANHAWY et al. 1972).

Im Vordergrund der klinischen Erscheinungen stehen bei der zerebralen Form lokale neurologische Ausfälle und ein zunehmender Hirndruck. Die spinale Schistosomiasis zeigt mehr oder weniger vollständige Querschnittsbilder; bei Beteiligung der abgehenden Wurzeln oder der Cauda equina können auch einmal peripher-nervöse Ausfälle auftreten.

Das morphologische Bild der Schistosomiasis wird durch die meist zahlreichen Granulome bestimmt, die diffus verteilt sind, aber eine gewisse Bevorzugung der grauen Substanz erkennen lassen (Abb. 64). Sie liegen einzeln oder in Gruppen und können zu Konglomeraten zusammenbacken. Das Einzelgranulom erreicht einen Durchmesser bis zu mehreren Zentimetern. Es besteht aus einem derben Bindegewebe, das das Parasitenei einschließt (Abb. 65). Auch bei

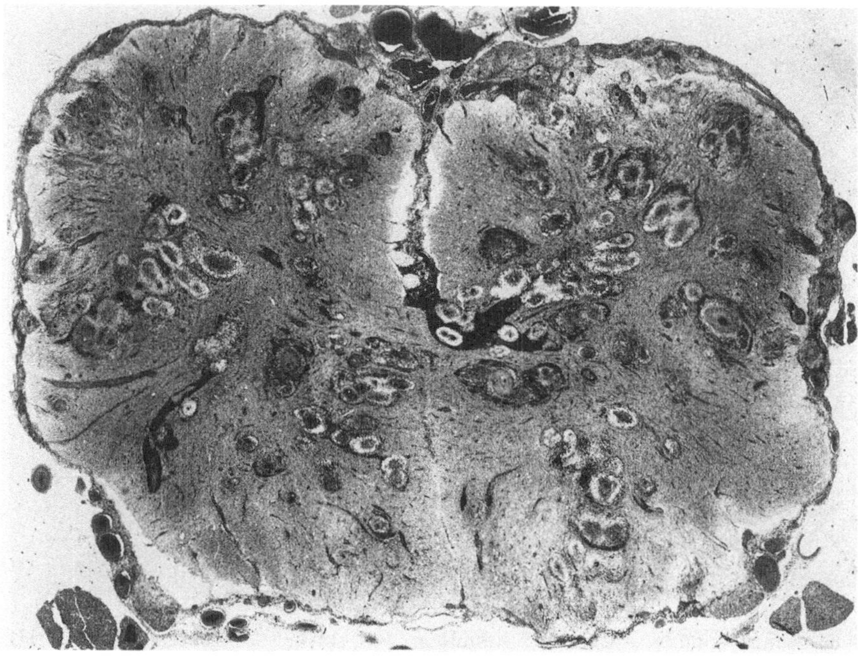

Abb. 64. Schistosomiasis. Granulomatöse Myelitis mit zahllosen Herden. HE. (Überlassen von Herrn Prof. Ule, Heidelberg)

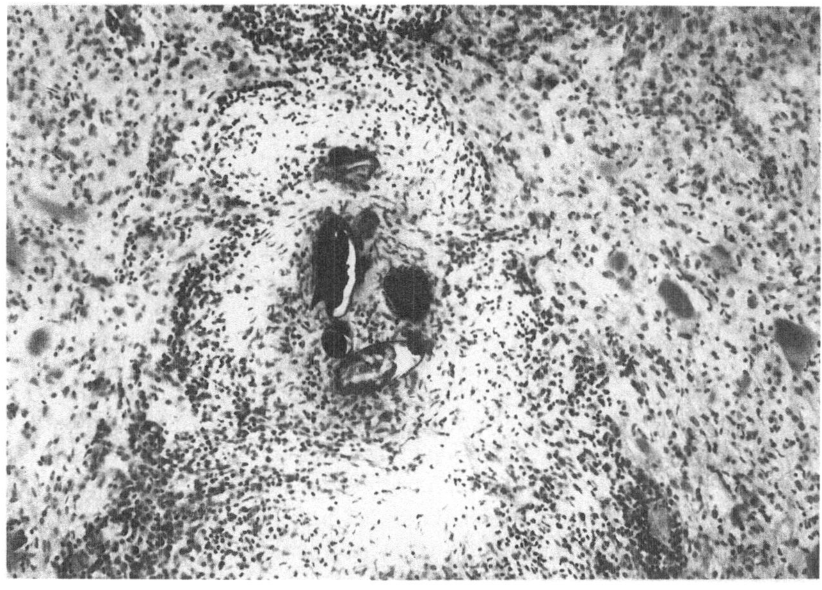

Abb. 65. Schistosomiasis. Einzelgranulom mit zentralem Parasit. In der Umgebung Fremdkörperriesenzellen. HE. (Überlassen von Herrn Prof. Ule, Heidelberg)

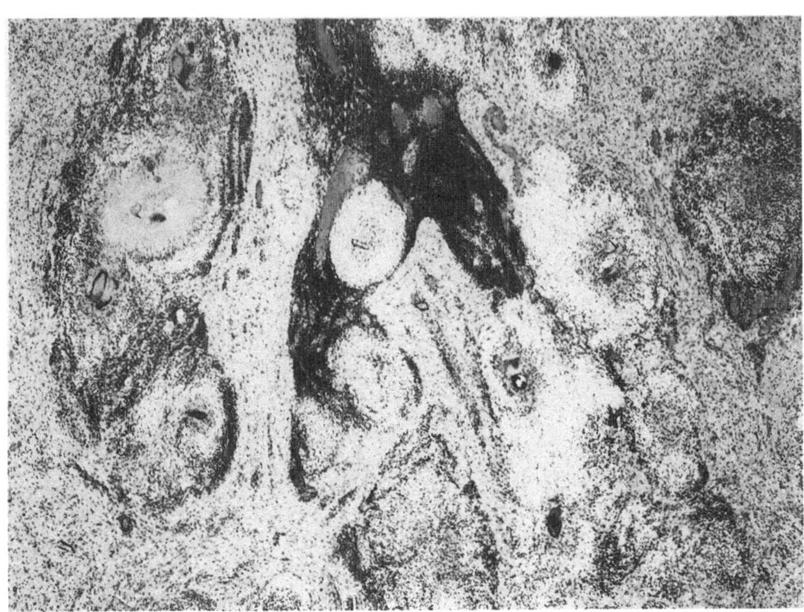

Abb. 66. Schistosomiasis. Mehrere Granulome mit starker Umgebungsreaktion. HE. (Überlassen von Herrn Prof. Ule, Heidelberg)

dem gleichen Fall kann es unterschiedliche Entwicklungsstadien geben: Das Ei kann gut erkennbar, es kann eine zentrale Nekrose eingetreten sein oder es können gar schon Verkalkungen beginnen. Das bindegewebige Netzwerk ist mit Fibroblasten, Lympho- und Monozyten und eosinophilen Granulozyten angefüllt. In der innersten Zone liegen meist einige Riesenzellen. Um die Granulome kommt es zu einer dichten Astrogliose (Abb. 66). Vereinzelt wurden auch Parasiteneier ohne entzündliche Reaktion frei im Gewebe gefunden. Im Rückenmark wird noch ein myelitischer Typ unterschieden, bei dem Blutungen und Erweichungen das Bild beherrschen (Carroll 1946; Reeves u. Kerr 1947; Kane u. Most 1948; Basset u. Lowenberg 1949; Ghaly u. El-Banhawy 1973; Pannier et al. 1977; Lechtenberg u. Vaida 1977).

D. Mykosen

Die echten Pilze oder Eumyzeten sind meist mehrzellige Pflanzen deren Hyphen, hohle schlauch- oder fadenförmige Pilzzellen, mit verschiedensten Fortsätzen versehen sein können und die meist verzweigt wachsen und in ihrer Masse ein Myzel bilden. Daneben kommen aber auch einzellige, sog. hefeähnliche Pilzzellen vor, die meist rundliche oder ovale Formen aufweisen und sich durch Sprossung vermehren. Von diesen Eumyzeten sind die Pseudomyzeten oder auch Aktinomyzeten zu unterscheiden, die eine Zwischenstellung zu den Bakterien einnehmen und heute als Fadenbakterien dort eingeordnet werden.

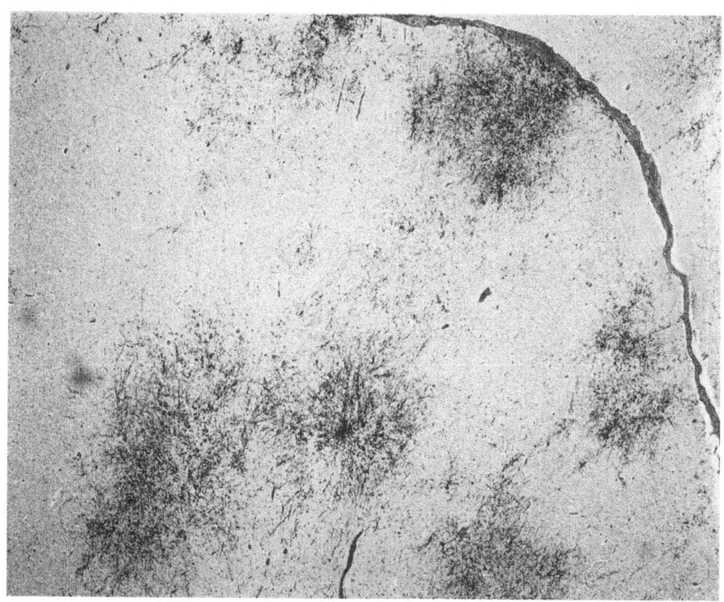

Abb. 67. Arreaktiver Pilzbefall. Großhirn. PAS × 30

Die Krankheitserreger unter den Pilzen werden in zwei Arten unterschieden. Einmal gibt es die obligat pathogenen Pilze, für die der Begriff der „Systemmykosen" gebraucht wird und die exogen erworben werden. Daneben steht die opportunistisch-pathogene Gruppe, bei denen es sich meist um harmlose Saprophyten handelt, die bei noch mangelnder Immunität des Neugeborenen oder bei Herabsetzung der Immunstimulation und Immunregulation auch beim Erwachsenen zu Krankheitserregern werden können. Derartige Situationen stellen konsumierende Krankheiten, Stoffwechselkrankheiten, – besonders Diabetes mellitus, – Behandlung mit Kortikoiden und Immunsuppressiva, aber auch die Änderung der Körperflora durch Antibiotika dar. Für diese opportunistische Gruppe wird der Begriff der „Endomykosen" vorgeschlagen (SEELIGER 1981).

Die primär pathogenen Pilze müssen sich nach dem Eindringen in den menschlichen Körper im allgemeinen dort erst den Körpertemperaturen und dem Stoffwechsel des Wirtes anpassen (RIPPON 1968). Dies hat zur Folge, daß einige dieser Pilze, die bei Raumtemperatur als Myzel wachsen, bei Körpertemperatur eine Hefeform annehmen (PETERS 1962).

Speziell im Gehirn werden oft typische Bestandteile nicht so deutlich ausgeformt wie in anderen Organen (SEELIGER 1957; VORREITH 1968). Damit können Charakteristika verloren gehen, aber auch die morphologische Vielgestalt innerhalb der einzelnen Arten kann zunehmen; dies gilt bei zerebralem Befall teilweise auch für opportunistische Pilze. Eine zuverlässige Bestimmung aus dem histologischen Präparat ohne Kultur ist daher oft nicht möglich oder zumindest unsicher. Auch einem Pilzbefall im Autopsiematerial ohne Reaktion des Gewebes – sog. areaktiven Erkrankungen – sollte man skeptisch gegenüberstehen, da oft postmortale Ausbreitung oder postmortaler Neubefall vorliegen (Abb. 67)

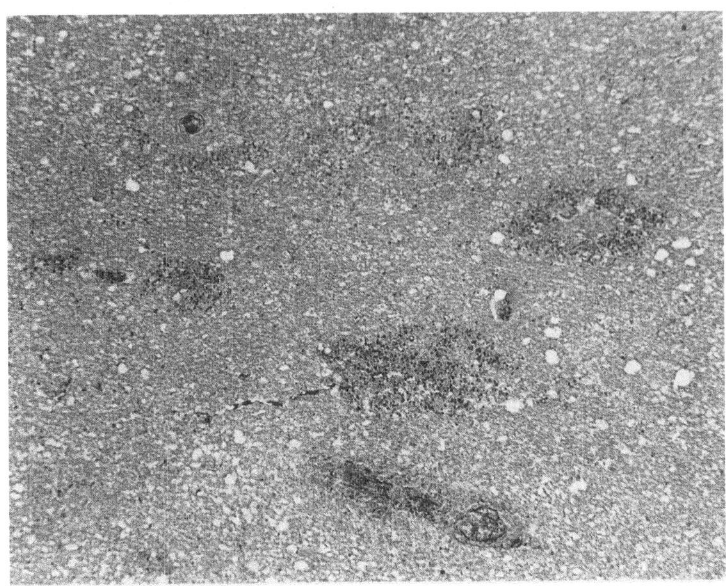

Abb. 68. Metastasierung einer Candida albicans-Pneumonie ins Großhirn. Mallory. × 80

(Zeman u. Begin 1952; Guisan 1962; Fetter u. Klintworth 1967; Hameroff et al. 1970).

Während die opportunistischen Pilze, die ja teilweise Bestandteile der normalen Mund- und Intestinalflora darstellen, weltweit verbreitet sind, findet man die primär pathogenen meist geographisch begrenzt. Die Erfahrungen der letzten Zeit haben aber gezeigt, daß auch in Mitteleuropa immer wieder einmal einzelne Fälle von Infektionen auftreten, die endemisch nur in anderen Erdteilen bekannt sind. Zu den wesentlichen primär pathogenen zerebralen Erregern sind die Kokzidiose, die Histoplasmose, die Kryptokokkose, die Chromomykose und die amerikanische Blastomykose zu zählen, zu den opportunistischen Candida, Aspergillus und die Zygomykosen. Dabei ist manchmal eine völlig exakte Einordnung nicht möglich, gelegentlich zeigt es sich, daß die cerebrale Ausbreitung primär pathogener Pilze, erst unter opportunistischen Bedingungen Jahre nach der Infektion eintritt.

Die Infektion des Nervensystems und seiner Hüllen geschieht überwiegend auf dem Blutweg durch eine Pilzsepsis oder eine Embolie bei Primärherden der Lunge (Abb. 68), seltener ist eine Fortleitung von Schleimhautmykosen des Nasopharynx und des Ohres oder der anliegenden Knochen.

Nicht ganz ohne Bedeutung sind auch direkte Infektionen nach intrakraniellen Eingriffen (Vorreith 1968; Fabiani et al. 1976; Chadwick et al. 1980; Beal et al. 1982). Aronson et al. (1953) berichten über eine der äußerst seltenen Maduromykosen nach einer Spinalanästhesie und Wybel (1952) über ein zervikales Pilzgranulom nach intrathekaler Penizillingabe. Auf eine eindeutige Häufung von Candidameningitiden wurde bei Kindern mit ventrikulärem Shunt hingewiesen (Bayer et al. 1976; Sugarman u. Massanari 1980). Issel (1971) hat auf die Häufung zerebraler Kandidosen bei intravenöser Langzeitinfusion aufmerksam gemacht.

Die klinischen Erscheinungen entsprechen je nach Schwerpunkt der Veränderungen einer Meningitis, einer Meningoenzephalitis oder einer Raumforderung. Charakteristische Hinweise fehlen. Die Ätiologie der Erkrankung stellt sich überwiegend erst bei der Autopsie heraus (WALSH et al. 1985). Die Pilzkrankheiten des zentralen Nervensystems gelten noch als verhältnismäßig selten, wenn auch mit deutlich zunehmender Tendenz. Ihre geringe Präsentation in der Literatur wird aber keinesfalls ihrer Bedeutung gerecht.

I. Candidiasis

Dieser Pilz kommt als menschlicher Saprophyt auf der Haut, im Intestinaltrakt, in den Atemwegen und in der Vagina vor. Als Krankheitserreger tritt überwiegend Candida albicans, seltener eine der anderen Unterarten auf; obwohl einige dieser Unterarten eine besondere Affinität zum Nervensystem besitzen (LOURIA et al. 1962). Die Bezeichnung ist recht uneinheitlich; nach MOHR (1952) gibt es 172 Synonyme, von denen „Monoliase" und „Soor" wohl am häufigsten gebraucht werden.

Candida steht zwischen den Fadenpilzen und den Hefen; bei diesen Myzelhefen handelt es sich um Sproßpilze, bei denen einzelne der runden bis ovalen Zellen sich in die Länge strecken und ein sog. Pseudomyzel bilden (Abb. 69). Die typischen Pilzrasen stellen sich im Gehirn in der HE-Färbung nur sehr unvollkommen dar, so daß bei entsprechendem Verdacht die Färbungen mit PAS, Kresylviolett oder das Trichromverfahren angewandt werden sollten (KLINGE 1964). Nicht ungewöhnlich sind auch Mischinfektionen von Candida und Bakterien (ROESSMANN u. FRIEDE 1967) (Abb. 70).

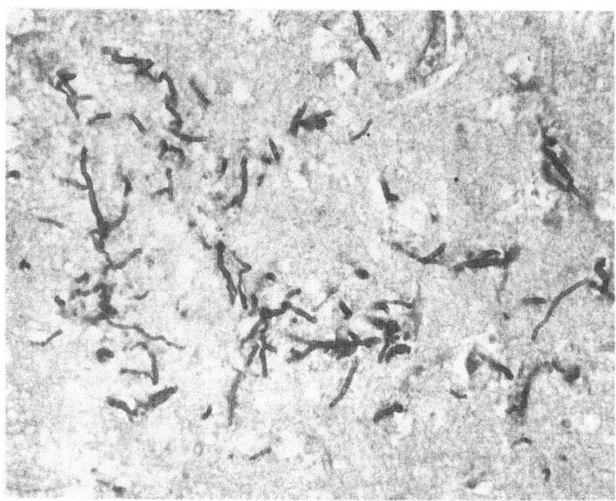

Abb. 69. Candida albicans. Erregerdarstellung nach Gridley. × 250

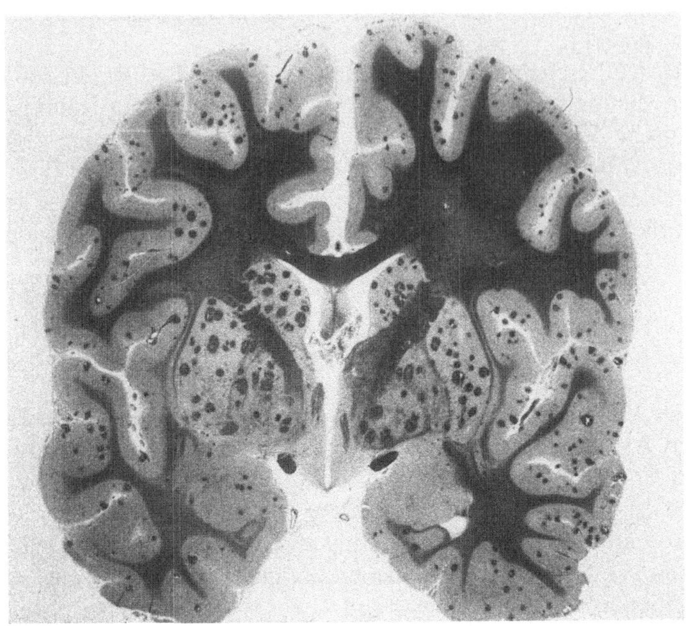

Abb. 70. Mischinfektion von Candida albicans und Bakterien. (Überlassen von Herrn Prof. Ule, Heidelberg)

Von den zentralnervösen Candidiasen sind besonders häufig Neugeborene betroffen. Ergriffen werden sowohl Gehirn als auch die Hirnhäute. Dabei scheint ein Übergreifen von den Meningen auf das Parenchym nicht die Regel zu sein. BLACK (1970) fand in einer Zusammenstellung unter 42 Candidiasen 27 Meningitiden ohne jede Hirnbeteiligung. Candidaendemien führen meist zur intrazerebralen Absiedelung, aber auch Absiedelung nur in die Meningen scheint möglich zu sein. Hierbei ist der genaue Infektionsweg noch unklar (BAYER et al. 1976). Die Meningitiden sind diffus ausgebreitet mit einer gewissen Betonung der Hirnbasis und des Spinalraumes. Die umschriebene chronische Meningitis von SVOLOS u. NORDENSTAM (1960) stellt wohl eine Ausnahme dar. Die Pilze können auch intraventrikulär das Ependym und die Plexus miterfassen (ROESSMANN u. FRIEDE 1967).

Intrazerebral kommt es zur multiplen Abszeß- und Granulombildung. Dabei ist die Rinde stärker betroffen, das Mark aber keineswegs verschont. Variiert wird das Gesamtbild durch Arteriitiden und Phlebitiden mit entsprechenden Gewebsschädigungen. Die Größe der Abszesse reicht von nur mikroskopisch bis zu schon makroskopisch erkennbaren. Häufig ist im Zentrum ein Gefäß oder eine Blutung zu sehen. Sie sind rein eitrig, entsprechende Färbungen zeigen Pilzbestandteile (Abb. 71). Eine Kapselbildung wird meist vermißt, in der Umgebung kommt es aber zu einer deutlichen Gliareaktion, die sich bis zu ausgedehnten, diffusen enzephalitischen Bildern mit Mikro- und Makrogliaprogressivität ausweiten kann (Abb. 72). Auch die Granulome liegen – soweit dies bei ihrer Tendenz zum Zusammenfließen noch bestimmbar ist – perivaskulär. Die gliösen

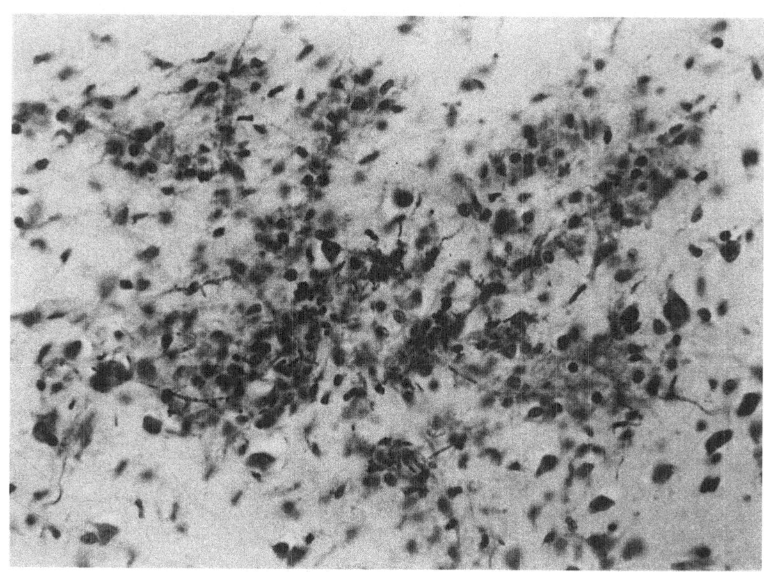

Abb. 71. Candida-Abszeß im Okzipitalhirn. Deutlich erkennbare Pilzfäden. 11monatiges Kind mit schwerer Dyspepsie. Kresylviolett. × 220

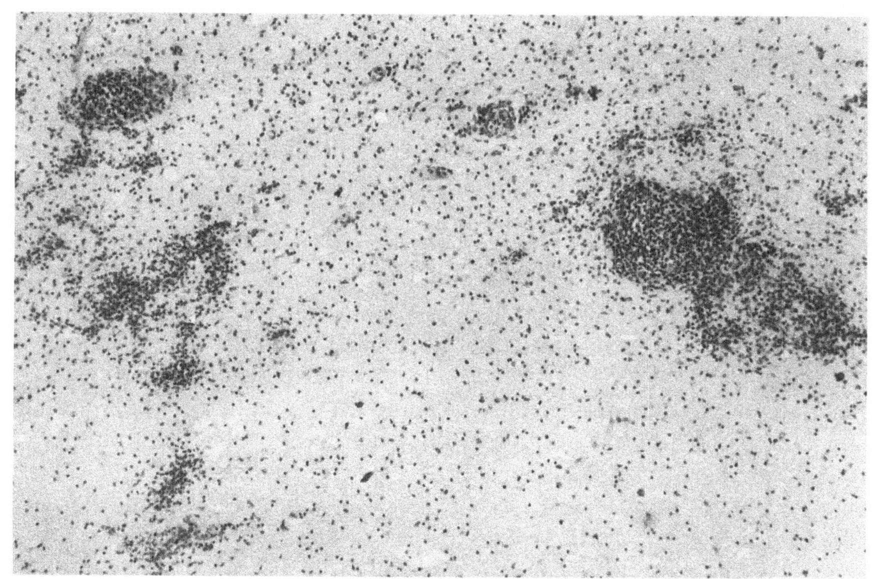

Abb. 72. Eitrige Enzephalitis durch Candidabefall. Grundleiden Leberzirrhose bei chronischem Alkoholismus. Kresylviolett. × 60

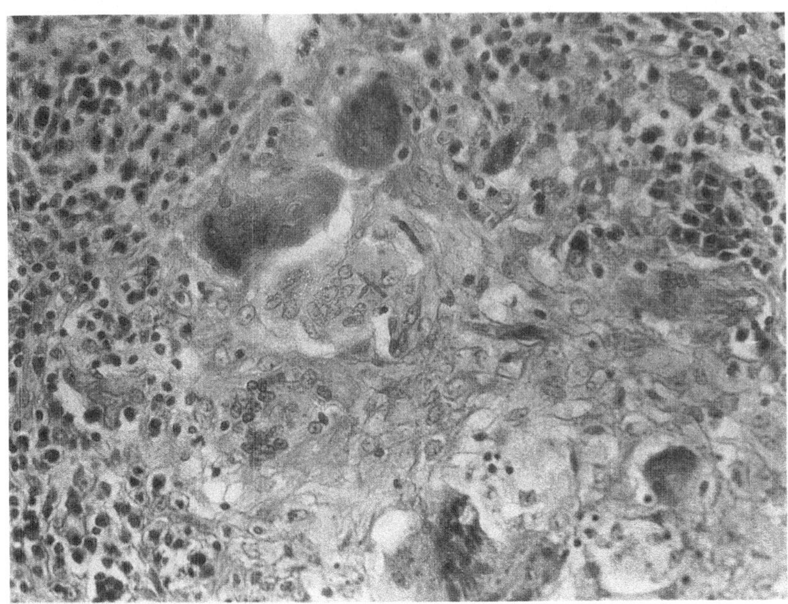

Abb. 73. Candidagranulom mit mehreren Riesenzellen. PAS × 290

Elemente treten in ihnen hinter den histiozytären völlig zurück. Sie werden durch zahlreiche Epitheloid- und Riesenzellen, meist vom Fremdkörper-, seltener vom Langhanstyp, charakterisiert. Frei in den Granulomen und in den Riesenzellen liegen Pilzeinschlüsse (Abb. 73) (GLOBUS et al. 1951; GIESSLER u. GULOTTA 1964; KLINGE 1964; ROESSMANN u. FRIEDE 1967; ISSEL 1971). Auf die häufige mehr oder weniger deutlich hämorrhagische Komponente der Candidaenzephalitis ist öfter hingewiesen worden. Eine Besonderheit stellt der ausschließliche, symmetrische Befall der für die Enzephalitiden vom Herpes simplex-Typ charakteristischen Hirnregionen im Fall von KLEIHUES (1969) dar.

II. Kryptokokkose (Torulopsis, Europäische Blastomykose)

Der häufigste Erreger dieses Krankheitsbildes, der Cryptococcus neoformans, ist ein etwa 1–5 µ großes, rundes bis ovales Gebilde, das meist eine Doppelwallbildung zeigt, bei bestimmten Färbungen (z.B. Mallory, Toluidin) noch von einer feinen radiären Korona nadel- bis schlierenförmiger Schleimfortsätze umgeben ist (Abb. 74). Der Pilz bildet keine Myzelien. Die Erreger sind im Liquor zu finden, werden aber dort oft als Lymphozyten verkannt (MATHEIS 1960). In der Nähe von Pilznestern ist häufig eine Anhäufung von Corpora amylaceae vorhanden, die auch zu Verwechslungen führen können, sich aber durch die Jodprobe einwandfrei differenzieren lassen (SEGRETAIN u. COUTEAU 1955).

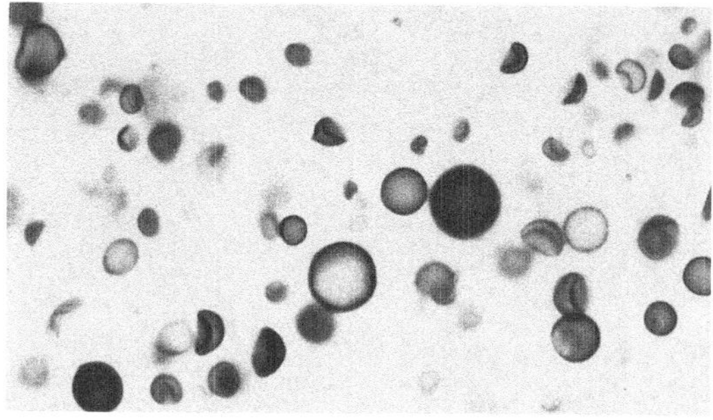

Abb. 74. Kryptokokkose. Erregerfärbung nach Crocott. × 680

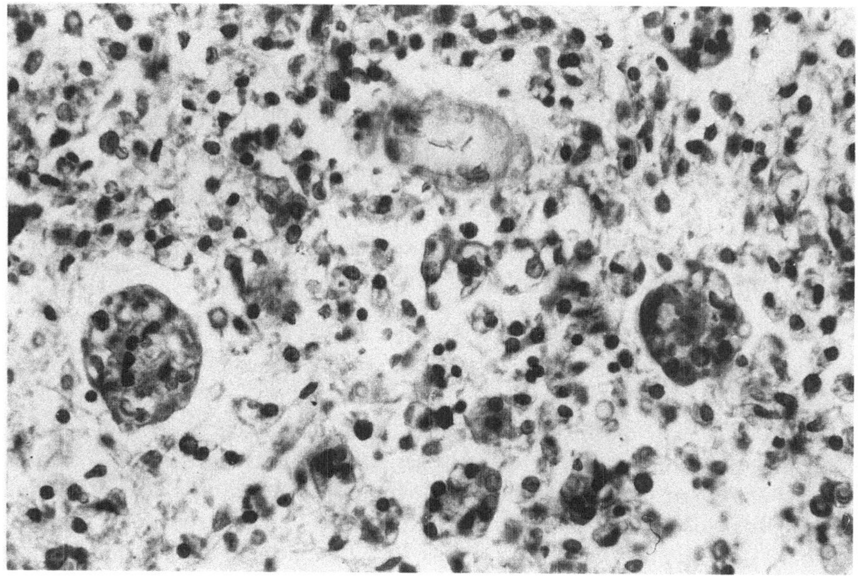

Abb. 75. Kryptokokkose. Granulom mit zahlreichen Erregern und Riesenzellen. Kresylviolett. × 350

Die Infektion des Zentralnervensystems einschließlich des Rückenmarkes
(LEY et al. 1951) geht meist auf dem Blutwege, besonders von Lungenherden,
aber wahrscheinlich auch vom Nasen-Rachen-Raum aus (BANKL u. MINAUF
1970) und führt primär zu einer diffusen Meningitis. Diese tritt in 50–80%
der Fälle ein (SACHS et al. 1982), im allgemeinen ist sie lymphozytär (DE WITT
et al. 1982), sie kann aber auch eitrig sein (KORNFELD et al. 1979).

Die diffuse Meningitis mit Verdickung der Arachnoidea, perivaskulären
Lymphozytensäumen, aber auch größeren Lymphozyteninfiltraten, geht bald
in eine granulomatöse über. Die Granulome liegen bevorzugt an der Hirnbasis
und in den Windungsfurchen. Sowohl Langhans- als auch Fremdkörperriesenzellen finden sich häufiger, so daß leicht eine Verwechslung mit einer Tuberkulose oder auch Sarkoidose möglich ist (FABIANI et al. 1977) (Abb. 75). Auffallend

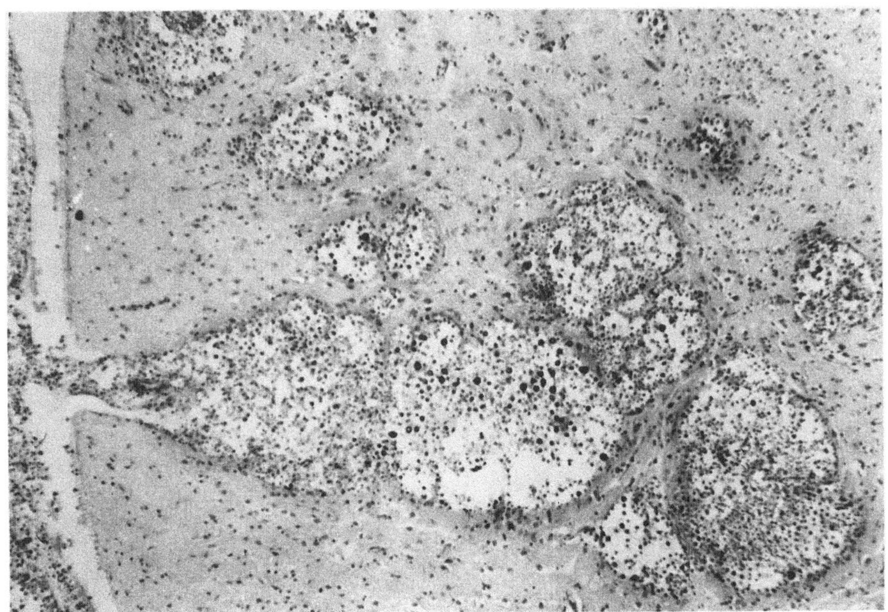

Abb. 76. Kryptokokkose. Vordringen mit Erregern aus den Meningen ins Hirnparenchym. Kresylviolett. × 60

ist das umgekehrt proportionale Verhältnis von Erregerdichte und Lymphozyteninfiltraten (MATHEIS 1960).

Der intrakranielle Befall bleibt in etwa der Hälfte der Fälle nicht auf die Meningen beschränkt, sondern die Erreger dringen entlang der Gefäße in das Hirnparenchym vor und führen dort zur Meningoenzephalitis (Abb. 76).

Schon makroskopisch ist dann die Hirnrinde von einer Unzahl kleinster, gelblicher, glasiger Herde übersät. Hier im Hirnparenchym kommt es, ganz im Gegensatz zu den Meningen, nur selten zu granulomatösen Veränderungen. Vielmehr herrscht hier die sog. gelatinöse Form vor. Dabei handelt es sich um Gewebsdefekte, die mit Erregern angefüllt sind („soap bubbles"). Das auffallendste ist die fehlende oder nur äußerst geringe Gewebsreaktion der Umgebung. Lediglich im Herd selbst, der von stehengebliebenen Gewebssepten durchzogen werden kann, sind schwache lymphozytäre Reaktionen zu erkennen, während Granulozyten völlig fehlen (GLOBUS et al. 1951; MATHEIS 1960) (Abb. 77). Über die Entstehung dieser reaktionslosen Zysten gehen die Meinungen auseinander. Teilweise nimmt man an, daß Erregerfermente durch Histiolyse Gewebe zerstören. Andere Autoren meinen, daß eine reine Verdrängung des Gewebes durch die zunehmende Zahl von Erregern eintritt.

Seltener kommt es neben der meningitischen und meningoenzephatischen Form der Kryptokokkose auch zur metastatischen Herdenzephalitis. Bevorzugt ist dabei der Bereich der Stammganglien befallen (KLARFELD 1920). Gar nicht selten ist auch das Einzelgranulom als sog. Torulom. Bei ventrikelnahem Sitz kann dabei der Plexus chorioideus mit einbegriffen sein oder er ist überhaupt

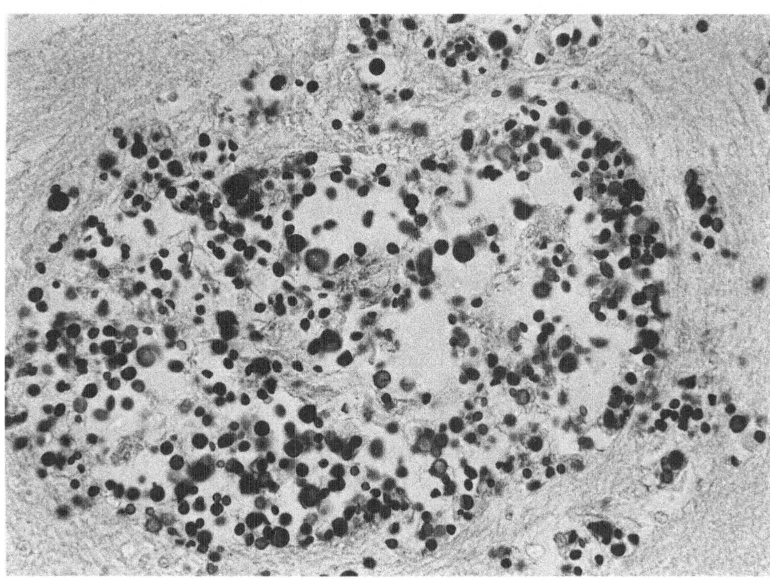

Abb. 77. Kryptokokkose. Mit Pilzen angefüllter Gewebsdefekt ohne wesentliche Umgebungsreaktionen. Crocott. × 200

allein der Sitz der Veränderungen, dann mit den Symptomen eines intraventrikulären Tumors (SWANSON u. SMITH 1944; HASSIN 1947; VIJAYAN et al. 1971; STEVENSON et al. 1950; MANGANIELLO u. NICHOLS 1955; ROSE u. GRANT 1958; RISH u. MEACHAM 1968).

III. Aspergillose

Von den zahlreichen Aspergillusarten kommen als menschenpathogene Keime vor allem A. fumigatus, A. niger und A. candidus in Betracht (MUKOYAMA et al. 1969; LINARES et al. 1971; SALAKI et al. 1984). Die Pilze bilden lange Fäden mit wenigen dichotomen Verzweigungen. In unregelmäßigen Abständen weisen sie Septen auf. Im menschlichen Gewebe, besonders im Gehirn verlieren sie die Sporen und können bläschenförmig degenerieren. Die Fäden sind meist radial angeordnet, seltener parallel (Abb. 78).

Eine besondere pathoplastische Komponente stellt bei der Aspergillose die Pilzembolie der zerebralen Gefäße dar oder auch die Pilzentwicklung innerhalb der Gefäßwände mit Arteriitis und sekundärer Thrombose (DAYAL et al. 1974; BEDOSSA u. MARTIN 1985). Diese Vorgänge führen nicht selten direkt zu intrakraniellen Blutungen oder auch zur Bildung von Aneurysmen, deren Ruptur dann ebenfalls den dafür typischen Krankheitsverlauf nimmt (NICOD 1946; SCHNYDER 1948; HORTEN et al. 1976). Anscheinend kommt es auch durch die Abgabe eines spezifischen Pilztoxins noch zu einer erhöhten Durchlässigkeit des Gefäß-

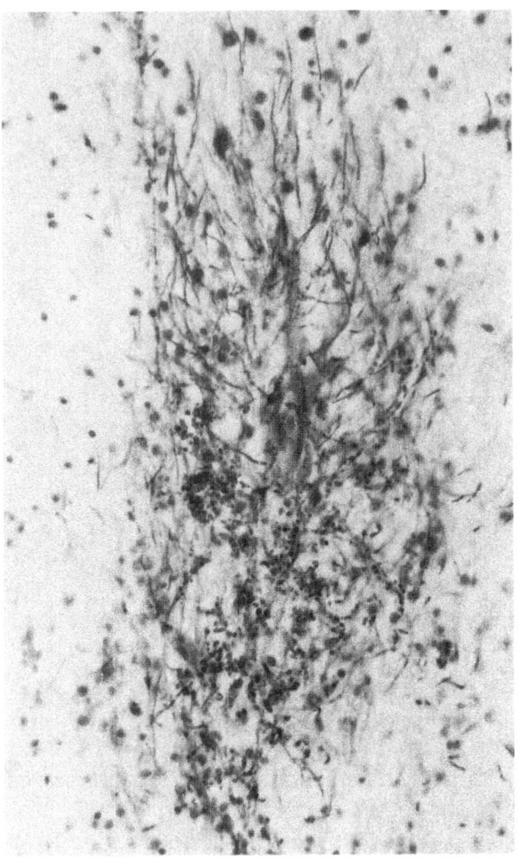

Abb. 78. Aspergillose. Radiale Anordnung von Pilzfäden um ein Gefäß. Klüver. ×250

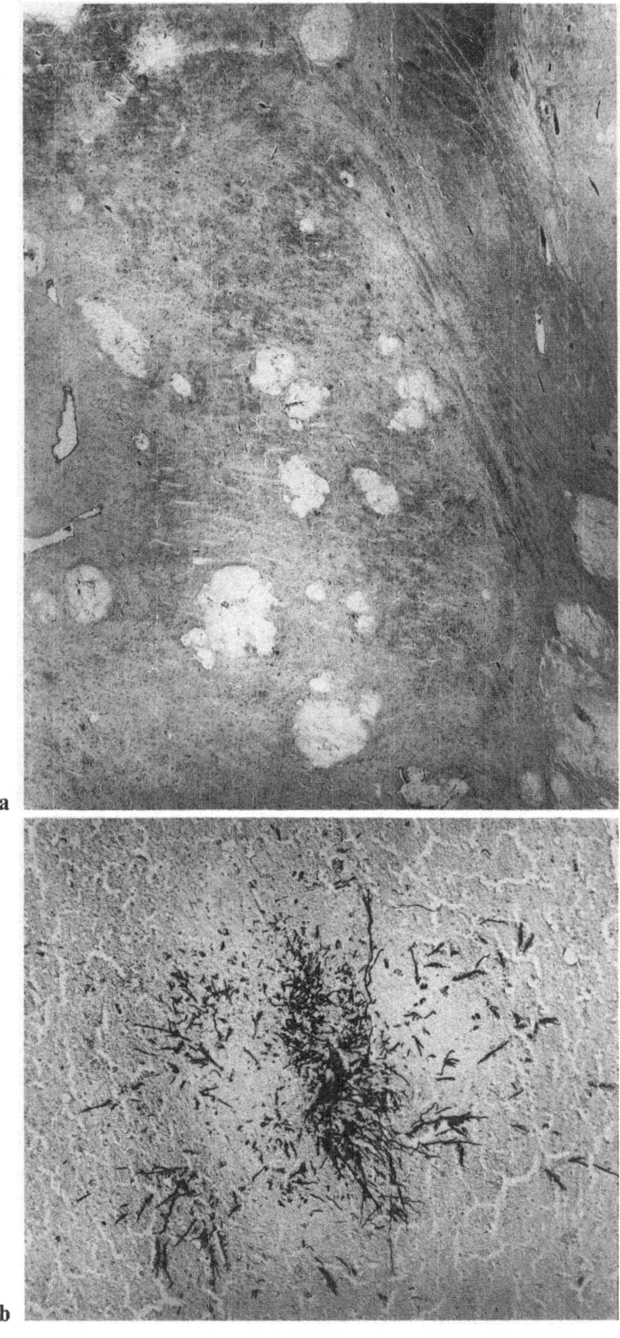

Abb. 79 a, b. Aspergillose. **a** Nekrosen im Stammganglienbereich. Klüver. × 11,5. **b** Pilz-fäden in einem der Abszesse. Crocott. × 70 (Überlassen von Herrn Prof. Iizuka, Tokio)

endothels für Pilze und Blutbestandteile. Diese Toxinwirkung allein kann somit schon zu hämorrhagischen Nekrosen ohne direkte Pilzanwesenheit führen (Eger u. Kührt 1954). Der Pilz ist weltweit verbreitet, er kommt als Saprophyt besonders auf feuchtem Getreide und Kadavern vor. Als Parasit findet er sich bei Vögeln, verschiedenen Haustieren und auch beim Menschen. Daher kommt es wohl zu besonderem Betroffensein in der ländlichen Bevölkerung (Guisan 1962; Kaufmann et al. 1976). Andererseits führt aber meist auch bei der Aspergillose ein Nachlassen der Abwehrmöglichkeiten zu einer opportunistischen Erkrankung des Zentralnervensystems.

Young et al. (1970) fanden unter 98 Aspergillosen bei onkologischen und herzkranken Patienten 13mal einen Befall des Nervensystems. Eger u. Kührt (1954) sprechen sogar von einem ausgesprochenem Neurotropismus des Aspergillus.

Auffallend selten soll die Aspergillose bei Kindern sein (Gaton u. Gotlieb 1973).

Zur Infektion des Nervensystems kommt es auf zwei Wegen, was dann auch unterschiedliche Verläufe bedingt: Die hämatogene Streuung führt zu einer akuten Krankheit mit hämorrhagisch-purulenten nekrotischen Veränderungen; dagegen kommt es bei Befall der Augenhöhlen oder der Nase und ihrer Nebenhöhlen zum lokalen Übergreifen mit chronischem Verlauf in einer mehr fibrösgranulomatösen Form (Pena 1970). Die hämatogene Infektion führt nur selten zur reinen Meningitis (Link 1939) oder zum solitären Hirnabszeß (Peet 1946; Linares et al. 1971). Fast durchweg kommt es zur Meningoenzephalitis, wobei die meningitische Komponente oft weniger stark ausgeprägt ist (Grcevic u. Matthews 1959; McCormick 1975; Palo et al. 1975; Park et al. 1982). Betroffen sind Groß-, Kleinhirn und Hirnstamm. Das Rückenmark ist nur selten beteiligt (Wybel 1952; Fabiani 1976). Die geweblichen Veränderungen sind durch mehr oder weniger ausgedehnte Nekrosen mit hämorrhagischen Anteilen ausgezeichnet (Abb. 79). Dazwischen liegen kleine Abszesse, die sich nicht scharf gegen die Umgebung abgrenzen. In geringem Maße, auch in der weiteren Umgebung der Veränderungen, kommt es zu perivasalen Rundzellinfiltrationen. Pilze lassen sich keineswegs in allen diesen Herden nachweisen.

Die Granulome bei chronischen Verlaufsformen liegen häufiger nur in den Meningen und wirken lediglich verdrängend auf das darunterliegende Parenchym ein. Im Zentrum dieser Granulome finden sich mit Leukozyten vermischte nekrotische Gewebsreste und Pilzfragmente. Darüber liegt eine Zone aus Epitheloid- und Fremdkörperriesenzellen; letztere enthalten auch häufig Pilzfragmente. Das Ganze ist von einer mehr oder weniger ausgeprägten Bindegewebskapsel umgeben. Kalkeinlagerungen können vorkommen (Iyer et al. 1952).

IV. Zygomykosis (Phykomykosis, Mukormykosis)

Unter der Zygomykose sind Krankheiten zusammengefaßt, die bisher nach einzelnen Gattungen oder Arten dieses Pilzes bezeichnet wurden. Es handelt sich dabei um myzelbildende Erreger, deren Hyphen i. allg. keine Septen aufweisen und deren Fäden breiter, irregulärer und stärker verzweigt sind als die

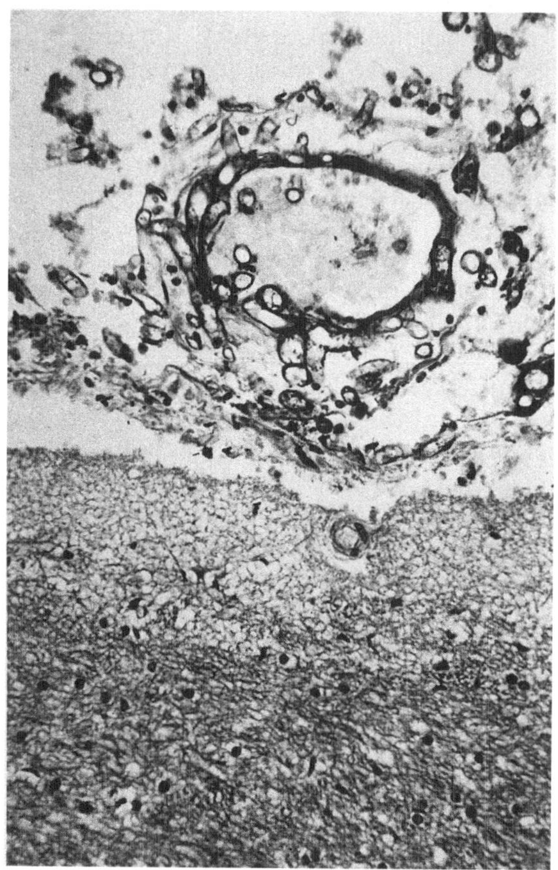

Abb. 80. Zygomykose. Intra- und extravasale Hyphen in den Meningen. HE × 60 (Überlassen von Herrn Prof. Thomas, Marburg)

von Aspergillus oder Candida. Sie färben sich mit HE an, treten aber mit PAS oder bei Versilberungen besser hervor (PROCKOP u. SILVA-HÜTNER 1967; CHANDLER et al. 1980). Querschnitte von Hyphen können Hefen oder Sphärulen der Kokzidioidmykose ähneln und zu Verwechslungen führen.

Der Pilz ist als Saprophyt allgegenwärtig. Bei der rhinozerebralen und der orbito-zerebralen Form kommt es wohl durch Staubaufnahme zur Infektion der paranasalen Sinus oder des Auges und dann direkt oder über den Gefäßweg zur Hirnbeteiligung (PILLSBURY u. FISCHER 1977; SUCCAR et al. 1979). Nur selten führen die pulmonalen und digestiven Formen der Zygomykose zum zerebralen Befall. Eine azidotische Stoffwechselentgleisung ist für das Angehen der Infektion von eminenter Bedeutung, man hat deshalb von „champignons du sucre" gesprochen (PARMENTIER et al. 1965; PILLSBURY u. FISCHER 1977). Die Normalisierung des Stoffwechsels kann sogar zu Remissionen führen (CHANDLER et al. 1980). Allerdings sind auch einzelne Fälle bei schweren Allgemeinkrankheiten ohne Azidose gesehen worden (MEYERS et al. 1979).

Den kranio-fazialen Infektionen mit Gesichtsschwellungen und eitrig-nekrotisierenden Sinusitiden, Ophthalmoplegien und Amaurosen folgen dann bald Hirnnervenausfälle, meningitische Zeichen und Symptome einer meist frontozerebralen Beteiligung. Fast durchweg kommt es innerhalb weniger Tage zum Exitus (BLATRIX et al. 1970). Ein Verlauf über mehrere Monate ist ungewöhnlich (BENTWICH et al. 1968).

Das auffallendste Merkmal der Zygomykose ist die Infarzierung. Die besondere Affinität des Pilzes zu den Gefäßwänden führt zu Thrombosen, von denen selbst die Karotiden und die Sinus ergriffen sein können. Von den Gefäßwänden aus breiten sich dann die Hyphen in das Hirngewebe, die Meningen und das Ependym aus (Abb. 80). Dabei ist entsprechend dem häufigsten Infektionsweg das basale Stirnhirn am meisten befallen, aber auch disseminierte Herde in Pons, Mittelhirn, Caudatum und Thalamus kommen vor (STRATEMEIER 1950; GUNSON u. BOWDEN 1955; MASUCCI et al. 1982). Selten ist dagegen ein Befall des Rückenmarkes (GREGORY et al. 1943; BANKER 1961; PARKHURST u. VLAHIDES 1967). Pilzhyphen lassen sich innerhalb der Thromben und des nekrotischen Gewebes reichlich erkennen, so daß auch eine Biopsie für die Diagnosestellung aussichtsreich ist (WATSON et al. 1985). Am Rand solcher Herde mit Invasion von Hyphen, aber fehlenden Nekrosen zeigt sich häufig keine oder nur eine geringe entzündliche Reaktion (HAMEROFF et al. 1970; STEFANI u. MEHRAEIN 1976; BAKER 1971). Selten ist eine granulomatöse Gewebsantwort auf den Pilzbefall oder gar eine Abkapselung eines solchen Granuloms nach Art eines Abszesses (RAO et al. 1978).

V. Histoplasmose

Die Histoplasmose ist weltweit verbreitet, in Mittel- und Nordamerika sind Endemiegebiete mit hoher Durchseuchung der Bevölkerung bekannt (JUBA 1958; COOPER u. GOLDSTEIN 1963). Zur Infektion des Menschen kommt es meist durch hyphenhaltigen Staub und erst die Dissemination der primär pulmonalen Histoplasmose führt zur Beteiligung anderer Organe (COUCH et al. 1978). Lediglich TYNES et al. (1963) konnten in zwei Fällen keine Organbeteiligung außerhalb des Nervensystems nachweisen. Histoplasma capsulatum wächst bei Temperaturen unter 35° in Myzelform, über 37° geht es in eine hefeartige Form über (thermaler Dimorphismus). Lediglich GERBER et al. (1966) haben über die Ausbildung von Hyphen auch in den Meningen berichtet. Die Erreger liegen in den befallenen Zellen, besonders Makrophagen, in riesiger Menge vor. Sie sind 2–4 μ groß, rund bis oval und von einem hellen Halo umgeben (KLIGMAN u. BALDRIDGE 1951). Die Identifikation ist im HE-Präparat schwierig, gut sichtbar sind die Organismen bei PAS-Färbung und Versilberungen (COOPER u. GOLDSTEIN 1963). Eine Verwechslungsmöglichkeit besteht mit Toxoplasmen.

Der klinische Verlauf der Histoplasmoseinfektion ist von der zellulären Immunantwort des Wirtes abhängig. Kommt diese nicht zustande, führt die Krankheit zum Tode. Bei gesunden Individuen wird dagegen die Vermehrung der Erreger unterbrochen, und sie werden unter Bildung von Granulomen, die zur Verkalkung neigen, abgekapselt. Es kann auch zu subklinischen, chronischen

Verläufen kommen, die dann oft erst als Zufallsbefund bei der Autopsie diagnostiziert werden (SCHULZ 1953; BELLIN et al. 1962; GERBER et al. 1966; COUCH et al. 1978). In der Zusammenstellung von COOPER u. GOLDSTEIN (1963) hatten von 19 Patienten mit intrakranieller Manifestation lediglich 5 stärkere klinische Symptome. Die Zunahme der zentralnervösen Histoplasmose seit Einführung der immunsuppressiven Behandlungsverfahren (KARALAKULASINGAM et al. 1976) erklärt sich durch die Aktivierung solcher chronischer Verläufe.

Die histopathologischen Veränderungen der meningo-zerebralen Histoplasmose sind sehr unterschiedlich. SHAPIRO et al. (1955) haben einen Einteilungsversuch vorgelegt, der von COOPER u. GOLDSTEIN (1963) auf fünf Typen erweitert wurde. Die *perivenöse miliare Granulomatose* beginnt mit der Ansammlung von erregerhaltigen Phagozyten unter der Intima kleiner meningealer und parenchymatöser Venen. Daraus können kleine, nicht nekrotisierende, perivenöse Granulome mit umgebender reaktiver Gliose entstehen. In Großhirn, Kleinhirn und Hirnstamm treten zahlreiche *parenchymale Granulome* ohne besondere Gefäßabhängigkeit auf. In ihrer Umgebung fehlt häufig eine gliöse oder fibröse Reaktion. Oberflächliche Granulome können zu einer fokalen Meningitis führen. Die *Histoplasmose-Meningitis* ist besonders in den basalen Anteilen angesiedelt. Im Vordergrund stehen perivaskuläre, granulomatös-entzündliche Reaktionen. Nekrosen der Arterienwände wurden zwar von SHAPIRO et al. (1955) gesehen, scheinen aber nicht häufig zu sein. Die Gefäßlumina werden durch die Proliferation zwar eingeengt, es kommt aber nicht zu Thrombosierungen. Ein Übergreifen der Entzündung auf den Kortex tritt nicht ein (SPROFKIN et al. 1955), es kann lediglich einmal zu oberflächlichen Parenchymnekrosen kommen. Solitäre *Histoplasmome* bis zu mehreren Zentimeter Durchmesser aus Epitheloidzellen und erregerbeladenen Histiozyten mit einer zentralen Nekrose sahen außer COOPER u. GOLDSTEIN (1963) auch WHITE u. FRITZLEN (1962) und GREER et al. (1964). Als fünfte Form werden mehr oder minder zahlreiche mit Histoplasmen angefüllte Makrophagen in den Meningen ohne jede sonstige entzündliche Reaktion als *histiozytäre Histoplasmose* angesehen.

Während SCHULZ (1953), SPROFKIN et al. (1955) und JUBA (1958) auf das Fehlen von Riesenzellen vom Langhans- oder Fremdkörpertyp hinweisen, wurden diese von COOPER u. GOLDSTEIN (1963), wenn auch nicht in großer Anzahl, gefunden.

VI. Kokzidioidomykose

Coccidioisis immitis ist ein dimorpher Pilz, der im Erdreich als Myzel auftritt, im Gewebe dagegen als Sphärulae: Zystische Pilzzellen die mit Endosporen gefüllt sind. Die runden bis ovalen, dünnwandigen Zysten färben sich mit HE gut an, während die Endosporen mit Groccotts Silber-Methamin oder PAS deutlicher darzustellen sind. Der Pilz kommt in trockenen Regionen im Südwesten der Vereinigten Staaten und in Mittel- und Südamerika vor. Zur menschlichen Infektion kommt es durch Inhalation von Arthrosporen, die zur eitrigen oder auch käsig-granulomatösen Pneumonie führen. Die Dissemination erfolgt auf dem Blutweg oft schon bald nach der Infektion (EINSTEIN 1974), in letzter

Zeit sind Ausbreitungen unter Immunsuppression auch erst nach lange zurück-
liegender Primärinfektion gesehen worden (MURPHEY et al. 1971).

Bei einer Dissemination kommt es oft nur zur Meningitis (CAUDILL et al.
1970). Zur Beteiligung des Rückenmarkes kann es auch einmal durch ein Übergreifen von Wirbelherden kommen. Man schätzt die meningitische Beteiligung
auf ein Drittel bis auf die Hälfte der Infizierten. Die Meningitis ist oft das
erste Krankheitszeichen mit zumindest anfänglich nur geringen Beschwerden
(MÜLLER u. SCHALTENBRAND 1948; EINSTEIN 1974). Der Verlauf ist meist chronisch (NORMAN u. MILLER 1954).

Die Meningitis ist generalisiert, zeigt aber eine basale Betonung. Sie ist ausgesprochen exsudativ-granulomatös mit Lymphozyten, Histiozyten und Plasmazellen. Diese Formationen sind immer wieder von Knötchen durchsetzt, die
schon makroskopisch erkennbar sind und zum Vergleich mit einer tuberkulösen
Meningitis führen (RAND 1930). Diese Knötchen enthalten Langhanssche Riesenzellen mit charakteristischen Organismen und neigen teilweise zur zentralen
Verkäsung. Das faserbildende, gefäßreiche Granulationsgewebe kann, zumal
wenn noch eine Ependymitis hinzukommt, zu Liquorabflußstörungen und damit
zum Hydrozephalus führen (RAMSEYER et al. 1966).

Durch die arteriitischen Veränderungen kommt es zu Infarkten in der Hirnoberfläche. Eine rein enzephalitische Form der Kokzioidose kommt nicht vor.
Intrazerebrale Abszesse sind sehr selten (RHODEN 1946; CRAIG u. GATES 1949).

VII. Nordamerikanische Blastomykose

Erkrankungen durch „Hefen" wurden bis in die neuere Zeit teilweise unter
dem Begriff „Blastomykose" subsumiert (QUODBACH 1938; HEINE et al. 1940),
besonders wurde der Begriff als Synonym für die Kryptokokkose, Kokzidioidose
und Paracoccidioidosis brasiliensis benützt (SEELIGER 1981).

Die echte nordamerikanische Blastomykose, auch „Gilchrist's disease", ist
im Bereich zwischen Mexiko und Kanada zu Hause, Endemiegebiete sind auch
aus Südamerika und neuerdings aus Afrika bekannt. Einzelbeobachtungen kommen auch aus anderen Teilen der Welt. Der Erreger, Blastomyces dermatitidis,
ist dimorph: In der Kultur bildet er bei Raumtemperatur ein Myzel, im Gewebe
zeigt er eine hefeähnliche, runde Form. Die Pilzmembran erscheint schon im
HE-Schnitt doppelt konturiert. Eine Verwechslung mit Histoplasma capsulatum
ist leicht (PETERS 1962).

Der Erreger kommt als Saprophyt im Erdboden vor und führt durch Inhalation zu Lungeninfektionen. Im Verlauf einer systemischen Ausbreitung von der
alle Organe betroffen werden können und die durch einen Dermatotropismus
ausgezeichnet ist, kommt es nicht allzu häufig zur Beteiligung des Zentralnervensystems, auch epi- und subdurale Abszesse wurden gesehen (GREENWOOD u.
VORIS 1950; CHICK et al. 1960). Die direkte Invasion des Zentralnervensystems
über paranasale Sinus stellt eine Ausnahme dar (GREER 1960).

Am häufigsten führt die nervöse Blastomykoseinfektion zur chronischen,
basal betonten, fibrös-granulomatösen Meningitis. Die Granulome bestehen aus

Epitheloidzellen, Riesenzellen und Rundzellinfiltraten und neigen zur zentralen, käsigen Einschmelzung. Selten treten kleine Haemorrhagien auf. Die intra- und extrazellulär gelegenen Erreger sind leicht nachzuweisen.

Intrazerebral kommt es zu multiplen Mikroabszessen, aber auch zu singulären oft ausgedehnten Abszessen (LEERS et al. 1972; RIPPON et al. 1977). Als Ausnahme wird eine intrazerebrale Abszedierung ohne gleichzeitige Meningitis angesehen (CRAIG u. CARMICHAEL 1938; LEERS et al. 1972).

VIII. Chromomykose

Bei der Bezeichnung dieser Krankheit herrscht eine gewisse Konfusion. Es handelt sich um mehrere unterschiedliche, aber verwandte Erreger, wie Cladosporium oder Phialophora, mit verschiedenen Unterarten. Ihnen ist eine dunkelbraune Färbung der Erregerzellwände gemein, die sie schon im Nativpräparat erkennen läßt. Es sind auch Bezeichnungen wie „Chromoblastomykose", „Cladosporiose" oder "Dermatomykose" geläufig (BENNETT et al. 1973; SEELIGER 1981).

Die Erreger sind Bodensaprophyten, besonders warmer Länder, aber gar nicht so selten auch gemäßigter Regionen. Die häufigste Krankheitsform ist eine Hautchromomykose mit chronischer Granulomatose. Auf welchem Wege die intrazerebrale Infektion zustande kommt und ob überhaupt eine engere Verbindung mit der Hautkrankheit besteht ist unsicher (SYMMERS 1960).

Im Gehirn führt der Pilzbefall zu Abszessen, die häufig frontal oder parietal gelegen sind und auch zu Konglomeraten anwachsen können. Auch eine spinale Beteiligung wurde beschrieben (TAKAHASHI et al. 1973). Im allgemeinen kommt es bei dem meist chronischen Verlauf zu einer derben Kapselbildung. Die Abszeßhöhle ist mit akut- und chronisch entzündlichen Zellformen, gelegentlich Riesenzellen, nekrotischem Gewebe und zahlreichen Pilzmyzelen angefüllt.

Diese sind, wenn nicht die dunkle Färbung der stark septierten Hyphen beachtet wird, schwierig von Candidainfektionen zu unterscheiden. Die basalen Meningen und das Ependym sind meist mitbetroffen. Hier kann die Erregeranhäufung bis zum Bild reiner Pilzkulturen führen. Es kommt auch zur Gefäßinvasion mit nekrotisierender Thrombangiitis und gelegentlichen kleinen Hämorrhagien (BINFORD et al. 1952; RILEY u. MANN 1960; DUQUE 1961; WAROT et al. 1961; SHIMAZONE et al. 1963; TSAI et al. 1966; SALEM et al. 1983).

E. Virusinfektionen

Der Befall des Zentralnervensystems durch Viren erfolgt überwiegend auf dem Blutwege. Durch Schädigung der endothelialen Zellen im Verlaufe einer Virämie wird die Bluthirnschranke durchbrochen, die in intaktem Zustand weitgehenden Schutz des Gehirns bei Allgemeininfektionen darstellt, und die Viren können in das Gehirn eindringen. Aber auch eine Neuroprobasie (neural spread), also eine Erregerwanderung entlang der Nervenstränge, ist zumindest bei Lyssa, verschiedenen Viren der Herpesgruppe und bei Arboviren bekannt. Im Gehirn werden von den Viren Parenchymzellen allgemein oder auch selektiv befallen (JOHNSON u. MIMS 1968). Es kommt zu einer Virusvermehrung, die zur raschen Zerstörung von Zellen und damit zur Freisetzung von Viruspartikeln führt. Neben dieser durch Zellzerfallsprodukte ausgelösten resorptiven Entzündung mit Granulozyten und Makrophagen kommt es durch das virale Antigen parallel zu einer Entzündung von defensivem Charakter mit lymphozytär-plasmazellulärer Beteiligung. Über Virusaufnahme und Vermehrung in Mesenchymzellen werden dann weitere Nervenzellareale betroffen (SIMON et al. 1970).

Virusinfektionen führen somit im Gehirn überwiegend zu Polioenzephalitiden, bei denen allerdings die weiße Substanz, wenn eben auch in geringerem Ausmaße, mitbeteiligt sein kann.

Dabei werden von einzelnen Virusarten bestimmte Hirnregionen – wohl auf Grund biochemischer Besonderheiten (SEITELBERGER 1965) – bevorzugt. Wir treffen somit Bilder an, die von der Partialenzephalitis über die Panenzephalitis mit örtlicher Akzentuierung bis zur reinen Panenzephalitis reichen. Solche Ausbreitungsmuster können auf Grund des morphologischen Befundes ätiologische Hinweise geben. Es hat sich allerdings gezeigt, daß es innerhalb derartiger Prozeßlokalisierungen erhebliche Streuungen und Inkonstanzen gibt (JACOB 1961; ARENDT 1965). Da die meisten dieser neuropathogenen Viren auch in der Lage sind, neben Enzephalitiden reine Meningitiden hervorzurufen, läßt auch die klinische Symptomatik keinen sicheren Rückschluß auf die verantwortliche Erregerart zu (SCHEID 1960).

In der Diagnostik viraler Infektionen spielen „Einschlußkörperchen" eine besondere Rolle. Ein solcher Befund kann aber nicht als spezifisch für eine Virusinfektion angesehen werden, da es auch andere Ursachen für derartige Einschlußbildungen in Nerven- und Gliazellen gibt (KRÜCKE 1957; HAYANO et al. 1976). Es ist deshalb zu fordern, daß Einschlußkörper einwandfrei mit dem Mikroskop erkannt werden können, daß sie entsprechende Lokalisation, Morphologie und mikrochemische Eigenschaften aufweisen und daß begleitende Zellgewebsveränderungen zu ihnen in Beziehung stehen (REUTER 1959). Es steht auch fest, daß während einer Infektionskrankheit derartige Einschlußkörperchen nur zu bestimmten Zeiten im Gehirn nachweisbar sind (SPAAR 1965). In der Neuropathologie haben, abgesehen von zytoplasmatischen Einschlußkörperchen bei der Tollwut, besonders die intranukleären vom Typ A nach Cowdry eine Bedeutung. Es handelt sich hierbei um homogene, mitunter auch leicht granulierte, gewöhnlich eosinophile und mit einem Halo umgebene Gebilde, die den Zellkern ausfüllen und dabei den Nukleolus an den Rand drängen. Sie sind als Reaktionsprodukte der befallenen Zellen anzusehen, ohne daß dabei regelmäßig Elementarteilchen in ihnen enthalten zu sein brauchen.

Versuche einer Systematik der Viruskrankheiten des zentralen Nervensystems sind mehrfach unternommen worden. Dabei hat man pathogenetische, morphologische oder epidemiologische Gesichtspunkte in den Vordergrund gestellt, ohne daß bei der Komplexität dieser Krankheitsbilder einem dieser Gesichtspunkte der Vorzug zu geben ist (MOLLARET u. SCHNEIDER 1963; POPESCO 1969).

I. Enteroviren

1. Poliomyelitis anterior (Heine-Medinsche Krankheit)

Durch die großartigen Erfolge der aktiven Immunisierungen gegen die spinale Kinderlähmung – wie sie wegen ihres klinischen Verlaufes auch genannt wird – ist deren Bedeutung geringer geworden. Morphologisch bietet sie den typischen Befund und Verlauf einer Virusenzephalitis und ein Beispiel für Diskrepanzen zwischen klinischer Symptomatik und morphologischem Befund. Obwohl WICKMAN bereits 1905 auf die Beteiligung des gesamten Zentralnervensystems am entzündlichen Prozeß hingewiesen hatte, wurde die Poliomyelitis als entzündliche „Systemerkrankung" angesehen, ja als Beispiel für eine Pathoklise ausgewählter Zellarten herangezogen (KINO 1928) (Abb. 81). Umfangreiche systematische Untersuchungen an größerem Material nach Epidemien (BAKER et al. 1950, 1952; SIMMA 1960; KALM 1950, 1952) haben den poliomyeloenzephalen Befall und dessen Schwerpunkte betont. Dabei hat BAKER besonders die klinische Symptomatik bei bulbären und hypothalamischen Formen dargestellt (Abb. 82). Außer den motorischen Arealen zeigen auch die vegetativen und sensiblen Kerngebiete des Rückenmarks und des Gehirns, die extrapyramidalen Zentren, das Kleinhirn, der Thalamus, die Rinde des Frontal- und Parietalhirns diffuse oder herdförmige Ausfälle und die weiße Substanz ist in Form perivenöser Entmarkungen beteiligt (KALM 1950). Demgegenüber hebt PETERS (1970) den fast elektiven Befall der Area giganto-pyramidalis als differentialdiagnostisches Kriterium gegenüber den Arbo-Virus-Enzephalitiden hervor (Abb. 83).

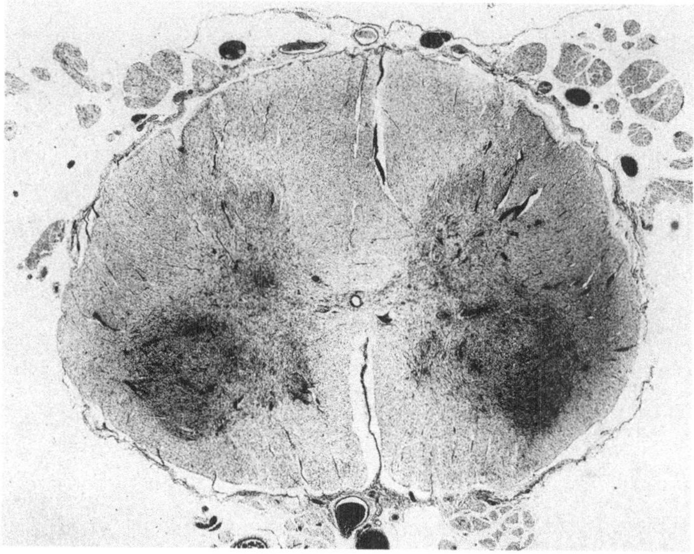

Abb. 81. Poliomyelitis acuta. Schwere entzündliche Veränderungen im Grau des Rückenmarkes mit Betonung in den Vorderhörnern. 3. Krankheitstag bei einem 16jährigen. Kresylviolett

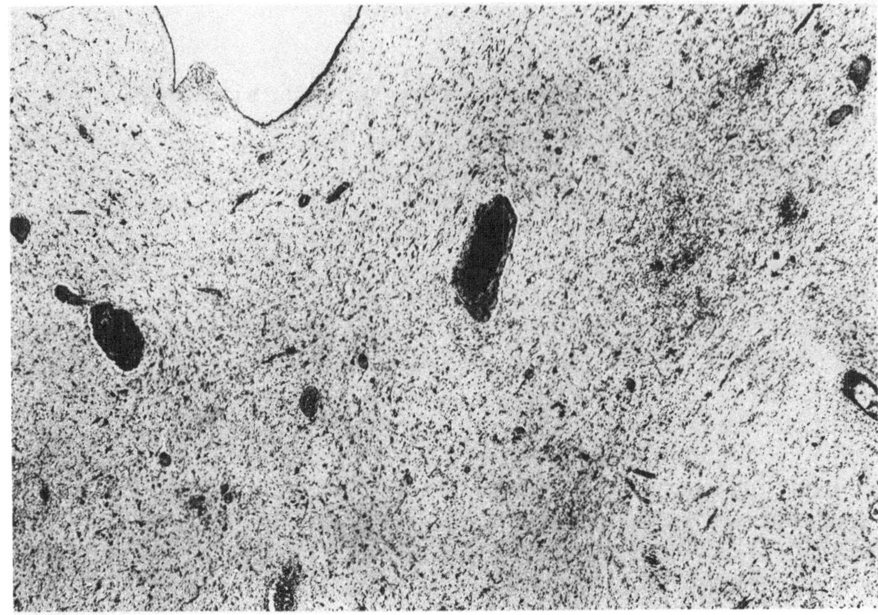

Abb. 82. Poliomyelitis acuta. Boden des III. Ventrikels mit lymphozytären Gefäßinfiltraten und diffuser gliös-mesenchymaler Reaktion. Kresylviolett. × 60

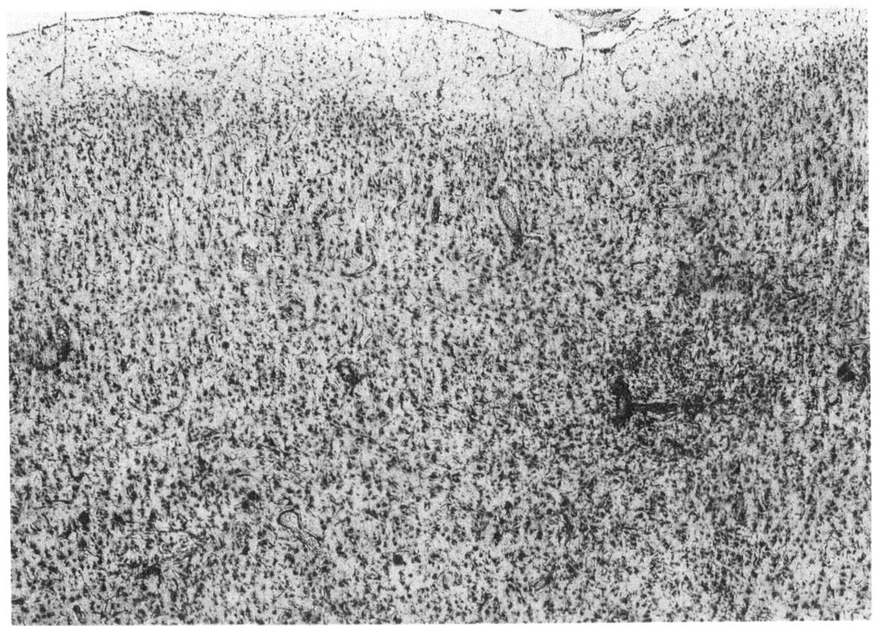

Abb. 83. Poliomyelitis acuta. Area gigantopyramidalis mit entzündlichen Veränderungen sämtlicher Rindenschichten. 6. Krankheitstag bei einem 4jährigen. Kresylviolett. × 50

Dem Befall des Zentralnervensystems geht eine Virämie voraus, und bereits in diesem Stadium mit allgemeinen Krankheitssymptomen läßt sich eine Liquorpleozytose als Zeichen der abakteriellen Meningitis finden. Die Veränderungen an den motorischen Ganglienzellen beginnen mit degenerativen Zeichen wie Tigrolyse, Zellblähungen, Vakuolenbildung, Pyknose und Randständigkeit des Zellkerns, bis es dann zu einem Zerfall der betroffenen Nervenzelle kommt. Ihre Konturen werden unscharf, sie lösen sich vom Rande her auf. Dabei ist die Zelle anfangs von Leukozyten und Lymphozyten umgeben, die dann aber immer stärker durch Mikrogliazellen ersetzt werden, die die Zerfallprodukte teilweise über Körnchenzellen weiter abbauen und abtransportieren. Später ist der Ort einer solchen „Neuronophagie" nur noch durch einen Haufen von Mikrogliazellen gekennzeichnet, der mitunter die Form der einstigen Ganglienzellen mit ihren Fortsätzen nachzeichnet (Abb. 84). Dieser Nervenzelluntergang ist nicht gleichmäßig ausgebreitet, sondern die Stärke der krankhaften Veränderungen kann im Rückenmark, das vom Prozeß am stärksten betroffen ist, von Schnitt zu Schnitt wechseln. Dabei ist aber eine Betonung in der lumbalen Intumeszenz unverkennbar.

Innerhalb des Rückenmarkes ist darüber hinaus auch ein besonderes Betroffensein medialer Partien erkennbar, während die dorso-lateralen Zellgruppen weniger intensiv und auch später befallen werden. Da die medialen Ganglienzellen des Vorderhornes überwiegend die proximalen Muskelgruppen innervieren, wird durch diese topischen Verhältnisse der primäre Ausfall der Muskeln des Schultergürtels, der Oberarme, des Rückens, der Hüfte und des Oberschenkels verständlich, während die Atemmuskulatur, die zur distalen gehört, erst später folgt (PETTE u. KALM 1953).

Neben diesem Nervenzelluntergang und der mesenchymal-gliösen Reaktion in ihrer Umgebung, die auch als sekundäre Reaktion auf den Zelluntergang angesehen werden kann, liegt aber auch eine mesodermale Infiltration – anfänglich vor allem von Leukozyten und später überwiegend von Plasmazellen und Lymphozyten bei gleichzeitiger Proliferation der Mikroglia – vor, die an Intensität und Ausdehnung weit über eine sekundäre Reaktion auf einen Nervenzelluntergang hinausgeht. Im allgemeinen ist im Rückenmark eine ausgebreitete diffuse Beteiligung der grauen Substanz vorhanden, aus der immer wieder infiltrative Verdichtungszonen heraustreten. In der weißen Substanz sind die Veränderungen wesentlich geringer, sie beschränken sich hier häufig auf perivaskuläre, überwiegend perivenöse Lymphozyten- und Plasmazellmäntel.

Im Verlauf der Poliomyelitis kann es, wenn auch selten, zu geringen Blutaustritten und Gewebseinschmelzungen, besonders in den Vorderhornanteilen des Rückenmarkes, kommen. Im allgemeinen weisen nach Abklingen der entzündlichen Erscheinungen lediglich die Rarefizierungen der motorischen Ganglienzellen und Fasergliosen auf die durchgemachte Krankheit hin (Abb. 85). Klinische Beobachtungen haben vereinzelt noch Wochen und Monate nach einer durchgemachten Poliomyelitis acuta Erhöhung der Liquorzellzahl ergeben, und es hat sich damit die Frage gestellt, ob auch nach Abklingen der klinischen Erscheinungen noch Entzündungen im Zentralnervensystem und den Meningen ablaufen können. Zur Beantwortung dieser Frage haben die Beobachtungen an Poliomyelitis-Patienten, die durch Behandlung im Respirator den Beginn der Krankheit

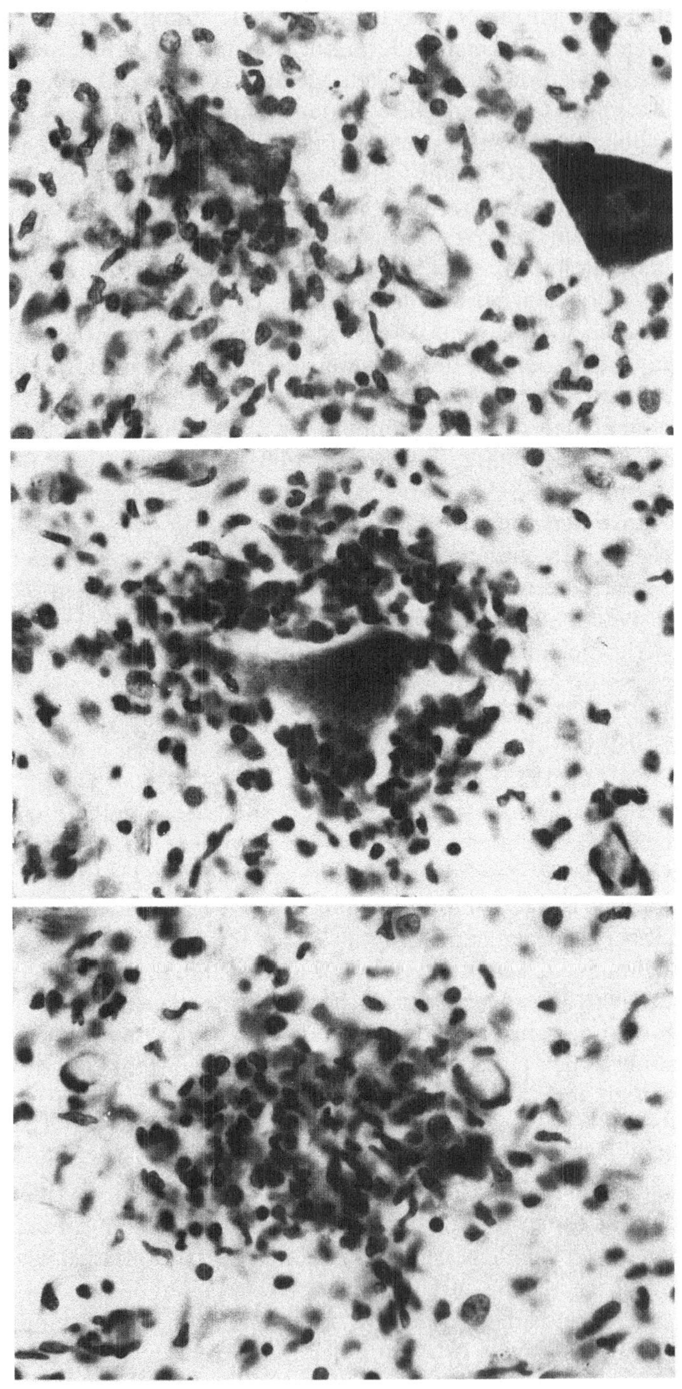

Abb. 84. Fall wie Abb. 81. Verschiedene Neuronophagiestadien an motorischen Vorderhornzellen des Rückenmarkes. Kresylviolett. × 600

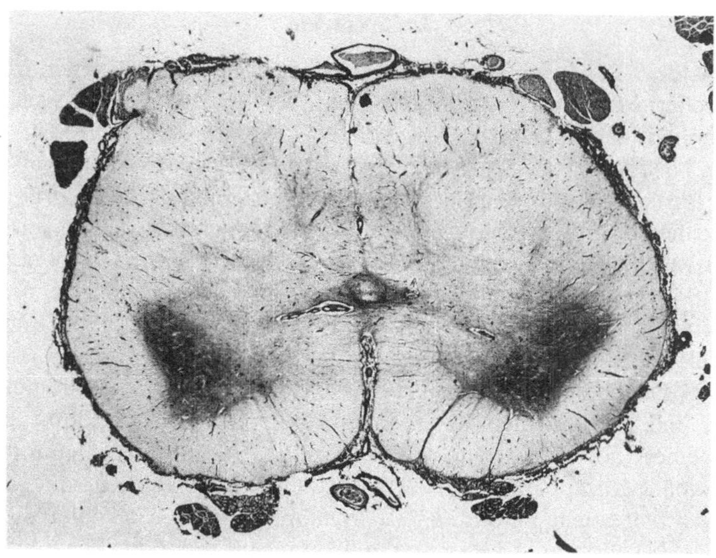

Abb. 85. 61jähriger mit Poliomyelitis in der Kindheit. Dichte Fasergliose im Bereich der Vorderhörner. Kanzler

um Monate bis Jahre überlebten, gewisse Hinweise gegeben. Es wurden durchweg noch entzündliche Gewebsveränderungen mit Lymphozyten-Infiltrationen und Gliaknötchen gesehen (SCHARENBERG 1955; NOETZEL 1957; ULE 1961; KONOWALOW et al. 1953; SCHEIDEGGER 1964). SCHARENBERG fand dazu noch frische Nekrosen im Bereich der Vorderhörner des Rückenmarkes. Ob diese Veränderungen als Hinweis auf subakute bzw. chronisch entzündliche Verlaufsformen der Heine-Medinschen Krankheit angesehen werden können, muß offenbleiben.

ULE sieht in ihnen lediglich Begleiterscheinungen der noch nicht abgeschlossenen resorptiven und reparativen Vorgänge, die aber einen Hinweis auf das Ausmaß der Parenchymschädigung und der noch bestehenden Gewebsirritationen geben.

Ob es eine chronische Poliomyelitis gibt, ist seit Ende des vorigen Jahrhunderts immer wieder unterschiedlich beurteilt worden, wobei allerdings zu berücksichtigen ist, daß der Begriff der Poliomyelitis mitunter auch degenerative Krankheiten mit einschloß (HADDENBROCK 1944). BODECHTEL (1948) betrachtet alle die Fälle, in denen einige Jahre nach einer Poliomyelitis nukleäre Muskelatrophien auftreten, als chronische Verlaufsform. Die klinischen und histologischen Befunde in den Fällen von LEHOCZKY u. ESZENYI-HALASY (1950) und VAN BOGAERT et al. (1963) sprechen ebenfalls durchaus für ein chronisches Geschehen. Dagegen lehnt TUTHILL (1962) die chronische Poliomyelitis mit Entschiedenheit ab. Ihre morphologischen Untersuchungen von 3 solcher klinischer progredienter Poliomyelitisverläufe deckten andere Ursachen für die zunehmenden Ausfälle auf.

2. Coxsackie

Coxsackie-Virus-Infektionen rufen besonders bei Neugeborenen Myokarditis und Lebernekrosen hervor. Häufig kommt es hierbei auch zu Meningitiden und Enzephalitiden (Kibrik u. Benirschke 1956; Delancy u. Fukunaga 1958; Hosier u. Newton 1958; Simenhoff u. Uys 1958; Sussman et al. 1959; Moossy u. Geer 1961; Grist u. Roberts 1962). Die enzephalitischen Herde bestehen aus Gliazellen, Lymphozyten und gar nicht selten auch aus polynukleären Zellen sowie perivaskulären Infiltraten. Petechien werden erwähnt (Javett et al. 1956). Bozsik (1959) betont, daß der Zeitfaktor und die biologischen Eigentümlichkeiten der einzelnen Virusstämme für das Zustandekommen dieser unterschiedlichen Bilder in Betracht gezogen werden müssen.

Die viel selteneren Todesfälle bei Erwachsenen – die Allgemeininfektion mit Myalgien und Pleurodynien ist als Bornholmer-Krankheit bekannt – ergaben ebenfalls eine Choriomeningitis (Price et al. 1970), aber auch hämorrhagisch-nekrotisierende Enzephalitiden (Heathfield et al. 1967). Die entzündlichen Veränderungen zeigen eine Betonung im Hirnstamm und im Rückenmark. Im Rückenmark ist besonders das Grau und in diesem sind wiederum die Vorderhörner betroffen. Hier kommt es auch zu Ganglienzelluntergängen mit Neuronophagien, so daß in manchen Fällen eine exakte Differentialdiagnose zur Poliomyelitis anterior nicht mehr möglich ist. Grist u. Roberts (1962), denen auch die Übertragung des Typ A 7 auf Rhesusaffen gelang, der im Rückenmark gleichartige Veränderungen erzeugte, wollen deshalb den Terminus „Poliomyelitis ant. ac." nicht mehr nur auf die 3 klassischen Poliomyelitiserreger beschränkt wissen. Im klinischen Verlauf sind die mit Paresen einhergehenden Coxsackie-Erkrankungen gegenüber der Kinderlähmung wesentlich milder und rückbildungsfähiger.

3. ECHO-Viren

Die etwa 30 Arten von ECHO-Viren (Enteric-Cytopathogenic-Human-Orphan) haben mit den Poliomyelitis- und Coxsackie-Viren nicht nur die Vermehrung und Ausscheidung durch den Magen-Darm-Trakt gemein, auch die durch sie hervorgerufenen klinischen Erscheinungen ähneln sich weitgehend. Infektionen führen zu Meningitiden mit meist nur geringen Zellzahlerhöhungen, die oft von Muskel- und Gliederschmerzen begleitet sind. Mehrfach ist auch über passagere Lähmungen berichtet worden, die einer milden Poliomyelitis gleichen (v. Oldershausen et al. 1960). Todesfälle sind bisher nur wenige bekannt geworden (Steigman 1957; Verlinde u. Wilterdink 1958). Vor allem Tierversuche haben gezeigt, daß die pathologischen Veränderungen sowohl qualitativ als auch topisch denen der Poliomyelitis weitgehend ähneln.

Als neuropathogen haben sich besonders die Typen 2, 4, 6, 9 und 16 herausgestellt.

II. Arboviren

Die über die ganze Erde verbreiteten Arboviren (arthropodeborne-viruses) stellen weder morphologisch noch serologisch eine homogene Gruppe dar. Das Gemeinsame ist ihre Epidemiologie: Sie werden von blutsaugenden Arthropoden auf Wirbeltiere oder Menschen übertragen, dort rufen sie eine Virämie hervor und vermehren sich in bestimmten Geweben (CHAMBERLAIN 1968). Von den bisher über 200 bekannten Viren sind einige Erreger neurotrop und menschenpathogen. Entsprechend dem tierischen Überträger werden die durch Zekken und die durch Stechmücken übertragenen Krankheiten unterschieden. Eine Übertragung von Mensch zu Mensch ist nicht bekannt. Wegen ihres serologischen Verhaltens wird unter den menschpathogenen Viren eine Gruppe A, die sich auf die Pferdeenzephalitiden beschränkt, von der Gruppe B unterschieden, die die restlichen Krankheitserreger umfaßt.

1. Tick-borne-Enzephalitisgruppe (TbE)

Innerhalb der Zeckenenzephalitiden gibt es eine Gruppe biologisch unterschiedlicher Viren, deren Antigene mit gewöhnlichen serologischen Methoden nicht zu unterscheiden sind (MÜLLER 1975). Hierunter sind für die Neuropathologie die Viren der Russian spring-summer-encephalitis (RSSE), der zentraleuropäischen Enzephalitis (CEE) oder auch Frühsommer-Meningo-Enzephalitis (FSME) und des Louping-ill von Bedeutung.

Beim Louping-ill handelt es sich primär um eine auf den britischen Inseln beim Schaf vorkommende Meningoenzephalitis, die die sog. „Drehkrankheit" hervorruft. Die Menschenpathogenität scheint gering zu sein. Bisher sind hauptsächlich Laborinfektionen und nur wenige natürliche Infektionen bekannt geworden (DAVIDSON et al. 1948; LIKAR u. DANE 1958).

Von den beiden übrigen Enzephalitiden, die auch unter anderen Lokalbezeichnungen beschrieben worden sind, ist die sog. russische hauptsächlich in Sibirien verbreitet, gewinnt aber westlich des Ural Anschluß an das Ausbreitungsgebiet der zentraleuropäischen (MINAUF u. TATEISHI 1967), die eine geringere Pathogenität haben soll. Die Befunde, die für beide Formen zahlreich vorliegen, ergeben weder grundlegende Abweichungen voneinander noch gegenüber den seltenen Humanfällen von Louping-ill, so daß sie als morphologische Einheit betrachtet werden können (SEITELBERGER u. JELLINGER 1966). Das klinische Bild ist sehr unterschiedlich. Es kann von der flüchtigen abakteriellen Meningitis bis zur foudroyanten, innerhalb weniger Tage zum Tode führenden Enzephalitis reichen (GRINSCHGL 1955; HENNER u. HANZAL 1963). Häufig wird ein biphasischer Verlauf beobachtet: Auf das wenige Tage anhaltende Fieber in der Virämie-Phase folgen nach kurzer Besserung unter erneutem Fieberanstieg die neurologischen Ausfälle. Besonders die RSSE führt häufig, seltener dagegen die CEE, zu einer schlaff-paretischen Form unter Betonung der Nacken-Schulter-Muskulatur, so daß auch klinisch die Differentialdiagnose zur Poliomyelitis Schwierigkeiten bereiten kann (JELLINGER u. KOVAC 1960; GRASCENKOV 1964).

Die primären pathologischen Veränderungen liegen bei der TbE in der Nervenzelle, die mit Degeneration reagiert, die über Zellschwellung, Chromatolyse, Kernschrumpfung zum Untergang der Zellen – teilweise als Neuronophagien – führt (Abb. 86). Erst im Gefolge dieser Parenchymschäden kommen entzündliche Reaktionen des Mesenchyms mit Gefäßinfiltraten – besonders um Venen und Venolen – aus Lymphozyten, Plasmazellen, Histiozyten und in Frühfällen auch Leukozyten hinzu (Abb. 87). Auch interstitiell kommt es zu mehr oder

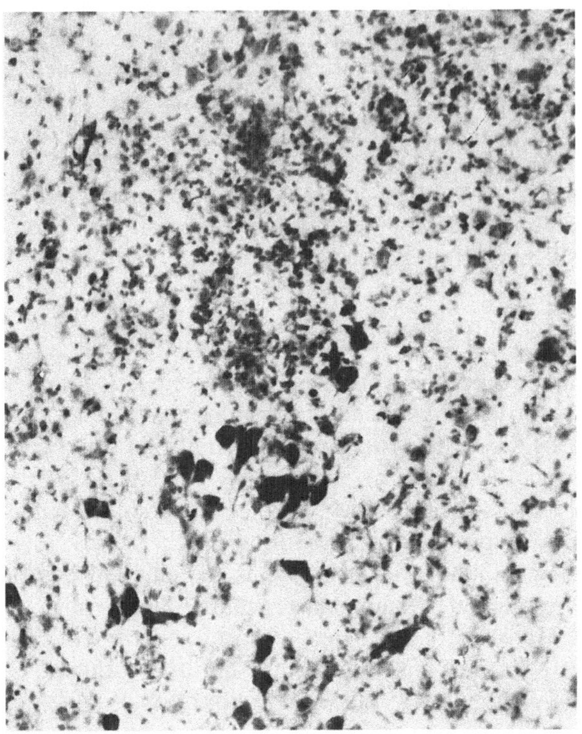

Abb. 86. Tick-borne-Enzephalitis. Gliös-mesenchymales Infiltrat in der Pons mit mehreren Neuronophagien. Kresylviolett. × 100

weniger dichten, knötchenförmigen Zellansammlungen oder auch zu lockeren diffusen Infiltrationen (Abb. 88).

In solchen entzündlich veränderten Bereichen steht dann die mesenchymale Komponente ganz im Vordergrund und überlagert die parenchymatösen Vorgänge (Jervis u. Higgins 1953) (Abb. 89). Nach van Bogaert u. Radermecker (1963b), Seitelberger u. Jellinger (1966) ist die Beteiligung der Mikroglia an diesen Veränderungen im Gegensatz zu den Enterovirus-Infektionen geringer. Simma (1960) u. Peters (1970) messen aber für die Ausbildung der Mikrogliareaktion einer zeitlichen Komponente Bedeutung bei, bzw. warnen vor einer Verallgemeinerung solcher Befunde. Wender (1966) weist auf die individuell unterschiedliche Gewebsreaktion und die örtlichen Verlaufsunterschiede bei der TbE hin. Hauptsächlich im Mark finden sich nach längerem Krankheitsverlauf spongiöse Fokalnekrosen, wie sie besonders von der Encephalitis japonica bekannt sind. Sie werden als eine gefäßabhängige infiltrativ-toxische Schädigung neuroektodermaler Gewebselemente (subtotale Nekrose) angesehen (Seitelberger u. Jellinger 1966).

Topisch handelt es sich bei der TbE um eine „fleckförmige Polio-Enzephalomyelitis" mit geringer meningealer Beteiligung (Környey 1978). Im Rückenmark sind immer die Vorderhörner, häufig auch die Hinterhörner, befallen.

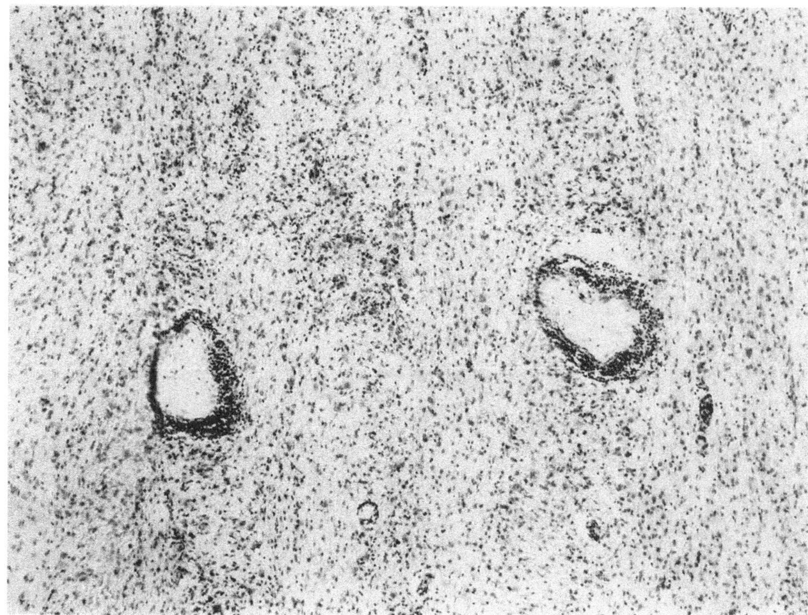

Abb. 87. Fall wie Abb. 86. Haubenregion. Rundzellmäntel um die Gefäße bei diffuser Gewebsinfiltration. Kresylviolett. × 100

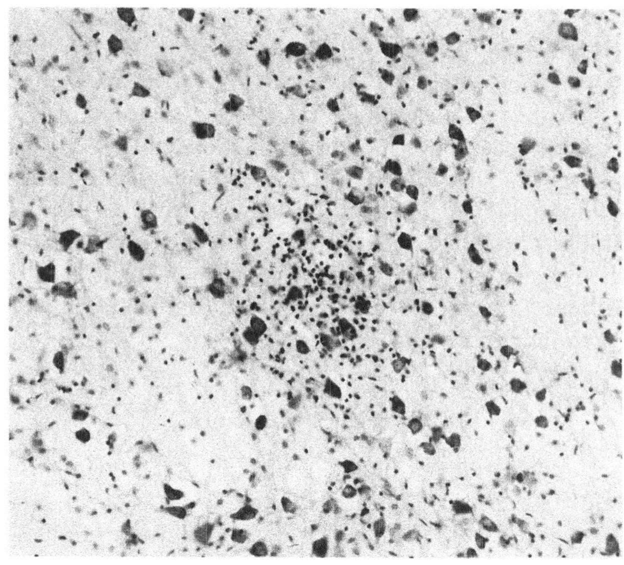

Abb. 88. Tick-borne-Enzephalitis. Diskretes Rundzellinfiltrat in den Brückenkernen. Kresylviolett. × 90

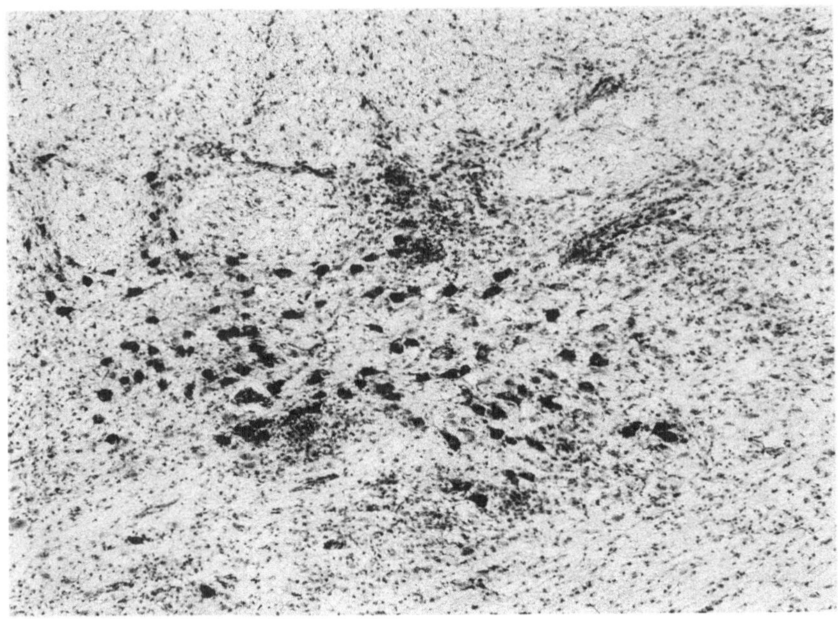

Abb. 89. Fall wie Abb. 86. Infiltrate im Brückenfuß. „Polioenzephalitis mit Bevorzugung des Brückenfußes" (Spatz). Kresylviolett. × 80

Am stärksten betroffen sind die Zervikal- und oberen Thorakalsegmente, während im Gegensatz dazu bei der Poliomyelitis der Schwerpunkt im Lumbalbereich liegt. Weitere Schwerpunkte liegen in den unteren Oliven, dem Grau des Brückenfußes und in der Kleinhirnrinde (Haymaker 1961b). In der letzteren sind sämtliche Schichten beteiligt, die Purkinjezellen können weitgehend zerstört werden. Über die Rinde hinaus sind aber auch das Mark und die Kleinhirnkerne betroffen. Einen weitgehend konstanten Befall bieten noch der Thalamus, Nucl. tuberomammillaris und die lateralen Tuberkerne im Hypothalamus. Ebenso soll das Riechhirn mit dem Nucl. amygdalae schwer befallen sein, während die weitere Großhirnrinde bei der CEE eine diffuse Knötchenaussaat aufweist. Bei der RFSE dagegen ist nach van Bogaert u. Radermecker (1963b) nur eine geringe diffuse Rindenaffektion vorhanden, dafür aber ähnlich der Poliomyelitis eine Betonung in der Präzentralregion.

2. Encephalitis japonica

Unter den durch Mosquitos übertragenen Enzephalitiden ist die japanische Form die bekannteste. Diese Krankheit läuft auch unter der Bezeichnung Encephalitis B. Die weltweite Pandemie der E. epidemica (Economo 1929) hatte nach dem 1. Weltkrieg Japan ebenfalls heimgesucht. Dabei war es anfänglich unklar, ob diese mit den in Japan schon zumindest seit Jahrzehnten bekannten auch in Epidemien auftretenden Enzephalitiden identisch ist.

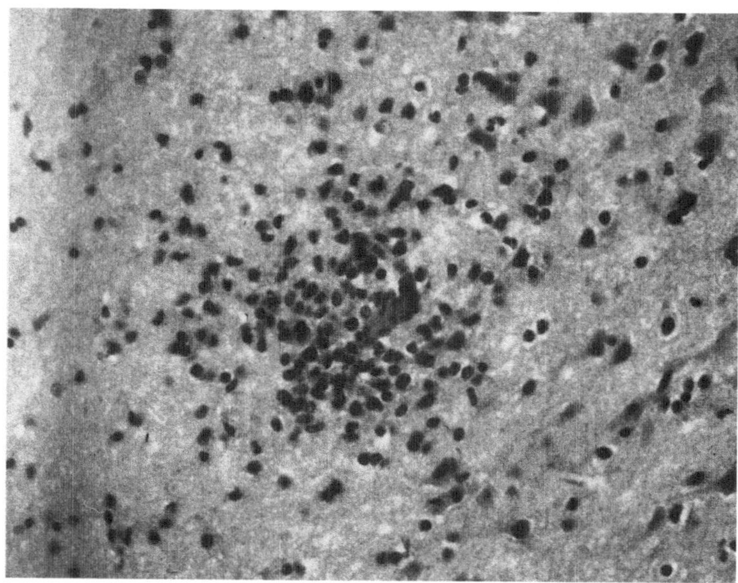

Abb. 90. Encephalitis japonica. Gliaknötchen am Rande einer Nekrose (*links*). HE × 250

Der klinische Verlauf machte aber eine Trennung möglich und man bezeichnete diese japanische Form als „E. epidemica Typus B" gegenüber der europäischen A-Enzephalitis (KANEKO u. AOKI 1928). 1935 konnte das Virus der B-Enzephalitis auf Affen übertragen werden (HAYASHI 1935).

Entsprechend ihrem Vektor, einer Stechmücke, tritt die Krankheit vorwiegend in der heißen Jahreszeit auf. Ihr Hauptausbreitungsgebiet sind die japanischen Inseln, Korea, China und das fernöstliche Rußland. In einigen Gegenden ist sie endemisch, darüber hinaus kommt es aber immer wieder zu Epidemien. Die Mortalitätsrate kann sehr hoch sein – so sind Raten von über 70% bei einzelnen Epidemien ermittelt worden; dabei sind Kleinkinder und ältere Menschen besonders gefährdet (KANEKO u. AOKI 1928). In den letzten Jahren ist die Krankheit durch aktive Immunisierung weitgehend verschwunden.

Nach einem uncharakteristischen Prodromalstadium setzen akut hohes Fieber, Schmerzen in den verschiedensten Körperteilen und Meningismus ein. Extrapyramidale Zeichen und Augenmuskelstörungen sind häufig, psychisch kommt es zu deliranten Bildern und Eintrübung des Bewußtseins bis zum Koma. Selten sind rein meningitische und abortive Verläufe (SHIRAKI et al. 1963).

Die seit Jahrzehnten immer wieder erhobenen Befunde zeigen, daß das morphologische Bild innerhalb der einzelnen Epidemien und auch individuell erhebliche Variationen aufweist. Seit dem letzten Weltkrieg soll das Bild aber auch eine allgemeine Änderung erfahren haben, ohne daß hierfür eine Erklärung gegeben werden kann (MIYAKE 1964).

Im akuten Stadium besteht eine lymphozytär-histiozytäre Meningitis mit Betonung in der Tiefe der Furchen. Im Gehirn ist eine ausgeprägte Perivaskulitis

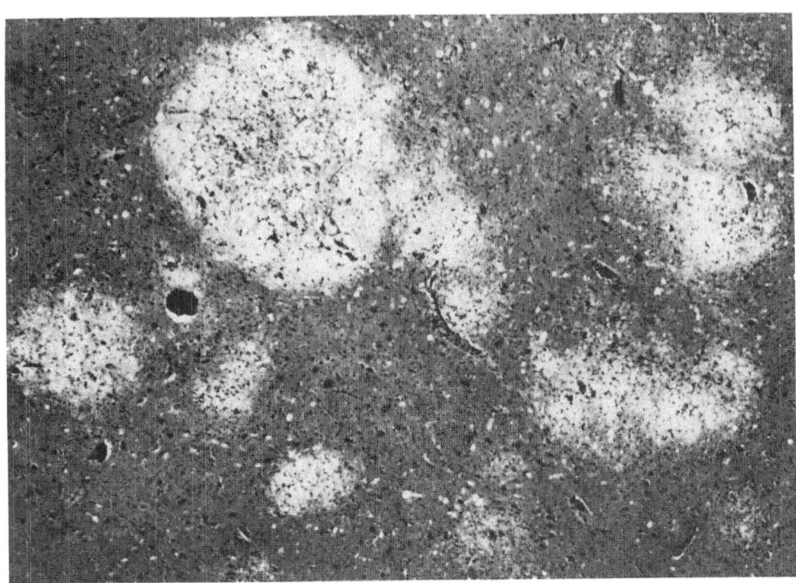

Abb. 91. Encephalitis japonica. Umschriebene Nekrosen in den Stammganglien. HE × 70

in der grauen Substanz vorhanden, die aber auch auf die benachbarten Teile der weißen Substanz übergreift. Sehr früh kommen anfänglich mehr mesenchymale, später mikrogliöse Knötchen hinzu, die teilweise kompakt sind, aber auch lockere Formen bis zu diffusen Infiltrationen aufweisen können (Abb. 90). Befallene Nervenzellen zeigen degenerative Veränderungen und gehen schließlich unter Neuronophagie zu Grunde. Dabei sind außer der Rinde besonders der Thalamus, der Globus pallidus, die Substantia nigra und die Brückenkerne beteiligt. Aber auch das Kleinhirn mit Untergang von Purkinjezellen und das Rückenmark mit Neuronophagien in den Vorderhörnern sind betroffen. Während der Prozeß anfangs eindeutig in der grauen Substanz akzentuiert ist, nimmt mit der Schwere der Erscheinungen auch die Beteiligung des Markes zu. Zu dieser Zeit treten dann die für diese Krankheit typischen Rarefikationsnekrosen auf (Abb. 91). Hierbei handelt es sich um einen perivasalen Untergang des Parenchyms einschließlich der Astro- und Oligodendroglia, wohl als Folge plasmatischer Exsudationen. Diese Nekrosen sind scharf begrenzt, können durch Konfluieren erhebliche Größen erreichen und führen zumindest in der ersten Zeit zu keiner wesentlichen mesenchymalen oder gliösen Reaktion. Die mitunter vorhandenen Höhlenbildungen werden mit diesen Nekrosen in Zusammenhang gebracht (HAYASHI 1931; SHIRAKI 1963, 1966b). Nach längerer und schwererer Krankheit kommt es zu haufen- und bandförmigen Pseudokalkablagerungen, die mit Fremdkörperriesenzellenbildungen einhergehen können.

Diese extensive Pseudokalkablagerung erlaubt eine Differentialdiagnose gegenüber anderen Enzephalitiden, während dies im akuten Stadium oft nicht möglich ist (ZIMMERMANN 1946, 1948). Über weitere charakteristische Residualbefunde haben ISHII et al. (1977) berichtet. Sie verweisen noch auf die Läsionskombination Thalamus-Substantia nigra-Ammonshorn, den symmetrischen Befall und das Auftreten binukleärer Nervenzellen. Die umschriebenen Nekroseherde des akuten Stadiums waren von dichten gliös-mesenchymalen Ringen umgeben. Alzheimersche Fibrillen fanden sie nicht.

3. Australian X Disease (Murray Valley Encephalitis)

Heute wird allgemein angenommen, daß diese beiden in Australien und Neuguinea seit 1917 immer wieder einmal in Epidemien, oft mit jahre- bis jahrzehntelangen freien Intervallen, auftretenden Krankheiten identisch sind. Der Erreger, ein durch Mosquitos verbreitetes Virus, ist dem der E. japonica verwandt, aber nicht gleich. Die Krankheit weist eine hohe Mortalität auf. Der histologische Befund gleicht dem der E. japonica. Auf den besonders starken Purkinjezellausfall ist mehrfach hingewiesen worden (ELSTE 1959).

4. St. Louis Enzephalitis

Diese im Süden der USA in der heißen Jahreszeit meist epidemische, aber auch sporadische und endemische Enzephalitis wird durch mehrere Stechmückenarten übertragen. Sie erzeugt im Durchschnitt keine solch schweren Verläufe wie die japanische E. Das histologische Bild ähnelt mit der perivaskulären Infiltration, der Mikrogliaproliferation und der neuronalen Degeneration den Bildern bei anderen Arbo-Enzephalitiden. Nekrosen sind wesentlich seltener als bei der E. Jap. (McCORDOCK et al. 1934; WEIL 1934).

Auf die schweren Läsionen der Substantia nigra mit Melaninschwund, freien Melaninbrocken und Phagozytosen haben SUZUKI u. PHILLIPS (1966) aufmerksam gemacht.

5. Equine Enzephalomyelitiden

Auf dem amerikanischen Kontinent kommen Enzephalitiden vor, die durch verwandte Viren, die in der Gruppe A der Arboviren zusammengefaßt sind, durch Mosquitos besonders auf Pferde, aber auch auf den Menschen übertragen werden. Entsprechend ihren Ausbreitungsgebieten unterscheidet man die östliche und westliche Pferdeenzephalomyelitis, die in den entsprechenden Küstengebieten der USA heimisch sind, und die venezolanische. Die östliche Pferdeenzephalitis hat beim Menschen eine ausgesprochen hohe Mortalität bis zu über 70%, während die westliche in ihrem Verlauf nicht so dramatisch ist und auch eine geringere Mortalität aufweist. Die klinischen Symptome sind uncharakteristisch mit Fieber, Erbrechen und Bewußtseinsstörungen, später können Herderscheinungen folgen.

Morphologisch stehen die primär leukozytären, später lymphozytären Gefäßinfiltrate im Vordergrund. Häufig sind auch Rarefikationsnekrosen, die bei den ausheilenden Fällen für die teilweise verbleibenden Dauerschäden verantwortlich zu machen sind.

Bei der östlichen Pferdeenzephalitis liegen die Schwerpunkte der Veränderungen in Hirnrinde, Thalamus, N. caudatus, Substantia nigra, Brückenbereich und unteren Oliven. Die weiße Substanz kann in der Nachbarschaft entzündeter grauer Bezirke vom Prozeß mitergriffen werden, sie erleidet aber Myelinschädigungen durch perivenöse und ödematöse Vorgänge (HAYMAKER 1961a).

Die westliche Pferdeenzephalitis weicht im Verteilungsmuster nicht wesentlich von der östlichen ab. Lediglich die Rindenbeteiligung kann deutlicher sein (WEIL u. BRESLICH 1942; BAKER 1961).

NORAN u. BAKER (1945) unterscheiden akute, subakute und chronische Verläufe und weisen auf die unterschiedlichen Bilder durch einen solchen Zeitfaktor hin.

Die im nördlichen Südamerika und Mittelamerika verbreitete venezolanische Pferdeenzephalitis hat beim Menschen nur eine ausgesprochen geringe Mortalitätsrate. Die entzündlichen Erscheinungen fand HAYMAKER (1961a) in Putamen und Mark betont.

III. Adenoviren

Diese Infektionen führen besonders bei Kindern gelegentlich zu enzephalitischen und meningitischen Erscheinungen. Schwerere neurologische Ausfälle sind selten. Es liegen nur wenige summarische Befunde vor, bei denen es sich um unspezifische, meist geringe lymphozytäre perivasale Infiltrate (LELONG et al. 1956; CHANY et al. 1958) oder um eine „beginnende toxische Enzephalitis" (SATTELKAU 1964) handelte.

Eine bisher einmalige und elektronenoptisch als Adenovirusinfektion gesicherte Beobachtung stellt die Enzephalitis mit starkem hämorrhagisch-nekrotischem Einschlag bei einem immunsuppressiv behandelten Lymphompatienten dar (CHOU et al. 1973). Die Veränderungen betrafen besonders das Rindengrau eines Okziptal- und eines Temporallappens und ähnelten makroskopisch stark denen einer Enzephalomalazie. Es fanden sich zahlreiche große, basophile Einschlußkörperchen. In den betroffenen Bereichen lagen subpial und in den oberen Rindenschichten granuläre Ablagerungen, die positive Eisen- und Kalziumreaktionen ergaben. Meningitische Veränderungen waren nur über den betroffenen Kortexanteilen vorhanden.

IV. Herpes-Viren

Von den zahlreichen der DNS-Gruppe zugehörenden Herpes-Viren haben für den Menschen neuropathogene Bedeutung das Herpes-simplex-Virus, das B-Virus der Affen, das Zoster- und das Zytomegalie-Virus sowie das Epstein-Barr-Virus der Mononukleose.

1. Herpes-simplex-Enzephalitis

Hierbei handelt es sich um die derzeit häufigste sporadische Enzephalitis, die anscheinend weiter zunimmt. Sie ist weltweit verbreitet, und ihr Auftreten an keine Jahreszeit gebunden, da die Übertragung durch Kontakt von Mensch zu Mensch geschieht (OLSON et al. 1967). Eine Bevorzugung des Kindes- und Jugendalters, wie sie angenommen wurde (BRIHAYE 1959), liegt nicht vor, denn auch Erwachsene werden bis ins hohe Alter hinein betroffen (SPAAR 1976;

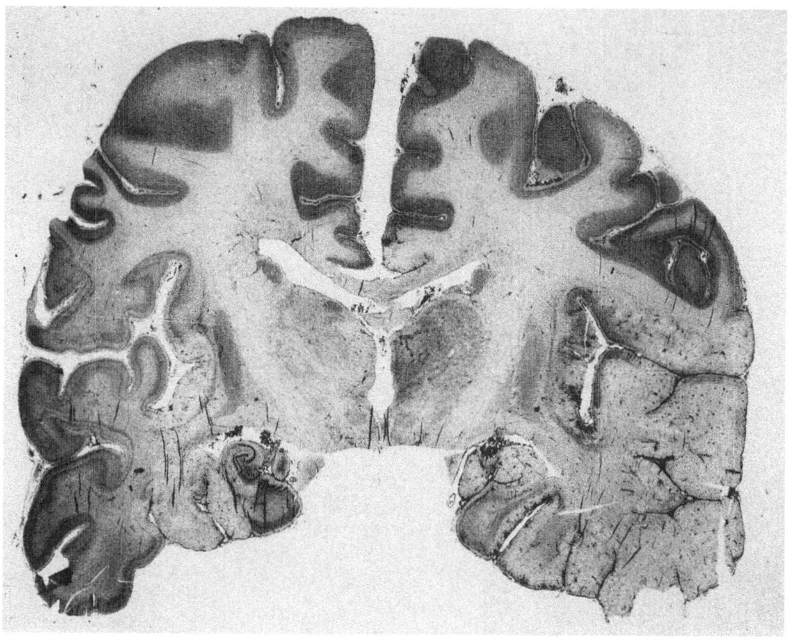

Abb. 92. Herpes simplex-Enzephalitis mit Betonung in den Temporallappen, der Inselrinde, im Gyrus cinguli und den rechten Stammganglien. HE

SPALKE 1980). Die Krankheit setzt meist ohne Prodromi ein mit Kopfschmerzen, Übelkeit, Erbrechen, Nackensteife und mitunter Geruchs- und Geschmacksstörungen. Fieber kann beim Erwachsenen auftreten, beim Kind gehört hohes Fieber meist zum Krankheitsbeginn (EGGERS et al. 1978). Es folgen bald psychische Auffälligkeiten mit Bewußtseinseintrübungen bis zum Koma aber auch deliranten Bildern. Meist kommt es im Verlauf der Krankheit zu fokalen und generalisierten Krampfanfällen und zu motorischen Ausfällen. Der gesteigerte Hirndruck kann zu Streckkrämpfen führen und Stauungspapillen hervorrufen. Diese Symptome mit der oft arteriographisch nachweisbaren Raumforderung führten gar nicht selten zur Fehldiagnose eines Hirntumors und zum operativen Eingreifen (ADAMS u. JANNETT 1967). Die Krankheit hat eine solch hohe Letalität – SPAAR (1976) kommt aufgrund der Schrifttumsangaben auf 85,5% –, die von anderen sporadischen und epidemischen Enzephalitiden nicht erreicht wird. Subakute Verläufe sind gegenüber diesen akuten ausgesprochen selten.

Lange Zeit war man der Meinung, daß es sich bei der Herpes-simplex-Enzephalitis immer um eine Primärinfektion handelt. Beobachtungen von LEIDER et al. (1965), ZISCHKA-KONORSA et al. (1965) machen es aber wahrscheinlich, daß auch unter besonderen immunologischen Bedingungen Zweitinfektionen zum Ausbruch einer Enzephalitis führen können. Diese Ansicht wird durch Tierexperimente gestützt, bei denen Herpes-simplex-Viren im Hirnstamm von Kaninchen und im Rückenmark von Mäusen als latente Infektion vorhanden waren (KNOTTS et al. 1973).

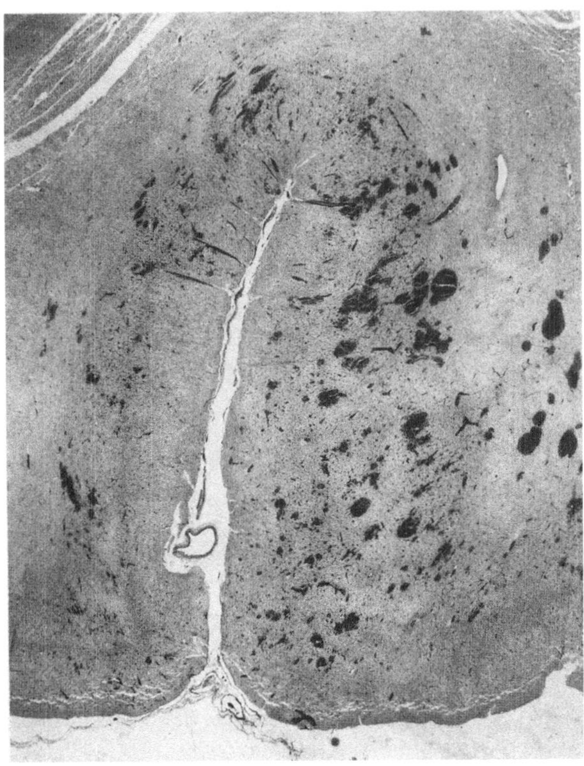

Abb. 93. Herpes simplex-Enzephalitis. Hämorrhagien um temporale Rindengefäße. Heidenhain-Wölcke

Darüber hinaus konnte tierexperimentell auch ein direkter Transport der Infektionserreger entlang der Axone (neural spread) wahrscheinlich gemacht werden (Kristensson 1970). Für den Menschen halten Davis u. Johnson (1979) eine Wanderung reaktivierter Viren aus dem Ganglion semilunare in die vom N. trigeminus innervierten fronto-basalen Meningen für möglich und sie sehen darin die Ursache für das typische zerebrale Befallmuster.

Das klinische Bild und die morphologischen Veränderungen sind in den typischen Fällen mit denen der „akut nekrotisierenden Enzephalitis" (van Bogaert et al. 1955) oder der „polioklastischen Enzephalitis" (Greenfield 1950) identisch, so daß diese Bezeichnungen häufig synonym für Herpes-simplex-Enzephalitis benutzt werden, obwohl eine Reihe von Autoren darauf hingewiesen hat, daß diese gleichartigen Bilder durch unterschiedliche Virusinfektionen hervorgerufen werden können (van Bogaert 1960; Brihaye 1959). Deshalb wird für die einwandfreie Diagnose der Herpes-simplex-Enzephalitis der Erregernachweis und ein Titeranstieg oder bei tödlichem Ausgang neben dem Erregernachweis ein typischer anatomischer Befund gefordert (Jochheim u. Koch 1956). In letzter Zeit haben immunhistochemische Methoden eine schnelle Diagnose bei hoher Treffsicherheit ergeben (Perentes u. Herbort 1984). Bereits beim

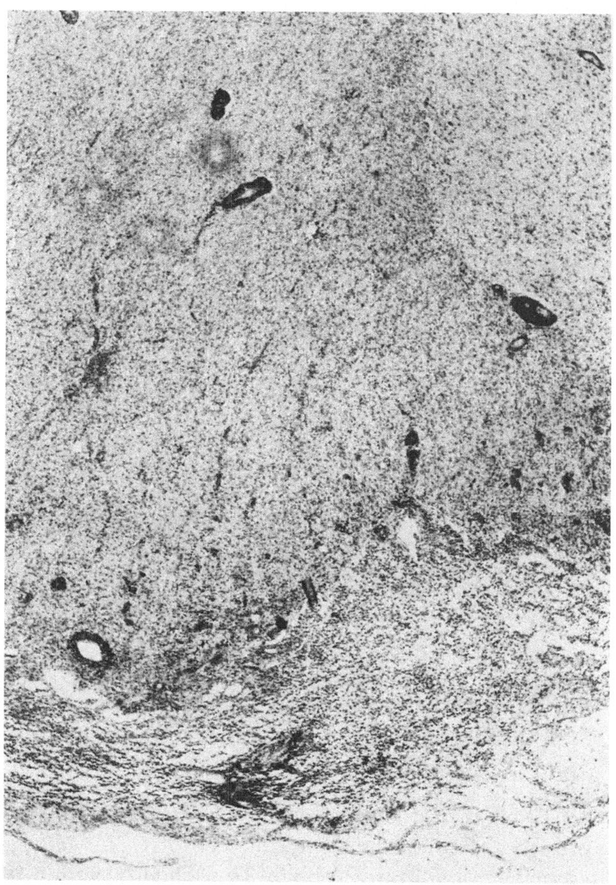

Abb. 94. Herpes simplex-Enzephalitis. 8. Krankheitswoche. Nekrosen im Temporallappen. Stellenweise Abbau durch Fettkörnchenzellen. Diffuser Übergang von subarachnoidalen zu parenchymalen Infiltrationen. Kresylviolett. × 32

Schneiden des frischen oder fixierten Gehirns kann meist schon die Herpes-simplex-Enzephalitis diagnostiziert werden. Es fallen bei dieser Krankheit gegenüber anderen Virusenzephalitididen die ausgedehnten, meist einseitig akzentuierten, von Blutungen durchsetzten Nekrosen auf. Sie bevorzugen die graue Substanz der temporal- und mediobasalen Frontallappen, den Hippocampus, Nucleus amygdalae, Gyrus cinguli und die Inselrinde (Abb. 92) (LYNCH u. LONGSON 1973). Der Prozeß erfaßt aber auch in geringerem Ausmaß Hirnstamm, Kleinhirn und selten das Rückenmark (HADER et al. 1967; ZISCHKA-KONORSA et al. 1965; KLASTERKY et al. 1971; DAYAN et al. 1972; ROMAN-CAMPOS u. TORO 1980). Eine, allerdings nur computertomographisch nachgewiesene, okzipitale Lokalisation teilten BERGEY et al. (1982) mit. Die Marksubstanz ist in der Nachbarschaft erkrankter Rindenpartien ebenfalls mitbetroffen, während die tieferen Anteile lediglich Sekundärschäden als Folge eines Ödems aufweisen. Immer ist eine starke Beteiligung der Meningen vorhanden. BRIHAYE (1959), VAN BO-

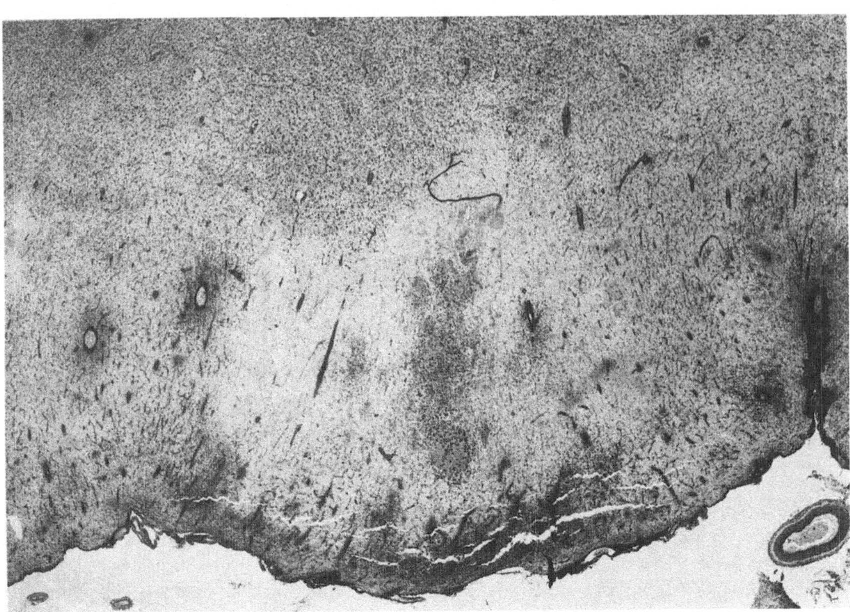

Abb. 95. Herpes simplex-Enzephalitis. Ausgedehnter Erbleichungsherd im Temporallappen. HE ×25

Gaert u. Radermecker (1963a) sind sogar der Meinung, daß die Entzündung von den Meningen her ihren Ausgang nimmt.

Die histologischen Beobachtungen beim Menschen betreffen durchweg erst ein fortgeschrittenes Stadium, in dem die Bezeichnung „nekrotisierend-hämorrhagisch" bereits voll gerechtfertigt ist. Um die erweiterten kleinen Gefäße – die größeren Hirngefäße sind weitgehend unbeteiligt – liegen Fibrinexsudate und zellige Infiltrate, die sich oft durch reichliche Plasmazellbeimischungen auszeichnen (Haymaker 1949; Campbell 1949; Peters 1970) (Abb. 93). Dabei entsprechen die entzündlichen Erscheinungen oft nicht dem Ausmaß der Gewebsstörungen. In einer Beobachtung von Ule u. Ametani (1973) standen die Klinik und der Obduktionsbefund mit einer vasozirkulatorischen Hirnschädigung im Einklang. Infiltrate waren nur diskret vorhanden und lediglich die zahlreichen Einschlußkörperchen führten zur richtigen Diagnose. Der Untergang des neuralen Gewebes betrifft besonders die Ganglienzellen, Astro- und Oligodendrogliazellen, während die Mikroglia nicht so stark geschädigt wird und sich schon bald in Form von Fettkörnchenzellen am beginnenden Abbau beteiligt. Überall in der Rinde, besonders in den oberen Schichten, zeigen sich Erbleichungsherde und partielle bis totale Nekrosen (Abb. 94, 95). Als Ursache dieser Nekrosen werden Thrombosen, direkte Virusschädigungen der Gefäßwände und hyperergische Reaktionen diskutiert (Harada 1966; Zapata u. Cervos-Navarro 1969). Um die Gefäße herum kommt es zu Ringblutungen, die eine Tendenz zur Ausweitung in das Gewebe haben. In den stark veränderten

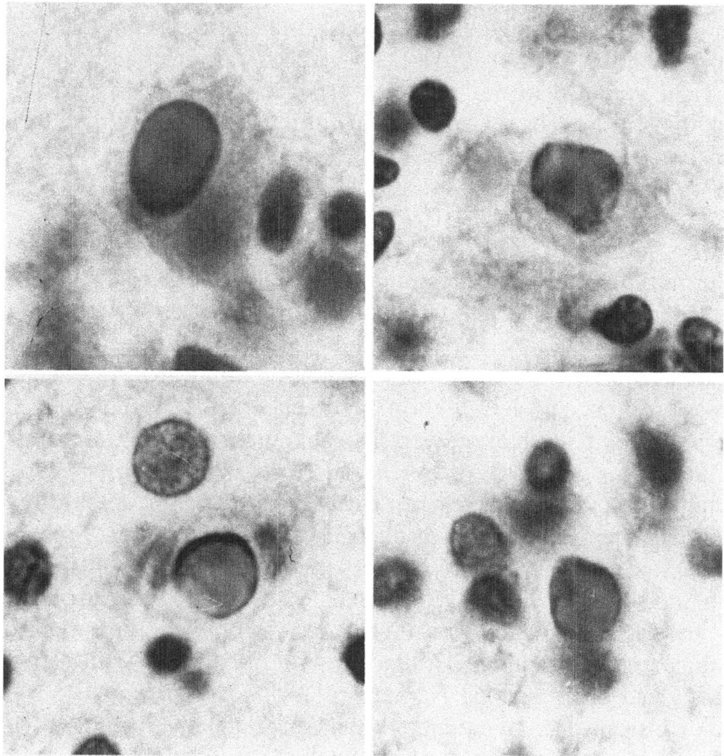

Abb. 96. Intranukleäre Einschlußkörperchen vom Typ A in Ganglienzellen und in Gliazellen. HE × 1000

Gebieten tritt eine erhebliche Flüssigkeitsanreicherung auf, so daß ausgedehnte spongiöse Auflockerungen entstehen.

In den Ganglien-, Astro- und Oligodendrogliazellen, besonders in den Grenzzonen der Nekrosen liegen Einschlußkörperchen vom Typ A (STOCHDORPH 1981), die sich beim Herpes simplex durch einen besonders klaren Halo auszeichnen sollen. Sie sind leicht nachweisbar, selbst im Gewebe, das längere Zeit Formalin ausgesetzt war, gelingt ihre Darstellung noch (Abb. 96). Allerdings sind diese Einschlußkörperchen nur temporär vorhanden und verschwinden nach 2–3 Wochen wieder (SPAAR 1965). Bei längerer Überlebenszeit kommt es in den Defekten zu einer starken fibrillären Gliose.

Von dieser reinen Herpes-simplex-Enzephalitis ist die Herpes-simplex-Sepsis der Neugeborenen und der Kleinkinder abzugrenzen. Hierbei handelt es sich um eine häufig im Geburtsweg erfolgte Allgemeininfektion, bei der die verschiedensten Organe ergriffen sind; so auch in einem geringen Anteil das Zentralnervensystem. Die Letalität ist außerordentlich hoch, im Überlebensfall sind schwere psychische und zerebralorganische Ausfälle zu erwarten.

Die histologischen Veränderungen sind gegenüber der Herpes-simplex-Enzephalitis viel diffuser verteilt; Pons, Medulla oblongata und Rückenmark sind meist mitbetroffen. Andererseits ist aber ein Schwerpunkt im Rhinenzephalon mit Ammonshorn, Nucl. amygdalae, Uncus, Induseum griseum und Lobus limbicus schon erkennbar (Wildi 1951). Der Prozeß ist variabler als beim Erwachsenen: Er reicht vom Ödem mit nur geringen entzündlichen Erscheinungen bis zu Rarefikationen, Nekrosen und kleinen Blutungen. Dabei ist die noch unreife weiße Substanz ebenso betroffen wie die graue (Wildi 1961).

2. Herpes zoster-Enzephalitis

Die Vermutung, daß Varizellen und Herpes zoster durch das gleiche Agens erzeugt werden (von Bokay 1909), haben neuere Untersuchungen bestätigt (Weller u. Coons 1954).

Es wird angenommen, daß die Varizellen eine Primärinfektion sind, während Herpes zoster durch eine Reinfektion bei nachlassender Immunität oder eine Reaktivierung latent im Körper verbliebener Viren zustande kommt (Hope-Simpson 1965). Das gehäufte Auftreten von Herpes zoster bei konsumierenden Krankheiten und bei älteren Menschen wird als Stütze dieser Theorie angesehen.

Als Sitz der latent im Körper verbliebenen Viren werden die Spinalganglien vermutet; sie sind immer beim akuten Herpes zoster am Krankheitsprozeß beteiligt (Haed u. Campbell 1900; Wohlwill 1924). Nach Haed und Campbell sind die oberen Halsganglien, die thorakalen vom zweiten abwärts und das erste Lumbalganglion besonders häufig betroffen. Von den erkrankten Ganglien aus soll das Virus den sensiblen Nerven entlang – oft schmerzhafte Neuritiden erzeugend – bis zur Haut des entsprechenden Segmentes wandern, um dort die bekannten Herpesbläschen hervorzurufen (Hope-Simpson 1965). Die morphologischen Veränderungen der Spinalganglien bestehen immer in ausgedehnten Leukozyteninfiltraten, die durch Hämorrhagien und Nekrosen durchsetzt sein können (Bielschowsky 1914; Denny-Brown et al. 1944). Die Nervenzellen zeigen häufig degenerative Zeichen bis zur Neuronophagie, Markscheiden und Axone weisen Zeichen der Wallerschen Degeneration auf. Einschlußkörperchen vom Typ A wurden sowohl in den Nervenzellen der Spinal- als auch der sympathischen Ganglien beschrieben.

Relativ selten greift die Infektion auch auf das Rückenmark und das Gehirn über. Hierbei handelt es sich dann um eine ernst zu nehmende Komplikation mit hoher Mortalität (Norris et al. 1970). Lange hielt man es für möglich, daß eine derartige zentralnervöse Beteiligung eine allergische Reaktion nach Art der parainfektiösen Enzephalitiden darstellt (Krumholz u. Luhan 1945). Nachdem aber Einschlußkörperchen in Oligodendrogliazellen gesehen und Viren elektronenmikroskopisch nachgewiesen wurden, deren Isolation aus dem Gehirn gelang, dürfte auch die direkte Infektion als gesichert anzusehen sein (Nicolaides 1957; McCormick et al. 1969; Ruppenthal 1980).

Die Ausdehnung der Veränderungen im Rückenmark kann sehr unterschiedlich sein. Sie reicht von Infiltraten um die Rückenmarksgefäße in Höhe der erkrankten Spinalganglien (Schuback 1930) über den Befall weniger Segmente bis zur Beteiligung der gesamten Medulla spin. (Rose et al. 1964; Jezek u. Houbal 1969; Griffith et al. 1970; Hogan et al. 1973). Dabei können die Veränderungen einseitig sein oder auch eine pseudosystemische Verteilung aufweisen (DENNY-BROWN et al. 1944), wobei meist der gesamte Querschnitt betroffen ist. Die entzündlichen Veränderungen weisen eine ausgesprochene Tendenz zur Nekrose auf, so daß ROSE et al. (1964) von einer akuten nekrotischen Myelitis sprechen. Histologische Beschreibungen von Enzephalitiden liegen nur wenige vor (BIGGERT u. FISCHER 1938; HASSIN u. RABENS 1944). Die entzündlichen Parenchymherde, die bis zu Hämorrhagien gehen können, liegen vorwiegend in der weißen Substanz. Es können aber auch lokalisierte Demyelinisationen als Infektionsfolge vorliegen (RUPPENTHAL 1980). Meningen und Ependym können an der Entzündung beteiligt sein. Es wird auch mehrfach über klinische Verläufe mit gutem Ausgang berichtet (GARDNER-THORPE et al. 1976).

3. Herpes-B-Virus-Enzephalitis

Das Herpes-Virus simiae zeigt eine enge Verwandtschaft zum Herpes-Virus hominis. Die Bezeichnung Herpes-B-Virus ist nach dem Anfangsbuchstaben des Namens eines nach einem Affenbiß an Atemlähmung verstorbenen Arztes gewählt, bei dem SABIN (1934) das Virus isolieren konnte. Bei Affen, die hohe Durchseuchungsraten aufweisen, führt die Infektion meist nur zu geringen Schleimhautaffektionen, das Virus wurde aber in den verschiedensten Organen nachgewiesen (SABIN u. HURST 1935).

Zu Infektionen des Menschen ist es bisher ausschließlich durch Affenbisse oder durch Berührung verletzter Hautstellen mit Speichel oder Organen von infizierten Affen gekommen. Unklar ist es noch, ob sich die Erreger auch entlang der Nervenfasern ausbreiten (KRÜCKE 1960).

Beim Menschen führt die Infektion nach sehr unterschiedlicher Inkubationszeit zu einem akuten schweren Krankheitsbild, das innerhalb weniger Tage bis weniger Wochen meist tödlich verläuft. Neben einer Bläschenbildung am Orte des Erregereintritts stehen Zeichen einer aufsteigenden Myelitis und Enzephalitis im Vordergrund.

In den wenigen untersuchten menschlichen Fällen zeigt das Rückenmark immer die ausgeprägtesten Veränderungen; der Hirnstamm ist immer, das Großhirn manchmal beteiligt. Die perivasalen Infiltrate bestehen aus Histio- und Lymphozyten, die dichten Gewebsinfiltrate weisen eine Neigung zur Nekrose auf, wobei gelegentliche kleine Blutungen vorkommen. Im Rückenmark ist eine Betonung in der grauen Substanz unverkennbar (SABIN u. WRIGHT 1934; HUMMELN et al. 1959). Bemerkenswert ist bei den Herden in der weißen Substanz eine Ähnlichkeit mit Multiple-Sklerose-Herden (NAGLER u. KLOTZ 1958) oder Neigung zur spongiösen Entmarkung (THOMAS u. HENSCHEN 1960). Einschlußkörperchen sahen bisher beim Menschen nur PIERCE et al. (1958) sowie THOMAS u. HENSCHEN (1960). Dabei handelt es sich sowohl um solche vom Typ A als auch B nach Cowdry.

4. Zytomegalievirus

Es handelt sich hierbei meist um Infektionen von Neugeborenen und Kleinkindern. Das Virus wird dabei überwiegend diaplazentar übertragen und kann bei der generalisierten Form der Speicheldrüsenkrankheit auch das Zentralner-

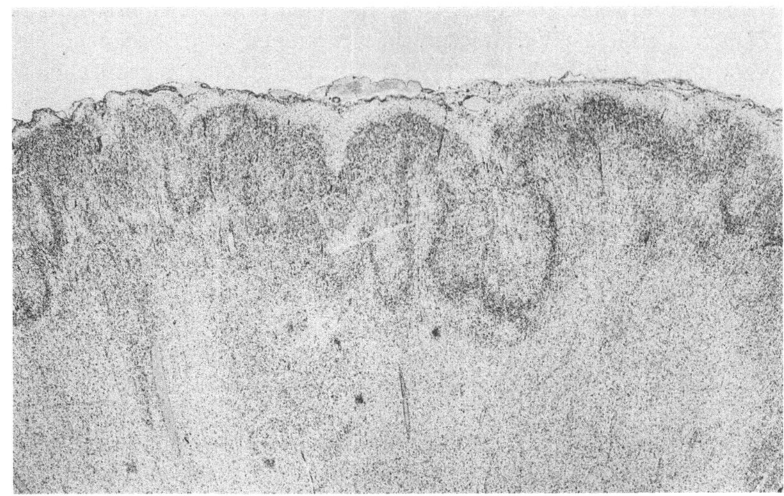

Abb. 97. Mikrogyrie bei Zytomegalie. Kresylviolett. × 12

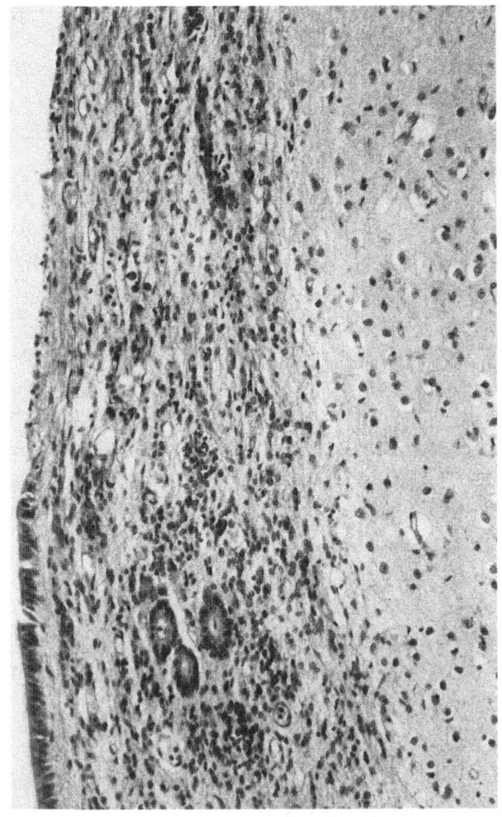

Abb. 98. Zytomegalie. Hyperplasie der subependymalen Matrix des Seitenventrikels.
1 Monat altes Kind. HE × 140 (Überlassen von Herrn Prof. Stochdorph, München)

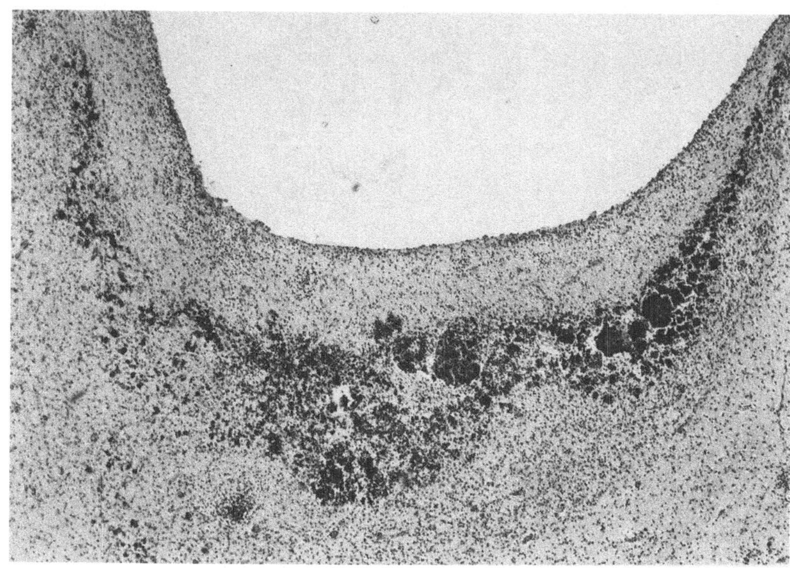

Abb. 99. Zytomegalie. Subependymale Verkalkungen am Boden des Seitenventrikels. 7 Tage altes Kind. HE × 50

vensystem erfassen. Die Veränderungen am unreifen Gehirn sind dann entsprechend dem jeweiligen Infektionszeitpunkt sehr variabel.

Entwicklungsstörungen, wie Mikrozephalie, Mikrogyrie, Hydranenzephalie und Porenzephalie (HAYMAKER et al. 1954; DIETZEL 1954; CROME 1961; BIGNAMI u. APPICCIUTOLI 1964; NAVIN u. ANGEVINE 1968; SANDER 1980) werden mit der Zytomegalie – aber auch anderen intrauterinen Entzündungen – in Zusammenhang gebracht (Abb. 97). Der Infektionstermin muß nach der Art der Veränderungen in der Embryonalzeit liegen (BORN 1966). FRIEDE u. MIKOLASEK (1978) sehen allerdings in den Entzündungen nicht die Ursache für die Mißbildungen, sondern sprechen ihnen lediglich eine Triggerfunktion zu. Meist führen die Schäden kurz nach der Geburt zum Tode, bei Überleben sind schwerste Defekte zu erwarten (MCCRACKEN et al. 1969).

In der Ventrikelwand zeigt sich häufig eine Hyperplasie der Ependymschicht und der subependymalen Matrix (HAYMAKER et al. 1954) (Abb. 98). Auch die nekrotisierenden Entzündungen sind besonders periventrikulär betont oder überhaupt weitgehend auf diese Region beschränkt (SMITH u. VELLIOS 1950; MERCER et al. 1953; WOLF u. COWEN 1959). Röntgenologisch nachweisbare Verkalkungen in diesem Bereich können später einen Hinweis auf eine abgelaufene Zytomegalie-Virus-Enzephalitis geben (Abb. 99). In den letzten Jahren sind Infektionen mit dem Zytomegalie-Virus zunehmend auch bei Erwachsenen gesehen worden. Meist handelt es sich dabei um Kranke, die lange Zeit mit Steroiden oder mit Immunsuppressiva behandelt wurden. Bei Beteiligung des Gehirns kommt es dabei oft zu einer diffusen, rindenbetonten Gliaknötchenenzephalitis mit schwächeren oder auch fehlenden sonstigen Entzündungserscheinungen (SCHNECK 1965; EVANS u. WILLIAMS 1968; DORFMAN 1973; LINNEMANN et al.

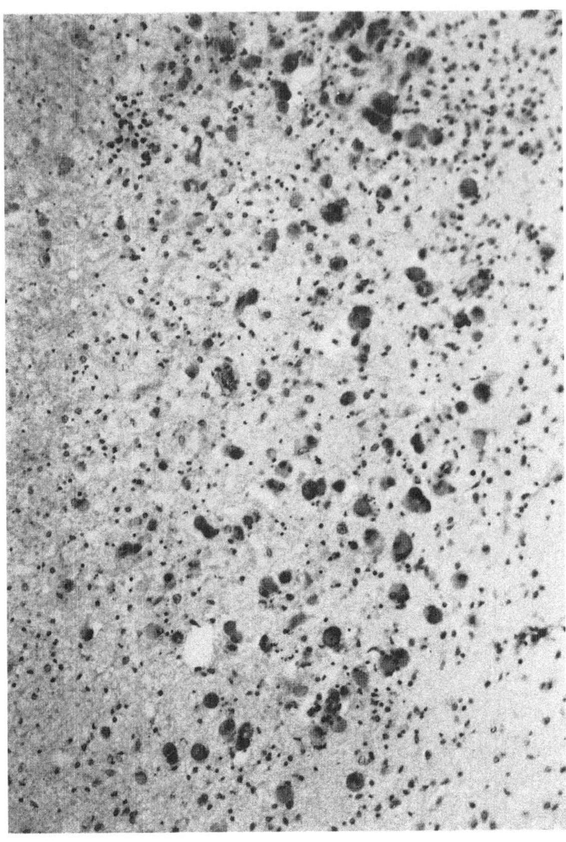

Abb. 100. Wie Abb. 98. Ansammlung von vergrößerten Zellen am Rande einer Nekrose.
HE × 120

1978; BALE 1984). Eine schwere, nekrotisierende Enzephalitis vom Herpes-simplex-Typ mit zusätzlich zahlreichen Zytomegalie-Einschlußkörperchen im Bereich der Nekrosen, aber auch im Kortex und in relativ intakten Zonen des Hirnstamms, sahen YANAGISAWA et al. (1975). Die frischen Blutungen in der weißen Substanz ihres Falles nach dreimonatigem Verlauf halten die Autoren bei einer Herpes-simplex-Enzephalitis für ungewöhnlich und möchten sie daher mit der gleichzeitigen Zytomegalie in Zusammenhang bringen. KOEPPEN et al. (1981) vermuten die Ursache einer schweren okklusiven Arteriitis in der zerebralen Zytomegalie bei einem 51jährigen Lymphompatienten.

Die morphologische Diagnose der Zytomegalie wird aus den typischen großen Zellen mit den übergroßen Kerneinschlüssen und den zahlreichen kleinen Zytoplasmaeinschlußkörperchen gestellt („Eulenaugenzellen") (Abb. 100, 101). Diese Zellen treten herdförmig auf und sind unregelmäßig über Gehirn und Rückenmark verteilt. Sie können aus Ganglien- und Gliazellen, Ependymzellen, Plexusepithelien, Gefäßwandzellen und Histiozyten entstehen. Im Zentralnervensystem haben die mesenchymalen Elemente einen wesentlichen Anteil daran.

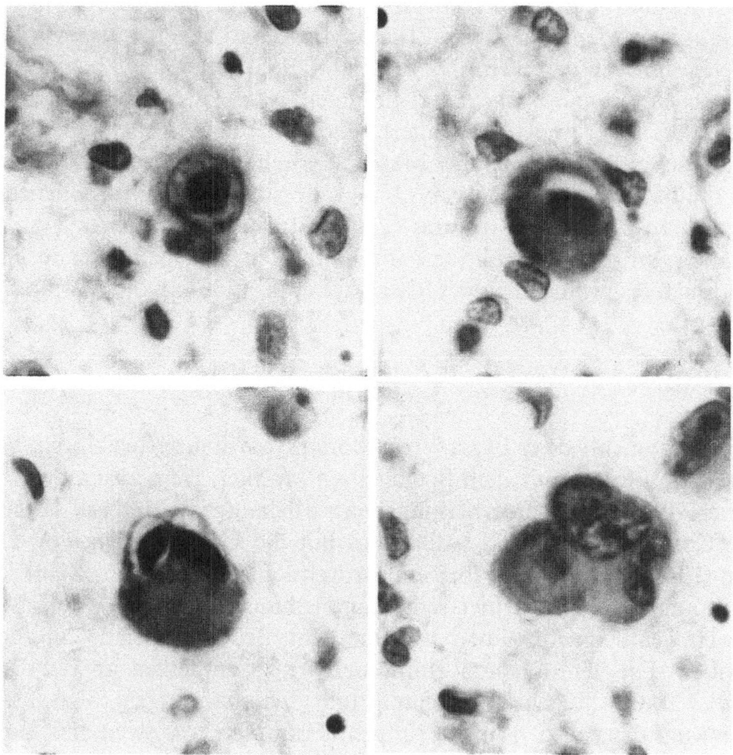

Abb. 101. Wie Abb. 98. Zytomegaliezellen mit intranukleären und zytoplasmatischen Einschlüssen. HE × 600

Diese Zellen bieten mannigfaltige Formen, die von kleineren Elementen mit eosinophilen, runden Kerneinschlußkörperchen über große Zellen mit bohnenförmigen Einschlüssen bis zu komplizierten Riesenzellformen, bei denen eine Verschmelzung aus mehreren Zellen möglich erscheint, gehen (ODA 1971). Allerdings werden auch bei generalisierter Zytomegalie und entsprechenden Veränderungen im Zentralnervensystem dort mitunter keine oder nur ganz vereinzelte spezifisch veränderte Zellen gefunden (WOLF u. COWEN 1959).

5. Infektiöse Mononukleose

Die Angaben über die Höhe der nervösen Beteiligung bei einer Infektion mit dem Epstein-Barr-Virus schwanken von 0,37% (SILVERSIDES u. RICHARDSON 1950) bis zu 8% (GAUTHIER-SMITH 1965). Dabei spielt allerdings eine Rolle, ob es sich um ambulant oder stationär behandelte Kollektive handelt. Die wesentlichsten Krankheitsbilder sind dabei Meningoenzephalitiden, Krampfanfälle, periphere Neuritiden und Polyneuritiden. Dabei können diese nicht nur die ersten, sondern auch die einzigen Zeichen einer infektiösen Mononukleose sein (SILVERSTEIN et al. 1972; RINGELSTEIN et al. 1984).

Am häufigsten wurden bei Hirnbeteiligung allgemeine Schwellung – auch der Meningen –, Ödeme, perivasale Blutaustritte und degenerative Veränderungen der Nervenzellen gefunden. DAVIE et al. (1963) sahen auch beginnende Demyelinisationen. Entzündliche Erscheinungen traten in diesen Fällen zurück. Diese Veränderungen werden als allergisches Geschehen gedeutet und mit den parainfektiösen Enzephalitiden bei Masern, Röteln oder Varizellen gleichgesetzt (BERGIN 1960). Beobachtungen von akuten, kortikal betonten Polioenzephalitiden mit dichten perivasalen Infiltraten und diffuser Infiltration im Parenchym machen auch floride Enzephalitiden durch direkten Virusbefall bei der infektiösen Mononukleose wahrscheinlich (GASTAUT et al. 1956; SWORN u. URICH 1970; RINGELSTEIN et al. 1984).

V. Rabies

Die Infektion mit dem Lyssa-Virus kommt am häufigsten durch Tierbisse oder durch Berührung mit dem Speichel wutkranker Tiere zustande. Übertragung durch die Luft bei Bearbeitung von virushaltigem Material ist ebenfalls möglich (CONOMY et al. 1977). Allerdings hat die Untersuchung von DUPONT u. EARLE (1965) gezeigt, daß über ein Drittel der Kranken keinen Tierkontakt angeben können. Inwieweit hier sehr lange Inkubationszeiten – sie schwanken zwischen einigen Tagen bis über ein Jahr – von Bedeutung sind, muß dahingestellt bleiben. Die Krankheit beginnt meist mit Schmerzen an der Bißstelle, denen Reizbarkeit, ängstliche Erregung und Schlafstörungen folgen, sie führt unter Pharyngealspasmen, Trinkstörungen, Krämpfen von Zwerchfell und Interkostalmuskulatur zum Tode. Bekannt ist in diesem Stadium die Aqua-, Photo- und Hydrophobie. Seltener ist der primär paralytische Verlauf („stille Wut"), ähnlich der Poliomyelitis ant. oder der Landry-Paralyse.

Bereits gegen Ende des vorigen Jahrhunderts hatten CANTANI, DI VESTA und ZAGARI die Viruswanderung in peripheren Nerven nachgewiesen. Durch Einimpfen in den N. ischiadicus konnten Tiere wutkrank gemacht werden; wurde dann später der infizierte Nerv vom Zentrum getrennt, so konnte der Ausbruch der Krankheit verhindert oder zumindest verzögert werden (zit. nach SCHAFFER 1912). Elektronenoptisch konnten inzwischen bei menschlichen Infektionen Rabiesviren im Axoplasma gesehen und damit diese Ausbreitungsart bewiesen werden (GARCIA-TAMAYO 1972). Auch eine humorale Ausbreitung scheint möglich zu sein (DEAN et al. 1963).

Das histologische Bild gleicht weitgehend dem anderer zentralnervöser Virusinfektionen. Es handelt sich um eine fleckförmige Polioenzephalitis (TOGA et al. 1961) mit Gliaknötchen, perivasalen Rundzellinfiltraten, aber auch Ganglienzelldegeneration mit Zerfall sowie gelegentlichen leichten Hämorrhagien (BASSOE u. GRINKER 1930; BERNTSEN u. STEVENSON 1953). Dabei sollen Substantia nigra, die Umgebung des Aquäduktes und der Hypothalamus die Prädilektionsstellen sein (SÜKRÜ-AKSEL 1958). Diese Bevorzugung bestimmter Einzelkerne wird aber von DUPONT u. EARLE (1965) bestritten, sie sprechen lediglich von der Betonung des Prozesses im Grau von Hirnstamm und Rückenmark.

Die lange Zeit diskutierte Frage, ob zwischen der Lokalisation des Bisses und der Hirn- und Rückenmarksveränderungen eine Abhängigkeit besteht, kann

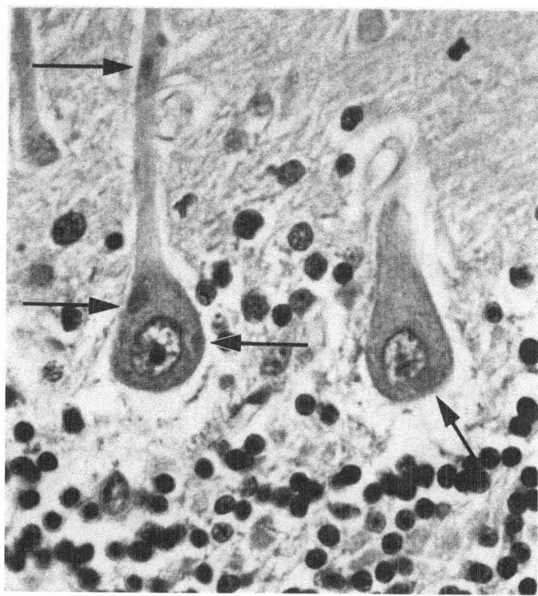

Abb. 102. Rabies. Ganglienzellen mit Negri-Körperchen (↑). Kresylviolett. × 560 (Überlassen von Herrn Prof. Stochdorph, München)

nach eingehenden Untersuchungen verneint werden (Sükrü-Aksel 1958; Dupont u. Earle 1965).

Die sog. Babesschen Knötchen, die aus Mikroglia, Lymphozyten und auch Leukozyten bestehen und große Ähnlichkeit mit Neuronophagien ausweisen, können nicht als typisch für die Tollwut angesehen werden. Dagegen gelten die Negrischen-Körper als pathognomisch. Hierbei handelt es sich um einzelne oder multiple, runde bis ovale Einschlüsse mit basophilen Granula im Protoplasma der Ganglienzellen (Abb. 102).

Sie sind schon bei Hämalaun-Eosin-Färbung zu erkennen, durch spezielle Färbemethoden deutlich hervorzuheben. Im Ammonshorn und in den Purkinjezellen kommen sie am häufigsten vor. Ihre Natur ist noch ungeklärt. Morecki u. Zimmermann (1969) halten es für möglich, daß die in den Negri-Körpern enthaltenen Nukleoproteide bei Infektionen mit dem Straßenvirus für den Aufbau des Virion benötigt werden, während das an die neuronale Replikation adaptierte Virus fixe dies nicht mehr braucht, weshalb bei Virus fixe-Infektionen auch keine Negri-Körper gefunden werden. Negri-Körper sind nur bei einem Teil der menschlichen Tollwut-Fälle – anscheinend zeitabhängig – vorhanden, so daß der Ausschluß einer Rabies nicht mehr mit ihrem Fehlen begründet werden kann. Erst die Anwendung der Immunfluoreszenz oder der Elektronenmikroskopie ermöglicht den definitiven Ausschluß einer Tollwut.

Schwierigkeiten bestehen bei der Deutung der sog. „lyssa bodies". Dies sind intraplasmatische Einschlüsse, die etwas kleiner als die Negri-Körperchen sind und keine Innenstruktur aufweisen. Sie nehmen mit der Dauer der Krankheit zu, liegen auch außerhalb der topischen Vorzugsgebiete und werden vor allem im menschlichen Nervensystem auch bei Alters- und degenerativen Krankheiten gesehen (Dupont et al. 1965; Derakhshan 1975). Ein Zusammenhang mit dem Lyssavirusbefall wurde deshalb in Frage gestellt. Sung et al. (1976) wiesen aber elektronenoptisch nach, daß diese Einschlußkörperchen ebenfalls Viruspartikel enthalten können.

VI. Lymphozytäre Choriomeningoenzephalitis

Das Reservoir für das Virus der lymphozytären Choriomeningitis stellen Nager, besonders Hausmäuse und Goldhamster, dar. Die Übertragung auf den Menschen geschieht wohl am häufigsten durch das Einatmen von Staub eingetrockneter Exkremente.

Meist führt die Infektion lediglich zu grippeähnlichen Symptomen. Selten kommt es zu Meningitiden, wobei allerdings zu berücksichtigen ist, ob nicht ein Teil derartiger Infektionen sich unter dem Syndrom der sog. abakteriellen Meningitis verbirgt (Scheid u. Jochheim 1956). Todesfälle als Folge einer lymphozytären Choriomeningitis sind noch sehr wenige beschrieben. Im allgemeinen kommt es nach uncharakteristischen Prodromi zu hohen Temperaturen, Bewußtseinstrübung und motorischen Ausfällen. Die Liquorzellzahlen können bis weit über 100/3 ansteigen. Über eine besondere Verlaufsform unter dem Bild einer Enzephalitis lethargica mit starken extrapyramidalen Symptomen haben Scheid et al. (1968) berichtet. Eine chronische Verlaufsform über 9 Jahre (Baker 1947) konnte keine allgemeine Anerkennung finden. Dagegen scheint das Virus in inapparenter Form lange im Körper vorhanden sein zu können, um dann unter besonderen Bedingungen wieder aktiv zu werden, so daß ein Vergleich mit den slow-virus-Infektionen angestellt wurde (Bricout 1972; Mayr u. Stickl 1972).

In allen beschriebenen Fällen wird die diffuse, ausgeprägte lymphozytäre Meningitis hervorgehoben. Die enzephalitischen Symptome können sich in perivasalen Lymphozytenmänteln und einem ausgeprägten Hirnödem erschöpfen. Meist liegen aber schwere, oft sehr ausgedehnte nekrotische Veränderungen vor; dabei ist wiederholt auf eine erhebliche hämorrhagische Komponente hingewiesen worden. Es scheint, daß eine gewisse Betonung der okzipitalen Hirnanteile, der Pons und der Medulla oblongata vorliegt; jedoch sind auch schwere Veränderungen in den Frontallappen, im Rückenmark und in den abgehenden Wurzeln beschrieben worden (Howard 1940; Silcott u. Neubürger 1940; Smadel et al. 1942; Scheid et al. 1956; Warkel et al. 1973). Einschlußkörperchen konnten bisher nicht gefunden werden. Die Gliareaktion tritt gegenüber den mesenchymalen und nekrotischen Veränderungen in den Hintergrund. In diesem Zusammenhang ist es aber bemerkenswert, daß Kersting u. Lennartz (1955) bei Affen mit dem Virus der Choriomeningitis eine Gliaknötchenpanenzephalitis erzeugen konnten, die nach ihrer Meinung ein selbständiges Ereignis darstellt und in keiner Beziehung zu den Veränderungen in Meningen und Plexus steht.

VII. Myxoviren

1. Influenza

In Epidemiezeiten sind immer Todesfälle an Enzephalitiden eingetreten, die mit dieser Viruskrankheit in Zusammenhang gebracht wurden. Es ist aber bisher nicht gelungen, eindeutig Influenza-Virus von solchen Gehirnen zu züchten (SABIN 1961). Somit besteht immer die Frage, ob wirklich ein ätiologischer Zusammenhang besteht.

Die morphologischen Bilder sind dementsprechend sehr weit gestreut. Sie reichen von der diffusen Meningoenzephalitis mit regionaler Akzentuation (JELLINGER u. SEITELBERGER 1961) über die diffuse Inflammation vom nodulären und perivenösen Typ (MACCHI et al. 1961), bis zu einem der Economo-Enzephalitis vergleichbaren Bild (SABIN 1961) oder der akut-hämorrhagischen Leukoenzephalitis (CROME 1954).

2. Mumps

Die Mumpsinfektion führt in etwa der Hälfte der Fälle zu einer meningealen Beteiligung (AZIMI et al. 1969). Der Nachweis von Viren im Liquor ist häufiger gelungen (HENLE u. MCDOUGALL 1947; BISTRIAN et al. 1972). Diese Meningitis kann bereits der Parotisschwellung vorausgehen, selten kommt sie erst nach deren Abklingen. Histologisch zeigt sich das typische Bild der Virusmeningitis. Dieser großen Zahl von Meningitiden steht die große Seltenheit der Mumpsenzephalitiden gegenüber. Bisher ist dabei nur einmal der Virusnachweis aus dem Gehirn gelungen (DE GODEY et al. 1969).

Die histologischen Bilder sind sehr unterschiedlich, lassen sich aber bei einem Teil zumindest einwandfrei als postinfektiöse Enzephalitis einordnen (TAYLOR u. TORESON 1963; SCHWARZ et al. 1964).

VIII. Marburg-Virus-Krankheit

1967 trat in Marburg, Frankfurt und Belgrad gleichzeitig eine bis dahin unbekannte Krankheit auf, die auf Infektionen an grünen Meerkatzen aus einem einzigen Transport aus Uganda zurückzuführen waren. Auch Übertragungen von Mensch zu Mensch kamen vor. Nach einer Inkubationszeit von 4–7 Tagen traten Kopfschmerzen, hohes Fieber, Erbrechen, Durchfälle, ein Exanthem und eine schwere hämorrhagische Diathese auf (MARTINI et al. 1968). Komatöse Zustände wiesen auf eine Beteiligung des Nervensystems hin. In einigen Fällen verlief die Krankheit tödlich. Als Erreger konnte von SIEGERT et al. (1967) ein bis dahin unbekanntes Virus mit einer besonderen Tendenz zum Längenwachstum identifiziert werden. 1975 wurden 3 weitere sporadische Erkrankungsfälle in Südafrika beobachtet, bei denen ebenfalls der Virusnachweis gelang (GEAR et al. 1975).

Während die perakuten Verläufe lediglich eine Sero- und Erythrodiapedese bis zu makroskopisch erkennbaren Blutungen aufwiesen (Abb. 103), zeigte sich

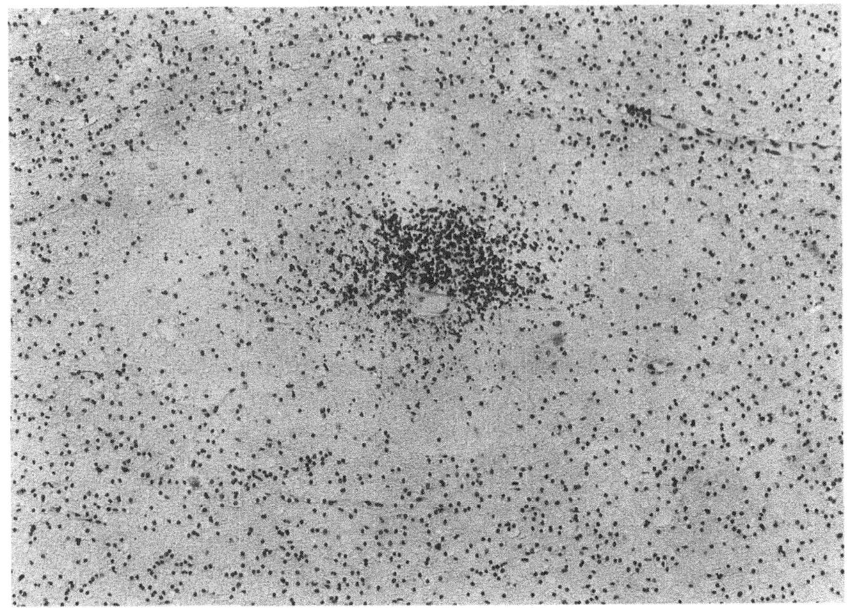

Abb. 103. Marburg-Virus-Krankheit. Infiltrat mit Erythro- und Serodiapedese um ein Gefäß. Kresylviolett. × 105

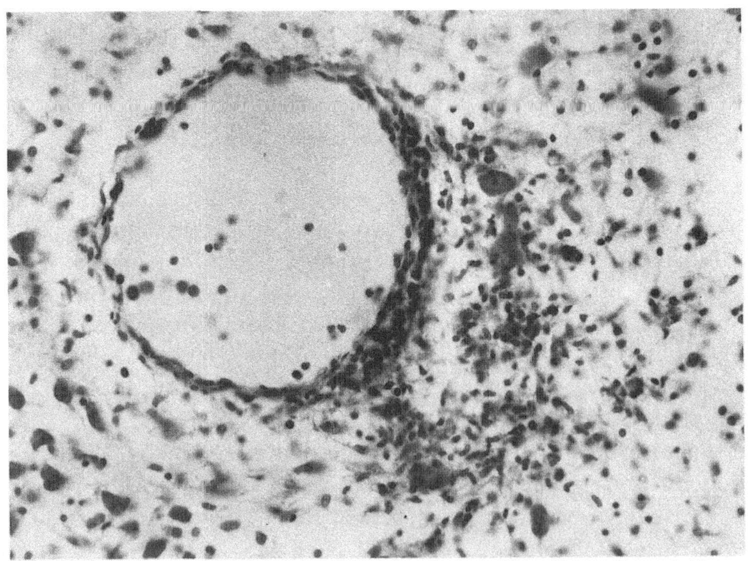

Abb. 104. Marburg-Virus-Krankheit. Gliaknötchen mit Infiltration der knötchenzugekehrten Gefäßwand. Gut erhaltene Ganglienzellen. Pons. Kresylviolett. × 180

nach längerer Krankheit eine typische Gliaknötchenenzephalitis mit nur spärlichen perivasalen, lymphozytären Infiltraten, die teilweise eindeutig gefäßgebunden waren (Abb. 104). Die Gliaknötchen waren gleichmäßig in der weißen und grauen Substanz verteilt. Diese Panenzephalitis wies keine Einschlußkörperchen auf (JACOB u. SOLCHER 1968).

IX. Enzephalitiden nach Rubeolen- und Masern-Virusbefall

Das Auftreten von zentralnervösen Erscheinungen nach infektiösen Allgemeinerkrankungen, besonders nach solchen mit Exanthemen, darf keinesfalls gleich ein immunologisch-allergisches Geschehen vermuten lassen.

Die Beobachtung von polioenzephalen Verteilungstypen oder das Auftreten von Einschlußkörperchen legten den Verdacht nahe, daß solche vom parainfektiös-perivenösen Typ, der an anderer Stelle beschrieben wird, abweichenden Bilder durch einen direkten Erregerbefall hervorgerufen werden. So sah PEIFFER (1955) nach Rubeolen – trotz klinisch-intravallären Verlaufes – eine polioenzephale Verteilung von lympho- und plasmazellulären Gefäßinfiltraten und zahlreichen Gliamitosen, jedoch ohne perivenöse Gliavermehrung und ohne Entmarkungen. SEITELBERGER u. ZISCHINSKY (1962) fanden aufgrund eigener Fälle und solchen aus der Literatur, daß von 13 histologisch verifizierten Rubeolenenzephalitiden insgesamt 7 das Bild einer Polioenzephalitis aufwiesen. CONNALLY et al. (1975) konnten Rubeolen-Virus-Antigen im Gehirn eines 13jährigen mit Enzephalitis nachweisen.

Mehrere Beobachtungen der letzten Jahre lassen auch nach Röteln einen Krankheitsverlauf vermuten, der einer slow-virus-Infektion nahesteht. Nach kongenitaler oder frühkindlicher Rötelninfektion entwickelt sich erst im zweiten Lebensdezennium ein fortschreitendes Krankheitsbild mit psychischen und motorischen Störungen. Beobachtungen zeigten besonders in der weißen Substanz mit Betonung von Hippocampus und Hirnstamm einen Myelinzerfall, Axonfragmentation, Gliose und ausgedehnte perivaskuläre Lympho- und Plasmazellinfiltrate. Es fanden sich keine Einschlußkörperchen. Auffallend war eine starke Kleinhirnatrophie und die ungewöhnliche Ablagerung von amorphen für PAS-, Eisen- und saure Mukopolysaccharide positiven Niederschlägen an den kleineren Gefäßen und im Parenchym. Diese Niederschläge entsprechen den von kongenitalen Rubeolenerkrankungen bekannten. Die „progressive, spät einsetzende Rötelnpanenzephalitis" verläuft über Jahre und führt zum Tod (WEIL et al. 1975; TOWNSEND et al. 1976, 1982).

Nach zerebralen Masernkomplikationen fanden ADAMS et al. (1966) unter 20 tödlichen Verläufen fünfzehnmal Einschlußkörperchen. SEITELBERGER (1967) berichtet, daß er bei einer Reihe von Fällen neben den Symptomen der diffus perivenösen Herdenzephalitis auch Veränderungen gefunden hat, die einer Polioenzephalitis mit Infiltraten, Gliareaktionen und Neuronophagien und auch intranucleären Einschlußkörperchen entsprechen.

Unter Immunsuppression sind wiederholt Masernenzephalitiden gesehen worden, bei denen teilweise der elektronenoptische Virusnachweis gelang (WOLINSKI et al. 1977; AGAMANOLIS et al. 1979). Ungewöhnlich ist die Beobachtung

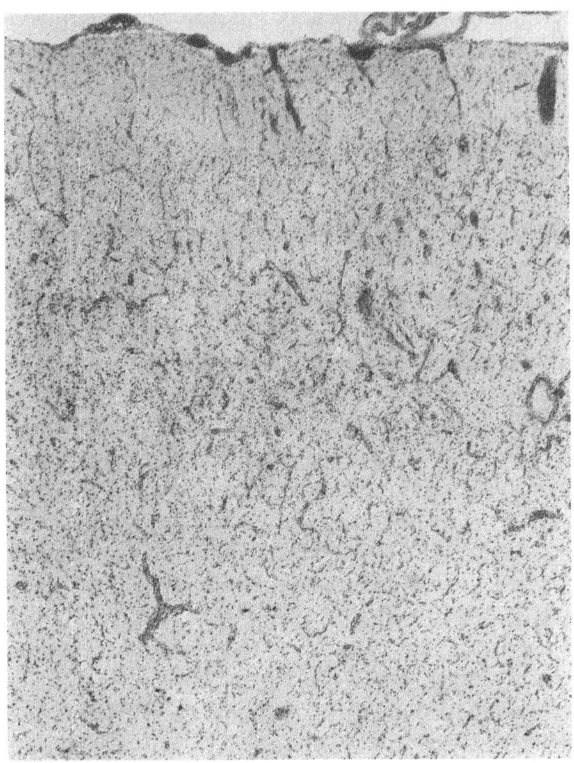

Abb. 105. Masern-Enzephalitis vom verzögerten Typ nach Immunsuppression. Ganglien-
zellschwund und Gliaproliferation der Hirnrinde. Kresylviolett. × 40 (Überlassen von
Herrn Doz. Dr. Spalke, Marburg)

von LYON et al. (1977), in der ein 6jähriger Junge 3 Monate nach unkomplizierten Masern an einer Polioenzephalitis mit „tubulären Einschlüssen in Nervenzellen", wie sie auch bei der subakuten sklerosierenden Panenzephalitis (SSPE)
gefunden werden, erkrankte. Die Autoren sprechen von einer „akuten Masern-
Enzephalitis vom verzögerten Typ". Es lagen hier weder eine Immunsuppression
noch ein Immundefekt vor. Man wird deshalb wohl der Meinung von CHAD-
WICK et al. (1982) zustimmen können, daß das Masern-Virus für ein weites
Spektrum, das sich von der Einschlußkörperchenenzephalitis bis zur SSPE erstreckt, verantwortlich ist.

Neben diesen typischen enzephalitischen Bildern sind in den letzten Jahren
Beobachtungen mitgeteilt worden, die Kinder betrafen, bei denen während einer
immunsuppressiven oder zytostatischen Leukämiebehandlung eine Maserninfektion eintrat. Wochen bis Monate danach kam es immer während einer Remis-
sionsphase der Leukämie zu zerebralen Symptomen, die innerhalb kurzer Zeit
zum Tode führten. Die Gehirne wiesen durchweg im Rindengrau und in den
Basalganglien einen Nervenzelluntergang, spongiöse Degeneration und Proliferation der mikro- und protoplasmatischen Astroglia auf (Abb. 105).

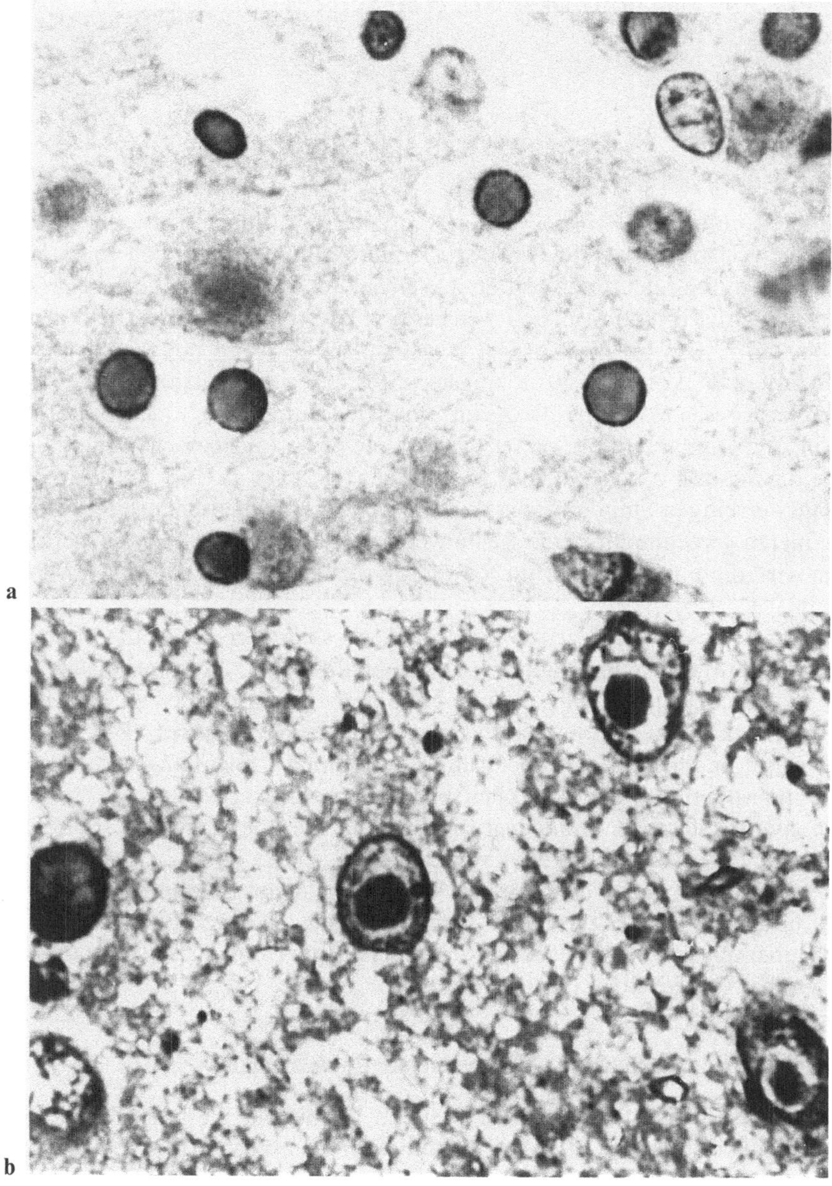

Abb. 106a, b. Wie Abb. 105. Intranukleäre Einschlußkörperchen. **a** HE × 800. **b** Semidünnschnitt nach Osmiumfixierung. Toluidinblau. × 1300

Sowohl Nerven- als auch Gliazellen enthielten intranukleäre und gelegentlich auch intraplasmatische eosinophile Einschlußkörperchen (Abb. 106). Dabei waren entzündliche Reaktionen nur andeutungsweise vorhanden oder fehlten gänzlich. Elektronenoptisch zeigten die Einschlußkörperchen typische Nukleokapside von Paramyxoviren (BREITFELD et al. 1973; SLUGA et al. 1975; SMYTH et al.

1976; Pullan et al. 1976; Drysdale et al. 1976; Haltia et al. 1977; Spalke u. Eschenbach 1979).

X. Slow-virus-Infektionen

Untersuchungen bei einer zentralnervösen Erkrankung isländischer Schafe veranlaßten Sigurdsson (1954) neben die akuten und chronischen Infektionen noch solche durch „langsame" Viren zu stellen. Als wesentliche Charakteristika dieser slow-virus-Infektionen stellte er heraus: Die Inkubationszeit beträgt Monate bis Jahre, es wird nur ein Organsystem befallen und mit dem Auftreten von Symptomen kommt es zur langsam-protrahierten Zunahme irreversibler Funktionsstörungen, die unaufhaltsam zum Tode führen. Dieses Konzept führte auch in der Humanpathologie zur Suche nach zentralnervösen Krankheiten, auf die die Sigurdssonschen Kriterien zutreffen.

Beim derzeitigen Stand unseres Wissens werden vier menschliche Hirnkrankheiten hierzu gerechnet, für eine Reihe weiterer entzündlicher und degenerativer Leiden wird diese Infektionsart in Erwägung gezogen (Thormar 1971; Wattré 1972; Bauer 1973).

Für zwei dieser Krankheiten, die subakute sklerotierende Panenzephalitis und die progressive multifokale Leukoenzephalitis, sind konventionelle Viren als Erreger nachgewiesen, die bekannte biologische Eigenschaften aufweisen und zu Immunreaktionen und entzündlichen Veränderungen führen. Ter Meulen (1975) meint daher, daß dies im Grunde genommen keine „langsamen" Viren seien, sondern daß nur der Krankheitsprozeß langsam verlaufe.

Bei einer weiteren Krankheitsgruppe, zu der die übertragbaren spongiösen Enzephalopathien Kuru und die Creutzfeldt-Jakobsche Krankheit gehören, ist bisher ein Erreger nicht bekannt, es kommt nicht zu Immunreaktionen des Wirtes und es fehlen entzündliche Veränderungen. Nachgewiesen ist aber die Übertragbarkeit durch ein bisher unbekanntes Agens, das man als „unkonventionelles Virus" bezeichnet (Gajdusek 1977).

1. Subakute-sklerosierende Panenzephalitis

Die SSPE ist eine vergleichsweise seltene Krankheit, die besonders Kinder und Jugendliche betrifft. Ihr Auftreten bei Erwachsenen ist eine Ausnahme (Brierley et al. 1960; Vitzthum 1964; Okuma u. Motoike 1971; Cape et al. 1973). Die Krankheit verläuft subakut oder chronisch über Monate bis hin zu mehreren Jahren. Über akute klinische Verläufe von wenigen Wochen haben Gilden et al. (1975) und Silva et al. (1981) berichtet. Trotz gelegentlicher Remissionen verläuft die SSPE tödlich, einige Heilungen halten einer kritischen Prüfung auf Richtigkeit der Diagnose nicht stand.

Als typisch werden Verläufe angesehen, bei denen die Krankheit mit einer Wesensänderung unter Verlust der Interessen und einer Aspontaneität beginnt. Bei Schulkindern fallen besonders die Leistungsminderung und die Störung von Gedächtnis und Konzentration auf. Im weiteren Verlauf treten dann Angst-

und Erregungszustände hinzu, denen Desorientiertheit und ein völliger geistiger Abbau mit Verlust des Kontaktes zur Umwelt und schließlich ein stuporöser bis komatöser Endzustand folgen. Während der Krankheit tritt ein Sprachabbau ein, der teils auf die psychischen, teils auf die neurologischen Ausfälle zurückzuführen ist.

Die neurologische Symptomatik wird besonders von Kopfschmerzen, Schwindel, Nachlassen des Sehvermögens, Hyperkinesen, schweren Gangstörungen, Steigerung des Muskeltonus und nicht zuletzt epileptischen Anfällen oder Absenzen geprägt. Allerdings gibt es gar nicht selten Abweichungen von dieser Form des Krankheitsverlaufes (RISK u. HADDAD 1979).

Seit RADERMECKER (1949) typische elektroenzephalographische Veränderungen bei der SSPE beschrieb, ist mitunter schon vor Erscheinen sicherer klinischer Hinweise die Diagnose einer SSPE möglich.

Zum Formenkreis der SSPE werden heute die Einschlußkörperenzephalitis von DAWSON (1933, 1934), die subakute sklerosierende Leukoenzephalitis (VAN BOGAERT 1945) und die Panenzephalitis nodosa (PETTE u. DÖRING 1939) zusammengefaßt (MATTYUS 1957; TARISKA 1959b, 1961; DE VRIES 1963; PRILL u. SPAAR 1965). Allerdings sind in der Vergangenheit auch Bedenken gegen diese Zusammenfassung erhoben worden (AMLER u. COLMANT 1955; MÜLLER u. PETERS 1955; LEHMANN u. ULE 1964).

DAWSON (1933, 1934) hatte über subakute Enzephalitiden bei einem 16jährigen Jungen und einem 5jährigen Mädchen berichtet, als deren hervorstechendstes morphologisches Merkmal er Einschlußkörperchen vom Typ A sah. Einen Zusammenhang mit der Economoschen-Enzephalitis, den er anfangs erwogen hatte, ließ er bald fallen. BRAIN et al. (1948), MALAMUD et al. (1950), FOLEY u. WILLIAMS (1953) standen die Einschlußkörperchen für ihre Ordnungsversuche im Vordergrund. Das histologische Bild war im allgemeinen durch Gliaknötchen, perivasale Infiltrate und selten durch Nervenzellalterationen oder Nekrosen (AKELAITIS u. ZELDIS 1942) geprägt. Dabei war die graue Substanz stärker als die weiße befallen. Bereits 1931 hatten BODECHTEL u. GUTTMANN eine Enzephalitis mit sklerosierender Entzündung des Hemisphärenmarkes beschrieben.

VAN BOGAERT (1945) erhob ähnliche Befunde und bezeichnete sie als „subakute sklerosierende Leukoenzephalitis". Diese Gehirne zeichnen sich durch eine subkortikale Gliose bei nur verhältnismäßig geringer Markscheidenschädigung aus (Abb. 107).

Diese Fasergliose hat einen eigenständigen Charakter, der weder durch Myelinabbau noch Nekrose oder Ödem zu erklären ist. Nur in wenigen Fällen ist ein akuter Markscheidenabbau mit Fettkörnchenzellen gesehen worden (ALAJOUANINE et al. 1956; KRÜCKE 1961; GULLOTTA u. WECHSLER 1964). Allerdings kann diese Markgliose auch sehr gering sein oder fehlen (VAN BOGAERT 1947; EICKE u. ZIEGLER 1950). Trotz ihrer Bezeichnung als Leukoenzephalitis ist das Grau von den entzündlichen Veränderungen nicht ausgeschlossen. Immer sind diffuse und herdförmige Gliaproliferationen und plasmolymphozytäre Gefäßinfiltrate vorhanden. VAN BOGAERT (1957) meint, daß sich die Infiltrationen von der subkortikalen Zone gegen den Ventrikel und gegen die Rinde hin ausbreiten.

PETTE u. DÖRING (1939) wiesen bei der Erstbeschreibung von 4 Fällen, von denen drei Erwachsene betrafen, auf das japonica-ähnliche Bild hin. Dabei han-

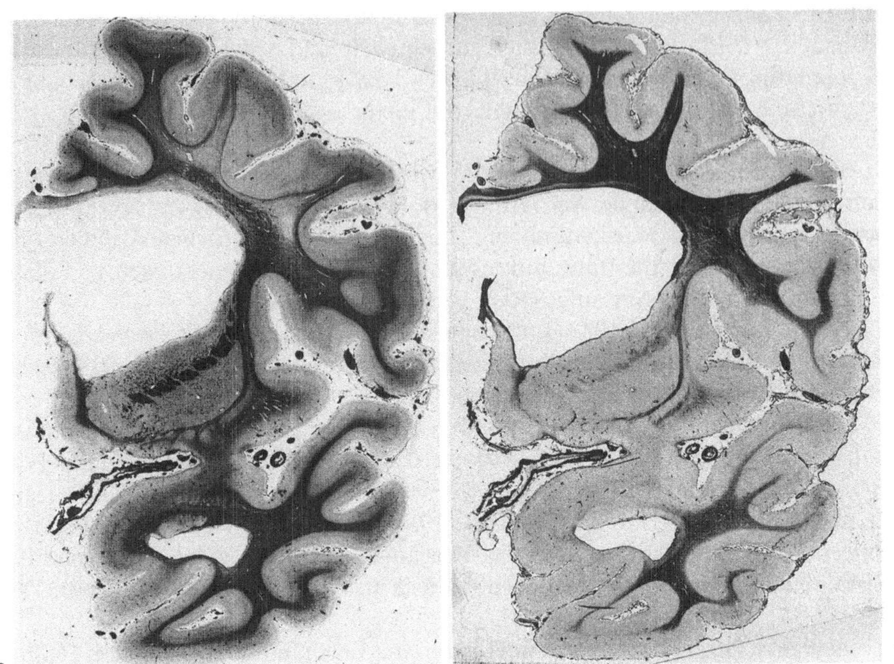

Abb. 107a, b. SSPE. 17jährige, Krankheitsdauer 4 Jahre. **a** Heidenhain-Wölcke.
b Kanzler

delt es sich um einen „panenzephalo-myelitischen Prozeß von der Großhirnrinde
bis zum Rückenmark abwärts", einschließlich der Meningen. Besonders sind
dabei außer der Großhirnrinde der Brücken- und Medulla oblongata-Bereich
betroffen, während das Höhlengrau, Subst. nigra, Nucl. ruber und Pallidum
weitgehend verschont bleiben. Das Bild wird durch perivasale Infiltrate und
kleine Gliaknötchen geprägt, die aus Mikrogliaelementen und Lymphozyten
bestehen. Degenerative Veränderungen werden nur in Ausnahmefällen gefunden.

Diese Beschreibungen der jetzt zu einer nosologischen Einheit zusammenge-
faßten Krankheiten machen deutlich, welche große Variationsbreite im morphologischen Bild bestehen kann. Darüber hinaus ist noch zu berücksichtigen, daß
der neuropathologische Befund in nicht unerheblicher Weise vom jeweiligen
Krankheitszeitpunkt abhängt. Trotzdem läßt sich für die Mehrzahl der Beobachtungen ein gewisses Schema der Veränderungen aufstellen.

Der entzündliche Prozeß mit perivasalen Infiltraten aus Lymphozyten und
Plasmazellen befällt sowohl die weiße als auch die graue Substanz (Abb. 108),
wobei eine Betonung des Okzipitalgebietes erkennbar ist. Es wird daher die
Meinung vertreten, daß sich der Prozeß von okzipital nach frontal über die
Hemisphären ausbreitet und erst später die subkortikalen Strukturen, Hirnstamm und Rückenmark ergreift (Ohya et al. 1974). Dabei ist die Beteiligung
von Kleinhirn und Rückenmark seltener, die der Retina wohl eine Ausnahme

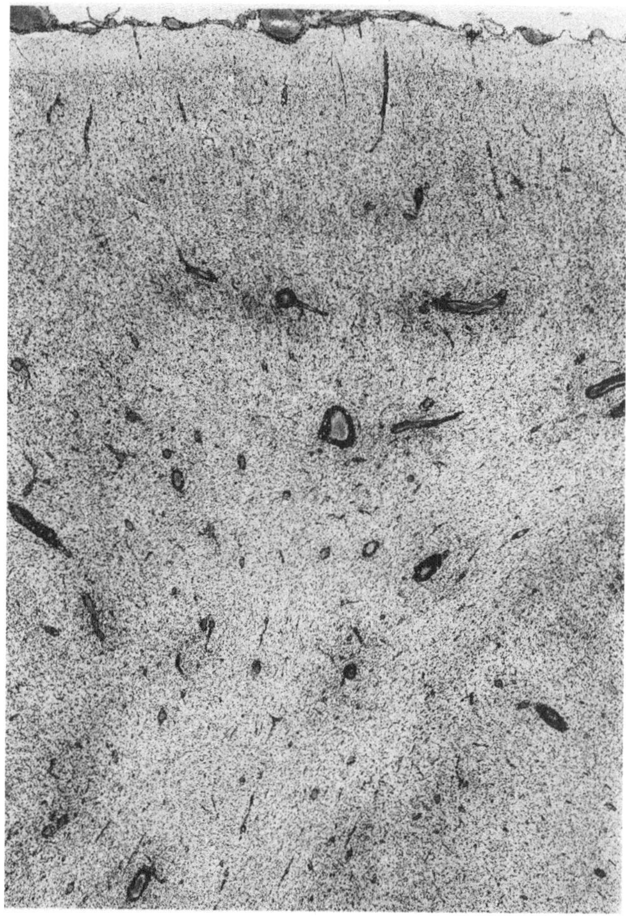

Abb. 108. SSPE. Starke perivasale Infiltrate und allgemeine Gliaproliferation in weißer und grauer Substanz. Kresylviolett. ×40

(PARKER et al. 1970; FONT et al. 1973). In der Rinde zeigen sich überall Ausfälle, Atrophien und Abblassungen von Nervenzellen. Alzheimersche Fibrillenveränderungen wurden wiederholt beobachtet (CORSELLIS 1951; MANDYBUR et al. 1977; PAULA-BARBOSA et al. 1979). Intranukleäre und intrazytoplasmatische Einschlußkörperchen werden häufig, aber keineswegs regelmäßig in Nerven-, Astro- und Oligodendrogliazellen gefunden (OYANAGI et al. 1971). Im Verlauf der Krankheit scheinen sie abzunehmen. BOUTEILLE et al. (1965) haben für ihren Fall ein zyklisches Auftreten angenommen. Die Astroglia ist vermehrt progressiv umgewandelt, die Mikrogliareaktion mit Bildung von Stäbchenzellen kann sehr unterschiedlich sein (TARISKA 1959b) (Abb. 109).

Das hervorstechendste Merkmal der SSPE ist aber die Veränderung der Marksubstanz. Neben den Gefäßinfiltraten fällt die große Zahl von hypertrophierten Astrozyten auf; ebenso die diffuse oder auch fleckförmige isomorphe

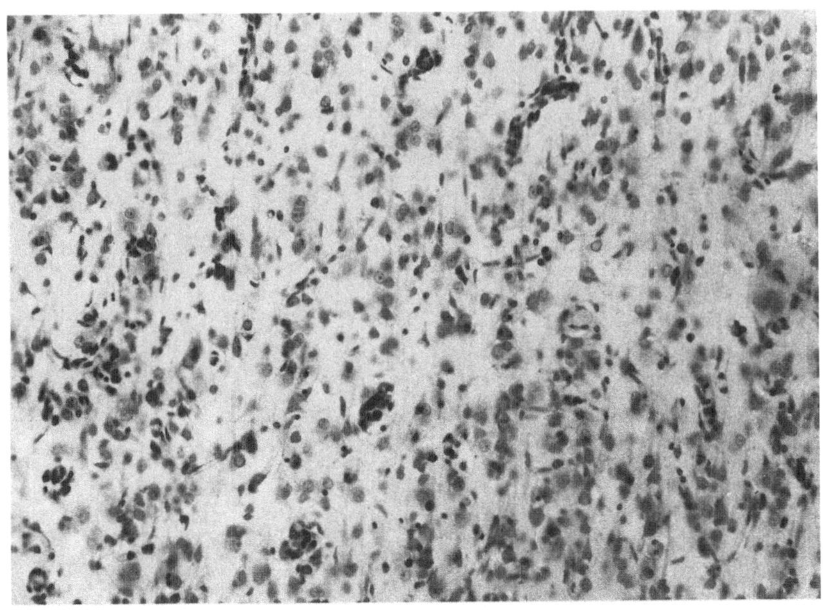

Abb. 109. SSPE. Stäbchenzell- und Astrogliaproliferation der Hirnrinde. 17jährige, Krankheitsdauer 1 Jahr. Kresylviolett

Fasergliose, der kein entsprechender Markscheidenabbau zugrunde liegt („dissociation gliomyélinique").

Als einen Übergangsfall zwischen der SSPE und der Kurukrankheit, einer bei einem Bergstamm in Neuguinea bekannten slow-virus-Infektion, wollen SCHALTENBRAND et al. (1968) eine Beobachtung ansehen, bei der außer einem abgelaufenen entzündlichen Prozeß im Okzipitallappen ein ausgedehnter Kleinhirnrindenuntergang bei Sklerosierung im Kleinhirn und Hirnstamm eingetreten war. Derartige Kleinhirn- und Hirnstammbetonungen werden gelegentlich auch bei der SSPE in Europa gesehen.

Die Veränderungen bei der SSPE hatten schon immer nahegelegt, daß es sich um eine Virusinfektion handelt. Erhöhte Masernantikörper in Blut und Liquor ließen vermuten, daß das Masernvirus selbst oder ein eng verwandtes Paramyxovirus ätiologisch in Betracht kommt. Es fanden sich fluoreszierende Antikörper im Hirngewebe (TER MEULEN et al. 1968, 1972) und schließlich gelang der elektronenoptische Nachweis des Masernvirus im Biopsiematerial (HORTA-BARBOSA et al. 1969; MARTINEZ et al. 1974). Die dem Krankheitsausbruch weit vorausgehende primäre Maserninfektion und der Verlauf der Krankheit weisen aber darauf hin, daß hier besondere Mechanismen von Bedeutung sein müssen. So wird eine „slow virus infection" erwogen (MÜLLER u. TER MEULEN 1969) oder an einen synzytiogenetischen Effekt des Masernvirus oder einiger seiner Teile mit einem anderen Virus gedacht (KATZ u. KOPROWSKI 1973).

2. Progressive multifokale Leukoenzephalopathie

1958 teilten Aström, Mancall, Richardson 3 Fälle einer Entmarkungskrankheit mit, die im Zusammenhang mit lymphatischer Leukämie bzw. M. Hodgkin aufgetreten waren, sich aber prinzipiell von den anderen zentralnervösen Komplikationen dieser Grundkrankheiten unterschieden. Sie wiesen darauf hin, daß solche morphologischen Bilder schon von Hallervorden (1930), Winkelmann u. Moore (1941), Batemann et al. (1945) und Christensen u. Fog (1955) gesehen worden waren.

Dem Krankheitsbild gaben sie die Bezeichnung „progressive multifokale Leukoenzephalopathie". In den nächsten Jahren folgten zahlreiche Publikationen, so daß Richardson (1965) bereits eine detaillierte Zusammenfassung von 44 Fällen geben konnte. Die Krankheit tritt besonders häufig im Terminalstadium myelo- oder lymphoproliferativer Krankheiten auf (Hadfield et al. 1974; Davies et al. 1973; Boudin et al. 1974). Sie wurde aber auch im Zusammenhang mit Karzinomen (Fisher et al. 1961), Sarkoidose und Tuberkulose (Krempien et al. 1972; Escourolle et al. 1973; Marriot et al. 1975) und einer Reihe weiterer Krankheiten gesehen. Hier muß auch auf eine Beobachtung im Zusammenhang mit einem erworbenen Immundefizienz-Syndrom (AIDS) hingewiesen werden (Bernick u. Gregorios 1984). Spontane oder primäre, progressive, multifokale Leukoenzephalopathien wurden mitgeteilt von Smith (1959), Silverman u. Rubinstein (1965), Fermaglich et al. (1970), Bolton u. Rozdilsky (1971). Kunze u. Völpel (1981) sehen Hinweise auf eine Zunahme der Erkrankung und einen Wandel im Spektrum der Grundkrankheiten.

Die unspezifischen neurologischen Symptome mit motorischen und sensiblen Ausfällen, wechselnder Bewußtseinslage und die uncharakteristischen Röntgen-, Liquor- und elektrophysiologischen Befunde lassen meist an eine direkte Folge der Grundkrankheit denken, so daß meist erst die Autopsie die Diagnose erbringt. Die Hirnbiopsie kann bei dieser Krankheit zu einer frühen Erkennung der Krankheit führen (Jones et al. 1982; Pierrot-Deseilligny et al. 1983). Die Krankheitsdauer beträgt i. allg. wenige Monate; Spontanremissionen (Aström et al. 1958; Richardson 1970), fünfjähriges (Hedley-White et al. 1966) oder gar zehnjähriges Überleben (Kepes et al. 1975) stellen Ausnahmen dar.

Das morphologische Bild wird durch die zahlreichen, schon makroskopisch erkennbaren, unsystematisch über das gesamte Nervensystem verteilten (Brun et al. 1973) und unscharf begrenzten Demyelinisationsherde geprägt.

Sie sind oft ungewöhnlich zahlreich vorhanden, in ihrer Größe sehr unterschiedlich und neigen zum Konfluieren (Abb. 110). Diese Herde sind teilweise gefäßgebunden und graue Substanz und Rückenmark werden nicht verschont. Im Gegensatz zur multiplen Sklerose sind periventrikuläre Herde äußerst selten (Gullotta u. Helpap 1981). Fettkörnchenzellen bauen das Myelin ab. Die Nervenzellen sind lange Zeit nicht betroffen, ebenso anfänglich die Achsenzylinder. Erst in fortgeschrittenen Stadien werden diese gelichtet und können dann herdförmig völlig zugrunde gehen. Während innerhalb der Herde die Oligodendrozyten weitgehend geschwunden sind, finden sich an den prozeßaktiven Randzonen Oligodendrozyten mit beträchtlich vergrößerten Kernen, die häufig eosinophile Einschlüsse enthalten (Abb. 111). Dagegen liegen in den Herdzentren

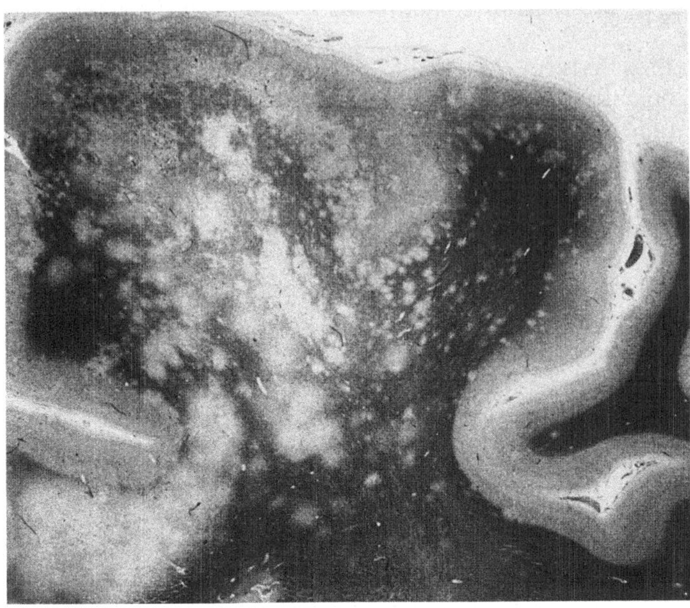

Abb. 110. Progressive multifokale Leukoenzephalopathie. Fleckförmige Entmarkungen in Mark und Rinde. Heidenhain-Wölcke. × 15

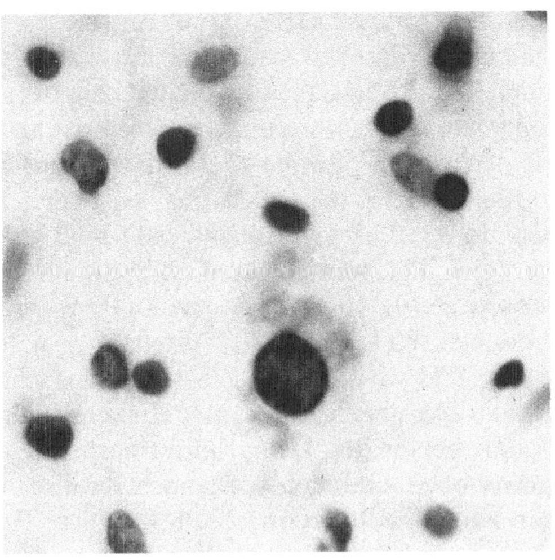

Abb. 111. Progressive multifokale Leukoenzephalopathie. Vergrößerter Oligodendrogliakern im Vergleich zu unveränderten Kernen. Kresylviolett. × 500

bizarre, oft mehrkernige Riesenastrozyten, bei denen auch atypische Mitosen vorkommen. Diese Zellen erinnern an blastomatöse Elemente (Abb. 112). Perivaskuläre Infiltrationen sind nur etwa in der Hälfte der Fälle zu erwarten (Richardson 1970) (Abb. 113). Im Gegensatz zu den Entmarkungskrankheiten im engeren Sinne (Hallervorden 1940) tritt keine gliöse Defektdeckung ein.

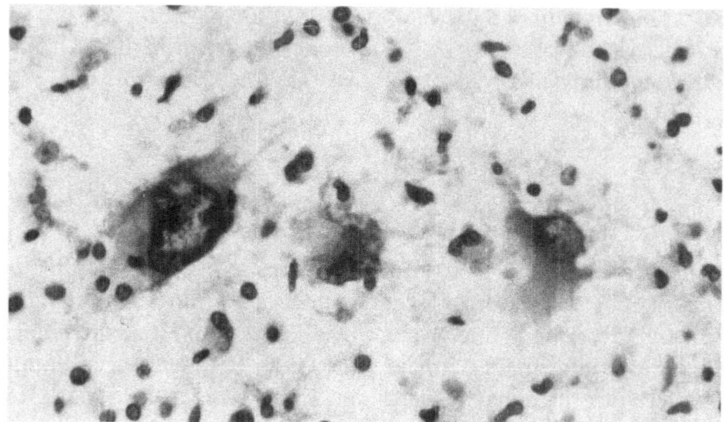

Abb. 112. Progressive multifokale Leukoenzephalopathie. Bizarre Riesenastrozyten. Kresylviolett. × 280

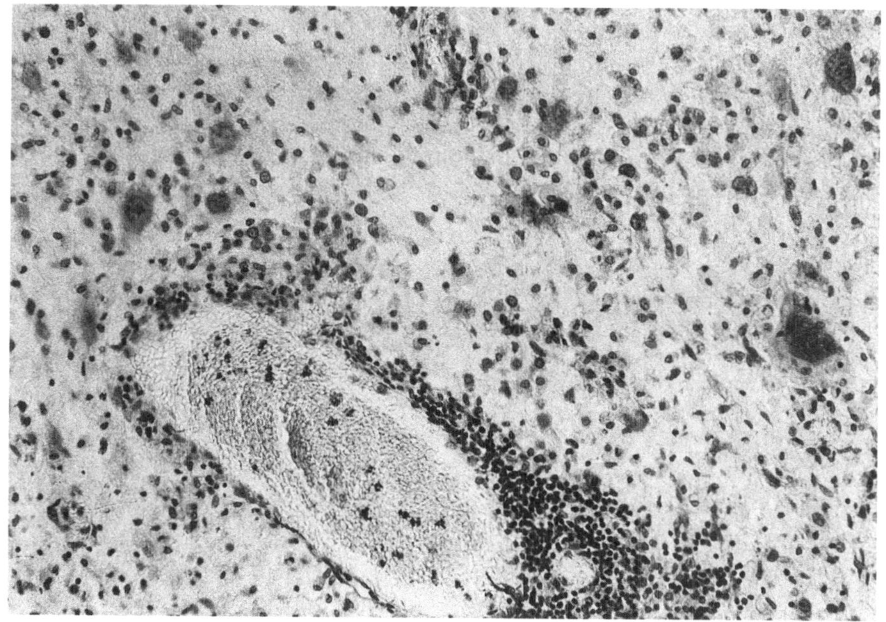

Abb. 113. Progressive multifokale Leukoenzephalopathie. Perivasales Infiltrat in einem Herd. Kresylviolett

Die auffälligen Veränderungen an der Oligodendro- und Astroglia ließen WAKSMAN u. ADAMS (1962) vermuten, daß der PmL eine Virusinfektion zugrunde liegt. ZU RHEIN u. CHOU (1965) konnten dann erstmals elektronenoptisch Viruspartikel in den Kerneinschlüssen der Oligodendroglia zeigen, die, wie zahlreiche Untersuchungen inzwischen bestätigt haben, der Papova-Gruppe angehören. Dabei ist anzunehmen, daß bei diesen Kranken eine Störung des Immunsystems vorliegt, worauf besonders die Beobachtungen von PmL nach Nierentransplantationen hinweisen (Manz et al. 1971; Legrain et al. 1974).

3. Kuru

1957 beschrieben Gajdusek u. Zigas eine „degenerative Erkrankung des zentralen Nervensystems", die ethnologisch und geographisch auf den kleinen Volksstamm der Fore auf Neu Guinea beschränkt war und von diesen als „Kuru" bezeichnet wurde. Im Vordergrund der Symptome standen Tremor, unwillkürliche Bewegungen und Ataxie. Die Krankheit hatte eine hohe Inzidenz und führte innerhalb weniger Monate zum Tode. Befallen waren hauptsächlich erwachsene Frauen, in einem Viertel der Fälle Kinder beiderlei Geschlechts und ganz selten erwachsene Männer.

Histologische Untersuchungen ergaben nur im Zentralnervensystem relevante Veränderungen. Es fanden sich Nervenzellausfälle, Astro- und Mikrogliaproliferationen und gelegentlich perivasale Infiltrate. Auffallend waren zwei Merkmale: Eine vakuolige Degeneration der grauen Substanz und anisotrope, PAS-positive, zellfreie Plaques (Klatzo et al. 1959; Fowler u. Robertson 1960). Daß es sich bei der Vakuolenbildung um einen intravitalen Vorgang handelte und nicht etwa um einen autolytischen oder Fixationsartefakt, wurde von Klatzo et al. (1959) besonders vermerkt. Die Plaques, die allerdings nur in einem Teil der Fälle vorkamen, unterscheiden sich von den senilen durch ihre Prädominanz im Kleinhirn und durch das Fehlen von neuronalen oder reaktiven Veränderungen in der Umgebung (Abb. 114).

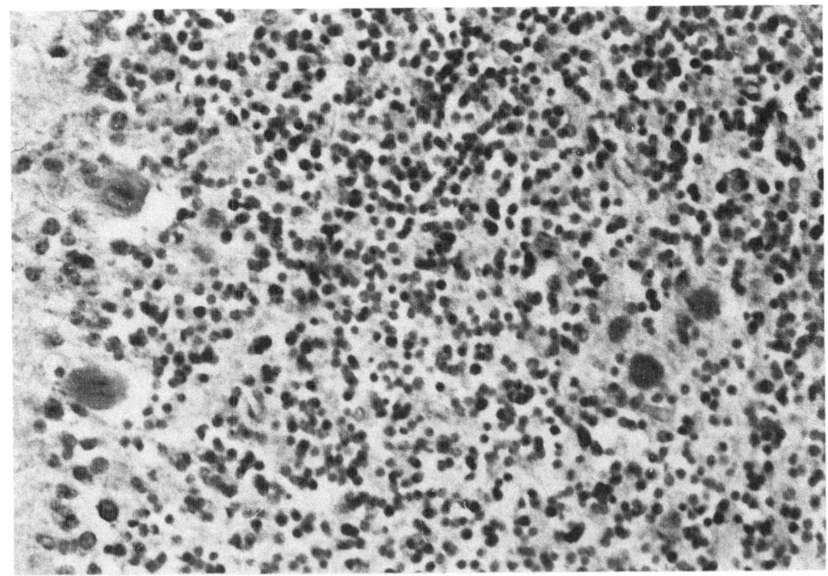

Abb. 114. Kuru. Gelichtete Körnerzellschicht des Kleinhirns mit 3 PAS-positiven Plaques. PAS × 220

Durch intrazerebrale Inokulation von Hirnbrei gelang die Übertragung der Krankheit auf Schimpansen und damit der Nachweis der Infektiosität (GAJDUSEK et al. 1966). Für die Ausbreitung in nur einem Volksstamm und die auffällige Geschlechts- und Altersverteilung spielte offensichtlich der dort noch herrschende rituelle Kannibalismus die entscheidende Rolle, bei dem Frauen und Kinder das Gehirn bekamen. Mit seiner Einschränkung gingen die Krankheitsfälle drastisch zurück. Epidemiologische Untersuchungen sprechen für eine Inkubationszeit von 5–30 Jahren (GAJDUSEK 1977).

Diese Beobachtungen veranlaßten GAJDUSEK (1977) zur Entwicklung einer Hypothese, nach der die „subakuten spongiösen Virusenzephalopathien" in „Scrapie" der Schafe ihren gemeinsamen Ursprung haben und auf noch unbekanntem Wege zur „übertragbaren Enzephalopathie der Nerze" zur „Creutzfeld-Jakob-Krankheit" und zu „Kuru" geführt haben. KLATZO et al. (1959) sowie NEUMANN et al. (1964) hatten bereits bei der morphologischen Beschreibung von Kuru, also zu einer Zeit als die genetische Komponente noch ganz im Vordergrund stand, auf die Ähnlichkeit mit CJK aufmerksam gemacht, HADLOW (1959) sah Ähnlichkeiten mit Scrapie.

4. Creutzfeldt-Jakob-Krankheit (CJK)

1921 veröffentlichte JAKOB 3 Krankheitsfälle, „welche einen recht bemerkenswerten und eigenartigen symptomatischen Befund und Krankheitsverlauf zeigten" und „einen nach Lokalisation und Wesen gleichgearteten, gut charakterisierten histologischen Befund" aufwiesen. Kurz zuvor hatte auch CREUTZFELDT (1920) über einen Fall berichtet, den JAKOB als „nosologisch sehr nahestehend, wenn nicht wesensgleich" mit einbezog. Bei einem Teil der 150 Mitteilungen, die KIRSCHBAUM (1968) in einer Monographie zusammenfassen konnte, weisen schon die Titel auf die klinischen und morphologischen Kennzeichen und ätiologischen Ansichten bei diesem Krankheitsbild hin: spastic pseudoclerosis: cortico-pallido-spinal degeneration (DAVISON 1932); a rare presenile dementia associated with cortical blindness (MEYER et al. 1954); rapidly progressive cerebral degeneration (subacute vascular encephalopathy) with mental disorder, focal disturbances and myoclonic epilepsy (JONES u. NEVIN 1954); subacute progressive encephalopathy with bulbar myoclonus (FOLEY u. DENNY-BROWN 1955); subakute präsenile spongiöse Atrophien mit dyskinetischem Endstadium (JACOB et al. 1958); subacute form of encephalopathy attributable to vascular dysfunction (NEVIN et al. 1960). Diese Unklarheiten waren mit der Übertragung der Krankheit auf Schimpansen durch GIBBS et al. (1968) beseitigt und damit die Zugehörigkeit der CJK zur slow-virus-Gruppe bewiesen.

Der Übertragungsweg und die Ansteckungsquellen für den Menschen sind bisher nicht bekannt. Familiäre Häufungen wurden öfter beobachtet (KIRSCHBAUM 1924; BONDUELLE et al. 1971; ROSENTHAL et al. 1976; MASTERS et al. 1979) dagegen sind gemeinsame Erkrankungen von Ehegatten selten (JELLINGER et al. 1972; MATTHEWS 1975). Zu Übertragungen durch neurochirurgische und ophthalmologische Eingriffe ist es gekommen (DUFFY et al. 1974; BUCY 1977). Hier hat sich eine ungenügende Wirkung der üblichen Sterilisation erwiesen, so daß beim Verdacht einer CJK besondere Maßnahmen notwendig sind, wie sie von Traub et al. (1975) und Gajdusek et al. (1977) vorgeschlagen worden sind.

Die CJK ist ubiquitär verbreitet, die Häufigkeit wird auf 0,5–1 neuen Krankheitsfall auf eine Million Einwohner jährlich geschätzt, dabei sind beide Geschlechter gleich häufig betroffen. Der Krankheitsbeginn liegt überwiegend im Präsenium (Masters et al. 1979), ein Spontanbeginn im jugendlichen Alter ist sehr selten (Packer et al. 1980; Monreal et al. 1981). Die Krankheitsdauer schwankt zwischen akuten Verläufen von wenigen Wochen (Krüger et al. 1979) bis zu solchen von mehreren Jahren. Nach uncharakteristischen psychischen und vegetativen Auffälligkeiten kommt es zu einem rapiden dementiven Abbau und zerebralen und spinalen Ausfällen, bei denen Ataxien, Myoklonien und typische elektroenzephalographische Veränderungen im Vordergrund stehen. Im Endstadium kommt es unter Nachlassen der Dyskinesien zum Bild der Dezerebration (Meier 1980; Tosi et al. 1980). Bei den gerade zu Beginn der Krankheit uncharakteristischen Symptomen ist die Hirnbiopsie das einzig erfolgversprechende Mittel für eine prämortale Diagnosestellung (Jones et al. 1985).

Charakteristische klinische Sonderformen wurden z.T. unter Eigenbezeichnungen beschrieben, so: Eine kortiko-striospinale Form als spastische Pseudosklerose (Jakob 1921), eine okzipito-parietale als Heidenhain-Syndrom (Schlote 1970) oder eine spino-zerebelläre als Gerstmann-Sträußler-Syndrom (Masters et al. 1981). Wiederholt wurde auch auf eine ataktische Form der CJK hingewiesen (Brownell u. Oppenheimer 1965; Jellinger et al. 1974; Jones et al. 1985). Diese Unterteilung auf anatomischer oder klinischer Basis ist problematisch und hilft wenig in der Praxis (Manuelidis 1985) zumal der überwiegende Anteil als Misch- oder Übergangsfälle anzusehen ist. Äußerlich zeigen die Gehirne meist eine geringe Atrophie, deutliche Atrophien gehören schon zu den Ausnahmen. Die feingeweblichen Veränderungen mit der charakteristischen Triade Status spongiosus, Nervenzellausfall und Astrozytose finden sich bevorzugt in der Großhirnrinde; in abnehmender Reihenfolge sind Striatum, Palladium und Kleinhirn betroffen, aber auch jeder andere Kernbereich einschließlich der Vorderhörner des Rückenmarkes kann beteiligt sein (Siedler u. Malamud 1963; Kirschbaum 1968; Jellinger et al. 1974; Masters u. Richardson 1978). Stadium und Ausdehnung der Läsionen können dabei von Griseum zu Griseum und auch innerhalb derselben stark schwanken. Die einzelnen Komponenten kommen keineswegs immer gemeinsam vor, so daß z.B. der Status spongiosus ohne neuronale Schäden auftreten kann und letztere nicht mit einem Status spongiosus verbunden sein müssen (Schlote 1970; Garzuly et al. 1971). Daß dabei die Verteilung und Intensität der morphologischen Erscheinungen nicht immer eine Korrelation zum klinischen Verlauf zeigen, haben Beck et al. (1969) hervorgehoben.

Der Begriff des „Status spongiosus" hat zu Unklarheiten bei der Beurteilung der CJK geführt. Er ist in der Neuropathologie als Bezeichnung für eine interstitielle Erweiterung bei verschiedensten Hirnkrankheiten, wie z.B. Ödemen, Intoxikationen und eben auch der CJK bekannt. Lampert et al. (1971, 1972) konnten nun elektronenoptisch zeigen, daß bei experimentellen und auch bei menschlichen spongiösen Enzephalopathien noch ein anderer Prozeß vorkommt, bei dem Veränderungen an den Zytoplasmamembranen mit Vakuolisation und

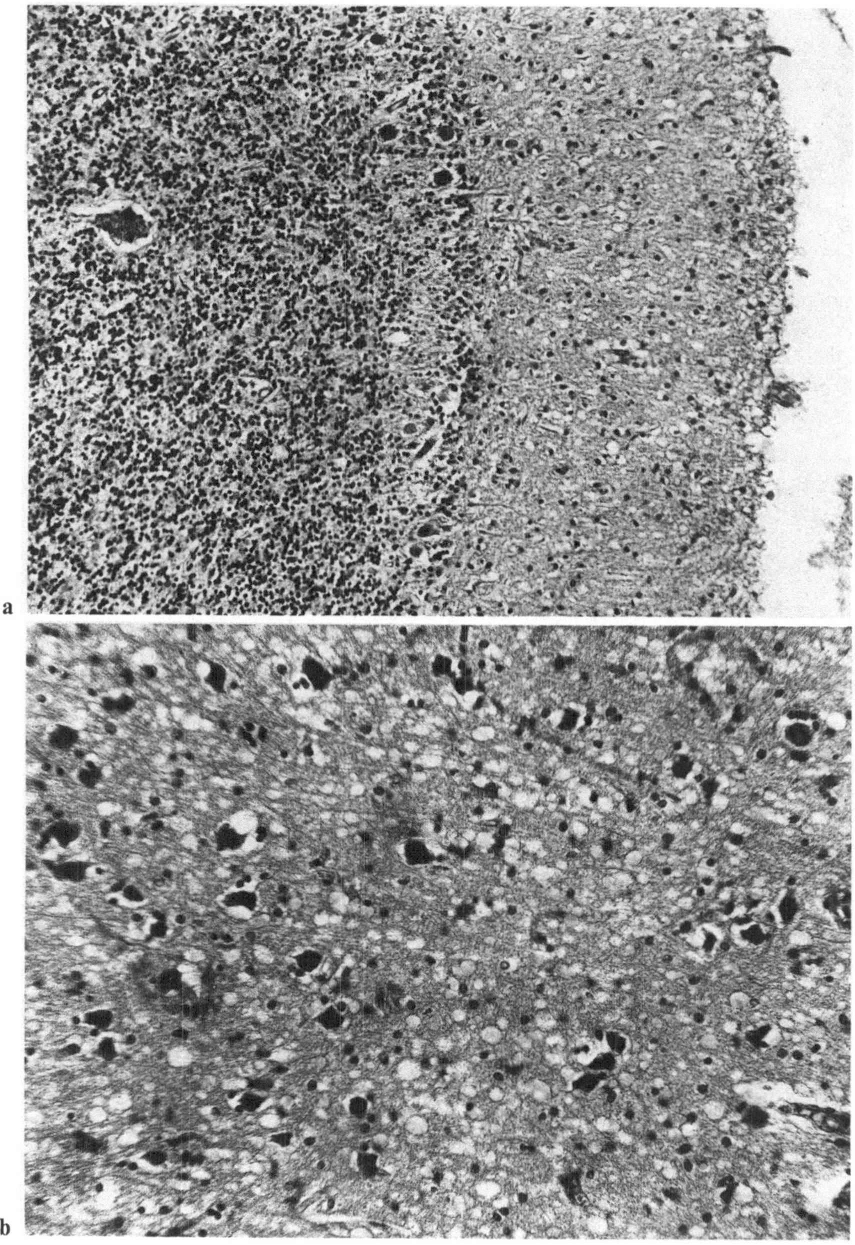

Abb. 115a, b. Creutzfeldt-Jakob-Krankheit. **a** Spongiforme Veränderungen in der Molekularschicht des Kleinhirns, deutliche Nervenzellichtung der Körnerschicht. Kresylviolett. × 100. **b** Spongiforme Veränderungen in der Großhirnrinde. HE × 200

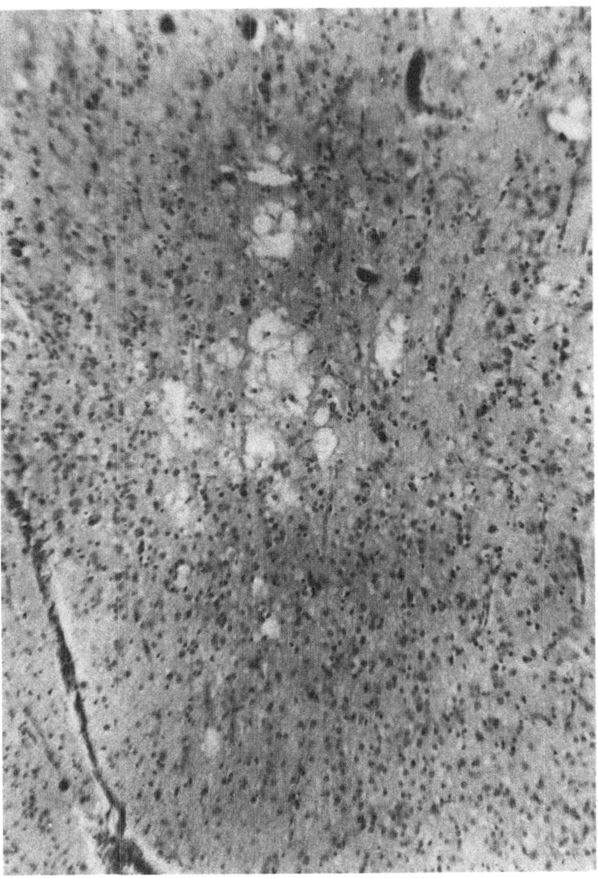

Abb. 116. Creutzfeldt-Jakob-Krankheit. Status spongiosus. HE × 120

Schwellung im Neuropil, speziell der Dendriten, und in den Astrozyten führen.
MASTERS u. RICHARDSON (1978) fanden diese intrazellulären spongiformen Veränderungen, die sie vom „Status spongiosus" scharf abgrenzten, bei Patienten,
die innerhalb der ersten fünf Krankheitsmonate verstarben, während bei längerer Überlebenszeit Nervenzellausfall, Gliose und eben Status spongiosus über-
wogen. Die beiden Autoren sehen daher die „spongiformen Veränderungen"
als pathognomisch für die CJK an, während der später hinzukommende Status
spongiosus keine spezifische Bedeutung hat (Abb. 115, 116).

Bei den „spongiformen Veränderungen" handelt es sich um kleine, runde
bis ovale Vakuolen, die sich lichtmikroskopisch bei HE- oder Markscheidenfär-
bungen gut erkennen lassen, während sie bei der Nissl-Färbung leicht übersehen
werden können. Die Vakuolen des „Status spongiosus" sind demgegenüber viel
gröber und ungleichmäßiger. Die Nervenzelldegeneration tritt diffus oder fokal
akzentuiert auf. Dabei sind beim kortikalen Befall die tieferen Schichten eindeutig stärker betroffen. Mit der gleichzeitig vorhandenen Gliawucherung führt

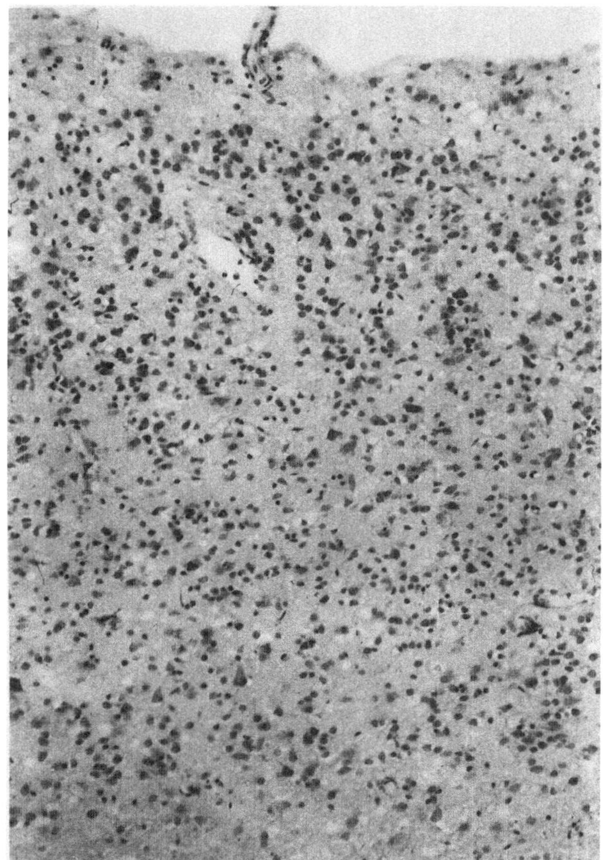

Abb. 117. Creutzfeldt-Jakob-Krankheit. Verwischung der Rindenarchitektonik im Stirnhirn durch Nervenzellausfall und Gliawucherung. Kresylviolett. × 180

dies bei entsprechender Ausprägung zur Verwischung der Rindenarchitektonik (Abb. 117). Die untergehenden Nervenzellen bieten vielfältige Veränderungen, sie reichen von einfacher Verfettung und Chromatolyse über Schrumpfung mit Hyperchromasie, Vakuolisierung des Plasma bis zur primären Reizung mit Aufblähung, Zytoplasmaabblassung und Exzentrizität des Kernes. Immer wieder zeigen sich Gliazellhaufen um veränderte Nervenzellen, bis schließlich „Gliarosetten als Totenladen von Nervenzellen" (CREUTZFELDT 1970) übrigbleiben. Die exorbitante Astrogliose wird durchweg als über eine Ersatzwucherung oder Defektdeckung hinausgehend angesehen (JANSEN u. MONRAD-KROHN 1938; JACOB 1967; MAY 1968) (Abb. 118).

Die Beteiligung der weißen Substanz wurde als gering angesehen, nicht über die Schäden hinausgehend, die durch die neuronalen Ausfälle zu erwarten sind. In den letzten Jahren häufen sich aber Beobachtungen, die im Marklager eine extensive Degeneration aufweisen, teilweise auch mit Spongiose und Gliaproliferation.

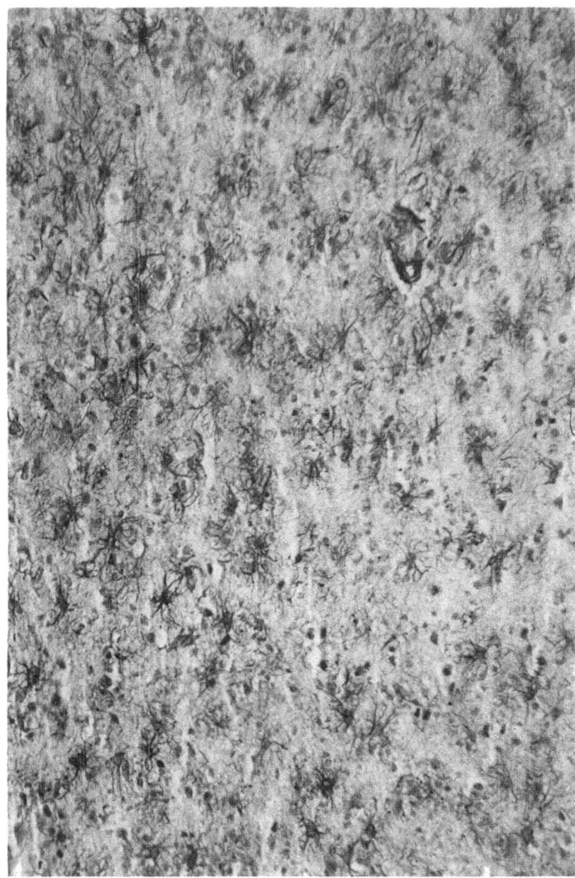

Abb. 118. Creutzfeldt-Jakob-Krankheit. Astrogliose. Kanzler. × 90

Es wird hier eine primäre Beteiligung der weißen Substanz vermutet und von einigen Autoren eine besondere Verlaufsform der CJK diskutiert (PARK et al. 1980; MIZUTANI et al. 1981; KITAGAWA et al. 1983; MACCHI et al. 1984). Ein weiteres Merkmal von Kuru, das dort in etwa der Hälfte der Fälle vorhanden ist, die nach dieser Krankheit benannten Plaques, treten bei der sonst viel variationsreicheren CJK selten auf. Sie sind wie bei Kuru überwiegend im Kleinhirn zu finden, wurden aber auch in der Großhirnrinde und in den Stammganglien gesehen (CHOU u. MARTIN 1971; HOROUPIAN et al. 1972; KRÜCKE et al. 1973; ADAMS et al. 1974; HAYEK u. ULRICH 1975; INDRAVASU 1975; ZARRANZ et al. 1979).

Die gelegentlich vorkommenden lymphozytären Gefäßinfiltrate sind meist an Zahl und Umfang gering (HEIDENHAIN 1928; TEICHMANN 1935; SCHWARZ u. BARROW 1958). Aber schon JAKOB (1921) stellte ihren rein reaktiven Charakter in Frage und SPALKE u. ROMPEL (1972) diskutierten sie als temporäres entzündliches Symptom der Grundkrankheit oder als Zeichen einer sekundären Infektion.

XI. Wahrscheinliche Virusinfektionen

1. Encephalitis epidemica A

Diese Krankheit wird nach ihrem Erstbeschreiber auch als Economo-Enzephalitis (1918) oder nach der klinischen Symptomatik als Encephalitis lethargica
bezeichnet. Möglicherweise sind schon vor der großen Epidemie zwischen
1916–1925 kleinere aufgetreten. Nach dem Abklingen dieser letzten weltweiten
Epidemie ist anfangs noch gehäuft, später dann immer seltener, über sporadische
Fälle berichtet worden. Hierbei sollte aber bedacht werden, daß diese Diagnose
sich nur auf die klinischen Erscheinungen stützt, da der Erreger dieser Krankheit
– man vermutet ein Virus – bisher unbekannt ist (RAIL et al. 1981). WOLF
u. BARDEN (1975) konnten interessanterweise durch Immunfluoreszenz Antigen
gegen Influenza-A-Virus in Nervenzellen bei postenzephalitischem Parkinson
nachweisen. Sie nehmen daher eine entsprechende Ätiologie für die Enzephalitis
an.

Das klinische Bild kann sehr wechselvoll sein. Es lassen sich aber vier besonders häufige Syndrome herausschälen, die SPATZ (1930) als „hypersomnisch-
ophthalmoplegisch", „irritativ-hyperkinetisch", „akinetisch-hypertonisch" und
„pseudopsychopathisch" bezeichnet hat. Dabei können diese Bilder im Verlaufe
ein und desselben Falles wechseln, die beiden ersten entsprechen mehr dem
akuten Stadium, die beiden letzten mehr dem späteren. Die Krankheit setzt
meist nach uncharakteristischen Prodromalbeschwerden mit Fieber und einer
übermäßigen Schlafneigung ein, allerdings kann auch Schlaflosigkeit vorhanden
sein. Häufig sind Ptosis, Doppelbilder, Pupillenstörungen, Konvergenzparesen
und Blicklähmungen. Neben selteneren Bewegungsunruhen mit verschiedenarti-
gen Hyperkinesen steht meist eine Bewegungsverarmung im Vordergrund, oft
bei gleichzeitigen vegetativen Erscheinungen mit fettig-glänzender Haut und
Speichelfluß. Aus diesem Bild entwickelt sich dann in der überwiegenden Anzahl
der Fälle – oft nach einem symptomfreien Intervall, manchmal aber auch kontinuierlich übergehend – ein chronischer Parkinson. Während der großen Epidemien erreichte die Mortalität bis zu 50%, allerdings ist dabei nicht bekannt,
wie hoch die Zahl subklinischer Verläufe war. Das Auftreten von postenzephalitischem Parkinson im Anschluß an diese Epidemiezeit ohne anamnestische Enzephalitis weist auf klinisch stumme Verläufe hin.

Nach SPATZ (1930) ist die Enzephalitis A der Prototyp der „fleckförmigen
Polioenzephalitis mit Bevorzugung des Hirnstammes". Akute tödliche Fälle weisen oft auffallend geringe entzündliche Erscheinungen gegenüber den stark ausgeprägten regressiven Parenchymveränderungen, unter denen die akute Nerven-
zellveränderung (trübe Schwellung) hervortritt, auf. Im weiteren Verlauf kommt
es aber dann zu starken Gefäßinfiltraten, besonders um die mittleren und kleinen
Venen, die sich aus Lymphozyten, später auch aus Plasmazellen zusammensetzen.

Kleinere perivaskuläre Blutungen sind häufig (VON ECONOMO 1929). Mit
dem Übergang in das chronische Stadium treten die Gefäßinfiltrate mehr und
mehr zurück; sie gehen schließlich nach SPATZ (1930) „ebenso fließend in den
Endzustand über, wie sie sich fließend aus der akuten Enzephalitis heraus ent-

wickelt haben". Aber selbst in diesem Endzustand finden sich mitunter noch einzelne Rundzellinfiltrate. Sonst ist jetzt das Bild durch gliöse Defektdeckung, Alzheimersche Ganglienzellveränderung und gelegentliche Kalkablagerungen geprägt. Das Hervorstechendste ist aber eine völlige Depigmentierung und ein Nervenzelluntergang in der schwarzen Zone der Substantia nigra.

Obwohl die Ausfälle von Fall zu Fall stark variieren, liegt doch eindeutig der Schwerpunkt im Zwischen-, Mittel- und Rautenhirn. Dabei sind besonders das Höhlengrau um den Aquäduct und die darunter liegenden Augenmuskelkerne, die Substantia nigra, das Pulvinar thalami, das Corpus geniculatum mediale, der Locus caeruleus sowie die Hirnnervenkerne VI, VII, VIII und X beteiligt. Ungewöhnlich ist eine stärkere Einbeziehung der Hirnrinde, des Striatum, des Kleinhirns und des Rückenmarkes.

2. Neuro-Behçet-Syndrom

Der von dem türkischen Dermatologen Behçet (1937) beschriebene Komplex besteht aus Hypopyon-Iritis, aphthösen Mundschleimhaut- und ulzerösen Genitalveränderungen. Es gibt allerdings auch Beobachtungen von nur zweien der Kardinalsymptome. Neben einer Reihe weiterer fakultativer Krankheitserscheinungen, unter denen die Neigung zu Thrombophlebitiden bemerkenswert ist, tritt bei einem Teil der Kranken – die Angaben schwanken von 10 bis über 30% (Herrschaft 1968; Ishino et al. 1971) – auch eine meningeale und zentralnervöse Beteiligung ein. Auch schon vor dem Auftreten der ophthalmologischen und dermatologischen Symptome wurden zentralnervöse Erscheinungen beobachtet (Hartemann et al. 1960; Becker 1961).

Das neurologische Krankheitsbild ist ausgesprochen bunt. Es kommt zu Hemiparesen, organischen Psychosyndromen, Krampfanfällen, Aphasien und extrapyramidalen Symptomen. Im Vordergrund stehen aber durchweg Hirnnervenausfälle. Immer wieder wird wegen schubweiser Verläufe und der wechselnden Liquorbefunde auf die klinische Ähnlichkeit mit der Multiplen Sklerose hingewiesen (Ulrich 1964). Die Mortalität liegt bei Neuro-Behçet bei etwa 50% (Wolf et al. 1965). Männer sind von der Krankheit wesentlich häufiger betroffen. Über kindliche Erkrankungen berichtet Fisch (1968) und Stefani et al. (1971). Die meningo-enzephalitischen Veränderungen mit lymphozytären Gefäßinfiltraten und Reaktionen der Mikro- und Astroglia sind beim M. Behçet meist nur geringgradig (Rubinstein u. Urich 1963; Hartmann et al. 1982), während akut entzündliche Bilder wohl wesentlich seltener sind (Norman u. Campbell 1966) (Abb. 119). Hierzu dürfte der jeweilige Untersuchungszeitpunkt von Bedeutung sein (Strouth u. Dyken 1964; Ishino et al. 1971). Besonders betroffen sind im allgemeinen die ventralen Abschnitte von Brücke und Mittelhirn, Hypothalamus, Hippocampus, Thalamus und Striatum, während die Großhirnrinde weitgehend verschont bleibt (Alajouanine et al. 1961; Alema u. Bignami 1963; Herrschaft 1968; Gerhard u. Weber 1968; Ishino et al. 1971; Stefani et al. 1971; Fröscher et al. 1973; Hielscher et al. 1982; Matsumoto 1984). Eine Ausnahme bildet hier die Beobachtung von Colmant et al. (1973) mit einer extrem schweren Enzephalitis und Meningoenzephalitis des gesamten Endhirnes. Norman u. Campbell (1966) halten die ungewöhnlich

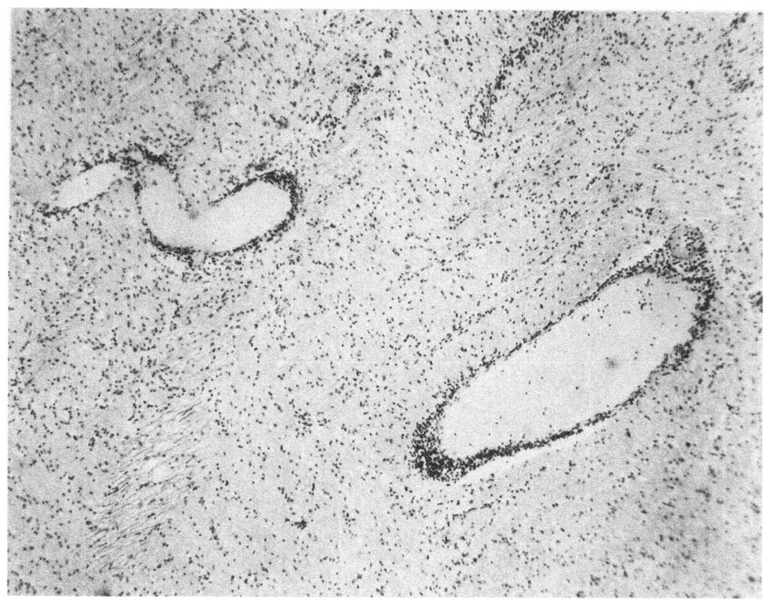

Abb. 119. M. Behçet. Leichte lymphozytäre Gefäßinfiltrate und mäßige diffuse Gliose
im Hirnstamm. HE × 70

starke entzündliche Reaktion ihres Falles für eine Folge der Steroidtherapie.
Die Veränderungen der Meningen sind im allgemeinen nicht stark ausgeprägt
(SZENDROI u. DOMBAY 1971).

Die charakteristischen Veränderungen des M. Behçet bilden aber fokale,
vielfach gefäßbezogene Nekrosen in Hirnstamm und Stammganglien (GÜNZEL
u. TENNSTEDT 1979; TOTSUKA et al. 1985) (Abb. 120).

Diese sind unregelmäßig verteilt, meist nur mikroskopisch erkennbar und
um Venen und Kapillaren herum gelegen (TOTSUKA u. MIDORIKAWA 1972).
Ob ihre Ursache in Schrankenstörungen mit Ödem- und Blutungsneigung oder
in Thrombenbildung zu suchen ist, bleibt noch strittig. Interessant sind hierzu
die Hinweise japanischer Autoren, daß in ihrem Land Entmarkungskrankheiten
eine Tendenz zur Nekrose aufweisen (MIYAKAWA et al. 1976). Diese letztgenannten Autoren sahen in ihrem Fall eine schwere Atrophie des Großhirns. SULHEIM
et al. (1959) beobachteten im Zusammenhang mit M. Behçet eine Atrophie des
Kleinhirns.

Die Ursache der Krankheit ist noch ungeklärt. BEHÇET selbst hatte in Aph-
then Einschlußkörperchen gesehen und SEZER (1953) gelang eine Übertragung
von virusartigem Material. Dagegen sind im Zentralnervensystem niemals Einschlußkörperchen beobachtet worden, und auch elektronenmikroskopisch ist
ein Virusnachweis bisher nicht gelungen. MCMENEMY u. LAWRENCE (1957); KIS-
SEL et al. (1963); DOMBAY u. NADRAI (1966) diskutieren eine allergische Genese.
Thrombosen als primäre Ursache der Hirnveränderungen werden heute weitgehend abgelehnt.

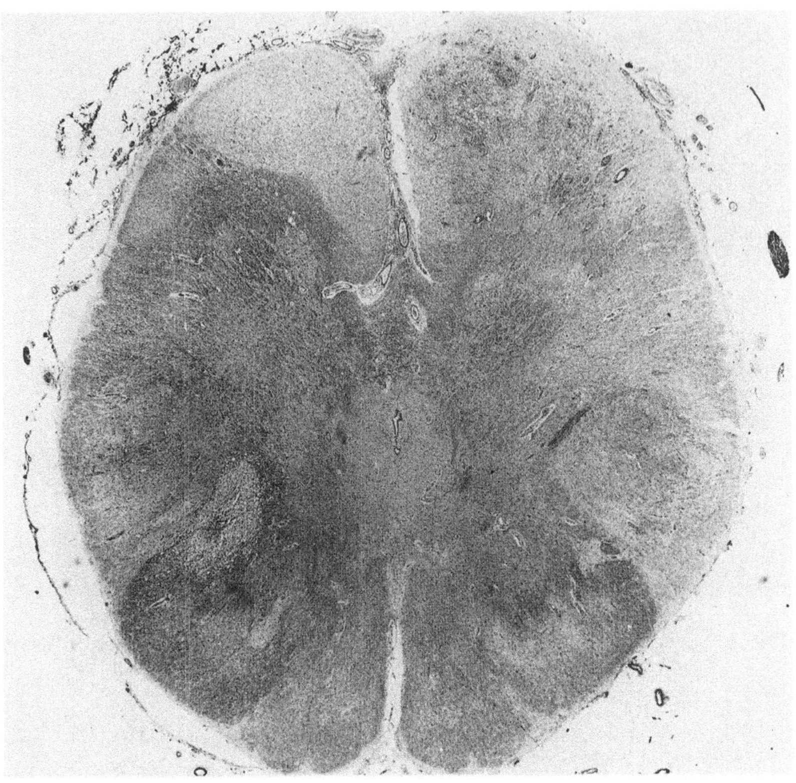

Abb. 120. M. Behçet. Medulla oblongata mit entzündlichen und nekrotischen Herden. HE. (Überlassen von Herrn Prof. Totsuka, Yamagata/Japan)

F. Perivenöse Enzephalomyelitis

I. Para- und postinfektiöse Enzephalitis, postvakzinale Enzephalitis

Unter dem Begriff der perivenösen Enzephalomyelitis werden zum einen im Gefolge von Infektionen, zum anderen nach Impfungen auftretende, im histologischen Bild aber einheitliche Krankheitsbilder zusammengefaßt, deren perivenöser Grundtyp eine nosologische Verwandtschaft vermuten läßt (Seitelberger u. Jellinger 1963).

Die para- und postinfektiösen Enzephalomyelitiden treten besonders im Gefolge exanthematöser Viruskrankheiten wie Pocken, Windpocken, Röteln und Masern auf, aber auch nach Grippe, Mumps, Pneumonie, Angina werden sie beobachtet.

Die Symptome können sich bereits mit dem Ausbruch des Exanthems bemerkbar machen, meist treten sie aber erst im Verlauf der ersten beiden Krankheitswochen auf. Während zerebrale Zeichen allgemein im Vordergrund stehen, können es, z.B. bei Pocken auch Erscheinungen von Seiten des Rückenmarkes sein. Die Krankheit beginnt meist mit plötzlichem Temperaturanstieg, Bewußtseinstrübung, und bald auch neurologischen Symptomen wie Krampfanfällen, Hemi- und Paraparesen, Hirnnervenausfällen, Sensibilitäts- und Blasen-Mastdarmstörungen. Im Liquor sind geringe Zellerhöhung, selten bis über 1000/3 zu erwarten. Bereits innerhalb weniger Tage kann die Krankheit zum Tode führen. Andererseits gibt es auch leichte Verläufe, die wohl oft gar nicht als enzephalitische Komplikationen gewertet werden, da sie sich in einigen sog. Fieberkrämpfen oder flüchtigen Paresen erschöpfen. Optikusneuritis, mitunter als alleiniges Symptom der postinfektiösen Enzephalitis, wird für eine ganze Reihe von Infektionskrankheiten beschrieben (SELBST et al. 1983). Defektheilungen zeigen häufig pyramidale und extrapyramidale Störungen. Die Krankheit kennt keine schubförmigen Verläufe.

Die postvakzinale Enzephalomyelitis tritt besonders als die gefürchtete Komplikation der Pockenschutzimpfung, aber auch nach Ruhr-, Cholera-, Typhus-, Lyssa-, Rabies- oder Diphtherieschutzimpfung auf. KÖRNYEY (1960) meint, daß „sozusagen sämtliche derartigen Eingriffe diese Krankheit hervorrufen können". Über die Häufigkeit der Komplikationen schwanken die Angaben ganz erheblich. JACOB (1956c) hat folgende zentralnervösen Komplikationsraten für einige Impfungen zusammengestellt: Pocken 0,06%–0,25%, Lyssa 0,17%–1,3%, Gelbfieber 3–4%. Dabei lassen sich besonders bei der Pockenschutzimpfung örtliche und zeitliche Häufungen erkennen. Der klinische Verlauf gleicht weitgehend dem nach Infektionen. Vielleicht gehen hier der Krankheit häufiger uncharakteristische Störungen des Allgemeinbefindens voraus.

Die akuten zentralnervösen Symptome treten meist zwischen dem 9.–12. Tag auf (WEISSE et al. 1953), das Auftreten kann aber nach CATEL (1935) zwischen 2–34 Tagen, nach WEBER u. LANGE (1961) zwischen 4–18 Tagen, schwanken. Speziell für die Pockenschutzimpfung ist noch hervorzuheben, daß eine typische perivenöse Enzephalomyelitis bei unter zweijährigen Impflingen äußerst selten ist. Hier herrscht eine enzephalopathische Reaktionsweise vor (JACOB 1958; DE VRIES 1960).

Sehr selten sind neurologische Komplikationen nach Pockenschutz-Wiederimpfungen eingetreten. Auch hierbei wird ein allergisches Geschehen verantwortlich gemacht, aber bei den gegenüber primären Impfungen verkürzten Inkubationszeiten ein anderer pathogenetischer Mechanismus angenommen (BOETERS u. REIMER 1970; MEERBACH et al. 1971). In den histologisch untersuchten Fällen von VON BOUWDIJK BASTIAANSE (1955) waren die Entmarkungen weniger scharf begrenzt und die Mikrogliareaktion weniger ausgeprägt, andere Autoren fanden keine Unterschiede gegenüber Erstimpfungen (QUERIDO 1930; SPILLANE u. WELLS 1964).

Alle Versuche für einzelne der nach Infektionen oder Vakzinationen auftretenden Krankheiten spezielle morphologische Charakteristika herauszufinden, müssen als gescheitert gelten (PETTE 1955). Gleichwohl können aber die Veränderungen trotz gleicher Symptomatik und gleicher Verlaufsdauer sehr unterschiedlich sein (JACOB 1956a).

Nach DÖRING (1942) ist das initiale Stadium durch Lymphoidzellansammlungen in der Gefäßadventitia und den weichen Häuten und Plasmaaustritt und Gefäßerweiterung bis zur Stase gekennzeichnet. Einzelne Beobachtungen

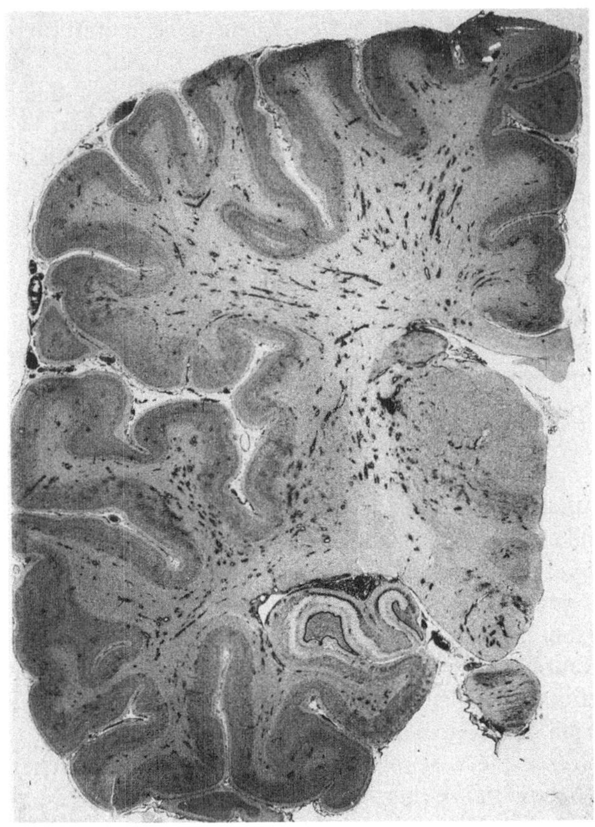

Abb. 121. Perivenöse Enzephalitis. 7 Tage nach Beginn eines Masernexanthems. Kresyl-violett

legen nahe, daß diese uncharakteristischen Veränderungen lange bestehen bleiben können, und sich das Bild überhaupt damit erschöpft. Hier erhebt sich
auch die Frage, ob ein Teil der als akute, diffus-lymphozytäre Meningoenzephalitiden eingeordneten Beobachtungen hierzu gehörten (Iizuka 1965).

Das Namengebende trotz aller Variabilität Gemeinsame dieses Reaktions-
types des Zentralnervensystems ist das dieser uncharakteristischen Entzündung
folgende Bild eines perivenösen Prozesses. Schon makroskopisch sind die Herde
über lange Strecken entlang erweiterter kleiner und mittlerer Venen zu erkennen
(Abb. 121). Im Gegensatz zu denen der multiplen Sklerose breiten sich diese
meist nicht diffus in das umliegende Gewebe aus, sondern bleiben auf den Raum
um die beteiligten Gefäße beschränkt (Abb. 122). Es besteht gegenüber der Umgebung keine scharfe Abgrenzung; kleinere Einzelherde können zu größeren
Komplexen konfluieren (Abb. 123, 124). In Herden der grauen Substanz sind
die Nervenzellen nur wenig in Mitleidenschaft gezogen. Von den Veränderungen
sind besonders die weiße, aber auch die graue Substanz betroffen. Topisch sind
Großhirn, Kleinhirn, Hirnstamm und Rückenmark beteiligt.

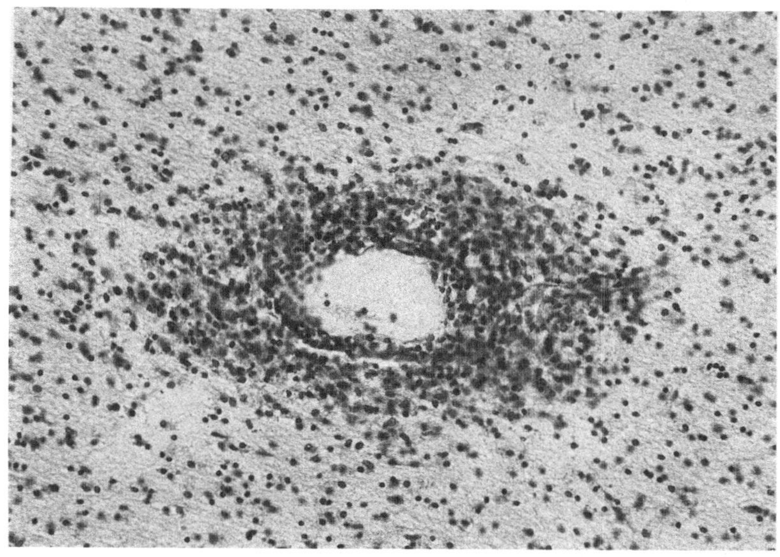

Abb. 122. Perivenöse Enzephalitis. Intensive Mikrogliawucherung um ein Gefäß. Kresylviolett. × 90

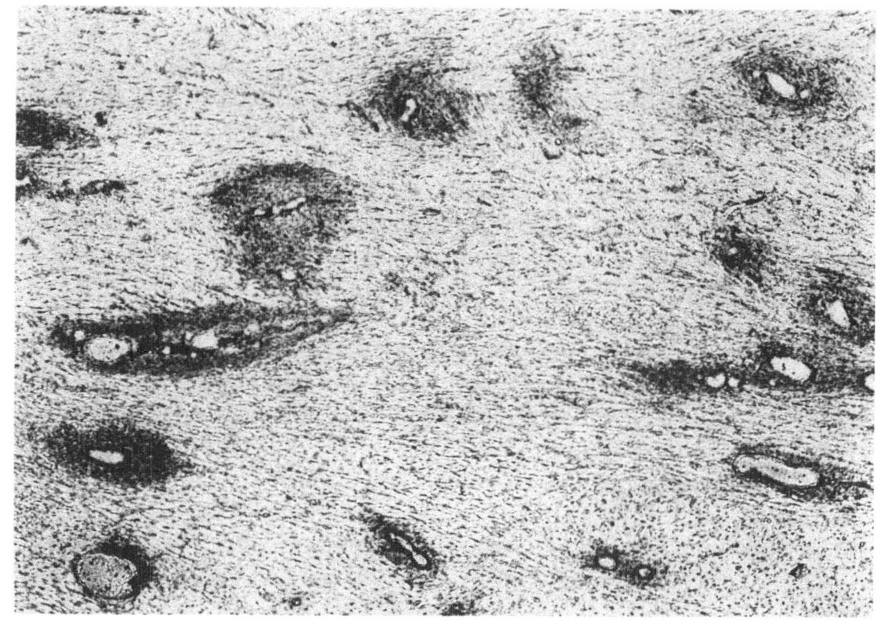

Abb. 123. Perivenöse Enzephalitis. Unscharf begrenzte Mikrogliawucherungen mit Tendenz zum Konfluieren. Kresylviolett. × 30

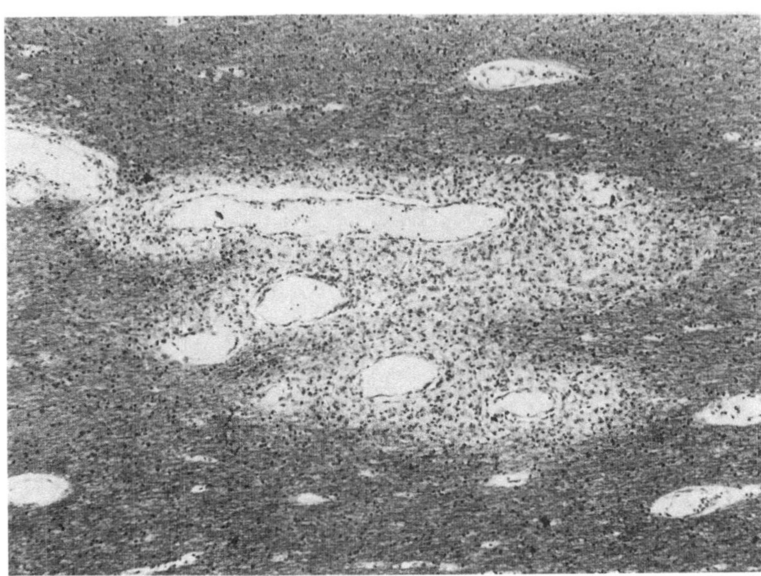

Abb. 124. Perivenöse Enzephalitis. Partialnekrose in einem größeren Herd. Klüver. × 70

Der feingewebliche Prozeß wird durch ein Synzytium oft stäbchenförmig ausgezogener Mikrogliazellen bestimmt, während die Lymphozyten- und Plasmazellinfiltrationen oft weitgehend zurücktreten. Auch die Astroglia ist im Verhältnis wenig beteiligt, worauf wohl auch die geringe Gliafaserbildung in den Spätstadien zurückzuführen ist. Im betroffenen Bereich kommt es zu einer Gewebsdestruktion mit Untergang der Markscheiden und, wenn auch oft erst etwas später, der Achsenzylinder. Franke et al. (1975) konnte allerdings nach einem 7wöchigen Verlauf noch keine Entmarkung feststellen und auch Hart u. Eerle (1975) sahen in der Demyelinisierung kein besonders häufiges Charakteristikum. Das zerstörte Myelin wird durch in Gitterzellen umgewandelte Glia aufgenommen und abtransportiert. Diese klassische Form der perivenösen Enzephalitis kann durch qualitative und quantitative Änderung der hämatogenen und gliösen Beteiligung wesentliche Abwandlungen des mikroskopischen Bildes erfahren (Jacob 1956c; Környey 1960).

Eine besondere Rolle spielen hierbei Plasmaexsudationen und Hämorrhagien (Giedion 1952; Kupfer u. Wünscher 1970). Dabei ist die Entscheidung, ob eine individuelle aber prozeßspezifische Ausformung vorliegt, oder ob es sich lediglich um Auswirkungen von Kreislaufkomplikationen oder Folgen zerebraler Anfälle handelt, kaum möglich.

Die direkte Einwirkung eines Erregers oder die Aktivierung eines latent im Zentralnervensystem vorhandenen Erregers als Ursache dieses Krankheitsgeschehens wird heute überwiegend abgelehnt. Die weitgehend ähnlichen Krankheitsabläufe und die Uniformität des Grundtypes der morphologischen Veränderungen, die keine Ähnlichkeit mit bekannten bakteriellen oder viralen Enzephalitiden hat, sprechen dagegen. Im Vordergrund der Ätiologiediskussion steht ein immunpathologisches Geschehen, das durch die aufgenommenen Erreger oder

Vakzine bei entsprechender Konstitution in Gang gebracht wird. Gestützt wird diese Annahme durch Versuche der experimentellen Neuropathologie, in denen bei Tieren durch Injektion von Hirngewebe die sog. „experimentell allergische Enzephalomyelitis" hervorgerufen werden kann. Sie weist Unterschiede bei verschiedenen Tierspezies auf. Die Grundzüge dieser Krankheit stimmen jedoch mit denen der perivenösen Enzephalomyelitis des Menschen überein (ROIZIN u. KOLB 1959; LEVINE 1971).

Unterschiedlich wird die perivenöse Enzephalomyelitis in der neuropathologischen Systematik behandelt. Während sie im amerikanischen Schrifttum meist unter den Entmarkungskrankheiten eingeordnet wird, bildet sie im deutschen eine eigene Gruppe. Schon SPIELMEYER (1930) hat betont, daß dieser Prozeß nicht zu den Entmarkungskrankheiten im Sinne der multiplen Sklerose gehört, sondern, daß es sich sowohl anatomisch als auch klinisch um einen ganz andersartigen Vorgang handelt; SEITELBERGER (1966) wies darauf hin, daß hierbei ja keine elektive Entmarkung, sondern eine partielle Gewebsnekrose vorliegt.

Diese Abgrenzung von den Entmarkungskrankheiten im engeren Sinn ist in den Fällen leicht, in denen sie die extreme Ausbildung ihres jeweiligen Types vertreten. Schwierig kann die Unterscheidung aber werden, sobald die Entmarkungsherde ausgedehnter sind und die Gefäßabhängigkeit nicht mehr erkennbar ist. Hier werden immer wieder die Patienten von UCHIMURA u. SHIRAKI (1957) und UCHIMURA et al. (1955) zitiert, die Wochen bis Monate nach Lyssa-Schutzimpfungen klinisch eine Enzephalitis bekamen, aber morphologisch weniger das Bild der erwarteten perivenösen Enzephalitis boten, als vielmehr das einer akuten multiplen Sklerose. In einer eigenen Beobachtung (IIZUKA et al. 1972) bestanden bei einer Rubeolenerkrankung mit typischen perivenösen Veränderungen daneben auch einwandfreie Entmarkungsherde nach Art der multiplen Sklerose. Derartige Fälle – sowohl nach Infektionen als auch nach Vakzinationen – lassen dann immer wieder Zweifel an der Berechtigung einer scharfen Trennung von perivenöser und disseminierter Enzephalitis aufkommen.

II. Akut hämorrhagische Leukoenzephalitis (HURST)

Mit den Arbeiten von STRÜMPELL (1891), LEICHTENSTERN (1892) und BÜCKLERS (1892) war das Interesse für Enzephalitiden, die mit Blutungen einhergingen, aufgekommen. Im Nachhinein ist festzustellen, daß diese Krankheitsgruppe ätiologisch und auch morphologisch uneinheitlich war: Es wurden hier Fälle von Grippe-E., Herpes simplex E. und besondere Verlaufsformen der perivenösen E. eingeordnet. 1941 hat dann HURST mit der Mitteilung von 2 Fällen ein Krankheitsbild aus dieser Gruppe abgegrenzt. Diese nosologische Sonderstellung ist noch immer umstritten. So hat unter anderem RUSSELL (1955) eine Einheit zwischen der akuten disseminierten Enzephalomyelitis und der akuten hämorrhagischen Leukoenzephalitis wieder herausgestellt.

Diese seltene akut-hämorrhagische Leukoenzephalitis zeichnet sich durch einen plötzlichen fieberhaften Beginn aus, dem dann bald ein Koma und nach Tagen bis wenigen Wochen der Tod folgt. Längere Überlebenszeiten mit Rückbildung der Symptome wurde gelegentlich auch gesehen. Die Diagnose war

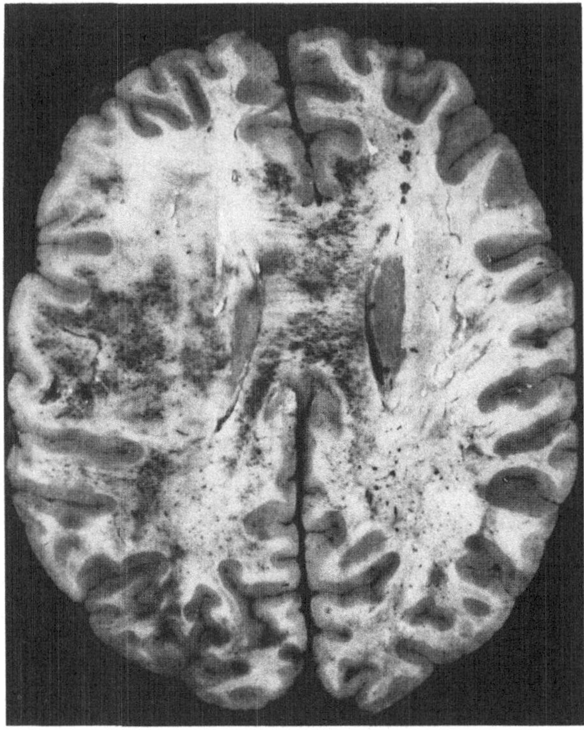

Abb. 125. Akut hämorrhagische Leukoenzephalitis (Hurst). Multiple Blutungen im gesamten Marklager (Überlassen von Herrn Prof. Ule, Heidelberg)

in diesen Fällen bioptisch gestellt worden (Coxe u. Luse 1963; Martins et al. 1964; Lamarche et al. 1972). In einigen dieser Beobachtungen gingen dem Krankheitsbeginn mit mehr oder minder langem Intervall unspezifische Erkältungen voraus, andere begannen aber ohne jede Vorkrankheit.

An den Gehirnen fallen schon makroskopisch das starke Marködem und die zahlreichen, flohstichartigen Blutungen auf (Abb. 125). Hiervon sind besonders die weiße Substanz des Groß- und Kleinhirns und des Hirnstammes betroffen, während die Großhirnrinde und die Basalganglien weitgehend verschont bleiben. Asymmetrische Verteilung ist nicht selten. Einen ausschließlichen Befall von Hirnstamm und Zerebellum haben Michaud u. Helle (1982) mitgeteilt. Mikroskopisch ist der wesentlichste Befund die fibrinoide Nekrose der Gefäßwände der kleinen Venen und der Arterien. Die Wände und die Umgebung betroffener Gefäße sind von einem eosinophilen fibrinösen Exsudat durchtränkt. Dabei sollen die Plasmaaustritte mehr im Zentrum, die Blutungen mehr in der Peripherie des tiefen Markes liegen (Harada 1966). Auch unabhängig von derartigen Blut- oder Plasmaaustritten sind zahlreiche perivasale Entmarkungsherde, die konfluieren und größere Ausdehnung erreichen können und Gliawucherungen vorhanden.

Die unterschiedlichen Bilder in den einzelnen Fallbeschreibungen (GARCIN et al. 1960; GOSZTONYI 1973; DE CROUSAZ et al. 1975) sind wohl auch auf den unterschiedlichen klinischen und zeitlichen Verlauf zurückzuführen. Hierbei stellen nach GOSZTONYI die hämorrhagischen Herde den akuten und die Mikrogliaherde den sich langsamer entwickelten Reaktionstyp dar.

G. Entmarkungsenzephalomyelitiden

Die Markscheiden haben, wie viele Gewebsarten, nur beschränkte Reaktionsmöglichkeiten. Sie antworten auf unterschiedlichste Noxen mit einem Zerfall (COURVILLE 1956). Aus diesen Krankheiten mit dem ätiologisch und pathogenetisch unspezifischen Symptom der Demyelinisation läßt sich eine Gruppe abgliedern, welcher der Zerfall der Markscheide bei weitgehend erhaltenen Achsenzylindern und Nervenzellen gemeinsam ist und bei der – zumindest im Anfangsstadium – gleichzeitig und am gleichen Ort eine selbständige Entzündung abläuft. Diese Krankheiten hat HALLERVORDEN (1940) als die „Entmarkungskrankheiten im engeren Sinne" bezeichnet. Zu ihnen rechnet man heute die multiple Sklerose, die Neuromyelitis optica, die diffuse entzündliche Sklerose, die konzentrische Sklerose und eine besondere Form der Myelitis necroticans.

Der Unterschied zwischen diesen Entmarkungskrankheiten im engeren Sinne beruht einmal auf Variationen in der Art des feingeweblichen Prozesses, zum anderen auf ihren klinischen Abläufen und ihren topischen Differenzen. Dabei hat sich aber herausgestellt, daß sowohl klinisch als auch morphologisch zwischen den einzelnen Krankheiten Übergangsformen bestehen (KÖRNYEY 1952; JELLINGER et al. 1976; LHERMITTE et al. 1981), so daß sich die Frage stellt, ob die ausgeprägten Formen nur die Extreme im Spektrum der gleichen Krankheit darstellen. Die Antwort nach dem Verhältnis der Entmarkungskrankheiten untereinander wird aber erst nach Aufklärung ihrer Ätiologie gegeben werden können.

I. Multiple Sklerose (Encephalomyelitis disseminata, Polysklerose)

Die multiple Sklerose ist eine der häufigsten organischen Nervenkrankheiten. Sie zeigt einen deutlichen Gipfel ihres Beginns im 3. und 4. Lebensjahrzehnt, kann aber auch schon bei Kindern oder erst im höheren Alter beginnen (FILLEY et al. 1984). Frauen erkranken dreimal häufiger als Männer. Als typisch für den Krankheitsverlauf gilt der Wechsel von Schüben mit Remissionen. In den letzten Jahrzehnten haben aber auch chronisch-progrediente Verläufe zugenommen. Die Krankheit erstreckt sich über Jahre bis Jahrzehnte. Daneben gibt es seltene foudroyante Fälle und auch benigne bei denen keine neuen Schübe eintreten oder die Ausfallserscheinungen gering bleiben.

Das klinische Bild ist – von den seltenen und diagnostisch schwierigen, oligosymptomatischen Formen abgesehen – durch die unsystematischen und wechselnden Ausfallserscheinungen gekennzeichnet. Es gibt kein zentralnervöses

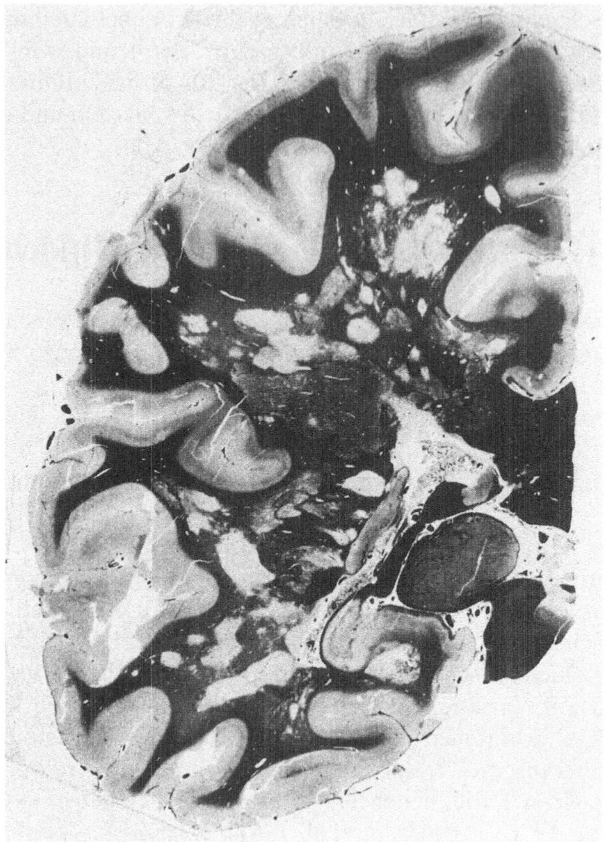

Abb. 126. Multiple Sklerose. Hemisphäre mit unzähligen Entmarkungsherden. Markscheidenfärbung

Symptom, das nicht auch bei der multiplen Sklerose auftreten kann. Trotz dieser Buntheit kommen aber gewisse Erscheinungen oder Kombinationen besonders häufig vor und können die Diagnosestellung erleichtern. Als solche klassische Kombinationen gelten die heute selten gewordene Charcotsche Trias mit Nystagmus, skandierender Sprache und Intentionstremor oder die Marburgsche Trias mit temporaler Papillenabblassung, fehlenden Bauchdeckenreflexen und spastischen Zeichen. An Einzelsymptomen seien wegen ihrer besonderen Häufigkeit noch retrobulbäre Neuritis, Ataxie, Augenmuskelstörungen, sensible Reiz- und Ausfallserscheinungen und Blasenstörungen genannt. Ein großer Teil der Kranken weist zeitweise entzündliche Liquorveränderungen auf. Die Schwierigkeit der klinischen Diagnostik zeigt sich auch daran, daß bei einem hohen Anteil der autoptisch gefundenen multiplen Sklerosen der Krankheitsverlauf keine Hinweise auf diese Krankheit geboten hatte (GEORGI 1961; GEORGI et al. 1961; CASTAIGNE et al. 1981).

Schon am frischen Hirnschnitt lassen sich fleckförmige graue, oft ins gelbrötliche gehende Verfärbungen erkennen. Diese Herde entsprechen einer Ge-

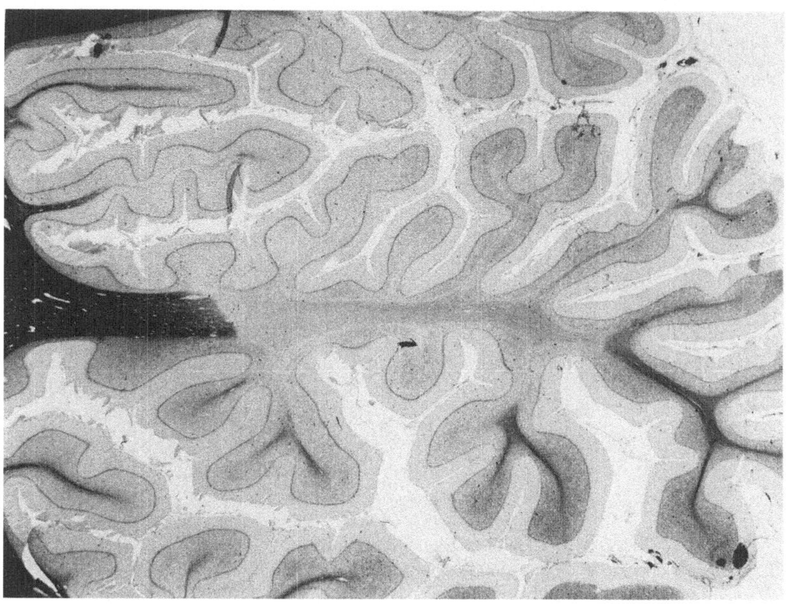

Abb. 127. Multiple Sklerose. Größerer entmarkter Bezirk in einem Kleinhirnläppchen-
baum. Heidenhain-Wölcke

websstörung, die hauptsächlich die Markscheiden betrifft. Eine sichere Aussage
über Verteilung und Anzahl dieser Demyelinisationsherde wird aber erst durch
selektive Färbung der Markscheiden möglich. Hierbei zeigen sich dann wahllos
über das Zentralnervensystem verteilte, helle, markleere Flecken, deren Größe
zwischen eben noch mit bloßem Auge erkennbar bis zu sich über weite Hemi-
sphärenanteile und ganze Rückenmarkquerschnitte ausdehnend schwankt (Abb.
126–128). Dabei ist bei großen Herden oft nicht zu entscheiden, ob es sich
noch um einzelne oder mehrere zusammengeflossene handelt. Im allgemeinen
ist sowohl das Großhirn als auch das Rückenmark betroffen, selten nur das
Rückenmark allein. Auf die häufige Beteiligung der Kleinhirnrinde hat HALLER-
VORDEN (1940) verwiesen. Entmarkungsherde in den Spinalwurzeln und im peripheren Nerv kommen vor, sind aber sehr selten (Abb. 129) (SCHOB 1923; HAL-
LERVORDEN 1940). Die Anzahl der Entmarkungsherde schwankt stark, mitunter
sind nur einzelne Herde vorhanden, dann wieder kann das gesamte Zentralnervensystem dicht übersät sein: „Gesetzlosigkeit" der Entmarkung nach MAR-
BURG (1906). Trotz der diffusen Verteilung lassen sich einige Schwerpunkte
erkennen. Darunter fallen die Ränder der Seitenventrikel und des III. sowie
der Boden des IV. Ventrikels. Besonders typisch ist die Demyelinisation im
Winkel zwischen dem Balken und dem Nucl. caudatus („Steinerscher Wetterwinkel"). Diese ventrikelnahen Herde werden fast als pathognostisch für eine multiple Sklerose angesehen. Im Rückenmark sind nach FOG (1950) besonders das
Zentrum der Hinterstränge, der hintere Anteil der Seitenstränge und – oft asymmetrisch – die Bereiche beiderseits der vorderen Fissur befallen (Abb. 130). Da-

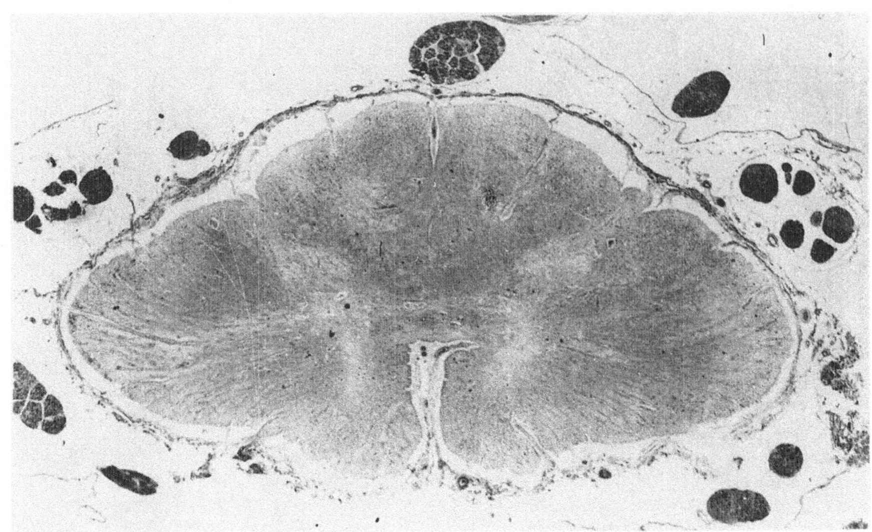

Abb. 128. Multiple Sklerose. Totalentmarkung des Rückenmarkes. Gute Markdarstellung an den Wurzelfasern. 8jähriger chronisch-progredienter Krankheitsverlauf. Heidenhain-Wölcke

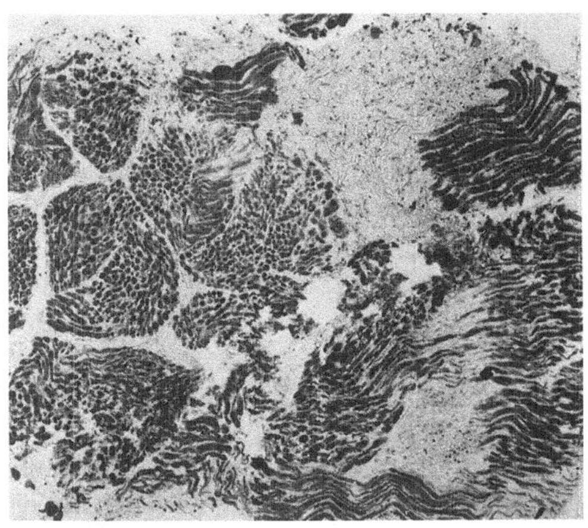

Abb. 129. Multiple Sklerose. Entmarkungsherd in einer Spinalwurzel. Heidenhain-Wölcke. × 34

bei sind die Herde im Halsmark gegenüber den anderen Rückenmarkabschnitten häufiger. OPPENHEIMER (1978) hält es für möglich, daß hierfür mechanische Beeinträchtigungen der Medulla spinalis durch die Lig. denticul. verantwortlich sind. Nicht zu vergessen ist noch die sehr häufige Beteiligung des Fasc. opticus (Abb. 131). Die Entmarkungen halten sich nicht an vorgegebene Strukturen oder Fasersysteme, sondern der Herd breitet sich „wie ein Tintenklecks auf Löschpapier aus" (REDLICH 1896).

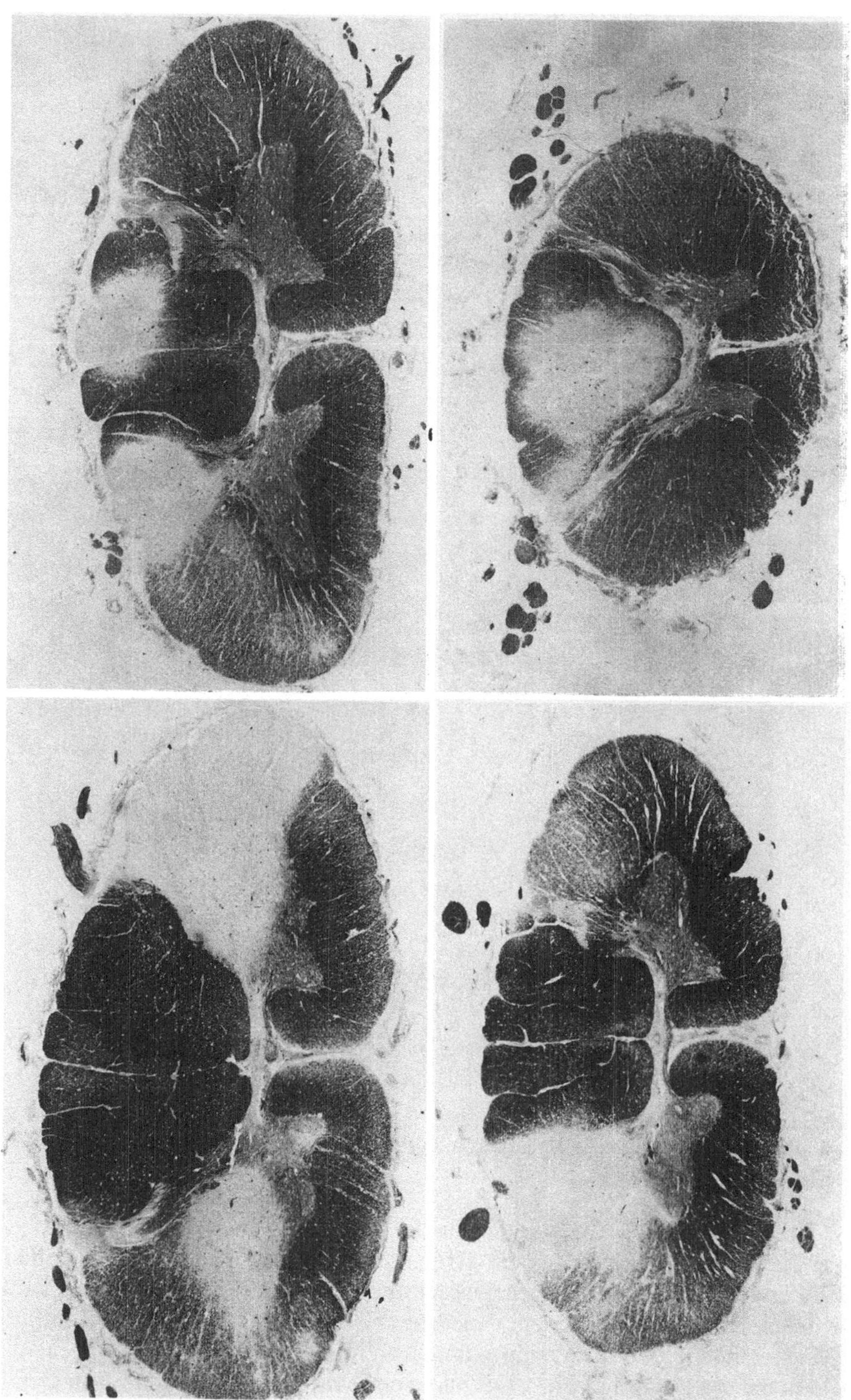

Abb. 130. Multiple Sklerose. Wechselnde Lokalisation der Entmarkungsherde innerhalb verschiedener Höhen eines Rückenmarkes. Heidenhain-Wölcke

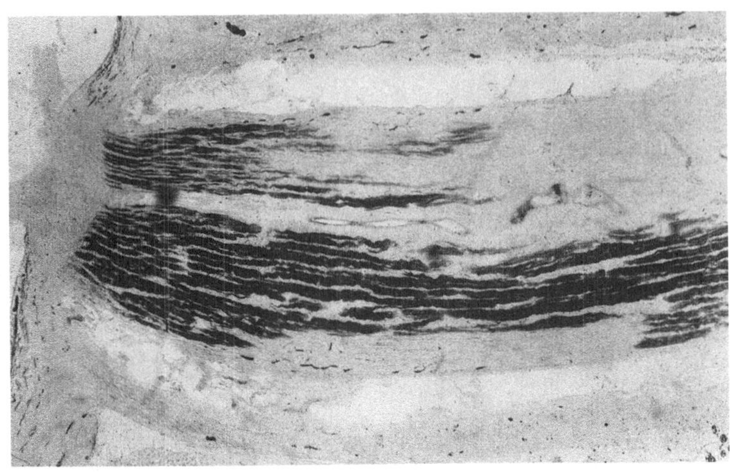

Abb. 131. Multiple Sklerose. Teilentmarkung des Fasc. opticus. Heidenhain-Wölcke. × 12

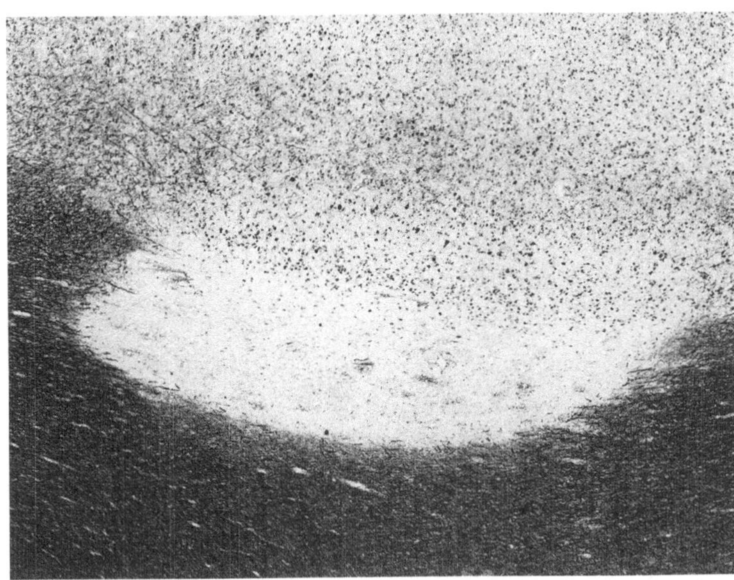

Abb. 132. Multiple Sklerose. Subkortikaler Entmarkungsherd mit Übergreifen auf die unteren Rindenschichten, dort gut erhaltene Nervenzellen. Heidenhain-Wölcke. × 20

Ebenso wie das Mark wird auch die graue Substanz befallen, nur treten hier die Veränderungen wegen des geringen Markscheidengehaltes weniger deutlich hervor. Neben reinen Rindenherden finden sich auch solche an der Grenze zwischen Rinde und Mark, bei denen beide Strukturen betroffen sind und die U-Fasern im Gegensatz zu einigen anderen Entmarkungskrankheiten nicht verschont bleiben (Abb. 132, 133). Oft bildet den Mittelpunkt des Herdes ein Gefäß, meist eine Vene, aber auch kleine Arteriolen oder Kapillaren. Im Gegensatz

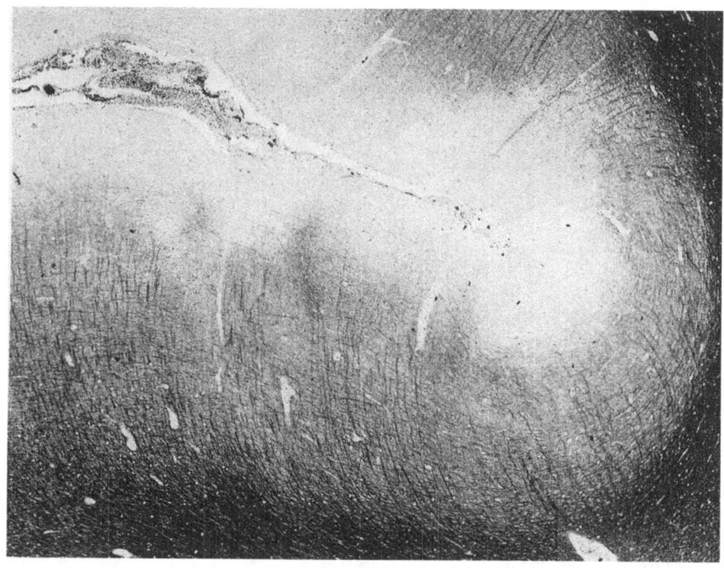

Abb. 133. Multiple Sklerose. „Kortikaler Markfraß", die Herdbildung ist weitgehend auf die Rinde beschränkt. Chronischer Verlauf über 3 Jahre. Heidenhain-Wölcke. × 30

zu den Entmarkungen bei der perivenösen Enzephalitis, bei der sich der Prozeß entlang des Gefäßes ausbreitet, geht er bei der multiplen Sklerose nur von einem umschriebenen Gefäßabschnitt aus, so daß bei mehreren Herden an ein und demselben Gefäß diese „wie die Perlen an einer Kette hängen" (DOW u. BERGLUND 1942). Die Entmarkung steht in keinem Zusammenhang mit dem Versorgungsbereich eines Gefäßes, wie es besonders die oft keilförmigen Herde im Rückenmark vermuten lassen könnten. Schnittserien haben gezeigt, wie schnell sich die Form solcher Herde ändert (FALKIEWICZ 1926).

Im frischen Herd sind die Markscheiden aufgequollen, balloniert und sie zerfallen bald. Mit diesem Untergang nimmt die Anfärbbarkeit mit Hämatoxylinlack immer mehr ab und schwindet schließlich völlig (Abb. 134).

Die Myelinbrocken werden von gewucherten Mikrogliazellen, die sich zu Fettkörnchenzellen abrunden, zu Neutralfetten abgebaut oder phagozytiert und abtransportiert. Diese sudanophilen Substanzen lassen den frischen Herd bei entsprechender Färbung rot erscheinen. Neben der Mikrogliareaktion kommt es auch zu einer Vermehrung der plasmatischen Astrozyten. Dies kann so stürmisch verlaufen, daß eigenartige mehrkernige Riesenzellformen entstehen. Besonders stark ist die Zellreaktion am Rande frischer Herde, so daß sie durch einen Randwall gegen das nicht betroffene Gewebe abgegrenzt werden (Abb. 135). Dabei ist noch umstritten, ob es sich nur um Astrozyten oder auch Oligodendroglia handelt (ADAMS 1977). Entzündliche Gefäßinfiltrate aus Lymphozyten und Plasmazellen, vereinzelt auch Mastzellen, sind in frischen Herden durchweg vorhanden. Die Intensität kann allerdings recht unterschiedlich sein.

Über den Ablauf des primären Geschehens, das zur Entmarkung führt, herrscht Unklarheit. Eine Reihe von Autoren sieht in der Entzündung das Pri-

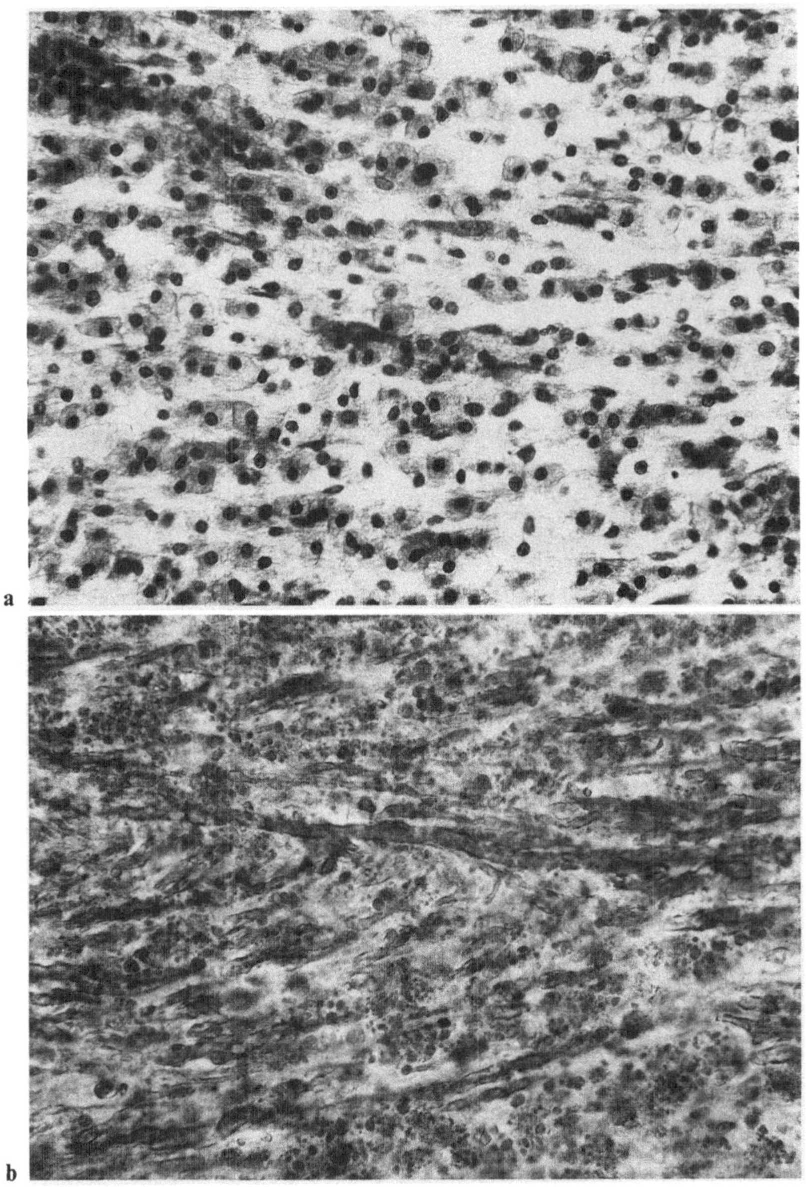

Abb. 134a, b. Multiple Sklerose. Frischer Entmarkungsherd. **a** Abbau durch Körnchen-zellen. Kresylviolett. **b** Zerfallende Markscheiden und Markballen. Heidenhain-Wölcke. × 200

märe (McAlpine et al. 1955), andere dagegen im Markscheidenuntergang oder in Gliaveränderungen (Lehoczky 1957). Hier muß man fragen, ob es sich dabei um eine primäre und somit um eine echte Entzündung handelt, oder ob eine resorptive Entzündung als Folge des Markscheidenunterganges vorliegt. Die meist ausgeprägten Infiltrate, das Übergreifen auf nicht vom Markscheidenzer-

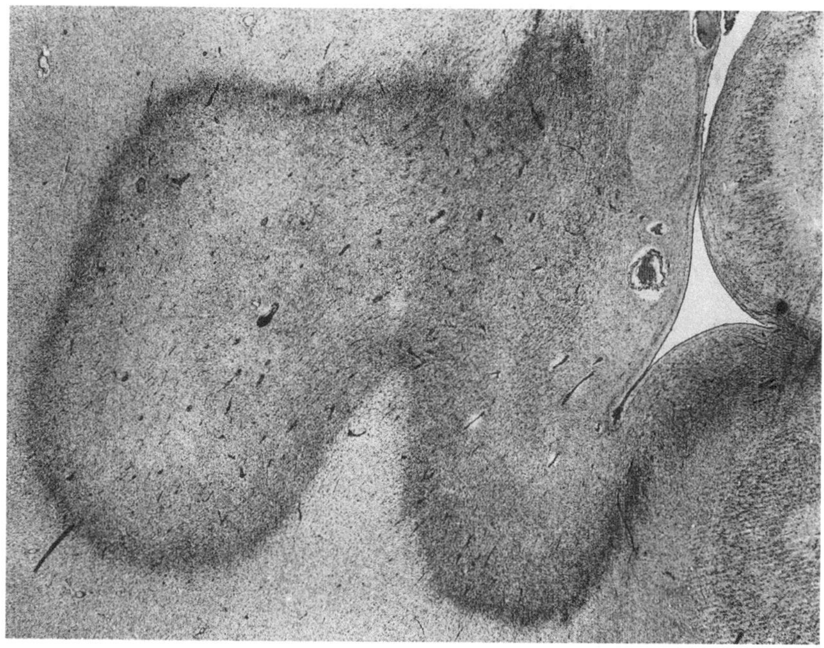

Abb. 135. Multiple Sklerose. Frischer Entmarkungsherd mit starker gliöser Randwallbildung. Kresylviolett. × 15

fall betroffenes Gewebe auch über den umgebenden Randwall hinaus, die Gliawucherung, in der SPIELMEYER ebenfalls ein Zeichen der progressiven Entzündung sieht, haben zur allgemeinen Anerkennung als primäre Entzündung geführt. Besonders ist hier auf die herdfernen Infiltrate, z.B. in den Meningen, hinzuweisen, die GUSEO u. JELLINGER (1975) in 41% ihres Materials fanden. Seit CHARCOT (1868) wird als eines der morphologischen Charakteristika der multiplen Sklerose der Erhalt der Achsenzylinder angesehen. Selbst in alten ausgebrannten Entmarkungsherden sind meist gut darstellbare, mitunter in der Anzahl etwas reduzierte, aber sonst weitgehend unauffällige Achsenzylinder vorhanden. PETERS (1958) hat allerdings darauf hingewiesen, daß zunächst nicht nur die Markscheide, sondern auch der Achsenzylinder geschädigt ist, dieser sich aber aufgrund seiner größeren Resistenz wieder erholt. In frischen Herden ist die Anfärbbarkeit der Achsenzylinder bei Anwendung der Silbermethoden verändert, sie sind verschmälert oder verbreitert, und es kommt zur Vakuolisierung und Fragmentierung (JABUREK 1931). Die Regeneration derartiger Veränderungen gibt eine Erklärungsmöglichkeit für die Rückbildung klinischer Ausfälle bei schubförmigen Verläufen der multiplen Sklerose. Für den Erhalt der Achsenzylinder spricht die nur schwach ausgebildete oder meist fehlende sekundäre Degeneration.

Ebenso wie die Achsenzylinder werden auch die Ganglienzellen vom Gewebsuntergang weitgehend verschont. Das zeigen Bilder aus der grauen Substanz nach Abklingen der anfänglichen Zellvermehrung in den Herden deutlich. Spezi-

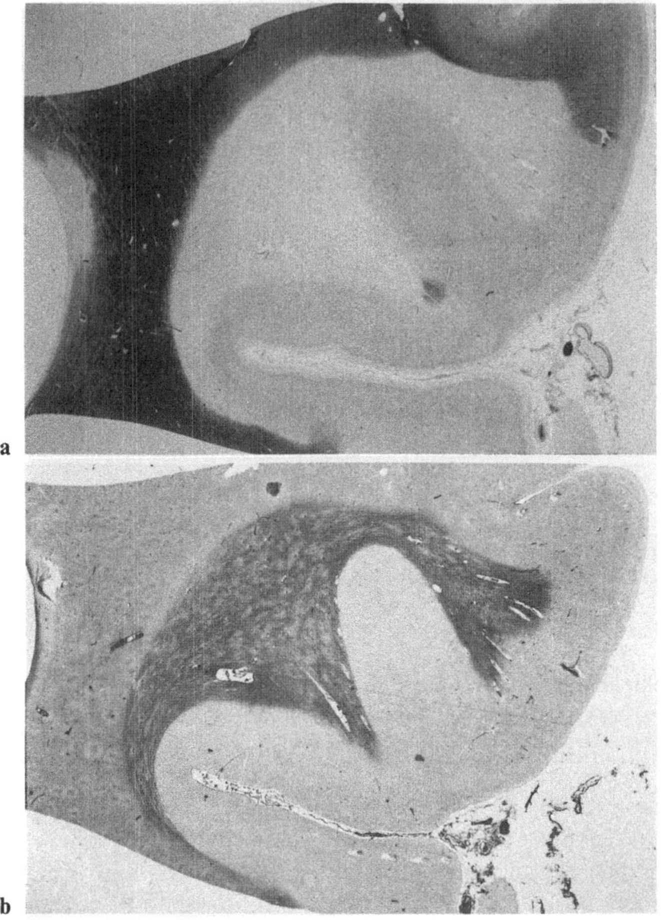

Abb. 136a, b. Multiple Sklerose. Rinden-Mark-Herd. **a** Heidenhain-Wölcke. **b** Fasergliose im Markanteil des Herdes. Kanzler. × 70

fische Nervenzellfärbungen bringen dann ein solch unauffälliges Bild, daß ein Multiple Sklerose-Herd oft nicht vermutet werden kann.

Schon bald tritt neben der Wucherung der protoplasmatischen Astrozyten auch eine der faserbildenden ein. Es scheint, daß die provisorische Defektdeckung jetzt durch die endgültige Gliafaserbildung abgelöst wird. Innerhalb kurzer Zeit durchziehen immer mehr gleichgerichtete isomorphe Fasern den Herd, bis schließlich ein dichter Filz besteht (Abb. 136). Neben der Glia beteiligt sich aber auch das Mesenchym, entgegen älterer Ansichten, an der Reparation. PETERS (1936) hat gezeigt, daß in vielen Herden auch eine mehr oder weniger starke Bindegewebswucherung vorhanden ist. Er konnte keine Abhängigkeit dieser Beteiligung vom Achsenzylinderuntergang, der Größe des Herdes oder der Gliawucherung feststellen. Einen Einfluß des entzündlichen Reizes oder der Schnelligkeit des Gewebszerfalles auf die Stärke der Bindegewebswucherung hält er für möglich.

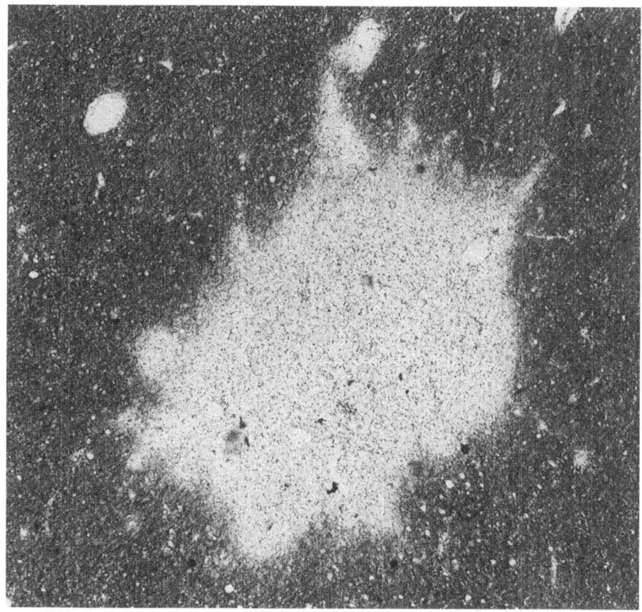

Abb. 137. Multiple Sklerose. Entmarkungsherd, der keine entzündlichen Veränderungen aufweist. Massive Kortikoidtherapie. Heidenhain-Wölcke. × 70

Mit zunehmender Gliafaserdeckung nehmen die Entzündungszeichen immer mehr ab. Die Gefäßinfiltrate verschwinden, obwohl auch in alten Herden immer wieder einmal ein einzelnes Infiltrat gefunden werden kann. Der gliöse Randwall besteht nicht mehr. Während anfangs noch einzelne Markscheidenbüschel in die Entmarkung hineinragen, sind die alten Herde dann scharf begrenzt, „wie mit dem Locheisen ausgestochen" (Abb. 137), „so daß die Markscheiden sogleich beim Eintritt in den Herd sämtlich wie abgeschnitten gleichzeitig enden, und dann auf der anderen Seite ebenso plötzlich wieder alle zusammen ihren Anfang nehmen" (SIEMERLING u. RÄCKE 1911).

Dabei ist es aber nicht völlig ungewöhnlich, daß selbst in einem völlig ausgebrannten Herd einzelne enthaltene Markfaserzüge anzutreffen sind. Aufhellungen in der Umgebung solcher Herde („Entmarkungsspritzerchen" nach STEINER 1962) lassen dagegen eher an eine weitere Ausdehnung des Herdes denken (Abb. 138). Dabei sind frischere Veränderungen bei remittierenden Verläufen häufiger zu erwarten, während sie bei chronisch progredienten selten sind (JELLINGER 1969). Immer wieder weisen einzelne Herde eine nur teilweise oder insgesamt unvollkommene Entmarkung auf. Mitunter liegen solche Zonen auch wie ein Halo um einen vollkommenen Demyelinisationsherd (Abb. 139). Bei solchen Veränderungen ist der Hirnstamm bevorzugt. Die Genese dieser „Markschattenherde" ist umstritten. Man hat Übergangsstadien zur vollen Entmarkung oder auch einen Stillstand des Entmarkungsvorganges für das Entstehen solcher chronischer Markschattenherde diskutiert. Es lassen sich auch Argumente finden, die an eine unvollkommene Remyelinisierung denken lassen (PERIER u. VREBOS

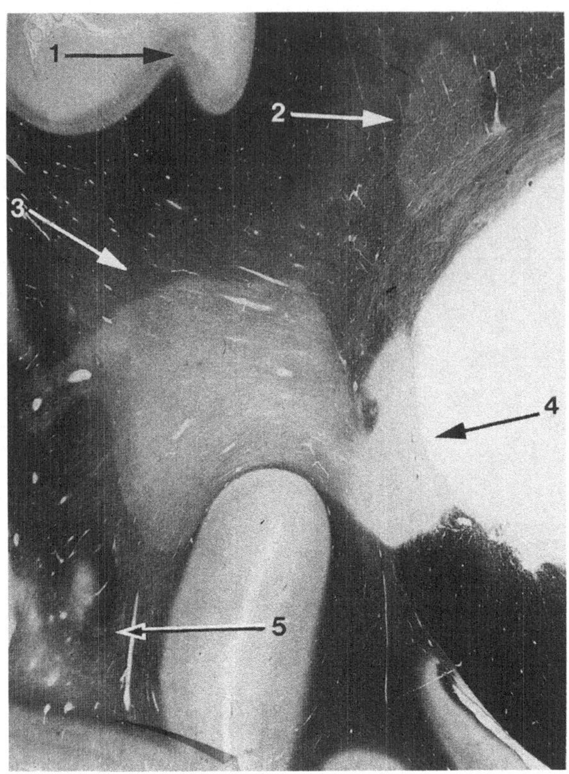

Abb. 138. Multiple Sklerose. Unterschiedliche Entmarkungsherde: *1* Rindenherd; *2, 3* Markschattenherd; *4* periventrikulärer Herd; *5* Entmarkungsspritzerchen. Schubförmiger Verlauf über 21 Jahre. Heidenhain-Wölcke. × 20

1963; Prineas u. Connell 1979). Jacob (1968) hat in diesem Zusammenhang auf die blanden Markscheidenatrophien aufmerksam gemacht, die bei verschiedenen Prozessen bekannt sind und oft, wie auch bei den Markschattenherden, mit einer überschießenden Fasergliose im Sinne einer „dissociation glio-myélinique" einhergehen.

Temporäre Schwellungsvorgänge in Plaques können zu erheblichen Gewebsverdrängungen und damit zu den klinischen Zeichen der Raumforderung führen. Glowacki (1965) hat diese pseudotumoralen Veränderungen, die er besonders bei stürmischen Verläufen sah als Folge von Ödem, Ödemnekrose und vasal bedingtem Gewebszerfall in und um den Herd herum angesehen und mit dem perifokalen Ödem bei Abszessen oder Tumoren verglichen. Wenig später wiesen dann Herrmann u. Jacob (1968) darauf hin, daß derartige Schwellungen auch in Herden ohne akute Zeichen eintreten können. Sie machen in solchen Fällen eine exzessive Gliaproliferation für die Schwellung verantwortlich (Abb. 140). Während wie schon erwähnt, alte Entmarkungsherde am peripheren Nerven mehrfach gesehen worden sind, haben Lassmann et al. (1981) in einem Krankheitsfall von insgesamt nur 12 Wochen Dauer erstmals eine akute, entzündliche

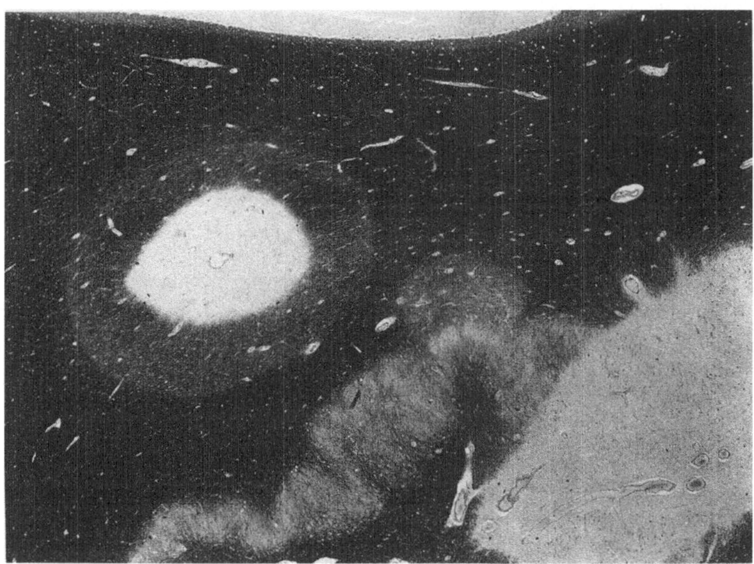

Abb. 139. Multiple Sklerose. Alter Entmarkungsherd mit zentralem Gefäß und „zirkumfokale Areolierung". *Rechts unten* großer Entmarkungsherd. Kleinhirnmark. Heidenhain-Wölcke. × 30

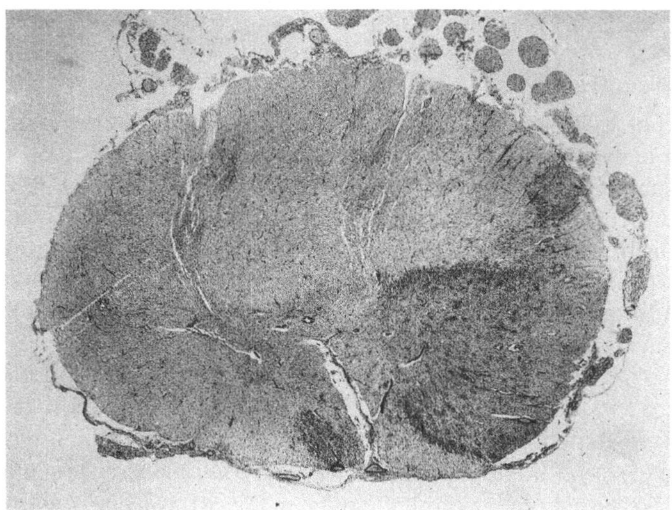

Abb. 140. Multiple Sklerose. Raumforderung durch frischen Entmarkungsherd im Rückenmark. Kresylviolett

Demyelinisation an einer Reihe von Spinalnerven gefunden. Diese Herde standen in keiner topographischen Beziehung zu intraspinalen Entmarkungen. Neben entmarkten Achsenzylindern wies ein Teil dünne Myelinscheiden auf, was die Autoren als Remyelinisation interpretieren.

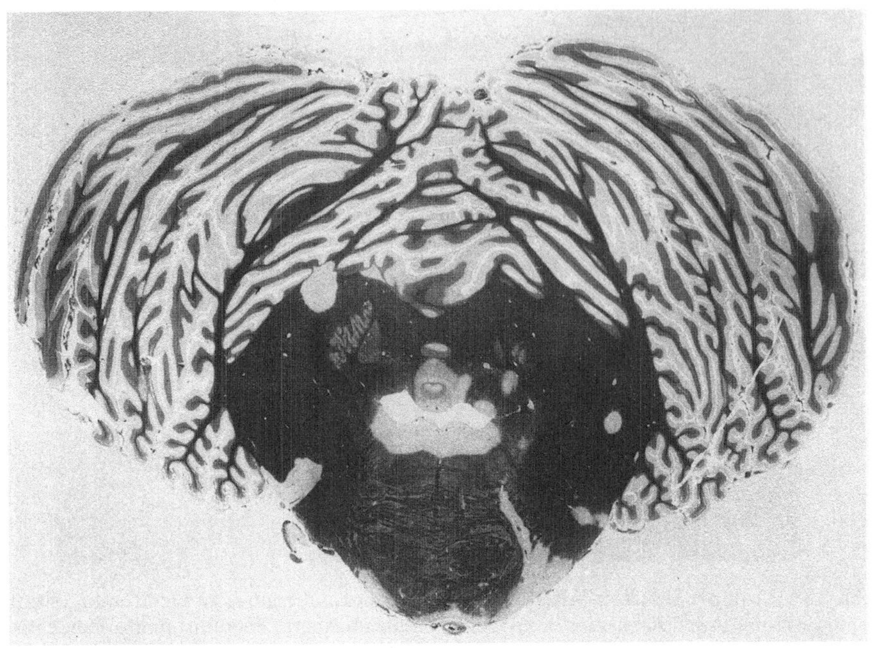

Abb. 141. Multiple Sklerose. Zahlreiche Entmarkungsherde in Kleinhirn und Brücke. Teilweise deutlicher Bezug zum Liquorraum. 4jähriger schubförmiger Verlauf. Heidenhain-Wölcke

Die morphologischen Besonderheiten dieser Krankheit haben immer wieder ätiologische und pathogenetische Deutungsversuche herausgefordert. Die enge topographische Beziehung der Herde zu Gefäßen oder zur Hirnoberfläche ließ an das Eindringen eines myelinolytischen Agens aus Blut oder Liquor denken. Bei den gar nicht seltenen Ponsherden ist ein lokaler Bezug zum Liquor augenfällig (Abb. 141). Dagegen haben Serienschnittuntersuchungen gezeigt, daß die liquornahen Entmarkungen im Steinerschen Wetterwinkel wohl eher von Gefäßherden und nicht vom Liquor ausgehen.

Die Ähnlichkeit des Ausbreitungsmusters des Tabakmosaikvirus bei der konzentrischen Sklerose haben Hallervorden (1952) eine Virusätiologie diskutieren lassen. Spirochätenfunde (Steiner 1954) oder der Nachweis säurefester Stäbchenbazillen (Tschabitscher 1958) hielten Nachprüfungen nicht stand.

Durch die parenterale Verabreichung von Hirngewebe zusammen mit Freundschem-Adjuvans gelang es bei verschiedenen Tierarten eine „experimentell-allergische Enzephalomyelitis" auszulösen. Dabei stellte das Markscheidengewebe den enzephalitogenen Faktor dar (Jervis et al. 1941). Obwohl bei diesen Tieren ein akuter und niemals schubförmiger Krankheitsverlauf eintrat und morphologisch eher eine perivenöse Enzephalitis vorlag, also am ehesten noch Beziehungen zur Encephalomyelitis diss. acuta bestehen, hat man dieses Modell auch mit der menschlichen multiplen Sklerose in Beziehung gesetzt und deshalb ein neuroallergisches Geschehen diskutiert (Kersting u. Pette 1957; Pette u. Pette 1959). Inzwischen ist es gelungen, durch Änderung des Sensibilisierungsvorganges eine chronische, experimentell-allergische Enzephalomyelitis zu erzielen, die in den grundlegenden morphologischen Erscheinungen große Übereinstimmung mit der menschlichen multiplen Sklerose zeigt und auch klinisch ihrem chronischen oder schubförmigen Verlauf ähnelt (STONE u. LERNER 1965; LASSMANN u. WISNIEWSKI 1979). Einzelne Beobachtungen von Entmarkungsenzephalitiden beim Menschen im Zusammenhang mit Hirntrockenzelleninjektionen (JELLINGER u. SEITELBERGER 1958), nach Penizillintherapie (ROUTSONIS 1962) oder nach Verbrennung (SOLCHER 1971) können in der gleichen Richtung gedeutet werden.

Bis heute gilt die Ätiologie dieser Krankheit als ungeklärt. Drei Hypothesen stehen weiterhin im Vordergrund: Ein immunpathologisches Geschehen, eine Infektion – möglicherweise nach Art einer slow-virus-Infektion – oder eine Stoffwechselstörung.

II. Akute multiple Sklerose

Neben den bekannten Verlaufsformen der multiplen Sklerose war immer wieder über nicht eitrige, entzündliche Hirnkrankheiten berichtet worden, die plötzlich auftraten, schnell, und oft tödlich verliefen. MARBURG (1906) faßte diese Fälle wegen anatomischer Ähnlichkeiten mit der multiplen Sklerose als „akute multiple Sklerose" zusammen. Seither ist die Diskussion über die nosologische Stellung dieser Krankheit nicht zur Ruhe gekommen. Zum einen wird sie als selbständige Krankheit, zum anderen als besondere maligne Form der multiplen Sklerose aufgefaßt. Für beide Ansichten sind sowohl klinische als auch morphologische Gründe vorhanden. Erschwert wird die Meinungsbildung noch durch die Tatsache, daß auch Fälle dazu gerechnet worden sind, die als parainfektiöse Enzephalitis anzusprechen sind. Dies scheint andererseits wiederum nicht völlig unberechtigt, da es Übergangsfälle gibt, die sowohl eine disseminierte Entmarkung als auch eine perivenöse Marknekrose boten (DÖRING 1942).

Die histologischen Bilder sind entsprechend dieser uneinheitlichen Auffassung über die akute multiple Sklerose auch different.

In den Fällen, die am ehesten der multiplen Sklerose entsprechen, bzw. bei längerer Überlebenszeit wohl zu einer solchen geführt hätten, sind die oft noch unscharf begrenzten Herde i. allg. gegenüber den langsameren Verläufen zahlreicher und ihre Konsistenz ist weicher, da die gliöse Defektdeckung noch ungenügend ist. Häufiger sind Herde spongiös und zystisch aufgelockert, was bei der Encephalomyelitis disseminata nicht zur Regel gehört. Wirkliche charakteristische Unterschiede, die nicht durch den Zeitfaktor zu erklären wären, bestehen nicht. Die Unsicherheiten bei der Beurteilung dieser problematischen Krankheit werden noch erhöht, wenn man in der umfassenden Darstellung durch PETERS (1958) liest, daß es auch „ohne Zweifel Fälle disseminierter, herdförmiger, entzündlicher Krankheitsvorgänge am Zentralnervensystem gibt, die weder einer anderen bekannten Krankheitsgruppe eingeordnet werden können noch aufgrund ihrer anatomischen Veränderungen zu der der multiplen Sklerose klinisch und anatomisch mehr oder weniger nahestehenden Gruppe gerechnet werden können".

III. Entzündliche diffuse Sklerose (Encephalitis periaxialis diffusa, Schilder's disease, Myelinoclastic diff. sclerosis, Encephalomyelitis periaxialis scleroticans)

Unter der Bezeichnung „diffuse Sklerose" wurden bis Anfang dieses Jahrhunderts „eine Reihe völlig heterogener Prozesse lediglich wegen gewisser vager Ähnlichkeit im Krankheitsverlauf und wegen gewisser Analogien im makroskopischen Hirnbefund" (Schilder 1912) zusammengefaßt. Aus diesem Topf wurden von Neubürger (1921) ein degenerativer, ein tumoröser und ein entzündlicher Typ unterschieden. Poser u. van Bogaert (1956) haben die differenten, demyelinisierenden und sklerosierenden Prozesse der Hemisphären, die unter dem Begriff der diffusen Sklerose subsumiert werden, umfassend dargestellt.

Die entzündliche diffuse Sklerose ist eine Krankheit des Kindesalters, ihr Auftreten beim Erwachsenen ist äußerst selten (Grisold et al. 1982). Der Verlauf ist chronisch-progredient. Remissionen sind selten und dann nicht von Dauer. Im Vordergrund der Symptomatik stehen Tetraspastik, Amaurose und eine frühzeitige Demenz, wobei die psychischen Veränderungen oft die Initialsymptome bilden. Häufig kommen epileptische Anfälle, Hör- und Sprachstörungen vor. Die Krankheitsdauer beträgt im allgemeinen 2–4 Jahre, es gibt aber sowohl foudroyantere als auch wesentlich längere Verläufe. Abgesehen von gelegentlichen gleichmäßigen Atrophien bieten die Gehirne keine äußerlichen Auffälligkeiten.

Aber schon auf dem frischen Hirnschnitt und vor allem im Markscheidenpräparat zeigt sich das typische Bild der entzündlichen diffusen Sklerose: Eine flächenhafte, mitunter lappenbetonte Veränderung der Marklager. Der Befall kann symmetrisch sein, wobei der verbindende Balken dann meist beteiligt ist. Typisch ist das Erhaltenbleiben der U-Fasern (Abb. 142), stellenweise kann es auch einmal zu ihrer Zerstörung und sogar zu einem Übergreifen des Prozesses auf die Rinde kommen. Der Optikus ist meist ebenfalls betroffen, während Kleinhirn, verlängertes Mark und Rückenmark verschont bleiben.

Diese Veränderungen entsprechen einem Entmarkungsprozeß bei relativ erhaltenen Achsenzylindern. Allerdings werden die Achsenzylinder stärker als bei der multiplen Sklerose mitgeschädigt, so daß es zu sekundären Bahndegenerationen im Rückenmark kommt.

Der Prozeß mit perivaskulären, lymphozytären Infiltraten, Abbau des Myelins zu sudanophilem Neutralfett und Deckung des Defektes durch eine meist etwas weniger ausgeprägte Gliafaserbildung gleicht weitgehend dem bei der multiplen Sklerose. Sehr häufig sind bei der entzündlichen diffusen Sklerose mehr- und riesenkernige und auch monströs vergrößerte Gliazellen vorhanden. Immer wieder ist über spongiöse Auflockerungen innerhalb der Entmarkungen berichtet worden, die in seltenen Fällen bis zur zystischen Umwandlung führen können (Wolman 1958; Eicke 1962; Watanabe u. Muller 1967; Lhermitte et al. 1981).

Für die entzündliche diffuse Sklerose hatte bereits Schilder (1912) vermutet, daß sie der multiplen Sklerose nahesteht. Andere Autoren haben in ihr die

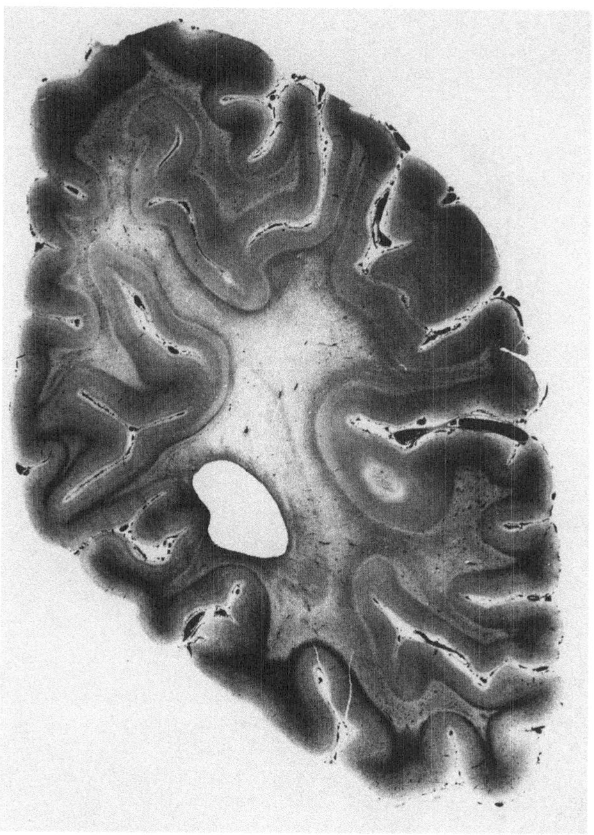

Abb. 142. Entzündliche diffuse Sklerose. Flächenhafte Entmarkung unter weitgehender Verschonung der U-Fasern. Markscheidenfärbung

kindliche Form des gleichen Krankheitsgeschehens gesehen (KUFS 1931). Als Beleg für eine solche nosologische Einheit werden auch immer wieder die zahlreichen Fälle angeführt, in denen eine scharfe Trennung zwischen den beiden Krankheiten nicht möglich ist. Sie nehmen als „transitionelle Formen" (HEERNU et al. 1945; ROIZIN et al. 1946; POSER 1957; VON GEHUCHTEN u. BRUCHER 1961; DE MORSIER 1962) oder diffuse Form der MS einen breiten Raum in der Literatur ein (ULE et al. 1965) (Abb. 143). Diese Übergangsformen beinhalten Bilder mit mehr oder weniger ausgedehnten, bilateralen, symmetrischen Entmarkungen im Centrum semiovale und darüber hinaus kleinere, oft gefäßbezogene Entmarkungen in abgelegenen Anteilen des Marklagers, der Rinde und auch des Kleinhirns. Dagegen ist eine Beteiligung des Rückenmarkes nach PETERS (1970) immer als Hinweis auf das Vorliegen einer multiplen Sklerose zu werten.

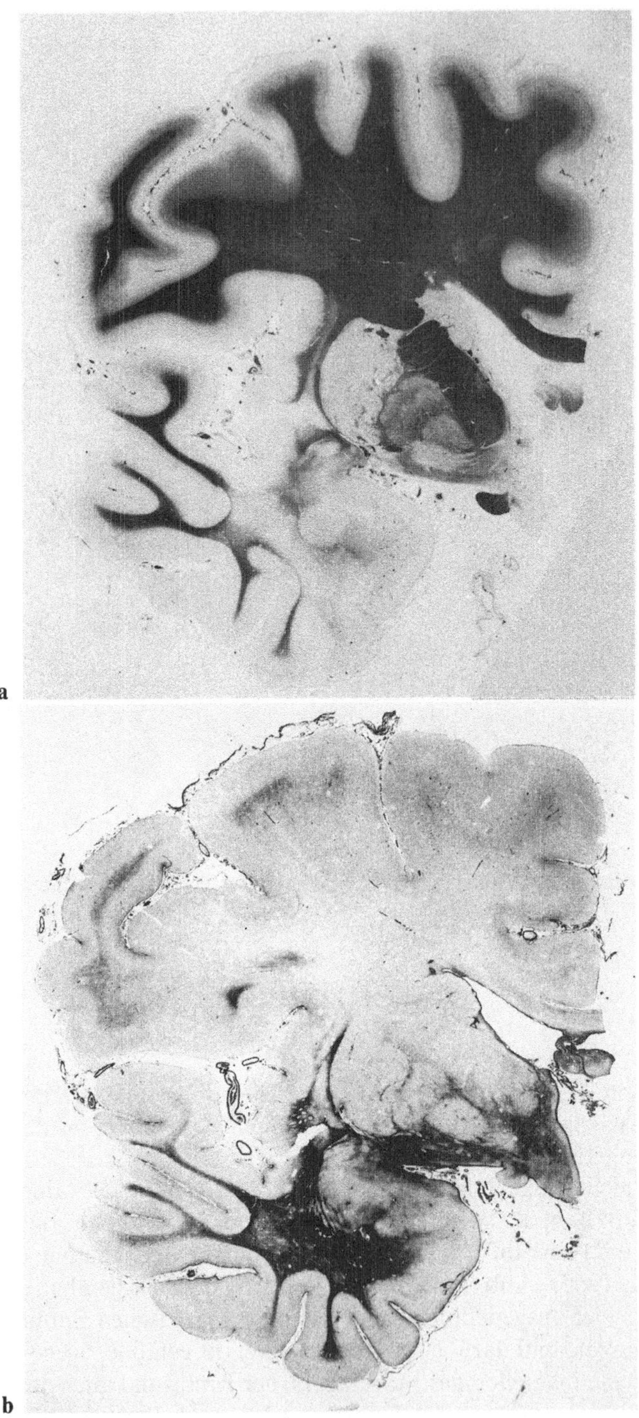

Abb. 143a, b. Transitionelle Form einer Entmarkungskrankheit. **a** Heidenhain-Wölcke. **b** Kanzler

IV. Konzentrische Sklerose (Baló-disease)

Eigenartige, rhythmisch angeordnete Herde hatten schon MARBURG (1906) bei einer akuten multiplen Sklerose als „Landkartenherde" und BARRÉ et al. (1926) bei einem Fall, den sie der diffusen entzündlichen Sklerose zuordneten, beschrieben.

BALÓ brachte 1928 eine eingehende Darstellung dieses Krankheitsbildes, dem er als „Encephalitis periaxialis concentrica" eine Sonderstellung zwischen der diffusen und disseminierten entzündlichen Sklerose zuwies. Seither sind wenige Fälle dieser seltenen Krankheit mitgeteilt worden. Es herrscht Einigkeit über die Zugehörigkeit zu den Entmarkungskrankheiten im engeren Sinne, Unstimmigkeit aber, ob man hier – je nach begleitenden morphologischen Gegebenheiten – eine Sonderform der anderen Entmarkungskrankheiten vor sich hat, oder ob es sich um ein eigenständiges Krankheitsbild handelt. Letzterem neigt ZEMAN (1949) zu, zumal sein Fall keine weiteren Herde aufwies, wie sie bei diffusen oder disseminierten Sklerosen vorkommen.

Eine tabellarische Zusammenfassung von 11 Fällen durch BEHR (1950) zeigt, daß die Krankheit am häufigsten im 3. Lebensjahrzehnt ziemlich akut beginnt, ihre Dauer reicht bei im allgemeinen progredientem Verlauf von wenigen Wochen bis zu Jahren. Die Symptomatik der bisherigen Beobachtungen ist so uneinheitlich, daß sich gewisse Achsensyndrome nicht herausschälen lassen. Die Diagnose kann nur autopisch gestellt werden (CHU et al. 1982).

Das Bild der konzentrischen Sklerose wird durch ausgedehnte Entmarkungsherde in den Großhirnmarklagern geprägt, die von schmalen konzentrischen Lamellen erhaltener Marksubstanz durchzogen werden (Abb. 144). Diese Herde treten meist beidseitig auf und können erhebliche Ausdehnung erreichen.

Als das Wesentliche solcher Herde hat TARISKA (1959a) herausgehoben, daß sie sich um ein wirkliches Zentrum gruppieren, sich in gleicher oder annähernd gleicher Phase des Abbaues oder der Organisation befinden und trotz der diskontinuierlichen Markschädigung in ihrem Gesamtbilde den Eindruck eines zusammengehörigen Herdes erwecken. Den Mittelpunkt des Herdes bildet nach HALLERVORDEN u. SPATZ (1933) immer ein Entmarkungsfleck mit Gefäß, in einem Fall von BLEIKER (1967) ist der Mittelpunkt der symmetrischen, konzentrischen Hemisphärenherde in den Ventrikel zu projizieren. Die Entmarkung macht meist an den U-Fasern halt und die Kreis- oder Eiform des Herdes ist verzogen sobald andere Strukturen stören. Als Auffälligkeit ist mehrfach auf die Unversehrtheit der liquorumspülten Gebiete im Gegensatz zur multiplen Sklerose hingewiesen worden (ZEMAN 1949). Die perivasalen Infiltrate fand TARISKA (1959a) nur geringgradig, SEITELBERGER u. JELLINGER (1962) dagegen sprachen in ihrem etwas atypischen Fall von einer teilweisen Meningoenzephalitis. Ebenso scheinen die progressiven Veränderungen der Glia und die Faserproduktion weitgehend von Stärke und Alter der Erkrankung abhängig zu sein. Die Achsenzylinderschädigung ist stark, so daß, ebenso wie bei der diffusen Sklerose Bahndegenerationen zu erwarten sind.

Derartige konzentrische Herdbildungen sind bisher im Kleinhirn nur von CASTAIGNE et al. (1981) gefunden worden. Im Falle ZEMANs (1949) waren aber neben denen in den Großhirnhemisphären auch mehrere im Hirnstamm vorhan-

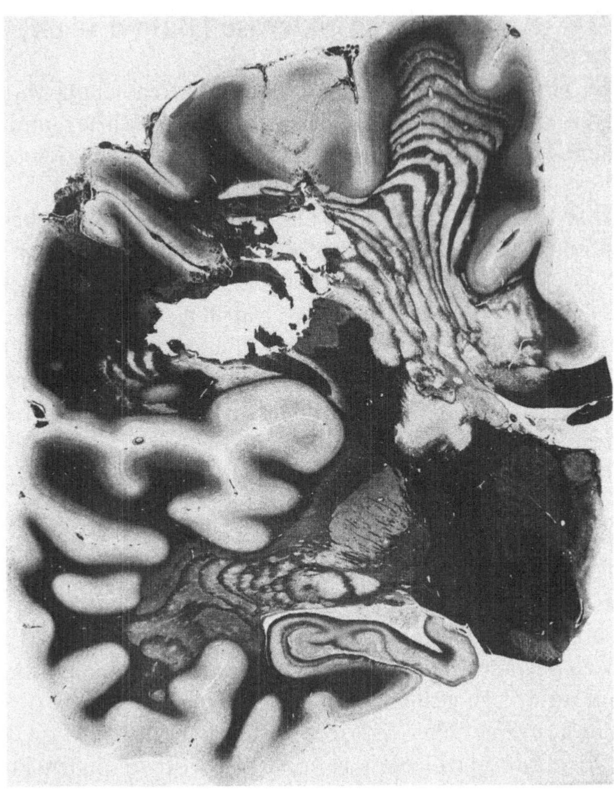

Abb. 144. Konzentrische Sklerose. Geschichtete Entmarkungsherde. Der Defekt ist Folge einer Operation wegen Verdachtes auf einen Hirntumor. Markscheidenfärbung. (Sammlung Prof. Dr. Hallervorden)

den; Ule u. Kraemer (1954) beschrieben einen weitgehend auf die Brücke beschränkten und Gray et al. (1985) einen nur die Brücke umfassenden Herd.

In diese Gruppe gehören sicherlich noch Beobachtungen, die unter der Bezeichnung „concentric lacunar leukoencephalopathie" mitgeteilt worden sind (Grcevic 1960; Currie et al. 1970).

Im Unterschied zu den typischen Fällen ist es hier in den entmarkten Zonen zur spongiösen und zystischen Zerstörung mit entsprechenden gliösen und mesenchymalen Reaktionen gekommen.

Die ungewöhnliche Form der Veränderungen bei der konzentrischen Sklerose haben Hallervorden u. Spatz (1933) mit der rhythmischen Diffusion von Lösungen in kolloidalen Medien (Liesegangsche Ringe) verglichen und für den Entstehungsmechanismus der Herde einen ähnlichen Vorgang in Erwägung gezogen.

Später hat Hallervorden (1952) auf die Parallelen zwischen dem Ausbreitungsmuster dieser Entmarkungskrankheit und dem Läsionsmuster bei den ring spot diseases der Pflanzen (z.B. bei Kartoffel-X-Virus) hingewiesen, bei denen die unterschiedlichen Manifestationsformen der Herdbildung durch den besonderen Ausbreitungsmodus der Erreger bestimmt wird.

V. Neuromyelitis optica (Dévic-Syndrom)

Aus der Reihe von Krankheiten, die einen kombinierten Befall von Rückenmark und Sehnerven aufweisen, hat DÉVIC (1894) aufgrund eigener Beobachtungen und Schilderungen in der Literatur unter der Bezeichnung „Neuromyélite optique" ein Bild herausgestellt, das sich durch akuten Beginn und gleichzeitigen oder zumindest engen zeitlichen Befall der beiden Systeme auszeichnet. Dabei ist der Verlauf, der mit Sehstörungen beginnt, und in Tagen bis Wochen zu Querschnittssyndrom mit Paresen, sensiblen Ausfällen und Blasen-Mastdarm-Störungen führt, häufiger als der Umgekehrte. Die Krankheit weist im allgemeinen keine echten Remissionen auf.

Histologisch handelt es sich um einen übereinstimmenden Prozeß in Rückenmark und Optikus. Die Veränderungen im Rückenmark bevorzugen das Brustmark, können aber auch wie im Falle von KREISSEL (1941) vom „mittleren Zervikalmark bis Coccygealmark" ausgedehnt sein. Dabei handelt es sich meist um einen zusammenhängenden Herd, der an den beiden Enden eine Neigung zu konischem Zulaufen auf das Zentrum des Rückenmarkes hin aufweist. Diese Rückenmarksherde neigen – und dies wird häufig als Charakteristikum der Neuromyelitis angesehen – zum nekrotischen Zerfall, der bis zur Höhlenbildung führt (HASSIN 1937; MCALPINE 1938).

Dabei ist die weiße und graue Substanz ohne Bevorzugung bestimmter Systeme betroffen, es kann bis zur totalen Querschnittsnekrose kommen (PAARMANN 1952). In diesen nekrotischen Bezirken kommt es zwangsläufig auch zur Zerstörung der Achsenzylinder, während sie in den Randbezirken im Vergleich zu den Markscheiden besser erhalten bleiben. Die Abräumung geschieht durch Gitter- und Fettkörnchenzellen, während die perivaskulär-infiltrativen Vorgänge als nur gering angegeben werden bzw. als nicht den massiven Abbauvorgängen entsprechend. Die Defektdeckung ist sowohl von gliöser als auch von mesenchymaler Seite wenig ausgeprägt. MARKIEWICZ u. PETERS (1936) sehen hierin die Folgen des akuten Verlaufes und der starken Alteration der Glia bei diesem Prozeß. Die Veränderungen am Optikus sind durchweg nicht so massiv wie am Rückenmark. Die Herde entsprechen häufiger denen der multiplen Sklerose (Abb. 145), die gliöse Defektdeckung kommt stärker zum Tragen. Nekrotisierende Veränderungen gehören hier zu den Raritäten (GUILLAIN et al. 1929).

Eine Reihe von Beschreibungen weist neben dem typischen Neuromyelitis optica-Muster auch einen Mitbefall des Groß- und Kleinhirns auf (MARKIEWICZ u. PETERS 1936; PAARMANN 1952). Derartige Fälle haben naturgemäß in der Auseinandersetzung um die nosologische Zuordnung eine Rolle gespielt. Neben einer Eigenständigkeit (ALAJOUANINE et al. 1935; BALSER 1936; HASSIN 1937; KOHUT u. RICHTER 1945) wird teilweise in der Neuromyelitis optica nur eine Sonderform der diffusen oder disseminierten Sklerose vermutet. Wegen der Nekrotisierungstendenz ist ihr auch eine Verwandtschaft zur akuten multiplen Sklerose zugesprochen worden (FERRARO 1944a; LUMSDEN 1951; PUTNAM u. FORSTER 1942); weiterhin wurde wegen hyalinotischer und zystischer Veränderungen eine Verbindung zur Myelitis necroticans vermutet (ORTIZ DE ZARATE et al. 1968; LEFKOWITZ u. ANGELO 1984).

Aber selbst die Zugehörigkeit zu den Entmarkungskrankheiten im engeren Sinne wird angezweifelt und eine perivenöse Enzephalitis als pathogenetisches

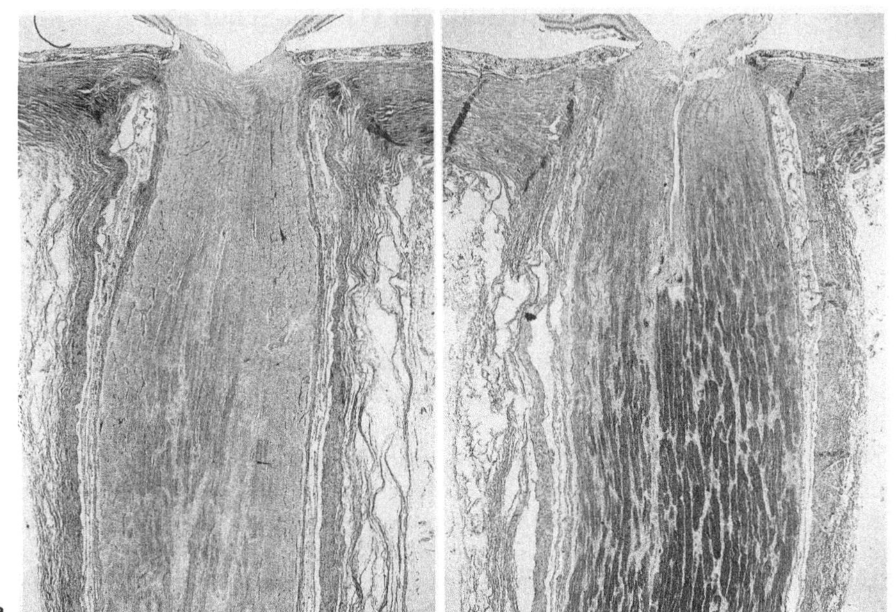

Abb. 145a, b. Neuromyelitis optica. **a** Totalentmarkung des Fasc. opticus; **b** Entmarkung der augennahen Anteile. Heidenhain-Wölcke. × 11,5 (Überlassen von Herrn Prof. Ule, Heidelberg)

Zwischenglied für möglich gehalten. Hierbei wird unter anderem der häufige Beginn nach Erkältungskrankheiten angeführt (Barontini u. Royer 1962). Vielleicht sollte man sich bis zur ätiologischen Klärung an den Vorschlag von Mérei (1952) halten: Es ist zweckmäßig, die Bezeichnung „Neuromyelitis optica" traditionsgemäß für solche Fälle zu behalten, in welchen die gemeinsame Erkrankung des Rückenmarkes und des N. opticus (Chiasma) im klinischen und auch im histologischen Bild dominiert". Bemerkenswert ist noch, daß die optiko-spinale Form der Entmarkungskrankheiten in Japan wesentlich häufiger als in Europa und Amerika vorkommt, und daß die japanischen multiple Sklerose-Fälle mehr zu nekrotisierenden, konfluierenden Läsionen speziell im Optikus und Rückenmark neigen (Shiraki 1966a). Shibasaki et al. (1974) haben auf die „transitionalen" Formen zwischen multipler Sklerose und Neuromyelitis hingewiesen und sehen daher in den beiden klassischen Formen lediglich zwei Extreme im Spektrum ein und derselben Krankheit.

VI. Myelitis necroticans

Unter dieser Bezeichnung werden neben der Kombination von Myelitis und angiodysgenetischen Veränderungen, die mit dem Namen Foix u. Alajouanine (1926) verbunden sind, sowie Prozessen verschiedenster Genese auch Rückenmarksprozesse verstanden, die in die Gruppe der Entmarkungskrankheiten gehören.

Die auch unter den Bezeichnungen „zentrale Leukomyelitis" (Környey 1935) „Myelitis necroticans subacuta" (Dansmann 1940) „acute necrotic myelopathy" (HOFFMANN 1955) veröffentlichten Beobachtungen gleichen weitgehend den Rückenmarksveränderungen bei Neuromyelitis optica, unterscheiden sich aber durch das Verschontbleiben des Optikus (GAGEL u. REINER 1942). Dagegen haben KAHLE u. SCHALTENBRAND (1955) in ihren Begriff der „Myelitis necroticans diffusa" auch Fälle mit Optikusbeteiligung einbezogen, da für sie die Rückenmarksveränderungen das Gemeinsame sind, während die Ausdehnung auf den Optikus fakultativ bleibt und somit die Abgrenzung einer Neuromyelitis optica keinen ausreichenden Grund hat. Bei der zumindest sehr nahen Verwandtschaft zur Neuromyelitis optica erübrigt sich ein weiteres Eingehen auf die klinischen und geweblichen Gegebenheiten.

Literatur

Adams CWM (1977) Pathology of multiple sclerosis: progression of the lesion. Br Med Bull 33:15

Adams H, Beck E, Shenkin AM (1974) Creutzfeldt-Jakob disease: further similarities with Kuru. J Neurol Neurosurg Psychiatry 37:195

Adams JH, Jennett WB (1967) Acute necrotising encephalitis: a problem in diagnosis. J Neurol Neurosurg Psychiatry 30:248

Adams JM, Baird C, Filloy L (1966) Inclusion bodies in measles encephalitis. JAMA 195:290

Agamanolis DP, Tan JS, Parker DL (1979) Immunsuppressive measles encephalitis in a patient with a renal transplant. Arch Neurol 36:686

Ahuja GK, Roy S, Kamla G, Virmani V (1978) Cerebral cysticercosis. J Neurol Sci 35:365

Akelaitis AJ, Zeldis LJ (1942) Encephalitis with intranuclear inclusion bodies. Arch Neurol Psychiatr (Chicago) 47:353

Akiguchi J, Fujiwara T, Matsuyama H, Muranaka H, Kameyama M (1979) Intramedullary spinal cysticercosis. Neurology 29:1531

Alajouanine Th, Hornet R, Thurel R, Rossano R (1935) Un cas anatomo-clinique de sclérose en plaques aigue avec symptomatologie de neuro-opticomyélite. Rev Neurol (Paris) 64:353

Alajouanine Th, Gruner J, Goulon M, Nehlil J, Liot F (1956) Panencéphalite avec necrose étendue de la substance blanche (ses rapports avec la leucoencéphalite sclérosante subaigue de L van Bogaert). Rev Neurol (Paris) 95:357

Alajouanine Th, Castaigne P, Lhermitte F, Cambier J, Gautier JC (1961) La méningoencéphalite de la maladie de Behçet. A propos d'une observation anatomo-clinique. Rev Neurol (Paris) 104:62

Albertini A v, Grumbach AD (1937) Experimentelle Streptokokkeninfektionen des Kaninchens in ihrer Beziehung zur Herdinfektion. Ergeb Pathol 33:314

Alema G, Bignami A (1963) Meningo-encéphalite au cours de la maladie de Behçet. Rev Neurol (Paris) 108:805

Allers R (1916) Über Schädelschüsse. Springer, Berlin

Alonso R, Heiman-Patterson T, Mancall EL (1984) Cerebral toxoplasmosis in acquired immune deficiency syndrome. Arch Neurol Psychiatr (Chicago) 41:321

Alpers BJ, Forster FM (1947) Meningeal reaction with abscess of the brain. Arch Neurol Psychiatr (Chicago) 57:307

Alpers BJ, Gaskill HS (1944) The pathological characteristics of embolic or metastatic encephalitis. J Neuropathol Exp Neurol 3:210

Alzheimer A (1898) Die Kolloidentartung des Gehirns. Arch Psychiatr Nervenkr 30:18

Alzheimer A (1905) Progressive Paralyse und endarteriitische Hirnlues. Zentralbl Nervenheilkunde 16:443

Amler G, Colmant HJ (1955) Beitrag zur „einheimischen sporadischen Panencephalitis" (Pette-Döring). Arch Psychiatr Nervenkr 193:161

Anders HE (1925) Die Aktinomykose des Zentralnervensystems und seiner Häute. Zentralbl Neurol 40:1

Anderson M, Bickerstaff ER, Hamilton JG (1975) Cerebral hydatid disease in Britain. J Neurol Neurosurg Psychiatry 38:1104

Aplay J, Clarke SKR, Roome APCH, Sandry SA, Saygy G, Silk B, Warhurst DC (1970) Primary amoebic meningoencephalitis in Britain. Br Med J I:596

Appelbaum E (1960) Meningitis following trauma to the head and face. JAMA 173:1818

Arana Iniguez R, Gurri J (1963) Echinococcosis of the nervous system. In: Bogaert van L, Käfer JP, Poch GF (eds) Tropical neurology. Lopez Libreros Editores, Buenos Aires, p 91

Arendt A (1965) Neuropathologie von Viruskrankheiten. Psychiatr Neurol Med Psychol (Leipzig) 17:281

Aronson SM, Benham R, Wolf A (1953) Maduromycosis of the central nervous system. J Neuropathol Exp Neurol 12:158

Asaki O, Hosoda P, Akiyama J (1957) Studies on the mechanism of infection of the brain with listeria monocytogenes. Am J Vet Res 18:147

Aschoff L (1915) Über anatomische Befunde beim Fleckfieber. Med Klin II:798

Aström KE, Mancall EL, Richardson EP (1958) Progressive multifocal leuko-encephalopathy. Brain 81:93

Aszkanazy CL (1952) Sarcoidosis of the central nervous system. J Neuropathol Exp Neurol 11:392

Azimi PH, Cramblett HG, Haynes RE (1969) Mumps meningoencephalitis in children. JAMA 207:509

Badenoch J, Richards WCD, Oppenheimer DR (1963) Encephalopathic in a case of Whipple's disease. J Neurol Neurosurg Psychiatry 26:203

Baeyer W von, Baumer L (1944) Das wolhynische Fieber – eine entzündliche Erkrankung des Nervensystems. Z Neurol Psychiatr 178:136

Baker AB (1947) Chronic lymphocytic choriomeningitis. J Neuropathol Exp Neurol 6:253

Baker AB (1961) Western equine encephalitis. In: Bogaert L van, Radermecker J, Hozay D, Löwenthal A (eds) Encephalitides. Elsevier, Amsterdam New York Princeton, p 23

Baker AB, Matzke HA, Brown JR (1950) Poliomyelitis III. Arch Neurol Psychiatr (Chicago) 63:257

Baker AB, Cornwell S, Brown IA (1952) Poliomyelitis IV. Arch Neurol Psychiatr (Chicago) 68:16

Baker RD (1971) Mucormycosis. In: Baker RD et al. (eds) The pathologic anatomy of mycoses, human infection with fungi, actinomycetes and algae. Springer, Berlin Heidelberg New York (Handbuch der speziellen und pathologischen Anatomie und Histologie, Bd III/5, S 864)

Bale J (1984) Human cytomegalovirus infection and disorders of the nervous system. Arch Neurol 41:310

Baló J (1928) Encephalitis periaxialis concentica. Arch Neurol Psychiatr (Chicago) 19:242

Balser BH (1936) Neuromyelitis optica. Brain 59:353

Bamford CR (1975) Toxoplasmosis mimicking a brain abscess in a adult with treated scleroderma. Neurology 25:343

Banker BQ (1961) Cerebral vascular disease in infancy and childhood. J Neuropathol Exp Neurol 20:127

Bankl HI, Minauf M (1970) Pulmonale und cerebrale Krytococcose bei chronischer Lymphadenose. Pathol Microbiol 35:303

Barontini F, Royer R (1962) Betrachtungen über die histopathologischen Befunde bei der sogenannten Neuromyelitis optica. In: Jacob H (eds) Proceedings IV Internat Kongreß Neuropathol, Bd III. Thieme, Stuttgart, S 243

Barré JA, Morin V, Draganesco S, Reys L (1926) Encéphalite periaxiale diffuse. Rev Neurol (Paris) 2:541

Basset RC, Lowenberg K (1949) Cerebral schistosomiasis. J Neuropathol Exp Neurol 8:220

Bassoe P, Grinker RR (1930) Human rabies and rabies vaccine encephalomyelitis. Arch Neurol Psychiatr 23:1138

Batemann OJ, Squires G, Thannhauser SJ (1945) Hodgkin's disease associated with schilder's disease. Ann Intern Med 22:426

Bauer S (1973) Langsame Viren und ZNS. Nervenarzt 44:337, 393

Bayer AS, Edwards JE, Seidel JS, Guze LB (1976) Candida meningitis. Medicine 55:477

Beal MF, O'Carroll CP, Kleinman GM, Grossman RI (1982) Aspergillus of the nervous system. Neurology 32:473

Beaver PC, Snyder CH, Carrera GM, Dent JH, Lafferty JW (1952) Chronic eosinophilia due to visceral larva migrans. Report of a case. J Pediatr 9:7

Beck E, Daniel PM, Matthews WB, Stevens DL, Alpers MP, Asher DM, Gajdusek DC, Gibbs CJ (1969) Creutzfeldt-Jakob disease. The neuropathology of a transmission experiment. Brain 92:699

Becker BJP, Jacobson S (1951a) Infestation of the human brain with coenurus cerebralis. Lancet I:198

Becker BJP, Jacobson S (1951b) Infestation of the human brain with coenurus cerebralis. Report of a fourth case. Lancet II:1202

Becker J (1961) Zur neurologischen Symptomatik des Morbus Behçet. Nervenarzt 32:486

Bedossa P, Martin E (1985) Aspergillose avec atteinde du systéme nerveux central. Rev Neurol (Paris) 141:496

Behçet H (1937) Über rezidivierende, aphthöse, durch ein Virus verursachte Geschwüre am Mund, am Auge und an den Genitalien. Dermatol Wochenschr 105:1152

Behr W (1950) Über konzentrische Sklerose. Dtsch Z Nervenheilk 164:480

Bellin EL, Silva M, Lawyer T (1962) Central nervous system histoplasmosis in a Puerto Rican. Neurology 12:148

Bénazet F, Sohier R, Bojean M (1957) Les encéphalites listeriennes suppurées. Forme rare de la listériose humaine. Press Med 94:2168

Benda C (1915) Zur pathologischen Anatomie des Fleckfiebers. Berl Klin Wochenschr I 14

Bennett JE, Bonner H, Jennings AE, Lopez RI (1973) Chronic meningitis caused by cladosporium trichoides. Am J Clin Pathol 59:398

Bentwich Z, Rosen Z, Ganor S, Herman G (1968) Chronic rhinocerebral mucormycosis (phycomycosis) with occlusion of left internal carotid artery. Isr J Med Sci 4:977

Berard-Badier M, Payan H, Toga M (1962) Une observation anatomoclinique de toxoplasmose congénitale. Livre jubilaire Dr van Bogaert. Acta Med Belg (eds) Brüssel

Bergey GK, Coyle PK, Krumholz A, Niedermeyer E (1982) Herpes simplex encephalitis with occipital localization. Arch Neurol 39:312

Bergin JD (1960) Fatal encephalopathy in glandular fever. J Neurol Neurosurg Psychiatry 23:69

Berman PH, Banker BQ (1966) Neonatal meningitis. A clinical and pathological study of 29 cases. Pediatrics 38:6

Bernick C, Gregorios JB (1984) Progressive multifocal leukoencephalopathy in a patient with acquired immune deficiency syndrome. Arch Neurol 41:780

Berntsen CA, Stevenson LD (1953) Human rabies. J Neuropathol Exp Neurol 12:169

Bertha H, Fossel M (1937) Über einen Fall von Pachymeningitis cervicalis hypertrophicans gummosa. Monatsschr Neurol Psychiatr 95:102

Bertrand J, Callot J, Tenasse J, Janny P (1956) A propos d'un nouveau cas de coenurose cerebrale. Presse Med 64:333

Beverley JKA (1973) Toxoplasmosis. Br Med J I:475

Bielschowsky M (1914) Herpes Zoster. In: Lewandowski M (Hrsg) Handbuch der Neurologie, Bd V. Springer, Berlin, S 316

Biggert JH, Fisher JA (1938) Meningo-encephalitis complicating herpes zoster. Lancet 2:944

Bignami A, Appicciutoli L (1964) Mikropolygyria and cerebral calcification in cytomegalic inclusion disease. Acta Neuropathol (Berlin) 4:127

Binford CH, Thompson RK, Gorham ME (1952) Mycotic brain abscess due to cladosporium trichoides, a new species. Am J Clin Pathol 22:535

Bird AV (1964) Acute spinal schistosomiasis. Neurology 14:647

Bistrian B, Phillips CA, Kaye IS (1972) Fatal mumps meningoencephalitis. JAMA 222:478

Black JT (1970) Cerebral candidiasis: case report of brain abscess secondary to candida albicans, and review of literature. J Neurol Neurosurg Psychiatry 33:864

Blacklock JWS, Griffin MA (1935) Tuberculous meningitis in children. J Pathol Bacteriol 40:489

Blatrix C, Vergez A, Geslin P, Destombes P, Segretain G, Chaouat G, Israel J (1970) Mucormycose naso-orbito-cérébrale. Presse Med 78:2113

Bleiker H (1967) Genuine Epilepsie und konzentrische Sklerose. Schweiz Arch Neurol Psychiatr 100:387

Bobowsky SJ, Reed WG (1958) Toxoplasmosis in an adult, presenting as a space-occupying cerebral lesion. Arch Pathol 65:460

Bodechtel G (1948) Die nuklearen Atrophien: ein postpoliomyelitisches Zustandsbild. Dtsch Z Nervenheilk 158:439

Bodechtel G, Guttmann E (1931) Diffuse Encephalitis mit sklerosierender Entzündung des Hemisphärenmarks. Z Neurol Psychiatr 133:601

Boeters U, Reimer F (1970) Gibt es cerebrale Komplikationen nach Pockenschutz-Wiederimpfungen? Nervenarzt 41:223

Bogaert L van (1945) Une leucoencéphalite sclérosante subaigne. J Neurol 8:101

Bogaert L van (1947) Un leûco-encéphalite sclerosante subaigne. J Neurol Neurosurg Psychiatry 8:101

Bogaert L van (1957) Die klinische Einheit und die pathologische Variationsbreite der subakuten sklerosierenden Leukoencephalitis. Wien Z Nervenheilk 13:185

Bogaert L van (1960) Über menschliche Einschlußkörperchen Enzephalitiden. Wiener Z Nervenheilk 18:123

Bogaert L van, Radermecker J (1963a) Neuropathologie de quelques encéphalites humaines á virus. Rev Neurol (Paris) 108:361

Bogaert L van, Radermecker J (1963b) Neuropathologie de quelques encéphalites humaines á virus. In: Bogaert L van (ed) Les encéphalites á virus. Masson, Paris, p 221

Bogaert L van, Radermecker J, Dévos J (1955) Sur une observation mortelle d'encephalite aigue nécrosante. Rev Neurol (Paris) 92:329

Bogaert L van, Canal N, Guazzi GC (1963) Pour une amyotrophie spinale (ou poliomyelite chronique pure). Sist Nervosa 15:451

Bohnhoff (1910) Zur Ätiologie der Heine-Medinschen Erkrankung. Dtsch Med Wochenschr 36:548

Bokay J von (1909) Über den ätiologischen Zusammenhang der Varicellen mit gewissen Fällen von Herpes Zoster. Wien Klin Wochenschr 22:1323

Bolton CF, Rozdilsky B (1971) Primary progressive multifocal leucoencephalopathy. Neurology 21:72

Bonduelle M, Escurolle R, Boygues P, Lormeau G, Ribadean-Dumas JL, Meerland JJ (1971) Maladie de Creutzfeldt-Jakob familiale. Observation anatomo-clinique. Rev Neurol (Paris) 125:197

Bonhoff G (1949) Über atypische Encephalitisfälle mit Gliaknötchenbildung (sowie deren Beziehung zur Grippe-Encephalitis und Pseudosklerose). Arch Psychiatr Nervenkr 181:421

Born E (1966) Über frühkindliche Hirnschädigung bei der Cytomegalie und ihre Abgrenzung gegenüber der Toxoplasmose. Arch Psychiatr Nervenkr 193:557

Boudin G, Mikol J, Vernant JC, Bydlowski M, Bouchet N (1974) Leucoencephalopathie multifocale progressive. Rev Neurol (Paris) 130:89

Bouteille M, Fontaine C, Vedrenne CL, Delarue J (1965) Sur un cas d'encéphalite subaigue á inclusions. Rev Neurol (Paris) 113:454

Bouwdijk Bastiaanse FS van (1955) On the difference between the encephalomyelitis following revaccination during partial immunity and the well known picture after primary vaccination. Bull Psychiatr Neerl 58:147

Bozsik G (1959) Über die histologischen Veränderungen im Nervensystem nach Infektion mit Coxsachie B 3 im Säuglingsalter. Dtsch Z Nervenheilk 179:564

Brain W, Greenfield JG, Russell DS (1948) Subacute inclusion encephalitis (Dawsontype). Brain 71:365

Bramann H von (1965) Die cerebrale Toxoplasmose des Erwachsenen. Dtsch Med Wochenschr 19:30

Brass K (1972) Primäre Amöben-Meningoencephalitis. Dtsch Med Wochenschr 97:1983

Breitfeld V, Hashida Y, Sherman FE, Odagiri K, Yunis EJ (1973) Fatal measles infection in children with leukemia. Lab Invest 28:279

Bricout F (1972) Virus de la chorioméningite lymphocytaire et maladie chronique. Nouv Presse Med 1:2169

Brierley JB, Corsellis JAN, Hierons R, Nevin S (1960) Subacute encephalitis of later adult life. Mainly affecting the limbic areas. Brain 83:26

Brihaye J (1959) Étude des encephalites herpétiques et des encephalites nécrosante aigues. Acta Neurol Belg 59:1

Brinkmann F (1928) Über histologische Befunde im Zentralnervensystem bei Endocarditis infectiosa bzw. septica mit cerebralen Störungen. Z Neurol Psychiatr 114:734

Britt RH, Enzmann DR, Remington JS (1981) Intracranial infection in cardiac transplant recipients. Ann Neurol 9:107

Brownell B, Oppenheimer DR (1965) An ataxic form of subacute presenile polioencephalopathy (Creutzfeldt-Jakob disease). J Neurol Neurosurg Psychiatry 28:350

Brun A, Nordenfeldt E, Kjellen I (1973) Aspects on the variability of progressive multifocal leukoencephalopathy. Acta Neuropathol (Berlin) 24:232

Brunner G, Reisner T, Schnaberth G (1980) Primärer intracerebraler Befall durch Echinococcus-Cysticus. Nervenarzt 51:43

Brunner H (1936) Otogene endokranielle Erkrankungen. In: Bunke O, Foerster O (Hrsg) Handbuch der Neurologie, Bd X. Springer, Berlin, S 194

Buchan GC, Alvord EC (1969) Diffuse necrosis of subcortical white matter associated with bacterial meningitis. Neurology 19:1

Buckley J (1947) Coenurus from human spinal cord. Trans R Soc Trop Med Hyg 41:7

Bucy PC (1977) Neurosurgical transmission of neurological diseases. Surg Neurol 8:166

Bücklers (1892) Zur Kenntnis der akuten primären haemorrhagischen Encephalitis. Arch Psychiatr 24:730

Bürkle G (1963) Zur Ätiologie progredienter Spätschäden nach Fleckfieberenzephalitis. Dtsch Med Wochenschr 88:2039

Butt CG (1966) Primary amebic meningoencephalitis. N Engl J Med 274:1473

Cabieses F, Vallenas M, Landa R (1959) Cysticercosis of the spinal cord. J Neurosurg 16:337

Cabral G, Pianetti G, Carneiro FA, Lauar EH (1974) Riesenzystizerkus des 4. Ventrikels. Zentralbl Neurochir 35:61

Campbell B (1949) Early plasma cell formation in acute herpetic encephalitis. J Neuropathol Exp Neurol 8:347

Cape CA, Martinez AJ, Robertson JT (1973) Adult onset of subacute sclerosing panencephalitis. Arch Neurol 28:124

Cares R, Gordon B, Kreuger E (1957) Boeck's sarcoid in chronic meningoencephalitis. J Neuropathol Exp Neurol 16:544

Carlile WK, Holley KE, Logan GB (1963) Fatal acute disseminated nocardiosis in a child. JAMA 184:477

Carmichael FA, Kernohan JW, Adson AW (1939) Histopathogenesis of cerebral abscess. Arch Neurol Psychiatr 62:1001

Carroll N (1946) Cerebral involvement in schistosomiasis japonica. Johns Hopk Hosp Bull 78:219

Carswell R (1838) Pathological anatomy: illustrations on the elementary forms of disease. Lougman, London

Carter RF (1972) Primary amoebic meningo-encephalitis. Trans R Soc Trop Med Hyg 67:193

Carydakis C, Baulac M, Laplane D, Schuller E, Philippon J (1984) Cysticercose spinale pure. Rev Neurol (Paris) 140:590

Castaigne P, Lhermitte F, Escourolle R, Hauw JJ, Gray F, Lyon-Caen O (1981) Les scleroses en plaques asymptomatiques. Rev Neurol (Paris) 137:729

Castaigne P, Escourolle R, Chain F, Foncin JF, Gray F, Sauron B, Duyckaerts C (1984) Sclérose concentrique de Baló. Rev Neurol (Paris) 140:479

Catel W (1935) Über Impfencephalitis. Klin Wochenschr 14:398

Caudill RG, Smith CF, Reinarz LA (1970) Coccidioidal meningitis. A diagnostic challenge. Am J Med 49:360

Ceelen W (1919) Die pathologische Anatomie des Fleckfiebers. Erg Pathol 19 I:307

Cerva L, Novak K (1968) Amoebic Meningoencephalitis: Sixteen Fatalities. Science 160:92

Cerva L, Ferdinandova M, Novak K, Ptackova V, Schottenbaum M, Zimak V (1969) Meningoencephalitis durch Amoebida Naegleriidae. Münch Med Wochenschr 111:2090

Cervós-Navarro J, Zapata JE (1965) Die reticulogranulomatöse Form der Encephalitis tuberculosa. Dtsch Z Nervenheilk 187:397

Cervós-Navarro J, Gulotta F, Wüllenweber R (1961) Vergleich klinischer und pathomorphologischer Befunde zur Beurteilung der Behandlungsergebnisse beim Hirnabszeß. Dtsch Z Nervenheilk 183:7

Chadwick DW, Hartley E, Mackinnon M (1980) Meningitis caused by candida tropicalis. Arch Neurol 37:175

Chadwick DW, Martin S, Buxton PH, Tomlinson AH (1982) Measles virus and subacute neurological disease: an unusual presentation of measles inclusion body encephalitis. J Neurol Neurosurg Psychiatry 45:680

Chamberlain RW (1968) Arboviruses, the arthropod-borne animal viruses. Curr Top Microbiol Immunol 42:38

Chandler FW, Kaplan W, Ajello L (1980) Histopathology of mycotic diseases. Wolf, London

Chany C, Lépine P, Lelong M, Le-Tan-Vinh, Satge P (1958) Severe and fatal pneumonia in infants and young children associated with adenovirus infections. Am J Hyg 67:367

Charcot JM (1868) Histologie de la sclérose en plaques. Gaz Hôp (Paris) 41:554

Charcot JM (1869) Pachyméningite cervicale hypertrophique. Arch de Physiol 1869

Chick EW, Peters HJ, Denton JF, Boring WD (1960) Die nordamerikanische Blastomykose. Ergeb Allg Path 40:34

Chou SM, Martin JD (1971) Kuru-plaques in a case of Creutzfeldt-Jakob disease. Acta Neuropathol (Berlin) 17:150

Chou SM, Roos R, Burell R et al. (1973) Subacute focal adenovirus encephalitis. J Neuropathol Exp Neurol 32:34

Christ P, Schiessl R, Schoop C (1961) Klinische und bakteriologische Beobachtungen bei vier Erkrankungen und Listeria-Meningo-Encephalitis. Dtsch Arch Klin Med 207:223

Christensen E, Fog M (1955) Cases of Schilder's disease in adult with remarks on etiology and pathogenesis. Acta Psychiatr Scand 30:141

Chu ML, Zamuco J, Perez MC, Ohnishi A, Kuroiwa Y (1982) Balo's concentric sclerosis – a case report. Fol Psychiatr Neurol Jap 36:417

Clapham PA (1941) An English case of coenurosis cerebralis in the human brain. J Helminthol 19:84

Cleland PG, Lawande RV, Onyemelukwe G, Whittle HC (1982) Chronic amebic meningoencephalitis. Arch Neurol 39:56

Cohrs P (1952) Frühstadien der Encephalomyelitis toxoplasmotica beim Tier. Dtsch Z Nervenheilk 168:227

Colmant HJ (1961) Neuropathologie der Listeriosen. Dtsch Z Nervenheilk 182:492

Colmant HJ, Hansen J, Knipp HP (1973) Akute Encephalitis bei Morbus Behçet. Schweiz Arch Neurol Psychiatr 113:227

Colmant HJ, Seitz D, Wolter D (1984) Intracranielle Gasödem-Infektion nach Schädelhirntrauma. Nervenarzt 55:90

Connally JH, Hutchinson WM, Allen JV, Lyttle JA, Swallow MW, Dermott E, Thomson D (1975) Carotid artery thrombosis, encephalitis, myelitis and optic neuritis associated with rubella virus infections. Brain 98:583

Conomy JP, Dalton J (1969) Clostridium perfringens meningitis. Arch Neurol 21:44

Conomy JP, Leibovitz A, McCombs W, Stinson J (1977) Airborne rabies encephalitis: Demonstration of rabies virus in the human central nervous system. Neurology 27:67

Constantinidis J (1970) Tuberculomes bilateraux dans le centre ovale de cerveau calcifies et ossifies. Ann Anat Path 15:197

Cooper RA, Goldstein E (1963) Histoplasmosis of the central nervous system. Am J Med 35:45

Corsellis JAN (1951) Subacute sclerosing leucoencephalitis: a clinical and pathological report of 2 cases. J Ment Sc 97:570

Couch JR, Abdon NI, Sagawa A (1978) Histoplasma meningitis with hyperactive suppressor T cells in cerebrospinal fluid. Neurology 28:119

Courville CB (1944) Subdurale empyema secondary to purulent frontal sinusitis. Arch Otolaryng 39:211

Courville BC (1956) The process of demyelination in the central nervous system: I An introductory survey. Bull Los Angeles Neurol Soc 21:1

Couvreur J, Desmonts G (1978) Toxoplasmosis. In: Vinken PJ, Bruyn GW (eds) Handbook of Clinical Neurology, North-Holland, Bd 35/III. Amsterdam New York Oxford, S 115

Coxe WS, Luse SA (1963) Acute haemorrhagic leuco-encephalitis: a clinical and electron microscopic report of two patients treated with surgical decompression. J Neurosurg 20:584

Craig WM, Carmichael FA (1938) Blastomycoma of the cerebellum. Proc Steff Meeting Mayo Clinic 13:347

Craig WM, Gates EM (1949) Metastatic mycotic abscess of the brain. Arch Neurol Psychiatr 62:314

Creutzfeldt HG (1920) Über eine eigenartige herdförmige Erkrankung des Zentralnervensystems. Z Neurol Psychiatr 57:1

Crome L (1954) Encephalitis during an epidemie of influenza. Mschr Psychiatr Neurol 128:159

Crome L (1961) Cytomegalic inclusion body disease. World Neurol 2:447

Crousaz G de, Tribolet N de (1972) Lymphogranulome de Hodgkin stabilisé et encéphalite nécrosante á toxoplasme. Schweiz Arch Neurol Psychiatr 110:1

Crousaz G de, Dernaz JP, Despland PA, Berger JP (1975) Leucoencéphalite aigue hémorrhagique de Hurst. Schweiz Arch Neurol Psychiatr 116:41

Crusz H (1948) On an english case of an intramedullary spinal coenurus in man, with some remarks on the identity of coenurus spp infesting man. J Helminthol 22:73

Cruveilhier J (1829) Anatomie pathologique du corps humain 2. Bailliére, Paris

Culbertson CG, Smith JW, Cohen HK, Minner JR (1959) Experimental infection of mice and monkeys by acanthamoebae. Am J Pathol 35:185

Currie S, Roberts H, Urich H (1970) The nosological position of concentric lacunar leucoencephalopathy. J Neurol Neurosurg Psychiatry 33:131

Cussen L, Ryan B (1967) Hemorrhagic cerebral necrosis in neonatal infants with enterobacterial meningitis. J Pediatr 71:771

Dalessio DJ, Wolff HG (1961) Trichinella spiralis infection of the central nervous system. Arch Neurol 4:407

Dansmann W (1940) Über die sog. Myelitis necroticans subacuta. Z Gesamte Neurol Psychiatr 168:644

Dastur DK, Udani PM (1966) The pathology and pathogenesis of tuberculous encephalopathy. Acta Neuropathol (Berl) 6:311

Davidson GC, Neubauer EW, Hurst EW (1948) Meningoencephalitis in man due to the louping-ill virus of the tick-borne encephalitis complex. Lancet II:453

Davie JC, Ceballos R, Little SC (1963) Infectious mononucleosis with fatal neuronitis. Arch Neurol 9:265

Davies JA, Hughes JT, Oppenheimer DR (1973) Richardson's disease (Progressive multifocal leukoencephalopathy). Q J Med 42:481

Davis LE, Johnson RT (1979) An explanation for the localization of herpes simples encephalitis. Ann Neurol 5:2

Davison C (1932) Spastic pseudosclerosis (cortico-pallidospinal degeneration). Brain 55:247

Dawson JR (1933) Cellular inclusions in cerebral lesions of lethargic encephalitis. Amer J Pathol 9:7

Dawson JR (1934) Cellular inclusions in cerebral lesions of epidemic encephalitis. Arch Neurol Psychiatr (Chicago) 31:685

Dawydowsky JW (1920) Die pathologische Anatomie und Pathologie des Fleckfiebers. Erg Pathol 20 II:571

Dayal J, Weindling HK, Price DL (1974) Cerebral infarction due to fungal embolus. Neurology 24:76

Dayan AD, Goody W, Harrison MJG (1972) Brain stem encephalitis caused by herpes virus hominis. Br Med J 4:405

Dean DJ, Evans WM, McClure RC (1963) Pathogenesis of rabies. Bull WHO 29:803

Delancy TB, Fukunaga FH (1958) Myocarditis in a newborn infant with encephalomeningitis due to coxsackie virus Group B, Type 5. N Engl J Med 259:234

Denny-Brown D, Adams RA, Fitzgerald PJ (1944) Pathologic features of herpes zoster. Arch Neurol Psychiatr (Chicago) 51:216

Dent JH, Nichols RL, Beaver PC, Carrera GM, Staggers RJ (1956) Visceral larva migrans with a case report. Am J Pathol 32:777

Derakhshan J (1975) Is the Negri body specific for rabies? Arch Neurol 32:75

Dévic (1894) Myélite subaigue compliqueé de névrite optique. Bull Med 8:1033

Diamond JB (1932) Brain changes in malignant endocarditis. Arch Neurol Psychiatr 27:1175

Diezel PB (1954) Mikrogyrie infolge cerebraler Speicheldrüsen-Virusinfektion im Rahmen einer generalisierten Cytomegalie bei einem Säugling. Virchows Arch [A] 325:109

Diezel PB, Seitelberger F (1954) Erwachsenen Toxoplasmose mit produktiv-granulomatöser Encephalitis vom Charakter einer reaktiven Retikulose. Verh Dtsch Ges Pathol 37:270

Dixon HBF, Lipscomb FM (1961) Cysticercosis: an analysis and follow-up of 450 cases. Spec Rep Ser Med Res Coun 299:1

Dobi S (1960) Eine seltene syphilitische Krankheit des Nervensystems: Akute Meningoencephalitis auf der Grundlage der Nissl-Alzheimer'schen Kapillarendarteriitis. Psychiatr et Neurol 139:374

Döring G (1942) Zur Pathologie und Klinik der Entmarkungsencephalomyelitis. Dtsch Z Nervenheilk 153:73

Doerr W (1944) Morphologische Veränderungen bei Wolhynischem Fieber. Münch Med Wochenschr 91:456

Doerr W (1974) Pathologische Anatomie des Herzens. In: Doerr W (Hrsg) Organpathologie, Bd 3. Thieme, Stuttgart, S 1–37

Dombay M, Nadrai A (1966) Meningoencephalitis beim Behcet-Syndrom. Psychiatr Neurol Med Psychol [Beih] 18:21

Dorfman LJ (1973) Cytomegalovirus encephalitis in adults. Neurology 23:136

Douglas AC, Maloney AFJ (1973) Sarcoidosis of the central nervous system. J Neurol Neurosurg Psychiatry 36:1024

Dow R, Berglund G (1942) The vascular pattern of lesions of multiple sclerosis. Arch Neurol Psychiatr 47:1

Drysdale HC, Jones LF, Oppenheimer DR, Tomlinson AH (1976) Measles inclusion-body encephalitis in a child with treated acute lymphoblastic leukaemia. J Clin Pathol 29:865

Dubois R, Lhermitte F, Bogaert L van (1945) Deux nouvelles observationes de sclérose diffuse inflammatoire de la substance blanche des hémispheres (Spielmeyer). Monatsschr Psychiatr Neurol 110:103

Duffy PE, Sassin JF, Summers DS, Lourie H (1964) Rhombencephalitis due to Listeria monocytogenes. Neurology 14:1067

Duffy PE, Wolf J, Collins G, de Voe AG, Streeten B, Cowen D (1974) Possible person-to-person transmission of Jakob-Creutzfeldt disease. N Engl J Med 290:692

Duplay J, Bérard-Badier M, Cossa P, Ranque J (1955) A propos d'un cas de cénurose cérébrale. Presse Med 63:625

Dupont JR, Earle KM (1965) Human rabies encephalitis. Neurology 15:1023

Duque O (1961) Meningo-encephalitis and brain abscess caused by cladosporium and fonsecaea. Am J Clin Pathol 36:505

Eck H (1957) Encephalomyelitis listeriaca apostamatosa. Schweiz Med Wochenschr 87:210

Economo C v (1918) Die Encephalitis lethargica. Deuticke, Leipzig Wien

Economo C v (1929) Die Encephalitis lethargica. Urban & Schwarzenberg, Wien Berlin

Eger W, Kührt W (1954) Über akute Pilzencephalitis (Aspergillose) beim Menschen und im Tierexperiment. Dtsch Z Nervenheilk 171:370

Eggers Ch, Schmitt HP, Scheffner D, Keller H (1978) Die isolierte Herpes simplex-Encephalitis (HSE) im Kindesalter. Klin Pädiatr 190:479

Eicke W (1951) Über die Leukoencephalitis. Nervenarzt 22:241

Eicke WJ (1962) Polycystische Umwandlung des Marklagers mit progredientem Verlauf, atypische diffuse Sklerose? Arch Psychiatr Nervenkr 203:599

Eicke W, Ziegler W (1950) Ein Beitrag zur Frage der atypischen Encephalitis. Nervenarzt 21:312

Einstein HE (1974) Coccidioidomycosis of the central nervous system. Adv Neurol 6:101

El-Banhawy A, Elwan O, Taher Y (1972) Bilharzial granuloma of the conus medullaris and cauda equina. Paraplegia 10:172

Elsaesser KH (1944) Zur Symptomatologie, Diagnostik und Therapie der Hirncysticerkose. Z Neurol Psychiatr 177:323

Elsaesser KH (1950) Über die Aktinomykose und ihre Lokalisation im Zentralnervensystem. Dtsch Z Nervenheilk 164:123

Elste ER (1959) Murray-Valley-Encephalitis. Fortschr Neurol Psychiatr 27:345

Elste R (1958) Die Encephalitis japonica (B). Fortschr Neurol Psychiatr 26:379

Engel S (1944) The choroid plexus in the origine of tuberculous meningitis. J Bacteriol Pathol 56:115

Engel S, Stern RO, Newns GH (1938) Danger of primary abdominal tuberculosis in children. Br Med J 1938:1038

Escourolle R, Hauw JJ, Signoret JL, Lhermitte F (1973) Leucoencephalopathie multifocale progressive au cours d'une tuberculose ganglionnaire. Nouv Press Med 2:1277

Eßbach H (1946) Über das unterschiedliche Verhalten der histologischen Fleckfieberveränderungen zu verschiedenen Epidemiezeiten und deren mutmaßliche Ursachen. Das Dtsch Gesundheitswesen 1:173

Eßbach H (1956) Die Toxoplasmose des Menschen. Verh Dtsch Ges Pathol 40:77

Esselier AF, Koszewski BJ, Lüthy F, Zollinger HU (1951) Die zentralvervösen Erscheinungsformen des Morbus Besnier-Boeck-Schaumann. Schweiz Med Wochenschr 1951:376

Evans DJ, Williams ED (1968) Cytomegalic-inclusion disease in the adults. J Clin Pathol 21:311

Fabiani A, Peres B, Torta R, Trebini F (1975) Cerebral actinomycotic granuloma. Zentralbl Neurochir 36:195

Fabiani A, Trebini F, Peres B, Torta R, Palmucci L (1976) Granulomatous mycoses of the cerebral nervous system. Arch Suiss Neurol Neurochirurg Psychiatr 118:241

Fabiani A, Torta R, Peres B (1977) Cerebral Cryptococcosis. Report of an unusual case. Arch Suiss Neurol Neurochirurg Psychiatr 121:207

Fabiani A, Torta R, Trebini F (1978) Cysticercosis of the fourth ventricle. Arch Suiss Neurol Neurochirurg Psychiatr 123:171

Falconer MA, McFarlan AM, Russell DS (1943) Experimental brain abscess in the rabbit. Br J Surg 30:245

Falkiewicz T (1926) Zur Pathogenese der multiplen Sklerose. Arbeiten Neurol Inst Wien 28:172

Fankhauser R, Hintermann J, Valette H (1959) Coenurosis bei Schafen. Schweiz Arch Tierheilkd 101:15

Feiler H (1941) Die entzündlichen Erkrankungen der Rückenmarkshäute unter besonderer Berücksichtigung raumbeschränkender Verwachsungen. Dtsch Z Chir 254:555

Fényes G, Ladvánszky C (1977) Echinokokken im Wirbelkanal. Zentralbl Neurochir 38:157

Fermaglich J, Hardman JM, Early KM (1970) Spontaneous progressive multifocal leucoencephalopathy. Neurology 20:479

Ferraro A (1937) Primary demyelinating processes of the central nervous system. Arch Neurol 37:1100

Ferraro A (1944a) Pathology of demyelinating diseases as an allergic reaction of the brain. Arch Neurol 52:443

Ferraro A (1944b) Pathology of demyelinating diseases in the light of allergic reaction. J Neuropathol Exp Neurol 3:422

Ferraro A, Jervis GA (1940) Experimental disseminated encephalopathy in the monkey. Arch Neurol Psychiatr 43:195

Fetter B, Klintworth GK (1967) Mycoses of the central nervous system. Williams & Wilkins, Baltimore

Feurle GE, Utz G, Kies D, Aumüller G (1976) Neurologische Manifestationen des Morbus Whipple. Schweiz Med Wochenschr 106:1642

Filley CM, Sternberg PE, Norenberg MD (1984) Neuromyelitis optica in the elderly. Arch Neurol 41:670

Firemark HM (1978) Spinal cysticercosis. Arch Neurol 35:250

Fisch HU (1968) Morbus Behçet mit neurologischen Komplikationen im Kindesalter. Helv Paediatr Acta 23:154

Fischer O (1905) Zur Frage der Pachymeningitis interna chronica cervicalis hypertrophica. Zentralbl Allg Path Anat 16:162

Fischer W (1955) Die parasitären Erkrankungen des Zentralnervensystems und seiner Hüllen. In: Scholz W (Hrsg) Nervensystem. Springer, Berlin Göttingen Heidelberg. (Handbuch der speziellen pathologischen Anatomie und Histologie, Bd XIII/3, S 372)

Fisher CM, Williams WH, Wing ES (1961) Combined encephalopathy and neuropathy with carcinoma. J Neuropathol Exp Neurol 20:535

Fleischer K (1980) Die Bilharziose. Fortschr Med 98:1015

Förtsch D, Dvorackova J (1970) Toxoplasma-Encephalitis bei Erwachsenen. Dtsch Med Wochenschr 95:2362

Fog T (1950) Topographic distribution of plaques in the spinal cord in multiple sclerosis. Arch Neurol Psychiatr 63:382

Fog T (1965) The topography of plaques in multiple sclerosis. Acta Neurol Scand [Suppl 15] Vol. 41

Foix C, Alajouanine Th (1926) La myélite nécrotique subaigue. Rev Neurol II:1

Foley JM (1954) The pathological changes in a case of encephalopathy due to trichinosis. J Neuropathol Exp Neurol 13:393

Foley JM, Denny-Brown D (1955) Subacute progressive encephalopathy with bulbar myoclonus. Excerp Med Sect VIII/8:782

Foley J, Williams D (1953) Inclusion encephalitis and its relation to subacute sclerosing leucoencephalitis. A report of five cases. Q J Med 22:157

Font R, Jenis E, Tuck K (1973) Measles maculopathy associated with subacute sclerosing panencephalitis. Arch Pathol 96:168

Fowler M, Carter RF (1965) Acute pyogenic meningitis probably due to Acanthamoeba sp. Br Med J 2:740

Fowler M, Robertson EG (1960) Observations on Kuru: III Pathological features in five cases. Austr Ann Med 8:16

Fränkel E (1915) Zur Fleckfieberdiagnose. Münch Med Wochenschr I:805

Frank G (1971) Zur Differentialdiagnose granulomatöser Myelitiden. Z Neurol Psychiatr 200:274

Franke M, Wünscher W, Glatz W (1975) Postvaccinale Encephalomyelitis nach Tollwutschutzimpfung kombiniert mit Polioencephalomyelitis (Lyssa?). Psychiatr Neurol Med Psychol 27:312

Freitag G, Lütje W (1958) Klinischer Beitrag zur Listeriose des Erwachsenen. Dtsch Gesundheitswesen 13:1321

Frenkel KJ, Dubey JP, Miller NL (1970) Toxoplasma gondii in cats: Fecal stages identified as cossidian oocysts. Science 167:893

Frenkel JK, Nelson BM, Arias-Stella J (1975) Immunsuppression and toxoplasmic encephalitis. Clinical and experimental aspects. Hum Pathol 6:97

Friede RL (1973) Cerebral infarcts complicating neonatal leptomeningitis. Acta Neuropathol (Berl) 23:245

Friede RL, Mikolasek J (1978) Postencephalitic porencephaly, hydranencephaly or polymicrogyria, a review. Acta Neuropathol (Berl) 43:161

Fröscher W (1977) Trichinose des Nervensystems. Fortschr Neurol Psychiatr 45:269

Fröscher W, Meyer-Lindenberg J, Schlieter F, Gulotta F, Bechtelsheimer H (1973) Klinisch-morphologische Befunde bei M-Behçet. Dtsch Med Wochenschr 98:105

Gagel O (1929) Zur Pathogenese der Tabes dorsalis. Z Neurol 122:423

Gagel O, Reiner E (1942) Zur Myelitis necroticans und Pathogenese des Ulcus ventriculi. Z Ges Neurol Psychiatr 175:341

Gajdusek DC (1977) Unconventional viruses and the origin and disappearence of Kuru. Science 197:943

Gajdusek DC, Zigas V (1957) Degenerative disease of the central nervous system in New Guinea. N Engl J Med 257:974

Gajdusek DC, Gibbs CJ, Alpers M (1966) Experimental transmission of a Kuru-like syndrome to chimpanzees. Nature 209:794

Gajdusek DC, Gibbs CJ, Asher DM, Brown P, Diwan A, Hoffmann P, Nemo G, Rohwer R, White L (1977) Precautions in medical from patients with transmissible virus dementia (Creutzfeldt-Jakob-Disease). N Engl J Med 297:1253

Garcia-Tamayo J, Avila-Mayor A, Anzola-Perez E (1972) Rabies virus neuronitis in humans. Arch Pathol 94:11

Garcin R (1962) Sarcoidose de la moelle lombosacrée. Livre jubilaire Dr van Bogaert. Bruxelles. Acta Med belgic 301

Garcin R, Lapresle J, Santiago RG (1960) Leucoencéphalite aigue hémorragique de Hurst. Rev Neurol (Paris) 103:79

Gardner-Thorpe C, Foster JB, Barwick DD (1976) Unusual manifestations of herpes zoster. J Neurol Sci 28:427

Garzuli F, Jellinger K, Pilz P (1971) Subakute spongiöse Encephalopathie (Jakob-Creutzfeldt-Syndrom). Arch Psychiatr Nervenkr 214:207

Gastaut H, Rademecker J, Vigouroux R, van Bogaert L (1956) Une meningoencephalite subaigue dans la mononucleose. Rev Neurol (Paris) 94:23

Gaton E, Gotlieb A (1973) A case of aspergillotic meningoencephalitis in an infant. Beitr Pathol 150:197

Gaupp R (1941) Die Gehirnzystizerkose. Dtsch Med Wochenschr 67:1289

Gauthier-Smith PC (1965) Neurological complications of glandular fever. Brain 88:323

Gear JS, Cassel GA, Gear AJ, Trappler B, Clausen L, Meyers AM, Kew MC, Bothwell TH, Sher R, Miller SB, Schneider J, Kornhof HJ, Gomberts ED, Isaacson M, Gear JHS (1975) Outbreak of Marburg virus disease in Johannesburg. Br Med J 29:489

Gehuchten van P, Brucher JM (1961) La forme transitionelle de la sclérose cérébrale diffuse de Schilder. Rev Neurol (Paris) 104:108

Geoffrey JG, Slater LW, Sobol E, Kim RC, Wishnow RM, Cesario C (1984) CNS infection and bacteremia due to clostridium septicum. Arch Neurol 41:882

Georgi F, Hall P, Müller HR (1961) Zur Problematik der Multiplen Sklerose. Bibl Psychiatr Neurol Edit Klaési J Fasc 114. Karger, Basel

Georgi W (1961) Multiple Sklerose. Schweiz Med Wochenschr 91:605

Gerber HJ, Schoonmaker FW, Vazquez MD (1966) Chronic meningitis associated with histoplasma endocarditis. N Engl J Med 275:74

Gerber T (1953) Primäre Reticuloendotheliomatose des Gehirns. Arch Psychiatr Nervenkr 191:134

Gerhard L, Weber H (1967) Chronisch rezidivierende Leukoencephalitis beim Morbus Behçet. Zbl Ges Neurol Psychiatr 192:119

Ghaly AF, El-Banhawy (1973) Schistosomiasis of the spinal cord. J Pathol 111:57

Ghatak NR, Sawyer DR (1978) A morphologic study of opportunistic cerebral toxoplasmosis. Acta Neuropathol (Berl) 42:217

Ghatak NR, Zimmermann HM (1973) Fine structure of toxoplasma in the human brain. Arch Pathol 95:276

Ghatak NR, Poon TP, Zimmermann HM (1970) Toxoplasmosis of the central nervous system in the adult. Arch Pathol 89:337

Gibbs CJ, Gajdussek DC, Asher DM, Alpers MP, Beck E, Daniel PM, Matthews WB (1968) Creutzfeldt-Jakob disease (spongiform encephalopathy): Transmission to the chimpanzee. Science 161:388

Giedion A (1952) Die haemorrhagische Encephalomyelitis postvaccinalis. Schweiz Z Pathol 15:234

Giese W (1947) Die eitrigen Hirnhautentzündungen und ihre ätiologische Differenzierung. Beitr Pathol Anat 109:229

Giessler G, Gulotta F (1964) Moniliasis des Zentralnervensystems. Zentralbl Allg Pathol 105:433

Gilden DH, Rorke LB, Tanaka R (1975) Acute SSPE. Arch Neurol 32:644

Gilder JC van, Allen WE, Lesser RA (1974) Pontine abscess. Survival following surgical drainage. J Neurosurg 40:386

Gilles FH, Jammes JL, Berenberg W (1977) Neonatal meningitis. Arch Neurol 34:560

Globus H, Kenneth M, Bergman P (1951) Torula meningoencephalitis. J Neuropathol Exp Neurol 10:208

Glowacki J (1965) La sclérose en plaques pseudotumorale. Encephale 14:189

Godoy C de, Brito T de, Cruz Tiriba A da (1969) Fatal mumps meningoencephalitis; Isolation of virus from human brain. Rev Inst Med Trop Sao Paulo 11:436

Goodman SS, Margulies ME (1959) Boeck's sarcoid simulating a brain tumor. Arch Neurol Psychiatr (Chicago) 81:419

Gosztonyi G (1973) Acute haemorrhagic leucoencephalitis. Z Neurol Psychiatr 204:43

Grascenkov NJ (1964) Tick-borne encephalitis in the USSR. Bull WHO 30:187

Graveleau P, Henin D, Masson M, Daumas-Duport C, Graveleau J, Cambier J (1984) Toxoplasmose cérébrale acquise: trois cas anatomoclinique. Rev Neurol (Paris) 140:330

Gray DF, Morse BS, Phillips WF (1962) Trichinosis with neurologic and cardiac involvement: Review of the literature and report of 3 cases. Ann Intern Med 57:230

Gray F, Léger JM, Duyckaerts C, Bor Y (1985) Sclérose concentrique de Baló: lesions uniquement pontines. Rev Neurol (Paris) 141:43

Grcevic N (1960) Concentric lacuna leukoencephalopathy. Arch Neurol 2:266

Grcevic N, Matthews WF (1959) Pathologic changes in acute disseminated aspergillosis. Am J Clin Pathol 32:536

Greenfield JG (1950) Encephalitis and encephalomyelitis in England and Wales during the last decade. Brain 73:141

Greenfield JG, Pritchard EAB (1937) Cerebral infection with schistosoma japonicum. Brain 60:361

Greenwood RC, Voris HC (1950) Systemic blastomycosis with spinal cord involvement: case report. J Neurosurg 7:450

Greer AE (1960) North american blastomycosis of a nasal sinus. Dis Chest 38:454

Greer HD, Gerber JE, Corbin KB, Miller RH, Weed LA (1964) Disseminated histoplasmosis presenting as a brain tumor and treated with amphotericin B: report of a case. Mayo Clin Proc 39:490

Gregory JE, Golden A, Haymaker M (1943) Mucormycosis of central nervous system: report of three cases. Bull Johns Hopk Hosp 73:405

Griffith JF, Salam MV, Adams RD (1970) The nervous system diseases associated with varicella. Acta Neurol Scand 46:279

Grigg RC, Markesbery WR, Condemi JJ (1973) Cerebral mass due to sarcoidosis. Neurology 23:981

Grinschgl G (1955) Zentraleuropäische Encephalomyelitis. Ein Beitrag zur Virusmeningoencephalitis in Österreich. Wien Med Wochenschr 105:1042

Grisold W, Jellinger K, Vollmer R (1982) Morbus Schilder bei 54-jähriger Frau mit klinischer Remission. Nervenarzt 53:164

Grist NR, Roberts GBS (1962) Histological studies of coxsacki A7 poliomyelitis in man and monkeys. J Pathol Bacteriol 84:39

Groodt-Lasseel M de, Martin JJ (1969) Étude ultrastructurale des lésions du systéme nerveux central dans la maladie de Whipple. Pathol Biol (Paris) 17:121

Gruber GB, Gamper E (1928) Über Gehirnveränderungen bei menschlicher Trichinose. Virchows Arch 266:731

Grütter E (1920) Über die Kombination von juveniler Paralyse mit miliarer Gummenbildung bei zwei Geschwistern. Z Neurol Psychiatr 54:225

Grunnet ML, Cannon GH, Kushner JP (1981) Fulminant amebic meningoencephalitis due to Acanthamoeba. Neurology 31:174

Günzel H, Tennstedt A (1979) Meningoencephalitis bei Behçetscher Erkrankung. Übersicht und klinisch-morphologische Fallbeschreibung. Psychiatr Neurol Med Psychol (Leipz) 31:20

Guillain G, Alajouanine Th, Bertrand L, Garcin R (1929) Sur une forme anatomo-clinique spéciale de neuromyélite. Rev Neurol (Paris) 36:417

Guisan M (1962) Sklerosierende posttraumatische Aspergillus-Meningitis. Schweiz Arch Neurol Psychiatr 90:235

Gullotta F, Helpap B (1981) Histologische und ultrastrukturelle Befunde bei progressiver multifokaler Leukoencephalopathie. Verh Dtsch Ges Pathol 65:194

Gullotta F, Wechsler W (1964) Ein atypischer Fall von subakuter sklerosierender Leukoencephalitis (van Bogaert). Acta Neuropathol 3:284

Gunson HH, Bowden DH (1955) Cerebral mucormykosis. Arch Pathol 60:440

Guseo A, Jellinger K (1975) The significance of perivascular infiltrations in multiple sclerosis. J Neurol 211:51

Haack HP (1972) Pathologisch-anatomischer Beitrag zur pulmogenen eitrigen Leptomeningitis und zum pulmogenen Hirnabszeß. Psychiatr Neurol Med Psychol (Leipz) 24:662

Haack HP, Weigel B (1972a) Zur Pathomorphose des Hirnabszesses. Zentralbl Allg Pathol 116:225

Haack HP, Weigel B (1972b) Zum Wandel der tödlichen eitrigen Leptomeningitis. Zentralbl Allg Pathol 116:128, 134, 141

Haddenbrock S (1944) Über schubweis verlaufende chronische Poliomyelitis. Z Neurol Psychiatr 178:80

Hader W, Bayatpour M, Dempster G, Rozdilsky B (1967) Herpes simplex encephalitis: two fatal cases. Can Med Assoc J 96:1565

Hadfield MG, Martinez AJ, Gilmartin RC (1974) Progressive multifocale leukoencephalopathy with paramyxovirus-like structures, Hirano-bodies and neurofibrillary tangles. Acta Neuropathol (Berl) 27:277

Hadlow WJ (1959) Scrapie and Kuru. Lancet II:289

Hagemann U, Simon H, Bienengräber A (1953) Die Listeriose der Frühgeburten. Zentralbl Allg Pathol 90:17

Hager H (1968) Allgemeine morphologische Pathologie des Nervengewebes. In: Altmann HW, Büchner F, Cottier H et al. (Hrsg) Handbuch der allgemeinen Pathologie, Bd III/3. Springer, Berlin Heidelberg New York, S 305

Haggerty RJ, Ziai M (1964) Acute bacterial meningitis. Adv Pediatr 13:129

Hallervorden J (1930) Eigenartige nicht rubrizierbare Prozesse. In: Bunke O (Hrsg) Handbuch der Geisteskrankheiten, Bd 11. Springer, Berlin, S 1036

Hallervorden J (1931) Ein Aktinomykom im 3. Ventrikel. Arch Psychiatr 95:527

Hallervorden J (1940) Die zentralen Entmarkungskrankheiten. Dtsch Z Nervenheilk 150:201

Hallervorden J (1943) Die pathologisch-anatomischen Veränderungen im Zentralnervensystem beim Fleckfieber. Der deutsche Militärarzt 8:26

Hallervorden J (1952) Die multiple Sklerose als Viruskrankheit. Ein Vergleich mit den Viruskrankheiten der Pflanzen. Nervenarzt 23:1

Hallervorden J, Spatz H (1933) Über die konzentrische Sklerose und die physikalisch-chemischen Faktoren bei der Ausbreitung von Entmarkungsprozessen. Arch Psychiatr Nervenkr 98:641

Halperin JJ, Landis D, Kleinmann GM (1982) Whipple disease of the nervous system. Neurology 32:612

Halpert B, Ashley R (1944) Amebic colitis complicated with abscess of the brain. Arch Pathol 38:112

Haltia M, Paetau A, Vaheri A, Erkkilä H, Donner M, Kaakinen K, Homström T (1977) Fatal measles encephalopathy with retinopathy during cytotoxic chemotherapy. J Neurol Sci 32:323

Hameroff SB, Eckholdt JW, Lindenberg R (1970) Cerebral phycomycosis in a heroin addict. Neurology 20:261

Harada K (1966) Zur morphologischen Differenzierung hämorrhagischer Encephalitiden. Dtsch Z Nervenheilk 188:142

Harris W (1963) Listeria monocytogenes meningitis. Three cases in adult males. Med Mth 90:125

Hart MN, Eerle KM (1975) Haemorrhagic and perivenous encephalitis: a clinical-pathological review of 38 cases. J Neurol Neurosurg Psychiatry 38:585

Hartemann P, Schmitt J, Tridon P, Laxenaire M (1960) A propos d'un cas de maladie de Behçet: L'uveo-névraxite. Rev Neurol (Paris) 102:521

Hartmann A, Berlit P, Olbert D, Krastel H (1982) Neurologische Komplikationen bei Morbus Behçet. Aktuel Neurol 9:78

Haselbeck H, Kutzner M (1980) Zur cerebralen Cysticercose. Nervenarzt 51:349

Hasenjäger Th, Stroescu G (1938) Über den Zusammenhang zwischen Meningitis und Ependymitis und über die Morphogenese der Ependymitis granularis. Arch Psychiatr Nervenkr 109:46

Hassin GB (1937) Neuroptic myelitis versus multiple sclerosis. Arch Neurol 37:1084

Hassin GB (1947) Torulosis of the central nervous system. J Neuropathol Exp Neurol 6:44

Hassin GB, Diamond IB (1926) Trichinosis encephalitis, a pathologic study. Arch Neurol Psychiatr 15:34

Hassin GB, Rabens IA (1944) Herpetic meningo-encephalitis. J Neuropathol Exp Neurol 3:355

Hayano M, Sung JH, Mastri AR (1976) "Paramyxovirus-like" intranuclear inclusions occuring in the nervous system in diverse unrelated conditions. J Neuropathol Exp Neurol 35:287

Hayashi M (1931) Encephalitis epidemica japonica. Allg Z Psychiatr 95:55

Hayashi M (1935) Übertragung des Virus von Encephalitis epidemica auf Affen. Folia Psychiatr Neurol Jap 1:419

Hayek J, Ulrich J (1975) Kuru-plaques in Creutzfeldt-Jakob disease. Eur Neurol 13:251

Haymaker W (1949) Herpes simplex encephalitis in man with a report of three cases. J Neuropathol Exp Neurol 8:132

Haymaker W (1961a) Arthropod-borne viral encephalitides. In: Bogaert L van, Radermecker J, Hozay J, Löwenthal A (eds) Encephalitides. Elsevier, Amsterdam, p 695

Haymaker W (1961b) Mosquito-borne encephalitides. In: Bogaert L van, Radermecker J, Hozay J, Löwenthal A (eds) Encephalitides. Elsevier, Amsterdam, p 38

Haymaker W (1961c) Arthropod-borne viral encephalitides. In: Bogaert L van, Radermecker J, Hozay J, Löwenthal A (eds) Encephalitides. Elsevier, Amsterdam, p 695

Haymaker W, Girdani BR, Stephens J, Lillie RD, Fetterman GH (1954) Cerebral involvement with advanced periventricular calcification in generalized cytomegalic inclusion disease in the newborn. J Neuropathol Exp Neurol 13:562

Hazeghi P (1964) Les formes nerveuses de la sarcoidose (maladie de Besnier-Boeck-Schaumann). Etude anatomoclinique de 2 cas. Schweiz Arch Neurol Psychiatr 94:21

Head H, Campbell AW (1900) The pathology of herpes zoster and its bearing on sensory localization. Brain 23:353

Heathfield KW, Pilsworth R, Wall BJ, Corsellis JA (1967) Coxsackie B 5 infection in Essex 1965, with particular reference to the nervous system. Q J Med 36:579

Hechst B (1931) Beiträge zur Histopathologie der Tabes dorsalis. Arch Psychiatr Nervenkr 95:207

Hechst B (1934) Über Hirnveränderungen bei Endocarditis ulcerosa. Z Neurol Psychiatr 149:365

Hecht RH, Cohen AH (1972) Primary amebic meningoencephalitis in California. Calif Med 117:69

Hecker R, Reid RTW (1962) Cerebral demyelination in Whipple disease. Med J Aust 49:211

Hedley-White TE, Smith BP, Tyler R, Peterson WP (1966) Multifocal leucoencephalopathy with remission and five year survival. J Neuropathol Exp Neurol 25:107

Heernu J, Martin P, Bogaert L van (1945) Sur la situation de certaines formes dites inflammatoires de la sclérose diffuse vis-á-vis de la sclérose en plaques. Monatsschr Psychiatr 110:68

Heidenhain A (1928) Klinische und anatomische Untersuchungen über eine eigenartige organische Erkrankung des Zentralnervensystems im Praesenium. Z Neurol Psychiatr 118:49

Heine J, Lauer A, Mumme C (1940) Generalisierte Blastomykose und Lymphogranulomatose. Beitr Pathol Anat 104:57

Hellbrügge T (1949) Über Toxoplasmose. Dtsch Med Wochenschr 74:385

Henle G, McDougall C (1947) Mumps meningoencephalitis: Isolation in chick embryos of virus from spinal fluid of a patient. Proc Soc Exp Biol Med 66:209

Henneberg R (1912) Die tierischen Parasiten des Zentralnervensystems. In: Lewandowski M (Hrsg) Handbuch der Neurologie, Bd III. Springer, Berlin, S 643

Henneberg R (1936) Der Cysticercus cellulosae. In: Bumke O, Foerster O (Hrsg) Handbuch der Neurologie, Bd XIV. Springer, Berlin, S 286

Henner K, Hanzal F (1963) Les encéphalites européenes á tiques. Rev Neurol (Paris) 108:697

Hermanne J, Jadin JB, Martin JJ (1972) Meningo-encéphalite amibienne primitive en Belgique. Ann Pédiatr (Paris) 19:425

Hermanne J, Jadin JB, Martin JJ (1973) Méningo-encéphalite amibienne primitive en Belgique. Acta Paediatr Belg 27:348

Hermos JA, Healy GR, Schulz MG (1970) Fatal human cerebral coenurosis. JAMA 213:1461

Herring AB, Urich H (1969) Sarcoidosis of the central nervous system. J Neurol Sci 9:405

Herrmann E, Jacob H (1968) Multiple Sklerose mit pseudotumoralem Verlauf. Zur Klinik und Neuropathologie. J Neurol Sci 7:1

Herrschaft H (1968) Über die Beteiligung des Zentralnervensystems bei der Behçetschen Krankheit. Dtsch Med Wochenschr 93:1103

Herzog G (1918) Zur Pathologie des Fleckfibers. Zentralbl Pathol 29:97

Hesketh KT (1965) Cysticercosis of the dorsal cord. J Neurol Neurosurg Psychiatry 28:445

Heubner O (1874) Die luetische Erkrankung der Hirnarterien nebst allgemeiner Erörterung zur normalen und pathologischen Histologie der Arterien. Vogel, Leipzig

Hielscher H, Becker J, Gerhard L (1982) Affektionen des Nervensystems beim Morbus Behçet – Zur Klinik und Morphologie. Fortschr Neurol Psychiatr 50:337

Hirasawa H (1958) Morphologischer Beitrag zur Kenntnis der Listeria-Meningoencephalitis beim Erwachsenen und beim Säugling. Arch Psychiatr Nervenkr 197:449

Hirschberg N (1932) Fleckfieber und Nervensystem. Abhandl Neurol Psychiatr Psychol Grenzgeb, Heft 66. Karger, Berlin

Hoffmann HL (1955) Acute necrotic myelopathy. Brain 78:377

Hogan EL, Krigmann MR, Hill C (1973) Herpes zoster myelitis. Arch Neurol 29:309

Hohlbaum J (1930) Über Pachymeningitis adhaesiva spinalis. Zentralbl Chir 57:979

Holbach KH, Gaddoni G (1971) Die Sarkoidose des ZNS als neurochirurgisches Krankheitsbild. Acta Neurochirurg 24:121

Holle G (1956) Die Listeriose des Menschen. Münch Med Wochenschr 98:1385

Hope-Simpson RE (1965) The nature of herpes zoster: a long term study and a new hypothesis. Proc R Soz Lond (Biol) 58:9

Horoupian DS, Powers JM, Schaumburg HH (1972) Kuru-like neuropathological changes in a north american. Arch Neurol 27:555

Horowitz SL, Bentson JR, Benson DF, Davos J, Pressman B, Gottlieb MS (1983) CNS Toxoplasmosis in acquired immundeficiency syndrome. Arch Neurol 40:649

Horta-Barbosa L, Fucillo DA, Sever JL, Zeman W (1969) Subacute sclerosing pancencephalitis: isolation of measles virus from a brain biopsy. Nature 221:974

Horten BC, Abbott GF, Porro RS (1976) Fungal aneurysms of intracranial vessels. Arch Neurol 33:577

Hosier DM, Newton WA (1958) Serious coxackie infection in infants and children. AMAJ Dis Child 96:251

Howard ME (1940) Infection with the virus of choriomeningitis in man. Yale J Biol Med 13:161

Huhn A (1956) Die Zystizerkose des Gehirns und Rückenmarks. Fortschr Neurol Psychiatr 24:7

Hummeln K, Davidson WL, Henle W, La Bocetta HG, Rush HS (1959) Encephalomyelitis due to infection with herpes virus simiae (Herpes B virus). N Engl J Med 261:64

Hutton PW, Holland JT (1960) Schistosomiasis of the spinal cord. Br Med J 2:1931

Iizuka R (1965) Beitrag zur akuten diffusen lymphocytären Meningoencephalitis und Encephalopathie. Arch Psych Nervenkr 206:705

Iizuka R, Jakob H, Solcher H (1972) Multiple-Sklerose-Plaques nach Rubeolenerkrankung. J Neurol Sci 15:327

Indravasu S (1975) Kuru-plaques in Creutzfeldt-Jakob disease. A case report. In: Környey S, Tariska S, Gosztonyi G (eds) Proceedings VII Intern Congr Neuropathol Amsterdam, 1. Excerpta Medica, Amsterdam, p 65

Ingham HR, High AS, Kalbag RM, Sengupta RP, Tharagonnet D, Selkon JP (1978) Abscesses of the frontal lobe of the brain secondary to covert dental sepsis. Lancet II:497

Ishii T, Matsushita M, Hamada S (1977) Characteristic residual neuropathological features of japanese B encephalitis. Acta Neuropathol (Berl) 38:181

Ishino H, Higashi H, Otsuki S (1971) Neuro-Behçet's syndrome – Case report with pathological findings. Fol Psychiatr Neurol Jap 25:27

Issel W (1971) Über den Befall des Zentralnervensystems mit Candida albicans. Ärztl Forschung 25:34

Iyer S, Dodge PR, Adams RD (1952) Two cases of Aspergillus infection of the central nervous system. J Neurol Neurosurg Psychiatry 15:152

Jaburek L (1931) Über Veränderungen der Nervenfasern bei multipler Sklerose. Arb Neurol Inst Wien 33:93

Jacob H (1948) Parainfektiöse Encephalomyelitis und parainfektiöse Encephalitis haemorrhagica (Strümpell-Leichtenstern) als zentralnervöse Komplikation bei akuten Infektionskrankheiten. Nervenarzt 19:32

Jacob H (1956a) Postvaccinal Encephalitis und Encephalopathie. Fortschr Neurol Psychiatr 24:651

Jacob H (1956b) Tuberkulose und Zentralnervensystem (Perivenöse Encephalitis bei tuberkulöser Allgemeinerkrankung). Arch Psychiatr Neurol 195:251

Jacob H (1956c) Die postinfektiösen sekundären Encephalitiden und Encephalopathien. Fortschr Neurol Psychiatr 24:244

Jacob H (1958) Zur klinisch-neuropathologischen Differentialdiagnose zwischen parainfektiösen (und postvaccinalen) Encephalitiden und akuten sporadischen Panleukoencephalitiden. Arch Psychiatr Nervenkr 197:507

Jacob H (1961) Neuropathologie der Viruskrankheiten des Zentralnervensystems. Dtsch Z Nervenheilk 182:472

Jacob H (1967) Zur klinisch-neuropathologischen Differentialdiagnose präsenil-involutiver Erkrankungen des ZNS. Acta Neuropathol [Suppl III] (Berl) 110

Jacob H (1968) Dissociation glio-myélinique und Hämatoxylinaffinität von Gliafasern. Acta Neuropathol [Suppl IV] (Berl) 158

Jacob H (1969) Manifestationsbreiten der cerebralen Impfkomplikationen. Mitt Österreich Sanitätsverwaltung Jahrgang 69:271

Jacob H, Solcher H (1968) Über eine durch grüne Meerkatzen (Cercopithecus aethiops) übertragene, zu Gliaknötchenencephalitis führende Infektionskrankheit (Marburger Krankheit). Acta Neuropathol (Berl) 11:29

Jacob H, Eicke W, Orthner H (1958) Zur Klinik und Neuropathologie der subakuten praesenilen spongiösen Atrophien mit dyskinetischem Endstadium. Dtsch Z Nervenheilk 178:330

Jacobs SI, Gibson RM (1963) A fatal case of cerebral abscess due to Nocardia asteroides. J Neurol Neurosurg Psychiatry 26:363

Jänicke K (1961) Zur Klinik und Morphologie des Morbus Besnier-Boeck-Schaumann mit Befall des Zentralnervensystems. Psychiatr Neurol Med Psychol (Leipz) 13: 164

Jager BV, Stamm WP (1972) Brain abscesses caused by free-living amoebae probably of the genus Hartmanella in a patient with Hodgkin's Disease. Lancet 1972:1343

Jahnel F (1930) Pathologische Anatomie der progressiven Paralyse. In: Bumke O (Hrsg) Handbuch der Geisteskrankheiten, Bd III. Springer, Berlin, S 417

Jakob A (1919) Über Entzündungsherde und miliare Gummen im Großhirn bei Paralyse (mit besonderer Berücksichtigung der Entzündungserscheinungen bei den Anfalls-paralysen). Z Neurol 52:7

Jakob A (1920) Über die Endarteriitis syphilitica der kleinen Hirnrindengefäße. Z Neurol 54:39

Jakob A (1921) Über eine eigenartige Erkrankung des Zentralnervensystems mit bemer-kenswerten anatomischen Befunden (spastische Pseudosklerose – Encephalomyelopa-thie mit disseminierten Degenerationsherden). Z Neurol Psychiatr 64:147

Jakob A (1926) Über den Befund von miliaren Gummen bei der Paralyse. Z Neurol 102:313

Jakob A (1927) Normale pathologische Anatomie und Histologie des Großhirns. In: Aschaffenburg G (Hrsg) Handbuch der Psychiatrie, Bd 1. Deuticke, Leipzig Wien, S 426

Jakob A (1929) Die Tuberkulose des Gehirns und seiner Häute. In: Aschaffenburg G (Hrsg) Handbuch der Psychiatrie, Bd II/1. Deuticke, Leipzig Wien, S 495

Jakob A (1930) Die Syphilis des Gehirns und seiner Häute. In: Bumke O (Hrsg) Hand-buch der Geisteskrankheiten, Bd XI/7. Springer, Berlin, S 349

Jakoby I (1928) Über Gehirnaktinomykose mit besonderer Berücksichtigung der sekundä-ren-haematogenen-metastatischen Form. Arch Klin Chirurg 149:621

Jansen H, Kolkmann FW, Kraus E (1969) Der extrapulmonale Morbus Boeck unter besonderer Berücksichtigung seiner cerebralen und okulären Manifestationen. Ärztl Forschung 23:249

Jansen J, Monrad-Krohn GM (1938) Über die Creutzfeldt-Jakobsche Krankheit. Z Neu-rol Psychiatr 163:670

Javett SN, Heymann S, Mundel B, Pepler WJ, Lurie HJ, Gear J, Measroch V, Kirsch Z (1956) Myocarditis in the newborn infant. A study of an outbreak associated with Coxsackie group B virusinfection in a maternity home in Johannesburg. J Pediatr 48:1

Jefferson M (1957) Sarcoidosis of the nervous system. Brain 80:540

Jellinger K (1969) Einige morphologische Aspekte der Multiplen Sklerose. Wien Z Ner-venheilk [Suppl II]: 12

Jellinger K, Kovac W (1960) Beitrag zur Neuropathologie der Frühsommer-Meningo-Encephalomyelitis. Pathol Microbiol 23:375

Jellinger K, Seitelberger F (1958) Akute tödliche Entmarkungs-Encephalitis nach wieder-holten Hirntrockenzellen-Injektionen. Klin Wochenschr 36:437

Jellinger K, Seitelberger F (1961) Findings in fatal cases of encephalitis during the 1957–1958 influenca epidemie. In: Bogaert L van, Radermecker J, Hozay J, Löwen-thal A (eds) Encephalitides. Elsevier, Amsterdam, p 89

Jellinger K, Seitelberger F, Heiss WD, Holczabek W (1972) Konjugale Form der subaku-ten spongiösen Encephalopathie (Jakob-Creutzfeldt-Erkrankung). Wien Klin Wo-chenschr 84:245

Jellinger K, Heiss WD, Deisenhammer E (1974) The ataxic (cerebellar) form of Creutz-feldt-Jakob disease. J Neurol 207:289

Jellinger K, Schnabert G, Traugott U, Thurnheim M (1976) Klinik, Liquorbefunde und pathologische Anatomie bei subakuter Entmarkungsencephalitis („Mischform" mul-tipler, diffuser und konzentrischer Sklerose). Nervenarzt 47:118

Jervis G, Ferraro A, Kopeloff L, Kopeloff N (1941) Neuropathological changes associat-ed with experimental anaphylaxis in the monkey. Arch Neurol Psychiatr 45:733

Jervis GA, Higgins GA (1953) Russian spring-summer encephalitis. J Neuropathol Exp Neurol 12:1

Jezek P, Houbal V (1969) Encephalitis und Myelitis bei Herpes zoster. Zentralbl Bakt Labt Orig 210:140

Jochheim KA, Koch M (1956) Das Virus des Herpes simplex und das Nervensystem. Fortschr Neurol Psychiatr 24:579

Johnson RT (1970) Virus-host relationships in acute and chronic encephalopathies. VI Congr Internat Neuropathol. Masson, Paris, p 761

Johnson RT, Mims CA (1968) Pathogenesis of viral infections of the nervous system. N Engl J Med 278:84

Johnstone HG, Jones OW (1950) Cerebral cenurosis in an infant. Am J Trop Med Hyg 30:431

Jones DP, Nevin S (1954) Rapidly progressive cerebral degeneration (subacute vascular encephalopathy) with mental disorder, focal disturbances and myoclonic epilepsy. J Neurol Neurosurg Psychiatry 17:148

Jones HR, Hedley-Whyte ET, Freidberg SR, Kelleher JE, Krolikowski J (1982) Primary cerebellopontine progressive multifocal leukoencephalopathy diagnosed premortem by cerebellar biopsy. Ann Neurol 11:199

Jones HR, Hedley-Whyte ET, Freidberg SR, Baker RA (1985) Ataxic Creutzfeldt-Jakob disease: diagnostic techniques and neuropathologic observations in early disease. Neurology 35:254

Jong RN de (1937) Central nervous system complications in subacute bacterial endocarditis. J Nerv Ment Dis 85:397

Juba A (1958) Über eine seltene Mykose (durch Histoplasma capsulatum verursachte Meningoencephalitis) des Zentralnervensystems. Psychiatr Neurol (Basel) 135:260

Kahle W, Schaltenbrand G (1955) Zur Klinik und Pathologie der Myelitis necroticans diffusa. Dtsch Z Nervenheilk 173:234

Kalm H (1950) Zur Topik des anatomischen Prozesses bei der Heine-Medinschen Krankheit. Dtsch Z Nervenheilk 164:93

Kalm H (1952) Über die Stellung der Panencephalitis (Pette-Döring) zur Leukoencephalitis von Bogaert. Dtsch Z Nervenheilk 169:89

Kane CA, Most H (1948) Schistosomiasis of the central nervous system. Arch Neurol Psychiatr 59:141

Kaneko R, Aoki Y (1928) Über die Encephalitis epidemica in Japan. Ergeb Inn Med Kinderheilkd 34:342

Kaplan JG, Sterman AB, Horoupian D, Leeds NE, Zimmermann RD, Gade R (1981) Luetic meningitis with gumma: clinical, radiographic, and neuropathologic features. Neurology 31:464

Karalakulasingam R, Arora KK, Adams G, Serratoni F, Martin DG (1976) Meningoencephalitis caused by Histoplasma capsulatum. Arch Intern Med 136:217

Katz M, Koprowski H (1973) The significance of failure to isolate infections viruses in cases of subacute sclerosing panencephalitis. Arch Virusforsch 41:390

Kaufmann DM, Thal LJ, Farmer PM (1976) Central nervous system aspergillosis in two young adults. Neurology 26:484

Kennard C, Howard J, Scholtz C, Swash M (1979) Infection of the brainstem by Lysteria monocytogenes. J Neurol Neurosurg Psychiatry 42:931

Kepes JJ, Chou SM, Price LW (1975) Progressive multifocal leucoencephalopathy with 10-year survival in a patient with nontropical sprue. Neurology 25:1006

Kernohan JW, Woltman HW, Barnes AR (1939) Involvement of the nervous system associated with endocarditis. Arch Neurol Psychiatr 42:789

Kersting G, Lennartz H (1955) Lymphocytäre Choriomeningitis und Gliaknötchenencephalitis. Dtsch Med Wochenschr 80:629

Kersting G, Pette E (1957) Zur Pathohistologie und Pathogenese der experimentellen allergischen Encephalomyelitis des Affen. Dtsch Z Nervenheilk 176:387

Khalili AH (1982) Nocoardial brain abscess: a case report. J Neurol 227:115

Kibrik S, Benirschke K (1956) Acute aseptic myocarditis and meningoencephalitis in the newborn child infected with Coxsackie Virus-group B Type 3. N Engl J Med 255:883

Kimmelstiel P (1927) Über Viridans-Encephalitis bei Endocarditis lenta. Beitr Pathol Anat 79:39

Kino F (1928) Die Poliomyelitis des Hirnstammes (Zur Lehre von der Pathoklise). Z Neurol Psychiatr 113:332

Kirschbaum WR (1924) Zwei eigenartige Erkrankungen des Zentralnervensystems nach Art der spastischen Pseudosklerose (Jakob). Z Neurol Psychiatr 92:175

Kirschbaum WR (1968) Jakob-Creutzfeldt disease. Elsevier, New York

Kissel P, Hartemann P, Schmitt J (1963) Les uvéo-névraxites virales on présumées telles. Rev Neurol (Paris) 108:267

Kitagawa Y, Gotho F, Koto A, Ebihara S, Okayasu H, Ishii T, Matsuyama H (1983) Creutzfeldt-Jakob disease: a case with extensive matter degeneration and optic atrophy. J Neurol 229:97

Kitamura T (1975) Brain involvement in Whipple's disease. Acta Neuropathol (Berl) 33:275

Klarfeld B (1920) Zur Histopathologie der experimentellen Blastomykose des Gehirns. Z Neurol Psychiatr 58:176

Klasterky J, Cappel R, Snoeck JM (1971) Ascending myelitis in association with herpes-simplex virus. N Engl J Med 284:24

Klatzo J, Gaydusek DC, Zigas V (1959) Pathology of Kuru. Lab Invest 8:799

Kleihues P (1969) Über das Verteilungsmuster der Encephalitiden vom Herpes simplex-Typ. Dtsch Z Nervenheilk 195:42

Kligman AM, Baldridge GD (1951) Morphology of Sporotrichum schenkii and Histoplasma capsulatum in tissue. Arch Pathol 51:567

Klinge O (1964) Riesenzellencephalitis bei Candida-Infektion. Nervenarzt 35:356

Knapp E (1932) Zur Pathogenese der bindegewebigen und gliösen Abkapselung von Hirnabszessen. Z Neurol Psychiatr 139:44

Knotts FE, Cook ML, Stevens JG (1973) Latent herpes simplex virus in the central nervous system of rabbits and mice. J Exp Med 138:740

Koch F, Schorn J, Ule G (1951) Über Toxoplasmose. Dtsch Z Nervenheilk 166:315

Koeppen A, Lansing L, Peng SK, Smith RS (1981) Central nervous system vasculitis in cytomegalovirus infection. J Neurol Sci 51:395

Környey S (1935) Über zentrale Leukomyelitiden. Dtsch Z Nervenheilk 138:105

Környey S (1952) Early stage of Schilder's disease and relation to other forms of leucoencephalomyelitis. Arch Neurol 68:683

Környey S (1960) Pathogenetische Mechanismen bei den infektiösen und toxischen Erkrankungen des Nervensystems. Dtsch Z Nervenheilk 181:183

Környey S (1978) Contribution to the histology of Tick-borne Encephalitis. Acta Neuropathol (Berl) 43:179

Kohut H, Richter RB (1945) Neuro-optic myelitis. J Nerv Dis 101:99

Konowalow NW, Popowa LM, Chondkarian OA (1963) Zur Histopathologie der Poliomyelitis anterior subacuta. Psychiatr Neurol Med Psychol (Leipz) 15:215

Kopp N, Groslambert R, Pasquier B, Dubost G, Voog M, Tommasi M (1978) Leucoencéphalite aigue hémorragique an cours d'une tuberculose. Rev Neurol (Paris) 134:313

Kornfeld S, Wormser GP, Blum D (1979) Purulent cryptococcal meningitis. Mt Sinai J Med (NY) 46:326

Koudouris SD, Stern TN, Utterback RA (1969) Involvement of central nervous system in Whipple's disease. Neurology 13:397

Kozik M, Ozarzewska E (1976) A solitary abscess of the medulla oblongata. Eur Neurol 14:302

Krause K (1915) Beiträge zur Pathologie der Hirnsyphilis. Fischer, Jena

Kreissel H (1941) Zur Klinik und Pathologie der Neuromyelitis optica. Z Neurol Psychiatr 172:120

Krempien B, Kolkmann FW, Schiemer HG, Mayer P (1972) Über die progressive multifokale Leukoencephalopathie. Virchows Arch [A] 355:158

Kristensson K (1970) Morphological studies of the neural spread of herpes simplex virus to the central nervous system. Acta Neuropathol (Berl) 16:54

Krücke W (1952) Seröse Entzündung und Nervensystem. Dtsch Z Nervenheilk 168:322

Krücke W (1957) Über eine besondere Form der spontanen Encephalitis. Nervenarzt 28:289

Krücke W (1960) Über Virus-Encephalitiden mit Kerneinschlußkörperchen beim Menschen und die Neuropathologie der experimentellen B-Virus-Infektion. Wien Z Nervenheilk 18:128

Krücke W (1961) Chronic sclerosing leucoencephalitis and polyneuritis with intranuclear inclusion bodies. In: Bogaert L van, Rademecker J, Hozay J, Löwenthal A (eds) Encephalitides. Elsevier, Amsterdam, p 560

Krücke W, Stochdorph O (1962) Über Veränderungen im Zentralnervensystem bei Whipple'scher Krankheit. Verh Dtsch Ges Pathol 46:198

Krücke W, Beck E, Vitzthum H (1973) Creutzfeldt-Jakob disease. Some unusual morphological features reminiscent of Kuru. Z Neurol Psychiatr 206:1

Krüger H, Schäffer R, Werry WD (1979) Subakuter praeseniler und akuter seniler Fall von Jakob-Creutzfeldt-Krankheit. Nervenarzt 50:658

Krumholz S, Luhan JA (1945) Encephalitis associated with herpes zoster. Arch Neurol Psychiatr 53:59

Kufs H (1931) Ein bemerkenswerter Übergangsfall von diffuser zu multipler Hirnsklerose mit dem Beginn der Krankheit im 63. Lebensjahr und über einen Fall von Heubnerscher Form der diffusen Hirnsklerose. Arch Psychiatr Nervenkr 93:564

Kufs H (1951) Multiple Cysticerken im Gehirn und Entwicklung von unbefruchteten Bandwurmeier in den Cysticerkenmembranen. Arch Psychiatr Neurol 186:361

Kunze WP, Völpel M (1981) Progressive multifokale Leukoencephalopathie bei Sarkoidose. Verh Dtsch Ges Pathol 65:199

Kupfer M, Wünscher W (1970) Zerebrale Komplikationen bei Masern. Wien Z Nervenheilk 28:214

Lahl R (1977) Beitrag zur spinalen Manifestation der Sarkoidose. Psychiatr Neurol Med Psychol (Leipz) 29:672

Lahl R, Ockert G (1969) Beitrag zur Zystizerkose mit besonderer Berücksichtigung der intracraniellen Formen. Schweiz Arch Neurol 103:25

Lamarche JB, Behan PO, Segarra JM, Feldman RG (1972) Recurrent acute necrotizing hemorrhagic encephalopathy. Acta Neuropathol (Berl) 22:79

Lampert P, Tom MI, Cumings JN (1962) Encephalopathy in Whipple's disease. Neurology 12:65

Lampert PW, Gajdusek DC, Gibbs CJ (1971) Experimental spongiform encephalopathy (Creutzfeldt-Jakob-disease) in Chimpanzees. Electron microscopic studies. J Neuropathol Exp Neurol 30:20

Lampert PW, Gajdusek DC, Gibbs CJ (1972) Subacute spongiform virus encephalopathies. Am J Pathol 68:626

Landells JW (1949) Intramedullary cyst of the spinal cord due to cestode Multiceps multiceps, in the cenuris stage. Il Clin Pathol 11:61

Lassmann H, Wisniewski HM (1979) Chronic relapsing experimental allergic encephalomyelitis. Arch Neurol 36:490

Lassmann H, Budka H, Schnaberth G (1981) Inflammatory demyelinating polyradiculitis in a patient with multiple sclerosis. Arch Neurol 38:99

Launais B, Laurent G, Benckekroun S, Moulin JJ, Pris J, Bec P, Monnier J (1983) Manifestations meningo-encéphalitiques et choriorétiniennes de la toxoplasmose chez un malade immundéprimé. Sem Hôp Paris 59:40

Lechtenberg R, Vaida GA (1977) Schistosomiasis of the spinal cord. Neurology 27:55

Leers WD, Russell NA, Laroye G (1972) Cerebellar abscess due to blastomyces dermatitis. Can Med Assoc J 107:657

Lefkowitz D, Angelo JN (1984) Neuromyelitis optica with unusual vascular changes. Arch Neurol 41:1103

Legrain M, Graveleau J, Brion S, Mikol J, Küss R (1974) Leuco-encéphalopathie multifocale progressive aprés transplantation rénale. J Neurol Sci 23:49

Lehmann HJ, Ule G (1964) Subakute Encephalitisformen unbekannter Ätiologie. Arch Psychiatr Nervenkr 206:356

Lehoczky T (1957) Die neuroallergischen Beziehungen in der Histopathologie der multiplen Sklerose. Akademie, Berlin

Lehoczky T, Eszenyi-Halasy M (1950) Etude anatomo-clinique sur la polimyélite anterieure chronique. Rev Neurol (Paris) 82:163

Leichtenstern O (1892) Über primäre acute hämorrhagische Encephalitis. Dtsch Med Wochenschr 18:39

Leider B, Magoffin RL, Lennette EH, Leonards LNR (1965) Herpes simplex virus encephalitis. Its possible association with reactivated latent infection. N Engl J Med 273:341

Lelong M, Lepine P, Alison F, Vinh T, Satǵe P, Chany C (1956) La pneumonie á virus du groupe APC chez le nourrisson. Isolement du virus. Les lésions anatomohistologiques. Arch Fr Pediatr 13:1092

Lenshoek CH, Baumann C, Wielenga DK (1958) Brain abscess due to Entamoeba histolytica. Arch Chir Neerl 10:34

Levine S (1971) Relationship of experimental allergic encephalomyelitis to human disease. Res Publ Assoc Res Nerv Ment Dis 49:33

Ley A, Jacas R, Oliveras C (1951) Torula granuloma of cervical spinal cord. J Neurosurg 8:327

Lhermitte F, Escourolle R, Hauw JJ, Gray F, Serdaru M, Lyon-Caen O (1981) Les formes cavitaires de la sclérose en plaques et de la maladie de Schilder. Rev Neurol (Paris) 137:589

Likar M, Dane DS (1958) An illness resembling acute poliomyelitis caused by a virus of the RSSE-Louping ill group in Northern Ireland. Lancet III:456

Linares G, McGarry PA, Baker RD (1971) Solid solitary aspergillotic granuloma of the brain. Neurology 21:177

Link K (1939) Tödliche Meningitis aspergilloma beim Menschen. Arch Pathol Anat 304:408

Link K, Schleussing H (1958) Die entzündlichen Vorgänge in ihrer verschiedenen Art und Ausbreitung. In: Scholz W (Hrsg) Nervensystem. Springer, Berlin Göttingen Heidelberg (Handbuch der speziellen pathologischen Anatomie und Histologie, Bd XIII/2A, S 162)

Linnemann CCJ, Dunn CR, First R (1978) Late onset of fatal cytomegalovirus infection after renal transplantation. Arch Intern Med 138:1247

Louria D, Hensle T, Armstrong D (1967) Listeriosis complicating malignant diseases: A new association. Ann Intern Med 67:261

Louria DB, Stiff DP, Bennett B (1962) Disseminated moniliasis in the adult. Medicine (Baltimore) 41:307

Ludwig B, Bohl J, Haferkamp G (1981) Central nervous system involvement in Whipple's disease. Neuroradiology 21:289

Lumsden CE (1951) Fundamental problems in the pathology of multiple sclerosis and allied demyelinating diseases. Br Med J 1:1035

Lynch PG, Longson MR (1973) Herpes simplex encephalitis: a report of three further cases. Pathol Europ (Brüssel) 8:149

Lyon G, Ponsot G, Lebon P (1977) Acute measles encephalitis of the delayed type. Ann Neurol 2:322

Macchi G, Guazzi C, Battaglia S, Masina T (1961) Postinfluenzal panencephalitis with a mixed nodular perivenous pathological picture. In: Bogaert L van, Rademecker J, Hozay J, Löwenthal A (eds) Encephalitides. Elsevier, Amsterdam, p 84

Macchi G, Abbamondi AL, di Trapani G, Sbriccoli A (1984) On the white matter lesions of the Creutzfeldt-Jakob-disease. J Neurol Sci 63:197

Maizel H, Ruffin JM, Dobbins WO (1970) Whipple's disease: a review of 19 patients from one hospital and a review on the literature since 1950. Medicine (Baltimore) 49:175

Malamud N (1926) Zur Klinik und Histologie der chronischen Gefäßlues im Zentralnervensystem. Z Neurol Psychiatr 102:778

Malamud N, Haymaker W, Pinkerton M (1950) Inclusion encephalitis. With a clinicopathologic report of three cases. Am J Pathol 26:133

Mandybur T, Nagpaul AS, Pappa Z, Niklowitz WJ (1977) Alzheimer neurofibrillary change in subacute sclerosing panencephalitis. Ann Neurol 1:103

Manganiello L, Nichols P (1955) Intraventricular torula granuloma. J Neurosurg 12:306

Manuelidis EE (1985) Creutzfeldt-Jakob disease. J Neuropathol Exp Neurol 44:1

Manz HJ, Dinsdale HB, Morrin PAF (1971) Progressive multifocal leucoencephalopathy after renal transplantation. Ann Intern Med 75:77

Marburg O (1906) Die sogenannte akute m. S. (Encephalitis periaxialis scleroticans). Jahrb Psychiatr 27:211

Marcial-Rojas R, Fiol RE (1963) Neurologic complications of schistosomiasis. Ann Intern Med 59:215

Margulis MS (1925) Pathologie und Pathogenese der Neurosyphilis. Dtsch Z Nervenheilk 87:79

Markiewicz T (1937) Zur Frage der kolloiden Degeneration und ähnlicher Vorgänge im Zentralnervensystem. Z Neurol Psychiatr 159:53

Markiewicz T, Peters G (1936) Beitrag zur Klinik und Anatomie der Neuromyélite optique (Dévic). Z Neurol Psychiatr 156:287

Markowitz SM, Martines AJ, Duma RJ, Shiel FOM (1974) Myocarditis associated with primary amebic (Naegleri) meningoencephalitis. Am J Clin Pathol 62:619

Marriot PJ, O'Brien MD, Mackenzie ICK, Janotai (1975) Progressive multifocal leucoencephalopathy remission with cytarabine. J Neurol Neurosurg Psychiatry 38:205

Martin BF, Derby BM, Budzilovich GN, Ransohoff J (1967) Brain abscess due to actinobacillus actinomycetemcomitans. Neurology 17:833

Martin H, Michalik M (1977) Aktuelle Aspekte der Neurocystizerkose. Klinisch-pathologischer Bericht über drei Fälle. Psychiatr Neurol Med Psychol (Leipz) 29:87

Martinez AJ (1980) Is Acanthamoeba encephalitis an opportunistic infection? Neurology 30:567

Martinez AJ (1982) Acanthamoebiasis and immunsupression. J Neuropathol Exp Neurol 41:548

Martinez AJ, Sotelo-Avila C, Garcia-Tamayo J, Moron JT, Willaert E, Stamm WP (1977) Meningoencephalitis due to acanthamoeba SP. Acta Neuropathol (Berl) 37:183

Martinez AJ, Sotelo-Avila C, Alcala H, Willaert E (1980a) Granulomatous encephalitis, intracranial arteritis, and mycotic aneurysm due to a free-living ameba. Acta Neuropathol (Berl) 49:7

Martinez AJ, Garcia CA, Halsk-Miller M, Arce-Vela R (1980b) Granulomatous amebic encephalitis presenting as a cerebral mass lesion. Acta Neuropathol (Berl) 51:85

Martinez J, Tatsuo O, Jabbour JT, Duenas D (1974) Subacute sclerosing panencephalitis (SSPE) reappraisal of nuclear cytoplasmatic and axonal inclusions ultrastructural study of eight cases. Acta Neuropathol (Berl) 28:1

Martini GA, Knauff HG, Schmidt HF, Mayer G, Baltzer J (1968) Über eine bisher unbekannte von Affen eingeschleppte Infektionskrankheit: Marburg-Virus-Krankheit. Dtsch Med Wochenschr 93:599

Martins AN, Kempe LG, Hayes GJ (1964) Acute haemorrhagic leucoencephalitis (Hurst) with a concurrent primary herpes simplex infection. J Neurol Neurosurg Psychiatry 27:493

Mashaly R, Gray F, Poisson M, Rancurel G, Escourolle R, Buge A (1983) Toxoplasmose cérébrale acquise de l'adulte. Rev Neurol (Paris) 139:561

Masters CL, Richardson EP (1978) Subacute spongiform encephalopathy (Creutzfeldt-Jakob disease). The nature and progression of spongiform change. Brain 101:333

Masters CL, Harris JO, Gajdusek DC, Gibbs CJ, Bernouilli C, Asher DM (1979) Creutzfeldt-Jakob disease: Patterns of worldwide occurance and the significance of familial and sporadic cases. Ann Neurol 5:177

Masters CL, Gajdusek DC, Gibbs CJ (1981) Creutzfeldt-Jakob disease virus isolations from the Gerstmann-Sträusslers syndrome. With an analysis of the various forms of amyloid plaque deposition in the virus induced spongiform encephalopathies. Brain 104:559

Masucci EF, Fabara JA, Saini N, Kurtzke JF (1982) Cerebral mucormycosis (Phykomykosis) in a heroin addict. Arch Neurol 39:304

Matheis H (1960) Die Cryptococcose (Torulose) des Nervensystems. Dtsch Z Nervenheilk 180:595

Matsumoto K (1984) Correlation between EEG and clinico-pathological change in Neuro-Behçet's syndrome. Folia Psychiatr Neurol Jap 38:65

Matthews WB (1975) Epidemiology of Creutzfeldt-Jakob disease in England and Wales. J Neurol Neurosurg Psychiatry 38:210

Mattyus A (1957) Zur Kenntnis der subakuten Panencephalitiden. Dtsch Z Nervenheilk 176:1

May WW (1968) Creutzfeldt-Jakob disease. Acta Neurol Scand 44:1

Maycock RL, Betrand P, Morrison CE, Scott JH (1963) Manifestations of sarcoidosis. Am J Med 35:67

Mayr A, Stickl H (1972) Die lymphocytäre Choriomeningitis. Z Allgemeinmed 48:144

McAlpine D (1938) Familial neuromyelitis optica: its occurence in identical twins. Brain 61:430

McAlpine D, Compton N, Lumsden C (1955) Multiple Sklerose. Livingstone, Edinburgh London

McCordock HA, Collier W, Gray SH (1934) The pathologic changes of the St. Louis Type of acute encephalitis. JAMA 103:822

McCormick GF, Zee CS, Heiden J (1982) Cysticercosis cerebri: review of 127 cases. Arch Neurol 39:534

McCormick GF, Gianotta S, Zee C, Fisher M (1983) Carotid occlusion in cysticercosis. Neurology 33:1078

McCormick WF (1975) Disseminated aspergillosis. Arch Pathol 99:353

McCormick WF, Rodnitzky RL, Schochet SS, McKee AP (1969) Varicella-zoster-encephalomyelitis. Arch Neurol 21:559

McCracken GHJ, Shinefield HR, Cobb K (1969) Congenital cytomegalic inclusion disease: a longitudinal study of 20 patients. Am J Dis Child 117:522

McKee EE (1950) Mycotic infection of brain with arteritis and subarachnoid hemorrhage. Report of a case. Am J Clin Pathol 20:381

McMenemey WH, Lawrence BJ (1957) Encephalopathy in Behçet's disease: Report in necropsy findings in two cases. Lancet II:353

Meerbach W, Walch R, Wöckel W (1971) Encephalitis nach Pockenzweitvaccination. Schweiz Med Wochenschr 101:1311

Mehraein P, Jamada M (1967) Amnestisches Syndrom bei einem Fall mit isolierter cerebraler Besnier-Boeck-Schaumann'scher Erkrankung. Arch Psychiatr Nervenkr 210:89

Meier C (1980) Die Creutzfeldt-Jakob'sche Erkrankung. Aktuel Neurol 7:75

Mercer RD, Luse S, Guyton DH (1953) Clinical diagnosis of generalized cytomegalic inclusion disease. Pediatrics 11:502

Mérei FT (1952) Beiträge zur Histopathologie, nosologischen Stellung und Pathogenese der Neuromyelitis optica. Nervenarzt 23:460

Metthews WB (1975) Epidemiology of Creutzfeldt-Jakob disease in England and Wales. J Neurol Neurosurg Psychiatr 38:210

Metz H, Spatz H (1924) Die Hortega'schen Zellen, das sogenannte 3. Element, und über ihre funktionelle Bedeutung. Z Neurol Psychiatr 89:138

Meulen V ter (1975) Slow-Virus-Infektionen des zentralen Nervensystems: Das Konzept des langsamen Zelltodes. Immun Infekt 3:211

Meulen V ter, Müller D, Enders-Ruckle G, Neuhoff V, Käckell M, Joppich G (1968) Ist die subakute progressive Panencephalitis eine Masernerkrankung? Dtsch Med Wochenschr 93:1303

Meulen V ter, Katz M, Müller D (1972) Subacute sclerosing panencephalitis. A review. Microbiology 57:1

Meyer A, Leigh D, Bagg CE (1954) A rare presenile dementia associated with cortical blindness (Heidenhain-Syndrom). J Neurol Neurosurg Psychiatry 17:129

Meyer JS, Foley JM, Campagna-Pinto D (1953) Granulomatous angiitis of the meninges in sarcoidosis. Arch Neurol Psychiatr (Chic) 69:587

Meyers BR, Wormser G, Hirschman SZ, Blitzer A (1979) Rhinocerebral mucormycosis. Arch Intern Med 139:557

Michal A, Campiche R, Cavallo RJ, Crousaz G de, Oberson R, Rabinowicz T (1977) Cerebral coenurosis. J Neurol 216:265

Michaud J, Helle TL (1982) Acute hemorrhagic leucoencephalitis localised to the brainstem and cerebellum: a report of two cases. J Neurol Neurosurg Psychiatry 45:151

Michejew WW, Pavljutschenko EM (1928) Zur Frage der Pachymeningitis cervicalis hypertrophica. Z Neurol Psychiatr 113:797

Miller JQ, Price TR (1972) The nervous system in Rocky Mountain spotted fever. Neurology 22:561

Minauf M, Pateisky K (1971) Ungewöhnliche Markläsionen bei eitriger Meningitis. Acta Neuropathol (Berl) 18:262

Minauf M, Stochdorph O (1969) Das ZNS bei Morbus Whipple. Arch Psychiatr Nervenkr 212:180

Minauf M, Tateishi J (1967) Über einen Fall von Frühjahr-Sommer-Encephalomyelitis. Acta Neuropathol (Berl) 7: 349

Miyakawa T, Murayama E, Deshimaru M, Shikai I, Kozuma S (1976) Neuro-Behçet's disease showing severe atrophy of the cerebrum. Acta Neuropathol (Berl) 34:95

Miyake M (1964) The pathology of japanese encephalitis. Bull WHO 30:153

Mizutani T, Okumara A, Oda M, Shiraki H (1981) Panencephalopathic type of Creutz-feldt-Jakob disease: primary involvement of the cerebral white matter. J Neurol Neurosurg Psychiatry 44:103

Mörl M (1982) Echinokokkose. Fortschr Med 100:1125

Mohr W (1952) Die Mykosen. In: Schwiegk H (Hrsg) Infektionskrankheiten. Springer, Berlin Göttingen Heidelberg (Handbuch der inneren Medizin, Bd I/1, S 884)

Molinari GF, Smith L, Goldstein MN, Satran R (1973a) Pathogenesis of cerebral mycotic aneurysms. Neurology 23:325

Molinari GF, Smith L, Goldstein MN, Satran R (1973b) Brain abscess from septic cerebral embolism: an experimental model. Neurology 23:1205

Mollaret P, Schneider J (1963) Classification épidémiologique et virologique des encéphalites humaines. Rev Neurol (Paris) 108:225

Monreal J, Collins GH, Masters CL, Fisher CM, Kim RC, Gibbs CJ, Gajdusek DC (1981) Creutzfeldt-Jakob disease in an adolescent. J Neurol Sci 52:341

Moore MT (1962) Human Toxocara canis encephalitis with lead encephalopathy. J Neuropathol Exp Neurol 21:201

Moossy J, Geer J (1961) Encephalomyelitis, myocarditis and adrenal cortical necrosis in coxsackie B 3 virus infection. Arch Pathol 70:616

Morecki R, Zimmermann HM (1969) Human rabies encephalitis. Arch Neurol 20:599

Morsier G de (1962) Forme "transitionelle" exclusivement hémisphérique de la sclérose cérébrale (Schilder) avec début apoplektiforme. Livre Jubilaire Dr van Bogaert. Acta Med Belg (eds) Brüssel

Moskalenko-Sadovnikova LG, Lange E, Heidel G (1969) Beitrag zur Klinik und Pathologie der Hirncysticercose. Psychiatr Clin 2:212

Most H, Abeles MM (1937) Trichiniasis involving the nervous system. Arch Neurol 37:589

Müller D, ter Meulen V (1969) Immunhistologische feingewebliche und neurochemische Untersuchungen bei Encephalitiden. Acta Neuropathol (Berl) 12:227

Müller E, Schaltenbrand G (1948) Coccidioidose der Meningen. Nervenarzt 19:327

Müller N, Peters G (1955) Über besondere Formen der Encephalitis. Beitr Pathol Anat 115:185

Müller WK (1975) Ökologische und virologische Probleme der Zeckenencephalitis. In: Müller WK, Schaltenbrand G (Hrsg) Arboviruserkrankungen des Nervensystems in Europa. Thieme, Stuttgart

Mukoyama M, Gimple K, Poser CM (1969) Aspergillosis of the central nervous system. Neurology 19:967

Murphey SM, Drash AL, Dounelly WM (1971) Disseminated coccidioidomycosis associated with immunsupressive therapy following renal transplantation. Pediatrics 48:144

Naffziger HC, Stern WE (1949) Chronic pachymeningitis. Arch Neurol Psychiatr 62:383

Nagler FP, Klotz M (1958) A fatal B-virus infection in a person subject to recurrent herpes labialis. Can Med Assoc J 79:743

Nathan H (1930) Über Viridans-Encephalitis. Z Neurol Psychiatr 126:536

Navin JJ, Angevine JM (1968) Congenital cytomegalic inclusion disease with porencephaly. Neurology 18:470

Netsky MG, Shuangshoti S (1975) The choroid plexus in health and disease. Wright, Bristol

Neubürger K (1921) Histologisches zur Frage der diffusen Hirnsklerose. Z Neurol Psychiatr 73:336

Neumann MA, Gajdusek DC, Zigas V (1964) Neuropathologic findings in exotic neurologic disorders among natives of the highlands of New Guinea. J Neuropathol Exp Neurol 23:486

Nevin S, McMenemey WH, Behrman S, Jones DP (1960) Subacute spongiform encephalopathy. A subacute form of encephalopathy attributable to vascular dysfunction (spongiform cerebral atrophy). Brain 83:519

Nicod JL (1946) Hyphomycose (aspergillose) meningée. Schweiz Z Pathol 9:673

Nicolaides NJ (1957) Fatal systemic varicella: A report of three cases. Med J Aust 2:88

Niessing K, Scharrer E, Scharrer B, Oksche A (1980) Die Neuroglia: Historischer Überblick. In: Oksche A (Hrsg) Neuroglia I. Springer, Berlin Heidelberg New York, Handbuch der mikroskopischen Anatomie des Menschen, Bd IV/10, S 1

Nissl F (1904) Zur Histopathologie der paralytischen Rindenerkrankung. Histologische und Histopathol Arbeiten 1:315

Noetzel H (1943) Über die pathologische Anatomie der traumatischen Meningitis bei Hirnschußverletzung. Arch Psychiatr Nervenkr 115:392

Noetzel H (1951) Tödlich verlaufende Toxoplasmose bei einem Erwachsenen. Beitr Pathol Anat 111:419

Noetzel H (1957) Über die Rückbildung der Entzündung bei akuter Poliomyelitis. Beitr Pathol Anat 117:337

Noguchi H (1913) Studien über den Nachweis der Spirochaeta pallida im Zentralnervensystem bei der progressiven Paralyse und Tabes dorsalis. Münch Med Wochenschr 60:737

Noran HH, Baker AB (1945) Western equine encephalitis: the pathogenesis of the pathological lesions. J Neuropathol Exp Neurol 4:269

Norman DD, Miller ZR (1954) Coccidioidomycosis of the central nervous system: a case of ten years duration. Neurology 4:713

Norman RM, Campbell AMG (1966) The neuropathology of Behçet's disease. Internat Symp Behçet's disease, Rome. Karger, Basel New York, p 67

Norris FH jr, Leonards R, Canchini PR, Calder CD (1970) Herpes zoster meningoencephalitis. J Infect Dis 122:335

Obrador S (1948) Clinical aspects of cerebral cysticercosis. Arch Neurol Psychiatr 59:457

Obrador S (1962) Cysticercus cerebri. Acta Neurochir (Wien) 10:320

Oda M (1971) Zur Neuropathologie der Cytomegalie. Adv Neurol Sci (Tokyo) 15:470

Oda M, Hara M, Totsuka G, Sugai R, Sasaki H (1978) Progressive multifocal leukoencephalopathy and toxoplasmosis associated with pharyngeal cancer. Adv Neurol Sci (Tokyo) 22:591

Oehmichen M (1978) Mononuclear phagocytes in the central nervous system. Springer, Berlin Heidelberg New York

Ohya T, Martinez AJ, Jabbour JT, Lemmi H, Duenas DA (1974) Subacute sklerosing panencephalitis. Neurology 24:211

Okuma T, Motoike M (1971) A case of nodular polioencephalitis with a history of 7 years. Folia Psychiatr Neurol Jap 25:261

Oldershausen HF von, Grützner L, Friedeboldt G (1960) Über poliomyelitisähnliche paretische Verlaufsformen nach ECHO-Virusinfektionen. Klin Wochenschr 38:923

Olson LC, Buescher CEL, Artenstein MS, Parkman PD (1967) Herpes virus infection of the human central nervous system. N Engl J Med 277:1271

Oppenheimer DR (1978) The cervical cord in multiple sclerosis. Neuropathol Appl Neurobiol 4:151

Ortiz de Zárate JC, Tamarof L, Sica REP, Rodriguez JA (1968) Neuromyelitis optica versus subacute necrotic myelitis. J Neurol Neurosurg Psychiatry 31:641

Otila E (1948) Studies on the cerebrospinal fluid in premature infants. Acta Paediatr (Uppsala) [Suppl] 8:1

Otto HF, Caselitz J (1982) Morbus Whipple – eine systemische Infektionskrankheit? Dtsch Med Wochenschr 107:123

Oyanagi S, Rorkel C, Katz M, Koprowski H (1971) Histopathology and electron microscopy of three cases of subacute sclerosing panencephalitis (SSPE). Acta Neuropathol (Berl) 18:58

Paarmann HF (1952) Beitrag zur Neuromyelitis optica. Dtsch Z Nervenheilk 168:384

Packer RJ, Cornblath DR, Gonatas NK, Bruno LO, Asbury AK (1980) Creutzfeldt-Jakob disease in a 20-year-old woman. Neurology 30:492

Pagni CAP, Hazeghi P, Wildi E (1966) Boeck's sarcoidosis revealed at hemispherektomy in a case of infantile encephalopathy with epilepsy. J Neurol Sci 3:76

Palmer DL, Harvey RI, Wheeler JK (1974) Diagnostic and therapeutic considerations in Nocardia asteroides infection. Medicine (Baltimore) 53:391

Palo J, Haltia M, Uutela T (1975) Cerebral aspergillosis with special reference to cerebrospinal fluid findings. Eur Neurol 13:224

Pannier S, Got C, Bourgeois-Gavardin M, Lacert P, Piera JB, Grossiord A (1977) Paraplegie et bilharziose. Rev Neurol (Paris) 133:165

Park SR, Drummond GB, Lamb D, Durie TBM, Milne LJR, Lambie AT (1982) Disseminated aspergillosis occuring in patients with respiratory, renal and hepatic failure. Lancet I:179

Park TS, Kleinman GM, Richardson EP (1980) Creutzfeldt-Jakob disease with extensive degeneration of white matter. Acta Neuropathol (Berl) 52:239

Parker JC, Klintworth GK, Graham DG, Griffith JF (1970) Uncommon morphologic features in subacute sclerosing panencephalitis (SSPE). Am J Pathol 61:275

Parkhurst GF, Vlahides GD (1967) Fatal opportunistic fungus diseases. JAMA 202:279

Parmentier N, Balasse E, Pirart J, Vanderhaeghen JJ (1965) Mucormycose orbitaire. Arch Ophthalmol 25:689

Paula-Barbosa MM, Brito R, Silva CA, Faria R, Cruz C (1979) Neurofibrillary changes in the cerebral cortex of a patient with subacute sclerosing panencephalitis (SSPE). Acta Neuropathol (Berl) 48:157

Peet MM (1946) Aspergillus funnigatus infection of the cerebellum. Am J Neurol 71:165

Peiffer J (1955) Über eine in der grauen Substanz sich ausbreitende Encephalitis nach Rubeolen. Arch Psychiatr Nervenkr 193:337

Peiffer J (1959) Zur kolloiden Degeneration der Hirnrinde bei progressiver Paralyse. Arch Psychiatr Neurol 198:659

Peiffer J, Schlote W, Ostendorf P (1983) Multifokale Leukoencephalopathie und Toxoplasmose-Encephalitis bei behandeltem Non-Hodgkin-Lymphom. In: Seitz D, Vogel P (Hrsg) Hämoblastosen, Zentrale Motorik, Iatrogene Schäden, Myositiden. Springer, Berlin Heidelberg New York Tokyo (Verhandlungen der Deutschen Gesellschaft für Neurologie, Bd II)

Peisker R (1963) Beitrag zur Kasuistik der Pachymeningitis cervicalis hypertrophica Charcot-Joffroy. Acta Neuropathol (Berl) 2:475

Pena CE (1970) Aspergillosis. In: Baker RD (ed) The pathology anatomy of mycoses: human infection with fungi. Springer, Berlin Heidelberg New York, pp 762–831

Pentschew P (1935) Gibt es eine Endarteriitis luica der kleinen Hirnrindengefäße (Nissl-Alzheimer)? Nervenarzt 8:29

Pepler WJ, Lombaard CM (1958) Spinal cord granuloma due to schistosoma haematobium. J Neuropathol Exp Neurol 17:656

Perentes E, Herbort C (1984) Herpes simplex virus encephalitis: a case with Korsakoffs Syndrome and an immunoperoxydase study of 12 cases. Arch Suiss Neurol Neurochir Psychiatr 135:229

Perier O, Vrebos J (1963) Reflexions sur certains caracteres histologiques de la sclerose en plaques. Acta Neurol Belg 63:443

Perria B, Constanci G, Vecchi A, Devini V, Mancin AM, Deiana S, Terzian H (1971) La cenorosi cerebrale. Minerva Neurochirurg 5:77

Peters G (1936) Zur Frage der bindegewebigen Beteiligung an der Organisation polysclerotischer Herde. Z Neurol Psychiatr 155:178

Peters G (1949) Über die Pathologie der Salvarsan-Schäden des Zentralnervensystems. Beitr Pathol Anat 110:371

Peters G (1958) Multiple Sklerose. In: Scholz W (Hrsg) Nervensystem. Springer, Berlin Göttingen Heidelberg (Handbuch der speziellen pathologischen Anatomie und Histologie, Bd XIII/2A, S 525)

Peters G (1970) Klinische Neuropathologie. Thieme, Stuttgart
Peters HJ (1962) Cerebral changes in north american mycoses. In: Jacob H (ed) Proceedings IV. Internat Congr Neuropathol, vol 3. Thieme, Stuttgart, p 401
Pette E, Pette H (1959) Die Pathogenese der Entmarkungsencephalomyelitis. Psychiatr Neurol Japon 61:407
Pette H (1924) Weitere klinische und pathologisch-anatomische Beiträge zum Kapitel der Frühlues des Zentralnervensystems. Z Neurol Psychiatr 92:346
Pette H (1955) Die postvaccinale und parainfektiöse Meningoencephalomyelitis. Verh Dtsch Ges Inn Med 61:322
Pette H, Döring G (1939) Über einheimische Panencephalomyelitis vom Charakter der Encephalomyelitis japonica. Dtsch Z Nervenheilk 149:7
Pette H, Kalm H (1953) Viruskrankheiten mit Befall des Nervensystems. In: Bergmann GV, Frey W, Schwiegk H (Hrsg) Neurologie. Springer, Berlin Göttingen Heidelberg (Handbuch der Inneren Medizin, Bd 5/III, S 125)
Photakis BA (1937) Über einige Meningitisformen. Z Tbk 77:177
Piekarski G (1971) Epidemiological and biological charakteristics of the causative agent of toxoplasmosis. In: Hetsch D (ed) Toxoplasmosis. Huber, Bern Stuttgart Wien
Pierce EC, Peirce JD, Hull RN (1958) B-Virus: Its current significance. Description and diagnosis of a fatal human infection. Am Hyg 68:242
Pierrot-Deseilligny C, Gray F, Poisson M, Gautier JC (1983) Signes focaux durables dans deux cas de leuco-encéphalite multifocale progressive. Rev Neurol (Paris) 139:519
Pilleri G (1954) Beitrag zur Pathologie der Toxoplasma-Encephalitis. Mschr Psychiatr Neurol 127:250
Pilleri G, Lechi A, Carreras M (1974) Symmetric syphilitic gummas of the frontal lobes. Arch Psychiatr Nervenkr 219:207
Pillsbury HC, Fischer ND (1977) Rhinocerebral mucormycosis. Arch Otolaryngol 103:600
Pilz H, Müller D (1972) Cerebrale Cysticerkose des Menschen. Z Neurol 201:241
Pilz P, Blinzinger K, Sniesko I (1978) Cerebrale Erwachsenen-Toxoplasmose bei Morbus Hodgkin. Arch Psychiatr Nervenkr 225:127
Pinkerton H (1961) Generalpathology of toxoplasmosis. Surv Ophthalmol 6:825
Pittella JEH, Lana-Peixoto MA (1981) Brain involvement in hepatosplenic schistosomiasis mansoni. Brain 104:621
Pizzolato P, Ziskind J, Derman H, Buff E (1961) Nocardiosis of the brain. Am J Clin Pathol 36:151
Pluot M, Vital C, Aubertin J, Croix JC, Pire JC, Poisot D (1976) Anthrax Meningitis. Acta Neuropathol (Berl) 36:339
Pollock S, Lewis PD, Kendall B (1981) Whipple's disease confined to the nervous system. J Neurol Neurosurg Psychiatry 44:1104
Popesco G (1969) Etude concernant la systematique des encephalites virales primitives. Rev Neurol (Paris) 120:319
Poretz DM, Smith MN, Park CH (1975) Intracranial suppuration secondary to trauma. JAMA 232:730
Poser CM (1957) Diffuse disseminated sclerosis in the adult. J Neuropathol Exp Neurol 16:61
Poser CM, Bogaert L van (1956) Natural history and evolution of the concept of Schilder's disease. Acta Psychol Neurol Scand 31:285
Potel J (1952) Zur Granulomatosis infantiseptica. Zentralbl Bakteriol Mikrobiol Hyg [A] 158:329
Potel J (1955) 6 Jahre Listeriose-Forschung und -Diagnose mit besonderer Berücksichtigung der Neugeborenen-Listeriose. Arch Hyg Bakteriol 139:245
Powell HC, Gibbs CJ, Lorenzo AM, Lampert PW, Gajdusek DC (1978) Toxoplasmosis of the central nervous system in the adult. Electron microscopic observations. Acta Neuropathol (Berl) 41:211
Price RA, Garcia JH, Rithtsel WA (1970) Choriomeningitis and Myocarditis in an adolescent with isolation of Coxsackie B 5 virus. Am J Clin Pathol 53:825

Prill A, Spaar FW (1965) Zur Klinik und Anatomie der Pette-Döring'schen Panencephalitis. Dtsch Z Nervenheilk 187:507

Prineas JW, Connell F (1979) Remyelination in multiple sclerosis. Ann Neurol 5:22

Probst C, Wicki G (1984) Spinale subdurale Empyeme und Abszesse. Schweiz Arch Neurol Psychiatr 134:53

Prockop LD, Silva-Hutner M (1967) Cephalic mucormycosis (Phycomycosis). Arch Neurol 17:379

Pullan CR, Noble TC, Scott DJ, Wisniewski K, Gardner PS (1976) Atypical measles infections in leukaemic children on immunsuppressive treatment. Br Med J I:1562

Putnam TJ, Forster FM (1942) Neuromyelitis optica its relation to multiple sclerosis. Trans Am Neurol A 68:20

Queiroz L, Filho AP, Callegaro D, Lopez de Faria L (1975) Intramedullary cysticercosis. J Neurol Sci 26:61

Querido A (1930) Encephalitis nach Wiederimpfung mit fehlender örtlicher Reaktion nebst einigen Bemerkungen über die Histopathologie der Encephalitis post vaccinationem. Z Neurol Psychiatr 125:423

Quodbach K (1938) Ein Beitrag zur Pathologie der Blastomykose des Zentralnervensystems. Z Pathol Anat 69:227

Rabending G, Parnitzke KH (1964) Meningocerebrale Form der Boeck'schen Erkrankung. Psychiatr Neurol (Basel) 148:84

Rabl R (1958) Chronische Meningitis bei Cysticercus. Zentralbl Pathol Anat 98:408

Radermecker J (1949) Aspect électroencéphalographiques dans trois cas d'encéphalite subaigne. Acta Neurol Psychiatr Belg 49:222

Radermecker J (1956) Systematique et electroencéphalographic des encéphalites et encephalopathies. Masson, Paris

Rail D, Scholtz C, Swash M (1981) Post-encephalitic parkinsonism: current experience. J Neurol Neurosurg Psychiatry 44:670

Ramseyer JC, Baker RN, Tomiyasn U (1966) Ventriculovenous shunt in treatment of obstructio hydrocephalus due to coccidioidomycotic meningitis. Neurology 16:701

Rand CW (1930) Coccioidal granuloma. Arch Neurol 23:502

Rangel RA, Gonzalez DA (1975) Bacillus anthracis meningitis. Neurology 25:525

Rankin JM, Javid M (1955) Nocardiosis of central nervous system. Neurology 5:815

Rao VRK, Pillai SM, Mathews G, Radhakrishnan VV (1978) Cerebral mucormycosis – a case report. Neuroradiology 15:291

Redlich E (1896) Zur Pathologie der multiplen Sklerose des Nervensystems. Arb Neurol Inst (Wien) 4:1

Reeves DL, Kerr RW (1947) Schistosomiasis japonica with intracerebral granuloma; operative removal with recovery. Arch Neurol Psychiatr 58:207

Remington JS, Cavanaugh EN (1965) Insolation of the encysted form of Toxoplasma gondii from human skeletal, muscle and brain. N Engl J Med 273:1308

Reske-Nielsen E, Harmsen A (1962) Periangiitis and panangiitis as a manifestation of sarcoidosis of the brain: report of a case. J Nerv Ment Dis 135:399

Reuter JP (1959) Über Einschlußkörperchen und ihr Vorkommen bei Poliomyelitis. Fortschr Neurol Psychiatr 27:573

Rhein GM zu, Chou SM (1965) Particles resembling papovaviruses in human cerebral demyelinating disease. Science 148:1477

Rhoden AE (1946) Coccidioidal brain abscess. Bull Los Angeles Neurol Soc 11:80

Ribierre M, Couvreur J, Canetti J (1970) Les hydrocephalies par stenose de l'aqueduc des sylvius dans la toxoplasmose congenitale. Arch Fr Pédiatr 27:501

Ricard A, Dechaume J, Croizat P (1929) Pachyméningite dorsale essentielle. Lyon Med Tome 2:1

Rich A (1951) Pathogenesis of tuberculosis. Blackwell, Oxford

Rich AR, McCordock HA (1933) The pathogenesis of tuberculous meningitis. Bull Johns Hopkins Hosp 52:5

Richardson EP (1965) Progressive multifocale leucoencephalopathy. In: Contemporary neurology symposia I. Grune and Stratton, London

Richardson EP (1970) Progressive multifocale leukoencephalopathy. In: Vinken PJ, Bruyn GW (eds) Handbook Clinical Neurology, vol 9. Elsevier, New York, p 485

Richter H (1921) Zur Histogenese der Tabes. Z Neurol Psychiatr 67:1

Riley O, Mann SH (1960) Brain abscess by cladosporium trichoides. Am J Clin Pathol 33:525

Ringelstein EB, Sobczak H, Pfeifer B, Hacke W (1984) Polyradikulomeningoencephalitis durch Epstein-Barr-Virusinfektion – Darstellung eines Falles mit tödlichem Ausgang. Fortschr Neurol Psychiatr 52:73

Rippon JW (1968) Monitored environment system to control growth morphology and metabolic rates in fungi by oxidation-reduction potential. Appl Microbiol 16:114

Rippon JW, Zvetina JR, Reyes C (1977) Case report: miliary blastomycosis with cerebral involvement. Mycopathologia 60:121

Rish BL, Meacham WF (1968) Intracerebral cystic toruloma case report. J Neurosurg 28:603

Risk WS, Haddad FS (1979) The variable natural history of subacute sclerosing panencephalitis. Arch Neurol 36:610

Rivers P, Schwentker F (1935) Encephalomyelitis accompagnied by myelin destruction experimentally produced in monkeys. J Exp Med 61:689

Robert VB, Rorke LB (1973) Primary amebic encephalitis, probably from Acanthamoeba. Ann Intern Med 79:174

Robinson RG (1962) Coenurosis of the central nervous system. World Neurol 3:35

Robustow (1926) Klinische und histologische Beiträge aus dem Gebiete der chronischen Syphilis des Zentralnervensystems mit besonderer Berücksichtigung der Gefäßlues. Z Neurol Psychiatr 102:757

Roeltgen D, Shugar G, Towfighi J (1980) Cerebritis due to Clostridium septicum. Neurology 30:1314

Rößle R (1923) Referat über die Entzündung. Verhandl dtsch pathol Ges, 19. Tagung. Fischer, Jena

Roessmann U, Friede R (1967) Candidal infection of the brain. Arch Pathol 84:495

Roger H, Sautet J, Paillas JE (1942) Un cas de cénurose de la fosse cérébrale postérieure. Rev Neurol (Paris) 74:319

Roizin L, Kolb LC (1959) Considerations on the neuropathologic pleomorphism and histogenesis of the lesions of experimental allergic encephalomyelitis in non-human species. In: Kies MW, Alvord EC (eds) Allergic encephalomyelitis. Thomas, Springfield, p 5

Roizin L, Helfand M, Moore J (1946) Disseminated, diffuse and transitional demyelination of the central nervous system. J Nerv Ment Dis 104:1

Román-Campos G, Toro G (1980) Herpetic brainstem encephalitis. Neurology 30:981

Romanul FCA, Radvany J, Rosales RK (1977) Whipple's disease confined to the brain: a case studied clinically and pathologically. J Neurol Neurosurg Psychiatry 40:901

Ronge J, Aidoo GA, Krüger G (1978) Zystizerkose des Gehirns. Fortschr Neurol Psychiatr 46:269

Rose FC, Grant HC (1958) Torulosis of the central nervous system. Brain 81:542

Rose FC, Brett EM, Burston J (1964) Zoster encephalomyelitis. Arch Neurol 11:155

Rosenhagen H (1942) Zur Klinik der Hirncysticerkose. Nervenarzt 15:97

Rosenthal NP, Keesey J, Crandall B, Brown J (1976) Familial neurological disease associated with spongiform encephalopathy. Arch Neurol 33:252

Rothfeld J (1938) Zur Symptomatologie und Diagnose der Hirncysticerkose. Z Neurol Psychiatr 160:530

Routsonis KG (1962) Entmarkungsencephalitis nach Penicillintherapie. Dtsch Z Nervenheilk 183:449

Rowlatt UF (1964) The effect of prolonged tuberculous meningitis of the brain and spinal cord. Acta Neuropathol (Berl) 3:532

Rubinstein LJ, Urich H (1963) Meningoencephalitis of Behçet's disease. Case report with pathological findings. Brain 86:151

Ruppenthal M (1980) Changes of the central nervous system in herpes zoster. Acta Neuropathol (Berl) 52:59

Russell DS (1955) The nosological unity of acute haemorrhagic leucoencephalitis and acute disseminated encephalomyelitis. Brain 78:369

Sabin AB (1934) Studies on the B virus I: The immunological identity of a virus isolated from a human case of ascending myelitis associated with visceral necrosis. Br J Exp Pathol 15:248

Sabin AB (1961) Pathological and virological studies on three cases of so-called postinfluenzal encephalitis. In: Bogaert L van, Rademecker J, Hozay J, Löwenthal A (eds) Encephalitis. Elsevier, Amsterdam, p 79

Sabin AB, Hurst EW (1935) Studies in the B-virus IV: Histopathology of the experimental disease in rhesus monkeys and rabbits. Br J Exp Pathol 16:133

Sabin AB, Wright AM (1934) Acute ascending myelitis following a monkey bite, with the isolation of a virus capable of reproducing the disease. J Exp Med 59:115

Sachs B, Hermann V, Morguer J, Blaschke-Hellmessen R (1982) Cryptococcose des ZNS. Psychiatr Neurol Med Psychol (Leipz) 34:257

Salaki JS, Louria DB, Chmel H (1984) Fungal and yest infections of the central nervous system. Medicine 63:108

Salem F, Kannangara DW, Nachum R (1983) Cerebral chromomycosis. Arch Neurol 40:173

Sander JE (1980) Porencephaly and cytomegalo-virus in a surviving monocygotic twin. J Pediatr 99:500

Sattelkau G (1964) Der Nachweis einer Adenovirus Infektion bei schwer bzw. tödlich verlaufender Meningoencephalitis. Arch Kinderheilk 170:174

Schaffer K (1912) Lyssa. In: Lewandowski M (ed) Handbuch der Neurologie, Bd III. Springer Berlin, S 981

Schaltenbrand G, Trostdorf E, Orthner H, Henn R (1968) Kuruähnliche sklerosierende Panencephalomyelitis in Europa. Dtsch Z Nervenheilk 193:158

Scharenberg K (1955) Pathology of poliomyelitis treated in respirator. J Neuropathol Exp Neurol 14:297

Scheid W (1960) Virusmeningitiden und -enzephalitiden. Dtsch Med Wochenschr 19:837

Scheid W, Jochheim KA, Stammler A (1956) Tödlicher Verlauf einer Infektion mit dem Virus der lymphocytären Choriomeningitis. Dtsch J Nervenheilk 174:123

Scheid W, Ackermann R, Felgenhauer K (1968) Lymphocytäre choriomeningitis unter dem Bild der Encephalitis lethargica. Dtsch Med Wochenschr 93:940

Scheidegger S (1964) Chronische Verlaufsform der Poliomyelitis. Arch Psychiatr Nervenkrankh 206:180

Scherer HJ (1944) Vergleichende Pathologie des Nervensystems der Säugetiere. Thieme, Leipzig

Schilder P (1912) Zur Kenntnis der sogenannten diffusen Sklerose (über Encephalitis periaxialis diffusa). Z Neurol Psychiatr 10:1

Schlenska GK (1978) Zur Symptomatik, Diagnostik und Therapie der zentralnervösen Erwachsenen-Toxoplasmose. Fortschr Neurol Psychiatr 46:287

Schleussing H (1958) Meningitis ohne die spezifischen Formen. In: Scholz W (Hrsg) Nervensystem. Springer, Berlin Göttingen Heidelberg (Handbuch der speziellen pathologischen Anatomie und Histologie, Bd XIII/2A, S 1–100)

Schliep G, Müller W, Schäfer HE, Schröder R, Passarge C, Seidenfaden J, Stammler A (1979) Morbus Whipple. Fortschr Neurol Psychiatr 47:167

Schlote W (1970) Subakute praesenile spongiforme Encephalopathie mit occipitalem Schwerpunkt und Rindenblindheit (Heidenhain-Syndrom). Arch Psychiatr Nervenkrankenh 213:345

Schmid F (1967) Topographie der Infektionsabwehr. Fortschr Med 85:914

Schneck SA (1965) Neuropathological features of human organ transplantation. I Probable cytomegalovirus infection. J Neuropathol Exp Neurol 24:415

Schnyder HK (1948) Aspergillose der Schädelbasis. Pract otorhinolaryng (Basel) 10:402

Schob F (1923) Über Wurzelfibromatose bei multipler Sklerose. Z Neurol Psychiatr 83:481

Schochet S (1967) Human Toxocara canis encephalopathy in a case of visceral larva migrans. Neurology 17:227

Schochet SS, Lampert PW (1969) Granulomatous Encephalitis in Whipple's disease. Acta Neuropathol (Berl) 13:1

Scholz W (1922) Über herdförmige, protoplasmatische Gliawucherungen von syncytialem Charakter. Z Neurol Psychiatr 79:114

Scholz W (1949) Histologische und topische Veränderungen und Vulnerabilitätsverhältnisse im menschlichen Gehirn bei Sauerstoffmangel, Ödem und plasmatischen Infiltrationen. Arch Psychiatr Nervenkr 181:621

Schorre W (1979) Die Infektionskrankheiten des Nervensystems. Urban & Schwarzenberg, München Wien Baltimore

Schröder P (1923) Über die Einteilung der Krankheiten des Nervensystems. Beitr Pathol Anat Allg Pathol 72:282

Schröder R (1980) Störungen im Oxalsäurestoffwechsel bei parenteraler Ernährung mit Xylit. Dtsch Med Wochenschr 105:997

Schröder RR, Féaux de Lacroix W, Franzen U, Klein PJ, Müller W (1974) Therapiebedingte Form einer renocerebralen Oxalose? Acta Neuropathol (Berl) 27:181

Schroter G, Weil R (1977) Listeria monocytogenes infection after renal transplantation. Arch Intern Med 137:1395

Schuback A (1930) Herpes Zoster und Ladry'sche Paralyse. Z Neurol Psychiatr 123:424

Schulz DM (1953) Histoplasmosis of the central nervous system. JAMA 151:549

Schwarz G, Yang DC, Noone EL (1964) Meningoencephalomyelitis with epidemic parotitis. Arch Neurol 11:453

Schwarz GA, Barrow LJ (1958) Polioencephalomyelopathy reminiscent of Creutzfeldt-Jakob's Syndrome. J Neuropathol Exp Neurol 17:352

Seeliger HPR (1957) Fortschritte der mykologischen Serodiagnostik. Dtsch Med Wochenschr 46:1961

Seeliger HPR (1981) Exogene Mykosen der inneren Organe (Systemmykosen). Immun Infekt 9:131

Seeliger HPR, Emmerling P, Emmerling H (1968) Zur Verbreitung der Listeriose in Deutschland. Dtsch Med Wochenschr 93:2037

Segretain H, Couteau R (1955) Differentation entre Torulopsis (Cryptococcus) neoformans et corps amyloides du systéme nerveux central. Ann Inst Pasteur 88:128

Seibold FX (1954) Beitrag zum Problem des Fleckfieberrezidivs. Dtsch Med Wochenschr 79:144

Seitelberger F (1965) Viruscencephalitiden. Pädiatr Pädol 1:183

Seitelberger F (1966) Zum Problem der postvaccinalen Encephalomyelitis mit besonderer Berücksichtigung der zentralnervösen Komplikationen nach Pockenschutzimpfung. Nervenarzt 37:59

Seitelberger F (1967) Das pathogenetische Problem der Masernencephalitis. Pädiat Pädol 3:8

Seitelberger F, Jellinger K (1962) Eigenartige subakute konzentrische Entmarkungsencephalitis. Wien Z Nervenheilk 20:188

Seitelberger F, Jellinger K (1963) Die pathologische Anatomie der allergischen Erkrankungen des Nervensystems. Wien Klin Wochenschr 75:475

Seitelberger F, Jellinger K (1966) Neuropathologie der Zeckenencephalitis. Neuropathol Pol 4:367

Seitelberger F, Spiel W (1953) Eine besondere Form von Toxoplasmose-Encephalitis bei zwei Brüdern. Wien Z Nervenheilk 7:298

Seitelberger F, Zischinsky H (1962) Rubeolen-Encephalitis. Münch Med Wochenschr 104:1681

Selberg W (1948) Ein Fall von granulomatöser Encephalitis. Zentralbl Pathol Anat 49:84

Selbst RG, Selhorst JB, Harbison JW, Myer EC (1983) Parainfectious optic neuritis. Arch Neurol 40:347

Sezer FN (1953) The isolation of a virus as the cause of Behçet's disease. Am J Ophthalmol 36:301

Shapiro DM, Lux JJ, Sprofkin BE (1955) Histoplasmosis of the central nervous system. Am J Pathol 31:319

Sheps JG, Simon JL (1943) Solitary cerebral gumma. J Neuropathol Exp Neurol 2:353

Shibasaki H, Kuroda Y, Kuroiwa Y (1974) Clinical studies of multiple sclerosis in Japan: Classical multiple sclerosis and Devic's disease. J Neurol Sci 23:215

Shimazone J, Isaki K, Torii H, Otsuka R (1963) Brain abszess due to hormodendrum dermatitis (Kano) Conant 1953. Folia Psychiatr Neurol 17:80

Shiraki H (1966a) The concept of demyelinating encephalomyelitides with especial reference to the autopsy cases in the japanese. Clin Neurol (Tokyo) 6:629

Shiraki H (1966b) The neuropathologie of encephalitis japonica in humans, especially from subchronic to chronical stage. Neuropathol Pol 4:419

Shiraki H, Goto A, Narabayashi H (1963) État passé et présent de l'encéphalite japonaise au Japon. Rev Neurol (Paris) 108:633

Siedler H, Malamud N (1963) Creutzfeldt-Jakobs disease. Clinicopathologic report of 15 cases and review of the literature (with special reference to a related disorder designated as subacute spongiform encephalopathy). J Neuropathol Exp Neurol 22:381

Siegert R, Hsin-Lu Shu, Slenczka W, Peters D, Müller G (1967) Zur Ätiologie einer unbekannten, von Affen ausgegangenen menschlichen Infektionskrankheit. Dtsch Med Wochenschr 92:2341

Siemerling E, Raecke J (1911) Zur pathologischen Anatomie und Pathogenese der multiplen Sklerose. Arch Psychiatr Nervenkr 48:824

Sieracki JC, Fine G, Horn RC, Bebin J (1960) Central nervous system involvement in Whipple's disease. J Neuropathol Exp Neurol 19:70

Sigurdsson B (1954) Observations on three slow infections of sheep. I Maedi slow progressive pneumonia of sheep; epizoological and pathological study. II Paratuberculosis (Johne's disease) of sheep in Iceland: immunological studies and observations on its mode of spread. III Rida, chronic encephalitis of sheep with general remarks on infections which develop slowly and some of their spinal charakteristics. Br Vet J 110:255, 307, 341

Silbert SW, Parker E, Horenstein S (1976) Whipple's disease of the central nervous system. Acta Neuropathol (Berl) 36:31

Silcott NW, Neubürger KT (1940) Acute lymphocytic choriomeningitis. Report of three cases with histopathological findings. Am J Med Sci 200:253

Silva CA, Paula-Barbosa M, Pereira S, Cruz C (1981) Two cases of rapidly progressive subacute sclerosing panencephalitis. Arch Neurol 38:109

Silverman L, Rubinstein LJ (1965) Electron microscopie observations on a case of progressive multifocal leucoencephalopathy. Acta Neuropathol 5:215

Silversides JL, Richardson JC (1950) Neurological complications of infectious mononucleosis. Can Med Assoc J 63:138

Silverstein A, Steinberg G, Nathanson M (1972) Nervous system involvement in infections mononucleosis. Arch Neurol 26:353

Simenhoff ML, Uys CJ (1958) Coxsackie Virus Myocarditis of the newborn, a pathological survey of four cases. Med Proc 4:389

Simma K (1960) Zur Histopathologie der Heine-Medin'schen Krankheit mit besonderer Berücksichtigung der Formatio reticularis des Hirnstammes. Dtsch Z. Nervenheilk 181:459

Simon H (1953) Über die Listerienencephalitis. Zentralbl Pathol 90:353

Simon J, Peters G, Blinzinger K, Boulger L, Magrath D (1970) Neue Gesichtspunkte zur Frage der Entstehung und der pathogenetischen Bedeutung der entzündlichen Reaktion bei Virusinfektionen des ZNS. Arch Psychiatr Nervenkr 213:301

Singeisen F (1937) Über die syphilitische Schwielenbildung der weichen Häute am hinteren Umfang des Rückenmarks. Arch Psychiatr Nervenkr 106:106

Singer L (1931) Zur vergleichenden pathologischen Anatomie parasitärer Erkrankungen des Zentralnervensystems. Verh Dtsch Ges Pathol XVI:357

Singh BN (1975) Pathogenic and non-pathogenic amoebae. MacMillan, London

Slavik HE, Lipman IJ (1977) Brain stem toxoplasmosis complicating Hodgkin's disease. Arch Neurol 34:636

Sluga E, Budka H, Pichler E (1975) Slow-virus-Encephalitis nach Masern bei zytostatisch behandelter Leukämie im Kindesalter. Wien Klin Wochenschr 87:248

Smadel JE, Green RH, Palhauf RM, Gonzalez TA (1942) Lymphocytic choriomeningitis. Two human fatalities following an unusual febrile illness. Proc Soc Exp Biol Med 49:683

Smith JL (1959) Progressive multifocal leucoencephalopathy. Arch Ophthalmol 62:828
Smith MG, Vellios F (1950) Inclusion disease or generalized salivary gland infection. Arch Pathol 50:862
Smith PW, Steinkraus GE, Henricks BW, Madson EC (1980) CNS Nocardiosis. Arch Neurol 37:729
Smith WT, French JM, Gottsman M, Smith M (1965) Cerebral complications of Whipple's disease. Brain 88:137
Smyth D, Tripp JH, Brett EM, Marshall WC, Almeida J, Dayan AD, Coleman JC, Dayton R (1976) Atypical measles encephalitis in leukemic children in remission. Lancet II:574
Solcher H (1971) Striäre initiale Entmarkungsherde nach Verbrennung mit längerer Überlebenszeit. Acta Neuropathol (Berl) 19:75
Spaar FW (1965) Über nekrotisierende Encephalitiden und Herpes simples-Encephalitis im Erwachsenenalter. Dtsch Z Nervenheilk 187:364
Spaar FW (1976) Die menschliche Herpes simplex-Encephalitis und -Meningitis. Fischer, Stuttgart New York
Spalke G (1980) Zur Differentialdiagnose cerebraler Infarzierungen gegenüber akut nekrotisierender Herpes simplex Encephalitis (HSE) im höheren Lebensalter. Nervenarzt 51:96
Spalke G, Eschenbach C (1979) Infantile cortical measles inclusion body encephalitis during combined treatment of acute lymphoblastic leukemia. J Neurol 220:269
Spalke G, Rompel K (1972) Subakute spongiöse Encephalitis. Zur Frage der infektiösen Genese der Creutzfeldt-Jakob'schen Erkrankung. Acta Neuropathol (Berl) 22:88
Spatz H (1922a) Zur Eisenfrage, besonders bei der progressiven Paralyse. Zentralbl Neurol Psychiatr 27:171
Spatz H (1922b) Über den Eisennachweis im Gehirn, besonders in Zentren des extrapyramidal-motorischen Systems. Z Neurol Psychiatr 77:261
Spatz H (1926) Zur Pathologie und Pathogenese der Hirnlues und der Paralyse. Z Neurol 101:644
Spatz H (1930) Encephalitis. In: Bumke O (Hrsg) Handbuch der Geisteskrankheiten, Bd XI, Teil VII. Springer, Berlin, S 157
Spatz H (1931) Über Encephalitis und Encephalitiden. Nervenarzt 4:466, 533
Spatz H (1934) Die Bedeutung der vitalen Färbung für die Lehre vom Stoffaustausch zwischen dem Zentralnervensystem und dem übrigen Körper. Arch Psychiatr Nervenkrankh 101:267
Spatz H (1941) Gehirnpathologie im Kriege. Von den Hirnwunden. Zentralbl Neurochir 6:162
Spatz H (1949) Aussprache. Verhandl dtsch Pathologen (Tagung in Breslau 1944). Piscator, Stuttgart, S 67
Spielmeyer W (1910) Über einige anatomische Ähnlichkeiten zwischen progressiver Paralyse und multipler Sklerose (Untersuchungen über herdförmigen Markfaserschwund bei Paralyse). Z Neurol Psychiatr 1:660
Spielmeyer W (1919) Die zentralen Veränderungen beim Fleckfieber und ihre Bedeutung für die Histopathologie der Hirnrinde. Z Neurol Psychiatr 47:1
Spielmeyer W (1922) Histopathologie des Nervensystems. Springer, Berlin
Spielmeyer W (1923) Zur Pathogenese der Tabes. Z Neurol Psychiatr 84:257
Spielmeyer W (1925) Über Versuche der anatomischen Paralyseforschung zur Lösung klinischer und grundsätzlicher Fragen. Z Neurol 97:287
Spielmeyer W (1926) Zur Frage der Häufigkeit und Bedeutung miliarer Gummen bei Paralyse. Z Neurol Psychiatr 102:320
Spielmeyer W (1930) Infektion und Nervensystem. Z Neurol Psychiatr 123:161
Spillane JD, Wells CEC (1964) The neurology of Jennerian vaccination. Brain 87:1
Sprofkin BE, Shapiro JL, Lux JJ (1955) Histoplasmosis of the central nervous system. A case report of histoplasma meningitis. J Neuropathol Exp Neurol 14:288
Stammler A (1961) Die Pilzkrankheiten des Nervensystems. In: Polemann S (Hrsg) Klinik und Therapie der Pilzkrankheiten. Thieme, Stuttgart
Stammler A (1969) Perivenöse Markdestruktionen bei eitriger Meningitis. Dtsch Med Wochenschr 94:1529

Stargard (1913) Über die Ursachen des Sehnervenschwundes bei der Tabes und der progressiven Paralyse. Hirschwald, Berlin

Stefani FH, Mehraein P (1976) Acute rhino-cerebral Mucormycosis. Ophthalmologica 172:38

Stefani FH, Rothemund E, Anzil AP (1971) Beitrag zur Neuropathologie des Morbus Behçet. Arch Psychiatr Nervenkr 214:80

Stefanko S, Grochmal S (1962) L'actinomycose cérébrale primitive. Rev Neurol (Paris) 106:730

Steigman AJ (1957) Discussion. Ann NY Acad Sci 67:249

Stein A, Kazan A (1942) Brain abscess due to entameba histolytica. J Neuropathol Exp Neurol 1:32

Steiner G (1954) Morphology of spirochaeta myelophthora in multiple sclerosis. J Neuropathol Exp Neurol 13:221

Steiner G (1962) Multiple Sklerose. Springer, Berlin Göttingen Heidelberg

Stevenson LD, Vogel SF, Williams V (1950) Cryptococcosis of the central nervous system and incidental gryptococcic granuloma. Arch Pathol (Chic) 49:321

Stochdorph O (1981) Morphologie der Virus-Encephalitiden. Verh Dtsch Ges Pathol 65:177

Stone SH, Lerner EM (1965) Chronic disseminated allergic encephalomyelitis in guinea pigs. Ann NY Acad Sci 122:227

Stoupel N, Monsen G, Pardoe A, Heimann R, Martin JJ (1969) Encephalitis with myoclonus in Whipple's disease. J Neurol Neurosurg Psychiatry 32:338

Sträussler E (1958) Die Syphilis des Zentralnervensystems und die progressive Paralyse (quartäre Syphilis). In: Scholz W (Hrsg) Nervensystem. Springer, Berlin Göttingen Heidelberg (Handbuch der speziellen pathologischen Anatomie und Histologie, Bd XIII/2, S 847)

Stratemeier WP (1950) Mucormycosis of central nervous system: report of a case. Arch Neurol Psychiat (Chic) 63:179

Strouth JC, Dyken M (1964) Encephalopathy of Behçet's disease. Neurology 14:794

Strümpell A (1891) Über primäre acute Encephalitis. Dtsch Arch Klin Med 47:51

Succar MB, Nichols RD, Burch KH (1979) Rhinocerebral mucormycosis. Arch Otolaryngol 105:212

Suchenwirth R (1968) Sarkoidose des Nervensystems. Münch Med Wochenschr 110:580

Sükrü-Aksel I (1958) Pathologische Anatomie der Lyssa. In: Scholz W (Hrsg) Nervensystem. Springer, Berlin Göttingen Heidelberg (Handbuch der speziellen pathologischen Anatomie und Histologie, Bd XIII/2A, S 415)

Sükrü-Aksel I, Spatz H (1925) Über die anatomischen Veränderungen bei der menschlichen Lyssa und ihre Beziehungen zu denen der Encephalitis epidemica. Z Neurol Psychiatr 97:627

Sugarman B, Massanari RM (1980) Candida meningitis in patients with CSF shunts. Arch Neurol 37:180

Sulheim O, Dalgaard JB, Andersen SR (1959) Behçet's syndrome. Acta Pathol Microbiol Immuno Scand 45:145

Sung JH, Hayano M, Mastri AR, Okagaki T (1976) A case of human rabies and ultrastructure of the Negri body. J Neuropathol Exp Neurol 35:541

Sung TS, Kleinmann GM, Richardson EP (1980) Creutzfeldt-Jakob disease with extensive degeneration of white matter. Acta Neuropathol (Berl) 52:239

Sussman ML, Strauss L, Hodes HL (1959) Fatal Coxsackie group B virus infection in the newborn. AMAJ Dis Child 97:483

Suzuki M, Phillips CA (1966) St Louis encephalitis. Arch Pathol 81:47

Svolos D, Nordenstam H (1960) Chronic localized meningoencephalitis due to candida albicans. Zentralbl Neurochir 20:287

Swanson HS, Smith WA (1944) Torular granuloma simulating cerebral tumor. Arch Neurol Psychiatr 51:426

Switz DM, Casey TR, Bogaty GV (1969) Whipple's disease and papilledema. Arch Intern Med 123:74

Sworn MJ, Urich H (1970) Acute encephalitis in infections mononucleosis. J Pathol 100:201

Symmers WST (1960) A case of cerebral chromoblastomycosis (cladosporiosis) occuring in Britain as a complication of polyarteritis treated with cortisone. Brain 83:37

Symmers WSTC (1969) Primary amoebic meningoencephalitis in Britain. Br Med J IV:449

Szendroi M, Dombay M (1971) Über einen Fall von Meningoencephalitis necroticans beim Behçet'schen Leiden. Psychiatr Neurol Med Psychol (Leipz) 23:537

Takahashi H, Sasaki A, Arai T, Tsukamoto J, Sato O, Sano K (1973) Chromoblastomycosis in the cisterna magna and the spinal subarachnoid space. J Neurosurg 38:506

Tariska St (1959a) Zur Entstehung geschichteter Entmarkungsherde anhand eines der Encephalitis concentrica (Balô) nahestehenden Falles. Arch Psychiatr Nervenkr 198:427

Tariska St (1959b) Zur Pathologie der subakuten progressiven Panencephalitiden. Dtsch Z Nervenheilk 179:363

Tariska S (1961) Panencephalitis. In: Bogaert L van, Rademecker J, Hozay J, Löwenthal A (eds) Encephalitis. Elsevier, Amsterdam London New York Princeton, p 541

Taylor FB, Toreson WE (1963) Primary mumps meningo-encephalitis. Arch Intern Med 112:216

Teichmann E (1935) Über einen der amyotrophen Lateralsklerose nahestehenden Krankheitsprozeß mit psychischen Symptomen. Z Neurol Psychiatr 154:32

Terplan K, Kraus R, Barner S (1957) Eosinophilic Meningoencephalitis with predominantly cerebellar changes caused by Trichinella infection. J Mount Sinai Hosp 24:1293

Thomas E, Henschen E (1960) Über die Herpes-B-Virus-Myelitis und -Encephalitis beim Menschen. Dtsch Z Nervenheilk 181:494

Thormar H (1971) Slow infections of the nervous system. Z Neurol 199:1, 151

Toga M, Payan H, Orsini A, Bérard-Badier M (1961) A case of fulminating rabies: distribution and significance of neurological lesions. In: Bogaert L van, Rademecker J, Hozay J, Löwenthal A (eds) Encephalitis. Elsevier, Amsterdam, p 67

Tosi C, Regli F, Wenk J (1980) Die Creutzfeldt-Jakobsche Krankheit (klinische, epidemiologische, pathogenetische und ätiologische Gesichtspunkte). Fortschr Neurol Psychiatr 48:353

Totsuka S, Midorikawa T (1972) Some clinical and pathological problems in Neuro-Behçet's syndrome. Fol Psychiatr Neurol Jap 26:275

Totsuka S, Hattori T, Yazaki M, Nagao K, Mizushima S (1985) Clinicopathologic studies on Neuro-Behçet's disease. Folia Psychiatr Neurol Jap 39:155

Townsend JJ, Wolinsky JS, Baringer JR, Johnson PC (1975) Acquired Toxoplasmosis. Arch Neurol 32:335

Townsend JJ, Wolinsky JS, Baringer JR (1976) The neuropathology of progressive rubella panencephalitis of late onset. Brain 99:81

Townsend JJ, Stroop WG, Baringer JR, Wolinsky JS, McKerrow JH, Berg BO (1982) Neuropathology of progressive rubella panencephalitis after childhood rubella. Neurology 32:185

Traub RD, Gajdusek DC, Gibbs CJ (1975) Precautions in autopsie on Creutzfeldt-Jakob disease. Am J Clin Pathol 64:287

Trautmann M, Brückner O, Wagner M (1982a) Encephalitis durch Listeria monocytogenes: eine Komplikation immunsuppressiver Therapie. Immun Infekt 10:64

Trautmann M, Wagner M, Stoltenburg-Didinger, Brückner O, Bringmann A (1982b) Rhombencephalitis durch Listeria monocytogenes: Klinische und pathologisch-anatomische Befunde bei einer seltenen Encephalitisform. Nervenarzt 53:705

Trelles JO, Palomino L, Caceres A (1967) Histopathologie de la cysticercose cérébrale. Acta Neuropathol (Berl) 8:115

Trelles JO, Caceres VA, Palomino L (1970) Spinal cysticercosis. Rev Neurol (Paris) 123:187

Trüb C, Sauer W (1955) Das Krankheitsbild der Listeriose. Ärztl Wochenschr 10:193

Truelle JL, Houtteville JP, Ricou PH, Le Bigot P (1974) Cénurose cérébrale intraventriculaire. Presse Med 18:1151

Tsai CY, Lü JC, Wang L, Hsu TL, Sung JL (1966) Systemic chromoblastomycosis due to hormodendrum dermatidis. Am J Clin Pathol 46:103

Tschabitscher H (1958) Die klinischen und experimentellen Forschungen bei der multiplen Sklerose. Wien Z Nervenheilk 14:381

Tuthill CR (1962) Untersuchungen zur Frage „chronische Poliomyelitis". Arch Psychiatr Z Neurol 203:293

Tynes BS, Crutcher JC, Utz JP (1963) Histoplasma meningitis. Ann Intern Med 59:615

Uchimura I, Shiraki H (1957) A contribution to the classification and the pathogenesis of demyelinating encephalomyelitis. J Neuropathol Exp Neurol 16:139

Uchimura I, Shiraki H, Haruhara C (1955) Zur Histopathologie und Pathogenese der Entmarkungsencephalomyelitiden mit besonderer Berücksichtigung der Entmarkungsprozesse infolge der Lyssa-Schutzimpfung. Psychiatr Neurol Jap 56:37

Udani PM, Dastur DK (1970) Tuberculous encephalopathy with and without meningitis. J Neurol Sci 10:541

Uehlinger E (1955) Die pathologische Anatomie des Morbus Boeck. Beitr Klin Tuberk 114:17

Ule G (1961) Neuropathologische Aspekte klinischer Verlaufsformen der Heine-Medinschen Krankheit. Internist 2:304

Ule G, Ametani T (1973) Nekrotisierende Herpes-simplex-Encephalitis unter dem Bild des ischämischen Hirninfarktes. Zentralbl Pathol Anat 117:282

Ule G, Kraemer R (1954) Konzentrische Sklerose der Brücke. Arch Psychiatr Nervenkr 192:613

Ule G, Laux W, Lehmann HJ (1965) Anoetischer Symptomenkomplex und appalisches Syndrom bei der diffusen Form der multiplen Sklerose. Akt Fragen Psychiatr Neurol 2:168

Ulrich J (1964) Nekrotisierende Encephalitis des Hirnstammes unter dem Bild einer multiplen Sklerose verlaufend (Behçetsche Krankheit?). Dtsch Z Nervenheilk 186:367

Verlinde JD, Wilterdink JB (1958) Neuropathogenicity of non-polio enteroviruses with special reference to ECHO 9 virus. Fol Psychiatr Neurol Neurochir Neerl 61:146

Vic-Dupont V, Emile J, Bazin C, Poisson M, Milhand M, Christol D (1969) Listerioses neuro-méningées de l'adulte: a propos de 15 observations. Presse Med 77:155

Vietzke WM, Gelderman AH, Grimley PM, Valsamis MP (1968) Toxoplasmosis complicating maligancy. Cancer 21:816

Vijayan N, Bhatt GP, Dreyfus PM (1971) Intraventricular cryptococcal granuloma. A case report with review of the literature. Neurology 21:728

Virchow R (1860) Traubenhytadiden der weichen Hirnhaut. Virchows Arch 18:528

Vitzthum H (1964) Amnestisches Syndrom bei subacuter Encephalitis im limbischen System. Zentralbl Neurol Psychiatr 175:222

Vogt D (1948) Die histologischen Veränderungen des Rückenmarkes beim Fleckfieber. Z Neurol Psychiatr 179:234

Volland W (1939) Die kolloide Degeneration des Gehirns bei progressiver Paralyse in ihrer Beziehung zur lokalen Amyloidose. Verh Dtsch Ges Pathol 31:515

Volland W (1943) Beitrag zur Kenntnis der Gehirnschäden bei Trichinose. Arch Psychiatr 115:349

Vorreith M (1968) Mycotic encephalitis. Acta Neuropathol (Berl) 11:55

Vries E de (1960) Postvaccinal perivenous encephalitis. Elsevier, Amsterdam

Vries E de (1963) Borderline cases of Dawson–van Bogaert encephalitis. Psychiatr Neurol Neurochir 66:459

Waggener JD (1974) The pathophysiology of bacterial meningitis and cerebral abscesses: an anatomical interpretation. Adv Neurol 6:1

Wahle H (1958) Die erworbene Toxoplasmose. Fortschr Neurol Psychiatr 26:6

Wainwright J (1957) Coenurus cerebralis and racemose cysts of the brain. J Pathol Bact 73:347

Wakefield GS, Carroll DS, Speed DE (1962) Schistosomiasis of the spinal cord. Brain 85:535

Waksman BH, Adams RD (1962) Infections leukoencephalitis: a critical comparison of certain experimental and naturelly-occuring viral leukoencephalitides with experimental allergic encephalomyelitis. J Neuropathol Exp Neurol 21:491

Waldmann K, Bartelt I, Opitz K (1958) Meningo-Encephalitis listeriosa. Dtsch Med Wochenschr 83:1898

Walls KW, Taraska JJ, Goldman M (1963) Isolation of Toxoplasma gondii from cysts in human brain. J Parasitol 49:930

Walsh TJ, Hier DB, Caplan LR (1985) Fungal infections of the central nervous system: Comparative analysis of risk factors and clinical signs in 57 patients. Neurology 35:1654

Warkel RL, Rinaldi CF, Bancroft WH, Cardiff RB, Holmes GE, Wilsnack RE (1973) Fatal acute meningoencephalitis due to lymphocytic choriomeningitis virus. Neurology 23:198

Warot P, Galipert P, Meiguie S, Delandtsheer JM, Petit H (1961) Mycose cérébrale á symptomatologie tumorale (Cladosporium trichoides propable). Rev Neurol (Paris) 105:489

Watanabe I, Muller J (1967) Cavitating "diffuse sclerosis". J Neuropathol Exp Neurol 26:437

Watson DF, Stern BJ, Levin ML, Dutta D (1985) Isolated cerebral phycomycosis presenting as focal encephalitis. Arch Neurol 42:922

Watson KC, Laurie W (1955) Cerebral Coenuriosis in man. Lancet II:1321

Wattré P (1972) Les slow virus á determinisme neurologique. Pathol Biol (Paris) 20:793

Weber G, Lange J (1961) Zur Variationsbreite der Inkubationszeiten postvaccinaler cerebraler Erkrankungen. Dtsch Med Wochenschr 86:1461

Weber H, Gerhard L (1968) Chronisch-recidivierende Leukoencephalitis beim Morbus Behçet. Zentralbl Neurol Psychiatr 192:119

Weed LA, Baggenstoss AH (1949) Actinomycosis: a pathology and bacteriology study of 21 fatal cases. Am J Clin Pathol 19:201

Weil A (1934) Histopathology of the central nervous system in epidemic encephalitis (St Louis Encephalitis). Arch Neurol Psychiatr 31:1139

Weil A, Breslich PJ (1942) Histopathology of the central nervous system in the North Dakota epidemic encephalitis. J Neuropathol Exp Neurol 1:49

Weil A, Haymaker W (1946) The distribution of the pathologic lesions of the central nervous system in scrub typhus. J Neuropathol Exp Neurol 5:271

Weil ML, Itabashi HH, Cremer NE, Oshiro LS, Lennette EH, Carnay L (1975) Chronic progressive panencephalitis due to rubella virus simulating subacute sclerosing panencephalitis. N Engl J Med 292:994

Weimann W (1928) Gehirnbefunde bei septischer Allgemeininfektion. (Nach kriminellem Abort.) Z Neurol Psychiatr 114:242

Weisse K, Krücke W (1953) Die Toxoplasma-Encephalitis. Z Kinderheilk 72:597

Weisse K, Krücke W, Siegert R (1953) Klinisch anatomische und virologisch-bakteriologische Befunde bei Encephalomyelitiden nach Pockenschutzimpfung. Z Kinderheilk 73:23

Welcker ER, Sachs B, Hoppe W, Justi R, Kemmer C (1981) Morbus Whipple des ZNS. Psychiatr Neurol Med Psychol (Leipz) 33:549

Weller TH, Coons AH (1954) Fluorescent antibody studies with agents of varicella and herpes zoster propagated in vitro. Proc Soc Exp Biol Med 86:789

Wender M (1966) A case of encephalitis with pathological features of the spring-summer and acute disseminated encephalitis. Neuropathol Pol IV:411

Werthemann A (1948) Zur pathologischen Anatomic der Toxoplasmose. Schweiz Z Pathol 11:283

Whipple GH (1907) A hitherto undescribed disease characterized anatomically by deposits of fat and fatty acids in the intestinal and mesentoric lymphatic tissues (intestinal lipodistrophy). Bull Johns Hopk Hosp 18:382

White HH, Fritzlen TJ (1962) Cerebral granuloma caused by Histoplasma capsulatum. J Neurosurg 19:260

Wickman I (1905) Studien über Poliomyelitis acuta. Karger, Basel

Wickman I (1910) Weitere Studien über Poliomyelitis acuta. Dtsch Z Nervenheilk 38:396

Wildi E (1951) Encéphalite du nouveau-né. Rev Neurol (Paris) 84:201

Wildi E (1961) Herpes encephalitis. Herpes encephalitis in the newborn with unusual pathological findings. In: Bogaert L van, Radermecker J, Hozay J, Löwenthal A (eds) Encephalitis. Elsevier, Amsterdam, p 72

Wilson G, Bartle H, Dean JS (1939) Chronic hypertrophic spinal pachymeningitis. Am J Med Sci 198:616

Winkelmann NW, Moore T (1940) Meningeal blood vessels in tuberculous meningitis. Rev Tuberk 42:315

Winkelmann NW, Moore MT (1941) Lymphogranulomatosis (Hodgkin's Disease) of nervous system. Arch Neurol Psychiatr (Chic) 45:304

Winkler K (1969) Herpes-simplex-Encephalitis bei einem Frühgeborenen mit völligem Fehlen des Immunglobulins IgA. Monatsschr Kinderheilkd 117:87

Witt CN de, Dickson PL, Holt GW (1982) Cryptococcal meningitis. J Neurol Sci 53:283

Wohlwill F (1921) Die Veränderungen des Zentralnervensystems beim Thyphus exanthematicus und ihr Verhältnis zu den Roseolen der Haut. Arch Dermatol 132:530

Wohlwill F (1924) Zur pathologischen Anatomie des Nervensystems beim Herpes Zoster. Z Neurol Psychiatr 89:171

Wohlwill F (1958) Hirnveränderungen bei septischen und pyämischen Erkrankungen und fortgeleiteten eitrigen Prozessen. In: Scholz W (Hrsg) Nervensystem. Springer, Berlin Göttingen Heidelberg (Handbuch der speziellen pathologischen Anatomie und Histologie, Bd XIII/2A, S 707)

Wolf A, Barden H (1975) The etiological agent of von Economo's encephalitis and postencephalitis Parkinson's disease. In: Környey S, Tariska S, Gosztonyi G (eds) Proceedings VII Internat Congr Neuropathol Amsterdam, vol 1. Excerpta Medica, Amsterdam, p 27

Wolf A, Cowen D (1959) Perinatal infections of the central nervous system. J Neuropathol Exp Neurol 18:191

Wolf G, Allert ML, Faulhaber K, Schaefer K, Wettmann U (1966) Zystizerkenarteriitis. Dtsch Z Nervenheilk 189:164

Wolf S, Schotland D, Phillips L (1965) Involvement of nervous system in Behçet's syndrome. Arch Neurol 12:315

Wolinski J, Swoveland P, Johson KP (1977) Subacute measles encephalitis complicating Hodgkin's disease in adult. Ann Neurol 1:452

Wolman M (1958) The spongy type of diffuse sclerosis. Brain 81:243

Wright HT Jr, McAllister R, Ward R (1962) Mixed meningitis: report of a case with isolation of hemophilus influenzae Type B and Echo virus Type 9 from the cerebrospinal fluid. N Engl J Med 267:142

Wünscher W (1960) Über die sogenannte Arachnitis. Psychiatr Neurol Med Psychol (Leipz) 12:331

Wybel ER (1952) Mycosis of cervical spinal cord following intrathecal penicellin therapy. Report of a case simulating cord tumor. Arch Pathol 53:167

Yanagisawa N, Toyokura Y, Shiraki H (1975) Double encephalitis with herpes simplexvirus and Cytomegalovirus in an adult. Acta Neuropathol (Berl) 33:153

Young RC, Bennett JE, Vogel CL (1970) Aspergillosis. Medicine (Baltimore) 49:147

Zapata JE, Cervos-Navarro J (1969) Der vasculäre Faktor bei der Genese der akuten nekrotisierenden Encephalitis. Dtsch Z Nervenheilk 195:199

Zarranz J, Rivera-Pomar JM, Salisachs P (1979) Kuru plaques in the brain of two cases with Creutzfeldt-Jakob disease. J Neurol Sci 43:291

Zeman W (1949) Konzentrische Sklerose. Arch Psychiatr Nervenkr 182:187

Zeman W (1958) Morbus Besnier-Boeck-Schaumann. In: Scholz W (Hrsg) Nervensystem. Springer, Berlin Göttingen Heidelberg (Handbuch der speziellen pathologischen Anatomie und Histologie, Bd XIII/2A, S 1100)

Zeman W, Begin J (1952) Zur pathologischen Anatomie der Torula-Meningoencephalitis. Dtsch Z Nervenheil 168:406

Zenker FA (1882) Über den Cysticercus racemosus des Gehirns. Beitr Anat Embryol Festschr. Henle, Bonn, S 119

Zimmermann H (1948) Histopathology of Virus Encephalitis. J Neuropathol Exp Neurol 7:106

Zimmermann HM (1946) The pathology of Japanese B Encephalitis. Am J Pathol 22:965

Zischka-Konorsa W, Jellinger K, Hohenegger M (1965) Zur Pathogenese von Herpesvirus-Erkrankungen. Acta Neuropathol (Berl) 5:252

Zolotowa NA (1930) Gehirnveränderungen bei Endokarditis. Virchows Arch 277:420

Zülch KJ (1942) Die Entstehung des Hirndrucks, insbesondere des Prolapses bei der Hirnwunde und ihren Folgezuständen. Zentralbl Neurochir 6:212

Geschwülste des zentralen und peripheren Nervensystems

H.D. Mennel

Mit 117 Abbildungen und 15 Tabellen

A. Einleitung

Das Thema dieses Beitrages ist die Pathologie der Hirntumoren. Doch schon der Gegenstand der Darstellung wird unterschiedlich benannt:

Zülchs Standardwerk im Handbuch der Neurochirurgie trägt den Titel: „Biologie und Pathologie der Hirngeschwülste" (1956). Die letzte, englische Auflage des „kleinen" Zülch heißt lapidar: "Brain Tumours" (1986). Henschen hat im Handbuch der speziellen pathologischen Anatomie und Histologie (1955) das entsprechende von ihm verfaßte Kapitel „Tumoren des zentralen Nervensystems und seiner Hüllen" überschrieben. Die Beschreibung der Hirntumoren im Handbook of Clinical Neurology steht in drei Bänden mit dem gemeinsamen Titel: "Tumours of the Brain and Skull", Volume I–III, Band 16–18 (1974, 1975), die der Rückenmarkstumoren in den beiden Bänden "Tumours of the Spine and Spinal Cord" (1975, 1976), Volume I und II, Band 19 und 20.

Die "International Histological Classification of Tumors" der Weltgesundheitsorganisation, Nr. 21, der wir in diesem Beitrag weitestgehend folgen, trägt die Überschrift: "Histological Typing of Tumours of the Central Nervous System".

Der Anstoß für die gesamte derzeitige Klassifikation geht aber auf die Arbeit von Cushing und Bailey mit dem Titel "A Classification of the Tumours of the Glioma Group on a Histogenetic Basis with a Correlation Study of Prognosis" zurück (Bailey u. Cushing 1926). Dieser Titel klingt zwar wie ein Programm der gesamten weiteren Entwicklung, ist aber bezüglich seines Themas am stärksten restriktiv – auch unter Berücksichtigung der späteren Abhandlungen anderer Geschwülste am Nervensystem durch die gleichen Autoren.

Alle diese Standardwerke behandeln im wesentlichen dasselbe: Die neoplastische Raumforderung am Nervensystem. Was darunter zu verstehen ist, soll zunächst in einem Überblick über die unterschiedlichen Definitionen der Raumforderungen und deren Entwicklung dargestellt werden.

I. Begriffsbestimmung

Tumoren des Nervensystems, neurogene Tumoren, Hirntumoren, neoplastische intrakranielle Raumforderungen sind nicht einfach zu fassen, da sich auch das Nervensystem unter unterschiedlichen Blickpunkten definieren läßt:

– Entwicklungsgeschichtlich gehören zum Nervensystem die Abkömmlinge des Neuralrohres und der Neuralleiste. Diese Definition ist vielleicht am umfas-

sendsten, denn damit sind fast alle Elemente des zentralen und peripheren Nervensystems erfaßt, aber auch versprengte Einzelelemente wie Melanozyten, neuroendokrine Zellen und andere.
- Rein funktionell im weitesten Sinne gilt das Nervensystem als das Organ, das die Reiz-Reaktions-Leistungen erbringt. Dazu gehören Rezeptoren und Sinnesorgane, afferente Leitungsbogen, zentrale Verarbeitung, efferente Leitungsbogen und Erfolgsorgane. Die klinische Wirklichkeit folgt dieser physiologischen Definition nicht. Mit dem gesamten System beschäftigen sich viele klinische Fächer; somit fallen auch seine Tumoren in unterschiedliche Sparten. Immerhin gibt es neurogene Tumoren des Auges, der Nasenhöhle, der Haut, die den zentralnervösen Geschwülsten so ähnlich sind, daß sie zwanglos dort am besten abgehandelt werden (Retinoblastom, olfaktorisches Neuroblastom, Merkelzelltumoren). Schließlich muß auch das innere reizaufnehmende und reizbeantwortende System, das Vegetativum hierzu gerechnet werden.
- Anatomisch-funktionell ist das Nervensystem das Organsystem, das aus den feingeweblichen Elementen des Nervengewebes zusammengesetzt ist: Also aus Neuronen, die elektrisch leiten können und den weiteren Elementen, die im direkten Dienst dieser elektrischen Leitung stehen. Damit gehören der gesamte Bindegewebsgefäßapparat, Hirnanhangsgebilde und Hirnhüllen nicht zum Nervensystem.
- Anatomisch-pragmatisch zerfällt das Nervensystem in einen zentralen Teil und einen peripheren Teil. Der zentrale Teil ist der Inhalt des intrakraniellen und intraspinalen Raumes, seine Hüllen und Anhangsgebilde. Das periphere ist das afferente und efferente somatische und das vegetativ-periphere Nervensystem.

Diese letzte anatomisch pragmatische Definition, die zugegebenermaßen jeden ausschließlich systematisch Denkenden verletzen muß, entspricht am besten den klinischen Notwendigkeiten. Die Gesetzmäßigkeiten des intrakraniellen und intraspinalen Raumes bringen es mit sich, daß wachsende Raumforderungen die Therapeuten vor dieselben schwierigen Entscheidungen stellen, seien sie neurogen, mesodermal oder auch metastatisch, soweit sie nur intrakraniell oder intraspinal wachsen. Diese identischen Gesetzmäßigkeiten der Raumforderungen „am" Nervensystem waren auch letztlich der Grund für die Entwicklung des Faches Neurochirurgie und seines Hilfsfaches, der klinischen Neuroonkologie.

Die Neuroonkologie, soweit klinisch, befaßt sich mit Diagnostik und Therapie der Tumoren des intrakraniellen und intraspinalen Raumes und der peripheren Nerven. Dabei gibt es in der praktischen Arbeit gelegentlich Unsicherheiten in der Abgrenzung. Die Grenzziehung wird vor allem gegenüber zwei Tumorgruppen schwierig:

- Gegenüber Tumoren, die entwicklungsgeschichtlich zum Nervensystem zu rechnen sind, mit denen sich aber neurologische Fächer kaum beschäftigen und
- gegenüber Tumoren, die nervöse Strukturen und Funktionen beeinträchtigen, deshalb auch klinisch-neurologisch Probleme machen, jedoch nicht nervösen Ursprungs sind.

Die Neuroonkologie ist aber auch die theoretische Lehre von den Geschwülsten des Nervensystems und hat damit das Bedürfnis nach einer systematischen Grundlage. Je nachdem wie weit der Begriff „Nervensystem" gefaßt wird, wird auch das Gebiet der Neuroonkologie in seinen Grenzen gegenüber anderen Tumorgruppen leicht variieren.

Legen wir die anatomisch pragmatische Definition zugrunde, so haben wir es mit histogenetisch ganz unterschiedlichen Tumoren zu tun. Eine erste Unterteilung kann zwischen Tumoren, die im intrakraniellen Raum und am peripheren Nervensystem direkt wachsen und solchen Tumoren, die metastatische Absiedlungen sind, getroffen werden. JÄNISCH u. SCHREIBER (1974) hatten diese Geschwülste „primäre Tumoren des zentralen Nervensystems" genannt. Unter die „sekundären" fallen dann Metastasen und „lokale Ausdehnungen". Solche direkten lokalen Ausdehnungen von benachbarten Strukturen in die Schädelhöhle, etwa aus Nasenhöhle, Augenhöhle oder Mittelohr können als spezielle Form einer Metastasierung betrachtet werden.

Bei den primären Geschwülsten des intrakraniellen und intraspinalen Raumes bilden die eigentlichen neurogenen Tumoren die Hauptgruppe. Das sind Tumoren der Nervenzellen, der Gliazellen, der Ependymzellen, der Pinealisparenchymzellen und ihrer unreifen Vorstufen sowie der Schwannschen Hüllzellen. Letztere sind indessen in gleicher Weise an den zentral-peripheren Übergangsstellen zu finden und in peripheren Lokalisationen. Weiter liegen intrakraniell die Tumoren der Hirnhüllen. Im allgemeinen werden die Meningeome zusammen mit den übrigen Tumoren der Meningen (und verwandter Strukturen) und den Gefäßgeschwülsten als mesodermale Tumoren abgehandelt. Epitheliale Tumoren kommen als Metastasen recht häufig intrakraniell vor. Manche Autoren haben das Kraniopharyngeom aufgrund seines charakteristischen Baues zu den epithelialen Tumoren gerechnet. Es ist aber sicher besser bei den Mißbildungsgeschwülsten untergebracht. Sicher epithelial sind die Hypophysenadenome. Weitere intrakranielle nicht neuroektodermale Tumoren sind primäre und sekundäre Lymphome, also Tumoren des hämatopoetischen Systems. Schließlich können auch Geschwülste neurogener Natur vom peripheren Typ nach intrakraniell und ins zentrale Nervensystem metastasieren und sich dort ausbreiten.

Somit umfaßt bei der pragmatischen Begriffsbestimmung die klinische Neuroonkologie: Alle Tumoren des intrakraniellen und intraspinalen Raumes und alle neuroepithelialen Tumoren des zentralen und peripheren Nervensystems. Im folgenden sollen die einzelnen Untergruppen erwähnt und mit den Rubriken der „International Histological Classification of Tumors – Histological Typing of Tumors of the Central Nervous System" der WHO verglichen werden (Abb. 1).

Dabei macht die Unterteilung der intrakraniellen Tumoren vom zentralen neurogenen Typ kaum Schwierigkeiten. Die Hauptgruppen bilden die neuronalen Tumoren, die Gliome und die des Ependyms und Plexusepithels (früher auch Paragliome genannt) sowie niederdifferenzierte neurogene Tumoren. Bei den niederdifferenzierten neurogenen Tumoren ist die Mustergeschwulst das Medulloblastom. Auch andere niederdifferenzierte Tumoren wie Medulloepitheliom (und Neuroepitheliom) werden in diese Gruppe gerechnet. Auch hier sind, wie bei den neuronalen Tumoren, zentrale und periphere Gruppen teilweise

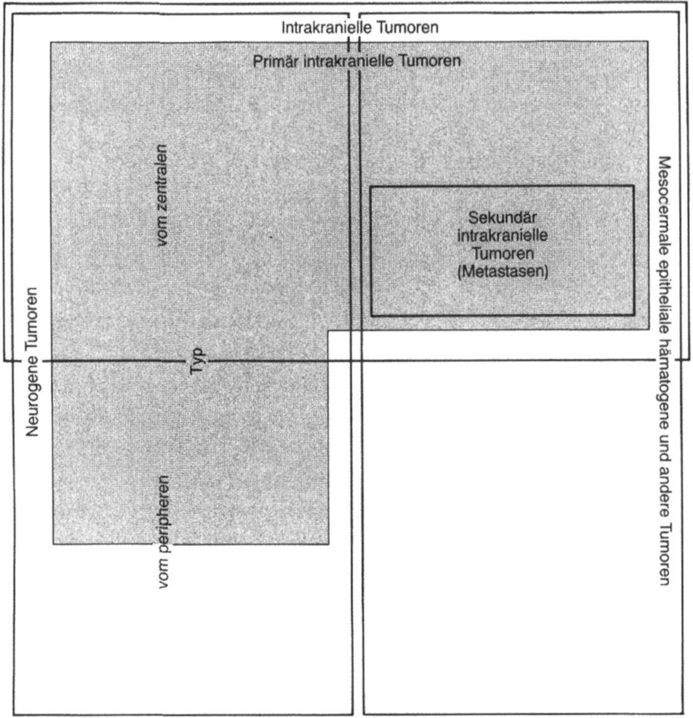

Abb. 1. Schematische Darstellung der Tumoren, die in das Gebiet der Neuroonkologie fallen (*grau*) und des Zusammenhanges dieser Gruppe mit der gesamten klinischen Onkologie

identisch. Niederdifferenzierte Tumoren des zentralen und peripheren Nervengewebes mit wechselnder Differenzierungstendenz wurden in den letzten Jahren zusammenfassend als „PNETs" bezeichnet: Primitive neuroepitheliale Tumoren (Hart u. Earle 1973). Die Klassifikation der WHO rechnet in diese Gruppe der Niederdifferenzierten auch das Glioblastom. Dies ist kritisiert worden, vor allem, weil im Glioblastom vielfach die entdifferenzierte Endstufe einer gliösen Entwicklung gesehen wurde (Kernohan et al. 1949; Ringertz 1950), aber keinesfalls eine primär niederdifferenzierte Form. Wir folgen dieser Kritik und gruppieren im Gegensatz zur Einteilung der WHO das Glioblastom bei den gliösen Tumoren ein.

Ansonsten entsprechen die Gruppen der
- Gliome,
- Ependymome und Plexuspapillome (früher Paragliome),
- Pinealisparenchymtumoren,
- neuronalen Tumoren,
- Nervenscheidentumoren,
weitgehend den entsprechenden Rubriken der WHO-Einteilung.

Meningeome, sonstige meningeale Tumoren und Gefäßgeschwülste bilden die primär mesodermalen Geschwülste des intrakraniellen Raumes. Die histogenetische Derivation der Meningeome bleibt dabei umstritten.

Auch diese Rubriken entsprechen denen der WHO, wobei die Einteilung der WHO die Frage der histogenetischen Ableitung der Meningeome umging, indem sie eine Rubrik "Tumours of meningeal and related tissues" kreierte.

Hypophysenadenome stellen streng genommen die epitheliale Gruppe der primär intrakraniellen Geschwülste dar. Auch Lymphome können als primäre Hirntumoren angesehen werden, obwohl metastatische Aussaat wohl häufiger ist.

Schließlich bilden Keimzelltumoren und Mißbildungstumoren eine Gruppe niederdifferenzierter Geschwülste mit pluripotentieller Differenzierung, die ebenfalls primär im Nervensystem vorkommen.

Somit macht zwar die definitorische Erfassung der intrakraniellen Geschwülste unter einem Oberbegriff histogenetischer Art Schwierigkeiten oder ist sogar unmöglich, die klare histologische Separation der einzelnen Gruppen unter dem gemeinsamen Begriff der intrakraniellen und intraspinalen Tumoren einerseits und der peripheren Tumoren andererseits, ist indes einigermaßen konsequent möglich.

Anders sind die Verhältnisse bei konsequenter histogenetischer Definition für das periphere Nervensystem. Hier ist die histogenetische Ableitung der Elemente überdies nicht ganz klar. Lange Zeit war umstritten, ob Schwannzellen neuroektodermaler oder mesodermaler Natur sind, desgleichen ihre Tumoren (KRAMER 1969). Auf die zweideutige Benennung der Meningeome wurde schon oben hingewiesen. Vor allem die Phakomatosen, im weiteren Sinne alle neurokutanen Systemerkrankungen, weisen darauf hin, daß von der Neuralleiste eine stärkere histogenetische Verbindung zur Haut besteht als vom Neuralrohr (Abb. 2).

Eine weitere Schwierigkeit besteht darin, daß Abkömmlinge der Neuralleiste weit versprengte Einzelzellen sein können, wie Melanozyten, und daß im Kopfbereich auch mesodermale Strukturen offenbar aus der Neuralleiste stammen, das sogenannte Mesektoderm. Eine Übersicht über die derzeit aus der Neuralleiste abgeleiteten Strukturen siehe bei LE DOUARIN et al. (1980) (Tabelle 1).

Ein Teil der zellulären Abkömmlinge der Neuralleiste besitzt gemeinsame biochemische und ultrastrukturelle Eigenschaften: Biochemisch enthalten diese Zellen Peptidhormone oder deren Vorläufer, ultrastrukturell besitzen sie Sekretionsgranula, die mit einer Membran umgeben sind: sog. DCV's (dense core vesicles). PEARSE (1969) hat diese Zellen zusammengefaßt im APUD-System. Die aus ihm hervorgehenden Tumoren wurden dann konsequenterweise APUDome genannt. Diese Gruppe umfaßt ACTH/MSH produzierende Hypophysenadenome, C-Zellkarzinome, Nebennierenkarzinome, Paragangliome und andere. Es ist klar, daß nur ein Teil dieser Geschwülste in das Gebiet der Neuroonkologie fällt. Nie war es traditionelle Aufgabe des Neuropathologen, das C-Zellkarzinom der Schilddrüse, Karzinoide des Dünndarmes oder Inselzelltumoren des Pankreas zu diagnostizieren. Das APUD-Konzept zeigt, wie weit sich ein rein entwicklungsgeschichtliches Konzept vom anatomisch-pragmatischen entfernen kann.

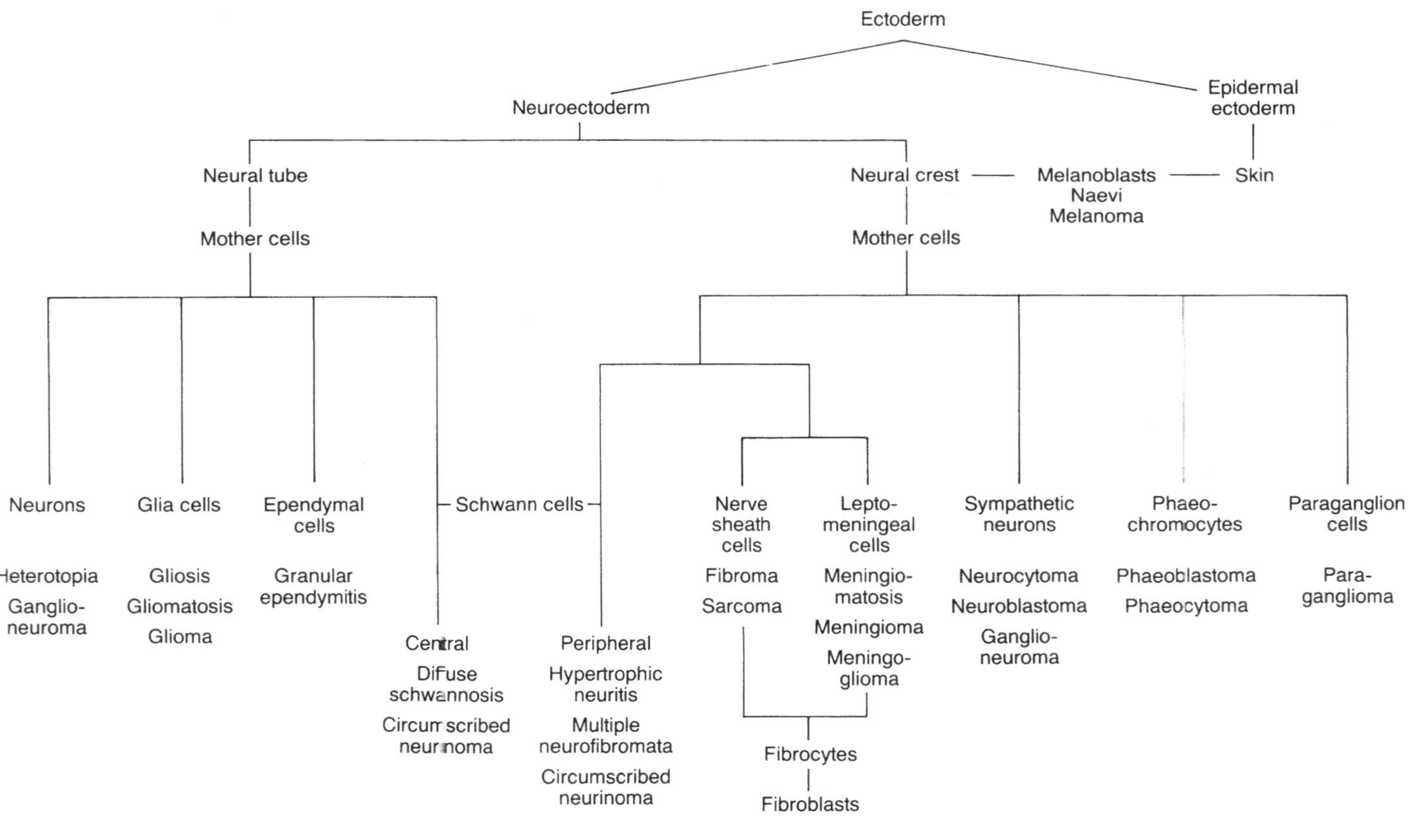

Abb. 2. Histogenese der Bestandteile des Neuroektoderms und seiner Verbindung zu einigen Strukturen des Ektoderms. (Aus Kramer 1969)

Tabelle 1. Produkte der Neuralleiste. (Aus Le Douarin et al. 1980)

Neuronale Zellen

Peripheres Nervensystem
  Sensible Ganglien
    Ganglienzellen der Fazialiswurzel, oberer Abschnitt des N. glossopharyngicus, Ganglion jugulare des vagus, ein Teil der Ganglienzellen des Ganglion gasseri; andere Nervenzellen dieser Ganglien stammen aus den Plakoden des prächordalen Neuralrohrs
  Spinalganglien
  Autonome Ganglien

Stützzellen

Schwannsche Zellen und Hüllzellen der peripheren Nerven (Endo-, Peri- und Epineurium)

Satellitenzellen (Mantelzellen) der Spinalganglien, der autonomen Ganglien und der sensiblen Ganglien des V., VII., IX. und X. Hirnnerven

Satellitenzellen (Mantelzellen) der Ganglien des N. facialis (VII) N. acusticus (VIII), N. petrosus (XI) und des Ganglion nodosum (X). Alle Nervenzellen dieser Ganglien stammen aus den Plakoden des prächordalen Neuralrohrs

Pigmentzellen

Melanozyten der Haut, der Mesenterien, der inneren Organe, der Leptomeningen und Melanophoren der Iris

Endokrine und Paraendokrine Zellen

Paraganglien: Chromaffine Ganglienzellen des Nebennierenmarks und des Magen-Darm-Kanals

Calcitonin-produzierende Zellen

Typ I und Typ II-Zellen des Glomus caroticum

Mesektoderm

Leptomeninx

Knochen und Knorpel des Gesichts und der Wirbelbögen

Haut des Gesichts und der vorderen Teile des Halses

Bindegewebe der Speicheldrüse, der Schilddrüse und der Nebenschilddrüse (außer: Endothel der Blutgefäße dieser Drüsen)

Fibroblasten, Stroma und Endothelbelag der Cornea

Bindegewebe des Thymus (außer: Endothel der Blutgefäße)
Glatte Muskelzellen und Bindegewebe der großen Arterien des Aortenbogens
M. ciliaris

Noch einen Schritt weiter in dieser Art der Betrachtung geht die Subsummierung verschiedener einzelner Tumoren und kombinierter Syndrome unter dem Begriff der Neurokristopathien (Bolande 1974). Neben einzelnen Tumoren wie Phäochromozytom, Neuroblastom, den unter dem APUD-Konzept schon genannten und auch dem melanotischen Progonom („retinal anlage tumor", Anagnostopoulos u. Everard 1972) wurden vor allem komplexe Syndrome, neben der Recklinghausenschen Erkrankung die multiplen endokrinen Adenome und andere unter dieses Konzept gebracht. Durch diesen Oberbegriff wird das periphere Nervensystem mit dem gesamten Apparat der Gewebshormone produ-

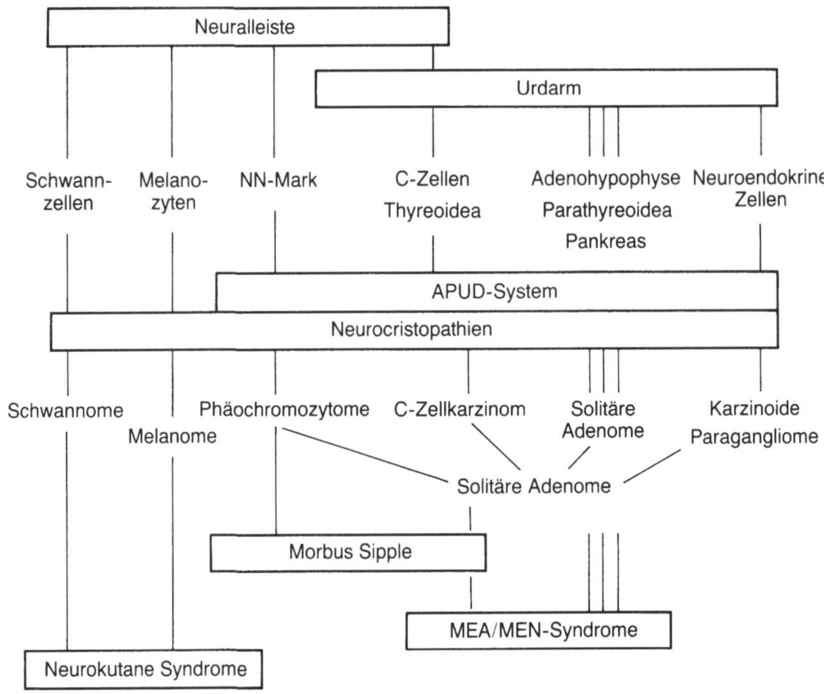

Abb. 3. Schema der Neurokristopathien. (Modifiziert nach John 1983)

zierenden Zellen verknüpft, deren Pathologie kaum zum engeren Gegenstand des Neuropathologen gehört (John 1983).

Die zweite Verknüpfung, die durch das Konzept der Neurokristopathien entsteht, betrifft die von Recklinghausensche Erkrankung und damit die Phakomatosen überhaupt und die Kombinationen neurokutaner Erkrankungen (Müller et al. 1977; Ameroth u. Heindahl 1978). Sie haben oft in gleicher Weise die Neuropathologen und die Dermatopathologen interessiert (Abb. 3).

Diese entwicklungsgeschichtlichen Erörterungen machen Unsicherheiten in der Abgrenzung der Tumoren des Nervensystems klar. Sie zeigen die Schwierigkeiten und Kontroversen bei den historisch aufgestellten Ordnungsschemata der menschlichen Tumoren: Aus der onkologischen Pathologie des peripheren Nervensystems fallen eigentlich nur diejenigen in das Gebiet der Neuroonkologie, die identisch oder ähnlich den zentralen intrakraniellen Tumoren sind. Im wesentlichen sind das:

– Neuronale Tumoren,
– Schwannzelltumoren und,
– Paragangliome.

Die Paragangliome deshalb, weil einige Vertreter dieser Tumorgruppe (Carotis body tumor) als lokale Extension in den Schädel einwachsen. Interessanterweise ist das auch bei einem Vertreter der neuronalen Tumoren der Fall, nämlich dem olfaktorischen Neuroblastom (Abb. 4).

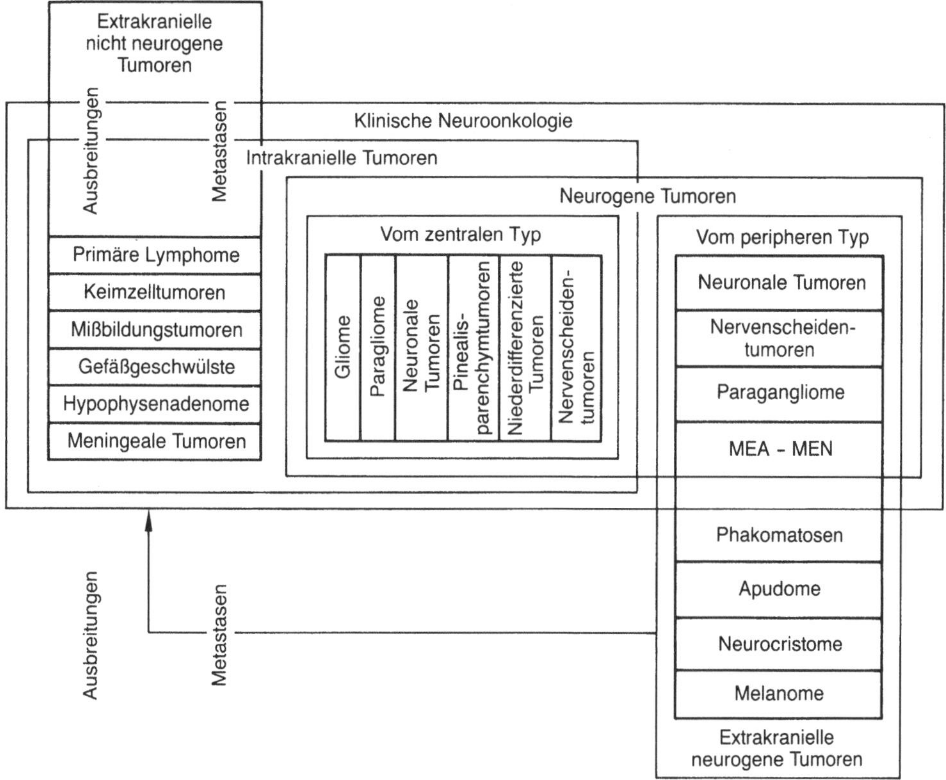

Abb. 4. Schematische Darstellung des Gegenstandes der Neuroonkologie und seiner Verbindung zum Konzept der APUD-Tumoren und der Neurokristopathien

Somit sehen wir als Gegenstand der Neuroonkologie:
- Die Tumoren des zentralen Nervensystems, soweit man dasselbe anatomisch-pragmatisch definiert als Inhalt des intrakraniellen und intraspinalen Raumes.
- Die Tumoren des peripheren Nervensystems, soweit man dieses ebenfalls anatomisch-funktionell definiert als Abkömmlinge der Nerven- und Hüllzellen in der Peripherie.

Natürlich ist die morphologische Betrachtungsweise des spezifischen neuroonkologischen Blickwinkels auch für die anderen genannten Tumoren vorteilhaft. Indes ist die historisch gewachsene Beschränkung auf die aufgezählte Gruppe – die sich in den einzelnen Gruppeneinteilungen auch der WHO-Klassifikation widerspiegelt – durch die genannten Überlegungen und Entwicklungen bedingt.

Da einerseits über die Kerngruppen der Tumoren des Nervensystems weitgehend Einigkeit besteht und andererseits eine Diskussion des Umfanges der Neuroonkologie nicht sehr sinnvoll ist, wird vorgeschlagen: *Tumoren des Nervensystems sind die Geschwülste, die traditionsgemäß vom Neurochirurgen operiert werden und/oder vom Neuropathologen diagnostiziert werden.* Diese Definition wird der geschichtlichen Entwicklung des Faches Neuroonkologie gerecht; aus ihr wächst das Verständnis des onkologisch tätigen Neuropathologen, wie das auch aus folgender lapidarer Feststellung aus dem dritten Band des Handbuches der Neurochirurgie: Biologie und Pathologie der Geschwülste hervorgeht (ZÜLCH 1956):

„Definition des Begriffes der Hirngeschwülste: Der heute in der Neurochirurgie allgemein verwandte Name Hirngeschwülste (Intrakranielle Tumoren) bedarf in der hier verwandten Reichweite noch einer kurzen Begründung, denn manche Autoren werden ihn strenger fassen und auf die vom Hirngewebe ausgehenden Blastome beschränken wollen. Es hat sich aber in der hier vorgeschlagenen Form überall durchgesetzt, seit OPPENHEIM (1902) darunter alle innerhalb des Schädelinnenraumes entstehenden Neubildungen einschließlich der Zysten verstand, soweit ihre Erscheinungen denen der Tumoren entsprachen."

Zusätzlich fallen in den Bereich der Neuroonkologie die Tumoren, die vom peripheren Nervensystem, nunmehr eher im anatomisch-funktionellen Sinne definiert, ausgehen. Diese Tumoren sind aus den Bestandteilen des peripheren Nervensystems aufgebaut und entsprechen den zentralen Formen, so daß der Neuropathologe die größten Erfahrungen in ihrer Diagnose hat.

Diese sehr ausführlichen theoretischen Erwägungen, die in der Neuroonkologie längst ausgestanden schienen, sind heute deshalb angebracht, weil sich die Frage der Histogenese als Ordnungsprinzip erneut stellt. Gewebsmarker lassen eine relativ einfache Entscheidung über die Zugehörigkeit eines Gewebes, einer Zelle und eines Tumors zu einer histogenetischen Linie zu. Trotzdem sollte die Neuroonkologie als klinische Hilfsdisziplin den Gegenstand behandeln, die ihr historisch zugewachsen ist: Die Tumoren des intrakraniellen und intraspinalen Raumes und periphere Nervengeschwülste, die ihrer Morphologie nach den zentral neurogenen Tumoren entsprechen.

II. Historische Entwicklung der Neuroonkologie

Dieses Fach wurde von drei Einflüssen gestaltet:

– von der neuroanatomischen und speziell neuropathologischen Tradition,
– von den praktischen neurochirurgischen Bedürfnissen
– und drittens von der Entwicklung der allgemeinen, in den letzten Jahrzehnten ausschließlich naturwissenschaftlich geprägten Kanzerologie.

So steht die Neuroonkologie im Spannungsfeld zwischen biologisch geprägter Grundlagenwissenschaft und der Klinik der Nervenkrankheiten. Dieses Spannungsfeld gilt allerdings für die gesamte Neuropathologie; die Neuroonkologie überspannt ein Feld, auf deren einer Seite biochemische Aspekte der Genetik, auf der anderen die Psychopathologie einer organischen Psychose stehen (BLUSTEIN u. SEEMAN 1972; RIEKE 1975). Dies macht die Beschäftigung in der Neuroonkologie mitunter besonders schwierig, aber auch besonders reizvoll.

Schon die Figuren der griechischen und hellenistischen Medizin haben zumindest in der Neuroanatomie ihre Spuren hinterlassen; man denke an den Confluens sinuum der auch Torcular Herophili (Herophilos, etwa 300 v. Chr.) genannt wird und natürlich an die Vena magna Galeni (Galen von Pergamon,

129–199 n. Chr.) (DIEPGEN 1949). Es bedurfte dann der Vermittlung der arabischen Medizin insbesondere des Avicenna (BAKOS 1952) und anderer, um im Mittelalter die Grundlagen der Renaissance- und Barockmedizin zu legen. Die Übergänge von der vergleichenden Morphologie zur Gewebelehre und Zellularpathologie haben auch im Gebiet der Neuroanatomie Namen hinterlassen: Frans de la Boe (fissura Sylvii), 1614–1672 (SIGRIST 1932), Thomas Willis (1621–1675), Johann Christian Reil (1759–1813) und Luigi Rolandi (1773–1831) (HAYMAKER u. SCHILLER 1970). Erst die folgende Generation mit Jan Evangelista Purkinje (1787–1869) und Theodor Schwann (1810–1882) hatte Grund für weitere Untersuchungen zur feineren Struktur des Nervensystems und seiner Veränderungen gelegt (DIEPGEN 1951).

Bis zu diesem Zeitpunkt waren alle Genannten „Theoretiker"; das wird besonders deutlich bei Frans de la Boe, dem Hauptvertreter der Iatrochemie, es zeigt sich überspitzt bei Franz Josef Gall (1758–1828), der einerseits als ein ernstzunehmender und sehr fruchtbarer Neuroanatom und andererseits als großer Scharlatan gilt (HAYMAKER u. SCHILLER 1970).

Die Entwicklung der Histopathologie wurde dann besonders stark aufgenommen durch die klinischen Neurowissenschaften, insbesondere die Psychiatrie. Im deutschen Sprachraum haben die Psychiater Emil Paul Flechsig (1847–1929) (HAYMAKER u. SCHILLER 1970) in Leipzig und Theodor Meynert (1833–1892) (KOLLE 1970) in Wien fast ausschließlich neuroanatomisch gearbeitet; beide neigten spekulativen Deutungen zu; besonders Theodor Meynert hat sich durch gewagte Schlüsse ausgezeichnet. Eine ähnliche Verbindung zwischen klinischer Neurologie und Psychiatrie bestand in Frankreich in der Schule von Jean Martin Charcot (1825–1893), (KOLLE 1970). Es ist kein Wunder, daß Sigmund Freud (1856–1939) der Begründer einer eigenständigen spekulativen Anthropologie, mit neuropathologischen Arbeiten begann und sowohl mit Meynert als auch mit Charcot in ambivalenter Verbindung stand (ELLENBERGER 1973). Diese klassische Neuropathologie fand ihre abschließende Ausgestaltung in den Beiträgen der Neuropathologen der Deutschen Forschungsanstalt für Psychiatrie in München mit Franz Nissl, Aloys Alzheimer und Walter Spielmeyer (SCHOLZ 1965). Diese Institution war das Werk Kraepelins (1856–1927), der hoffte, dort mit Hilfe der Neuropathologie das Rätsel der endogenen Psychosen entschlüsseln zu können (KRAEPELIN 1983). Franz Nissl (1860–1919) war als Student Schüler von Bernhard Aloys von Gudden (1824–1886) (MENNEL 1986), als Ordinarius für Psychiatrie in Heidelberg dann Lehrer von Karl Jaspers (KOLLE 1970).

Auch Aloys Alzheimer (1864–1915) dem wir am ehesten Schritte auf das von Kraepelin gesteckte Ziel hin verdanken, war in seiner letzten Lebenszeit kurz Ordinarius für Psychiatrie in Breslau (KOLLE 1970). Von Walter Spielmeyer schließlich, der bei Hoche in Freiburg in der psychiatrischen Klinik ein histopathologisches Labor eingerichtet hatte (HEINTEL u. HEINTEL 1982), stammt die „Histopathologie des Nervensystems" (1922), die gründlichste und umfassendste Darstellung der normalen und pathologischen Strukturen des Nervensystems mit klassischer Methode.

Mit Spielmeyer und seinem Werk hatte dieser Grundzug des Faches Neuropathologie einen vorläufigen Abschluß gefunden. Der Kulminationspunkt Walter Spielmeyer zeigt andererseits, daß sich diese Art von klassischer Neuropathologie von der Neuroonkologie, die ihr zu wenig vornehm war, distanzierte. Sowohl in Spielmeyers Werk als auch in seiner täglichen Arbeit fanden die Hirntumoren keinen Platz (Scholz 1965).

Die Disziplin, die an der Bearbeitung der Hirntumoren mit morphologischen Methoden Interesse hatte, war die sich entwickelnde Neurochirurgie. Die Zusammenarbeit des Neurochirurgen Harvey Cushing (1869–1939) mit dem Neuropathologen Percival Bailey hat zur Beschreibung von definierten Rubriken geführt (Biencke 1982), die die Grundlage der Entwicklung, aber auch der Kontroversen sind, die uns heute noch beschäftigen (Globus 1946). Frühe Versuche zur Einteilung, wie etwa die von Lebert (1851), überraschen gelegentlich durch die Schärfe der Beobachtung mit noch ungenauen Hilfsmitteln. Lebert hat damals in Virchows Archiv zwischen echten Krebsen und fibroblastischen Tumoren unterschieden; man kann sich vorstellen, daß er unter die erste Rubrik Metastasen und hirneigene Tumoren, unter die zweite die von der Dura ausgehenden Meningeome subsummierte.

Die geschichtliche Entwicklung der Neurochirurgie verläuft bis zum Beginn der Neuzeit parallel mit der oben skizzierten Entwicklung der Neuroanatomie und -pathologie. In ihr tauchen in Altertum und Mittelalter die gleichen Namen auf: So natürlich Hippokrates, so Galen von Pergamon, so weiter Konstantin von Afrika, der unter Desiderius von Benevent, dem Abt von Monte Cassino und späteren Papst Viktor IV., Mönch dieser Benediktinerabtei war. Ihm verdanken wir einen Teil der Überlieferung der Traditionen des Altertums über die Araber. Da die Neurochirurgie aber ein Fach ist, dessen Bedeutung vom operativen Zugang am Schädelinnenraum abhängt, kreiste sie bis etwa 1850 um die Frage der Möglichkeit und Indikation der Trepanation. Als 1870 die Antisepsis allgemein eingeführt wurde, konnte sich die Neurochirurgie sprunghaft entwickeln (Bushe 1984).

Man wird kaum bezweifeln können, daß in dieser Ära der nunmehr schnell sich entwickelnden Neurochirurgie Harvey Cushing aus Boston die herausragende Gestalt mit bleibendem Einfluß war. In Deutschland war die Entwicklung mühsamer: Ansätze einer eigenen Neurochirurgie, die sich schon früh durch die Arbeit von Fedor Krause und Otfried Förster abzeichneten, mußten erst gegen den Widerstand der etablierten Chirurgie durchgesetzt werden (König 1984). Die eigenständige Stellung der Neurochirurgie im deutschen Sprachraum ist mit dem Namen Wilhelm Tönnis verbunden (Zülch 1984).

Die Neurochirurgie konnte sich als wissenschaftlich fundiertes klinisches Fach erst entwickeln, als die Neurologie Vorstellungen über die Lokalisation erarbeitet hatte. In London entfernte Victor Horsley 1887 erfolgreich eine Geschwulst des Rückenmarks nach Vorarbeit von Jackson und Clarke (Gowers u. Horsley 1888). Vorhergehende Tumoroperationen am Gehirn sind weniger gut dokumentiert. Horsley hat es auch gewagt, eine Trigeminusneuralgie operativ anzugehen, allerdings mit unglücklichem Ausgang (Horsley et al. 1891). Seine vielen Hirntumoroperationen waren offenbar nicht allzu erfolgreich. Eine ähnliche Zusammenarbeit zwischen lokalisatorisch denkendem Neurologen und Chirurgen ergab sich um 1900 in Berlin, zwischen Hermann Oppenheim und Fedor Krause. Zwischen 1892 und 1923 führte Krause zahlreiche Operationen am Gehirn, beginnend mit Trigeminusdurchtrennungen, vor allem aber an Hirntumoren, durch. Die Sterblichkeit im Umfeld der Operation betrug erst 60%

später 40% (KRAUSE 1911). Die Tradition Fedor Krauses, der nach seiner Emeritierung im wesentlichen Trigeminusneuralgien operierte, wurde in Amerika von Charles Frazier fortgesetzt (LEWEY 1970). Die Entwicklung der Neurochirurgie und damit verbunden auch der klassifizierenden Neuroonkologie ging aber auf der Linie weiter, die Victor Horsley in London begonnen hatte. Horsley hatte 1869 einen Bostoner Chirurgen als Gast, der dann in Boston drei Fälle von Gehirntumoren operierte. Durch ihn, J.W. Elliot, wurde Harvey Cushing auf das Problem aufmerksam. Cushing hat anfänglich ebenfalls Trigeminusneuralgien operativ angegangen; seine Karriere als Neurochirurg hat er mit der operativen Heilung einer Meralgia parästhetica begonnen.

Harvey Cushing hat seit 1902 im John Hopkins Hospital in Baltimore Hirntumoren operiert, gegen den Widerstand der etablierten Chirurgie und anfänglich mit wenig guten Ergebnissen. Noch 1889 äußerte sich Cushing kritisch zu den Möglichkeiten einer Chirurgie intrakranieller Tumoren. Er hat jedoch schon damals mehrfach operiert, war also von Anfang an mit dem Problem des biologischen Verhaltens der Hirngeschwülste und der Voraussage eines Rezidivs und der Ungewißheit des Ausganges aufgrund der klinischen Malignität konfrontiert worden. An dieser Stelle reifte der Entschluß, Hirntumoren zu katalogisieren und Katamnesen zu erheben und mit den katalogisierten Befunden zu korrelieren. Anfang des Jahres 1910 operierte Cushing erfolgreich General Wood an einem Meningeom (Fall 4, CUSHING u. EISENHARDT 1928), was ihm außerordentliche Popularität einbrachte und die Möglichkeit, sein Vorhaben effektvoller durchzuführen. Sehr bald erfolgte die Berufung nach Harvard. In der Zeit zuvor hatte er sich der Chirurgie der Hypophyse zugewandt und die pathologisch-klinische Korrelation hypothetisch richtig gedeutet (CUSHING 1912).

Inzwischen war die Entwicklung weitergegangen, besonders was die technischen Möglichkeiten der Diagnostik anlangte. Dandy hatte die Pneumenzephalographie, Egas Moniz die Angiographie in die diagnostische Arbeit eingeführt. Cushing indes sah weiter voraus: Er trieb die der Diagnostik nicht so unmittelbar dienende pathologische Klassifikation der intrakraniellen Tumoren voran. Wie weitsichtig das war, zeigt die weitere Entwicklung: Die Fortführung in der Produktion der Verfahren, die auf Kontrastunterschied im Gewebe angewiesen sind, heute bildgebende Verfahren, ergab, daß eine sichere Interpretation dringend der Grundlage einer Kenntnis der Eigenschaften der einzelnen Geschwülste bedarf. Nur mit der gesicherten Kenntnis des Systemes der intrakraniellen Tumoren, ihrer Vorzugslokalisation, ihrer Altersprädilektion, ihres geweblichen Baues und ihres biologischen Verhaltens, ist eine vernünftige Interpretation von Tumorbefunden in bildgebenden Verfahren möglich.

Die Ordnung der Hirngeschwülste wurde zusammen mit Percival Bailey aufgestellt; Bailey, patho-anatomisch vorgebildet und auf Reisen geschult, hatte vor allem in Spanien bei Cajal und Hortega Erfahrungen gesammelt. Dementsprechend war der Beginn der Klassifikationsbemühungen histogenetisch geprägt. Der Ausgang war dann allerdings pragmatisch, wie so oft bei den Klassifikationsbemühungen, die von den Erfordernissen des Krankenbettes diktiert werden.

Cushings Vorgehen, seine Arbeitsweise und seine Ideen hatten inzwischen weltweit Ausbreitung und Fortsetzung gefunden; im deutschsprachigen Raum jedoch nur teilweise; an H. Cushing durch mittelbare Filiation gebunden war die entstehende Züricher Neurochirurgie unter H. Krayenbühl, der die Neurochirurgie bei dem langjährigen Cushing-Mitarbeiter H. Cairns erlernt hatte.

In Deutschland war es der eher eigenbrötlerische Otfried Förster, der den Weg von der Neurologie zur Neurochirurgie allein zu gehen wagte; der Beginn Otfried Försters neurochirurgischer Tätigkeit war die Rhizotomie, die Durchtrennung der Wurzeln bei der damals noch häufigen Tabes dorsalis, deren Träger von unerträglichen Schmerzen geplagt wurden (Zülch 1963). Praktisch in eigener Regie entwickelte Förster eine neurochirurgische Methodik. Spät erst kam die Anerkennung und die Verbindung zu Cushing, unter anderem auch durch Percival Bailey (von Weizsäcker 1941).

Die Etablierung der Neurochirurgie in Deutschland kam aber von einer anderen Seite: Wilhelm Tönnis verstand es, sich mit Zähigkeit und Geschick gegenüber der Chirurgie durchzusetzen. Tönnis war der erste Schüler Herbert Olivecronas, der Stockholm – nach Harvard mit Cushing und Baltimore mit Dandy – zu einem dritten Zentrum der Neurochirurgie machen sollte. Tönnis konnte 1934 die äußerst bescheidene Abteilung für Neurochirurgie in Würzburg eröffnen. Die histologische Diagnostik wurde von Hugo Spatz durchgeführt, der sich dabei des Schemas von Bailey und Cushing bediente. Seit 1936 konnte Tönnis unter verbesserten Bedingungen in Berlin arbeiten in enger Zusammenarbeit mit dem Kaiser-Wilhelm-Institut für Hirnforschung, das damals nach dem eher unfreiwilligem Auszug der Vogts von Hugo Spatz geleitet wurde. Seit 1936 arbeitete Tönnis auch mit K.J. Zülch zusammen (Tönnis u. Zülch 1937; Tönnis 1938). Die Frucht dieser Zusammenarbeit waren eine Einteilung und Beschreibung der Hirntumoren, die – von Bailey beeinflußt – Cushings praxisbezogenen Ansatz zu Ende führte. Den Beginn dieser Entwicklung zeigt das Referat Tönnis' in München (Tönnis 1938), das Ende ist die Übernahme der Zülchschen Graduierungsvorschläge in das Klassifikationsschema der WHO. Die Hauptarbeit konnte erst nach dem Zweiten Weltkrieg erfolgen, als Tönnis 1951 die neurochirurgische Universitätsklinik Köln und eine Abteilung des Max-Planck-Institutes für Hirnforschung mit der Verleihung der Ehrendoktorwürde an H. Olivecrona eröffnen konnte (Tönnis 1984).

Es zeigt sich also, daß die morphologische Neuroonkologie eine etwas andere Entwicklung genommen hat, als die klinische Neuropathologie, besonders diejenige in Frankreich und Deutschland. Im Vordergrund standen immer die praktischen Bedürfnisse der risikoreichen und schwierigen neurochirurgischen Krankenbettarbeit.

Auch Penfield hat in seinem heute kaum noch gewürdigten Werk schon für eine pragmatische Vereinfachung der Klassifikationsschemata geworben. Durchgesetzt wurde diese dann aber im Amerika Cushings von Kernohan und Mitarbeitern (1949), im Schweden Olivecronas von Nils Ringertz (1950) und in Deutschland in Zusammenarbeit zwischen Tönnis und Zülch (Zülch u. Wechsler 1968).

Die dritte entscheidende Einflußgröße auf die Neuroonkologie war die grundlagenwissenschaftliche Entwicklung der allgemeinen Kanzerologie. Die eigentlichen Tumoren des Nervensystems haben der allgemeinen Kanzerologie gegenüber lange Zeit eine Sonderstellung eingenommen. Das lag nicht zuletzt an ihren geweblichen und lokalisatorischen Besonderheiten. Aufgrund der geschützten und durch Schranken vom Blutstrom abgegrenzten Situation war eine äußere Einwirkung auf das Nervensystem mit karzinogener Wirkung schwer vorstellbar (s. Abschn. B. II. 1).

Das Tumorproblem hat inzwischen allerdings soviel Facetten, daß die unterschiedlichen methodischen Zugangsarten kaum mehr überblickbar sind. In den letzten Jahren wurden im Anschluß an die experimentelle Erzeugung von neurogenen Tumoren auf systemischem Wege auch die Neuroonkologie stärker in die Forschung der allgemeinen Kanzerologie mit einbezogen (s. Abschn. B. III. 4).

B. Allgemeine Neuroonkologie

Die Begriffsbestimmung einer „allgemeinen Neuroonkologie" ist schwierig. Zunächst verstehen wir darunter ein System, das es erlaubt, neuroonkologische Phänomene zu ordnen. Dieses System hat eine Ursache und ein Ziel. Die Ursache ist eine erforschbare biologische Ordnung, die von individuellen Verästelungen gereinigt, als Systematik aufgestellt wird. Das Ziel ist die diagnostische und therapeutische Verwendbarkeit.

Somit hat eine allgemeine Neuroonkologie zwei Teile: Einmal das Gesamt der naturwissenschaftlichen Befunde, die nach klinischer Sichtung zur Aufstellung eines vorläufigen Systems führen, zum anderen die systematische Ordnung selbst, die im Hinblick auf die diagnostische und therapeutische Bedeutung ein gewisses, manchmal zähes Eigenleben besitzt: Nicht jede Neuentdeckung wird ein bewährtes Ordnungssystem sofort verändern. Andererseits kann das Ordnungssystem einer bedeutsamen neuen Entwicklung nicht widerstehen.

Somit gehören zur allgemeinen Neuroonkologie sowohl ätiologische Konzepte, als auch das allgemeine biologische und morphologische Verhalten der Tumoren als auch die Klassifikationsschemata selbst. Diese und die Fragen der Graduierung stehen den speziellen klinisch-neuroonkologischen Problemen am nächsten. Wir werden in unserer Darstellung mit ihnen beginnen.

Die allgemeine Neuroonkologie ist Teil der allgemeinen Neuropathologie, diese wiederum Teil der allgemeinen Pathologie. Diese „Disziplinen" behandeln die allgemeinen morphologischen Erscheinungen der Krankheiten unter Vernachlässigung der speziellen Organveränderungen (allgemeine Pathologie), die allgemeinen morphologischen krankhaften Erscheinungen in einem funktionell definierten System (allgemeine Neuropathologie) und die allgemeinen Regeln der Bildung und des Wachstums der Geschwülste in einem solchen funktionell definierten System (allgemeine Neuroonkologie).

Eine allgemeine Pathologie ist abzugrenzen von einer theoretischen Pathologie, deren Konzept in den letzten Jahren unter dem Einfluß von Doerr entwickelt wurde. Analog könnte man von einer theoretischen Neuroonkologie sprechen. Sie wäre dann eine theoriebildende Neuroonkologie, das heißt ein Vorgehen, das aus den Phänomenen des Tumorwachstums am Nervensystem Bausteine für pathologische, anthropologische, philosophische Theoriebildung gewinnt.

Theoretische Neuroonkologie steht damit im Kontext einer theoretischen Medizin oder enger einer theoretischen Pathologie (Doerr u. Schipperges 1975; Becker et al. 1980). Sie ist stark medizingeschichtlich orientiert, da die Theoriebildung in der Geschichte der Medizin erst in der neuzeitlichen naturwissenschaftlichen Medizin nach der Verifizierung an die zweite Stelle zurücktrat. Die Neuroonkologie als ein Fach, in dem sich neoplastisches Wachstum und Gehirn begegnen, eignet sich sehr für eine solche theoretische Betrachtungsweise.

I. Klassifikationsfragen, Graduierungsschemata

1. Prinzipien, Entwicklungslinien

Die Versuche, Hirntumoren wie andere Geschwülste klassifikatorisch nach vorgegebenen Gesichtspunkten zu ordnen, konnten erst erfolgreich sein, als die Histologie und vor allem die Neurohistologie konzipiert waren. Die Mikroskopie, durch J.E. Purkinje (1787–1869) und Theodor Schwann (1810–1882) eingeführt, war die allgemeine Voraussetzung für histopathologisches Arbeiten. Für die spezifische Neurohistologie waren es aber vor allem die Arbeiten von Camillo Golgi, Santiago Ramon y Cajal und Pio del Rio Hortega, die die Grundlage einer besseren zytologischen Analyse bildeten: Doch kamen die einfacheren Anilinmethoden, Lackierungen und Imprägnationstechniken, wie von Spielmeyer (1927) kompiliert, den pragmatischen Bedürfnissen eher entgegen. In dem genannten Zeitraum vollzog sich also auch die Aufstellung erster Ordnungen.

Mit Virchow (1863) beginnt die Systematik der gesamten Geschwulstpathologie. Aus der Vor-Virchow-Ära pflegt vor allem Cruveilhier (1829, 1835) zitiert zu werden, der kasuistisch Meningeome und Epidermoide (Perltumoren) und auch andere im Nachhinein identifizierbare Tumoren darstellte. Johannes Müller (1838) hat dann den Gedanken einer histologisch-histogenetischen Ordnung der Neubildungen ausgesprochen. Auch die ausführlichen Beschreibungen Leberts (1851) lassen bedingt einigermaßen sichere Rückschlüsse auf einzelne Tumorarten zu.

Auf Virchow (1863) geht die Begriffsbildung Neuroglia und Gliom zurück. Damit war das histogenetische Denken auch begrifflich fixiert worden; es wurde für den Bereich der Nerventumoren von Pick u. Bielschowsky (1911) ausgebaut. Eine ins Ideologische abgleitende Ausgestaltung fand die histogenetische Lehre durch Ribbert (1918), auf den – zusammen mit Cohnheim – die Lehre von den versprengten Keimen zurückgeführt wird. Man kann hierin die konzeptuelle Blüte der histogenetischen Betrachtungsweise sehen, die aber auch weiterhin in unserer ganzen Begriffsbildung vorhanden ist.

Die nächste Periode war durch praktisch-neurochirurgische Bedürfnisse ausgezeichnet. Allerdings war für Harvey Cushing und Percival Bailey, als sie nach 1910 an das Problem herantraten, die histogenetische Betrachtungsweise vorgegeben; sie konnten nicht umhin, auf ihr aufzubauen. Eines der bekanntesten Schemata aus Baileys u. Cushings Arbeiten zeigt deutlich Ausgangspunkt und Ziel des Vorgehens (Abb. 5). Dieses Schema kann im Prinzip mit dem Perioden-

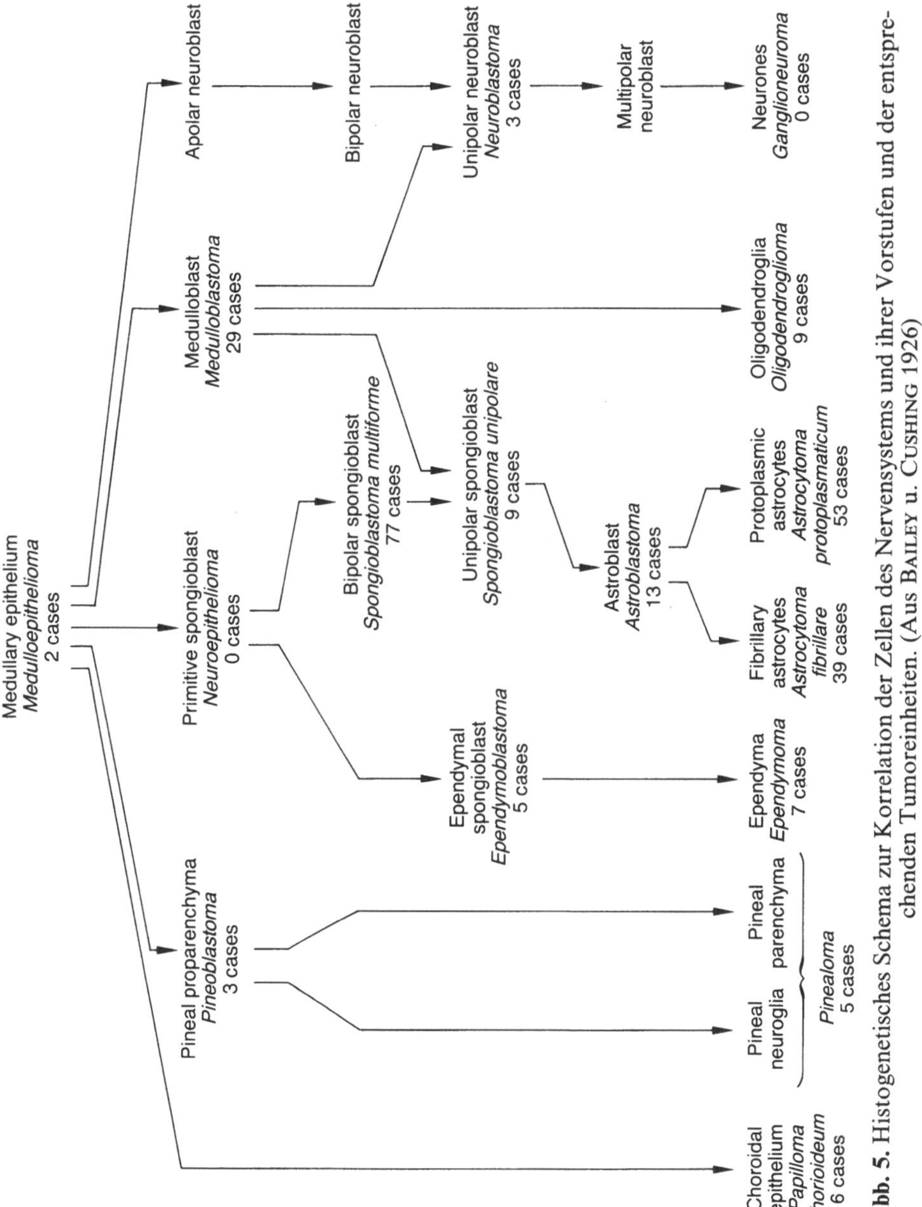

Abb. 5. Histogenetisches Schema zur Korrelation der Zellen des Nervensystems und ihrer Vorstufen und der entsprechenden Tumoreinheiten. (Aus BAILEY u. CUSHING 1926)

system der Elemente verglichen werden, in dem die Rubriken installiert waren, während die einzelnen Elemente erst noch nachgewiesen werden mußten.

In dieser ersten Einteilung ergaben sich 15 Unterarten, die zunächst in "Tumors of the glioma group" aufgezählt wurden, darunter auch Geschwülste, die über die Definition Gliom hinausgingen, aber jedenfalls nicht alle intrakraniellen Tumoren. Die genannten Gruppen wurden später auf nur 8 Einheiten eingeschränkt (Bailey 1932).

Am Ende der Klassifikationsbemühungen stand die Einteilung der Meningeome (Cushing u. Eisenhardt 1938). Bei den Meningeomen war Cushing dann aber auf das Problem der klinischen Malignität gestoßen, die zu einer detaillierten Unterteilung bezüglich Morphologie und Sitz zwang.

Das wesentliche am Vorgehen von Bailey und Cushing war der nie aus dem Auge gelassene Bezug zur Klinik. Cushing selbst legte außerordentlich großes Gewicht auf Katamnesen; die ersten pathologisch-klinischen Korrelationen zeigten, daß einige Tumorarten als biologische Einheiten angesehen werden konnten. Dies wurde später vor allem von Zülch aufgenommen und erweitert. Weiterführungen der vorgeschlagenen Klassifikationen waren auch die Arbeiten von Penfield (1931), Gagel (1938), Russell u. Rubinstein (1959) und anderen.

Einwände wurden vor allem gegen die starke klinische Gewichtung vorgebracht. Roussy u. Oberling (1931), Scherer (1933, 1941), Ostertag (1936) und andere haben andere Ordnungskriterien vorgeschlagen (Zülch 1956). Eine im wesentlichen histologische, sogar zytologische Einteilung hat Del Rio Hortega 1932 und 1945 vorgelegt, die auf der Zelldarstellungstradition der spanischen Schule beharrte. Das bekannte Schema (Abb. 6) führt didaktisch sinnvoll die Unterteilung in Gliome und Paragliome ein.

Die Erweiterung dieses Ansatzes von Bailey und Cushing durch Zülch (1956) legt vor allem Wert auf die gute Definierbarkeit einer Rubrik. Dazu gehört zunächst, daß es sich bei einer Tumorart nicht um eine exquisite Seltenheit handelt, bei der eine morphologisch gültige und biologisch verläßliche Beschreibung aus statistischen Gründen kaum möglich ist. Es wurden zudem für die häufigeren Gruppen recht charakteristische Alters- und Geschlechtsverteilungen herausgearbeitet (Borck u. Zülch 1951; Zülch u. Borck 1952). Die Aufstellung der gut definierten und wichtigen Geschwulstgruppen führte dann zu dem Zülchschen Klassifikationsschema, in dem allerdings neben Tumoren auch einige Prozesse enthalten sind, die sicher von den Tumoren abgegrenzt werden sollten (Tabelle 2).

In der weiteren Entwicklung zeichneten sich zunehmend nomenklatorische und konzeptuelle Schwierigkeiten ab, die ein Hindernis für eine ausreichend klare klinisch-pathologische Korrelation waren.

Neben einigen – noch unhaltbareren – neuen Entwürfen (Gluzczc 1972) waren grob gesprochen und deutlich vereinfacht, drei größere Einteilungsschemata auf dem Markt:

– In Mitteleuropa wurde im wesentlichen die Zülchsche Klassifikation gebraucht.
– In den angelsächsischen Ländern, in England, später auch in Amerika, setzte sich die Nomenklatur von Russell und Rubinstein durch.

Beide Schemata fußten zwar auf Bailey und Cushing; sie unterschieden sich jedoch in einigen wesentlichen Punkten; die Einteilungen von Russell u. Rubinstein (1959) und Rubinstein (1972) denken überwiegend kasuistisch, während für die Zülchsche Klassifikation die Häufigkeit eines Tumors ein Kriterium der Klassifizierbarkeit überhaupt ist.

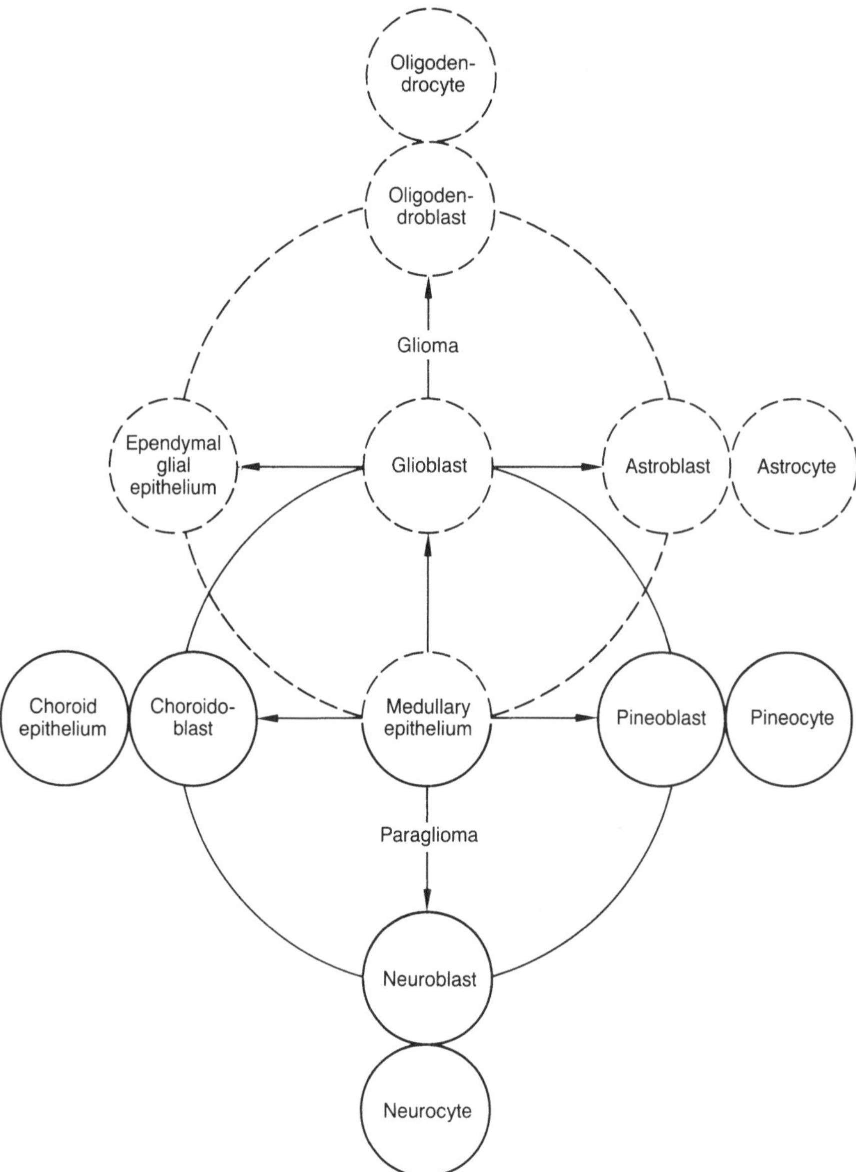

Abb. 6. Abstammung der Gliazellen und anderer Zellen des Nervensystems nach DEL
RIO HORTEGA

– In den spanisch sprechenden Ländern wird die fast ausschließlich zytologisch-
zytogenetische Nomenklatur vielfach gepflegt (POLAK 1966).

Diese Uneinheitlichkeiten hatten zur Folge, daß Graduierungsschemata aufgestellt wurden, um die Vielfalt der einander wenig gleichgewichtigen Tumoreinheiten zu simplifizieren und zu ordnen (s. Abschn. B. I. 2), und daß Versuche

Tabelle 2. Übersicht über unsere Einteilung der „Hirngeschwülste" und anderer raumbeengender Prozesse (ZÜLCH 1956)

A. Neuroepitheliale Tumoren
  I.   Medulloblastome
    1. Medulloblastome
      a) Retinoblastom
      b) Pineoblastom
      c) Medulloblastoma cerebelli
      d) Sympathoblastom
  II. Gliome
    2. Spongioblastome (einschließlich der sog. Kleinhirnastrozytome)
    3. Oligodendrogliome
    4. Astrozytome (fibrilläre, protoplasmatische, gigantozelluläre Astrozytome, Astroblastome und maligne Astrozytome)
    5. Glioblastome (globuliforme, fusiforme, multiforme)
  III. Paragliome
    6. Ependymome
    7. Plexuspapillome
    8. Pinealome
    9. Neurinome
  IV. Gangliozytome
    10. Gangliozytome
      a) Gangliozytom des Großhirns, der Oblongata, des Rückenmarks
      b) Gangliozytom des Kleinhirns
      c) Gangliozytom des Sympathikus

B. Mesodermale Tumoren
    11. Meningeome (endotheliomatöse, fibromatöse, angiomatöse)
    12. Angioblastome
    13. Fibrome
    14. Sarkome
      a) Sarkomatose der Meningen (diffus)
      b) Sarkomatose der Gefäße (diffus)
      c) Sarkome der Arachnoides des Kleinhirns (umschrieben)
      d) Sarkome der Gefäße (umschrieben) = sog. monstrozelluläre Sarkome
      e) Fibrosarkome
      f) Die primäre diffuse Melanomatose
    15. Chondrome
    16. Lipome
    17. Osteome
    18. Chordome

C. Ektodermale Tumoren
    19. Kraniopharyngeome
    20. Hypophysenadenome
      a) eosinophile
      b) basophile
      c) chromophobe
    21. Zylindromatöse Epitheliome

D. Mißbildungstumoren
    22. Epidermoide
    23. Dermoide
    24. Teratome

Tabelle 2. (Fortsetzung)

E. Gefäßmißbildungen und Gefäßgeschwülste
    25. Angiome und Aneurysmen
        a) Angioma cavernosum
        b) Angioma capillare ectaticum (Teleangiektasien)
        c) Angioma venosum
        d) Angioma arteriovenosum aneurysmaticum (kongenitales arteriovenöses Angiom)
        e) Angioma capillare et venosum calcificans (STURGE-WEBER)
        f) Aneurysmen, Varizen und arteriovenöse Aneurysmen

F. Sonstige raumfordernde Prozesse
    26. Unklassifizierte Blastome
    27. Metastasen
    28. Parasiten
        a) Zystizerken
        b) Echinokokken
        c) Sonstige Parasiten
    29. Granulome und Mykosen
        a) Tuberkel
        b) Gummen
        c) Mykosen
    30. Arachnitis und Ependymitis
        a) Arachnitis adhaesiva cystica
        b) Ependymitis

---

unternommen wurden, nomenklatorische und sachliche Vereinheitlichungen zu erzielen.

Eine solche Bestrebung nach einer einheitlichen Nomenklatur fand ihren Ausdruck in der Arbeit der UICC, die 1965 veröffentlicht wurde, und als leicht modifizierte Zülchsche Klassifikation aufzufassen ist. Ein ausdrücklich als Nomenklatursymposion zur Vereinheitlichung der Bezeichnungen installiertes Treffen in Köln 1961 (ZÜLCH u. WOOLF 1964) blieb ohne Erfolg, ebenso Bestrebungen auch in der sog. spanischen Schule (OBRADOR ALCALDE u. SANZ IBANES 1955).

Eine Vereinbarung, in der sich mehrere Schulen und geographische Verbreitungsgebiete wiederfinden konnten, stellt die Klassifikation der WHO dar. Sie bedeutet allerdings einen Kompromiß und ist demnach mit den daraus folgenden Schwächen behaftet. Sie ist jedoch auch als offen für Verbesserung konzipiert. Zudem stellt die Schriftenreihe der WHO: "Histological typing of .... tumors" eine Standarddarstellung der histologischen Tumorbeschreibungen der gesamten Pathologie dar und trägt einen Hauch offiziellen Charakters, so daß anzunehmen und zu hoffen ist, daß sie in verbesserter Form Grundlage der speziellen Neuroonkologie in der ganzen Welt werden wird.

Wir folgen der WHO-Einteilung in dieser Darstellung *weitgehend.* Einige kleinere Abweichungen sind in Abschnitt B. I. 4 begründet.

Dieser Kompromiß in Gestalt der Klassifikation der WHO kann jedoch keineswegs als letztes Wort angesehen werden. Im Gegenteil ist heute ein neues histogenetisches Denken als Folge immunhistochemischer Techniken in die Tumordiagnostik eingezogen. Möglicherweise wird das unsere Klassifikationsschemata erneut verändern.

2. Die Frage des biologischen Verhaltens

Die Frage des Verhältnisses pathologisch beschreibbarer Formen und ihres biologischen Verhaltens stellt sich bei den Tumoren des Nervensystems in besonderer Schärfe, da deren Hauptgruppen intrakraniell und intraspinal wachsen und somit unabhängig von den inhärenten Wachstumseigenschaften über kurz oder lang zum tödlichen Ausgang oder irreversiblen Schaden führen. Andererseits ist die Intervention am zentralen Nervensystem möglicherweise für Leben und psychische Integrität des Betroffenen besonders folgenschwer, so daß sie prinzipiell zurückhaltend ausgeübt wird. Diese letztere Tatsache hat die Entwicklung des Faches Neurochirurgie, besonders die Tumorneurochirurgie so schwierig und langwierig, auch leidvoll gemacht und war Anlaß dafür, von neurochirurgischer Seite Einfachheit und Verläßlichkeit der Tumordiagnostik zu verlangen.

Die mannigfachen mittelbaren Schäden der intraspinalen und besonders der intrakraniellen Tumoren hat man als klinische Malignität zusammengefaßt. Dieser Begriff gilt natürlich auch für andere Körpertumoren, wenn auch nicht in demselben Ausmaß. Für intrakranielle Tumoren bedeutet das, daß jede wachsende Raumforderung maligne ist, es sei denn, die (pathologische) Hirnatrophie kompensiert die Volumenzunahme zeitlich und quantitativ völlig.

Verschiedene Komponenten, die zur klinischen Malignität beitragen, wurden von Zülch (1986) zusammengefaßt (Tabelle 3). Die klinische Malignität ergibt sich aus dem Sitz und der Wachstumsgeschwindigkeit einer intrakraniellen Geschwulst, muß aber jeweils für den individuellen Fall abgeschätzt werden.

Das biologische Verhalten intrakranieller Tumoren läßt sich am besten aus den Wachstumszeiten der einzelnen Geschwulstarten bestimmen. Aus praktischen Gründen sind das die mittleren postoperativen Überlebenszeiten. Durch Sammlung von Katamnesen hatten schon Bailey und Cushing versucht, das Problem des biologischen Verhaltens anzugehen. Die von ihnen zusammengestellte Tabelle (Tabelle 4) stellt die erste Gradeinteilung nach mittlerer postoperativer Überlebenszeit dar.

In Fortführung der genannten Überlegungen wurden in der Folgezeit Graduierungschemata aufgestellt, von denen einige breitere Anerkennung fanden: Die Vier-Grad-Einteilung von Kernohan et al. (1949), die Drei-Grad-Einteilung von Ringertz (1950) sowie die „horizontale" Vier-Grad-Einteilung von Zülch u. Wechsler (1968).

Kernohan et al. (1949) legten das Konzept der Graduierungsüberlegungen von Broders (1920) zugrunde, das auf epitheliale Tumoren Anwendung fand. Das Ergebnis war eine Klassifikation mit fünf Termini, jeder mit 4 Graden vertreten (mehr oder weniger, am wenigsten beim Medulloblastom), worin die alten Rubriken aufgehen sollten (Tabelle 5).

Das Konzept beruhte auf der wichtigen und heute – nach Etablierung der Immunhistochemie – wohl als richtig zu bezeichnenden Einsicht, daß es im Bereich der astrozytären Tumoren fließende Übergänge von sehr gutartigen

Tabelle 3. Klinische Malignität intrakranieller Tumoren. (Aus ZÜLCH 1986)

Histologische Malignität plus biologisches Verhalten
1. Volumen auctum (effektives raumforderndes Volumen, d.h. Tumor und Ödem)
2. Massenverschiebung, Hernierung
3. Einwirkung auf die Liquorwege: Hydrozephalus
4. Einwirkungen auf die Arterien: Durchblutungsstörungen
5. Einwirkungen auf vitale Zentren: Hypothalamus, Hirnstamm usw.

Tabelle 4. Die erste Korrelation der histologischen Diagnosen zu den mittleren postoperativen Überlebenszeiten nach BAILEY u. CUSHING (1930)

Type of tumour	Average survival period (mths)
Medulloepithelioma	8
Pineoblastoma	12
Spongioblastoma multiforme	12
Medulloblastoma	17
Pinealoma	18
Ependymoblastoma	19
Neuroblastoma	25
Astroblastoma	28
Ependymoma	32
Spongioblastoma unipolare	46
Oligodendroglioma	66
Astrocytoma protoplasmaticum	67
Astrocytoma fibrillare	86

Tabelle 5. Graduierungsschema nach KERNOHAN et al. (1949) mit alter und neuer Einteilung

New names	Old names (with new names in parentheses)
Astrocytoma grades I–IV	Astrocytoma (astrocytoma grade I) Astroblastoma (astrocytoma grade II) Spongioblastoma polare (left out) Glioblastoma multiforme (astrocytoma grades III and IV)
Ependymoma grades I–IV	Ependymoma (ependymoma grade I) Ependymoblastoma (ependymoma grades II–III) Neuroepithelioma (left out) Medulloepithelioma (ependymoma grade IV)
Oligodendroglioma grades I–IV	Oligodendroglioma (oligodendroglioma grade I) Oligodendroblastoma (oligodendroglioma grades II–IV)
Neuroastrocytoma	Neurocytoma Ganglioneuroma (neuroastrocytoma grade I) Gangliocytoma Ganglioglioma Neuroblastoma Spongioneuroblastoma (neuroastrocytoma grades II–IV) Glioneuroblastoma
Medulloblastoma	Medulloblastoma

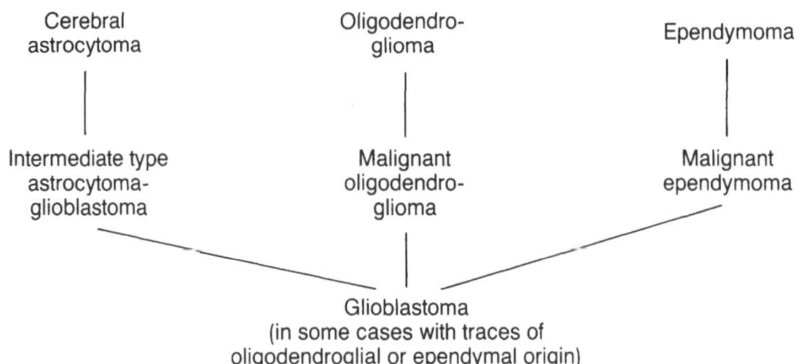

Abb. 7. Drei-Grad-Schema nach Nils Ringertz (1950)

zu ausgesprochen malignen Formen gibt. Für die astrozytären Tumoren läßt sich damit eine Gradeinteilung klinisch gut begründen und eine solche in vier Grade kaum widerlegen. Die positive Akzeptanz der Kernohanschen Graduierung beruht nicht zuletzt darauf, zumal die astrozytären Tumoren das Haupttätigkeitsfeld des Neurochirurgen darstellen. Weniger gelungen ist dagegen die Vier-Grad-Einteilung bei den Ependymomen, obwohl man auch hier über ein gleitendes Spektrum – in der von Kernohan vorgeschlagenen Form oder auch anders – diskutieren könnte. Völlig unangemessen scheint die Gradeinteilung der Oligodendrogliome, Neuroastrozytome und des Medulloblastoms. Angesichts der gut umschriebenen biologischen Entität des Medulloblastoms versagt eine Gradeinteilung völlig.

Die Graduierung Kernohans ist sowohl enthusiastisch zustimmend als auch deutlich ablehnend aufgenommen worden. Insgesamt ist zu sagen, daß sie aufgrund ihrer – in sich zudem noch inkonsistenten – Rigidität einen Zwang zur Einordnung schafft, der wiederum zu künstlichen, biologisch schlecht definierten Gruppen führt, also ein Vorgehen bedeutet, das mit einer solchen Gradeinteilung ja gerade vermieden werden sollte.

Eine wichtige Beobachtung von Kernohan et al. (1949) hat Nils Ringertz (1950) aufgegriffen und erweitert, nämlich den gleitenden Übergang gutartiger gliöser Tumoren zum Glioblastom. Seine Darstellung setzte Astrozytome, Oligodendrogliome und Ependymome in Parallelität, nahm anaplastische Formen dieser Geschwülste an und behandelte das Glioblastom als möglichen Endpunkt der Entwicklung aller drei Formen (Abb. 7).

Während Kernohan et al. (1949) ihre Graduierung auf die Sammlung der Mayo-Klinik aufbauten, konnte sich Ringertz (1950) auf die große Sammlung Olivecronas berufen. Die Drei-Grad-Einteilung wurde in der von Ringertz vorgeschlagenen Form oder modifiziert manchen prognostischen und therapeutischen Untersuchungen zugrunde gelegt, so vor allem bei Schröder et al. (1968), Müller u. Schröder (1968), Schröder et al. (1970). Natürlich wurde auch die Vier-Grad-Einteilung von Kernohan et al. (1949) zur Bewertung klinisch/pathologisch korrelierter Befunde bei Therapieversuchen herangezogen.

Ein anderes Vorgehen, das sich an den Vorarbeiten von Bailey u. Cushing orientierte und somit für mittlere postoperative Überlebenszeiten Grade einsetzt,

Tabelle 6. Gradeinteilung und Prognose nach ZÜLCH

Malignitäts-stufe	Prognose	Tumoren	
		extrazerebral	intrazerebral
Grad I benigne	Heilung oder Überlebenszeit von 5 und mehr Jahren	Meningeome Neurinome Hypophysenadenome Kraniopharyngeome	Spongioblastome Ventrikelependymome Plexuspapillome temporobasale Gangliozytome Angioblastome
Grad II semi-benigne	Überlebenszeit: 3–5 Jahre		isomorphe Astrozytome isomorphe Oligo- dendrogliome Großhirnependymome übrige Gangliozytome
Grad III semi-maligne	Überlebenszeit: 1–3 Jahre	Entartete Meningeome Entartete Neurinome	polymorphe Astrozytome Oligodendrogliome Ependymome Plexuspapillome Gangliozytome
Grad IV maligne	Überlebenszeit: 6–12 Monate	Epidurale Retikulum- zellsarkome Fibrosarkome der Dura Arachnoidalsarkome des Kleinhirns	Medulloblastome (Retinoblastome) Glioblastome primäre Hirnsarkome

wurde von ZÜLCH gewählt. Dabei wurde die Starrheit KERNOHANS vermieden und den Tumoren jeweils nur ein, seltener zwei, höchstens drei Grade der Malignität zugestanden. Damit wurde eine horizontale Graduierung aller intrakraniellen Tumoren möglich; dies trägt auch den prinzipiellen Gesetzmäßigkeiten der Raumforderung Rechnung und der genannten prinzipiellen klinischen Malignität (ZÜLCH 1962). ZÜLCH hat seine Vier-Grad-Einteilung in mehreren Schemata dargestellt (Tabelle 6, 7).

Natürlich hat die Etablierung unterschiedlicher Graduierungen zusätzlich zu den abweichenden Nomenklaturen die Verständigung weiter erschwert. Auch die Zülchsche Graduierung ist stark kritisiert worden: sie sei zu klinisch und vergleiche Unvergleichbares (im horizontalen Grading). Eine interessante Zusammenstellung und Kritik verschiedener Graduierungsschemata, auch solcher, die hier nicht erwähnt wurden, findet man bei STOCHDORPH (1982).

Die Kontroversen über die Graduierung dürften derzeit obsolet sein, da das Zülchsche Konzept Eingang in die Klassifikation der WHO gefunden hat. Trotz einiger Unvollständigkeiten scheint es angesichts der klinischen Erfordernisse, die intrakraniellen und intraspinalen Tumoren als Einheit zu behandeln, noch am vernünftigsten.

Die Klassifikation der WHO hat nomenklatorisch einen Kompromiß zwischen verschiedenen „Schulen" gebracht, für die Graduierung aber im wesent-

Tabelle 7. Isomorphe und polymorphe Gliome, Paragliome und Gangliozytome mit den entsprechenden Gradeinteilungen nach ZÜLCH

Tumoren	Grad I benigne	Grad II semibenigne	Grad III semimaligne	Grad IV maligne
Medulloblastome				+
Spongioblastome isomorph polymorph (sehr selten)	+		+	
Astrozytome isomorph polymorph		+	+	
Oligodendrogliome isomorph polymorph		+	+	
Glioblastome				+
Ependymome isomorph polymorph (selten)	+	+	+	
Plexuspapillome isomorph polymorph (sehr selten)	+		+	
Gangliozytome isomorph polymorph	+	+	+	

lichen den Gedankengang von ZÜLCH aufgegriffen. Somit ist es möglich, für alle wichtigen Tumoren, besonders solche von klinischer Relevanz, eine Tafel der biologischen Wertigkeiten und der Varianten aufzustellen (Tabelle 8). Diese Tafel betrifft dann sowohl die echten Gliome als auch andere intrakranielle Tumoren; damit tritt der pragmatische Gesichtspunkt wieder ganz in den Vordergrund.

Zytogenetische und andere theoretische Betrachtungen bleiben weitgehend unberücksichtigt, so daß dieses Vorgehen natürlich auch eine breite Angriffsfläche bietet.

Natürlich können auch andere Methoden außer der histomorphologisch/klinischen Korrelation zur Einteilung der Hirntumoren herangezogen werden. In den letzten Jahren hat sich die Immunhistochemie aufgrund der Vereinfachung der Untersuchungstechnik in dieser Hinsicht angeboten. Ein weiterer Weg besteht in dem Versuch, morphometrische Daten zu erarbeiten, die mit Hilfe des Computers eine relativ schnelle Klassifikation erlauben. Diese Ansätze stehen wie die immunhistochemischen in ihrer Aussagekraft für die Gradeinteilung noch in den Anfängen (MARTIN et al. 1980; MARTIN u. VOSS 1982; KLINKEN et al. 1984).

Tabelle 8. Vereinfachte Malignitätsskala menschlicher Hirntumoren mit der Nomenklatur der WHO und dem dort vertretenen Grading

Tumor	Grad I benigne	Grad II	Grad III	Grad IV maligne
Angioblastome	+ +			
Kraniopharyngeome	+ +			
Hypophysenadenome	+ +	+		
Meningeome	+ +		+	
Neurinome	+ +		+	
Plexuspapillome	+ +		+	
Gangliozytome	+ +	+	+	
Pineozytome	+ +	+		
Ependymome	+	+	+	
pilozyt. Astrozytome	+ +		+	
Astrozytome		+ +	+	
Oligodendrogliome		+ +	+	
Glioblastome				+ +
Medulloblastome				+ +
Germinome				+ +
Sarkome				+ +

Bemerkungen: + + Regelfall, + kommt gelegentlich vor.
pilozyt. Astrozytome der Mittellinie = Spongioblastom (Schema modifiziert nach ZÜLCH)

3. Die Klassifikation der Weltgesundheitsorganisation

Da eine offizielle deutsche Übersetzung nicht vorliegt, soll die Klassifikation der WHO (1979) hier im ursprünglichen englischen Wortlaut wiedergegeben werden.

Histological Classification of Tumours of the Central Nervous System

I. Tumours of Neuroepithelial Tissue

A. Astrocytic Tumours
    1. Astrocytoma
      a) fibrillary
      b) protoplasmic
      c) gemistocytic
    2. Pilocytic astrocytoma
    3. Subependymal giant cell astrocytoma (ventricula tumours of tuberous sclerosis)
    4. Astroblastoma
    5. Anaplastic (malignant) astrocytoma

B. Oligodendroglial Tumours
    1. Oligodendroglioma
    2. Mixed oligo-astrocytoma
    3. Anaplastic (malignant) oligodendroglioma

C. Ependymal and Choroid Plexus Tumours
    1. Ependymoma
      Variants:
      a) Myxopapillary ependymoma
      b) Papillary ependymoma
      c) Subependymoma

    2. Anaplastic (malignant) ependymoma
    3. Choroid plexus papilloma
    4. Anaplastic (malignant) choroid plexus papilloma

D. Pineal Cell Tumours
    1. Pineocytoma (pinealocytoma)
    2. Pineoblastoma (pinealoblastoma)

E. Neuronal Tumours
    1. Gangliocytoma
    2. Ganglioglioma
    3. Ganglioneuroblastoma
    4. Anaplastic (malignant) gangliocytoma and ganglioglioma
    5. Neuroblastoma

F. Poorly Differentiated and Embryonal Tumours
    1. Glioblastoma
      Variants:
      a) Glioblastoma with sarcomatous (mixed glioblastoma and sarcoma)
      b) Giant cell glioblastoma
    2. Medulloblastoma
      Variants:
      a) Desmoplastic medulloblastoma
      b) Medullomyoblastoma
    3. Medulloepithelioma
    4. Primitive polar spongioblastoma
    5. Gliomatosis cerebri

II. Tumours of Nerve Sheath Cells

A. Neurilemmoma (Schwannoma, Neurinoma)

B. Anaplastic (Malignant) Neurilemmoma (Schwannoma, Neurinoma)

C. Neurofibroma

D. Anaplastic (Malignant) Neurofibroma (Neurofibrosarcoma, Neurogenic Sarcoma)

III. Tumours of Meningeal and related Tissues

A. Meningioma
    1. Meningotheliomatous (endotheliomatous, syncytial, arachnotheliomatous)
    2. Fibrous (fibroplastic)
    3. Transitional (mixed)
    4. Psammomatous
    5. Angiomatous
    6. Haemangioblastic
    7. Haemangiopericytic
    8. Papillary
    9. Anaplastic (malignant) meningioma

B. Meningeal Sarcomas
    1. Fibrosarcoma
    2. Polymorphic cell sarcoma
    3. Primary meningeal sarcomatosis

C. Xanthomatous Tumours
    1. Fibroacanthoma
    2. Xanthosarcoma (malignant fibrocanthoma)

D. Primary Melanotic Tumours
    1. Melanoma
    2. Meningeal melanomatosis

E. Others

IV. Primary Malignant Lymphomas

V. Tumours of Blood Vessel Origin

A. Haemangioblastoma (Capillary Haemangioblastoma)
B. Monstrocellular Sarcoma

VI. Germ Cell Tumours

A. Germinoma
B. Embryonal Carcinoma
C. Choriocarcinoma
D. Teratoma

VII. Other Malformative Tumours and Tumour-Like Lesions

A. Craniopharyngioma
B. Rathke's Cleft Cyst
C. Epidermoid Cyst
D. Dermoid Cyst
E. Colloid Cyst of the Third Ventricle
F. Enterogenous Cyst
G. Other Cyst
H. Lipoma
I. Choristoma (Pituicytoma, Granular Cell "Myoblastoma")
J. Hypothalamic Neuronal Hamartoma
K. Nasal Glial Heterotopia (Nasal Glioma)

VIII. Vascular Malformations

A. Capillary Telangiectasia
B. Cavernous Angioma
C. Arteriovenous Malformation
D. Venous Malformation
E. Sturge-Weber Disease (Cerebrofacial or Cerebrotrigeminal Angio-Matosis)

IX. Tumours of the Anterior Pituitary

A. Pituitary Adenomas
   1. Acidophil
   2. Basophil (mucoid cell)
   3. Mixed acidophil-basophil
   4. Chromphobe
B. Pituitary Adenocarcinoma

X. Local Extensions from Regional Tumours

A. Glomus Jugulare Tumour (Chemodectoma, Paraganglioma)
B. Chordoma
C. Chondroma
D. Chondrosarcoma
E. Olfactory Neuroblastoma (Esthesioneuroblastoma)
F. Adenoid Cystic Carcinoma (Cylindroma)
G. Others

XI. Metastatic Tumours

XII. Unclassified Tumours

4. Kritik der Klassifikation der WHO

Einer der Hauptpunkte der Kritik betrifft die innere Inkonsequenz. Dazu gehört die Einordnung etwa eines subependymären Riesenzellastrozytoms bei tuberöser Sklerose, einer nur im bedingtem Sinne als Neubildung aufzufassenden Läsion unter die astrozytären Tumoren, weiter die Aufnahme des Astroblastoms unter dieselbe Gruppe, eines Tumors, der als klar umrissene Einheit kaum zu definieren ist. Einen weiteren Stein des Anstoßes bilden die gemischten Oligodendrogliomastrozytome, die nur unter die oligodendrogliomatösen Tumoren eingeordnet werden. (Eine Erweiterung hätte bedeutet, daß man auch Astrozytom/ Oligodendrogliom als Rubrik gebildet hätte, desgleichen anaplastisches Oligoastrozytom und anaplastisches Astrooligodendrogliom, des weiteren wäre zu überlegen gewesen, ob nicht Mischtumoren aus Ependymom und Gliom hier noch anzufügen gewesen wären ...)

Außerdem sind bei vielen Tumoren Untereinheiten gebildet worden, bei einigen dagegen Varianten, so beim Ependymom und Medulloblastom. Beides wäre nur um den Preis eines rigiden Purismus vermeidbar gewesen.

Den Hauptangriffspunkt aber stellt die Rubrik der niederdifferenzierten und embryonalen neuroepithelialen Tumoren dar. Gegen die Zusammenfassung der Glioblastome und Medulloblastome haben sich die Vertreter einer einheitlichen Gruppe der primitiven neuroektodermalen Tumoren (PNET) gewandt (Becker 1985; Rorke et al. 1985).

Um diesen inneren Inkonsequenzen abzuhelfen, wurden verschiedentlich Ergänzungen und Erweiterungen dieser Klassifikation der WHO versucht. Die histologische Tumorklassifikation der österreichischen Gesellschaft für Pathologie (1984) ist eine dieser Modifikationen. Sie ist insofern gegenüber der WHO-Klassifikation geändert, als sie streng zwischen peripheren und zentralen Tumoren unterscheidet. Damit werden die gesamten Nervenscheidentumoren und peripheren neuronalen Tumoren, wie Olfactoriusneuroblastom und andere nur unter den peripheren Nervengeschwülsten aufgeführt.

Für die Tumoren des zentralen Nervensystems hat die Ergänzung insofern die Verwirrung in der WHO-Ordnung etwas zurechtgerückt, als die Glioblastome nun nicht mehr mit den Medulloblastomen und anderen niedrigdifferenzierten Tumoren in einer Gruppe erscheinen. Dafür ist dort das PNET-Konzept berücksichtigt worden. Die beiden Klassifikationen der zentralen und peripheren Tumoren sind in Tabelle 9 und 10 gezeigt. Eine weitere Ergänzung der WHO-Klassifikation bringt der Vorschlag von Rorke et al. (1985).

In dieser Einteilung ist ebenfalls das PNET-Konzept vertreten und stark erweitert. So wird das Medulloepitheliom – ein Tumor, der bis jetzt in ganz wenigen überschaubaren Fällen existiert – noch mehrfach unterteilt. Problematisch ist auch der Verlust der Eigenständigkeit des pilozytischen Astrozytoms. Schließlich ist die Klassifikation der gliösen Mischtumoren (bis zur anaplastischen Variante des Oligoastroependymoms) auf die Spitze getrieben. Die entsprechenden Rubriken sind in Tabelle 11 wiedergegeben.

Die eigene Kritik betrifft im wesentlichen die willkürliche Zerreißung der Gliomgruppe durch die Klassifikation der WHO. Wir folgen den Grundgedanken der Graduierungsbemühungen von Kernohan et al. (1949), Ringertz

Tabelle 9. (Aus JELLINGER 1985)

I. Neuroepithelial
   A. Astrozytär
      1. Astrozytom
         a) Fibrillär
         b) Protoplasmatisch
         c) Gemistozytisch
         d) Gemischt
         e) Andere
      2. Pilozytisches Astrozytom
      3. Subependymäres Riesenzellastrozytom
      4. Astroblastom
      5. Meningozerebrales pleomorphes Xanthoastrozytom
      6. Anaplastisches Astrozytom
   B. Oligodendrogliös und gemischt oligoastrozytär
      1. Oligodendrogliom
      2. Anaplastisches Oligodendrogliom
      3. Oligoastrozytom
      4. Anaplastisches Oligoastrozytom
   C. Ependymär
      1. Ependymom
         a) Klassisch
         b) Myxopapillär
         c) Papillär
         d) Foramen Monroi-Typ
         e) Subependymom
         f) Andere
      2. Anaplastisches Ependymom
      [3. Ependymoblastom – siehe I.H.2.b.ii.]
   D. Glioblastomatös
      1. Glioblastom
         a) Multiform
         b) Riesenzellglioblastom (monstrozelluläres Glioblastom)
         c) Glioblastom mit sarkomatöser Komponente (Gliosarkom)
         d) Andere
   E. Ausgehend vom Plexus chorioideus
      1. Plexuspapillom
      2. Malignes Plexuspapillom (Plexuskarzinom)
   F. Ausgehend vom Pinealisparenchym
      1. Pinealozytom (Pineozytom)
      [2. Pinealoblastom – siehe I.H.2.]
   G. Neuronal und gemischt neuronal-glial
      1. Gangliozytom
      2. Anaplastisches Gangliozytom
      3. Gangliogliom
      4. Anaplastisches Gangliogliom
      [5. Neuroblastom und Ganglioneuroblastom – siehe I.H.2.b.iii.]
   H. Embryonal
      1. Medulloepitheliom
      2. Primitiver neuroektodermaler Tumor (PNET) und
         Medulloblastom (PNET des Kleinhirns) und
         Pinealoblastom (PNET des Pinealisparenchyms)
         desmoplastisch als Zusatzbezeichnung bei prominenter mesenchymaler
         Komponente – z.B. desmoplastisches Medulloblastom
         a) ohne Differenzierung
         b) mit Differenzierung

Tabelle 9. (Fortsetzung)

---

       i. Gliös (astrozytär und/oder oligodendrogliös)
      ii. Ependymär (Ependymoblastom)
    iii. Neuronal (Neuroblastom und Glanglioneuroblastom)
    iv. Bi- oder pluripotent
   3. Medullomyoblastom
   4. Primitives polares Spongioblastom
   5. Andere
I. Andere

II.   Meningeal und mesenchymal
   A. Meningiom
     1. Benign
       a) Meningotheliomatös
       b) Fibrös
       c) Transitionell und gemischt
       d) Psammomatös
       e) Angiomatös
       f) Hämangioblastisch
       g) Andere
     2./3. Intermediär/Malign
       a) Hämangioperizytisch
       b) Papillär
       c) Anaplastisch (malign)
       d) Andere
   B. Primär melanozytär
     1. Meningeales Melanozytom
     2. Malignes Melanom
     3. Meningeale Melanose
     4. Maligne meningeale Melanoblastose
     5. Neurokutane Melanose
     6. Andere
   C. Mesenchymal (siehe auch Tumoren der Weichgewebe)
     1. Benign
       a) Hämangioblastom (Lindau-Tumor)
       b) Andere
     2. Malign
       a) Primäre meningeale Sarkomatose
       b) Sarkome mit glio(blasto)matöser Komponente
       c) Andere

III.   Primäre maligne Lymphome (siehe Tumoren des lymphatischen Gewebes)

IV.   Keimzelltumoren (siehe Tumoren des Hodens)

V.   Fehlbildungstumoren
   1. Kraniopharyngiom
   2. Andere

VI.   Tumoren der Neurohypophyse
   1. Granularzelltumor („Choristom", Pituizytom)
   2. Andere (siehe andere, insbesondere astrozytäre ZNS-Tumoren)

VII. Metastatisch

VIII. Unklassifiziert

Tabelle 9. (Fortsetzung)

IX.   Tumorartig
1. Zysten
   a) Epidermoidzyste (Cholesteatom)
   b) Dermoidzyste
   c) Kolloidzyste des 3. Ventrikels
   d) Enterogene Zyste
   e) Zyste der Rathke-Tasche
   f) Andere
2. Neuronales Hypothalamushamartom
3. Nasale Gliaheterotropie (nasales „Gliom")
4. Ekchordose
5. Lipom
6. „Meningoangiomatose"
7. Gefäßfehlbildungen
   a) Kapillär (Teleangiektasie)
   b) Kavernös
   c) Arteriovenös
   d) Venös
   e) Gemischt
   f) Sturge-Weber-Krankheit (zerebrofaziale Angiomatose)
   g) Andere
8. Andere

Tabelle 10. (Aus Jellinger 1985)

I.   Ganglienzelltumoren

A. Benign
   1. Gangliozytom
B./C. Intermediär/Malign
   1. Ganglioneuroblastom
C. Malign
   1. Neuroblastom

II.   Nervenscheidentumoren

A. Benign
   1. Neurilemom (Neurinom, Schwannom)
      a) Neurilemom
      b) Neurilemomatose (Neurinomatose, multiple Schwannome)
   2. Neurofibrom
      a) Plexiform
      b) Diffus
      c) Melanotisch
      d) Andere
      e) Neurofibromatose und multiple Neurofibrome
B. Malign
   1. Malignes Neurilemom (malignes Neurinom, malignes Schwannom)
   2. Neurogenes Sarkom
   3. Malignes Mesenchymom der Nervenscheiden
   4. Andere

III.   Paragangliome (siehe Tumoren des Nebennierenmarkes und der extraadrenalen Paraganglien)

Tabelle 10. (Fortsetzung)

IV.   Olfaktoriustumoren
   A. Benign
      1. Olfaktorisches Neurozytom (Ästhesioneurozytom)
   B./C. Intermediär/Malign
      1. Olfaktorisches Neuroblastom (Ästhesioneuroblastom)
      2. Olfaktorisches Neuroepitheliom (Ästhesioneuroepitheliom)

V.   Tumoren des peripheren Nervengewebes schwankender Zuordnung
   A. Benign
      1. Granularzelltumor
      2. Andere
   B. Malign
      1. Maligner Granularzelltumor
      2. Andere

VI.   Mesenchymal (siehe Tumoren der Weichgewebe)

VII.   Metastatisch

VIII.   Unklassifiziert

IX.   Tumorartig
      1. Echtes Neurom
      2. Traumatisches Neurom
      3. Morton-Neurom
      4. Multiple Schleimhautneurome
      5. „Neuromuskuläres Choristom" („neuromuskuläres Hamartom", benigner „Triton-Tumor")
      6. Pseudozyste (Ganglion) der Nerven
      7. Fettgewebsinfiltration der Nerven
      8. Andere

Tabelle 11. Classification of Brain Tumors in Children (RORKE et al. 1985)

I.   Tumors of neuroepithelial tissue
   A. Glial tumors
      1. Astrocytic tumors
         a) Astrocytoma (fibrillary, protoplasmic, gemistocytic, pilocytic and xanthomatous)
         b) Anaplastic astrocytoma
         c) Subependymal giant cell tumors (tuberous sclerosis)
         d) Gigantocellular glioma
      2. Oligodendroglial tumors
         a) Oligodendroglioma
         b) Anaplastic oligodendroglioma
      3. Ependymal tumors
         a) Ependymoma
         b) Anaplastic ependymoma
         c) Myxopapillary ependymoma
      4. Choroid plexus tumors
         a) Choroid plexus papilloma
         b) Anaplastic choroid plexus tumor (carcinoma)
      5. Mixed gliomas
         a) Oligoastrocytoma

Tabelle 11. (Fortsetzung)

---

       1. Anaplastic oligoastrocytoma
    b) Astroependymoma
       1. Anaplastic ependymoastrocytoma
    c) Oligoastroependymoma
       1. Anaplastic oligoastroependymoma
    d) Oligoependymoma
       1. Anaplastic oligoependymoma
    e) Subependymoma-subependymal glomerate astrocytoma
    f) Gliofibroma
  6. Glioblastomatous tumors
    a) Glioblastoma multiforme
    b) Giant cell glioblastoma
    c) Gliosarcoma
  7. Gliomatosis cerebri
B. Neuronal tumors
  1. Gangliocytoma
  2. Anaplastic gangliocytoma
  3. Ganglioglioma
  4. Anaplastic ganglioglioma
C. "Primitive" Neuroepithelial tumors
  1. "Primitive" neuroectodermal tumor, not otherwise specified (NOS)
  2. "Primitive" Neuroectodermal tumor, with
    a) Astrocytes
    b) Oligodendrocytes
    c) Ependymal cells
    d) Neuronal cells
    e) Other (melanocytic, mesenchymal)
    f) Mixed cellular elements
  3. Medulloepithelioma
    a) Medulloepithelioma, NOS
    b) Medulloepithelioma with:
       1. Astrocytes
       2. Oligodendrocytes
       3. Ependymal cells
       4. Neuronal cells
       5. Other (melanocytic, mesenchymal)
       6. Mixed cellular elements
D. Pineal cell tumors
  1. "Primitive" neuroectodermal tumor (See C above) (pineoblastoma)
  2. Pineocytoma

II. Tumors of meningeal and related tissues
  A. Meningiomas
    1. Meningioma, NOS
    2. "Papillary" meningioma
    3. Anaplastic meningioma
  B. Meningeal sarcomatous tumors
    1. Meningeal sarcoma, NOS
    2. Rhabdomyosarcoma or leiomyosarcoma
    3. Mesenchymal chondrosarcoma
    4. Fibrosarcoma
    5. Others
  C. Primary melanocytic tumors
    1. Malignant melanoma
    2. Melanomatosis
    3. Melanocytic tumors, miscellaneous

Tabelle 11. (Fortsetzung)

III. Tumors of nerve sheath cells
    A. Neurilemmoma (schwannoma, neurinoma)
    B. Anaplastic neurilemmoma (schwannoma, neurinoma)
    C. Neurofibroma
    D. Anaplastic neurofibroma (neurofibrosarcoma, neurogenic sarcoma)

IV. Primary malignant lymphomas
    Classify according to local current standards

V. Tumors of blood vessel origin
    A. Hemangioblastoma
    B. Hemangiopericytoma
    C. Neoplastic Angioendotheliosis-angiosarcoma

VI. Germ cell tumors
    A. Germinoma
    B. Embryonal carcinoma
    C. Choriocarcinoma
    D. Endodermal sinus tumor
    E. Teratomatous tumors
        1. Immature teratoma
        2. Mature teratoma
        3. Teratocarcinoma
    F. Mixed

VII. Malformative tumors
    A. Craniopharyngioma
    B. Rathke's cleft cyst
    C. Epidermal cyst
    D. Dermoid cyst
    E. Colloid cyst of third ventricle
    F. Enterogenous or bronchial cyst
    G. Cyst, NOS
    H. Lipoma
    I. Granular cell tumor (choristoma)
    J. Hamartoma
        1. Neuronal
        2. Glial
        3. Neuronoglial
        4. Meningioangioneurinomatosis

VIII. Tumors of neuroendocrine origin
    A. Tumors of anterior pituitary
        1. Adenoma
        2. Pituitary carcinoma
    B. Paraganglioma

IX. Local extensions from regional tumors
    Type to be specified according to primary diagnosis

X. Metastatic tumors

XI. Unclassified tumors

NOS: not otherwise specified

(1950) und ZÜLCH u. WECHSLER (1968) und betrachten zumindest die Gruppe der Gliome als kontinuierlich. Zum Teil schon durch die Nomenklatur, z.T. durch eine Graduierung läßt sich innerhalb dieser Gruppe eine sinnvolle Unterteilung durchführen.

Es wurde versucht, in enger Anlehnung an die Gliederung der WHO in dieser Darstellung wichtige Tumorgruppen oder -einheiten in Kapiteln zusammenzufassen. Im ersten Kapitel der eigenen Gliederung erscheint das Gliom I, das pilozytische Astrozytom, im zweiten und dritten die Gliome II, Astrozytome und Oligodendrogliome, im vierten die Gliome III, die anaplastischen Gliome und im fünften die Gliome IV, das Glioblastom.

Das sechste Kapitel, Ependymome und Plexuspapillome und das Siebte der Pinealis(parenchym)tumoren entspricht jeweils einer Rubrik der WHO-Klassifikation. Die achte Abteilung betrifft die in der WHO so genannten niederdifferenzierten Tumoren; da jedoch das Glioblastom in der eigenen Darstellung im Anschluß an die gliösen Tumoren behandelt ist, bleibt als einziger wichtiger Tumor für dieses Kapitel noch das Medulloblastom übrig. Es folgen unter geringer Umstellung der einzelnen Unterkapitel wie in der WHO die neuronalen Tumoren (Kapitel 9) und die Nervenscheidentumoren (Kapitel 10). Kapitel 11 und 12 sind für Meningeome und andere meningeale und mesodermale Tumoren reserviert.

Dann: 13. Kapitel: Gefäßgeschwülste, 14. Kapitel: Keimzelltumoren, 15. Kapitel: Mißbildungstumoren entsprechend der Reihenfolge der Klassifikation der WHO. Die dort dann folgenden vaskulären Mißbildungen sind weggelassen. Es folgen 16. Hypophysenadenome, 17. lokale Ausbreitungen und 18., 19. und 20. Lymphome, Metastasen und unklassifizierte Tumoren.

Diese Anordnung ist keineswegs als neuer Vorschlag gedacht, sondern stellt den Versuch dar, in einer Präsentation mittleren Umfanges das Material sinnvoll und einigermaßen lesbar zu gliedern.

II. Epidemiologie

1. Bedeutung der Tumoren am Nervensystem

Das soziologische Problem des malignen Geschwulstwachstums ist aus vielen Veröffentlichungen bekannt. Die Tumoren bilden eine der wichtigsten Todesursachen. Eine prinzipielle Klärung des Krebswachstums ist bis jetzt nicht erfolgt. Eine kausale Heilung ist bis jetzt nicht möglich.

Tumoren am Nervensystem gehören zu den selteneren Geschwülsten, die statistisch nicht allzu stark vertreten sind. Trotzdem besitzen Tumoren am Nervensystem einige Eigenschaften, die dieser Erkrankung besonderes Gewicht verleihen.

Hauptort des Tumorwachstums am Nervensystem ist der intrakranielle und intraspinale Raum. Damit ist für diese Raumforderungen die sonst in der Pathologie übliche Unterscheidung zwischen gutartig und bösartig weniger relevant: Jede wachsende Raumforderung im intrakraniellen Raum wird ungeachtet ihrer biologischen Benignität oder Malignität – wenn auch bei weiten zeitlichen Schwankungen – klinisch bösartig. Somit stellt der intrakranielle Tumor auch an die Therapie besondere Anforderungen.

Die Intervention am zentralen Nervensystem ist besonders risikoreich. Dadurch besteht für die Intervention ein deutliches Paradox: Jede wachsende Raumforderung fordert prinzipiell eine Intervention heraus, da ohne Intervention der Ausgang fatal werden kann und: die Intervention am zentralen Nervensystem ist besonders risikoreich.

Für die Therapie weiter erschwerend ist die Protektion des zentralen Nervensystems durch Schrankenmechanismen, die bis zu einem gewissen Grad jede systemische Therapie beeinflussen.

Schließlich ist der Tumor am Nervensystem die Kombination zweier Erkrankungen, die jede für sich allein genommen schon ihre Träger soziologisch ausgrenzen: Die Kombinationen einer Krebserkrankung mit einer Nerven- oder Geisteskrankheit.

2. Allgemeine statistische Daten

Epidemiologische Daten im strengen Sinne sind für Tumoren des intrakraniellen Raumes spärlich vorhanden. Längere Zeit galt eine Inzidenz von 4 bis 5/100000 als wahrscheinlich (SCHOENBERG u. CHRISTINE 1970). Ganz ähnliche Zahlen für USA und Kanada wurden von KURLAND et al. (1962) angegeben. Sehr genaue Untersuchungen liegen für das Gebiet von Rochester über längere Zeiträume vor (KURLAND 1958; PERCY et al. 1972). Für die sog. primären Hirntumoren werden Inzidenzen von 12,5/100000, für Hypophysenadenome von 1,9, für Metastasen von 11,1 und für primäre Rückenmarkstumoren von 1,3 angegeben. Insgesamt bedeutet das eine Inzidenz von 15,7/100000 für intrakranielle Tumoren. Eine recht umfangreiche Inzidenzuntersuchung findet sich bei ANNERGERS et al. (1981) über die Jahre 1935 bis 1977. Hier wurde bei Männern eine Inzidenz von 8,3/100000 und bei Frauen von 10,1/100000 gefunden, wofür vor allem die Meningeome, die bei Frauen häufiger waren (2,6:1,2), verantwortlich sind.

Weitere Inzidenzuntersuchungen, etwa in der DDR 1962–1964, gaben Werte zwischen 5,1 und 6,1/100000 (JÄNISCH et al. 1967), für Israel 7,3 (COHEN u. MODAN 1968), weiter für Israel 10,5/100000 (LEIBOWITZ et al. 1971). Diese doch starken Unterschiede können unter anderem auf unterschiedliche Autopsiehäufigkeiten zurückgeführt werden (SCHOENBERG u. CHRISTINE 1970), natürlich auch auf die gelegentlich recht abweichende Definition der „Hirntumoren".

Relative Häufigkeitsangaben in Autopsiestatistiken wurden von JÄNISCH u. SCHREIBER (1974) gesammelt. Dabei finden sich Werte, die zwischen 17% (DUBOVA 1937) und 4,2% (BEDNAR et al. 1960) schwanken. Es besteht kaum ein Zweifel, daß sowohl für die unterschiedlichen relativen Anteile der intrakraniellen Tumoren im Autopsiebefund als auch für die verschiedenen Inzidenzen und Prävalenzen die Änderungen und Spezialisierungen in den klinisch-medizinischen Fächern verantwortlich sind (POCHE u. HOFFMANN 1968).

Häufig zitiert wird auch die relative Anzahl von Hirntumoren an den Krebserkrankungen überhaupt. Hier galt die Zahl von 2% (NAFFZIGER u. BOLDREY

1948) lange Zeit als verläßlich. Für Schweden wird aber ein deutlich höherer relativer Anteil angegeben, nämlich 3,2% und 3,1% für Männer und Frauen (RINGERTZ et al. 1971). 1962 hatten RINGERTZ et al. 3,3% für beide Geschlechter angegeben. Es scheint, als ob der relative Anteil der Hirntumoren an den Krebserkrankungen etwas höher als die genannte Angabe von 1–2% läge (ZÜLCH u. MENNEL 1974). Über die relativen Anteile der verschiedenen Untergruppen liegen bevölkerungsstatistische und epidemiologische Daten vor, die sich aber kaum vergleichen lassen. Die Gründe sind die unterschiedlichen Nomenklaturen, die überdies auch zeitlich häufig wechselten. Einen relativ guten Überblick geben die ausführlichen Einsendungsstatistiken, die aber dahingehend zu korrigieren sind, daß solche Statistiken Eigenheiten des Einsenders oder des Einsendeplatzes widerspiegeln. So finden sich in den Statistiken, die auf Cushings „Einsendematerial" basieren, bekanntlich überzufällig viele Hypophysenadenome, während andere Einsendungsplätze mit zunehmender Zahl eine Häufung seltener, teils schwer, teils unklassifizierbarer Tumoren aufweisen.

Der Vergleich zeigt weiter, daß im Zülchschen Material die Oligodendrogliome überrepräsentiert sind, auch dies Ausdruck eines besonderen Interesses an einer Tumorart. Bezüglich des Vergleiches großer Sammlungen siehe ZÜLCH (1986), wo seine Sammlung von später 9000 Tumoren mit der Sammlung von CUSHING (1932) und JÄNISCH et al. (1976) verglichen wird, sowie ZÜLCH (1956), wo ein Vergleich der Daten der Zülchschen Sammlung von 4000 Fällen mit OLIVECRONAS 5250 Fällen (1955) und wiederum CUSHINGS Zahlen mit 2023 Fällen gegeben wird.

Auch für die Alters- und Geschlechtsverteilung werden besonders Daten aus den Sammlungen herangezogen. Eine gute Übersicht über die Alters- und Geschlechtsverteilung sowie die Vorzugslokalisationen findet sich für das Zülchsche Material (1975).

Außerordentlich wichtig ist die Frage nach lokalen Unterschieden bezüglich der Inzidenz oder Prävalenz der Hirntumoren oder auch der unterschiedlich relativen Anteile in verschiedenen Regionen.

Unterschiedliche Inzidenzzahlen ließen sich aus "Cancer incidence in five Continents" (UICC, 1966–1969) entnehmen (ZÜLCH u. MENNEL 1974). Diese lassen sich aber zwanglos auf die unterschiedliche Entwicklung der Gesundheitssysteme zurückführen. Regionale Unterschiede, die für die USA von KURTZKE (1969) nachgewiesen wurden, werden von ihm selbst auf die unterschiedliche Arztdichte zurückgeführt. Hinweise auf Umweltfaktoren tauchten erstmals 1963 im sog. Mancusoreport auf: Die Inzidenz an Hirntumoren soll in einem Gebiet mit Gummiindustrie erhöht sein. Über umschriebene lokale Häufungen in den USA berichten auch BROOKS (1972) sowie CREAGAN u. FRAUMENI (1972). Die stärkere Häufung von Pinealistumoren in Japan gegenüber außerasiatischen Ländern wurde mehrfach berichtet und scheint gesichert (KATSURA et al. 1959; ARAKI u. MATSUMOTO 1969). Bei Schwarzafrikanern wurde eine relative Häufung der Meningeome berichtet (OETTLE 1964), gegenüber einer insgesamt geringeren Inzidenz von intrakraniellen Tumoren überhaupt (FROMAN u. LIPSCHITZ 1970).

Sowohl die Zahlen bezüglich der Pinealistumoren in Japan als auch der Verhältnisse Gliome/Meningeome bei Afrikanern wurden mehrfach bestätigt:

Pinealistumoren fanden sich bei Japanern in 3,9% der Fälle bei UEKI (1963), 5,6% bei ITO (1958), 9,3% in der Serie von KATSURA et al. (1959). ARAKI u. MATSUMOTO hatten 8% (1969), ARAI et al. 7,5% (1976). Neben Schwarzafrika wurde auch für den Iran eine höhere Relation der Meningeome angegeben (AMELI et al. 1979). Es scheint sich eine bevölkerungsstatistische und/oder rassenabhängige Unterscheidung herauszukristallisieren, deren Ursachen zu erörtern derzeit noch zu früh sein dürfte. Gesicherte Hinweise auf Umweltfaktoren sind bis jetzt äußerst dürftig.

Zur Spezialfrage der Hirngeschwülste im Kindes- und Jugendalter siehe die ausführliche Darstellung von JÄNISCH et al. (1976).

III. Ätiologische Konzepte, Neuroonkologie und allgemeine Kanzerologie

1. Erblichkeit

Zur Frage einer Vererbung intrakranieller Tumoren wurden zunächst Zwillingsstudien herangezogen. Erste Beschreibungen sind Fälle von LEAVITT (1928) und JOUGHIN (1928). Die Kasuistik von LEAVITT betraf Medulloblastome, während die Kasuistik von JOUGHIN über ein weibliches Zwillingspärchen mit jeweils einem Gliom an der Hirnbasis berichtet.

GEYER u. PEDERSEN (1939) sammelten die bis 1939 bekannten Fälle und trugen einen eigenen Fall bei, wo Bruder und Schwester im Alter von 43 und 44 Jahren Gliome entwickelten. Von ihnen stammt auch der erste Hinweis auf die von Recklinghausensche Erkrankung bei eineiigen Zwillingen.

GRIEPENTROG u. PAULY (1957) berichteten über eineiige weibliche Zwillinge, die im ersten Lebensjahr an Medulloblastomen starben. Die Fälle von CLARENBACH et al. (1979) betrafen Subependymome, die von FAIRBURN u. ULRICH (1971) maligne Gliome. Ausführliche Studien wurden von THUMS (1939) und KOCH (1954) unternommen. KOCH hat eine Übersicht über die bis 1951 vorliegenden Daten gegeben: Bis zu diesem Zeitpunkt waren zwölf Zwillingspärchen in der Literatur erwähnt, neun davon identisch, fünf hatten konkordante Tumoren, sieben Fälle waren Kombinationen von Gliomen und Meningeomen. KOCH hat auch ein Kollektiv von 450 Zwillingen verfolgt und wiederholt darüber berichtet (1957, 1981). Zum letzten Berichtszeitpunkt lagen drei Hirntumoren bei monozygoten Zwillingen vor.

Etwas häufiger sind die Fallberichte über familiäres Vorkommen von Hirntumoren. Der früheste bekannte Bericht stammt von BESOLD (1896); zwei Schwestern sollen ein Ependymom in der Wand des drittes Ventrikels entwickelt haben. Familiäre Hirntumoren tauchen auch in den Arbeiten von BENDER u. PANSE (1932) und HALLERVORDEN (1936) auf. KOCH hat 1954 und 1964 zwanzig veröffentlichte Fälle zusammengetragen und eigene hinzugefügt. Bis 1960 sind 31 familiäre Fälle in der Monographie VAN DER WIELS (1959) enthalten. Auch KJELLIN et al. (1960) erfaßten die Kasuistiken bis etwa zu diesem Zeitraum. Sie fanden 27 Familien mit mehr als einem Gliom und trugen sieben eigene Beobachtungen bei. Grad III Astrozytome bei zwei Brüdern und einer Schwester im Alter zwischen 51 und 64 Jahren wurden von Amstrong u. Hanson (1969) mitgeteilt. Die Fälle von Scharrer u. Brunngraber (1973) betrafen Vater und Sohn. Astrozytome bei drei Schwestern wurden von Pelgrom von Motz et al. (1977), Medulloblastome bei zwei Brüdern von Yamashita et al. (1975) berichtet. Eine Kasuistik von Zülch (1965) betraf zwei Brüder im Alter von 54 und 61, die parietale Glioblastome entwickelten.

Mitteilungen über familiäre Meningeome findet man in Publikationen von Gaist u. Piazza (1959) sowie Joynt u. Perret (1961). Dellemann et al. (1978) verfolgte eine Familie über zwei Generationen mit fünf Meningeomträgern. Pinealistumoren bei Brüdern beobachteten Kido et al. (1984). Familiäre Akustikusneurinome traten in einer über mehrere Generationen verfolgten Familie auf (Gardner u. Frazier 1930; Gardner u. Turner 1940).

Van der Wiel (1960) glaubte, sichere Hinweise auf die Rolle der Vererbung bei Gliomen finden zu können. Farwell u. Flannery (1984) fanden bei Verwandten ersten Grades von 643 kindlichen Hirntumorenträgern elf Hirntumorfälle, keinen in einer Kontrollgruppe. Eine geschätzte Aufschlüsselung der bekannten familiären Fälle führt zu folgenden Zahlen (Aita 1968a, b): 50% kamen bei Geschwistern vor, 17% bei Mutter und Kind, 4% bei Vater und Kind. Bei 20% der Fälle waren mehr als zwei direkte Familienmitglieder betroffen.

Trotz dieser eindrucksvollen Zahlen muß man konstatieren, daß es sich noch um Einzelbeobachtungen handelt. Es muß weiter beachtet werden, daß es sich besonders bei Meningeomen, aber auch bei anderen Geschwülsten des Nervensystems, um Abortivformen sicher erblicher Phakomatosen handeln kann.

Hier müssen noch kurz die Chromosomenstudien erwähnt werden: Zang (1970) fand Abweichungen vom normalen Karyotyp bei Meningeomen; Markerchromosomen ebenfalls bei Meningeomen wurden von Benedict et al. (1970) beobachtet. Untersuchungen an Gliomen durch Spriggs et al. (1962) und Lubs u. Salmon (1965) ergaben ebenfalls abnorme Anzahl und Marker in den Chromosomensätzen. Bei den elf Glioblastomen von Wilson et al. (1970) wurden die häufigsten Veränderungen in der C-Gruppe gefunden, während G-Monosomie von Singer u. Zang (1970) als charakteristisch für Meningeome angesehen wurde. Beide Tumorgruppen wiesen große Marker auf. Sehr kleine Chromosomen abnormer Art wurden bei Medulloblastomen und Neuroblastomen gefunden (Cox et al. 1965; Lubs et al. 1966).

Die mögliche Rolle der Vererbung bei Hirntumoren wurde vielfach diskutiert, so von Kurland et al. (1962) und Koch (1964); gesicherte Befunde liegen bei den Phakomatosen vor (Koch 1972) und einzelnen anderen Tumorgruppen (Aita 1967).

2. Trauma und Hirntumoren

Schädeltrauma und Hirntumor ist ein Thema, das weniger in wissenschaftlicher, als in versicherungsmedizinischer Hinsicht von Interesse ist. Ein kurzer Überblick über den Stand des Wissens dürfte in diesem Zusammenhang ausreichend sein.

Zunächst wurden immer wieder einzelne Fälle beschrieben, die einen Zusammenhang zwischen dem Wachstum eines intrakraniellen Tumors und einem vorausgegangenen Schädelhirntrauma wahrscheinlich machten. Am einfachsten zu sichern schien der Zusammenhang bei Meningeomen. REINHARDT (1928) beschrieb einen sarkomatösen meningealen Tumor in frontobasaler Lokalisation, in dessen Mitte ein Metalldraht gefunden wurde, der zwanzig Jahre vor dem Tod bei einer Explosion an diese Stelle gelangt war. Ähnlich der Fall von SCHMIDT u. JAQUET (1963), wo eine Nadel innerhalb eines Meningeoms gefunden wurde.

Meningeomentwicklungen an Stellen nachgewiesener Traumen, Impressionsfrakturen, Trepanationen, Splittern und anderen, wurden mehrfach im Verlauf der letzten Jahrzehnte berichtet: LIEBALDT (1957), LOEW u. PLOGSTIES (1964), HOWARTH u. BUNTS (1950), HUNG et al. (1972), TURNER u. LAIRD (1966), SCHAEFER (1965), WALSH et al. (1969), WALSHE (1961). Die Tumoren wurden in der Regel mehrere Jahre nach dem Schädelhirntrauma beobachtet. Die Spanne liegt zwischen drei (HUNG et al. 1972) und 26 Jahren (WALSH et al. 1969).

Zwei überzeugende Fälle wurden veröffentlicht von BUSHE (1958); Wachstum um einen operativ eingebrachten Silberclip wurde von SCHULZE u. BINGAS (1968) beschrieben.

Weniger substantiiert scheinen die Fälle, die einen Zusammenhang zwischen Schädelhirntrauma und Gliomen nahelegen. HALLERVORDEN hat 1948 ein Oligodendrogliom mit Knochensplittern und Pflanzenfasern beschrieben; der gesicherte Zusammenhang ist angezweifelt worden (ZÜLCH 1951). Der Bericht von FINKEMEYER u. BEHREND (1956) betrifft ein protoplasmatisches Astrozytom, das etwa 10 Jahre nach einer Splitterverletzung aufgetreten war. Weitere Mitteilungen über Gliome im Zusammenhang mit Traumen finden sich bei STAEMMLER (1938), WOLF (1951) und NOETZEL (1953). In diesem letzten Fall war ein Schmetterlingsgliom im Zusammenhang mit einer Schußverletzung gewachsen. Sehr ähnlich auch ein Bericht von HEYCK, wo ein Schmetterlingsgliom sich 5 Jahre nach beidseitiger Leukotomienarbe entwickelte (1954). Auch der Fall von MÜLLER (1939) verdient hier Erwähnung: Ein monstrozelluläres Sarkom war 22 Jahre nach mehreren Schädeltrepanationen im Bereich eines Schußkanals entstanden. ZÜLCH hat 1969 das Wachstum eines kleinen Meningeoms am Rande einer Hirnduranarbe gezeigt.

Weitere Beobachtungen wurden in den Übersichten zu diesem Thema zitiert und besprochen, so bei PETERS (1952), ZÜLCH u. MENNEL (1971), ZÜLCH (1953). Kritisch muß gesagt werden, daß es sich im Prinzip um einzelne ausgesuchte Kasuistiken handelt, bei denen oft auch die letzte Sicherung des Zusammenhanges fehlt. Frühe Berichte beachten auch oft die Wachstumsgeschwindigkeit der Tumoren zuwenig, so etwa in dem Fall, mit dem MARBURG (1934) sein Buch „Trauma und Hirngeschwulst" einleitet: Bei einem 10jährigen Jungen zeigten sich 14 Tage nach einem Sturz neurologische Ausfälle, die als Ursache ein Medulloblastom hatten. Hier, wie auch in einigen anderen Fällen dürfte die Kausalität in umgekehrter Richtung vorhanden sein. Eher ist der Tumor Ursache des Traumas als umgekehrt.

Zur Beurteilung des „legalistischen" Zusammenhanges, der wissenschaftlich streng kaum je anzunehmen ist, wurden einige Regeln erstellt, die bei eventueller Anerkennung zu beachten sind (PETERS 1952; ZÜLCH u. MENNEL 1971). Diese Regeln sind:

– Der Betroffene muß vor dem Schädelhirntrauma gesund gewesen sein.
– Das Trauma muß ausreichend schwer gewesen sein.
– Ort des Schädelhirntraumas und des Geschwulstwachstums müssen übereinstimmen.
– Der zeitliche Abstand zwischen Trauma und Tumorentwicklung muß adäquat sein.
– Der Tumor muß histologisch durch Autopsie oder Biopsie nachgewiesen sein.
– Die äußere Einwirkung muß als Trauma ausreichend definiert sein.

Diese Gesichtspunkte dienen zur juristischen Beurteilung. Ein wissenschaftlicher Zusammenhang scheint indes auch deshalb wenig wahrscheinlich, weil die häufigen Traumen nicht zu einer Vermehrung der Hirntumoren geführt haben, wie sie etwa nach den Weltkriegen zu erwarten gewesen wären.

3. Komparative Neuroonkologie

Echte neuroepitheliale Geschwülste scheinen bei Tieren eher selten zu sein; eine fundierte Beurteilung der Inzidenz ist aber naturgemäß aufgrund mangelnder statistischer Daten unmöglich. Man kann die bis jetzt bekanntgewordenen Befunde in drei Gruppen einteilen.

– Exotische Zufallsbefunde: Diese erlauben in aller Regel lediglich einen kasuistischen, morphologischen Vergleich mit den Daten der menschlichen Neuropathologie. So erwähnt ZÜLCH (1956) einen Trigeminustumor bei einem Elefanten des Kölner Zoos; Symptome von Seiten des Trigeminus waren bei diesem Tier offenbar vorhanden; die Diagnose war dann ein Fibrosarkom. Ein Pinealom bei einem Silberfuchs wurde unter anderem von SCHLOTHAUER u. KERNOHAN (1935) beschrieben.

– Etwas häufiger werden Hirntumoren bei Haustieren gefunden und untersucht. Allerdings ist es auch hier schwierig, einen statistischen Überblick über die Inzidenz zu gewinnen. Frühere Übersichtsarbeiten: GRÜN (1936), HJÄRRE (1938), JUNGHERR u. WOLF (1939), SCHERER (1944), FRAUCHIGER u. FANKHAUSER (1949). Eine ausführliche Darstellung findet man bei LUGINBÜHL et al. (1968).

Mehrfach sind Gliome bei Hunden beschrieben worden (PALLASKE 1935). Auch niederdifferenzierte Hirntumoren bei dieser Spezies wurden kasuistisch mitgeteilt (NEUBÜRGER u. DAVIS 1943); Gliome, insbesondere Oligodendrogliome scheinen bei den brachyzephalen Hunderassen, Boxer, Beagle, besonders häufig vorzukommen (HJÄRRE 1938).

Eine Besonderheit einiger Haustiere, vor allem von Schimmeln und Hunden, ist die Tendenz zur Bildung von malignen Melanomen. Diese Geschwülste sind meist reichlich pigmentiert. Ähnliche Tumoren sind in den letzten Jahren experimentell bei Gerbils erzeugt worden. Im Gegensatz zu den spontan vorkommenden Tumoren bei den Haustieren sind diese Geschwülste anscheinend gutartig (KLEIHUES et al. 1978).

Eine Zusammenstellung der histologischen Typen der Hirngeschwülste bei Haustieren aus jüngerer Zeit (VAN SANDERSLEBEN et al. 1981) zeigt, daß die aus der menschlichen Pathologie gebräuchliche Nomenklatur auch auf den Großteil der Geschwülste bei Haustieren angewandt werden kann.

Wichtig erscheint eine Schätzung der Inzidenz und Verteilung spontaner Hirntumoren bei Laboratoriumstieren, besonders Mäusen und Ratten, die hauptsächlich in der Tumorforschung verwandt werden. Von SLYE et al. (1931) wurden an 11 188 Mäusen nur drei Hirntumoren gefunden; einen in dieser frühen Arbeit abgebildeten Tumor („Endotheliom") wird man mit STOCHDORPH (1958) als Gliom ansprechen können.

Die Einzelbeobachtungen an Mäusen bis 1979 sind von ZIMMERMAN u. INNES (1979) zusammengestellt worden. Einige der kasuistischen Mitteilungen stammen aus Versuchsanordnungen zu unterschiedlichen Zwecken. So war das erste spontane Gliom bei einer Maus, beobachtet von MASH et al. (1969), in einem Übertragungsversuch der Mink-Enzephalopathie (TME, übertragbare Enzephalopathie der Nerze) aufgetreten. In einer Studie über Scrapie wurden über 10 000 Gehirne eines Mäuseeinzuchtstammes VM untersucht; darunter waren 32 Gehirne mit Gliomen (FRASER 1971).

Für Ratten liegt eine größere statistische Arbeit von MAWDESLEY-THOMAS u. NEWMAN (1973) vor. Diese Autoren fanden bei 41 000 Sektionen bei Spraque-Dawley-Ratten 38 spontan aufgetretene Hirntumoren. Dabei sind offenbar die Hypophysentumoren, deren Inzidenz bei Ratten unterschiedlicher Stämme sehr groß sein kann, nicht berücksichtigt. Von diesen 38 intrakraniell gefundenen Geschwülsten waren 13 Meningeome und zwei Retikulumsarkome sowie ein polymorphes Sarkom im Bereich des Rückenmarkes. 17 Geschwülste konnten als „reife" Gliome angesprochen werden, darunter drei Oligodendrogliome, zehn Astrozytome und vier Glioblastome. Niederdifferenzierte gliöse Tumoren waren dann noch in der Anzahl von fünf vorhanden.

In dieser Arbeit steht auch eine Zusammenstellung der bis 1971 mitgeteilten spontanen Tumoren des Nervensystems bei Ratten, allerdings teilweise unter Einschluß der Hypophysenadenome.

Eine Übersicht über kasuistische Mitteilungen von Hirntumoren bei Ratten und komparative Aspekte zu den Befunden beim Menschen und im Experiment siehe bei MENNEL u. ZÜLCH (1976).

4. Experimentelle Hirntumoren

a) Methoden, Modelle

Die Tumorinduktion am Nervensystem wurde mit denselben Methoden versucht, wie in der allgemeinen Onkologie.

Die Erzeugung von Geschwülsten am Nervensystem durch ein Trauma war bis jetzt, im Experiment reproduzierbar, nicht möglich. Ein Trauma als kokarzinogener Reiz, sozusagen als Auslöser einer chronischen Regeneration, ist am zentralen Nervensystem ebenfalls schwer vorstellbar. An peripheren Nerven sind die Ergebnisse CAUSEYS (1959) bekannt geworden: Lokale Gabe von Dimethylbenzanthrazen am peripheren Nerven führte zu einer höheren Tumorausbeute, wenn der Nerv zusätzlich gequetscht worden war.

Die hormonelle Erzeugung von Tumoren im intrakraniellen Raum wurde mehrfach versucht und führte auch zu positiven Ergebnissen: Mit Östrogenen und analogen Substanzen ist es durchaus möglich, Hypophysengeschwülste zu erzeugen. Allerdings muß hier betont werden, daß Hypophysentumoren bei Ratten nicht selten auch spontan vorkommen. Zudem ist die Kontroverse darüber, ob es sich bei Hypophysentumoren um endokrin aktive Hyperplasien oder echte Tumoren handelt, noch nicht endgültig entschieden.

Östronlösung in Chloroform führt bei Mäusen fast regelmäßig zu Hypophysengeschwülsten (CRAMER u. HORNING 1936). Den gleichen Effekt hat eine Kastration (DICKIE u. LANE 1956). Bei dieser Induktionsart traten auch Karzinome der Nebennierenrinde auf. Jod 131 (GORBMANN 1949; GOLDBERG u. CHAIKOFF 1951; SILBERBERG u. SILBERBERG 1954) induzierte Hypophysentumoren in hoher Ausbeute, ebenso die Behandlung mit Thiouracil (MOORE et al. 1953) und Thyreoidektomie (DENT et al. 1955). Zur Induktion von Hypophysentumoren war auch Bestrahlung erfolgreich (FURTH u. UPTON 1953; FURTH 1955); die intermediäre Bedeutung endokriner Einflüsse bei der Induktion von Hypophysentumoren durch Röntgenbestrahlung wurde diskutiert (FURTH et al. 1957; GORBMANN u. EDELMANN 1952). Bei Ratten war die Anwendung von Östrogen gut wirksam (ZONDEK 1936; MCEWEN et al. 1936). Mit dieser Methode wurden frühzeitig klassische Ergebnisse der experimentellen Endokrinologie erzielt. Ähnlich in ihren Ergebnissen waren Ovarialtransplantation (OBERLING et al. 1936, 1939), Parabiose mit ovaridektomierten Tieren (BIELSCHOWSKY u. HALL 1951) sowie Kastration (HOUSSAY et al. 1955).

Die experimentellen Ergebnisse wurden durch KWA HONG GIOK (1961) zusammenfassend beschrieben. Bezüglich der Diagnostik und der Frage der endokrinen Aktivität der Hypophysentumoren, die experimentell erzeugt worden waren, ist eine schlüssige und umfassende Analyse bis jetzt nicht möglich gewesen. Voraussetzung zur morphologischen Beurteilung einer möglichen endokrinen Aktivität wären sichere Kriterien für diese Beurteilung bei den menschlichen Hypophysentumoren und deren Überprüfung durch endokrinologische Daten.

Die in der Humanpathologie immer wieder sporadisch erhobenen Befunde, daß malignes Tumorwachstum im zentralen Nervensystem durch Anwendung energiereicher Strahlen induziert werden kann, führten zu ähnlichen Fragestellungen im Experiment. Doch experimentell blieben die positiven Ergebnisse Raritäten: Eine Beobachtung an Affen stammt von KENT u. PICKERING (1958), an einem Hund von BIBIKOVA (1961). Zwei Gliome nach Bestrahlung an Kaninchen wurden von JENTZER (1959) mitgeteilt. Darüber hinausgehende Befunde von DIMANT et al. (1964, 1965) wurden von JÄNISCH u. KIRSCH (1967) kritisch gesichtet. Es ist zu beachten, daß nach der Bestrahlung eindrucksvolle Astrogliosen bestehen, die fast neoplastisches Gepräge haben. Diese wurden von HARDER (1965) an Kaninchen und von JÄNISCH u. KIRSCH (1967) an Kaninchen, Meerschweinchen, Mäusen und Frettchen beschrieben.

Virusinduktion von Hirntumoren im Tierexperiment gelang erstmals VASQUEZ-LOPEZ (1936) am Hühnchen. Seitdem stellt die virale Hirntumorgenese ein wichtiges experimentelles Hirntumormodell dar. Verschiedene Tierarten wurden zur Virusinduktion benutzt.

Bei Hamstern war Polyoma-Virus erfolgreich (RABSON u. KIRSCHSTEIN 1960; DE ESTABLE et al. 1965). Nach Polyoma-Virus-Gabe bei Hamstern entstanden intrakranielle Sarkome. VANDEPUTTE u. BRUCHER (1962) fanden meningeale Sarkome nach Gabe von Polyoma-Virus. Auch SV 40 wurde an Hamstern positiv angewandt (DUFFELL et al. 1964; GERBER u. KIRSCHSTEIN 1962). Sowohl Gliome als auch extrazerebrale Sarkome wurden beschrieben (DUFFELL u. NELSON 1965). Gelegentlich wurden auch Ependymome diagnostiziert (KIRSCHSTEIN u. GERBER 1962). Das waren insbesondere die Geschwülste, die durch SV 40-Virus an Mastomys natalensis induziert wurden. Sie wurden als papilläre Ependymome diagnostiziert.

In einer ganzen Reihe von Untersuchungen hat die Arbeitsgruppe RABOTTI (1972) an Kaninchen, Hunden und Rhesusaffen mit Rous-Sarcom-Virus Hirntumoren erzeugt.

Die Bedeutung dieses experimentellen Modells, das eines der wichtigsten zur Erzeugung von Hirntumoren darstellt, hängt nicht zuletzt von der Morphologie der entstandenen Tumoren ab; die Beurteilung der Morphologie ist allerdings aufgrund wechselnder Nomenklaturen erschwert.

RYTER (1960) sah Sarkome als die typischen Geschwülste bei Virusinduktionen an. Neben intrakraniellen Sarkomen wurden eine ganze Reihe von Meningealsarkomen beobachtet (BUCCIARELLI et al. 1967). Bei Ratten wurden jedoch auch echte Gliome beschrieben (WILFONG et al. 1973).

In mehreren Serien hatten MUKAI et al. (1976) an verschiedenen Nagetieren niederdifferenzierte Tumoren erzeugen können, die als Retinoblastome oder Medulloepitheliome oder auch als "neuronal sensory precursor cell tumors" bezeichnet wurden.

Eine *zusammenfassende Darstellung* der Ergebnisse der Virusinduktion von Hirntumoren bis 1976 stammt von BIGNER u. PEGRAM (1976).

Die Hirntumorerzeugung mit *chemischen Substanzen* gelingt sowohl mit Verbindungen aus der Gruppe der karzinogenen Kohlenwasserstoffe als auch mit alkylierenden Substanzen. Während die karzinogenen Kohlenwasserstoffe in aller Regel direkte Einbringung ins Hirn zur Tumorentstehung voraussetzen, können alkylierende Substanzen systemisch appliziert werden.

Bei den karzinogenen Kohlenwasserstoffen waren Methylcholanthren (SELIGMANN u. SHEAR 1939; PEERS 1940; ZIMMERMANN u. ARNOLD 1941), Dibenzanthrazen (PEERS 1939; ARNOLD u. ZIMMERMANN 1943) und Benzpyren (ZIMMERMANN u. ARNOLD 1943) erfolgreich. Als verläßlichste Methode hat sich die Methylcholanthren-Implantation bei Mäusen erwiesen (TANSLEY u. WILSON 1947; KIRSCH 1963; PERESE u. MOORE 1960; WAHAL u. ANSARI 1968).

Bei Ratten gelang die Erzeugung von Hirntumoren durch Implantation karzinogener Kohlenwasserstoffe weniger treffsicher. SWEET u. BAILEY (1941) hatten bei Methylcholanthren behandelten Ratten zunächst überhaupt keine neuroektodermalen Tumoren gefunden. Eine wesentlich geringere Ausbeute bei Ratten gegenüber Mäusen geht auch aus den vergleichenden Untersuchungen von KAWAI et al. (1964) hervor. Ähnliche Ergebnisse bei ISHIDA et al. (1963), RUSSELL (1945), NAKAMURA (1956) und SWAEN et al. (1965).

Die Ergebnisse sind zusammengefaßt bei JÄNISCH u. SCHREIBER (1969). Dort wurden auch die Ergebnisse kritisch gewürdigt. Pathogenese und Morphologie dieser Tumoren sind wiederholt im Überblick dargestellt worden. So hat sich insbesondere ZIMMERMANN (1962, 1969) in einer Reihe von Publikationen mit der Sequenz der Veränderung nach Gabe von Methylcholanthren befaßt. Die Induktionszeit nach Pellet-Implantation betrug 200–400 Tage. Am Anfang des

Tumorwachstums wurde eine Fremdkörperreaktion beobachtet. Danach beginnt die Proliferation der Astroglia, Oligodendroglia und der Ependymzellen. Mehrfaches Tumorwachstum kommt vor.

Alkylierende Verbindungen, die Hirntumoren erzeugen können, sind Nitrosamide, Hydrazine, Triazene und andere Verbindungen. Die neurokarzinogene Wirkung dieser Verbindungen wurde im Rahmen der Untersuchung der organotropen onkogenen Wirkung der Nitrosamine entdeckt.

1956 deckten MAGEE u. BARNES die krebserzeugende Wirkung von Dimethylnitrosamin auf. Viele verschiedene Substanzen dieser Gruppe führten im Experiment zu Tumoren in ganz unterschiedlichen Organen (DRUCKREY et al. 1967). Dimethylnitrosamin erzeugte bei Ratten regelmäßig Leberkarzinome (DRUCKREY et al. 1963); bei Goldhamstern hat diese Substanz Tumoren der Nasenhöhle und Lungenadenome sowie Trachealpapillome zur Folge (HERROLD 1964). Zyklische Nitrosamine, wie Nitrosopiperdin und Dinitrosopiperazin, induzierten Tumoren der Nasenhöhlen auch bei Ratten (DRUCKREY et al. 1964). Dabei waren Geschwülste der vorderen Nasenhöhle entstanden, die als Plattenepithelkarzinome und Adenokarzinome zu diagnostizieren waren und Tumoren im Bereich der hinteren Nasenhöhle, die neuroektodermale Charakteristika aufwiesen (THOMAS 1965). Sie wurden als Esthesioneuroepitheliome, gelegentlich auch als Medulloepitheliome klassifiziert (BARBOSA-COUTINHO et al. 1974).

Die ersten echten Tumoren des Hirngewebes, Gliome und Ependymome, waren 1964 von DRUCKREY et al. bei chronischer Gabe von Methylnitrosoharnstoff beschrieben worden. Morphologisch waren diese Tumoren teils sehr gut mit den beim Menschen beobachteten vergleichbar (THOMAS u. KERSTING 1964). Vielfache Reproduktionen dieser Ergebnisse ergaben ähnliche Befunde (THOMAS et al. 1967, 1968; STROOBANDT u. BRUCHER 1968; JÄNISCH et al. 1968; GÜTHERT et al. 1968; SCHREIBER et al. 1972; SWENBERG et al. 1971, 1972). JÄNISCH u. SCHREIBER (1967), STAVROU (1969) und KLEIHUES et al. (1970) konnten mit Methylnitrosoharnstoff auch Gliome bei Kaninchen erzeugen.

Das erstaunlichste Ergebnis bei der Induktion von neurogenen Geschwülsten mit alkylierend wirkenden Substanzen war die Tatsache, daß ein Teil dieser Substanzen auch transplazentar wirkte. Hierfür gilt als Mustersubstanz Äthylnitrosoharnstoff (Ethylnitrosourea, ENU). Bei Gabe dieser Verbindung an schwangere Muttertiere nach dem 12. Tag traten, abhängig von der Dosierung und dem Applikationsdatum, Tumoren des Nervensystems bei den Nachkommen in unterschiedlicher Ausbreitung auf (IVANKOVIĆ 1975). Diese Art der transplazentaren Tumorinduktion ist eine sehr einfache und außerordentlich gut reproduzierbare Induktionsmethode, zu der nur eine einmalige Gabe des Karzinogens nötig ist.

b) Morphologie

Der morphologische Vergleich zwischen experimentellen und menschlichen Tumoren ist ein wichtiges Kriterium für die Brauchbarkeit und Auswahl eines solchen Modells. Sowohl bei der Virusinduktion als auch bei der topischen Applikation karzinogener Kohlenwasserstoffe waren niederdifferenzierte und sarkomatöse Geschwülste aufgetreten, die offenbar nur teilweise repräsentativ für die Gliome des Menschen sind.

Typisch und gut vergleichbar mit den Befunden beim Menschen waren die Tumoren, die bei transplazentarer und chronisch repetitiver Applikation alkylierender Substanzen bei Ratten und anderen Tieren entstanden. Als Musterbeispiel gelten die Rattengeschwülste, von denen inzwischen erhebliche Sammlungen bestehen.

Die eigene Sammlung experimenteller Hirntumoren mit dieser Methode umfaßt über 2000 einzelne Geschwülste, davon etwa zwei Drittel transplazentar erzeugt, ein Drittel bei chronisch repetitiver und einmaliger Gabe am erwachsenen Tier. Bei den Tumoren, die durch transplazentare Induktion entstanden, waren die morphologischen Befunde nicht wesentlich anders als bei denen mit chronisch repetitiver Gabe (Zülch u. Mennel 1973; Mennel 1982).

Die einzelnen Tumortypen sind:

Oligodendrogliome: Diese Tumoren bei Ratten sind aus kleinen Rundzellen zusammengesetzt mit dunklen Kernen. Sie ordnen sich in kleine Häufchen an und sind die typischen Tumoren, die in Frühstadien des Tumorwachstums auftreten. Eine Honigwabenarchitektur, wie dies beim Menschen charakteristisch ist, ist mehr oder weniger deutlich, manchmal charakteristisch ausgeprägt (Abb. 8).

Astrozytome: Sie sind wesentlich seltener. Sie bestehen aus Zellen mit großen hellen Zellkernen. Reine Tumoren dieser Art gehören zu den selteneren Zufallsbefunden. Es dürfte sich dabei, wie auch bei den imprägnierbaren geschwollenen Astrozyten, vielfach um reaktive orts- oder randständige Zellen handeln (Abb. 9).

Gemischte Gliome, Mischgliome: Dieser Tumor besteht aus kleinen Oligodendroglia- und größeren astrozytären Zellen. Beide Zellarten sind regellos vermischt, so daß keine spezifische Architektur zustande kommt. Man hat oft den Eindruck, als ob die Zunahme der astrozytären Elemente mit dem Größerwerden des Tumors korreliert sei. Insgesamt machen diese Geschwülste jedoch einen geweblich gleichförmigen Eindruck, so daß diese Tumorgruppe auch „isomorphes Mischgliom" genannt wurde (Abb. 10). Dabei ist diese gemischte Tumorgruppe ohne Überwiegen eines Zelltyps oder einer charakteristischen Architektur im Experiment mit alkylierenden Substanzen sicher häufiger anzutreffen als in der menschlichen Neuropathologie.

Ependymome, die früher nicht selten bei den experimentellen Befunden diagnostiziert wurden, waren charakterisiert durch das Auftreten typischer Gewebsformen (repetitive patterns): Anordnung der Tumorzellen in Säulen, die durch Faserlagen voneinander getrennt waren, perivaskuläre Zellmanschetten, oft mit kernfreien Höfen um die Gefäße herum sowie Pseudorosetten. Man findet sehr oft zwei Größen von Zellen, die kleinen dunklen Zellen entsprechen den Oligodendrogliazellen der Mischgliome, während die großen Zellen den Astrozyten der Mischgliome entsprechen (Abb. 11). Diese Ependymome kommen auch in geweblich polymorphen Varianten mit dem Auftreten von Nekrosen und erheblichen Gefäßproliferaten vor.

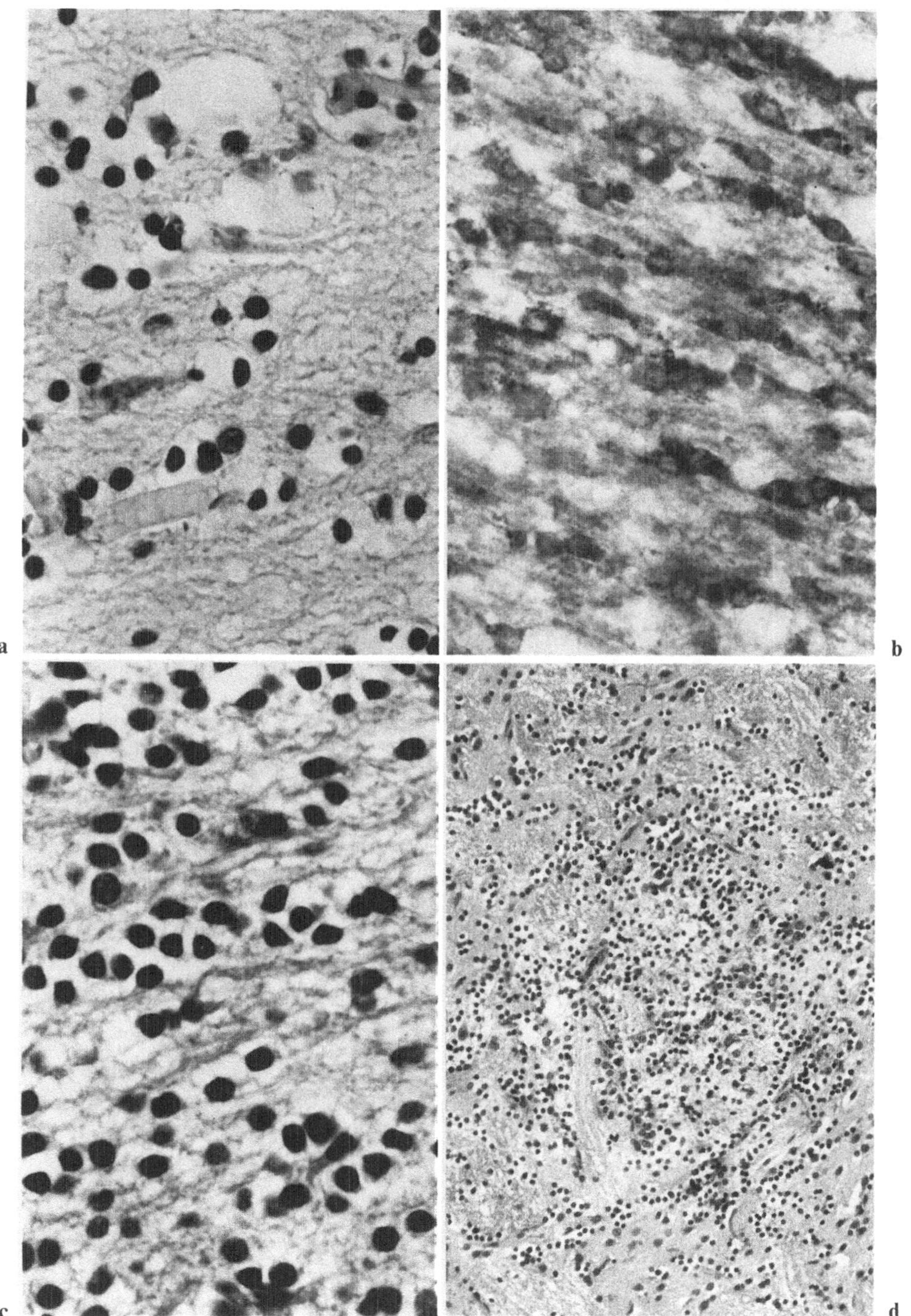

Abb. 8a–d. Experimentell erzeugte Oligodendrogliome: **a** Gruppen- und säulenartige Vermehrung der Oligodendroglia zwischen den Markfasern als Frühformen des experimentellen Tumorwachstums. **b** Diese Oligodendrozyten lassen sich mit einer Imprägnation am Paraffinschnitt anfärben. Der Kern bleibt frei. Die säulenständige Oligodendroglia zeichnet sich durch ein dunkles Zytoplasma aus. **c** Die weitere Vermehrung der interfaszikulären Oligodendroglia zeigt dann die mehr oder weniger charakteristische Honigwabenanordnung. **d** Mikrotumor, isomorphes Oligodendrogliom. **a, c** Kresylviolett ×250, **b** Grinyo ×250, **d** HE ×60

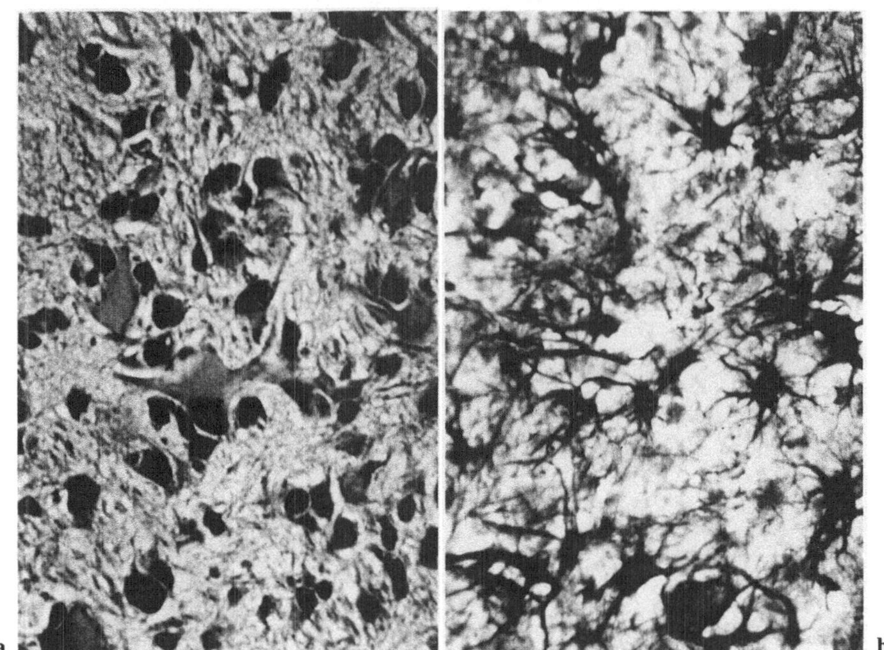

Abb. 9a, b. Experimentelles Astrozytom. **a** Protoplasmatische Astroglia mit vielfach ausgezogenem Zytoplasma und größerem Kern. HE × 250. **b** Die Cajalsche Goldsublimatmethode zeigt die vielfach sich verzweigende Astroglia insgesamt dunkel. Cajal × 250

Polymorphe Mischgliome: Schließlich gibt es sog. „polymorphe Mischgliome" mit unterschiedlichen geweblichen Polymorphiezeichen wie Nekrosen, Gefäßproliferaten, teilweise Pseudopalisaden und Anteilen von Mischgliomen und sogenannten Ependymomen in bunter Mischung (Abb. 12). Die eigenständige Rolle der Ependymome wird inzwischen bezweifelt (MANDYBUR u. ALVIRA 1982; MENNEL u. SIMON 1985).

Tumoren der Nervenwurzeln, die am häufigsten am Trigeminus angetroffen werden, waren sog. „maligne Neurinome" (ZÜLCH u. MENNEL 1973) (Abb. 13).

c) Lokalisation

Bei durch Viren und karzinogene Kohlenwasserstoffe induzierten Tumoren war die Lage des Inokulates bzw. des Pellets entscheidend für die Lokalisation des Tumorwachstums. Hinweise auf die Bedeutung der subventrikulären Zone ergeben sich für die Viruserzeugung aus der Mitteilung von WILFONG et al. (1973). Sonst lagen die Geschwülste bei dieser Induktionsart vor allem im Großhirn und in den Meningen (RABOTTI 1972). Nach ZIMMERMANN (1969) erzeugte eine Pelletlage ventrikelnah ein Ependymom, während die zerebelläre Lokalisation des Pellets zu einem Medulloblastom und im kortikalen Parietallappen zu einem Astrozytom führten.

Die Wichtigkeit der subependymären Gliazone wird durch die Befunde von HOPEWELL u. WRIGHT (1969) dokumentiert. Bei meningealer Lage des Pellets

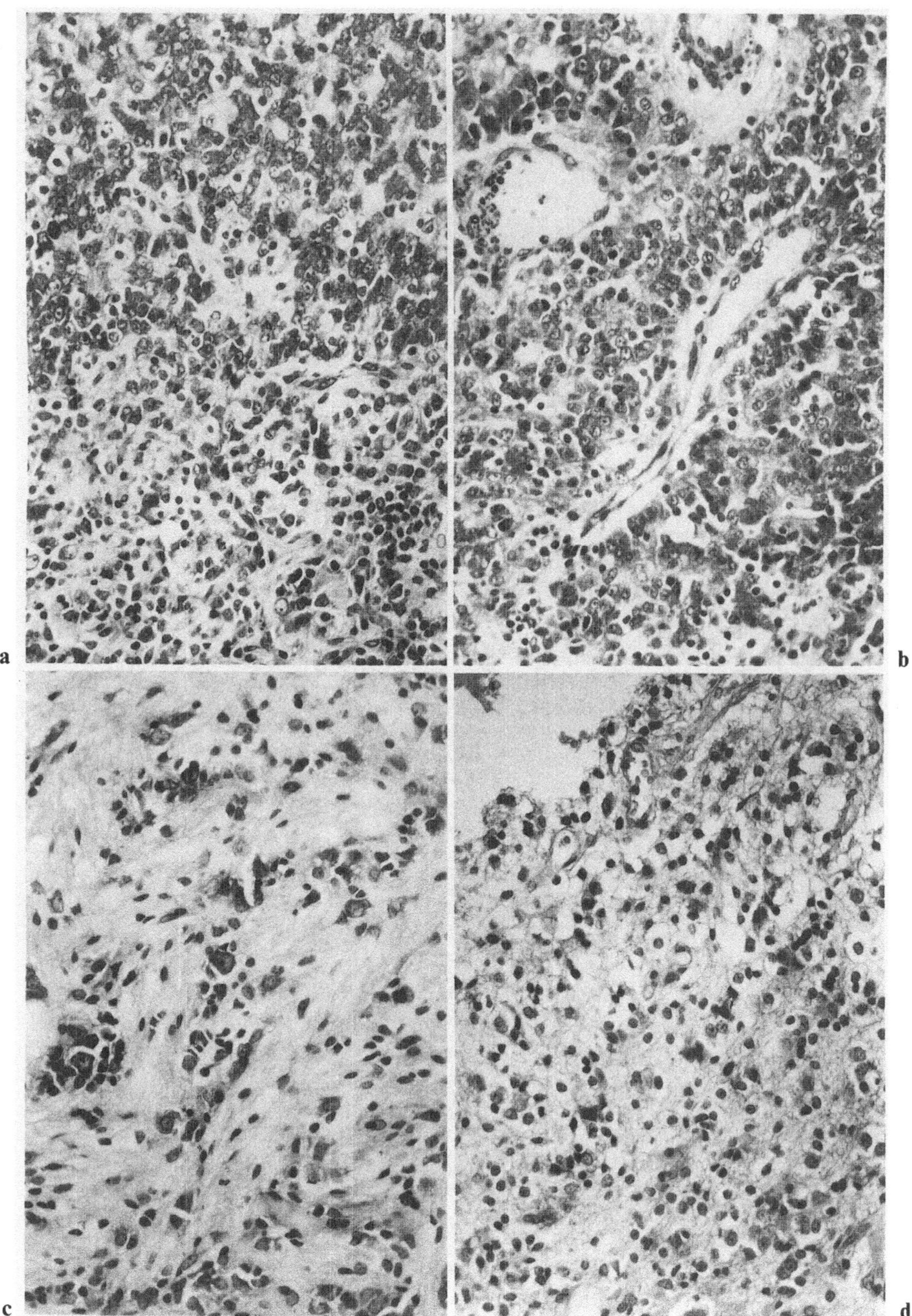

Abb. 10a–d. Experimentelles Mischgliom. **a** Am isomorphen Mischgliom sieht man sowohl kleinkernige Anteile, die der Oligodendroglia ähneln als auch großkernige Anteile (oberer Bildrand), die den Astrozyten ähneln. **b** Sehr oft sieht man eine angedeutete perivaskuläre Anordnung der großkernigen Zellen. Kleinkernige Gliazellen sind nur spärlich unter die größeren gemischt. **c, d** Die Mischung der Zellelemente kann ganz unterschiedlich stark sein. Manchmal findet man überwiegend fibrilläre Astrozyten (**c**), manchmal überwiegend die Honigwabenarchitektur des Oligodendroglioms (**d**). **a–d** Kresylviolett ×125

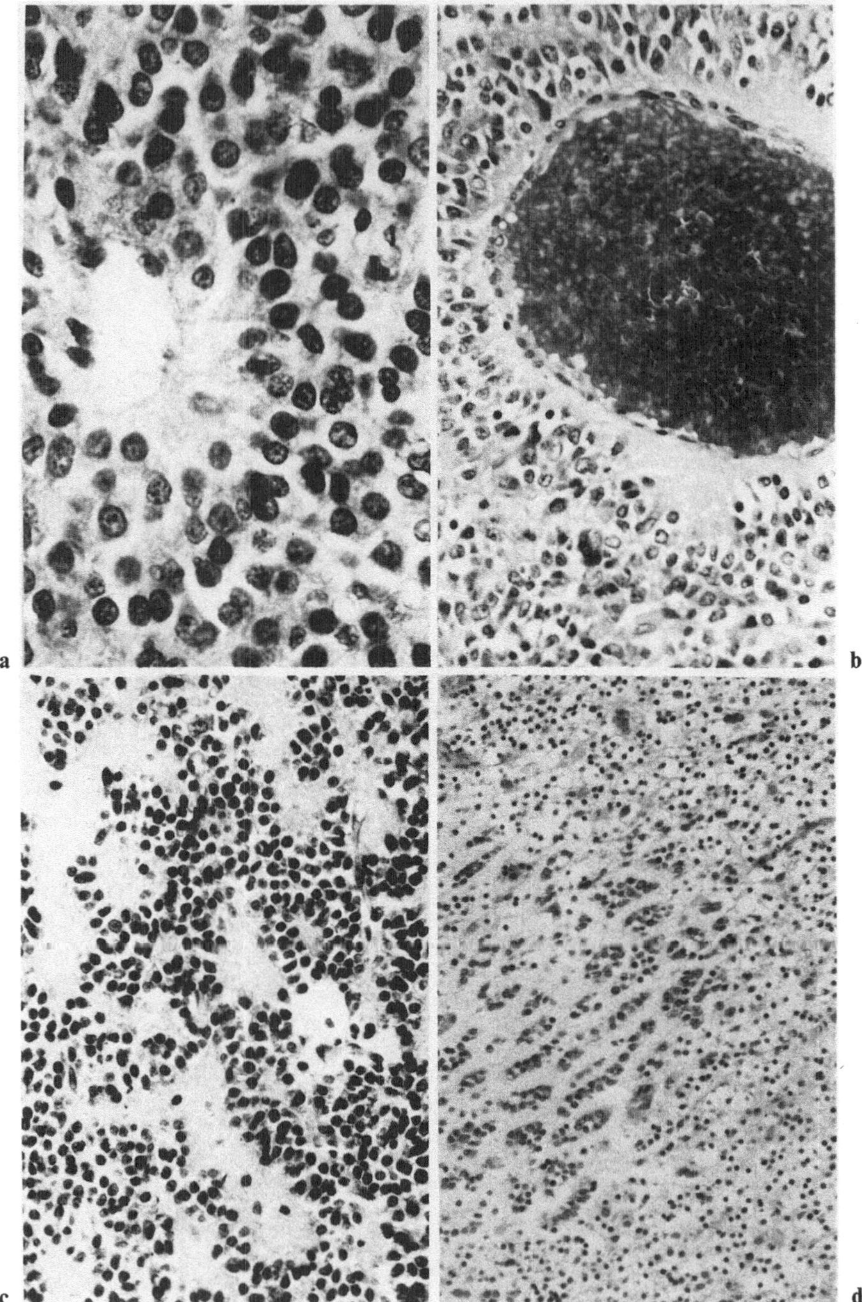

Abb. 11a–d. Ependymomartige Tumoren: **a** Die perivaskuläre Anordnung um ein Gefäß ist typisch für diese Tumorart. Kresylviolett ×250. **b** Um das Gefäßendothel herum bildet sich ein kernfreier Raum, erst dann ordnen sich die Tumorzellen an: Es handelt sich um eine perivaskuläre Zellmanschette. **c** Auch ohne Gefäße findet man in den Ependymomen rhythmische Anordnung mit größeren rosettenartigen Bildungen und (**d**) Stellung der einzelnen Zellen in Säulen. **b, c** Kresylviolett ×125, **d** Kresylviolett ×60

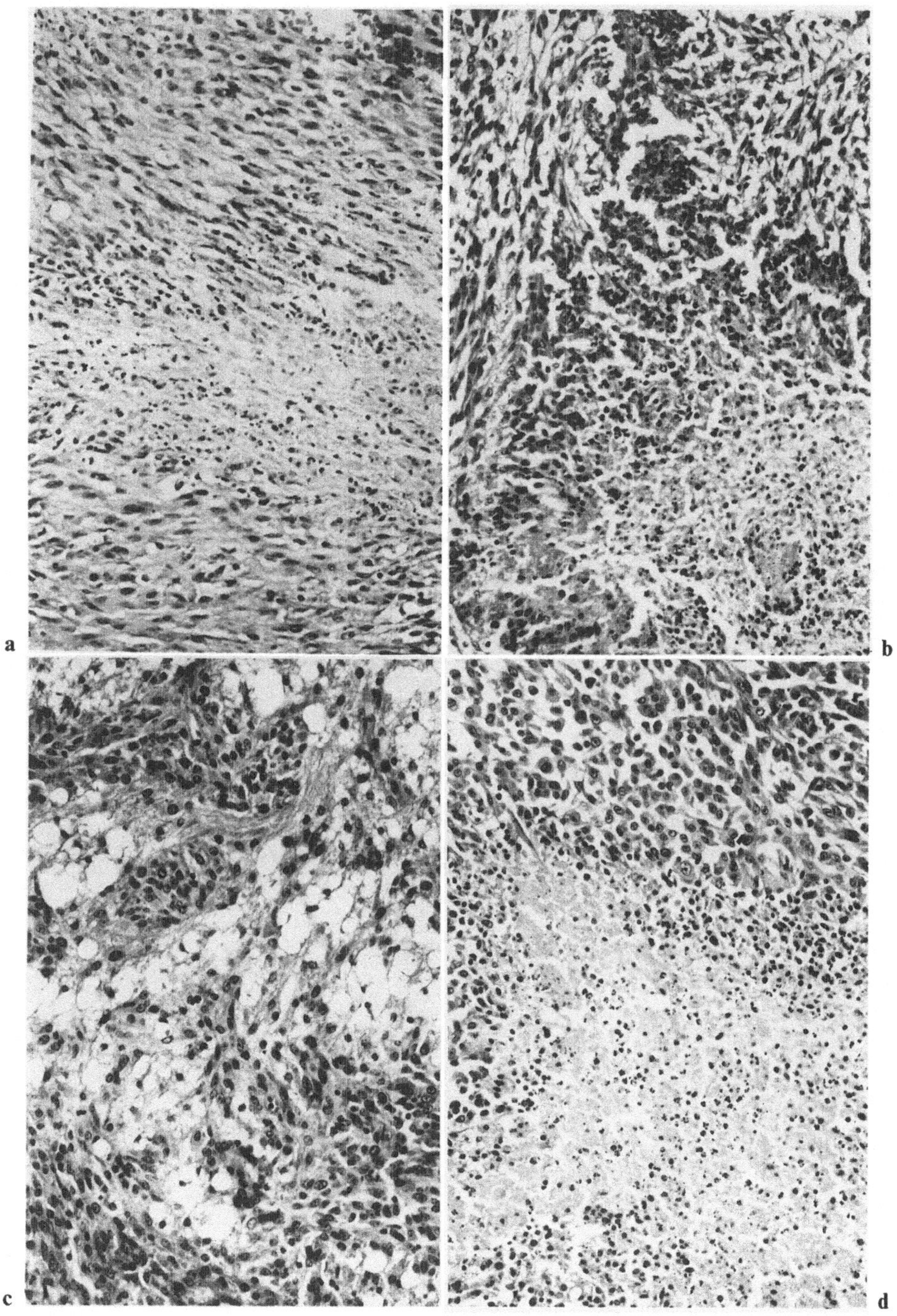

Abb. 12a–d. Polymorphe Mischgliome: Man findet in den polymorphen Mischgliomen alle möglichen regressiven Veränderungen mit strichförmigen Nekrosen (**a**), landkartenförmigen Nekrosen (**b**) mit unterschiedlicher Zellanordnung (**d**) und Verfettungsbezirken (**c**). Alle Kresylviolett ×125

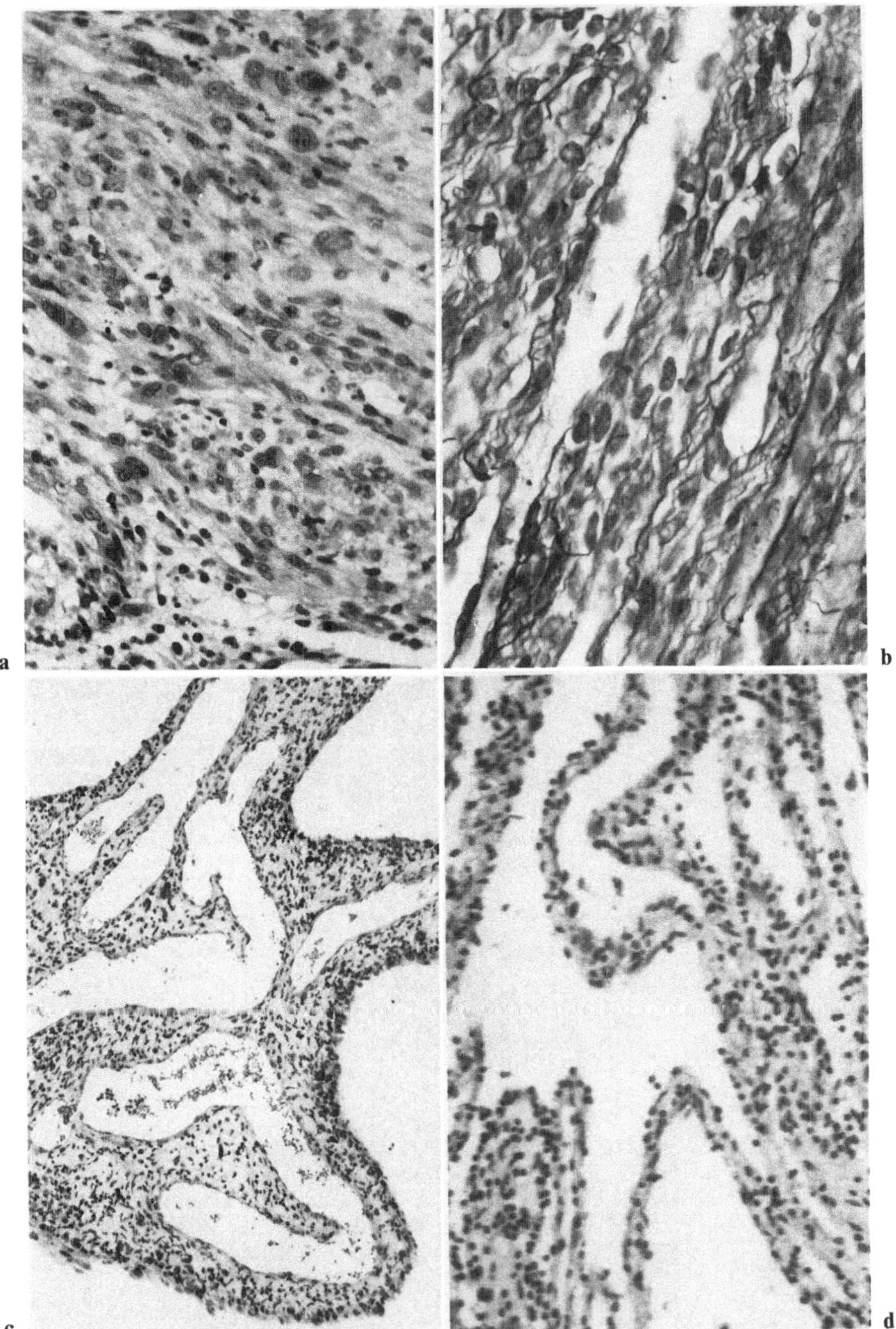

Abb. 13a–d. Maligne Neurinome des Trigeminus und der Nervenwurzeln sind entweder bipolar angeordnet, wie die menschlichen Neurinome der fibrillären Variante (**a, b**) oder aber retikulär. Im Falle der retikulären Anordnung bilden sie große Zysten, zwischen denen die Neurinomarchitektur (retikulär, Antoni-B) mehr oder weniger deutlich noch erhalten sein kann. **a** Kresylviolett ×125, **b** Gordon-Sweet ×250, **c** Kresylviolett ×60, **d** Kresylviolett ×125

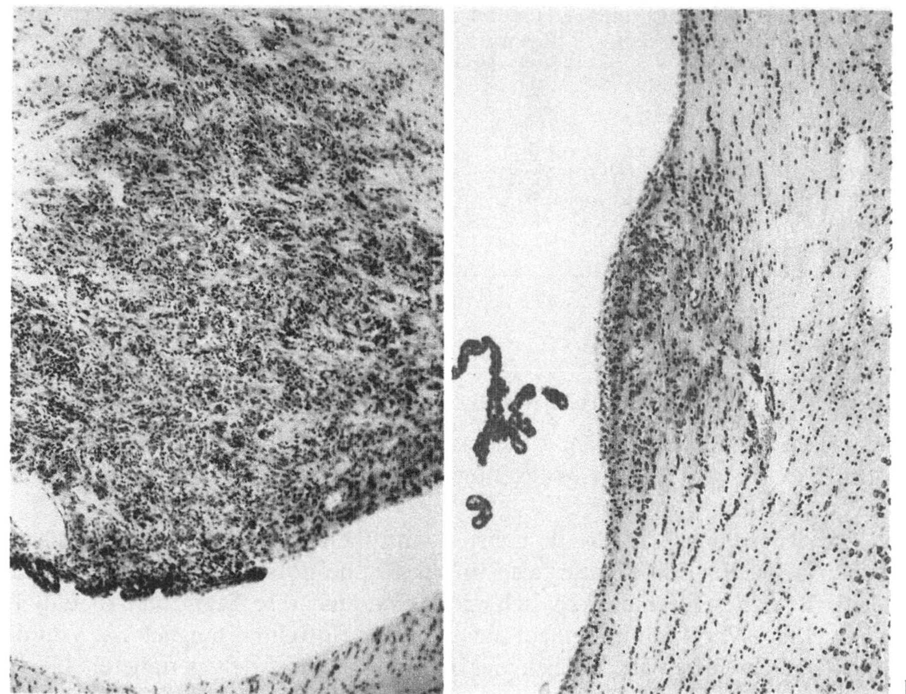

Abb. 14a, b. Beginn des Tumorwachstums subventrikulär. **a** Größerer subventrikulärer Tumorknoten. Es handelt sich um ein Mischgliom mit ganz unterschiedlich großen Zellkernen. **b** Kleinster Tumorknoten im subventrikulären Bereich. Der Tumor wölbt sich gegen das Lumen vor. Die interfaszikuläre Oligodendroglia hat Verbindung mit diesem Tumorknoten. Vereinzelt findet man auch größerkernige Zellen, die wie reaktive Astrozyten imponieren. **a, b** Kresylviolett × 60

sollen gehäuft Meningeome und Sarkome entstehen (PEERS 1939; WEIL 1938). Da bei der Implantation im kleinen Mäusegehirn eine Berührung des Pellets mit den Hirnhäuten meist nicht zu vermeiden ist, könnte dies als Erklärung für die Häufigkeit der sarkomatösen Geschwülste und deren Anteil bei der Induktion von Hirntumoren mit karzinogenen Kohlenwasserstoffen darstellen. Diese Betrachtungsweise relativiert jedoch auch den Wert der Pelletlage für die Art der Geschwulst.

Wichtig für die Frage der Pathogenese ist die Lokalisation der Geschwülste des Nervensystems bei Gabe resorptiv wirkender Substanzen. Die Lokalisation des Tumors ist hier überwiegend von endogenen Faktoren abhängig. Tumoren treten im Hirn, im Rückenmark und an peripheren Nerven auf.

Im Hirn liegen die meisten Tumoren in der weißen Substanz. Große Tumoren, die als polymorphe Geschwülste etwa den ganzen Bereich einer Hemisphäre einnehmen, sind in ihrem Ursprungsort nicht mehr sicher zu bestimmen. Einfacher ist dies bei kleinen und mittelgroßen Tumoren. Insbesondere Mikrotumoren lagen sehr oft nahe am Ventrikelsystem (Abb. 14). Kortikale Tumoren waren dagegen selten. Neben kleinen Tumorknoten, die subventrikulär oder in einem

Tabelle 12. Lokalisation von 477 Tumoren im Hirn der Ratten, induziert mit sogenannten Resorptivkarzinogenen

Subventrikulär	45	9,4%
Weiße Substanz	216	45,2%
Ventrikelsystem	116	24,3%
Hirnrinde	17	3,6%
Ammonshorn	39	8,2%
Hirnstamm	37	7,8%
Andere Lokalisationen	7	1,5%
	477	100,0%

obliterierten Ependymbezirk wuchsen, kamen flächenhafte subependymale Geschwülste vor. Selten befallen waren bei resorptiver Gabe Hirnstamm und Kleinhirn. Die Übersicht der Lokalisation von 477 Hirntumoren ist in Tabelle 12 wiedergegeben.

Im Rückenmark liegen die meist isomorphen Geschwülste im Bereich der Schlußstelle der Flügelplatte, also in der Raphe dorsalis und im Bereich des Zentralkanals. Sie erstrecken sich meist über mehrere Segmente, so daß für sie auch der Vergleich mit einem menschlichen Stiftgliom möglich ist. Von den Nervengeschwülsten im Bereich der Hirnnerven und den peripheren Nerven war am häufigsten die Trigeminuswurzel betroffen. Der Befall beider Trigemini ist keine Seltenheit. Weitere regelmäßige Lokalisationen für periphere Nervengeschwülste sind die Wurzeln und die Plexus.

Die Daten zur Lokalisation experimenteller Hirntumoren haben zu vielfachen Überlegungen bezüglich der Zyto- und Histogenese geführt. Die Diskussion dieser Befunde bedarf jedoch noch der Analyse des Ursprungsgewebes.

d) Ursprungsgewebe

Die Frage der zytogenetischen Ableitung experimenteller Hirntumoren ist sowohl prinzipiell für die Frage der Klassifikation der Hirntumoren von Bedeutung, als auch für die Frage, inwieweit ein entsprechendes experimentelles Modell als repräsentativ angesehen werden kann. Die Ableitung der Tumoren von der subependymären Platte, insbesondere bei der Gabe von Resorptivkarzinogenen, legt es nahe, Zellen dieser Lokalisation als Ursprungszellen der experimentellen Hirntumoren anzusehen. Die subependymäre „Matrixzone" entspricht dem zytogenetischen Reservoir für neuronale und gliöse Differenzierungen und Migration. Bei erwachsenen Säugetieren wurde in dieser Region noch mitotische Aktivität der subventrikulären Gliazellen gefunden (Lewis 1968; Globus u. Kuhlenbeck 1944).

Untersuchungen zu tatsächlichen Frühstufen des Tumorwachstums in dieser Gegend wurden von Lantos u. Cox (1976) und Lantos u. Pilkington (1979) durchgeführt. Elektronenmikroskopisch wurden die Frühveränderungen um das Ventrikelsystem analysiert. Tatsächlich war die Ventrikelspitze im Frontalschnitt der Vorzugssitz für eine frühe Tumorentwicklung. Undifferenzierte subependymale Zellen wurden als Ursprungszellen der gliösen bzw. ependymären

Tumoren angesehen. Die Morphologie der Mikrotumoren sowohl elektronen-mikroskopisch als auch besonders lichtmikroskopisch entsprach derjenigen eines Oligodendroglioms.

Somit bietet sich als Ursprungszelle dieser experimentellen Tumoren eine niederdifferenzierte gliöse Zelle mit Hinweisen auf oligodendrogliöse Differenzierung an oder die Oligodendroglia selbst. Das würde weiter bedeuten, daß die bei dieser Induktionsart immer wieder beschriebenen Ependymome eine besondere Wachstumsform gliöser Tumoren sind. Tatsächlich wurde dies auch vielfach so angesehen. MANDYBUR u. ALVIRA (1982) haben kürzlich das Problem revidiert. Dabei kommen sie ebenfalls zu dem Schluß, daß das Ependymomwachstum als sekundäre Wachstumsform eines Glioms angesehen werden kann. Zu ähnlichen Schlußfolgerungen führt auch die wiederholte Trans- und Explantation solcher Geschwülste (MENNEL 1978, 1979).

e) Biochemische Mechanismen der Tumorentstehung

Molekulare Mechanismen der Hirntumorentstehung, soweit sie die experimentellen Bedingungen wiederspiegeln, werden zur Zeit stark untersucht. Ihre Analyse ist von großer Bedeutung für die Stellung der Neuroonkologie innerhalb der allgemeinen Kanzerologie. Neuroonkogene Substanzen greifen an genetischem Material an; dies verbindet die am Nervensystem wirksamen Karzinogene mit den meisten karzinogenen Substanzen überhaupt; elektrophile "ultimate carcinogens" werden in-vivo gebildet und reagieren im allgemeinen mit DNS. Eine zur Zeit ausführlich untersuchte Mustersubstanz ist Methylnitrosoharnstoff; sie steht für die gesamte Gruppe der Alkylnitrosoharnstoffe; das "ultimate carcinogen" stellt das Alkyldiazoniumion dar. Die einfachen Alkylnitrosoharnstoffe, wie Äthylnitrosoharnstoff und Methylnitrosoharnstoff, zerfallen spontan in-vivo; die Halbwertszeit im Blut ist geringer als zehn Minuten. Triazene bilden eine weitere Klasse alkylierender Verbindungen (DRUCKREY et al. 1967; IVANKOVIĆ et al. 1976). Für die Mustersubstanz 3.3-Dimethyl-1-Phenyltriazen (DMPT) wurde ein Abbauweg postuliert über eine einleitende enzymatische Hydroxylierung, der Bildung von Formaldehyd und 3-Methyl-1-Phenyltriazen (MPT), die dann zu Anilin und Methyldiazoniumhydroxyd zerfällt (PREUSSMANN et al. 1969). Dieses letzte Reaktionsprodukt soll seinerseits methylieren. Ebenso können die im Nervensystem wirksamen Hydrazinabkömmlinge, wie auch die Folgeprodukte Azoethan, Azoxyethan etc. als alkylierende Substanzen angesprochen werden. Die gesamte Gruppe wurde als Gruppe der „monofunktionell alkylierenden Verbindungen" bezeichnet. Diese monofunktionellen Alkylantien reagieren an verschiedenen Positionen mit DNS-Basen. Das Ausmaß der Alkylierung korreliert für neurogene Tumoren nicht mit der Tumorinzidenz im Zielorgan. Bei DMPT ist die Alkylierung in Leber und Niere sogar wesentlich höher als im Hirn (KLEIHUES et al. 1976), wo am meisten Tumoren entstehen; das gilt aber nur für erwachsene Tiere und kann damit, vor allem für die Leber, auf die Ausbildung des "drug metabolizing enzyme system" in der Leber zurückgeführt werden; bei Feten ist die Verteilung der Alkylierungsrate ohne gravierende Unterschiede. Immerhin legen diese Ergebnisse den Schluß nahe, daß andere Mechanismen als das Ausmaß der Alkylierung für die Tumorerzeugung im Nervensystem ausschlaggebend sind.

Einer der vorgeschlagenen möglichen Mechanismen ist die geringere Repairkapazität des Hirngewebes gegenüber anderen Organen: Dies gilt für die Reaktionsprodukte O-Äthylguanin und O-Methylguanin, die durch Applikation von Alkylantien in der DNS des Hirnes entstehen (Goth u. Rajewsky 1974; Kleihues u. Margison 1974). Eine strikte Korrelation zwischen geringer Reparationskapazität und erhöhter Tumorinzidenz im Nervensystem besteht aber nicht; bei der „Wüstenmaus" (Gerbil) ist die Reparationskapazität für O-alkylierte Basen noch geringer; Hirntumoren entstehen jedoch nicht (Kleihues et al. 1980). Die geringe Reparationskapazität des Hirnes wurde demgemäß als notwendige, aber nicht ausreichende Bedingung für die Neurotropie alkylierender Harnstoffderivate und der anderen genannten Substanzen angesehen. Auch für die Tumorentstehung mit polyzyklischen Kohlenwasserstoffen wurde eine geringe Reparationskapazität diskutiert (Kleihues et al. 1982).

Bezüglich des Metabolismus der karzinogenen Kohlenwasserstoffe siehe Brookes (1977).

IV. Untersuchungsmethoden

1. Autopsie und Biopsie

Während früher die Beschreibung der Hirntumoren überwiegend auf Autopsiebefunden beruhte, hat sich die Tätigkeit des diagnostisch orientierten Neuroonkologen inzwischen auf die Beurteilung von Biopsiematerial beschränkt. Dies ist heute eine der wichtigsten Tätigkeiten des Neuropathologen (Peiffer 1979). Fast alle intrakraniellen Tumoren werden auf die eine oder andere Art behandelt, so daß heute die Autopsie die Aufgabe hat, die Effektivität dieser Behandlung zu beurteilen. Relativ selten nur noch kommen gänzlich unbehandelte Tumoren zur Sektion.

Die Lamellierung des sobald als möglich nach dem Tode entnommenen und ausreichend formalinfixierten Hirnes erfolgte früher überwiegend in Frontalscheiben. Heute wird die Hirnsektion zum Vergleich mit computertomographischen Bildern oft in horizontaler Ebene durchgeführt. Die Analyse der Tumoren und vor allem der Beziehung Tumor zum umgebenden Gewebe einschließlich der Fernwirkung setzt die Beurteilung ausgedehnter Partien des Hirnes voraus; am besten gelingt dies bei der Bearbeitung in Doppelhemisphärenschnitten für die histologische Untersuchung. Dies bedeutet besonders für die Horizontalscheiben sehr anspruchsvolle und zeitaufwendige Bearbeitung, gibt jedoch optimale Ergebnisse.

Autopsiematerial wird im eigenen Arbeitskreis regelmäßig auch zur postmortal angiographischen Untersuchung verwandt. Der Vergleich von CT-Befunden, eventueller intravitaler Angiographie, der Hirnscheiben nach Formalinfixation und Lamellierung, der postmortalen Angiographie der lamellierten Scheiben sowie der histologischen Bearbeitung ergibt dann ein facettenreiches Bild der Geschwulst sowie der Interaktion Tumor:Hirn. Die Doppelhemisphärenschnitte stehen praktisch allen Methoden der histologischen Bearbeitung offen (Abb. 15).

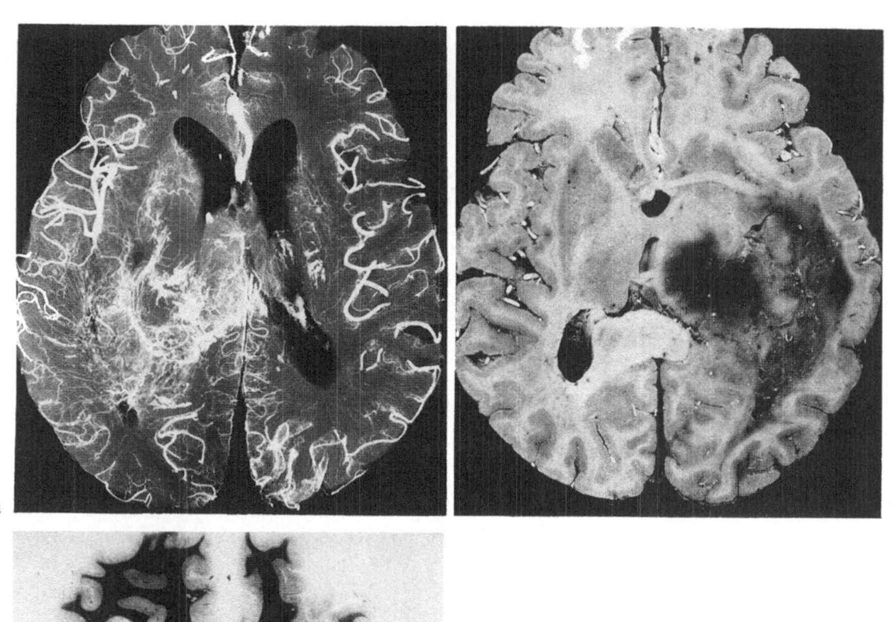

Abb. 15a–c. Vergleichende Untersuchung an Großschnitten. **a** Postmortale Angiographie seitenverkehrt zu **b** und **c**. Man sieht den großen Tumor mit pathologischer Vaskularisation links in der Höhe des Hinterhornes. **b** Formalinfixierte Hirnscheibe mit demselben Tumor in etwas mehr basal gelegener Schnittführung. **c** Schnittpräparat, gefärbt mit Heidenhain-Wölcke

Auch immunhistochemische Methoden lassen sich ausführen, falls die Fixation in gepuffertem Formalin erfolgte. Ein Nachteil ist die nicht immer ausreichend dünne Schnittdicke zur fotografischen Dokumentation.

Biopsiematerial wird in den meisten Fällen formalinfixiert asserviert. Nach der verbreiteten Einführung immunhistochemischer Methoden wurde auch vielfach in Alkohol fixiert, um eine bessere Darstellung zu erhalten. Wir ziehen eine einheitliche Fixation in gepuffertem Formalin vor; im eigenen Arbeitskreis wird Biopsiematerial nativ in einer feuchten Kammer asserviert, damit ganz unterschiedliche Bearbeitungen vorgenommen werden können. Diese schließen ein:

- Direktuntersuchung am Quetschpräparat. Dazu genügt minimales Material, das jedoch sinnvollerweise aus verschiedenen Tumorbezirken entnommen wird.

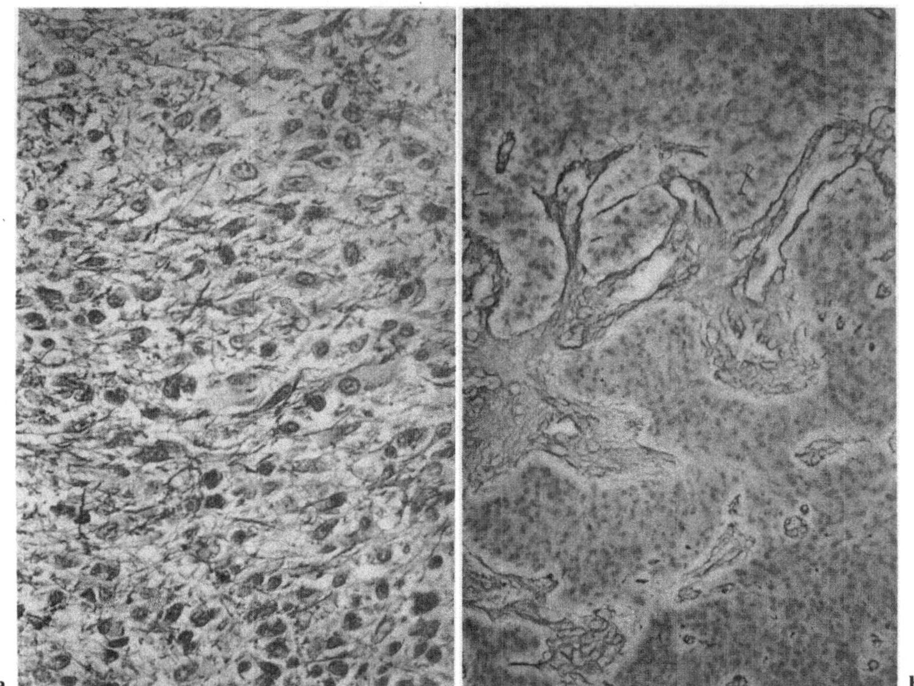

Abb. 16. a Darstellung der Gliafasern nach Kanzler. Die violetten Gliafasern im Astrozytom laufen parallel und überkreuzen sich. **b** Retikulinfaserdarstellung nach Gordon-Sweet in Glioblastomen. Die Retikulinfasern beschränken sich auf die perivaskulären Räume und strahlen nur gering in den Tumor ein. **a** Kanzler × 250, **b** Gordon-Sweet × 125

- Schnellschnittuntersuchung mit Gefrierschnittmethode. In der Regel werden ausgewählte tumorverdächtige Bezirke in CO_2 gekühlt und auf dem Gefriermikrotom geschnitten. Die Färbung erfolgt mit HE und Kresylviolett. Beide Methoden in Kombination erlauben in der Regel eine ausreichend sichere Diagnose, die dem Operateur kurz nach der Materialeinsendung zur Verfügung steht. Der Rest des Materials wird je nach Quantität mehrfach geteilt.
- Regelmäßig werden kleine Tumoranteile entnommen und in Glutaraldehyd fixiert zur späteren Bearbeitung für die Elektronenmikroskopie. Auch hier genügen kleine Proben.
- Ein größerer Teil wird dann in gepuffertem Formalin fixiert und als Paraffinschnitt bearbeitet. Die Färbungen erfolgen mit HE, Kresylviolett sowie derzeit fast regelmäßig mit Gliafasermethoden (Kanzler, PTAH) und Silberfaserdarstellung zum Vergleich mit immunhistochemischen Befunden (Abb. 16).
- Für die immunhistochemische Darstellung wird im eigenen Labor eine ganze Palette von Reaktionen an formalinfixiertem Material regelmäßig durchgeführt: Der Nachweis des sauren Gliafaserproteins, des Vimentins, des Fibronektins, der Neurofilamentproteine, des S-100 Proteins, des basischen Myelinproteins sowie der Zytokeratine. Bei entsprechender Fragestellung werden auch andere Marker herangezogen. Die Technik ist in allen Fällen die PAP-Technik.

– Schließlich wird bei ausreichendem Anfall von Operationsmaterial Tumorgewebe in-vitro explantiert und weiter für verschiedene biochemische Untersuchungen bereitgestellt.

2. Histopathologie mit Spezialmethoden, Schnellschnitt

Bezüglich der histopathologischen Methoden wurde schon einiges in der Einleitung und dem Abschnitt über die Klassifikation gesagt. Von den älteren Methoden der spanischen Schule hat sich für diagnostische Zwecke am besten noch die Goldsublimatmethode von Cajal bewährt. Im wesentlichen reichen jedoch die Anilinmethoden aus; sie gelingen an Paraffinschnitten mit unterschiedlicher Treffsicherheit. Imprägnationen der spanischen Schule setzen oft Gefrierschnitte und komplizierte Färbemethoden voraus. Die Golgimethode für Nervenzellen und Synapsen ist für einige wissenschaftliche Fragestellungen noch unverzichtbar.

Für Hirntumoren ist, wie auch für das übrige zentrale Nervensystem, die Färbung mit Kresylviolett zur Routinefärbung geworden. Sie zeigt sehr schön die Chromatinstruktur der Kerne und die Umrisse der übrigen Strukturen. Sie eignet sich auch bestens zur Beurteilung der Kernteilungsfiguren. Eine spezielle Rolle kommt der Kresylviolettfärbung aber für die Beurteilung des Reifegrades neuronaler Tumoren zu, da Kresylviolett die Nisslsubstanz deutlich darstellt.

Die weitere Routinefärbung ist die Hämatoxylin-Eosinfärbung, die bekanntlich einen guten Eindruck des gesamten Gewebsbaues gibt und die Beurteilung der Architektur einer Geschwulst erlaubt. Weniger Bedeutung besitzen in der Neuroonkologie die Trichromfärbungen nach van Gieson, Masson oder Goldner. Sie werden fast nur angewandt, wenn es um die Frage einer Beteiligung kollagenen oder elastischen Bindegewebes am Tumor geht.

Zur Beurteilung des Ausmaßes einer Fasergliose dienen die Darstellungen der Gliafasern mit Kristallviolett. Wir benutzen die Modifikation der ursprünglichen Holzerschen Methode nach Kanzler. Diese etwas launische Methode stellt die Gliafasern meist recht fein dar, zeichnet blaß den Kern und überhaupt nicht das astrozytäre Zytoplasma. Im Gegensatz dazu zeigt die Phosphorwolframsäurehämatoxylinimprägnation sowohl die groben Gliafaserfortsätze violett als auch die Kerne in derselben Farbe. Das Zytoplasma der Astrozyten dagegen wird rötlich dargestellt. Grobe Gliafasern stellen sich auch in der Heidenhainschen Eisenhämatoxylinmethode dar. Diese letzte Methode ist auch geeignet zur selektiven Demonstration von Rosenthalschen Fasern. In der HE-Färbung kann man diese oft schon durch eine rötliche Metachromasie erkennen.

Für die Struktur der Oligodendrogliome eignen sich am besten gewöhnliche Anilinfärbungen, wie Kresylviolett oder HE, auch Massons Trichrom zeichnet die Honigwaben sehr deutlich. Die spezifische Darstellung der neoplastischen Oligodendroglia in Honigwabenarealen gelingt nicht; nicht verfettete Oligodendrogliazellen und Riesenzellen lassen sich mit den Methoden von Meller oder Grinyo anfärben. Die positive Anfärbbarkeit Langhans-ähnlicher polynukleärer Riesenzellen mit diesen Methoden war ein wichtiges Argument zur Definition der sog. polymorphen Oligodendrogliome (s. Abschn. C. III.).

Für Ependymome spielt manchmal der Nachweis der sog. Blepharoblasten, der Basalkörperchen der Zilien eine Rolle. Sie lassen sich sowohl mit Mallorys

PTAH als auch mit Heidenhains Eisenhämatoxylin schön abbilden. Für Pinealistumoren wird auch die Methode von De Girolami empfohlen.

Für Gangliozytome und überhaupt neuronale Tumoren einschließlich der Neuroblastome sind die Methoden von Wichtigkeit, die die Ausdifferenzierung von Neuronen zeigen können. Das ist für die neuronalen Perikarya die Nisslmethode mit Kresylviolett, für die Fortsätze die Methode der Axon-Darstellung nach Bodian. Für die auch gebräuchlichen Diagnosen Gangliogliome und Ganglioneurome kommen manchmal Gliafasermethoden und Markscheidendarstellungen in Frage.

Für alle genannten Tumoren, besonders aber für Glioblastome und Medulloblastome wird die Bindegewebsbeteiligung gewöhnlich mit der Retikulinfaserimprägnation beurteilt. Dafür stehen unterschiedliche Modifikationen zur Verfügung: Die Methoden von Gomori, Tibor Pap, Gordon-Sweet und andere. Die Silberfaserimprägnationen werden auch als routinemäßig angewandte Methoden bei der Diagnose und Differentialdiagnose von Neurinomen und Meningeomen benutzt. Auch für Sarkome, Gefäßtumoren, besonders Hämangioblastome, sind die Silbermethoden wichtig.

Für alle Tumoren, die zu degenerativen fettigen Veränderungen neigen, so Neurinome, Angioblastome, pilozytische Astrozytome, natürlich auch Glioblastome, sind Methoden der Fettdarstellung am Gefrierschnitt üblich.

Hypophysenadenome wurden seit langem mit den Färbeverfahren behandelt, die auch die Differenzierung der einzelnen Zellen der unveränderten Hypophyse erlauben. Dazu gehören für die selektive Darstellung der azidophilen (eosinophilen) Zellen Heidenhains Eisenhämatoxilin, für basophile (mukoide) Zellen die PAS-Methode. Die Azanmethode sowie Massons Trichrom stellen alle Zellen dar. Die eosinophilen (azidophilen) rot, die basophilen (mukoiden) blau und die chromophoben nicht. Weitere spezifische Färbungen siehe bei ROMEIS (1968).

Heute wird i. allg. für die Differenzierung der Hypophysenzellen sowohl in den pathologisch nicht veränderten Hypophysen als auch in Adenomen die PAS-Orange G Methode verwandt.

Für die Diagnostik der Paragangliome stehen die Methoden zur Verfügung, die spezifische Granulationen darstellen, so die Methode von Masson-Hamperl und die gebräuchlichere von Grimelius.

Der Gefrierschnitt hat seine Bedeutung für die Schnelldiagnostik, für histochemische, einige färberische und immunhistochemische Methoden. Da die meisten immunhistochemischen Verfahren inzwischen für den Paraffinschnitt adaptiert sind und die übliche Histochemie derzeit in der Tumordiagnostik ganz zurückgetreten ist, liegt die Bedeutung des Gefrierschnittes ganz in der Sofortdiagnostik. Im eigenen Labor wird die Gefrierschnittdiagnostik kombiniert mit der Diagnostik von Quetschpräparaten.

3. Zytologie, Technik und Bedeutung der Quetschpräparate

Eine zytologische Untersuchungsmethode, die vor allem diagnostischen Wert hat, stellt die seit langem bekannte Technik der Supravitalfärbung oder Direktuntersuchung im Phasenkontrastmikroskop dar. Diese Techniken erlauben eine direkte Untersuchung und Diagnose der Geschwulst unter der Operation und somit eine sofortige Entscheidung über das weitere Vorgehen. Da diese Techniken eine Zerstörung des Gewebsverbandes voraussetzen, erfolgt ihre diagnostische Aussage im wesentlichen aufgrund der Zytologie. Die Methode ist deshalb auch ausdrücklich mit der Exfoliativzytologie verglichen worden (JANE u. YASHON 1969).

Die Technik schneller Supravitalfärbungsmethoden wurde 1927 von DUDGEON u. PATRICK verwandt. Ihre Anwendung auf das Zentralnervensystem findet man bei KUBIE (1927). Die Methode wurde von EISENHARDT u. CUSHING (1930) und EISENHARDT (1932) für den amerikanischen Sprachraum ausführlich dargestellt. Die Technik blieb aber eine Domäne der Neurochirurgen. Die Neuropathologen waren dieser Methode gegenüber meist zurückhaltend. Immerhin wurde sie im Lehrbuch von D. RUSSEL dargestellt (RUSSEL 1951; RUSSEL et al. 1937). Im deutschen Sprachraum wurden die Befunde im wesentlichen von KAUTZKY (1951) zusammengestellt.

Aus den letzten Jahren stammen zusammenfassende Ergebnisse im englischsprachigen Raum durch JANE u. YASHON (1969), BARNARD (1974), ADAMS et al. (1981). Die Zurückhaltung der konventionell arbeitenden Neuropathologie erklärt sich weitgehend dadurch, daß die diagnostische Sicherheit dieses Verfahrens auf etwa 70% (MARSHALL et al. 1973; METZEL 1974) und damit deutlich geringer eingeschätzt wurde, als die der histologischen Paraffinschnitte. Dagegen enthalten die großen Klassifikationsstatistiken nicht klassifizierbare Geschwülste bis zu einem Anteil von etwa 10%, so daß davon ausgegangen werden muß, daß 90% oder mehr der Tumoren durch die konventionelle Methodik klassifizierbar sind.

In den letzten Jahren trat diese Methode jedoch erneut in den Vordergrund. Sie wurde auch mehr und mehr zur Frage an den Neuropathologen, da sich das Therapiespektrum der Hirntumoren um die stereotaktische Implantation erweiterte. Diese ist besonders indiziert bei inoperablen Tumoren der Mittellinie und bei kleinen Läsionen, bei denen eventuell nach einer diagnostischen Sicherung sofort im gleichen Behandlungsgang eine Implantation eines Strahlers durchgeführt werden sollte. Da die modernen Techniken der bildgebenden Verfahren immer mehr die Entdeckung feiner Veränderungen erlauben, wird diese Entwicklung vermutlich noch weitergehen. Zum anderen hat auch die Vereinheitlichung der Nomenklatur durch die Weltgesundheitsorganisation und die Aufstellung eines Gradings eine Revision der Befunde von neuropathologischer Seite her nötig gemacht (OSTERTAG et al. 1980; MENNEL 1984).

Durch konsequenten Einsatz der Kriterien in der WHO-Tumorklassifikation und schrittweises Vorgehen bei der Diagnostik kann die diagnostische Sicherheit wohl verbessert werden (MENNEL 1984). Für kleine Gewebsstücke, wie sie durch das stereotaktische Vorgehen im allgemeinen gewonnen werden, ist die diagnostische Sicherheit im Vergleich zu Paraffin eingebetteten Präparaten gleicher Größe oft als größer angesehen worden.

Die Diagnostik mit Quetschpräparaten wird mehr und mehr zum Aufgabenbereich des Neuropathologen gehören. Dabei ist die Supravitalfärbung der Phasenkontrastdiagnostik wegen der leichteren fotografischen Dokumentation vorzuziehen.

Charakteristika einzelner Tumoren im Quetschpräparat:

a) Gliome

Pilozytische Astrozytome: Bei ihnen sind die diagnostischen Kriterien die Form der bipolaren Zellen und deren Faserreichtum (Abb. 17a). Dabei sind eher die groben gewellten Gliafasern charakteristisch für den Tumor als die Gliafaserdegenerationsprodukte, die Rosenthalschen Fasern (Abb. 17b).

Fibrilläre/protoplasmatische Astrozytome: Die multipolaren sternförmigen Zellen, die mehr oder weniger weit ausgespannte Fortsätze aussenden, sind typisch für die Tumoren der astrozytären Reihe. Die Zell- und Kernformen können eine gewisse Variabilität aufweisen (Abb. 17c). Bei den protoplasmatischen, besonders aber bei den gemistozytischen Formen, stellt sich das reichlich vorhandene Zytoplasma deutlich dar.

Oligodendrogliome: Sie besitzen ein homogenes, monomorphes Zellbild. Die Zellkerne sind meistens in Größe und Form sehr ähnlich, der Faserbesatz zwischen den einzelnen Zellen ist wesentlich geringer als beim Astrozytom; die Fasern verlaufen nur über kürzere Strecken. Sie sind aber im Gegensatz zu epithelialen Geschwülsten vorhanden. Kalkperlen kommen vor.

Anaplastische Astrozytome/Oligodendrogliome: Deren Diagnose aus dem Quetschpräparat bleibt unsicher; man findet eine Überschneidung der Kriterien von Astrozytomen/Oligodendrogliomen und Glioblastomen. Mitosen können diagnostisch hilfreich sein (Abb. 17d).

Glioblastoma multiforme: Es handelt sich dabei meist um Tumoren der astrozytären Reihe mit erheblichen Unterschieden in der Kern- und Zellgröße. Vor allem die Kerne können bizarre Formen annehmen. Riesenzellen kommen vor. Mitosen werden gefunden. Der Tumor ist unterschiedlich faserreich. Analog den geweblichen Kriterien des Glioblastoms findet man sehr oft Konvolute aus Gefäßen und größeren Partien, die völlig zellfrei sind, entsprechend den Nekrosen. Auch Fetttröpfchen werden angetroffen (Abb. 18).

b) Nicht gliöse hirneigene Tumoren

Medulloblastome: Das zytologische Bild zeigt von den Tumorzellen praktisch nur die Kerne. Das Quetschpräparat entspricht weitgehend dem Schnittpräparat, d.h. man findet bei den Geschwulstzellen, wie im histologischen Schnitt, die typische rüben- oder karottenförmige Kerngestalt. Mitosen sind ebenfalls häufig. Kerntrümmer werden gesehen. Differentialdiagnostisch ist die Abgrenzung gegenüber zerebralen Lymphomen und Neuroblastomen schwierig bis unmöglich.

Ependymome und Plexuspapillome: Die Diagnose dieser insgesamt heterogenen Tumoren richtet sich nach der perivaskulären Anordnung der Zellen. Sehr viel deutlicher ist diese perivaskuläre Anordnung noch in den Plexuspapillomen. Hier sind auch zytologisches Bild und Schnittbild sehr ähnlich.

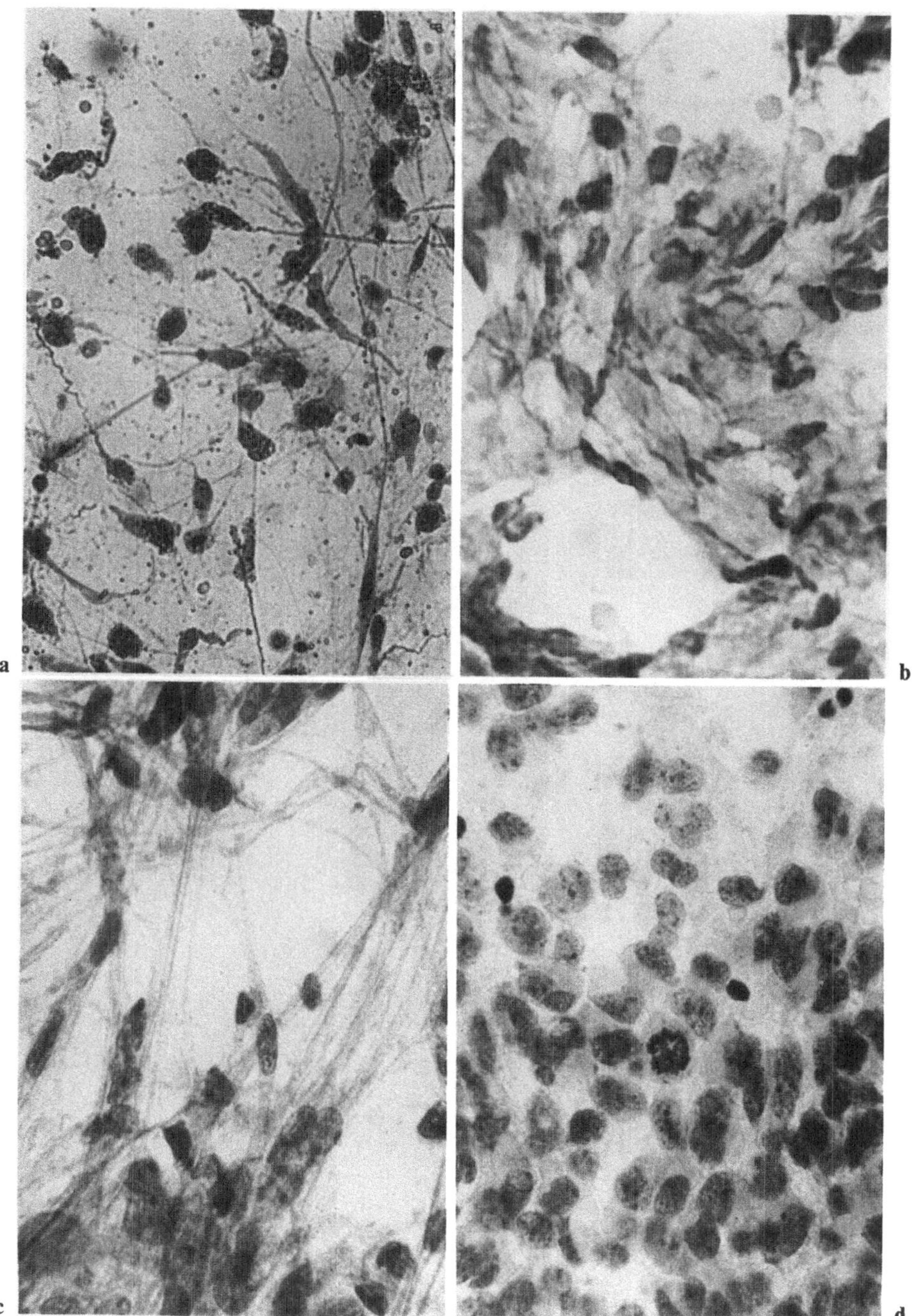

Abb. 17a–d. Quetschpräparation gliöser Tumoren: **a, b** Pilozytisches Astrozytom. Man erkennt die feinen gewellten Fasern sowie grobere Fasern (**a, b**), die dem Tumor das piloide Bild verleihen. Methylenblau × 500. **c** Auch das fibrilläre Astrozytom zeigt weit ausgreifende Fasern. Methylenblau × 500. **d** Die zunehmende Polymorphie in astrozytären Tumoren läßt sich am besten aus dem Nachweis von Kernteilungsfiguren erschließen. Methylenblau × 500

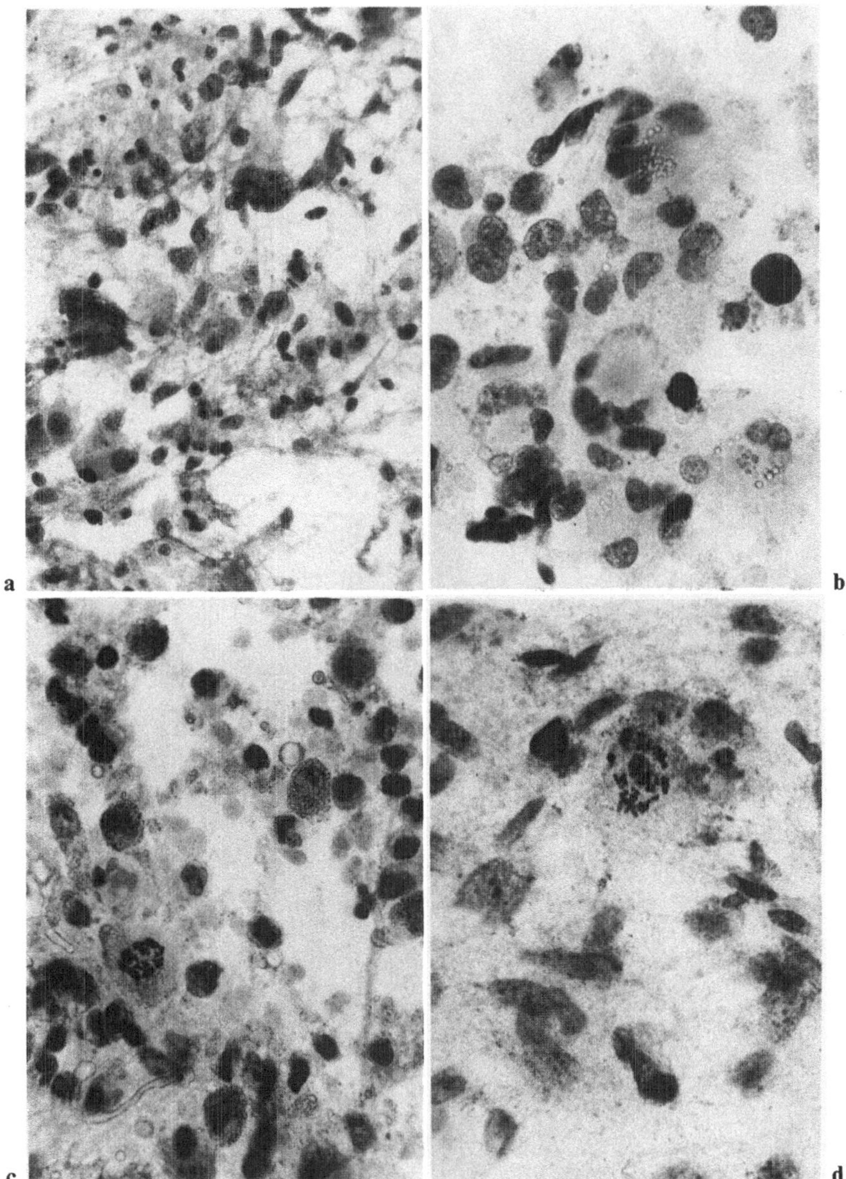

Abb. 18a–d. Glioblastoma multiforme mit ganz unterschiedlich großen Zellen (**a**), Riesenzellen (**b**), Mitosen, Fettkörnchenzellen und Blutung (**c**) sowie atypischen Kernteilungsfiguren (**d**). Alle Methylenblau × 500

c) Tumoren der Hirnanhangsgebilde und -hüllen

Hypophysenadenome: Man findet epitheliale Zellen in strukturlosen Zellverbänden. Die Kerne sind mittelgroß, das Zytoplasma umschließt den Kern meist exzentrisch. Die Zellen liegen in Verbänden. Die Differentialdiagnose gegenüber

Metastasen wird durch das Fehlen von Mitosen und die Isomorphie des Zellbildes gestellt (Abb. 20a). Die Hypophysenadenome sind im allgemeinen sehr blutreich, so daß man reichlich Erythrozyten im Quetschpräparat erkennt.

Kraniopharyngeome: Sie weisen ein sehr charakteristisches zytologisches Bild auf, das die Diagnose meist auf den ersten Blick erlaubt, sich jedoch vom Bild aus dem Schnittpräparat deutlich unterscheidet. Die Einzelzellen sind in aller Regel polygonal. Man findet entsprechend dem Abschilferungsgrad dieser Einzelzellen ganz unterschiedliche Kernplasmarelationen. Die vielfachen regressiven Veränderungen in den Kraniopharyngeomen machen die Diagnose oft nicht einfacher, weil sie dazu führen, daß Zellverbände mühsam gesucht werden müssen. Mitosen kommen nicht vor.

Germinome der Pinealis: Auch diese Diagnose läßt sich auf den ersten Blick stellen. Germinome der Pinealis besitzen eine sehr charakteristische Zweizellzytologie (Abb. 19d). Im Unterschied zum histologischen Schnitt findet man die großen protoplasmareichen und epithelialen Tumorzellen meist stärker durchmischt mit kleinen lymphozytären Zellen. Da das Zellbild sehr charakteristisch ist, erlaubt es auch mit großer Sicherheit die Diagnose eines sogenannten ektopischen Pinealoms der Mittellinie.

Meningeome: Meningeome können im zytologischen Quetschpräparat durch zwei Eigenschaften sicher diagnostiziert werden: Erstens zeigen die Zellen in aller Regel einen hellen, chromatinarmen, blasigen Kern. Bei den endotheliomatösen Formen sind die einzelnen Zellen durch kurze Fortsätze, die aber deutlich hervortreten, verbunden; längere Fortsätze kommen bei fibromatösen Formen vor. In diesem Fall behalten die Zellen oft die bipolare, in Zügen angeordnete Lage, wie dies im Schnittpräparat typisch ist, bei. Das zweite Charakteristikum ist in den meisten Fällen der Nachweis von Einrollungsfiguren. Kalkperlen sind ebenfalls oft vorhanden (Abb. 19a–c). Die relativen Anteile der Einrollungsfiguren, der fibrösen Partien, der Kalkperlen und unter Umständen der Reichtum an Gefäßen lassen auch eine Abschätzung der Meningeomunterarten endotheliomatös/fibromatös/transitionell/psammomatös und angiomatös zu.

Neurinome: Intrakraniell wachsende Neurinome zeichnen sich meistens durch ein starkes Überwiegen der fibrillären Antoni-A-Formation aus. Entsprechend ist das zytologische Bild charakterisiert durch die streng bipolare Anordnung der Zellen. Typisch sind auch die Zellkerne: Man findet die lang ausgezogenen, teils elliptischen, teils aber auch geknickten und verdrehten Kerne des Neurinoms. Schwieriger wird die Interpretation, falls stärkere regressive Veränderungen vorliegen.

d) Metastasen

Die einzelnen Zellen, oft abgerundet oder polygonal, liegen ohne Verbindung nebeneinander. Da sie sich durch die Technik der Quetschpräparation leicht aus dem Gewebsverband lösen, findet man sehr viele einzeln liegende Zellen (Abb. 20c, d). Die Differentialdiagnose intrakraniell wachsender Metastasen gegenüber Hypophysenadenomen und Kraniopharyngeomen läßt sich aufgrund

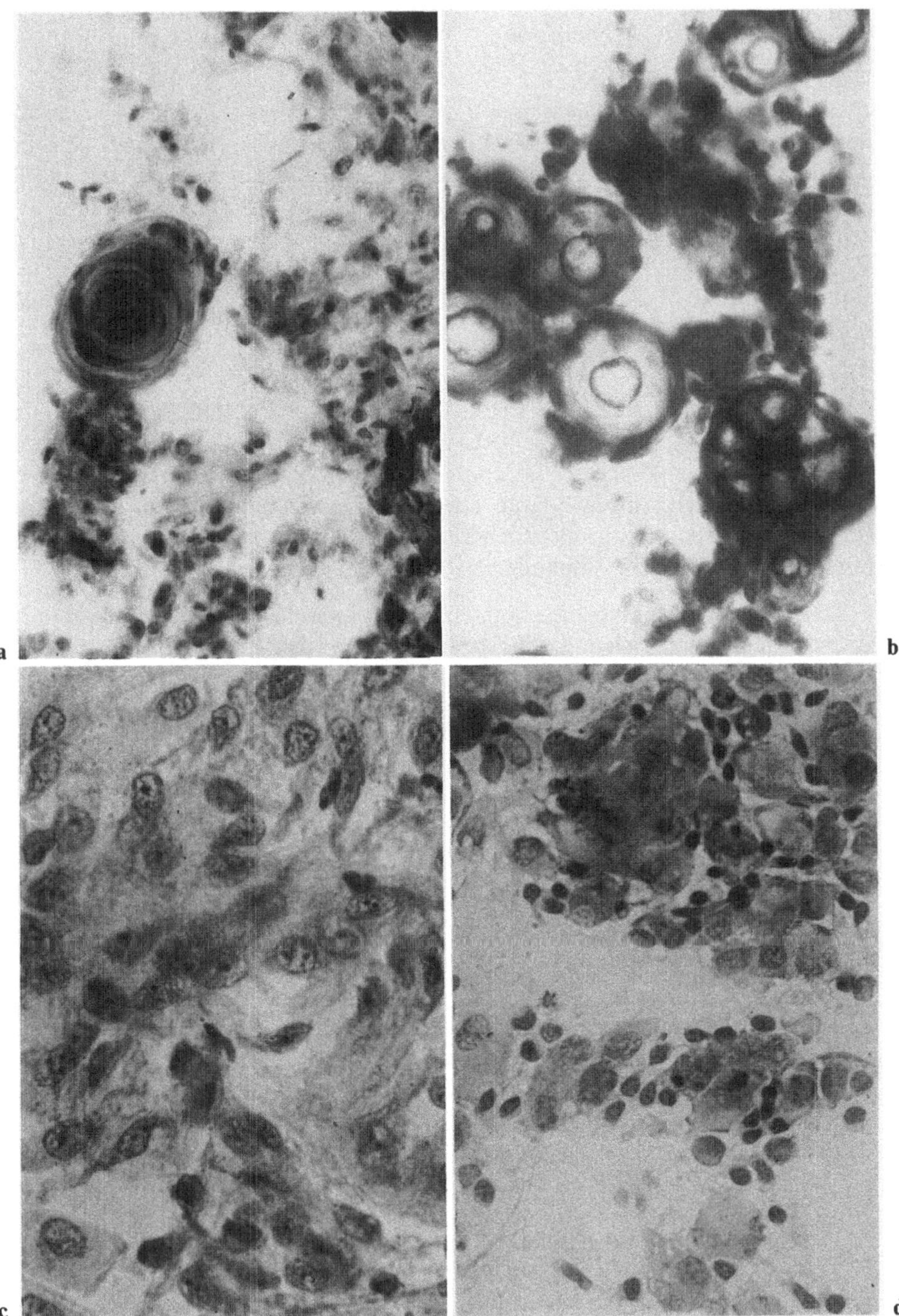

Abb. 19a–d. Meningeome lassen sich am besten aus den Einrollungsfiguren (**a** ×125) oder den Psammomkörnern (**b** ×250) erkennen. Das zytologische Bild im Quetschpräparat nimmt eine Mittelstellung zwischen epithelialen und fibrillären Zellbildern ein (**c** ×500). Eine sofortige Diagnose läßt sich auch im Falle eines Germinoms aufgrund der sehr unterschiedlichen Zellgrößen des Zwei-Zell-Typs stellen (**d** ×250). Alle Methylenblau

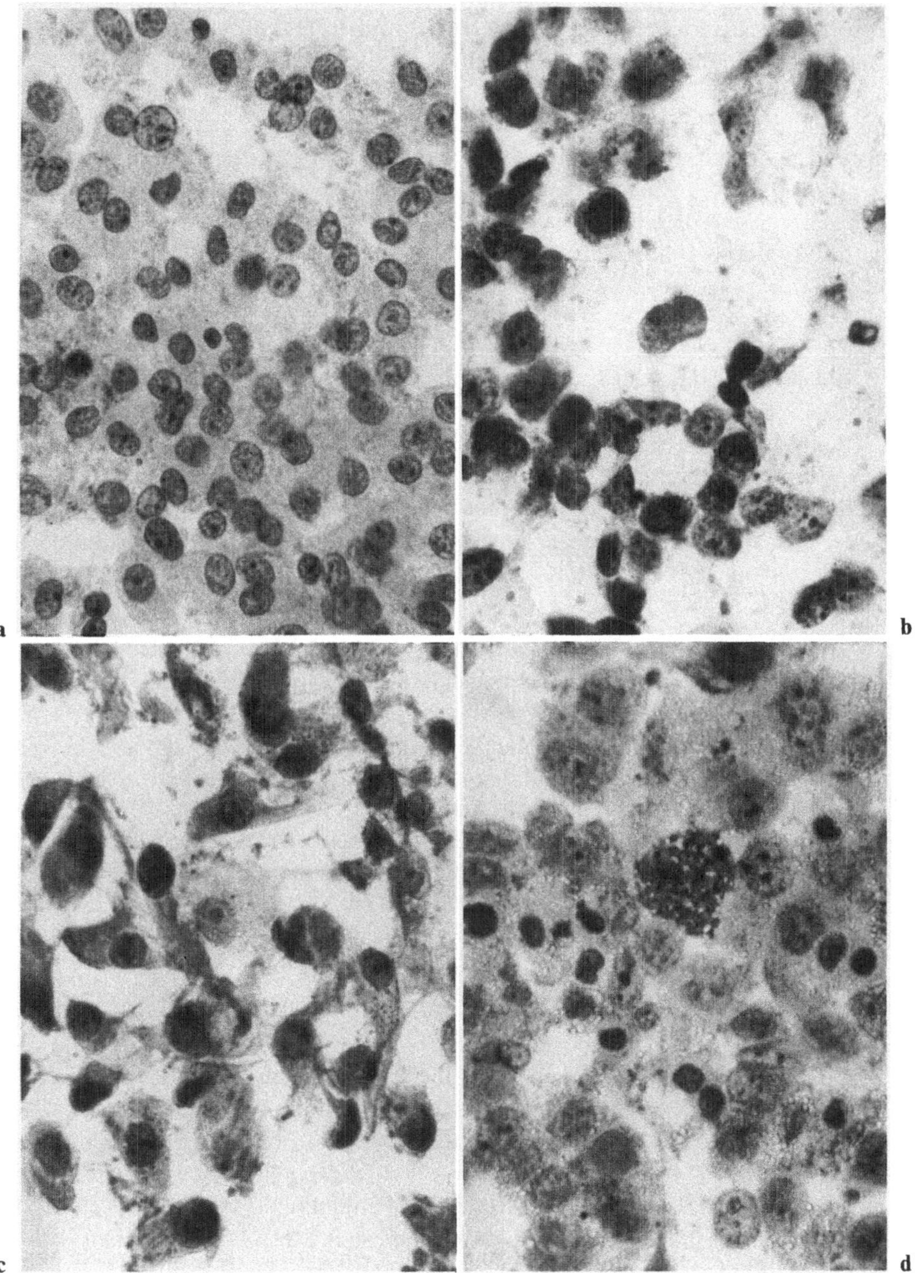

Abb. 20. a Hypophysenadenome lassen sich an der relativ isomorphen Kerngestalt erkennen. (× 500), **b, c** schwierig ist die Diagnose einer Karzinommetastase, da der Gewebsverband im allgemeinen wenig gut erhalten ist. Kernpyknosen und Mitosen kommen vor (× 500). **d** Das maligne Melanom weist einzelne deutlich pigmentierte Zellen auf (× 500). Alle Methylenblau

der zellulären Polymorphie meist stellen. Man findet unterschiedliche Kerngrößen, häufig bizarr geformte Kerne mit Einbuchtungen, je nach Karzinomtyp
auch Riesenzellen und Mitosen. Differentialdiagnostische Schwierigkeiten machen die nicht seltenen Hypernephrommetastasen, bei denen die zelluläre Polymorphie oft nur gering ausgeprägt ist und Mitosen selten sind. Maligne Melanome lassen sich am Pigment erkennen, falls dieses vorhanden ist (Abb. 20d).
Amelanotische Formen wird man im allgemeinen als Metastasen ansprechen.
Schwierigkeiten bereitet oft das Ausmaß der nekrotischen Veränderung, das
das Auffinden diagnostisch verwertbarer Zellverbände schwierig macht.

e) Allgemeine diagnostische Kriterien; Verläßlichkeit der Methode

Nach den genannten Kriterien ist die Diagnose einiger Tumorformen, etwa
des Germinoms, aber auch des Kraniopharyngeoms und des malignen melanotischen Melanoms auf den ersten Blick mit Sicherheit möglich. Eine relativ
hohe Treffsicherheit besteht auch in der Fragestellung Tumor ja/nein sowie
der Abgrenzung epithelialer von gliösen Geschwülsten. In der Abgrenzung einzelner Tumoreinheiten liegt die Treffsicherheit nach Literaturangaben und eigener Erfahrung (MENNEL 1984) bei etwa 70%. Dafür sind folgende Faktoren
maßgebend:

- Diese Zahl schließt die mit konventionellen Methoden nicht klassifizierbaren
  Tumoren, die in den unterschiedlichen Einsendungsstatistiken bis zu 10%
  angegeben werden, ein.
- Das Verfahren schließt dagegen eine Diagnosesicherung durch Spezialfärbung
  oder weitere Zusatzuntersuchungen, Nachweis von Markern, elektronenmikroskopische Untersuchungen und anderem aus.
- Für sehr seltene, aber gut definierte Tumoreinheiten, etwa das Medulloepitheliom und andere, fehlen Kriterien bei dieser noch nicht allzu häufig angewand-
  ten Technik.
- Diese Technik vernachlässigt den Einfluß, den die Architektur des Tumors
  auf die Diagnose hat. Das histologische Bild (Textur, Architektur) ist oft
  diagnostisch entscheidend oder trägt zur Diagnose wesentliche Gesichtspunkte
  bei.

Nach eigenen Erfahrungen hat sich folgendes Vorgehen, das auch die Bedürfnisse des Neurochirurgen in der Operationssituation berücksichtigt, bewährt:
Die Diagnostik wird in mehrere Schritte aufgeteilt: Zunächst Entscheidung zur
Frage: Tumor ja oder nein. Bei dieser Fragestellung haben sich 95% der Diagnosen bestätigen lassen. In 5% wurde eine Fehldiagnose bezüglich des Vorhan-
denseins von Tumor oder reaktiver Gliose gestellt. In all diesen Fällen wurden
negative Falschaussagen getroffen; ein vorhandener Tumor wurde als solcher
erst nach Vorliegen des Paraffinschnittes diagnostiziert.

Differentialdiagnostische Schwierigkeiten ergeben sich bei dieser Frage praktisch nur zwischen zellarmen, meist pilozytischen gliösen Tumoren und reaktiven
Gliosen und, falls aufgrund ausgedehnter nekrotischer Veränderungen der pathologische Befund eindeutig, der Tumor selbst als Ursache dieses Befundes
jedoch nicht nachweisbar ist. Läßt sich die Frage nach dem Vorliegen eines

Tumors sicher beantworten, stellt sich als zweite Frage: Handelt es sich um einen echten intrakraniellen Tumor oder um eine Metastase. Hier war die Treffsicherheit mit der zytologischen Methode 93%.

Differentialdiagnostische Schwierigkeiten zwischen Metastasen und epithelialen intrakraniellen Tumoren, Hypophysenadenomen und Kraniopharyngeomen, bestehen im allgemeinen, wie schon erwähnt, nicht. Lediglich beim Hypernephrom ist manchmal die Abgrenzung gegenüber Hypophysenadenomen und Oligodendrogliomen nicht einfach. Die Möglichkeiten der Fehlinterpretation bestehen auch dann, wenn der geringe Zellbesatz im Rahmen erheblicher nekrotischer Veränderungen bei eindeutiger neoplastischer Natur der Zellen und erheblicher Polymorphie die Differentialdiagnose zwischen Karzinomen und Glioblastomen schwierig macht.

Bei Entscheidung für einen echten intrakraniellen Tumor hat es sich bewährt, als drittes zu fragen: Handelt es sich um einen intra- oder extrazerebralen Tumor?

Dabei geht es um die Entscheidung zwischen Gliom/Medulloblastom/Ependymom auf der einen und den Tumoren der Hirnanhangsgebilde und der Hüllen des Hirnes auf der anderen Seite. Wie oben dargelegt, lassen sich die Tumoren der Hirnanhangsgebilde, Hypophysenadenome, Kraniopharyngeome und Germinome der Pinealis in aller Regel leicht erkennen. Auch die Diagnose der Meningeome und Neurinome macht keine Schwierigkeiten. Mit den genannten Diagnosen ist meist auch der Malignitätsgrad dieser Geschwülste bestimmt. Eine maligne Variante spielt bei den genannten Tumoren der Hüllen und der Hirnanhangsgebilde praktisch nur bei Meningeomen eine Rolle und läßt sich hier an dem gehäuften Auftreten von Mitosen ablesen.

Bei der Differentialdiagnose zwischen extra- und intrazerebralen Tumoren fanden wir in 97% Treffer.

Ist die Entscheidung zugunsten eines ortsständigen intrazerebralen Tumors gefallen, so stellt sich als vierte Frage die der Diagnose und der biologischen Wertigkeit. Dies betrifft vor allem die Graduierung der Gliome, die die zytologische Technik vor sehr schwierige Aufgaben stellt, weil die relevanten Anaplasiekriterien auch wesentlich architektonische Gesichtspunkte mit berücksichtigen. Kaum möglich ist etwa die Unterscheidung zwischen einem anaplastischen Gliom (III) und einem Glioblastom (IV), weil für die konventionelle histologische Diagnostik die Diagnose eines Glioblastoms wesentlich aus dem „Ensemble" des Tumors mitbestimmt wird. Es wurde deshalb lediglich zwischen benignen Formen der Graduierungen I und II und den malignen der Graduierung III und IV unterschieden. Bei dieser Fragestellung fanden wir 71% richtige Ergebnisse.

Es zeigt sich also, daß je nach dem Schritt der Fragestellung unterschiedliche Sicherheiten der Beantwortungen möglich sind. Da selbst eine Beantwortung der Frage nach der biologischen Wertigkeit mit dem vereinfachten Schema noch mit 71% Sicherheit gegeben werden kann, wird man die Zuverlässigkeit der Methode mit etwa 70% richtiger Diagnosen und richtiger prognostischer Aussagen bezüglich des weiteren Verhaltens veranschlagen können.

Falls die Methode mehr Eingang in die neuropathologische Arbeit findet, was zu wünschen ist, um die Verbindung mit der konventionellen Histologie zu gewährleisten und damit zu einer größeren Treffsicherheit im Interesse des Patienten zu gelangen und um zum gegebenen Zeitpunkt eine diagnostische Überschätzung zu vermeiden, so muß der Neuropathologe auf die gegenüber der konventionellen Untersuchung geringere Treffsicherheit hinweisen. Dies erscheint auch im Interesse der Aufklärungspflicht dem Patienten gegenüber wünschenswert.

Diese kritischen Anmerkungen mindern den Wert der Quetschpräparationstechnik keinesfalls, insbesondere nicht im Falle des stereotaktischen Vorgehens. Hier ist die Technik der zytologischen Analyse der konventionellen Untersuchung vielfach überlegen. Bei der Technik der Quetschpräparate fallen Materialverluste aufgrund der Einfrier- oder Einbettungs- und Schneidetechnik fort; die Technik selbst erfaßt in einem Präparat sofort den ganzen Zellgehalt eines oft sehr kleinen Tumorstückchens; mehrfache Entnahmen winziger Gewebsproben in verschiedenen Tiefen stereotaktisch festgelegter Areale lassen oft eine genaue Aussage über die Ausdehnung, Proliferationszone und regressive Veränderung innerhalb eines Tumors zu.

Die Technik der Quetschpräparate ist sehr einfach: Ein winziges Gewebsstück wird mit einem Tropfen Löfflers Methylenblau überschichtet und dann mit einem Deckglas auf den Objektträger gepreßt. Es kann sofort ausgewertet und fotografiert werden. Unfixiert ist dieses Präparat nur bedingt haltbar.

4. Immunhistochemie

Die Immunhistochemie hat während der letzten Jahre einen erheblichen Aufschwung genommen. Der immunhistochemische Nachweis spezifischer Zellbestandteile ist inzwischen praktisch zur Routine geworden und dient dazu, Tumorzellen und Gewebselemente im Schnittpräparat zu identifizieren. Das wurde vor allem deshalb möglich, weil es eine neue Technik erlaubte, hochspezifische Antikörper zu entwickeln und kommerziell zu nutzen. Den größten Aufschwung brachte die PAP-Technik, durch die man ein direktes Vergleichsbild zu dem, dem Pathologen gewohnten, histologischen Bild erhält.

Diese Methode arbeitet mit mehreren Antikörpern; der erste „Primärantikörper" bindet sich direkt an das Antigen, der färberische Nachweis erfolgt mit einem Peroxydase-Antiperoxydase-(PAP)-Komplex, der über einen Brückenantikörper an den Primärantikörper fixiert wird (STERNBERGER et al. 1970). Die Methodik ist inzwischen fortgeführt und erweitert worden. Die methodischen Entwicklungen, die Anwendung und kommerzielle Verfügbarkeit der Verfahren sind in raschem Fortschreiten begriffen (DENK 1986). Auch die Diskussion über den nötigen oder wünschenswerten Umfang der Untersuchungen zur Routinediagnostik ist in vollem Gange.

Für Tumoren des Nervensystems sind vor allem die Marker von Interesse, die neurogene Zellbestandteile darstellen. Für differentialdiagnostische Fragen sind zusätzlich komplementäre Marker für andere Gewebe notwendig. Dabei spielen die Intermediärfilamentproteine eine besondere Rolle, da sie grob große Bereiche definieren und recht stabil und zuverlässig zu sein scheinen.

a) Sogenannte nervale Marker

SCHWECHHEIMER (1986) hat „nervale Tumormarker" als solche Antikörper definiert, die Proteine in Zelltypen erkennen, die spezifisch für das zentrale, periphere und autonome Nervensystem sind. Damit erfährt das Gebiet der Neuroonkologie eine Erweiterung aufgrund des Einschlusses von neuroendokrinen Tumoren (s. Abschn. A. I.).

Spezifische Organ- oder Systemproteine oder auch Marker für einzelne Zellpopulationen waren auch für das Nervensystem und seine Tumoren schon länger bekannt (WARECKA et al. 1972). Ihre Anwesenheit mußte jedoch durch eine biochemische Analyse erschlossen werden. Somit war dieses Verfahren für die Routine wenig brauchbar. MOORE (1965) beschrieb das sog. S-100-Protein. Dieses Protein, das lange Zeit als Nervensystem-spezifisch angesehen wurde, kann inzwischen immunhistochemisch ausreichend sicher am Schnitt dargestellt werden.

Eine Übersicht über die Anfärbbarkeit verschiedener kindlicher Tumoren ergibt, daß vor allem die pilozytischen Astrozytome aber auch andere, wie Astrozytome, Oligodendrogliome, Plexuspapillome und ein Teil der Ependymome des Kindesalters S-100-Protein enthalten. Auch Neurinome waren positiv. Für die Neurinome ist das S-100-Protein inzwischen ein differentialdiagnostisches Kriterium gegenüber Weichteiltumoren (STEFANSSON et al. 1982; CLARK u. HARTMANN 1981). In Meningeomen, Kraniopharyngeomen und meningealen Melanomen zeigten sich wechselnde oder nur partiell positive Reaktionen, ebenso in einem Hämangioblastom. Im Germinom der Pinealis trat keine S-100 Expression ein (NAKAMURA et al. 1983).

Entgegen der ursprünglichen Annahme, daß S-100-Protein für das Nervensystem spezifisch sei, ist es inzwischen in vielen anderen Zellen nachgewiesen worden, so unter anderem in Melanozyten (KAHN et al. 1983). Für die Tumoren der Neuroonkologie hat der S-100 Nachweis vor allem seinen Platz bei der Charakterisierung der Neurinome und bei deren Abgrenzung gegenüber fibromatösen Meningeomen. Auch bei der Diagnose amelanotischer Melanome (SPRINGALL et al. 1983) und der Histiozytosis X (WATANABE et al. 1983) ist die S-100-Reaktion diagnostisch entscheidend.

Eine wesentliche diagnostische Hilfe für die Differenzierung und Subklassifikation gliöser Tumoren stellt das gliofibrilläre Protein dar (ENG et al. 1971). Saures Gliafaserprotein, GFAP, gliofibrillary acid protein, wird vor allem in reifen Astrozyten exprimiert. GFAP wurde aus alten MS Plaques extrahiert. Es hat ein Molekulargewicht von etwa 43000. Nach ersten Mitteilungen reagierte Anti-GFAP vom Kaninchen mit menschlichem Hirngewebe, MS-Plaques, Leukotomienarben und fibrillären Astrozytomen, aber nicht mit peripherem Nervengewebe (UYEDA et al. 1972). GFAP kann zunächst grundsätzlich als Marker für astrozytäre Differenzierung angesehen werden.

GFAP wurde in der letzten Zeit bei vielen Tumoren untersucht. RUBINSTEIN u. BRUCHER (1981) fanden in Plexuspapillomen fokale Expressionen von GFAP beim Erwachsenen in neun von 22 Fällen. TARATUTO et al. (1983) untersuchten ausschließlich kindliche Plexuspapillome. Von 32 waren 19 gutartig und 13 mali-

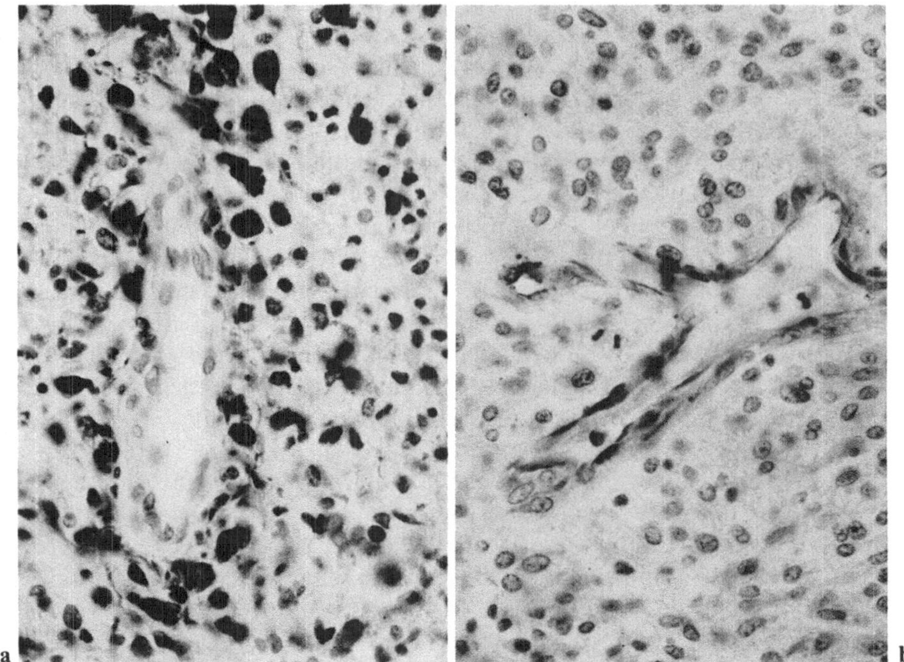

Abb. 21a, b. Der Nachweis des sauren Gliafaserproteins und des Vimentins in astrozytären Tumoren. **a** Das saure Gliafaserprotein beschränkt sich auf die Tumorzellen. Diese ordnen sich in diesem Präparat deutlich perivaskulär an. Das Endothel des Gefäßes ist frei. **b** Vimentinpositivität findet sich nur gering in den astrozytären Tumorzellen, obwohl vorhanden. Deutlich ist die Expression von Vimentin im Gefäßendothel

gne. In 34% waren fokal positive Resultate zu sehen, darunter waren neun benigne und zwei maligne Formen. GFAP-positive Zellen waren im Epithel und im Stroma vorhanden.

In einigen Arbeiten wurde GFAP mit anderen Markern zusammen untersucht und die Expressionen verglichen. GFAP und Fibronektin werden als komplementär angesehen (Abb. 21). Durch kombinierte Anwendungen von GFAP und Fibronektin läßt sich die Differentialdiagnose gepaarter Tumorgruppen durchführen: etwa Meningeom/Astrozytom; Sarkom/anaplastisches Astrozytom; Hämangioblastom/Astrozytom. Die erste Gruppe ist Fibronektin (FN) positiv, GFAP negativ, die zweite Gruppe umgekehrt. Chronwall et al. (1983) geben zur Differenzierung solcher gepaarter Gruppen beide Methoden als optimal an, da der positive Befund verläßlicher ist als der negative. Ähnlich positive und negative Anfärbungen ergeben GFAP und Fibronektin innerhalb von gliösen Tumoren mit unterschiedlich starker mesodermaler Beteiligung, besonders beim Glioblastom. Fibronektin war weiter positiv in Meningeomen in Einrollungsfiguren und Psammomkörpern (Kochi et al. 1983; Mennel et al. 1988).

Acht Angioblastome und zwei Hämangioperizytome wurden bezüglich ihres Fibronektin- und GFAP-Gehaltes untersucht. Im Angioblastom waren die Stromazellen GFAP-negativ und variabel FN-positiv, und zwar jeweils exklusiv.

Die Schlußfolgerung der Autoren ist, daß sich die Stromazellen in Angioblastomen, also die sog. Zwischenzellen, von den ortsständigen Astrozyten bezüglich ihres Markergehaltes exklusiv unterscheiden. Bei Hämangioperizytomen stellte sich eine mäßige Fibronektinpositivität heraus (KOCHI et al. 1984).

ROESSMANN et al. (1983) haben mit Antikörpern gegen die 68 KD Untereinheit der Neurofilamentproteine und gegen GFAP niederdifferenzierte neurogene Tumoren untersucht. Zwölf von 47 Medulloblastomen enthielten NF-Antigen, die Hälfte GFAP. In 13% war eine Reaktion gegen beide Substanzen vorhanden. Bei drei zentralen Neuroblastomen war eines NF-positiv, alle drei exprimierten GFAP. In den sog. PNETs waren von zehn fünf für beide Substanzen positiv, nur je eines für NF und eines für GFAP alleine. Drei waren insgesamt negativ. Ein Pineoblastom reagierte positiv mit beiden Antiseren. Allerdings waren immer nur wenige angefärbte Zellen im Tumor.

Die Expression neuronaler und gliöser Differenzierungsmarker ist von Wichtigkeit für das Konzept der primitiven neuroektodermalen Tumoren überhaupt und die Stellung des Medulloblastoms in dieser Gruppe. Die Expression von GFAP wird berichtet, doch bezüglich ihrer Bedeutung unterschiedlich interpretiert (SCHNEIDER u. GULOTTA 1983; HERPERS u. BUDKA 1985; MENNEL et al. 1986).

Beim zerebellären Medulloblastom wurden Organkulturen angelegt. Dabei ergab sich eine Differenzierung in Richtung Astrozyten und Neuroblasten. Die astrozytäre Differenzierung wurde durch GFAP Nachweis allerdings erst nach sieben Wochen in vitro geführt. Neuroblastische Differenzierung wurde sichtbar nach 4–6 Wochen. Im Originaltumor war keine dieser Differenzierungen zu sehen (HERMAN u. RUBINSTEIN 1984). Vergleichsuntersuchungen zwischen GFAP und dem weniger gebräuchlichen astrozytären Marker Glutaminsynthetase in astrozytären Tumoren wurden von PILKINGTON u. LANTOS (1982) vorgelegt. Im wesentlichen entsprachen sich die beiden Marker bezüglich ihrer Verteilung, allerdings war GFAP stärker in den Fortsätzen fibrillärer Astrozyten vorhanden, so daß eine Differenzierung der astrozytären Subgruppen möglich erscheint. Bei pilozytischen Astrozytomen (SMITH u. LANTOS 1985) zeigte sich, daß kleinere degenerierte Gliafasern GFAP-positiv waren, während große Rosenthalsche Fasern negativ blieben oder nur peripher einen angefärbten Saum zeigten. Granulierte Körperchen hatten eine GFAP-positive Peripherie und einen GS-positiven Inhalt.

Bei Tumoren, deren zytogenetische Abstammung lange Zeit kontrovers war, wurde mit Markerproteinen eine Klärung versucht. Ein Beispiel ist das subependymäre Riesenzellastrozytom bei tuberöser Sklerose, bei denen die eigentlichen Tumorzellen als sog. gemästete Astrozyten, aber auch als Neurone interpretiert worden sind. Für die neuronale Natur der Tumorzellen sprachen elektronenmikroskopische und einige andere Argumente. STEFANSSON u. WOLLMANN (1980/1981) haben mitgeteilt, daß drei solcher Tumoren, die zusammen mit tuberöser Sklerose auftraten, kein gliofibrilläres saures Protein enthielten, dagegen neuronenspezifische Enolase. S-100 und GFAP wurden bei einem anderen Teil von subependymären Riesenzellastrozytomen bei tuberöser Sklerose als positiv gefunden (NAKAMURA u. BECKER 1983). Diese Mitteilung gab Anhaltspunkte sowohl für neuronale als auch für astrozytäre Differenzierung. Inzwischen haben Bonnin et al. (1984) ein Kollektiv von 22 subependymären Riesenzellastrozytomen untersucht, allerdings nur fünf vergesellschaftet mit tuberöser Sklerose. 60% der Tumorzellen waren GFAP-positiv, aber mit dem Nachweis von Neurofilamentproteinen und neuronenspezifischer Enolase wurden auch Hinweise auf neuronale Differenzierung gefunden, so daß die ursprüngliche zytogenetische Fragestellung nicht eindeutig geklärt erscheint.

Erste Ergebnisse an größeren Kollektiven aus der vergleichenden Neuroonkologie zeigen ähnliche Verteilungen von GFAP bei Tiertumoren. 47 neuroektodermale Tumoren, Astrozytome, Ependymome, Glioblastome, Gliomatosen und niederdifferenzierte neuroektodermale Tumoren wurden bei Hunden auf die Expression von GFAP getestet. 23 Tumoren dieser Art waren positiv, der Rest negativ. Weiter wurden 11 Oligodendrogliome auf die Expression für basisches Myelinprotein (MBP) und Myelin assoziiertem Glykoprotein (MAG) untersucht. Alle waren MBP negativ, nur drei exprimierten MAG. Die Autoren schließen daraus, daß sich Gliome beim Hund ähnlich verhalten wie menschliche Tumoren, undifferenzierte Tumoren allerdings häufig sind (Vandevelde et al. 1985).

MBP und MAG sind „potentielle" Oligodendrogliamarker. Das basische Myelinprotein stellt am Schnitt in der PAP-Technik die Markscheiden deutlich dar. Als verläßliche Nachweismethoden für Oligodendrogliome sind MBP und MAG sowie andere potentielle Oligodendrogliamarker bis jetzt routinemäßig nicht geeignet (Schwechheimer 1986).

Für den Nachweis neuronaler und neuroendokriner Zellen spielen das schon genannte Enzym neuronenspezifische Enolase (NSE) sowie die Neurofilamentproteine eine Rolle. NSE ist in Neuronen des Hirnes zu finden, aber auch in den Zellen des APUD-Systems, so in Pankreas, Pinealis, Hypophyse und im Nebennierenmark. Die Merkelzellen der Haut sind ebenfalls positiv (Gu et al. 1983). Neunzig untersuchte periphere neuroendokrine Tumoren waren NSE positiv, nach Pearse praktisch alles APUDome: Inselzelltumoren, Phäochromozytome, medulläre Schilddrüsenkarzinome, kleinzellige Bronchialkarzinome, Dünndarmkarzinoide, Pankreas- und Lungenkarzinome. NSE schien somit ein „Marker" für APUDome zu sein (Tapia et al. 1981).

Die neuronenspezifische Enolase eignet sich, wie schon erwähnt, auch besonders für die Differentialdiagnose und zytogenetische Betrachtungsweise niederdifferenzierter neurogener Tumoren. Besonders in Medulloblastomen wurde dieses Enyzm als Ausweis neuronaler Differenzierung gewertet. In jüngerer Zeit wird die Spezifität der neuronenspezifischen Enolase indessen zunehmend angezweifelt (Haimoto et al. 1985), auch für die Diagnose peripherer Tumoren (Wick et al. 1983). Inwieweit sich die NSE in der Routinediagnostik halten kann, ist derzeit noch nicht abzusehen.

Positiver Ausfall von NSE wurde bei zehn olfaktorischen Neuroblastomen berichtet. Getestet wurden NSE, S-100 und GFA mit Immunfluoreszenzmethoden. Alle olfaktorischen Neuroblastome waren positiv für neuronenspezifische Enolase und für S-100-Protein. In einem Tumor war GFAP in astrozytenähnlichen Zellen positiv (Ho-Soon et al. 1985). Außerdem wurden einige andere Tumoren mit denselben Methoden untersucht. Zentrale und periphere Neuroblastome, Medulloblastome, kleinzellige Karzinome, einige Zellen in Paragangliomen und Phäochromozytomen waren NSE-positiv. NSE wurde auch in den Zellen der Darmwandplexus nachgewiesen (FRYKBERG et al. 1985).

Ein weiteres Antigen zur Untersuchung von Nervenzellen ist das Neurofilamentprotein (NF). Es zerfällt in drei Untereinheiten mit jeweils Molekulargewichten von 68, 145 und 200 Kd. NF-Proteine wurden zunächst in Ganglioneuroblastomen und Phäochromozytomen gefunden. Auch in Neuroblastomen waren in Gefrierschnitten positive Resultate zu erheben (MIETINEN et al. 1982). Inzwischen ist der Nachweis von Neurofilament zum wichtigen Diagnostikum neuronaler Tumoren überhaupt geworden.

Neuroendokrine Tumoren können teilweise auch schon routinemäßig durch Nachweis der Chromogranine bestimmt werden.

Die bis jetzt aufgezählten, durch immunhistochemische Methoden darstellbaren Antigene bilden das zur Zeit für die neuropathologische Routine verfügbare diagnostische Muster an „nervalen" Markern.

Zusätzlich kommen aber für die Differentialdiagnose noch viele andere Zellbestandteile in Frage; nach eigenen Erfahrungen ist das Strukturprotein Vimentin zur Differenzierung intrakranieller Tumoren wichtig. Es gehört wie GFAP und die Neurofilamentproteine zu den Bestandteilen von Intermediärfilamenten, die im folgenden Abschnitt näher besprochen werden sollen. (Prinzipielle differentialdiagnostische Überlegungen siehe unter c).

b) Intermediärfilamente als Gewebsmarker

Die nervalen Marker sind ein histogenetisch definierter Teil der gesamten Immunnachweismethoden. Einige sind Proteine aus Filamenten, die Bestandteile des Zytoskeletts sind. Der Nachweis solcher Zytoskelettbestandteile aus Zellen unterschiedlicher Gewebe läßt eine grobe histogenetische Differentialdiagnose zu.

Der Nachweis unterschiedlicher Bestandteile des Zytoskeletts hat inzwischen in der Diagnostik durch die Möglichkeit der Erstellung verschiedener „Muster" die Unterscheidung der großen Tumorgruppen deutlich vereinfacht. Man nimmt an, daß das Zytoskelett aus spezifischen Intermediärfilamenten besteht, die sich nur teilweise antigen überschneiden. Somit erlaubt die Typisierung dieser Intermediärfilamente eine zytogenetische Aussage (OSBORN u. WEBER 1983). Etwas vereinfacht lassen sich die großen Tumorgruppen folgendermaßen charakterisieren: epitheliale Tumoren enthalten Zytokeratine, myogene Tumoren Desmin, mesodermale Geschwülste Vimentin, gliöse Tumoren GFAP und neuronale Tumoren Neurofilamentproteine. Zwar stellt die Untersuchung auf diese Intermediärfilamentproteine nur eine grobe Vororientierung dar, sie ist aber aufgrund des einfachen Rasters – in Zusammenhang mit den übrigen morphologischen Methoden – auch in der Neuroonkologie sehr wichtig geworden.

Eine detaillierte Übersicht über das Vorkommen der einzelnen Proteine aus Intermediärfilamenten gibt die Tabelle 13.

Eine Strukturverwandtschaft besteht zwischen Desmin, Vimentin, GFAP und einem Teil der Proteine, die im Neurofilament gefunden werden. Deshalb kommen wohl auch Doppelexpressionen vor. Solche wurden für GFAP und Vimentin beschrieben an Rattenastrozyten, Bergmanngliafortsätzen und Tanizy-

Tabelle 13. Intermediärfilamentproteine als Gewebsmarker (nach OSBORN und WEBER 1983)

Typ	Proteine	Vorkommen
Epithelial	Zytokeratine: Polypeptide 40–68 Kd	Verhornende und nichtverhornende Epithelien
Neuronal	Neurofilamentproteine: 68, 160 und 200 Kd	Fast alle Neurone im zentralen und peripheren Nervensystem
Glial	Saures Gliafaserprotein: 55 Kd	Astrozyten, Bergmannglia meist zusätzlich Vimentin-positiv
Muskulär	Desmin: 53 Kd	Quergestreifte und glatte Muskeln oft zusätzlich Vimentin-positiv
Mesenchymal	Vimentin: 57 Kd	Fibroblasten, Knorpelzellen, Endothelien, Makrophagen
Ohne Intermediärfilamente		Embryonale Zellen, einige Neurone?

ten. Vimentin und Neurofilament werden offenbar in Übergangssituationen bei sich entwickelnden Neuronen exprimiert. Kommt solch eine Doppelexpression zustande, so kann man als Faustregel annehmen, daß als eines der beiden Proteine Vimentin exprimiert wird. Dies entspricht auch den Erfahrungen aus der täglichen Tumordiagnostik. Für die eigentlichen neurogenen Tumoren sind von den Intermediärfilamentproteinen lediglich die Expressionen der Neurofilament- und Gliafilamentproteine sowie des Vimentins zu erwarten. Diese Strukturproteine kommen auch in pathologisch nicht veränderten Nervensystemstrukturen vor. Die Übersicht gibt Tabelle 14.

Koexpression von Zytokeratin und Neurofilamentproteinen kommen in neuroendokrinen Tumoren, Inselzelltumoren, Karzinoiden und neuroendokrinen Karzinomen der Lunge und Haut vor, Koexpression von Vimentin und GFAP in gutartigen Nervenscheidentumoren (GOULD 1985).

Nach den genannten Charakteristika können große Tumorgruppen nunmehr ziemlich eindeutig charakterisiert werden. Der Nachweis von Zytokeratinen (oder deren Untergruppen Zytokeratin-Polypeptide) läßt einigermaßen verläßlich die Diagnose eines epithelialen Tumors zu. In wenigen Tumoren kommt es zu einer Doppelexpression Zytokeratin/Vimentin.

Myogene Tumoren enthalten Desmin, allerdings in der Regel in Koexpression mit Vimentin, auch myogene Sarkome. Der Myoglobinnachweis kann nach TARATUTO et al. (1985) als zusätzlicher Nachweis für das Vorliegen eines primären Rhabdomyosarkoms gegenüber einem Leiomyosarkom gewertet werden.

Praktisch alle anderen nicht myogenen Sarkome sind positiv für Vimentin. Vimentin ist aber ziemlich weit verbreitet. Im Hirn ist es positiv in den normalen Endothelzellen, auch in anderen Zellen zerebraler und meningealer Gefäße sowie in Ependymzellen. Deutlich positiv für Vimentin erscheint auch die reaktive Glia.

In zentralnervösen Tumoren findet sich Vimentin in fibrillären Astrozytomen in den Fortsätzen, in den Zellen des protoplasmatischen und gemistozytischen Astrozytoms im Zytoplasma. Endothelzellen und andere Elemente der Gefäß-

Tabelle 14. Verteilung von Neurofilamentproteinen, Vimentin und GFAP bei verschiedenen Zelltypen im Hirn der erwachsenen Ratte (nach Osborn und Weber 1983)

Zelltyp	Proteine			Vimentin	GFAP
	NF Untergruppen				
	200	160	68 Kd		
Neurone					
Axone	+	+	+	−	−
Dendriten und Zellkörper der Pyramidenzellen in Kortex und Hippokampusformation	±	+	+	−	−
Zellkörper von großen Neuronen im Hirnstamm	±	+	+	−	−
bestimmte Neuronen z.B. Körnerzellen	−	−	−	−	−
Glia					
Astrozyten in großen Bündeln in Markfasern	−	−	−	+	+
Astrozyten in der grauen Substanz und kleinen Bündeln von Markfasern	−	−	−	−	+
Fortsätze der Bergmannglia	−	−	−	+	+
Oligodendrozyten	−	−	−	−	−
Mikroglia	−	−	−	−	−
Ependym					
Echte Ependymzellen	−	−	−	+	−
Tanizyten Zellkörper	−	−	−	+	−
Tanizyten Fortsätze	−	−	−	+	+
Andere					
Blutgefäßwände	−	−	−	+	−
Kapillarwände	−	−	−	+	−
Fibröse Matrix im Plexus chorioideus	−	−	−	+	−
Dura mater und Pia mater	−	−	−	+	−
Glia limitans	−	−	−	−	+

wand sind deutlich positiv. Die Gliafasern des pilozytischen Astrozytoms stellen sich dar, die Rosenthalschen Fasern lediglich am Rande (Schiffer et al. 1986).

Oligodendrogliome waren Vimentin-negativ. Wechselnde Ergebnisse wurden in Glioblastomen gefunden, wo kleine runde und fusiforme Zellen, Gemistozyten und Astroblasten regional positiv waren. Deutliche Positivität besteht auch bei der vaskulären Komponente des Glioblastoms und Gliosarkoms. Beim Ependymom war Vimentin in den Zellen der Strahlenkronen positiv.

Medulloblastome zeigten parallele Expression mit GFAP bei reaktiven Astrozyten und einzelnen Tumorzellen. In mesodermalen Bezirken waren Vimentin positiv, GFAP negativ, die Gefäße positiv.

Neurinome waren positiv sowohl in Tumorzellen als auch in Gefäßen. In Meningeomen findet man starke Reaktivität in Zellen und Wirbeln. Beim Angioblastom wird Vimentin ebenfalls deutlich in Endothelzellen und Zwischenzellen exprimiert, außer wenn letztere verfetten. Bei diesen Tumoren wurde auch kombinierte Expression für Vimentin und GFAP beschrieben.

GFAP ist wie schon gesagt positiv für astrozytäre Gliome (Bignami u. Rueger 1980): Negativ sind einige anaplastische Tumoren und die kleinen Zellen in Glioblastomen. Ependymome sind teilweise positiv, ebenso Tanizyten und deren mögliche Tumoren. Bei diesen Geschwulstformen findet sich fast regelmäßig eine Koexpression mit Vimentin. Das Vimentin ist aber meist regional und in der Stärke geringer vorhanden. Somit zeichnen sich für neurogene Tumoren GFAP, Vimentin und als drittes, nicht-IF-Antigen das S-100 Protein als diagnostisch wichtig ab (Kimura et al. 1986).

Die Bedeutung der Neurofilamentproteine wurde oben unter a) beschrieben.

c) Allgemeine Bedeutung der Immunhistochemie

Überblickt man die gegenwärtige Entwicklung der immunhistochemischen Methoden, so fällt ins Auge, daß einerseits das „Marker"-Denken vielfach Ja-Nein-Entscheidungen schnell möglich macht und uns somit sehr hilfreich ist, andererseits aber die Aussagen durch fast täglich erweiterte Kenntnisse immer wieder relativiert werden. Man wird sich also in der Diagnostik auf das Praktikable beschränken müssen.

Für das gesamte Gebiet der diagnostischen Immunhistochemie in der Onkologie bietet sich eine Einteilung entweder nach ihrer diagnostischen Bedeutung oder nach ihrer Biochemie und/oder Funktion (Zytoskelettproteine, gewebsspezifische Antigene, Lektine, Enzyme, onkofetale Antigene, Hormone und Immunglobuline) an.

Bei den Substanzklassen haben wir die Intermediärfilamentproteine als relativ einfach zu überblickende und zuverlässige Gruppe besonders herausgestellt. Weiter spielen für die Onkologie Enzyme eine Rolle: Wir haben die neuronenspezifische Enolase erwähnt. Hormone kommen im Bereich der Neuroonkologie fast nur für die Differentialdiagnose der Hypophysenadenome in Frage. Oberflächenantigene als Marker haben bis jetzt in der Neuroonkologie keine praktische Bedeutung erlangt, obwohl hier interessante und wichtige Befunde bei experimentellen (Schachner u. Carnow 1975) und menschlichen Tumoren bekannt geworden sind (Cohen u. Selvendran 1981; Schachner 1982; Vulliany et al. 1983; Amano et al. 1983). Wichtige Oberflächenantigene für die diagnostische Arbeit sind Lektine, die Lymph- und Blutgefäßwände darstellen. Bei Hirntumoren fanden Schwechheimer et al. (1983) Korrelationen der Lektinbindung an der Zelloberfläche zum Malignitätsgrad.

Neben den schon genannten gewebsspezifischen Markern kann man noch solche für Endothelien, für lymphatisches Gewebe, für Phagozytosezellen, für endokrine Zellen und mehr aufzählen.

Von den epithelialen Markern haben wir das (Gesamt-)Zytokeratin als Intermediärfilamentprotein besonders herausgehoben. Die Zytokeratinpolypeptide oder Antikörper gegen Gruppen derselben erlauben eine Untergliederung der epithelialen Tumoren. Sie dürften in der Neuroonkologie in Einzelfällen zur Differenzierung einer Metastase nötig sein. Andere epitheliale Marker, wie TPA (tissue polypeptide antigen) und EMA (epithelial membrane antigen) sind in die pathologische Routinediagnostik eingeführt und können bei entsprechenden Fragestellungen benutzt werden. Ein genereller Epithelmarker, das Desmoplakin, kommt immerhin in ziemlich einzigartiger Kombination mit Vimentin in Meningeomen vor (SCHWECHHEIMER et al. 1984).

Bei den mesenchymalen Tumormarkern wurden bis jetzt Desmin und Vimentin als Strukturproteine erwähnt. Zur Beurteilung der mesenchymalen Beteiligung an Tumoren anderer Gewebe kann aber auch das Bindegewebe herangezogen werden, so das Fibronektin (s. o.) oder andere Bindegewebsbestandteile. Bei Gliomen wurde die Lokalisation von Typ I, III, IV und V Kollagen im wesentlichen in den vaskulären Strukturen und manchmal insbesondere für Typ III und I auch in den Bindegewebssepten nachgewiesen. Die Gefäßwände wurden auch mit Antilaminin und Antifibronektin, das am stärksten reagierte, positiv dargestellt. In Meningeomen wurden ebenfalls Kapillaren, Arteriolen und Venolen mit Anti-Typ IV Kollagen angefärbt. Diese Anfärbung mit Typ IV Kollagen und Laminin entsprach der subendothelialen Basalmembran. Fibronektin und Typ V Kollagen waren in der gesamten Gefäßwand lokalisiert. Dabei zeigte sich weiter, daß Zwiebelschalenbildungen und Psammomkörner positiv angefärbt wurden (BELLON et al. 1985). Die Autoren meinen, daß die positive Anfärbung der Psammomkörner auf deren Gefäßursprung zurückgeht. Meningeomzellen waren nicht angefärbt, mit Ausnahme von zwei Fällen des fibromatösen Typus.

Besondere Bedeutung besitzen mesenchymale Tumormarker für die Diagnostik von Weichgewebstumoren. Allerdings muß hier oft die gesamte Palette gängiger Zell- und Gewebsmarker – unter Einschluß nervaler – eingesetzt werden.

An dieser Tumorgruppe läßt sich ein sinnvolles diagnostisches Vorgehen am einfachsten verdeutlichen. Prinzipiell ist der Einsatz immunhistochemischer Methoden bei folgenden Tumorgruppen vertretbar (MEISTER 1984a):

- Tumoren, bei denen eine histogenetische Ableitung mühelos möglich ist, bei denen aber die genaue Einordnung schwierig ist. Das wird in vielen Fällen die Dignität des Tumors berühren.
- Tumoren, die einfach zu erkennen sind, deren Histogenese aber prinzipiell unklar ist (z. B. Granularzelltumor).
- Tumoren, die zu einer differentialdiagnostisch schwierigen Gruppe niederdifferenzierter Tumoren gehören: Rundzelltumoren, Spindelzelltumoren, polymorphzellige Tumoren, myxoide und epitheloide Weichgewebstumoren und perizytomähnliche Geschwülste.

Es ist klar, daß für die letzte Gruppe eine abgestufte Palette von immunhistochemischen Reaktionen diagnostisch sinnvoll ist. Für die Differentialdiagnose stehen die schon genannten Zytoskelettmarker und zusätzliche Antigene zur Verfügung. MEISTER (1984b) empfiehlt folgende differentialdiagnostische Überlegung:

Zytokeratin, möglichst mit Anteilen, die ein niedriges Molekulargewicht aufweisen, für epitheliale, Vimentin und Desmin für mesenchymale und myogene Zellen und deren Tumoren.

Zusätzlich können angewandt werden: Faktor VIII assoziiertes Protein für Endothelzellen und somit Gefäßgeschwülste, α-1-Antitrypsin und -chymotrypsin für fibrohistiozytäre Tumoren und S-100 Antikörper für Schwannzelltumoren.

Das Antigen S-100 wird zusammen mit Vimentin auch in malignen Melanomen exprimiert. LC (lymphocytic common) Antigen wird zum Ausschluß von Lymphomen differentialdiagnostisch eingesetzt.

Für entsprechende differentialdiagnostische Fragen müssen indes Expressionen mehrerer Marker in einem Tumor verglichen werden; diese Angaben wurden inzwischen z.T. schon in Tabellen gegeben (ALTMANNSBERGER et al. 1986). Es kann allerdings nicht genug betont werden, daß sich eine Klärung des sinnvollen Aufwandes in der täglichen Diagnostik derzeit noch nicht absehen läßt.

Die stürmische Entwicklung dieser Techniken läßt recht bald neue, noch einfachere Entscheidungsmöglichkeiten in der Differentialdiagnose ganz verschiedener Tumoren erwarten. Besonders spannend dürfte die Frage sein, ob es gelingt, Malignitätsmarker allgemein zugänglich zu machen. Hier wurden für zentralnervöse Tumoren schon Substanzen aus der Stoffklasse der Polyamine vorgeschlagen (MARTON et al. 1976, 1981; HARIK u. SUTTON 1979; PIERANGELI et al. 1982, 1984), allerdings bis jetzt im wesentlichen zur Bestimmung aus dem Liquor.

Weitere mögliche Malignitätsmarker könnten – analog den Befunden beim malignen Melanom (DIPPOLD et al. 1985) – in den derzeit intensiv untersuchten Gangliosiden gefunden werden. Zu Proliferationsmarkern s. S. 313.

5. Elektronenmikroskopie

Die ultrastrukturelle Analyse der Tumoren und damit auch der Hirntumoren hat sowohl die Definition einzelner Tumorgruppen schärfer werden lassen als auch die diagnostischen Möglichkeiten erweitert. Am fruchtbarsten war die elektronenmikroskopische Analyse der Tumoren aber vor allem deshalb, weil sie eine Fülle neuer, interpretationsheischender Befunde gezeigt hat. Sie hat deutlich gemacht, daß Hirntumoren – ultrastrukturell betrachtet – noch heterogener sind, als dies die konventionelle lichtoptische Analyse vermuten ließ. Mit zunehmender Erfahrung hat sich dann gezeigt, daß es in der Fülle der unterschiedlichen ultrastrukturellen Befunde bei Hirntumoren auch konstante Strukturen gibt, die für die theoretische Konzeptbildung und für Diagnose und Differentialdiagnose recht hilfreich sein können. Einzelnen elektronenmikroskopischen Strukturen kommen sogar die Bedeutung morphologischer Marker zu. Wir werden im folgenden auf diese charakteristischen ultrastrukturellen Befunde bevorzugt eingehen und das, was „auch noch vorkommt" und beschrieben worden ist, bei den einzelnen Tumorarten referieren.

a) Nervenzelltumoren

Bei Tumoren neuronalen Ursprungs ist die Elektronenmikroskopie besonders für solche Geschwülste wertvoll, die aufgrund geringer Differenzierung lichtoptisch nicht richtig einzuordnen sind. Neurone haben mit anderen Proteinsynthese-aktiven Zellen die starke Ausbildung des rauhen endoplasmatischen Retikulum gemeinsam: dessen lichtoptisches Äquivalent ist die Nisslsubstanz; ihre Bildung dient in der Neuropathologie dazu, reife (Gangliozytome, -gliome) von unreifen (Neuroblastome) Nervenzellgeschwülsten zu unterscheiden. Da das

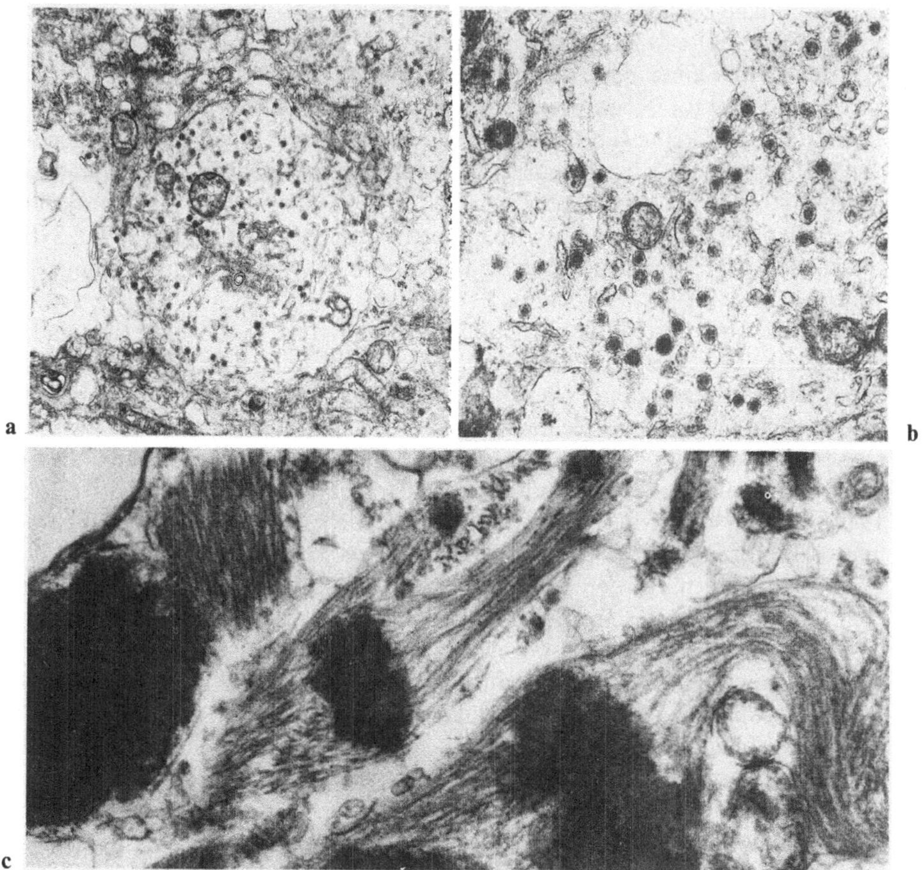

Abb. 22. a, b Neuronale Differenzierung im elektronenmikroskopischen Bild läßt sich
oft schnell an dem Vorliegen von dense-core-Granula ablesen. Sie besitzen einen Durchmesser von 1500 Å, sind aber in Tumoren gelegentlich in ihrem Durchmesser sehr variabel.
a × 1300, **b** × 4000. **c** Darstellung der Gliafilamente, die sich zu amorphen Massen ver-
dichten. Das ist das unverkennbare Bild der sog. Rosenthalschen Fasern × 50 000

Ergastoplasma aber nicht nervenzellspezifisch ist, ist sein ultrastruktureller
Nachweis von geringer Aussagekraft, ebenso Golgiapparat, Mitochondrien und
Lysosomen. Größere Bedeutung haben filamentöse und tubuläre Organellen
in den Nervenzellen.

Neurofilamente besitzen einen Durchmesser von 70–150 Å, die Neurotubuli
(Mikrotubuli) von etwa 200 Å. Das Vorkommen neurofilamentöser und neuro-
tubulärer Strukturen, etwa in Gewebsverbänden, die wie ein Neuropil aussehen,
ist diagnostisch für ein Neuroblastom wertvoll.

Wichtig für die Diagnose neuronaler Tumoren sind dagegen zwei Bildungen:
Synapsen oder synapsenähnliche Gebilde sowie der Nachweis neurosekreto-
rischer Granula, der für einige Tumoren der Neuroblastomreihe, aber auch
andere Geschwülste, eine Rolle spielt (Abb. 22a, b).

Schon eine der ersten Beschreibungen eines Gangliozytoms durch Robertson et al. (1964) erwähnt solche "dense-core-vesicles" (DCV): Die Interpretation mußte die einer neurosekretorisch aktiven Nervenzelle sein; die Autoren sprechen von ektopischem (zentralem) sympathischem Gewebe, also von einem Hamartom. Vesikel in echten Synapsen oder synapsenähnlichen Bildungen wurden natürlich früh als Nachweis der Nervenzellnatur einer Geschwulst angesehen (Robertson u. Hetherington 1964; Luse 1964). Auch wenn keine ausdifferenzierten Synapsen vorhanden sind, kommen doch oft Ansammlungen von Synaptosomen vor, die ebenfalls frühzeitig als Ausweis eines Neuroblastoms angesehen wurden (Cervós-Navarro 1970).

Für die gut umschriebene Gruppe des kindlichen Neuroblastoms sind die genannten Struktureigentümlichkeiten einer mehr oder weniger starken neuronalen Differenzierung und "dense-core-vesicles" typisch. Auch Neuroblastome des Erwachsenen peripherer Lokalisation sehen ultrastrukturell genau so aus (Mackay et al. 1976). Benigne periphere Ganglioneurome zeigen ebenfalls deutliche neuronale Differenzierung und Neurosekretgranula (Yokoyama et al. 1973). Für die sog. zentralen Neuroblastome wurden ebenfalls regelmäßig solche neurosekretorischen Einschlüsse beschrieben, wenn auch nur in einem Teil der Fälle und in einem Teil der Zellen (Azzarelli et al. 1977). Zerebrale (Yagishita et al. 1979) und zerebelläre Neuroblastome (Yagishita et al. 1980) hatten mehr oder weniger stark ausgeprägte neuronale Differenzierungen. Weniger differenzierte Formen zeigten offenbar keine neurosekretorischen Phänomene; dagegen wurden aussprossende Axone beschrieben. Weiter differenzierte Tumoren hatten dann ausgebildete Synapsen. Für diese seltenen Tumoren wurde auch die Bezeichnung zentrales Neurozytom vorgeschlagen.

Damit stellt sich die Frage der Bedeutung der DCV, in denen auch Katecholamine nachgewiesen werden konnten, für die Diagnose und Zytogenese der Tumoren der Ganglienzellreihe. Solche dense-core-granula gehören eigentlich ins APUD-System, also ins periphere Nervensystem. Exemplifizieren läßt sich diese Frage am Beispiel des sog. olfaktorischen Neuroblastoms, das durch Berger et al. (1924) als esthésioneuroépithéliome olfactif erstmals beschrieben wurde. Bei diesem Tumor wurden, wie im peripheren Neuroblastom, praktisch immer neurosekretorische Granula nachgewiesen (McGavran 1970; Martin et al. 1983). Diese Tumoren wurden deshalb wie periphere Neuroblastome und Phäochromozytome, Paragangliome und andere als APUDome oder Neurocristome bezeichnet (Micheau 1977; Chaudry et al. 1979). Inzwischen ist allerdings auch ein typisches Esthesioneuroepitheliom ohne DCV veröffentlicht worden (Hassoun et al. 1981).

Es scheint also, daß die Neuroblastome ungeachtet des Ortes ihres Wachstums, Eigenschaften des peripheren Nervensystems aufweisen oder auch eine Zwitterstellung zwischen peripherer und zentraler neuronaler Differenzierung einnehmen (Hassoun et al. 1981; Martin et al. 1983).

b) Gliome

Pilozytische Astrozytome zeigen auch ultrastrukturell den bipolaren Zelltyp und die unverwechselbaren Rosenthalschen Fasern. Obwohl diese Gliafaserdegenerationsprodukte nicht für pilozytische Astrozytome spezifisch sind, sondern auch bei anderen Erkrankungen vorkommen, regelmäßig etwa bei der Alexanderschen Leukodystrophie (SPALKE u. MENNEL 1982), läßt ihre Assoziation mit einem Tumor die sichere Diagnose eines pilozytischen Astrozytoms meist zu. Die elektronenmikroskopische Analyse hat ergeben, daß Rosenthalsche Fasern als Degenerationsprodukte von Gliafasern aufzufassen sind (SCHLOTE 1966). Das ultrastrukturelle Bild zeigt demgemäß Bündel von Gliafilamenten, die zu amorphen osmiophilen Schollen und Klumpen zusammentreten (Abb. 22c).

Die Zelltype ähnelt ansonsten den Zellen des fibrillären Astrozytoms. RAIMONDI (1966) findet geringe ultrastrukturelle Unterschiede zwischen pilozytischen Astrozytomen und fibrillären Tumoren der Hemisphären.

Nach EBHARDT (1979) sind alle Tumoren der astrozytären Reihe aus verschiedenen Zelltypen und Untertypen zusammengesetzt. Die pilozytischen Astrozytome sollen dabei den höchsten Anteil an ausgereiften astrozytären Elementen enthalten, d.h. an Zellen, die Gliafilamente enthalten. Damit würden sich die verschiedenen astrozytären Tumoren zytologisch im wesentlichen quantitativ unterscheiden (GULOTTA u. FLIEDNER 1972).

Die erste Untersuchung eines Großhirnastrozytoms stammt von FERNANDEZ-MORAN (1948). Frühe ausgiebige Untersuchungen der Tumoren der Gliareihe wurden von LUSE (1962) durchgeführt. Dabei werden pilozytische Astrozytome offenbar nicht besonders unterschieden. Die Zellen zeichnen sich durch weit ausgreifende, mit Gliafilamenten gefüllte Fortsätze aus. Protoplasmatische Astrozytome werden als filamentarm angesprochen. Dagegen besitzen die gemistozytischen Astrozyten sehr viele, allerdings kurze und unregelmäßig sich überkreuzende Gliafilamente. ZÜLCH u. WECHSLER (1968) geben ganz ähnliche Charakteristika, weisen aber darüber hinaus auf den oft auffälligen Reichtum der gigantozellulären (gemistozytischen) Astrozytome an Mitochondrien hin. Die Untersuchungen von EBHARDT (1979) scheinen zu ergeben, daß sich die verschiedenen neoplastischen Zellarten der astrozytären Reihe auf die Untergruppen quantitativ unterschiedlich verteilen. Der protoplasmatische Astrozyt, der sich durch seine zytoplasmatische Strukturarmut auszeichnet, ist insgesamt am geringsten vertreten. Häufiger ist der faserbildende Astrozyt anzutreffen. Ultrastrukturell identifizierbare Übergangs- und Mischformen zwischen beiden Zellarten werden von DUFFEL et al. (1963) und HOSSMANN u. WECHSLER (1971) beschrieben.

Bei den anaplastischen (malignen) Astrozytomen III findet man gegenüber den isomorphen Typen II eine Zunahme der Mehrkernigkeit und eine Verschiebung der Kern-Plasma-Relation, die sich auch im ultrastrukturellen Bild deutlich ausdrückt. Der geringe Gehalt an zytoplasmatischen Filamenten wird von ZÜLCH u. WECHSLER (1968) erwähnt.

Ausgedehnte frühe Untersuchungen an Glioblastomen stammen von LUSE (1960, 1961, 1962) und RAIMONDI et al. (1962). In diesen ersten Berichten wird die erhebliche Variabilität des Kernes und der Zytoplasmastrukturen hervorgehoben; LUSE legt vor allem Wert auf die Feststellung, daß die neoplastischen Zellelemente überwiegend aus der fibrillären Astrogliareihe stammen: Die voluminösen Fortsätze sind voll von Gliafilamenten. Dagegen haben RAIMONDI (1966) und RAIMONDI et al. (1962) mehr die Variabilität der Zytoplasmadifferenzierung betont.

Prinzipiell hat sich die Situation bis heute nicht gewandelt. Glioblastome sind elektronenmikroskopisch insgesamt so heterogen (Abb. 23), daß diese Methode im Einzelfall wenig mehr beiträgt als die konventionelle lichtmikroskopische Analyse. Bezüglich der Zytogenese bestätigt das gehäufte Vorkommen fibrillärer Astrozyten die Annahme, daß Glioblastome häufig aus Zellen der Astrogliareihe aufgebaut sind. Die erhebliche und fast unübersehbare Variation der Zellformen läßt auch andere Spekulationen zu. EBHARDT (1979) findet in ihren Untersuchungen nur etwa 25% der Zellen mit astrozytären Merkmalen. Sie meint, bei einem Teil der Zellen Eigenschaften oligodendrogliöser Zellen nachweisen zu können.

Besondere Beachtung hat auch in der Elektronenmikroskopie die Natur der Riesenzellen im Glioblastom gefunden; damit war auch die Frage der Abgrenzung des sog. monstrozellulären Sarkoms aufgeworfen, das von den meisten Untersuchern derzeit als Glioblastom betrachtet wird. LYNN et al. (1968) fanden Gliafilamente in Riesenzellen des monstrozellulären Sarkoms und bezeichnen diesen Tumor (zwei untersuchte Exemplare) deshalb als monstrozelluläres Astrozytom. In einem weiteren Fall, der ebenfalls aufgrund der Zellgröße als monstrozelluläres Sarkom anzusprechen wäre, wurden auch Filamente von 80 Å Breite gefunden; die gliöse Natur der entsprechenden Riesenzellen schien den Autoren sicher (HADFIELD u. SILVERBERG 1972). Zu den ultrastrukturellen Aspekten der Kontroverse Riesenzellglioblastom – monstrozelluläres Sarkom haben auch FUCHUMITSU (1964) und ZÜLCH u. WECHSLER (1968) Stellung bezogen.

Oligodendrogliome – zumindest deren isomorphe Variante – bestehen aus Zellen, die der normalen Oligodendroglia sehr ähnlich sind. Die Oligodendrogliazellen des Gehirns besitzen elektronenmikroskopisch in der Regel einen dichten Kern und fast immer ein deutlich dichteres Zytoplasma als die Astroglia. Der den Kern umgebende schmale Zytoplasmasaum ist gefüllt mit Ergastoplasma, Ribosomen, kleinen Mitochondrien und schwach ausgeprägter Golgizone (HAGER 1968). Diese Zytoplasmakonstituenten in mäßiger Dichte werden auch im Oligodendrogliom gefunden; die Dichte ist meist geringer als bei nicht neoplastischen Oligodendrozyten, denn die Einwässerung, die zur Honigwabenarchitektur führt, vermindert die Organellendichte erheblich (ZÜLCH u. WECHSLER 1968). Gliafilamente kommen vor, sind aber im Gegensatz zu den Verhältnissen in Astrozytomen nicht bildbestimmend. Inkonstante Zytoplasmaausformungen neoplastischer Oligogliazellen werden beschrieben: Riesenmitochondrien (LUSE 1962), Lipideinschlüsse und Kristalleinschlüsse (RAIMONDI 1966) sowie konzentrische Lamellenbildung von Gliafilamenten (ZÜLCH u. WECHSLER 1968). Diese Struktureigenschaften wie auch Kerneinschlüsse (VASQUEZ u. CERVÓS-NAVARRO 1969) scheinen Einzelbefunde darzustellen, während eine Vermehrung der Mitochondrien in Oligodendrogliomen mehrfach gezeigt wurde (VASQUEZ u. CERVÓS-NAVARRO 1969; ZÜLCH u. WECHSLER 1968). Die Erstbeschreibung der konzentrischen Lamellen stammt von ROBERTSON u. VOGEL (1962).

Polymorphe oder anaplastische Oligodendrogliome unterscheiden sich quantitativ von den isomorphen Tumoren: Zunahme der Astrozyten, Zunahme anaplastischer Zellen mit starker Variabilität in Kern- und Zytoplasmagestaltung. ZÜLCH u. WECHSLER (1968) beschreiben überdies Nukleolenvermehrung, Zunahme freier Ribosomen und der Mitochondrien.

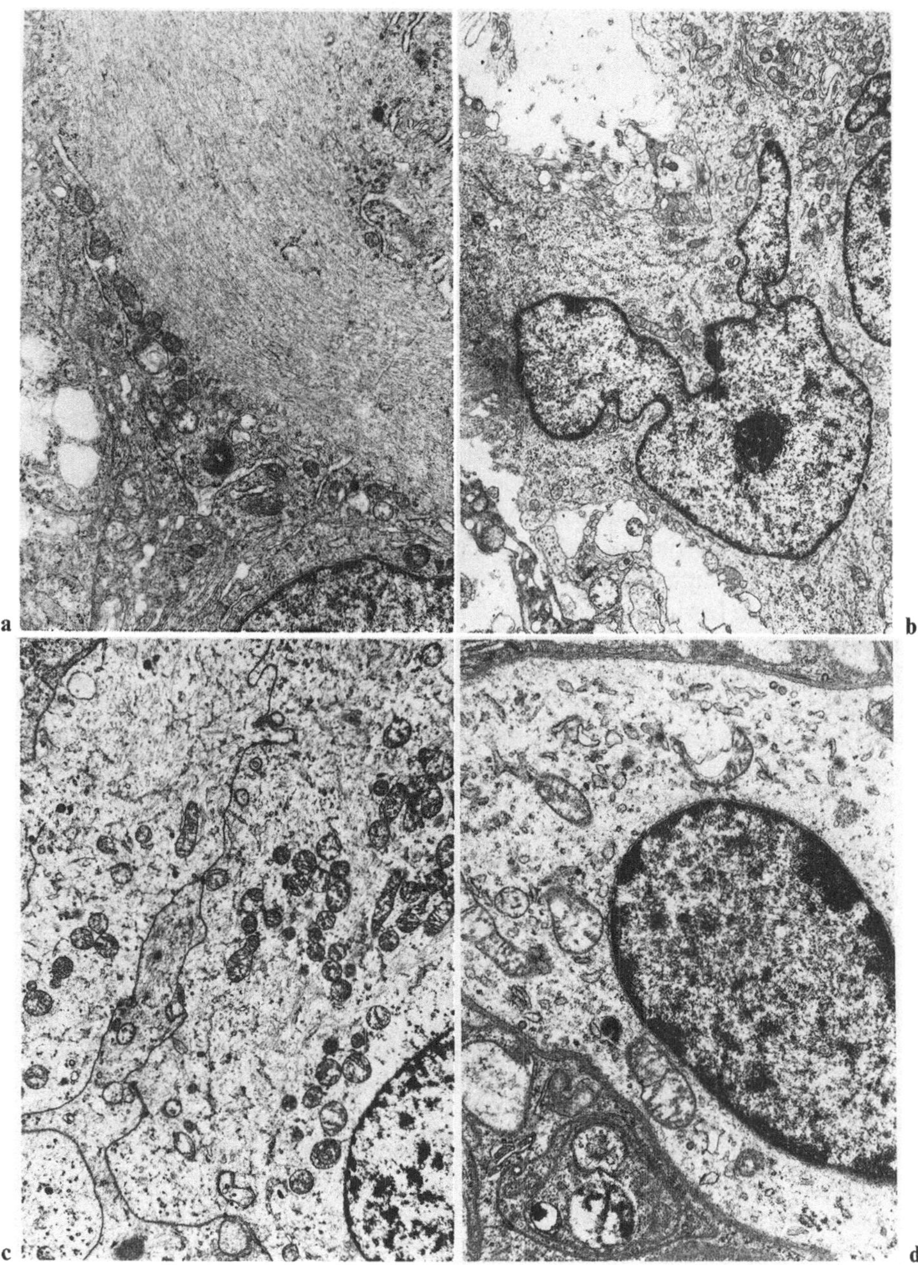

Abb. 23a–d. Verschiedene Darstellungen von malignen Gliomen. **a** Dichtgepackte Gliafilamente im Zytoplasma eines „Gemistozyten". Außerhalb der Gliafaseranordnung liegen die übrigen Organellen. × 4000. **b** Bizarre Zellkernformation im Glioblastoma multiforme. Man erkennt einen zweiten angeschnittenen Zellkern. Es handelt sich um eine Riesenzelle × 3000. **c** In den meisten Zellen des Glioblastoms findet man wenig Gliafilamente, die sich irregulär überkreuzen. **d** Die mesodermale Komponente läßt sich an der Beteiligung von Perizyten ablesen. Sie sind mit einer Basallamina versehen. **c, d** × 4000

c) Ependymome und verwandte Tumoren

Ihre Charakteristika wurden schon 1961 von LUSE zusammenfassend dargestellt. Es sind:

- Membranspezifikationen,
- Mikrovilli an freien Oberflächen,
  Zilien und Blepharoblasten und
- Glykogen im Zytoplasma.

Eine ähnliche ultrastrukturelle Zelldifferenzierung wird den Plexuspapillomen zugeschrieben. Von ZÜLCH u. WECHSLER (1968) wird die Beobachtung angefügt, daß Zellfortsätze der Ependymome Gliafilamente enthalten können. Die Autoren interpretieren das als Ausdruck der glioependymären Natur dieser Geschwülste: Dies trifft sich mit der Annahme, daß Ependym und subependymäre Glia als Tumormatrix anzusehen sind.

Diese Fragestellung – Anteile des Ependyms und subependymärer Strukturen – an der Bildung von Ependymomen wurde unter ultrastrukturellen Gesichtspunkten von FRIEDE u. POLLAK (1978) ausgiebig diskutiert. Die Autoren führten den Terminus Tanizyten (synonym Ependymoglia) ein und beschrieben ein Tanizytom. Inwieweit diese Begriffsbildung berechtigt ist, muß offenbleiben. Es ist auch möglich, Tanizyten als ausdifferenzierte kinozilienarme Ependymzellen aufzufassen (LEONHARDT 1980).

Die Schlußfolgerungen von FRIEDE u. POLLAK basieren auf der Untersuchung von acht ependymären Tumoren, die einen guten Querschnitt durch die heterogene Gruppe der Ependymome bilden: Zwei Subependymome, zwei erste Rezidive gut differenzierter Ependymome, ein Tanizytom, ein lumbosakrales Kaudaependymom und zwei maligne Ependymome. Als Charakteristikum aller dieser Geschwülste auf feinstruktureller Ebene stellen die Autoren den polaren Bau dieser Tumoren heraus. Dabei bilden die luminalen Pole eine Oberfläche mit Mikrovilli und spezifischen Zellkontakten aus. Zilien waren in geringer Anzahl vorhanden. Der submesenchymale oder gliale Pol enthielt Gliafilamente. Das Konzept der tanizytischen Variante der Ependymome wird allerdings an lichtmikroskopischen Fällen begründet (s. Abschn. C. I. 7.).

FU et al. (1974) betonen die starke Beteiligung der Astrozyten am Subependymom und die geringe ependymäre Differenzierung bei erheblichem Gliafilamentgehalt der Tumorzellen selbst.

Gelegentlich werden die seltenen Medulloepitheliome zu den Ependymomen gerechnet: POLLAK u. FRIEDE (1977) haben elektronenmikroskopische Befunde eines solchen Falles mitgeteilt: Es handelt sich bei diesem Tumor um ein recht primitives Epithel; die Zellen hatten wenig Organellen und kaum spezifische Differenzierungsmerkmale. Die Oberfläche des Epithels hatte kein besonderes Merkmal, lateral lagen Membranspezifikationen.

Sehr ähnlich wird die Ultrastruktur eines Ependymoblastoms dargestellt; die Zytoplasmadifferenzierung war in der Tat gering; es wurden lediglich "prominent junctional complexes" beschrieben; die Ähnlichkeit der Tumorzellen mit den Zellen, die das embryonale Neuralrohr bilden, wird hervorgehoben (HIRANO et al. 1973).

d) Medulloblastom

Die malignen kindlichen Geschwülste stellten deshalb eine Herausforderung an die elektronenmikroskopische Analyse dar, weil sie zytogenetisch ungeklärt waren und sowohl als neuronale als auch als gliöse Tumoren aufgefaßt wurden.

Die frühen Untersuchungen von LUSE (1962) ergaben einen uniformen Zellbesatz mit unauffälligen ultrastrukturellen Charakteristika und sprachen somit für eine niederdifferenzierte Geschwulst. Dagegen fanden RAIMONDI et al. (1962) und RAIMONDI (1966) unterschiedliche Zelltypen, die eine Interpretation als glial und neuronal zuließen. VOIGT konnte (1968) weder die Interpretation gliöser noch neuronaler Zellelemente nachvollziehen. Bei seinen Untersuchungen fand er zwar wie RAIMONDI zwei Zelltypen, jedoch keine Gliafilamente oder ausreichende neuronale Differenzierung. Dagegen halten GARDIN et al. (1970) an der neuronalen Genese aufgrund elektronenoptischer Befunde fest. HOSSMANN u. WECHSLER (1971 a) finden ebenfalls ultrastrukturell keine Bildungen, die als Differenzierungsprodukte aufzufassen wären.

Die spärliche zytoplasmatische Differenzierung wird hervorgehoben. Als Hauptzelltyp tritt eine niederdifferenzierte Zelle auf.

Die ultrastrukturelle „niedere Differenzierung" der Medulloblastome wird von GULOTTA (1971) als Unterstützung seiner Interpretation dieser Tumoren als mesodermal gewertet. Ähnliche Befunde stammen von GALATIOTO (1952) mit gleicher Interpretation und MATAKAS et al. (1970). Neben der Möglichkeit der Differenzierung in glialer oder neuronaler Richtung besteht auch die Potenz, aus höher differenzierten Tumorzellen zu entdifferenzieren, wie das RUBINSTEIN et al. (1974) an einem ultrastrukturell untersuchten Doppeltumor, Astrozytom/ Medulloblastom des Hirnstammes diskutiert hatten.

Somit scheinen auch ultrastrukturelle Befunde keine eindeutige Aussage bezüglich der Naturgeschichte der Medulloblastome zuzulassen. Ihre Interpretation muß zusammen mit den Ergebnissen weiterer Techniken gesehen werden. Die Bilder bei diesen Tumoren sind im Gegensatz zu der guten biologischen Abgrenzung unterschiedlich; selbst epitheliale Charakteristika sind in einem Tumor des Kleinhirnes beschrieben worden, der als Medulloblastom angesehen werden mußte (AZZARELLI et al. 1983).

e) Meningeome/Neurinome

Auch bei den Meningeomen war es die frühe Arbeit von LUSE (1960), die das herausragende Charakteristikum des Meningeoms, die Interdigitationen, herausstellte. KEPES (1961a, b, 1975) hat sich mehrfach mit der Ultrastruktur der Meningeome beschäftigt. In diesen Arbeiten wurden die intra- und extrazellulären Faserstrukturen bei Meningeomen beschrieben: Intrazelluläre Filamente, ähnlich den Gliafilamenten, kommen in vielen Meningeomzellen – wenn auch nicht in allen – vor. Extrazellulär werden Kollagenfasern angetroffen. Die Bedeutung der intrazytoplasmatischen Filamente für die Einrollungsbildung stellen GONATAS u. BESEN (1963) heraus. RAIMONDI et al. (1962) haben zwei Zelltypen in Meningeomen beschrieben, wovon einer epithelähnliche Eigenschaften hatte. Hier wurden auch intrazytoplasmatische Fibrillen nachgewiesen. Einen Zweizellbesatz in Meningeomen sahen auch NAPOLITANO et al. (1964).

Allerdings sei diese Doppelnatur von mesenchymalen und epithelialen Zellen mit der zytogenetischen Ableitung aus einer gemeinsamen Ursprungszelle durchaus vereinbar. CERVÓS-NAVARRO u. VASQUEZ (1969) beschreiben ebenfalls zwei Zelltypen, helle Zellen, aus denen die endotheliomatösen Meningeome bestehen und dunkle Zellen, die zusätzlich zu den hellen Zellen in fibromatösen Meningeomen vorkommen. In diesen letzteren Geschwülsten liegen auch reichlich Bindegewebsfasern.

KEPES (1975) und FONT u. CROXATTO (1980) haben sich besonders mit den intrazellulären (hyalinen) Einschlüssen in Meningeome beschäftigt. Es handelt sich dabei offenbar um Glykoproteineinschlüsse, die in unterschiedlich großen Mikrovilli-tragenden Zytoplasmavakuolen liegen. Die Bedeutung dieser spezifischen Bildungen ist unklar (KEPES denkt an Sekretionsprodukte). Elektronenmikroskopische Untersuchungen von Meningeomzellen in-vitro (KAWAMOTO et al. 1979; BLACK et al. 1979) ergaben ähnliche Befunde; spezielle Veränderungen im Verlaufe länger dauernder Kultivationen werden hier nicht erwähnt.

Die ultrastrukturelle Analyse der Meningeome hat zusammenfassend ergeben: Meningotheliomatöse Meningeome bestehen aus „hellen" Zellen mit sehr wenig Zytoplasmadifferenzierung und geringem Chromatinbesatz im Kern. In fibromatösen Anteilen kommen auch dunkle Zellen zusätzlich vor; sie besitzen reichhaltige zytoplasmatische Organellen; diese Zellen wurden ganz oder teilweise als Bindegewebszellen interpretiert. Dazu ist zu sagen:

- Die hellen Zellen scheinen die „charakteristischen" Tumorzellen des Meningeoms zu sein.
- Die Interpretation der dunklen Zellen als Bindegewebszellen ist nicht in allen Fällen korrekt, insbesondere das Membranverhalten vieler dunkler Zellen ist hochcharakteristisch für echte Meningeome: Neben Membranverdichtungen (Desmosomen) findet man vor allem Doppelmembranen benachbarter Zellen, die phänomenologisch wie gap junctions zueinander liegen, sich aber zu einem erweiterten intrazellulären Raum öffnen können. Da sich die Doppelmembranen vielfach durchflechten, entstehen Interdigitationen, die als ultrastrukturelles diagnostisches Charakteristikum angesehen werden können.

Unter den Zytoplasmabestandteilen kommen Intermediärfilamente und Glykogen in Frage; die sonstigen zytoplasmatischen Bestandteile sind vorhanden, aber besonders bei den hellen Zellen gering ausgeprägt. Filamente werden in einer relativ großen Anzahl von Zellen beobachtet. Zwischen den Zellen können sich vesikuläre Hohlräume ausbilden, die mit Kollagenfasern gefüllt sind. Solche Interdigitationen mit Vakuolen und Membranverdichtungen findet man in der Arachnoidea in den äußersten Zellschichten, die an die Dura mater angrenzen (NABESHIMA et al. 1975).

Bei den Neurinomen (Schwannomen, Neurilemomen) besteht gelegentlich die Gefahr, sie mit fibromatösen Meningeomen zu verwechseln. Dabei kann die elektronenmikroskopische Untersuchung eine wertvolle Hilfestellung bieten. Gleichzeitig wurde versucht, mit Hilfe des elektronenoptischen Bildes die lange Zeit umstrittene Zytogenese und Histogenese dieser Tumoren zu klären.

In der fibrillären Variante findet man oft langgestreckte schlanke Zellkerne und weit ausgreifende, sich vielfach durchflechtende Zytoplasmafortsätze. Dadurch entsteht im ultrastrukturellen Bild ebenfalls ein Geflecht von Interdigitationen, das sogar über das beim endotheliomatösen Meningeom gewohnte Maß hinausgeht. Die dabei vorkommenden Einfaltungsfiguren werden im allgemeinen als Analogie zur Einfaltung der Myelinfigur angesehen. Filamentbündel mit periodischer Anordnung wurden von LUSE (1960) erstmals beschrieben und werden im allgemeinen als "Luse bodies" bezeichnet.

Die Schwannschen Zellen der Neurinome sind oft von einer Basalmembran (Basallamina) umgeben. Damit erweisen sich die Verzahnungen innerhalb dieser Basalmembranen als Membrankontakte einer einzigen Zelle (CERVÓS-NAVARRO et al. 1968). Entsprechend fallen die bei den Meningeomen häufigen Desmosomen weg. Die Basalmembranen sind als Hinweise auf die Schwann-Zell-Derivation dieser Tumoren gewertet worden (LUSE 1960; WECHSLER u. HOSSMANN 1965). Eindeutig für diese Interpretation dürfte das Verhalten der Tumorzellen sein, die „abortive" Markscheiden bilden (RAIMONDI u. BECKMANN 1967). Selbst Kollagenfaserbündel werden von den Zellen unter Bildung eines „Mesokollagens" umschlossen (WELLER u. CERVÓS-NAVARRO 1977). Zur Beziehung Granularzelltumor/Neurinom siehe SOBEL et al. (1973). Die Pi-Granula von Reich erweisen sich elektronenmikroskopisch als lipidhaltige Lysosomen, die allerdings oft eine lamelläre Schichtung besitzen, wie die Einschlüsse bei Speichererkrankungen (TOMONAGA u. SLUGA 1970).

Die ultrastrukturellen Charakteristika von Neurinomen (Schwannomen) sind für die differentialdiagnostische Abgrenzung gegenüber fibroblastischen Tumoren geeignet (GHADIALLY 1980). Meningeome und Neurinome werden gerne zur Untersuchung der Feinstruktur ihrer Gefäße verwandt: Die Gefäße in diesen Tumoren sollen für Proteine durchlässig sein, die Endothelien werden als fenestriert beschrieben (HIRANO et al. 1972; LONG 1973).

Die Ultrastruktur anderer Geschwülste des peripheren Nervensystems wird z.T. bei den neuroblastomartigen Tumoren erwähnt; zum anderen Teil – wie die peripheren Neurofibrome, die malignen peripheren Neurinome – sei auf die spezielle elektronenmikroskopisch-diagnostische Literatur verwiesen (HENDERSON u. PAPADIMITRIOU 1982).

f) Tumoren der Hirnanhangsgebilde

Darunter gehören Pinealome/Germinome, bei denen die ultrastrukturelle Analyse ergab, daß die kleinen „lymphozytären" Zellen, zusammen mit Plasmazellen, als hämatogen interpretiert werden konnten. Die großen Tumorzellen besaßen reichlich dilatierte Zisternen und viel Kollagen, sowie Ringlamellen. Die Identität dieses Zwei-Zell-Typ Pinealoms mit dem Germinom wird auch ultrastrukturell unterstrichen (TABUCHI et al. 1973).

Bezüglich der Ultrastruktur der Hypophysenadenome gibt es zusammenfassende Arbeiten (HACHMEISTER 1973; SAEGER 1973). Aus der Größe der Sekret- und Prosekretgranula läßt sich oft eine Analyse der sekretorischen Aktivität des Hypophysentumors ableiten (Abb. 24); allerdings weist die Granulagrößen-

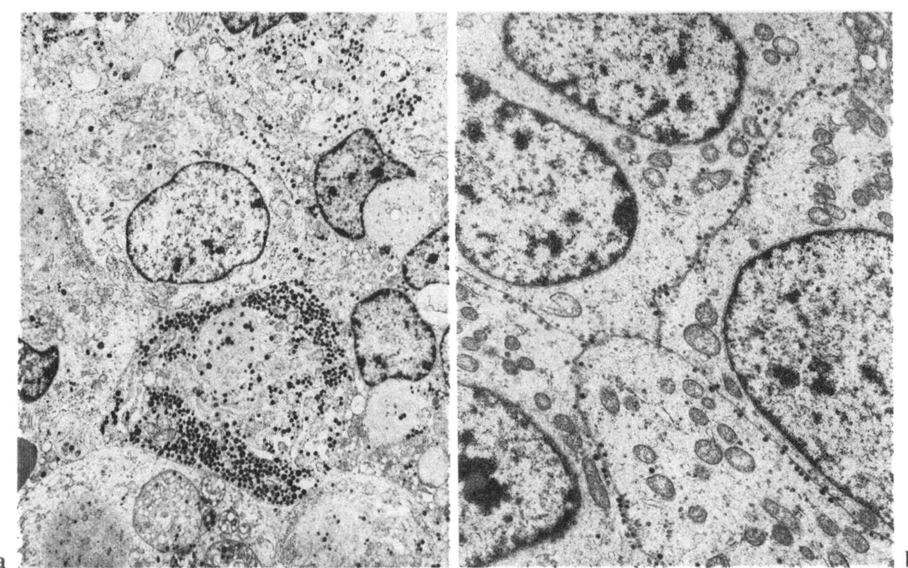

Abb. 24a, b. Darstellung der Hypophysenadenome. **a** Stark und weniger stark granulierte Zellen im Hypophysenadenom. Die Granula weisen die Größe der Prolaktingranula auf. **b** Wenig granuliertes Adenom. Die Sekretgranula liegen nahe den Zellmembranen und zeigen eine Doppelkontur wie die dense-core-Granula. Sie sind auch von entsprechender Größe. Es handelt sich um ACTH-haltige Granula. **a** × 3000, **b** × 4400

verteilung oft eine erhebliche Schwankungsbreite auf und läßt sich gelegentlich nicht mit den physiologischen Werten der entsprechenden hormonsezernierenden Zellen vergleichen (KOVÀCS u. HORVÀRTH 1979).

Relativ häufig sind unter den Tumoren der Adenohypophyse die Onkozytome, die sich elektronenmikroskopisch sehr leicht identifizieren lassen, während sie lichtmikroskopisch meist mit eosinophilen (azidophilen) Adenomen verwechselt werden (LANDOLT 1973; KOVÀCS et al. 1974).

Die ultrastrukturelle Untersuchung an Kraniopharyngeomen ergab ganz ähnliche Verhältnisse wie in der Epidermis: Das zystenbegrenzende Epithel besaß Desmosomen, Tonofilamente, Keratohyalingranula (GHATAK et al. 1983). Andererseits wurde Faserglia im Inneren des Tumors nachgewiesen (LANDOLT 1972). Nach diesen letztgenannten Befunden bestehen diese Geschwülste aus Epithel, Bindegewebe, Glia und Blutgefäßen. Die einzelnen Bestandteile werden durch Basalmembranen voneinander getrennt. Auch im Kraniopharyngeom wurden fenestrierte Blutgefäße nachgewiesen (HIRANO et al. 1973).

Im übrigen werden die Einzelbefunde der elektronenmikroskopischen Analyse bei den Tumoreinheiten referiert.

Die diagnostische Wertigkeit der Elektronenmikroskopie für die gesamte Onkologie wurde oft aufgrund der sehr kleinen Gewebsproben und der dadurch bedingten mangelnden Repräsentanz für gering gehalten. Andererseits erlaubt diese Untersuchung in unklaren Fällen oft eine schnelle alternative Entscheidung. Die Bedeutung des Elektronenmikroskops in der Hirntumordiagnostik

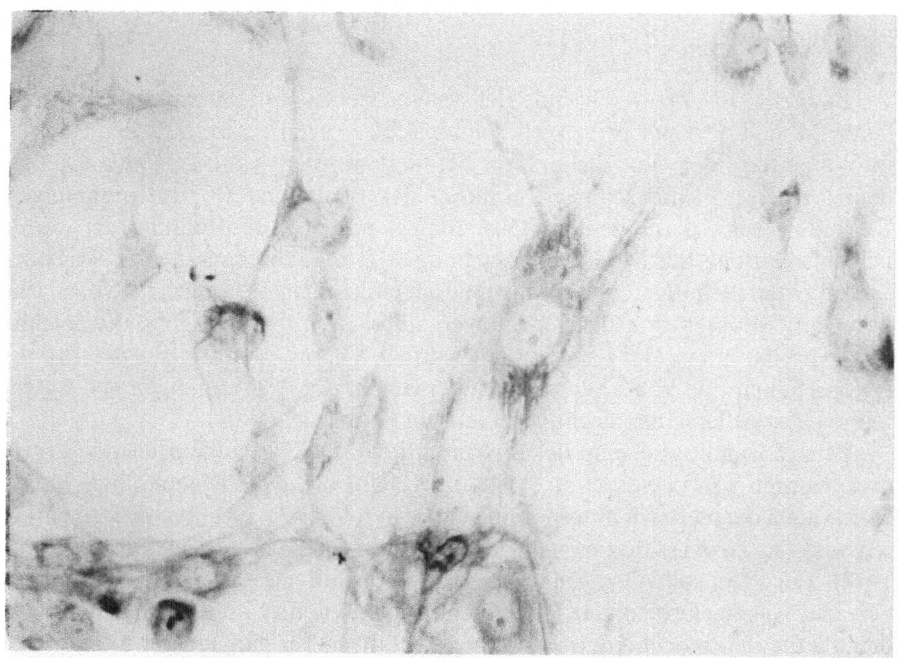

Abb. 25. In-vitro explantierte Zellen eines Meningeoms, die Vimentin exprimieren. × 1000

muß wohl unter dem Eindruck der immer umfangreicher werdenden Immunhistochemie neu überdacht werden. – Die Kombination beider Verfahren, die elektronenmikroskopische Immunhistochemie, ist diagnostisch bis jetzt ohne Belang.

6. Gewebekultur

In-vitro „Kulturen" von Hirntumoren bilden seit den ersten positiven Gewebszüchtungsversuchen von RUSSELL u. BLAND (1933) eine vielfach gebräuchliche Methode. In-vitro explantierte Tumorzellen können mit unterschiedlicher Zielsetzung analysiert werden (Abb. 25):

Erstens: Die morphologische Untersuchung der Zellen kann als weitere Hilfsmethode zur Charakterisierung der einzelnen Tumorarten, von denen sie abstammen, benutzt werden. Dabei kommt der Interpretation zugute, daß komplizierende Phänomene, wie Tertiärstrukturbildung und Schrankenprobleme, sowie die Funktion der Vaskularisation nicht beachtet zu werden brauchen. Da die Zytomorphologie in-vitro offenbar fast ausschließlich vom inhärenten „Erbe" der Zellen abhängt, sind solche Beobachtungen besonders gerne zur Erklärung der Morphogenese herangezogen worden. Das Handicap der Methode besteht darin, daß zytomorphologische Veränderungen durch die Einflüsse der in-vitro Kultivation selbst induziert werden können. Das macht die Beurteilung schwierig, so daß in der allgemeinen Zellkultur deshalb auch vereinfachende Bezeichnungen üblich sind: Mechanozyten, epitheliale Zellen und andere (WILLMER 1965, 1966; MENNEL 1980).

Zweitens: In-vitro wachsende Zellsysteme stellen ein relativ einfaches, handliches Modell dar, um prinzipielle biologische Fragen zu untersuchen. Hierfür muß allerdings der Modellcharakter definiert werden (MENNEL 1980). Das bedeutet einerseits eine genaue Definition der Bedingung (Kulturbedingungen, Definition eines permanenten Zellstammes) und die Bestimmung der „Ähnlichkeitsrelation" der Modelluntersuchung, also die Abschätzung der Relevanz. Solche Untersuchungen, meist an genetisch einheitlichem Material (Kloni), sind besonders Proliferationsuntersuchungen, ihre Beeinflussung und die Bestimmung der Parameter der Kinetik und natürlich Therapiestudien. Bei den Proliferationsstudien und den Therapiestudien nehmen die Bestimmungen der Anteile klonogener Zellen einen wichtigen Platz ein (EDLINGER 1961).

Rein morphologische, in der Interpretation schwierig zu beurteilende Ergebnisse wurden von GASZÓ et al. (1978) mitgeteilt. Über die Morphologie hinaus wurde auch der Versuch unternommen, eine zytologische Graduierung einzuführen und sie an Explantaten von Tumorrezidiven zu bestätigen (GASZÓ et al. 1978). Trotzdem sollen Fragen der in-vitro-Morphologie und die der Brauchbarkeit und Aussagekraft dieser Untersuchungsobjekte hier breiter dargestellt werden, da die rein morphologischen Untersuchungen der gängigen in-vitro-Zelltypen menschlicher neurogener Tumoren mehr oder weniger abgeschlossen sind. Außerdem ist für praktische Zwecke die in-vitro-Morphologie zusammen mit den anderen zytologischen Methoden, etwa der Elektronenmikroskopie oder der supravitalen Färbungstechnik zu verwerten.

Darüber hinaus werden in-vitro-Test-Systeme für pharmakologische Wirkungen immer wieder angegeben. Zur Frage ihrer Relevanz ist die Beurteilung der gesamten in-vitro-Technik nötig.

a) Technik

Man unterscheidet Primärexplantate und permanente Zellinien, die natürlich aus Primärexplantaten hervorgegangen sind. Die Technik der Primärexplantation läßt sich methodisch mehrfach unterteilen. Ein gleichsam zweidimensionales Verfahren sind „Stückchenexplantate" in-vitro sowie Monolayerkulturen aus mechanisch oder enzymatisch zu Einzelzellsuspensionen verarbeiteten Gewebsstücken. Ein dreidimensionales Verfahren stellt die Zellzüchtung in Kunststoffschwämmchen dar (sponge foam). Diese Methode wurde auch in der Neuroonkologie gelegentlich angewandt und soll ein mehr organoides Wachstum fördern (BISSELL et al. 1974).

Der Übergang zur permanenten in-vitro-Zellinie schließt meist eine natürliche oder künstliche Selektion ein (Klonierung, cloning). Bei der künstlichen Selektion wird eine Einzelzelle isoliert; diese eine Ursprungszelle ist dann die Ausgangszelle des gesamten Zellstammes, der somit weitgehend als genetisch einheitlich angesehen werden kann.

Einige permanente Zellinien und Unterlinien sind allgemein verbreitet und kommerziell erhältlich; in der Neuroonkologie ist dies vor allem der von BENDA (1968) isolierte C-6-Rattengliom-Klonus, der aus einem mit alkylierenden Harnstoffderivaten erzeugten experimentellen Hirntumor stammt.

b) Primärexplantate menschlicher Hirntumoren, Morphologie

Pilozytische Astrozytome: KERSTING (1961) berichtet über elf erfolgreich kultivierte pilozytische Astrozytome, eine weitere Mitteilung stammt von LUMSDEN (1971). KERSTINGS Befunde und eigene Untersuchungen an einem pilozytischen Astrozytom (Spongioblastom, Kleinhirnastrozytom, Bergstrandtumor) zeigen die deutliche Polarität der in-vitro wachsenden Zellen. Diese Polarität haben die pilozytischen Astrozytome gemeinsam mit den Schwannomen (auch experimentell; MENNEL 1980) und einigen nicht neurogenen Geschwülsten. Mit dem in-vitro Verhalten der Astrozytome besteht Ähnlichkeit aufgrund der weit ausgreifenden Fortsätze. In pilozytischen Astrozytomen des Nervus opticus wurden allerdings unterschiedliche Zellformen nachgewiesen, was zur Diskussion über die Ursprungszelle dieses Tumors Anlaß gab (GASZÓ et al. 1970).

Astrozytome zeigen demgegenüber eine viel deutlichere Tendenz zur Bildung multipolarer Zellen (sternförmige Zellen: stellate cells). Die Astrozyten bilden ein feines retikuläres Netz, besonders im Fall der sog. fibrillären Astrozytome. Dagegen zeichnen sich protoplasmatische, insbesondere gemistozytische Astrozytome durch das Hervortreten des Zytoplasmas auch in-vitro aus. Meist besitzen sie nur kurze, wenig verzweigte Fortsätze.

Mit zunehmender *Anaplasie* kommt es zu *zellulärer Polymorphie:* man findet dann vor allem unterschiedliche Zellgrößen. Beim Glioblastom variiert das Wachstum in-vitro etwas in Abhängigkeit von der Art des Tumors. Glioblastome wurden früh erfolgreich kultiviert (KREDEL 1928; BUCKLEY 1929). Ausführliche Untersuchungen stammen von LUMSDEN (1959), MANUELIDIS (1959) und WILSON u. BARKER (1969). Von einigen Autoren wurden für die Subtypen des Glioblastoms unterschiedliche Wachstumscharakteristika angegeben (THUST 1974; UNTERHARNSCHEIDT 1972). So sollen fusiforme Glioblastome radiär auswachsen, Bänder aus bipolaren Zellen bilden und insgesamt ein homogenes Wachstum aufweisen. Dagegen wachsen die globuliformen Glioblastome retikulär. Polymorphe Glioblastome behalten vor allem ihre zytologische Variabilität auch in-vitro. Nach Ansicht der meisten Untersucher gehören die polymorphen Glioblastome zu den am schnellsten in-vitro proliferierenden Tumoren. Kennzeichnend für das Wachstum des Glioblastoms dürfte die zelluläre Polymorphie in-vitro mit dem Auftreten von Riesenzellen sein.

Oligodendrogliome wurden in der klassischen Beschreibung COSTEROS (1962) definiert. Neoplastische Oligodendroglia breitet sich auch in-vitro nur wenig aus und haftet deshalb nur gering auf der Unterlage. Die sich gering verzweigenden Zellfortsätze scheinen direkt aus der Umgebung des Kerns zu entspringen.

Eine recht ähnliche Morphologie können neoplastische Schwannzellen in-vitro haben, die allerdings nach eigenen Erfahrungen häufiger bipolar als multipolar sind. An Oligodendroglia ist eine rhythmische Pulsation beschrieben worden; ähnliche rhythmische Bewegungen treten auch bei experimentell erzeugten neoplastischen Schwannschen Zellen auf. Diese auffallende Ähnlichkeit ist als Ausdruck ihrer gemeinsamen Funktion als Markbildner interpretiert worden (THUST 1976).

Medulloblastom/Ependymom: Auch der Versuch, Medulloblastome zu kultivieren, wurde relativ früh unternommen, führte aber nicht immer zu eindeutigen Ergebnissen (KREDEL 1928; RUSSELL u. BLAND 1933; COX u. GRANAGE 1937). Nach LISS (1972) kommt es bei längerer Kultivationsdauer der Medulloblastome zu neuronaler Differenzierung. Bei Ependymomen wurden dichte epitheliale Lagen gelegentlich mit rosettenähnlichen Formationen beschrieben.

Neurinome: Extensive Untersuchungen an Neurinomen wurden von MURRAY u. STOUT (1942), später von KERSTING u. FINKEMEYER (1958) und CRAVIOTO et al. (1968, 1969) durchgeführt. Als typische Form eines neoplastischen Schwannzellwachstums ist die bipolare Zelle mit schlank-ovalen Kernen angegeben worden. Recht typisch scheint für diese Zellform, die die Antoni-A-Formation repräsentieren soll, die Tatsache zu sein, daß der Kern die breiteste Stelle in der Zellgestalt einnimmt. Zusätzlich zu diesen Schwannzellen wurden immer wieder abgerundete, retikuläre Zellen beschrieben, die zwischen den bipolaren liegen und auch aus ihnen entstehen sollen. Wie schon erwähnt, findet man in neoplastischen Schwannzellen, wie in Oligodendrozyten rhythmische Pulsationen (POMERAT et al. 1964; CRAVIOTO u. LOCKWOOD 1968, 1969). Dabei hat die rhythmische Pulsation bei den bipolaren Schwannzellen einen leicht unterschiedlichen Charakter, indem sie mehr einem "twisting" ähnelt. Die Ergebnisse der in-vitro Kultivation wurden zur Klärung der Zytogenese der Neurinome herangezogen.

Meningeome zeichnen sich durch ein rasches und oft auch vielgestaltiges Wachstum aus. In Explantatkulturen findet man oft deutliche Unterschiede der peripheren und explantatnahen Zellelemente: Zentral liegen oft flache große Zellen mit stark ausgebildeten, undulierenden Membranen, während peripher die Zellen ähnlich den Fibroblasten aussehen. Vielkernige Formen werden fast regelmäßig nach längerer Kulturdauer beobachtet. KERSTING (1961) hat diese charakteristischen (allerdings nicht nur in Meningeomkulturen vorkommenden) Zellen als Symplasmen bezeichnet. Das Auftreten von „Zwiebelschalen" ist mehrfach beschrieben worden (THUST 1976). Nach eigenen Erfahrungen findet man wesentlich häufiger Anordnungen, die den Zwiebelschalenbildungen ähnlich sind, wie konzentrische Aufreihung kleiner Zellen um einen Mittelpunkt, der durch eines der sehr zytoplasmareichen Elemente gebildet wird. Auffällig war auch in eigenen Untersuchungen die Tatsache, daß explantierte, neoplastische Meningeomzellen viele Fortsätze aufwiesen.

Seltenere Tumoren: Über das Wachstum neuroektodermaler und seltener, auch mesodermaler Tumoren geben die Monographien über in-vitro-Verhalten neuroektodermaler Geschwülste mehr Auskunft (MANUELIDIS 1965; WILSON et al. 1966). Zu einzelnen Befunden siehe auch die Kapitel der speziellen Neuroonkologie, Abschnitt C.

c) Bedeutung der Zellkultur

CRAVIOTO (1986) hat in einer Übersichtsarbeit die Bedeutung der in-vitro-Methoden menschlicher und experimenteller Gliome behandelt:

- Bedeutung von in-vitro-Methoden für die Diagnostik und das Verständnis der Pathogenese,
- Simulation von Wachstumsbedingungen und
- Beeinflussung der Wachstumsbedingungen.

Dazu ist zu sagen, daß die diagnostische Bedeutung der Zellkultur gering war. Inzwischen dürfte die morphologische Untersuchung unter dem Eindruck der Immunhistochemie sowohl bei Primärexplantaten (MENNEL et al. 1986) als auch bei Zellinien (STUDER et al. 1985) aber an Bedeutung gewonnen haben.

Da proliferationskinetische Untersuchungen oft unter Gewebekulturbedingungen durchgeführt werden, soll hier noch eine kurze Zusammenfassung der wichtigsten Ergebnisse auf diesem Gebiet gegeben werden.

d) Untersuchungen zur Proliferationskinetik

Untersuchungen zur Proliferationskinetik sind prinzipiell auf dem Niveau des Gesamttumors als auch auf zytologischem Niveau möglich. Sie sind im Bereich der Neuroonkologie verknüpft mit der Frage der Malignität der Hirntumoren und mit den Fragen einer möglichen Wachstumsbeeinflussung. Diese könnte sowohl im voraus abgeschätzt und im Nachhinein überprüft werden, wenn das Proliferationsverhalten des Tumors einfach zugänglich wäre; die zytologischen Aspekte der Proliferationskinetik sind im wesentlichen seit 1950 parallel mit der Entwicklung der Autoradiographie bearbeitet worden (RAJEWSKI 1974). Proliferationskinetische Gesichtspunkte sind besonders wichtig für die Beurteilung zytostatischer Wirkungen in-vivo und in-vitro (MATTERN et al. 1975).

Von den unterschiedlichen Kenngrößen der zellulären Proliferation läßt sich der Markierungsindex (L.I., labeling index) auch an menschlichem Material relativ einfach bestimmen. HOSHINO u. WILSON (1979) haben den Markierungsindex an Glioblastomen, anaplastischen Astrozytomen und fibrillären Astrozytomen bestimmt und fanden dabei Werte, die dem Markierungsindex prognostische Qualität geben. Die Ergebnisse sind, da an menschlichem Material gewonnen und mit mannigfachen Imponderabilitäten belastet, zurückhaltend zu bewerten. Die Bestimmung der Zellzykluszeiten durch dieselben Autoren für maligne Gliome ergab Werte von etwa 57 Stunden (Standardabweichung: 6 Stunden) (HOSHINO et al. 1975).

Das Gesamtproblem der Zellkinetik für menschliche Gliome wird in einer Übersicht von Hoshino u. Wilson (1975) behandelt. Die relevanten, für das Tumorwachstum entscheidenden Parameter sind:

- die Zellzyklusdauer,
- die Größe der Wachstumsfraktion,
- die Tumorverdoppelungszeit,
- die Zellverlustrate.

Bei den Betrachtungen über die Proliferationskinetik ist der Vergleich der Proliferationsgrößen eines Tumors mit den entsprechenden Werten des Referenzgewebes (Darmschleimhaut-Darmtumor) immer wieder Gegenstand von Untersuchungen gewesen. Für das Hirn, besonders für die wichtigsten nervösen Bauelemente, Neurone und Glia, aber auch für andere Abkömmlinge des Neuroektoderms, ist ein solcher Vergleich sinnlos, da normalerweise keine oder nur eine minimale Proliferation herrscht. Dies ist eine Besonderheit, die neurogene Tumoren zu "Tumor sancturaries" werden läßt. "The kinetic state of normal brain clearly contrasts with that of brain tumors in which the proliferating population is obvious" (Hoshino u. Wilson 1975).

Die genannten Autoren fanden bei Glioblastomen Zellzykluszeiten von 59–203 Stunden, bei anaplastischen Astrozytomen 156–307 Stunden und bei (einem) isomorphen Astrozytom 1154 Stunden. Frühere Schätzungen (mit ungenauen Methoden) hatten unwesentlich längere Zellzykluszeiten beim Glioblastom ergeben (Tym 1969).

Interessante Beziehungen zwischen den einzelnen Proliferationsparametern geben folgendes Bild: Die potentielle (kalkulierte) Verdoppelungszeit des Glioblastoms wäre mit etwa fünf Tagen anzunehmen. Das ist jedoch angesichts der tatsächlichen Wachstumsgeschwindigkeit eines Glioblastoms absurd. Danach ist eine relativ hohe Zellverlustrate anzunehmen von 80–85%. Dies ist nicht ungewöhnlich hoch, verglichen mit anderen Tumoren (Refsun u. Berdal 1967; Shirakawa et al. 1970).

Andererseits paßt eine hohe Zellverlustfraktion gut zum nekrosereichen histologischen Bild des Glioblastoms, eine Ähnlichkeit mit anderen hochmalignen Tumoren, Karzinomen und Melanomen, ergibt sich daraus zwanglos. Der Zellverlust bei isomorphen Astrozytomen dürfte vergleichsweise geringer sein. Als Wachstumsfraktion wurde von Hoshino u. Wilson (1975) ein Wert von 0,3–0,4 gefunden; die Einbeziehung nekrotischer Bezirke reduziert diesen Wert jedoch erheblich.

Diese Werte können als Anhaltspunkte dienen. Insgesamt gibt es wenige proliferationskinetische Studien an menschlichen Nervensystemtumoren in-vivo, weshalb die Resultate gegenüber anderen Organtumoren bis jetzt sehr spärlich sind. Weitere proliferationskinetische Untersuchungen stammen von in-vitro explantierten menschlichen Tumoren (Kury u. Carter 1965). Proliferationskinetische Untersuchungen werden vor allem für die Frage des Ansprechens oder Nichtansprechens einer Chemotherapie gebraucht. Hess et al. (1983) glauben mit der Anwendung von Organkulturen für die Untersuchung der Proliferationskinetik eine bessere Vergleichbarkeit zu den Verhältnissen in-vivo herstellen zu können. Ihre Messungen an fünf Glioblastomen, die unter Organkulturbedingungen gezüchtet wurden, ergab recht unterschiedliche Werte.

Für periphere Nerventumoren liegen Untersuchungen zur Proliferationskinetik eines malignen Schwannoms, ausgehend von einer thorakalen Spinalwurzel (TERZ et al. 1973) sowie eines kindlichen Neuroblastoms (WAGNER u. KÄSER 1970) vor.

Sehr interessant wären Vergleiche der Proliferationskinetik vor und nach Behandlung. Der letzte Punkt ist unter dem Stichwort: „Therapieinduzierte Veränderung" immer wieder aufgegriffen worden, mit wenigen Ausnahmen (SCHIFFER et al. 1982) jedoch im wesentlichen unter morphologischen Gesichtspunkten.

Inzwischen dürften auch die Untersuchungen zur Proliferationskinetik in ein neues Stadium getreten sein, da inzwischen Proliferationsmarker bekannt geworden sind, die immunologisch für proliferierende Zellen spezifisch sind und wie andere immunhistochemische Reaktionen am Schnitt oder Zellpräparat direkt sichtbar gemacht werden können (GERDES et al. 1983). Erste Ergebnisse an Tumoren aus dem neurochirurgischen Krankengut liegen vor (BURGER et al. 1986).

V. Allgemeine morphologische Befunde

1. Zytologie, Architektur, Strukturen verschiedener Ordnung

Sowohl die Zytologie als auch die Architektur einer Geschwulst lassen sich verallgemeinernd, aber anschaulich durch die Begriffe Isomorphie und Polymorphie beschreiben (ZÜLCH u. WECHSLER 1968). Bei diesen Bezeichnungen handelt es sich um morphologische Aussagen, die Gleichförmigkeit oder Vielgestaltigkeit meinen. Polymorphie wurde in der Klassifikation der WHO durch Anaplasie ersetzt. Diesen beiden Ausdrücken liegen aber, wenigstens partiell, unterschiedliche Vorstellungen zugrunde.

Zelluläre Polymorphie meint morphologische Vielgestaltigkeit, meist als Ausdruck der Entdifferenzierung. Sie zeigt sich in wechselnder Kerngröße und -gestalt, in unterschiedlicher Zellform und -größe sowie im Auftreten von Riesenzellen (Abb. 26a, b). Da Polymorphie morphologisch gemeint ist, ist sie nicht identisch mit Anaplasie oder Entdifferenzierung. Polymorphe Zellbilder gibt es auch durchaus ohne Verbindung mit höherer histologischer und biologischer Malignität, während Anaplasie oder Entdifferenzierung mit einer solchen fast per definitionem korreliert ist. Zelluläre Polymorphie ohne höhere Malignität findet man bei Meningeomen und Neurinomen. So ist besonders der Typ IV.2 des Meningeoms von CUSHING u. EISENHARDT (1938) zellulär polymorph, ohne daß damit eine erhöhte Malignität verbunden wäre. Eine wichtige Rolle spielt dagegen die zelluläre Polymorphie bei der Dignitätsbetrachtung der Gliome. Andererseits sind die bösartigen Medulloblastome – mit Ausnahme der Mitoserate – meist isomorph, so daß hier die umgekehrte Relation vorhanden ist. Schließlich weiß

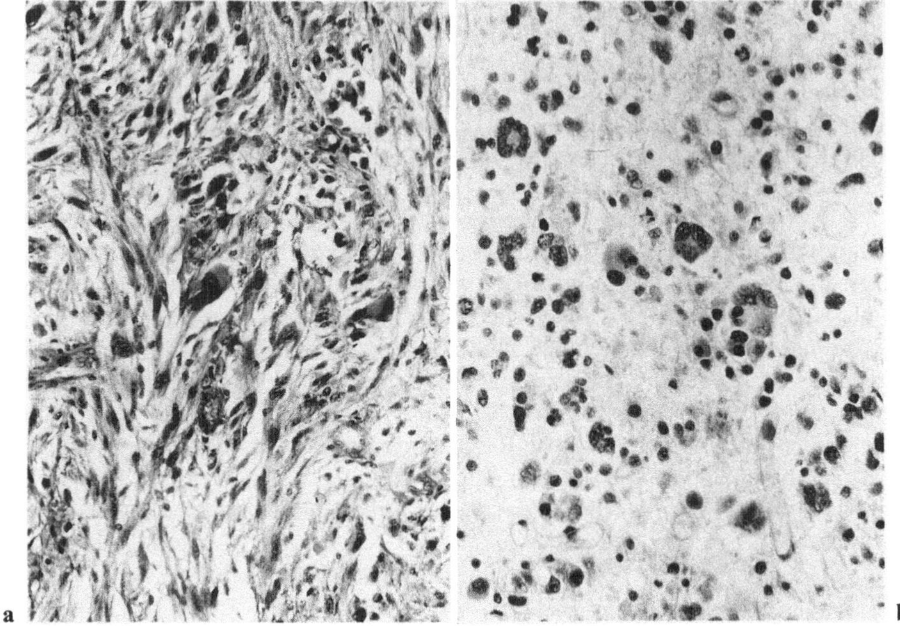

Abb. 26a, b. Riesenzellen: **a** Zelluläre Polymorphie im fusiformen Glioblastom. Man sieht in der Mitte drei größere Zellen mit zentral liegenden unregelmäßig gestalteten Kernen. **b** Größere Riesenzellen mit einem lockeren Rundgewebe. Die Riesenzellen tragen randständige Kerne (Langhans-ähnlich). Solche Riesenzellen werden in polymorphen Oligodendrogliomen angetroffen. Beide HE × 250

man inzwischen, daß Riesenzellen nicht unbedingt ein Hinweis auf sehr schnelles Wachstum zu sein brauchen.

Bei der geweblichen Polymorphie muß man unterscheiden zwischen primären, Tumor-inhärenten Architekturen, sekundären, durch vorgegebene Gewebsbestandteile induzierten Formationen und tertiären, meist regressiven Veränderungen. Ähnlich hat Scherer (1933, 1935) die geweblichen Strukturen bei Hirntumoren eingeteilt.

Primäre genuine Strukturen sind solche, die im Tumor als vermeintlicher Ausdruck einer noch vorhandenen histogenetischen Differenzierung auftreten. Sogenannte echte Rosetten, im angelsächsischen Sprachgebrauch Flexner-Wintersteiner Rosetten, gelten als Ausdruck einer niederen Differenzierung, wie im primitiven Neuralrohr. Diese „echten Rosetten" besitzen ein durch die Zellmembran selbst gebildetes kleines Lumen. Ähnlich sind Ependymschläuche gebildet, allerdings ist hier das Lumen wesentlich größer. Echte Rosetten kommen in klassischer Ausformung in Retinoblastomen vor. Weniger häufig und deutlich in Neuroblastomen, Medulloblastomen und Ependymomen. Ependymschläuche werden vor allem in Ependymomen ausgeformt.

In Ependymomen kommt zudem eine ganze Anzahl weiterer, recht charakteristischer pseudorhythmischer Formationen vor: Sog. Pseudorosetten, d.h. kon-

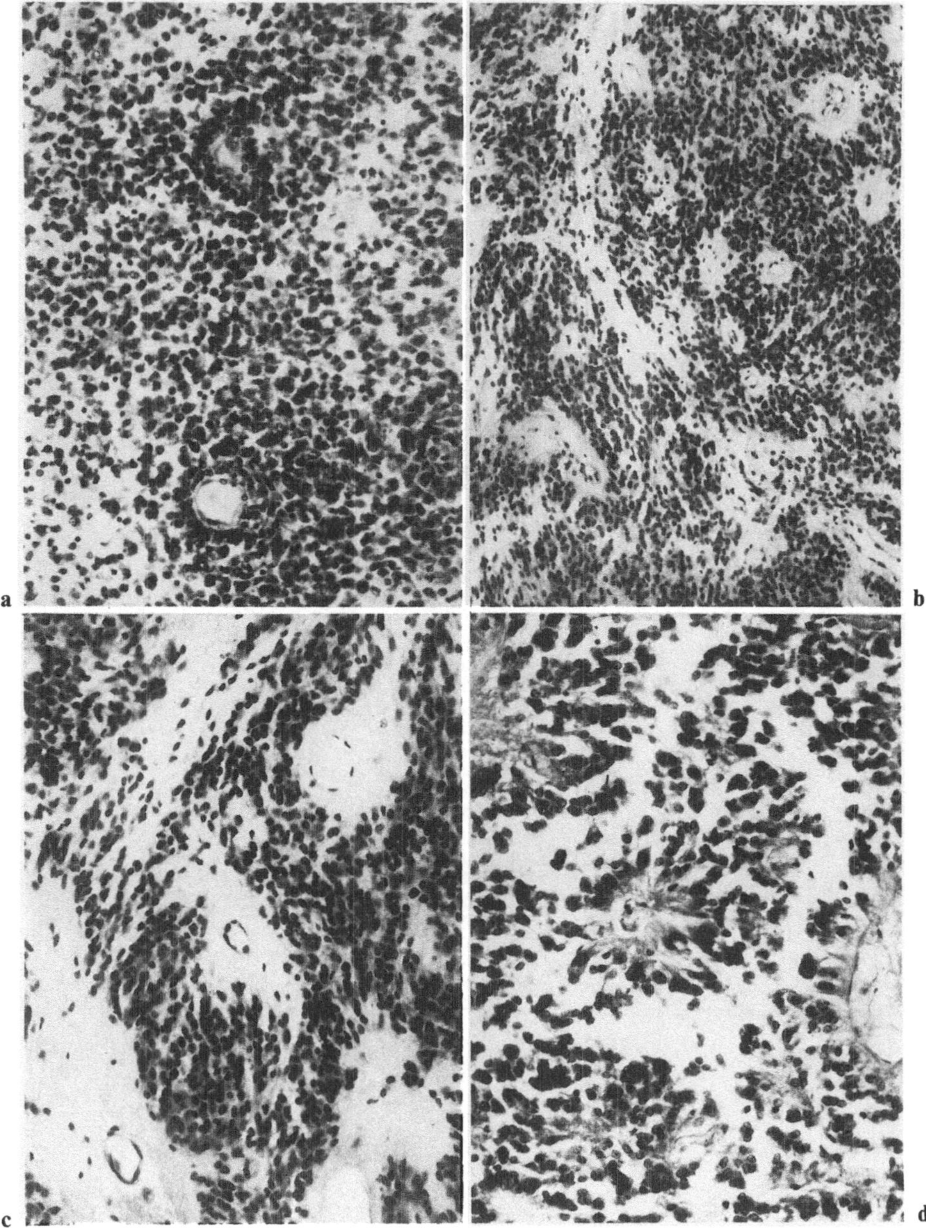

Abb. 27a–d. Pseudorhythmische Strukturen in Ependymomen: **a** Diffuses Zellbild mit perivaskulärer Zellanordnung (perivaskuläre Manschettenbildung) Kresylviolett ×250. **b** Die pseudorhythmischen Strukturen ergeben insgesamt einen Wechsel zwischen zellulären und faserigen Partien (Tigerung). Kresylviolett ×125. **c** Sehr oft findet man um die Gefäße kernfreie Höfe, die mehr oder weniger stark ausgeprägt sind. Kresylviolett ×150. **d** Deutlich regulär um die Gefäße angeordnete Zellen bilden sog. Strahlenkronen. Kresylviolett ×250

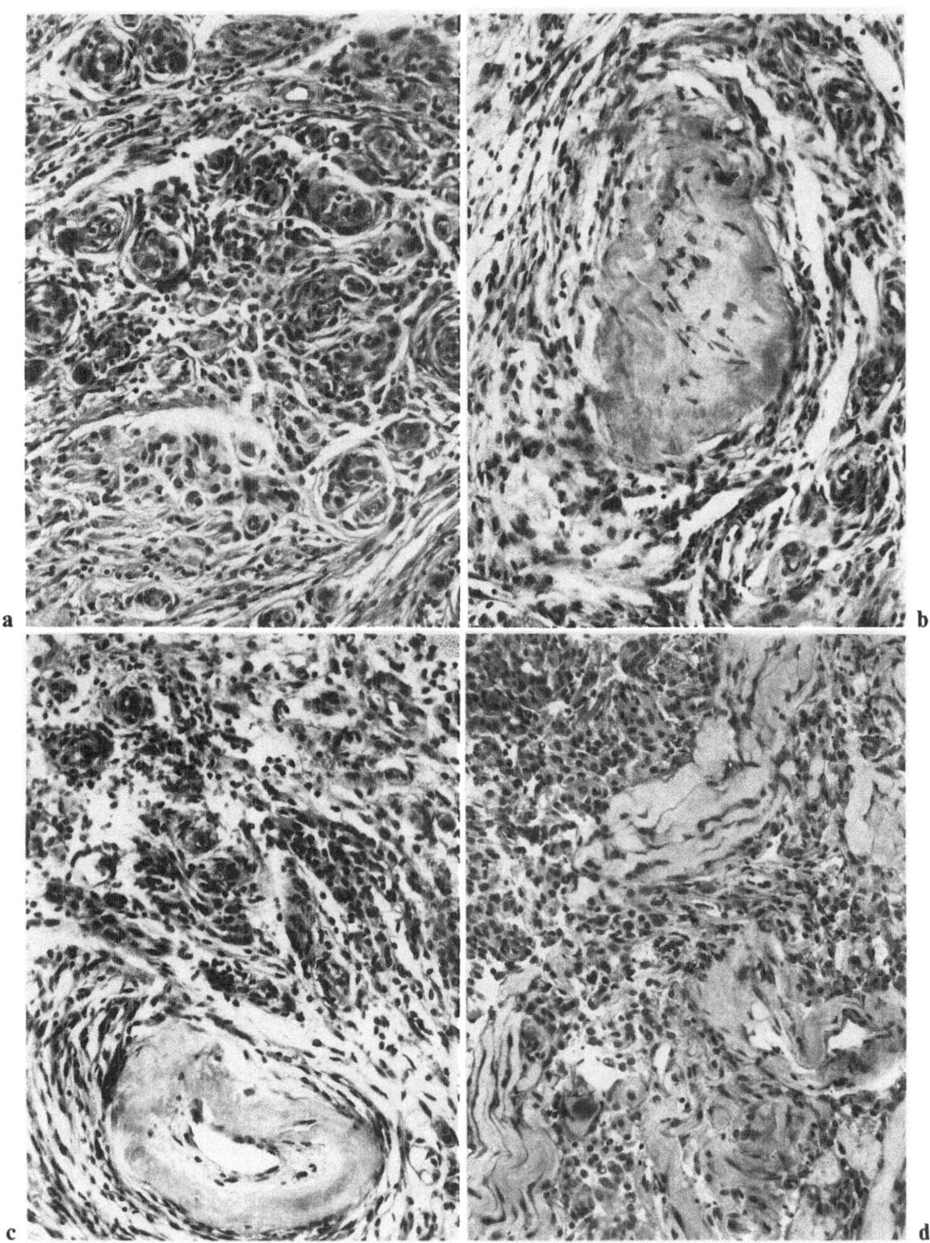

Abb. 28. a Einrollungsfiguren des Meningeoms. HE ×125. **b–d** Hyaline Verquellungsbezirke. **b** Diffus in der Mitte eines Wirbels, der die hyaline Verquellung umgibt. **c** Hyaline Veränderung im Bereich der Gefäßwand. **d** Im Meningeom gibt es eine hyaline Umwandlung ganzer Felder oder Balken. **b–d** HE ×250

zentrische Zellanordnungen, ohne daß eine zentrale Lichtung vorhanden ist. Im englischen Sprachgebrauch werden diese Bildungen Homer Wright-Rosetten genannt. Schließlich treten auch häufig „Strahlenkronen" auf, konzentrische perivaskuläre Anordnungen, wobei um das Gefäß ein kernfreier Hof liegen kann (Abb. 27a–d).

Konzentrische Anordnungen stellen auch die Einrollungsfiguren in Meningeomen dar. Man hat sie auch treffend als Zwiebelschalenbildungen bezeichnet (Abb. 28a). Ähnliche Ausformungen sind die Verocay-bodies in Neurinomen, die analog den Meißnerschen Tastkörperchen angeordnet sind. Weniger konzentrische Anordnungen sind in diesen Tumoren die Faßdaubenbildungen, die eine Zwischenstellung zwischen Verocay-bodies und den Palisaden des Neurinoms einnehmen.

Als sekundäre Architekturen wurden solche bezeichnet, die durch das umliegende Gewebe induziert werden. Hauptbeispiel dieser sekundären Architekturen sind die gerichteten Zellanordnungen zwischen parallel liegenden Fasern. So die fusiformen Anordnungen der Tumorzellen in Schmetterlingsglioblastomen des Balkens.

Tertiäre Architekturen sind die im Tumor selbst durch sein Wachstum induzierten, aber auch die, welche wir regressive Veränderungen nennen. Wir verstehen darunter nekrobiotische Vorgänge, die zwanglos darauf zurückgeführt werden können, daß die Ernährungsbedingungen im Tumor nicht ausreichen. Ferner müssen zu diesen tertiären Strukturen auch solche gerechnet werden, die als Versuch der Kompensation regressiver Vorgänge zu werten sind. Dazu gehören im wesentlichen das Stroma und Gefäßbeteiligung an der Tumormorphologie (Abb. 29b).

2. Regressive Veränderungen

Regressive Veränderungen sind in Hirntumoren häufig; man kann unterscheiden: Veränderungen auf zytologischer Ebene; es handelt sich dann um Veränderungen einzelner Zellen oder Zellgruppen. Veränderungen auf histologisch-architektonischer Ebene betreffen das Gesamt des Gewebes, nämlich felderförmige Veränderungen und deren Vorgänger und Folgen.

Die häufigste und charakteristischste regressive Veränderung im Gliom mit großer Bedeutung für die biologische Wertigkeit ist die Nekrose (Abb. 30a–d). Nekrosen von flächenhaften oder strichförmigen Konfigurationen gelten als besonders typisch für maligne Gliome oder noch mehr für Glioblastome. Amorphe flächenhafte Nekrosen sind oft ausgedehnt und färberisch wenig zu differenzieren. Lediglich die Gefäße in den Nekrosen lassen sich oft noch deutlich mit Retikulinfaserimprägnationen sichtbar machen. Ganz frische Nekrosen in malignen gliösen Tumoren können sich durch Felder von „Kerntrümmern" auszeichnen. Große flächenhafte Nekrosen findet man auch in Karzinommetastasen.

Hochcharakteristisch für Glioblastome sind strichförmige Nekrosen und Pseudopalisaden: Die Nekrose selbst ist länglich-gestreckt, gelegentlich auch gewunden und gebogen; die Zellen an ihrem Rande bilden unregelmäßig angeordnete Reihen, die Pseudopalisaden. Für die Einordnung als Glioblastom ist nach

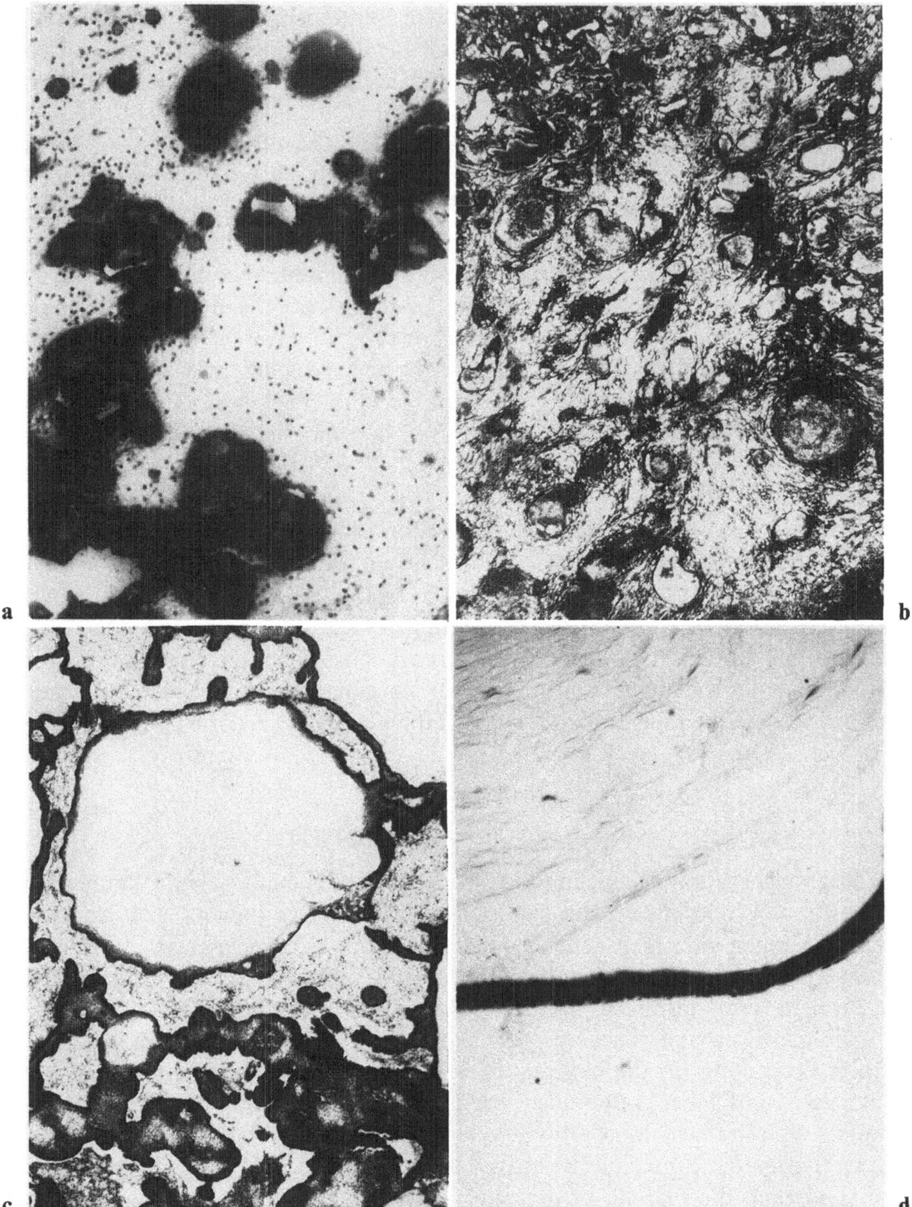

Abb. 29. a Grobe Kalkschollenniederschläge. Kresylviolett ×125. **b** Gefäßbezirk in einem Glioblastom mit ins Gewebe ausstrahlenden Silberfasern. Sarkomatöse Komponente des gliösen Tumors. Gordon-Sweet ×125. **c** Zystische Umwandlung im Kraniopharyngeom. Kresylviolett ×125. **d** Zystenrand einer Epidermoidzyste. Kresylviolett ×250

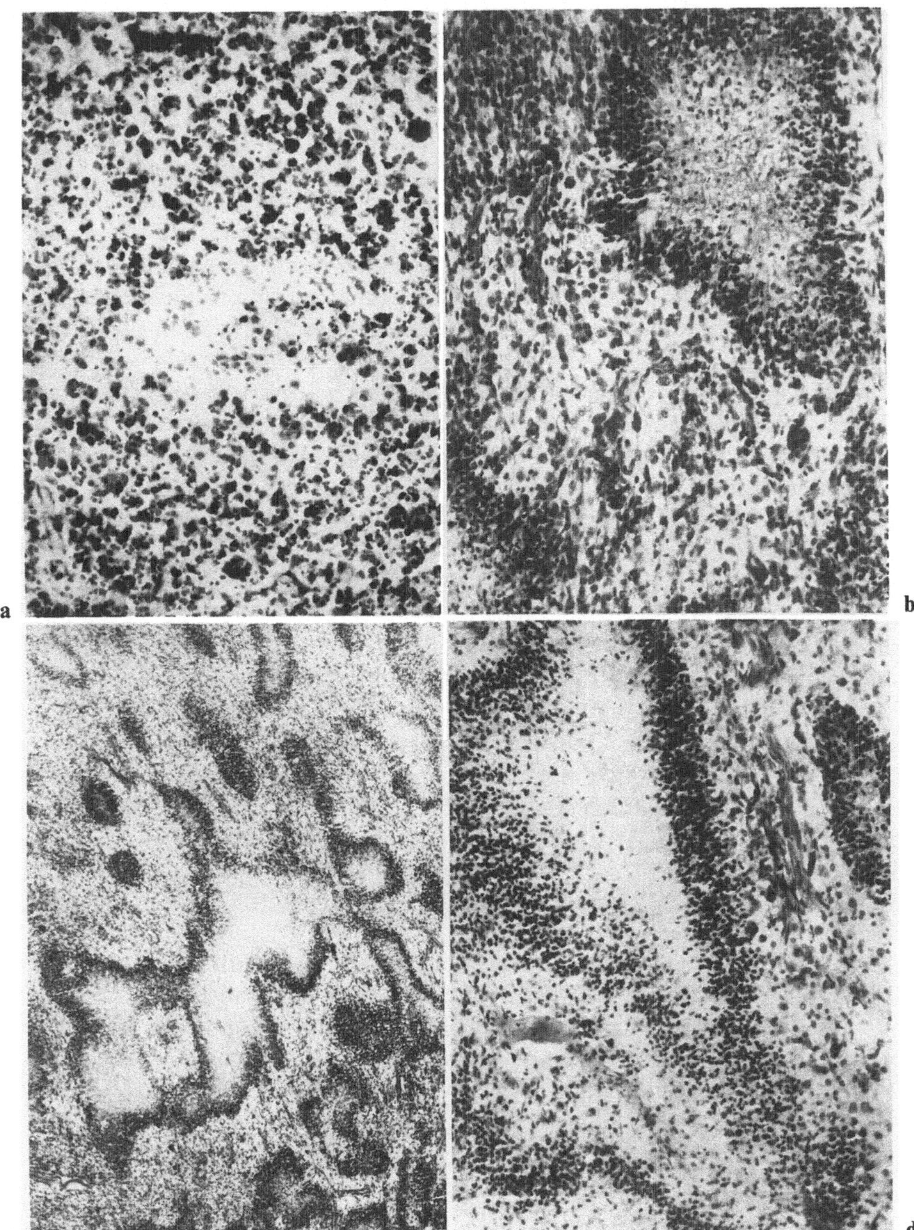

Abb. 30a–d. Nekrosebildungen im Glioblastom: **a** Frische Nekrose mit Kerntrümmern und Kernfragmentierungen und reichlich Pyknosen. Kresylviolett × 250. **b** Um eine kleine Nekrose, die noch einige Kernpyknosen beinhaltet, haben sich viele Zellen als Pseudopalisaden angeordnet. **c** Wenn strichförmige Nekrosen das Bild bestimmen, erhält der Tumor ein charakteristisches Aussehen. Kresylviolett × 125. **d** Typische Palisadenstellung um eine strichförmige Nekrose im Glioblastom. Kresylviolett × 250

Burger et al. (1985) das Auftreten flächenhafter und/oder strichförmiger Nekrosen mit und ohne Pseudopalisaden diagnostisch entscheidend. Kleinere Nekrosen kommen allerdings auch in gutartigen Gliomen vor.

Um größere Nekrosen herum können knäuelartige Gefäße angeordnet sein. Schließlich gibt es auch entzündliche Infiltratbildungen in der Grenzzone der Nekrose, sowohl im Glioblastom als auch in der Karzinommetastase.

Eine weitere regressive Veränderung ist die Zystenbildung. Man kann eine „kleinzystische" Degeneration und die Bildung von ein- oder mehrkammrigen großen Zysten unterscheiden (Abb. 31 a, b). Astrozytome bilden besonders gerne kleine Zysten, die zu größeren Hohlräumen konfluieren und schließlich dem genannten Tumor makroskopisch das Aussehen eines Schwammes verleihen. Die Bildung großer raumfordernder Zysten, die den solide wachsenden Tumor ganz beiseite drängen, ist bei Kleinhirntumoren bekannt. Sowohl pilozytische Astrozytome als auch Angioblastome neigen zu dieser Art regressiver Veränderungen. Eine mikroskopisch-submikroskopische Zystenbildung wird bei Meningeomen beobachtet.

Unter den Kleinhirnastrozytomen wurden mehrfach Tumoren beschrieben, die nach der Entleerung der Zyste jahrelang stationär blieben (Bucy u. Gustafson 1939). Sehr charakteristisch ist die Ausformung von Zysten auch im Kraniopharyngeom (Abb. 29c); man findet sowohl flüssigkeitsgefüllte kleinere und große Zysten als auch Hohlräume, die mit abgeschilfertem Zelldedritus gefüllt sind. Wenn die Zystenflüssigkeit stark keratinhaltig ist, kann sie eine dunkle Farbe annehmen: Motorenölzyste. Üblicherweise ist der Zysteninhalt zähflüssig gelb; zytologisch lassen sich in ihm die polygonalen Zellen des Kraniopharyngeoms nachweisen. Epidermoidzysten beinhalten manchmal Hornlamellen (Abb. 29d). Vielfach wurde berichtet, daß Zystenbildung über den intermediären Schritt der myxoiden Degeneration abläuft. Diese regressive Veränderung ist allerdings schlecht definiert und setzt den Nachweis der Mukopolysaccharide durch die metachromatische Reaktion des Kresylviolett oder histochemische Reaktionen voraus.

Die hier gemeinten Zysten sind primär und prinzipiell intratumorale Zysten. Die Differentialdiagnose sämtlicher intrakranieller Zysten ist ein klinisch-diagnostisch interessantes Kapitel, das aber nicht in den eigentlichen Bereich der Neuroonkolgoie gehört. Zysten, die als Mißbildungszysten aufzufassen sind, werden hier in Anlehnung an die Einteilung der WHO behandelt. Im übrigen sei auf die Übersichten von Drew u. Grant (1948), Lemke (1950), El-Banhawy u. Ahmed (1962) verwiesen.

Während Nekrosezonen als Zeichen raschen Wachstums anzusehen sind, ist die Zystenbildung zwar überwiegend mit langsam wachsenden Tumoren vergesellschaftet, entwickelt aber oft eine eigene, raumfordernde Dynamik. Besonders Zysten an Ventrikelengen sind lebensbedrohend; die Kolloidzyste des III. Ventrikels ist dafür ein Beispiel.

Im Gegensatz dazu gilt die Verkalkung als sicheres Zeichen regressiver Veränderungen gutartiger Geschwülste (Abb. 29a). Verkalkungen sind meist im Computertomogramm sichtbar, weniger konstant in den Röntgenaufnahmen des Schädels. Oft verkalken Oligodendrogliome, weniger häufig Ependymome,

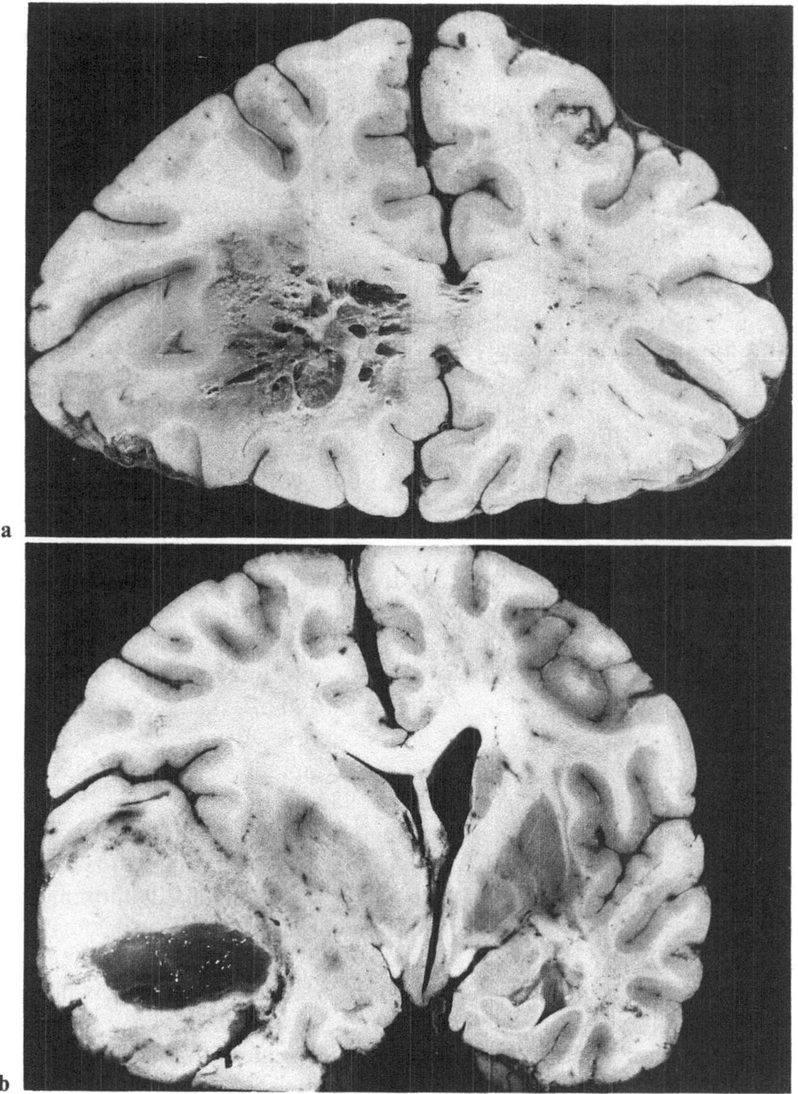

Abb. 31 a, b. Zystenbildung: **a** In einem bestrahlten Tumor, **b** in einem sog. monstrozellulären Sarkom

Plexuspapillome und Gangliozytome; allerdings können auch astrozytäre Tumoren Verkalkungen aufweisen, darunter vor allem pilozytische Astrozytome
des Kleinhirnes.

Stärkere Verkalkungen kann man im Kraniopharyngeom antreffen. Weiter
können Teratome, Dermoide und Pinealistumoren verkalken. Die Verkalkung
der Meningeome geht überwiegend auf die Bildung von Psammomkörnern zu-

rück, der kalkigen Verhärtung der Einrollungsfiguren. In Oligodendrogliomen können die Kapillaren selbst verkalken. Frei im Gewebe liegender Kalk kann wiederum feinkörnig dispers vorhanden sein oder in Form von Kalkperlen.

Hyalinisierung kann in einigen Tumoren ganze Gewebsfelder betreffen oder die Gefäßwände. Beide Veränderungen findet man in Meningeomen, Hyalinisierung der Gefäßwände auch in Gliomen, besonders aber als Bestrahlungsfolge (Abb. 28 b–d).

Verfetten können ganze Areale degenerierter Zellen; überwiegend sind das die Tumorzellen selbst, teilweise auch Histiozyten/Makrophagen. Die Verfettung durch Makrophagen kommt offenbar in Glioblastomen vor. Es handelt sich wohl um eine Fettaufnahme aus den Nekrosen, also um eine abortive Resorption und damit ein mittelbares Zeichen schnellen Wachstums. Diese Verfettung gehört im Glioblastom zum „bunten" Bild dieses Tumors; histologisch liegt die Ansammlung verfetteter Makrophagen oft entlang der Nekrosebezirke (Abb. 32 b, c).

Wenn Tumorzellen in Neurilemomen verfetten, ähneln solche Partien dann dem Oligodendrogliom (Abb. 32 d). Eine ausgesprochene Tendenz zur Verfettung weisen auch die Zwischenzellen der Lindauschen Angioblastome auf. Verfettete Herdchen findet man auch in Meningeomen. Eine sehr seltene Variante ist als lipoplastisches Meningeom durch Fettzellen charakterisiert.

Schließlich ist als letzte Form regressiver Veränderungen die Blutung anzusehen. Größere Tumorblutungen, die mit Massenblutungen verwechselt werden können, kommen in Glioblastomen, Oligodendrogliomen und malignen Melanomen vor. Sie entsprechen dem sog. "glioma apoplecticum" der älteren Literatur. Die Häufigkeit einer solchen massiven Hämorrhagie wird auf 0,8–10,2% geschätzt (ZUCCARELLO et al. 1981; ALBERT 1982).

Kleinere Blutungen sind in Glioblastomen fast regelmäßig zu finden, desgleichen ältere Blutungen und Blutabbauprodukte. Auch Hypophysenadenome weisen regelmäßig frische und ältere Blutungen auf. Auch alle Tumoren, die zu zystischen Degenerationen neigen, zeigen manchmal geringe Blutbeimengungen in der Zystenflüssigkeit.

Regressive Veränderungen, die auf Einzelzellen beschränkt sind, sind natürlich oft nur quantitativ von geweblichen regressiven Veränderungen unterschieden. Das gilt für Einzelzellverfettung, mukoide Degeneration und auch für Nekrosebildung. Die schnell wachsenden Medulloblastome zeigen in der Regel keine nekrotischen Areale, sondern verstreute Einzelzellnekrosen, Kernpyknosen und Karyorrhexis.

Als Einzelzelldegenerationen können gemästete Astrozyten (Abb. 33 d) in gemistozytischen Astrozytomen angesehen werden (ZÜLCH 1986), die Rosenthalschen Fasern und die granulierten Körperchen im pilozytischen Astrozytom. Es scheint inzwischen ausreichend gesichert, daß es sich bei beiden Bildungen um Gliazelldegenerationen handeln dürfte (OPALSKI 1934; ZÜLCH 1937; SCHLOTE 1967).

An dieser Stelle sei noch an artefizielle Veränderungen erinnert: Einbringung von Fremdmaterial zur Blutstillung, Stromschleifenartefakte, Trocknungsartefakte und andere.

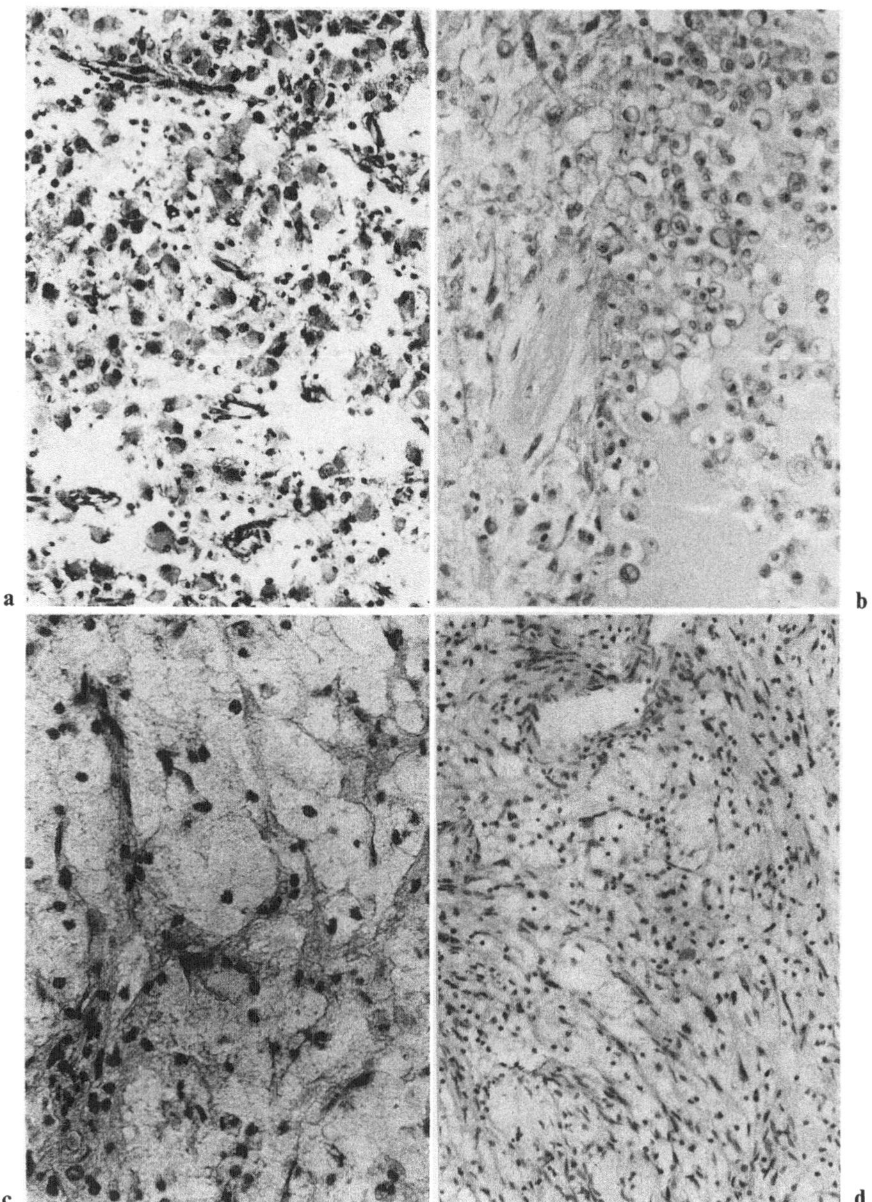

Abb. 32. a Bildung von Fettkörnchenzellen und progressiver Astroglia nach Strahlen-
und zytostatischer Behandlung. **b** Fettkörnchenzellen am Rand einer ödemdurchtränkten
Zone. **c, d** Fettige Umwandlung im Glioblastom (**c**) und im Neurinom (**d**). **a, b, d** ×125.
c ×250 Kresylviolett

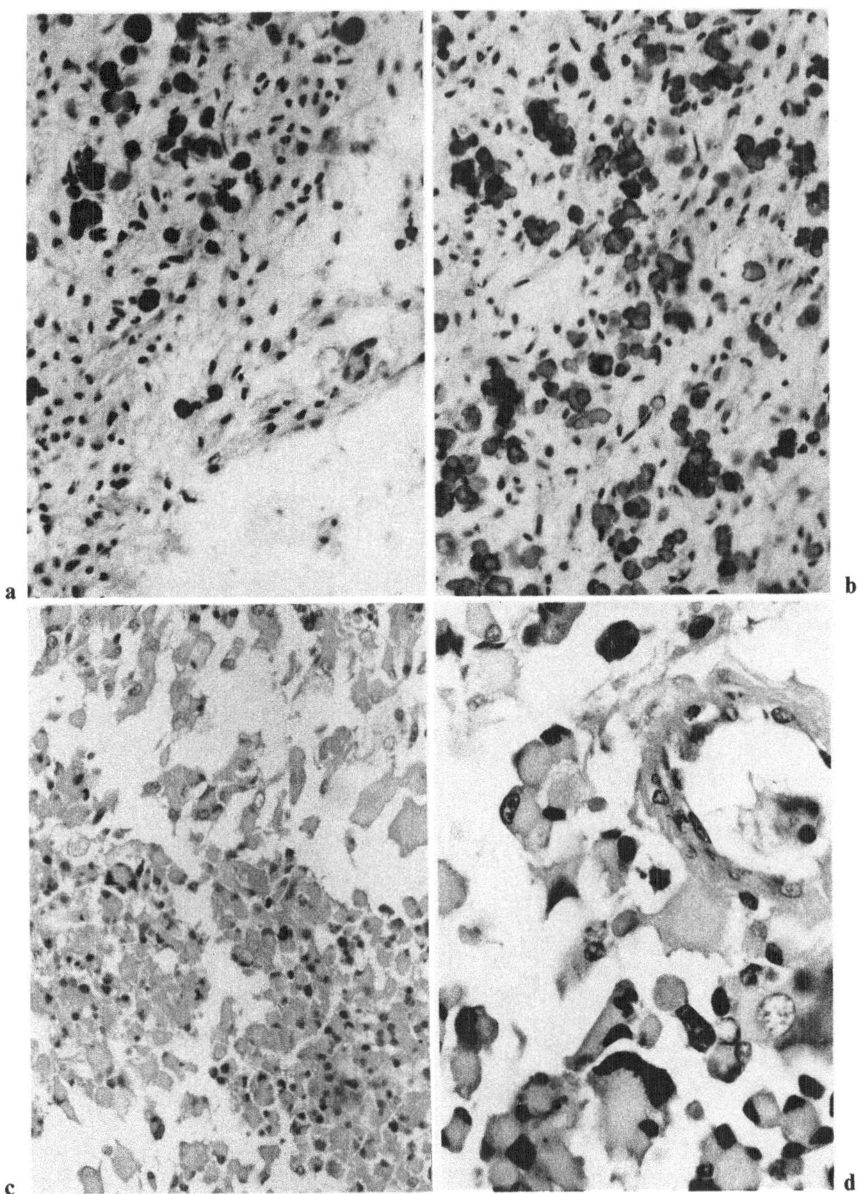

Abb. 33. a, b Kalkniederschläge in zytostatisch behandelten Glioblastomen. **c** Gemästete Astrozyten in einem Bestrahlungsgebiet. **d** Stärkere Vergrößerung der gemästeten Astrozyten mit sehr großen Protoplasmaleibern und randständigem Kern. **a, b, d** × 125. **c** × 250 Kresylviolett

3. Einfluß von Bestrahlung und Chemotherapie

Es dürfte sinnvoll sein, den Effekt der Behandlungsmethode an einer Stelle zu überprüfen, an der auch klinisch ausreichend faßbare Behandlungserfolge vorliegen, am Medulloblastom. PEIRCE (1964) fand früh, daß die Medulloblastome gut auf Bestrahlung ansprachen: 29% überlebten 3 Jahre und fast 15% 10 Jahre. Nach Einführung der Bestrahlung der gesamten Neuraxis wurden gute, wenn auch noch recht unterschiedliche Behandlungsergebnisse angegeben: HOPE-STONE (1970) fand 50% Überlebende nach 10 Jahren, NOEL u. MÉTHOD (1970) dagegen nur 46% nach 5 Jahren. Somit kann man eine Überlebensrate von 35 bis 70% nach 5 Jahren annehmen (BLEHER et al. 1982).

Weniger gut waren die Ergebnisse der Röntgenbestrahlung bei Glioblastomen. Immerhin ist seit Beginn der Röntgentherapie klar, daß die Bestrahlung durchaus einen Effekt aufweist. GILLINGHAM hat 1975 in einer Analyse von 560 Fällen von Glioblastoma multiforme eine mittlere Überlebenszeit von 13,8 Monaten gegenüber 5,2 Monaten in unbehandelten Kollektiven berichtet.

Bei anderen Geschwülsten ist die Röntgenbestrahlung teils befürwortet, teils abgelehnt worden, so daß kaum verläßliche Berichte vorhanden sind. Ein Tumor mit sicher sehr guter Röntgensensibilität ist das Germinom der Pinealis. Das war schon von HORRAX u. WYATT (1947) beschrieben worden. Offenbar besteht aber in der Röntgensensibilität dieser Tumoren eine eindeutige Altersabhängigkeit: JENKIN et al. (1978) teilen mit, daß 81% länger als 5 Jahre überlebten, wenn die Patienten jünger als 25 waren; in höherem Alter waren es lediglich 37%.

Es ist noch zu erwähnen, daß die Wirksamkeit der interstitiellen Bestrahlung auch bei Tumoren berichtet wird, die im allgemeinen als wenig strahlensensibel gelten. Dies gilt etwa von Kraniopharyngeomen (LEKSELL 1951; KRAMER et al. 1961; STURM et al. 1982; STEINER 1982) und inoperablen Hirnstammtumoren, bei denen es sich vermutlich um pilozytische Astrozytome gehandelt hat (BOND et al. 1965; MUNDINGER 1966; MUNDINGER u. METZEL 1968).

Die bekannteste morphologische Komplikation nach Bestrahlung ist die Strahlenspätnekrose. Sie ist nach 1950 (SOLCHER 1960; ZÜLCH 1966) stärker in den Blickpunkt der Neuropathologen und Neuroradiologen gerückt, obwohl erste Fälle schon seit 1930 beschrieben waren (FISCHER u. HOHLFELDER 1930; SCHOLZ u. HSÜ 1938; KALBFLEISCH 1946; PENNYBACKER u. RUSSELL 1948). Eine ausführliche Darstellung der Röntgenschäden am Nervensystem findet man bei SCHMITT (1983).

Die Morphologie der Radionekrosen außerhalb des Tumors selbst besteht in einer Entmarkung, Schrumpfung und Nekrosebildung im Bereich der weißen Substanz des Gehirnes. Das deutet darauf hin, daß der Strahlenspätnekrose eine Oligodendroglia- und Markscheidenschädigung zugrundeliegt. Dies ist so vor allem von HARDER (1965) und ZÜLCH (1969) aufgrund der Ergebnisse von Tierexperimenten dargetan worden. Andere Untersucher hatten die Gefäßschäden ganz in den Mittelpunkt der pathogenetischen Betrachtungsweise der Strahlenspätnekrose gestellt. Es kommt zur Hyalinose und Fibrose kleinerer und mittlerer Gefäße (Abb. 34), mitunter auch zu Paramyloidablagerungen in der Gefäßwand und perivaskulär. Diese Gefäßreaktion soll auch eine sekundär ent-

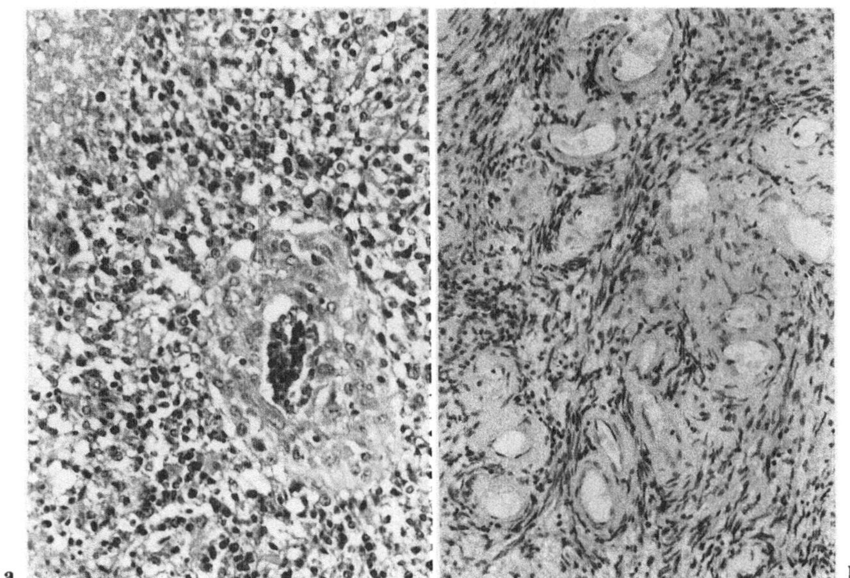

Abb. 34a, b. Strahlungsbedingte Veränderung an den Gefäßen. **a** Erhebliche Endothelproliferation. **b** Hyalinose der Gefäßwände. **a** ×250, **b** ×125 Kresylviolett

zündliche Reaktion und eine Gliose veranlassen können, die allerdings nach Markiewicz (1931) gering bleibt. Die möglichen morphologischen Veränderungen und die pathogenetischen Vorstellungen sind jedoch nicht einheitlich (Scholz 1934).

Der Röntgenspätschaden zerstört das Gehirn außerhalb des Tumors. Daneben sind aber auch Frühmanifestationen eines Röntgenschadens möglich, sowie akute Strahlennekrose, Hirnödem und strahleninduzierte Leukenzephalopathie. Für den Neuroonkologen sind Strahlenspätschäden besonders wichtig, weil sie klinisch, makroskopisch und histologisch ein Tumorwachstum imitieren können. Strahlenspätveränderungen können raumfordernd wirken. Sie zeigen Zystenbildung, Ödem und Hämorrhagien wie ein Tumorrezidiv. Inwieweit für die Raumforderungen nur die genannten Faktoren oder auch die von einigen Autoren postulierten progressiven Entmarkungsvorgänge verantwortlich sind, ist noch umstritten.

Auf feingeweblicher Ebene wurden mehrfach mehrkernige Zellen beschrieben, die auch von Harder (1965) nach Bestrahlung von Kaninchenhirn gefunden wurden. Zülch (1969) weist auf die Ähnlichkeit mit Tumorzellen hin; vielfach wurden diese Zellen als abnorme Bildung der Makroglia aufgefaßt. Es liegt nahe, sie in Parallelität zu den Riesenzellen zu setzen, die nach Bestrahlung im Tumor selbst vermehrt vorhanden waren.

Bei den bestrahlten Tumoren sind Veränderungen mitgeteilt worden. Allerdings betreffen die bis jetzt vorliegenden Befunde im wesentlichen Glioblastome, bei denen die als strahleninduziert beschriebenen Veränderungen auch ohne Bestrahlung zu finden sind. Als Strahlenfolgen können in Betracht kommen:

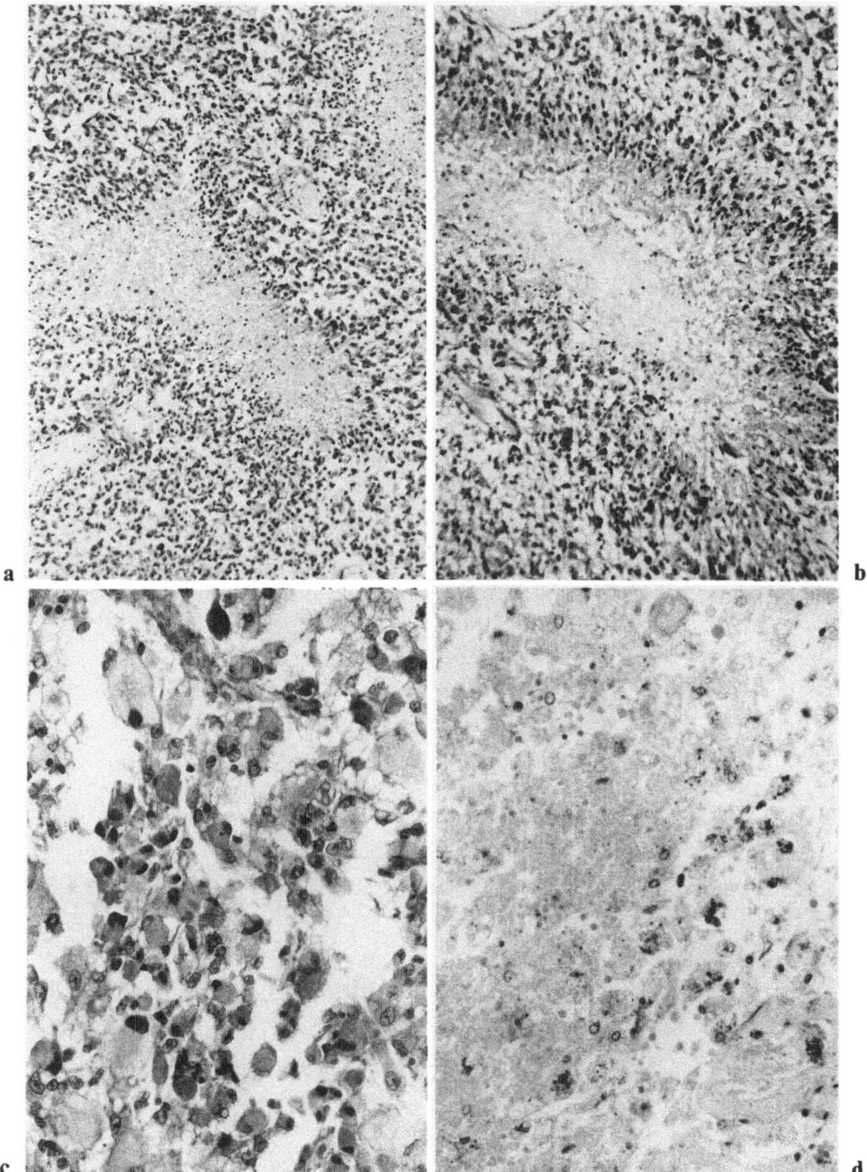

Abb. 35a–d. Nekrosenbildungen in bestrahlten Glioblastomen: **a, b** Strichförmige Nekrosen mit angedeuteten Pseudopalisaden, wie im typischen Glioblastom. Kresylviolett × 125. **c, d** Fettkörnchenzellen, Astrogliabildung (**c**) und amorphe Nekrose (**d**) im behandelnden Glioblastom. HE × 125

– Die Ausbildung amorpher Nekrosen im Tumorzentrum (Abb. 35).
– Gefäßveränderungen, Hyalinofibrose und eventuell plasmatische Gefäßwandinfiltration (Abb. 34).
– Das Auftreten von hyperchromatischen Riesenzellen mit mehreren Kernen,

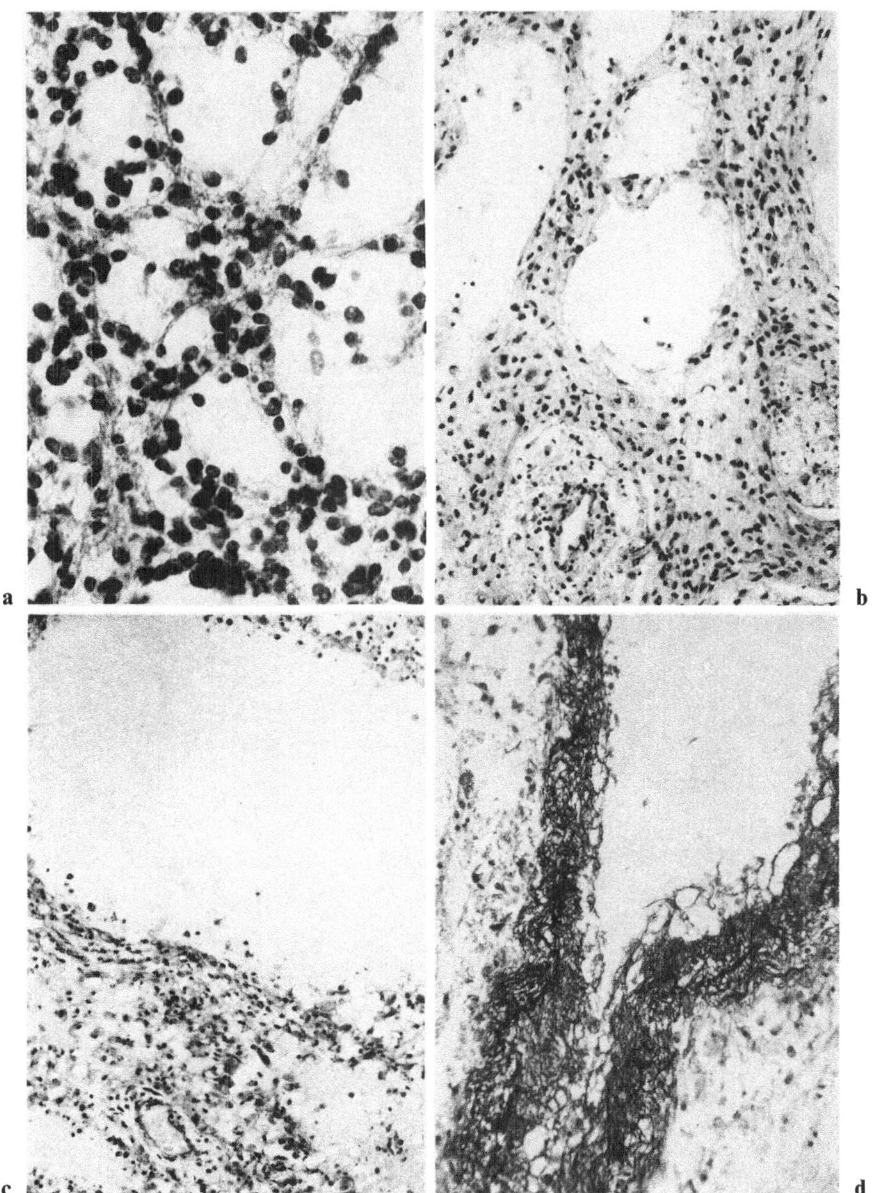

Abb. 36a–d. Verschiedene Stadien der Zystenbildung: **a** Kleinzystische Degeneration (Kresylviolett ×250). **b** Größere Zysten, deren Wände noch Gewebsbrücken darstellen und **c** sich weiter vergrößern (beide Kresylviolett ×125). **d** Zyste nach Bestrahlung und Zytostatikatherapie. Die Zystenwand zeigt einen dichten Gliafaserfilz. (Kanzler ×250)

– schließlich wiederum Zysten unterschiedlicher Größe (MENNEL 1980) (Abb. 36).

Zusammenfassend sind Schäden dieser Art von GERSTNER et al. (1977) beschrieben worden. Eigene Untersuchungen (MENNEL et al. 1982) waren wesentlich zurückhaltender in der Beurteilung der Wertigkeit dieser erhobenen Befunde.

Ein oft diskutiertes Kapitel ist der Zusammenhang einer Tumorneubildung und/oder die Tumorinduktion überhaupt nach Bestrahlung mit ionisierenden Strahlen und natürlich auch die Frage einer sekundären Malignitätssteigerung.

Die Vermutung einer Strahleninduktion und/oder sekundären Malignisierung liegt natürlich dann nahe, wenn sich im Bereich der bestrahlten Region ein mesodermaler maligner Tumor entwickelt. Solche Fälle wurden sporadisch berichtet: MANN et al. (1953), TERRY et al. (1959), WENDE (1962), NÖTZLI u. MALAMUD (1962), WALTZ u. BROWNELL (1966). Meist handelt es sich um ein Sarkom, sehr selten um einen Tumor des Nervensystems (DONOHUE et al. 1967), so ein Neurofibrom oder ein Astrozytom (SOGG et al. 1978).

Bei der häufigen Beschreibung der Meningeome nach Bestrahlung muß die Häufigkeit der Meningeome überhaupt bei der Beurteilung des kausalen Zusammenhanges in Anschlag gebracht werden. Bei BELLER et al. (1972) waren es 16 eigene Beobachtungen, weitere bei WAGA u. HANDA (1976) und FEIRING u. FOER (1968). Die Malignisierung von Bezirken innerhalb von Tumoren mit fokal auffälliger Mitosebildung wurde von ZÜLCH (1960) berichtet.

Die nicht allzu umfangreichen Berichte über Zusammenhänge zwischen Bestrahlung und Tumorwachstum finden sich tabellarisch bei JÄNISCH et al. (1974).

Regressive Veränderungen sind bei Chemotherapie und kombinierter Radiochemotherapie ähnlich. Es kann hier nicht der Platz sein, die umfangreichen Berichte über ganz unterschiedliche Aspekte der postoperativen bzw. adjuvanten Chemotherapie wiederzugeben (HEISS et al. 1978; ILSEN et al. 1972; MENNEL u. HEISS 1980; MENNEL et al. 1982).

4. Interaktion Tumor:Hirn

Hierzu gehören die direkten Wirkungen auf vital wichtige Zentren, die Einwirkung des Tumors auf die zerebrale Durchblutung, die Ödemproduktion im Tumor oder um den Tumor herum sowie Fernwirkungen aufgrund von Massenverschiebungen. Das alles bildet mit der inhärenten Aggressivität des Tumors selbst die klinische Malignität. Jede wachsende Raumforderung führt zur Erhöhung des intrakraniellen Druckes (ZÜLCH 1956; ZÜLCH et al. 1974).

Der Grund für den Druckanstieg ist der völlige knöcherne Einschluß des Gehirns in der Schädelkapsel. Für die Ausgestaltung und die zeitlichen Abläufe sind die „Kompartimentalisierung" des Schädelinnenraumes durch die Duraduplikaturen von Bedeutung, außerdem die wechselseitigen Mengenverhältnisse der verschiedenen Komponenten des Schädelinnenraumes: Hirnparenchym, Liquor und Blut.

Den Gesetzmäßigkeiten des intrakraniellen Druckanstieges wurde in der Zeit der Entwicklung der Neurochirurgie erstmals stärkere Beachtung geschenkt. CHIARI (1891) und ARNOLD (1894) hatten die Pathologie im großen Hinterhauptloch behandelt; der Ausdruck zerebellärer Druckkonus stammt von CUSHING (1917). VINCENT et al. (1930) haben auf die klinische Bedeutung der transtentoriellen Herniation hingewiesen. SPATZ u. STROESCU (1934) sprachen von „Zisternenverquellungen", ein Ausdruck, der sich gegenüber dem griffigeren der „Her-

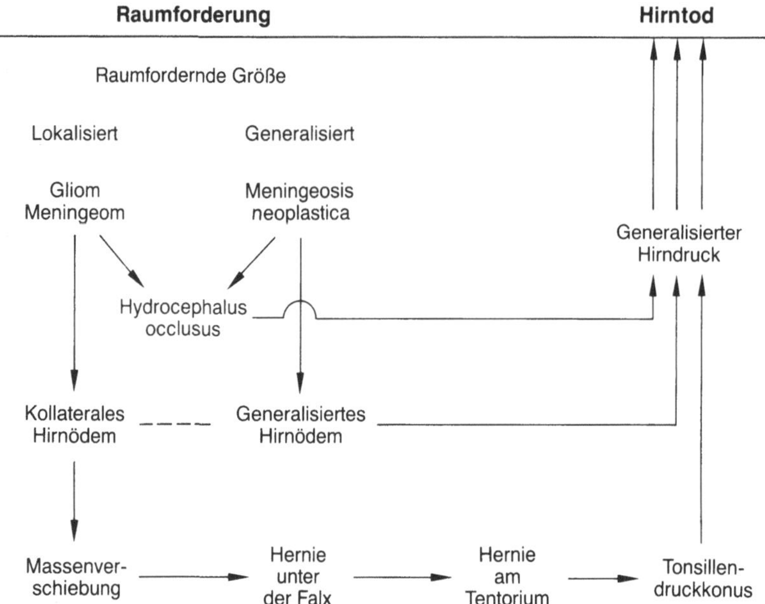

Abb. 37. Schema der intrakraniellen Drucksteigerung der Hernienbildung und des Hirntodes

nien" nicht durchsetzen konnte. Mit Morphologie und Folgen der temporalen Hernie haben sich vor allem auch RIESSNER u. ZÜLCH (1939) auseinandergesetzt. Die klinische Bedeutung der intrakraniellen Druckerhöhung und die Notwendigkeit einer adäquaten Therapie haben dazu geführt, daß dieses Thema in den letzten Jahren zunehmend bearbeitet wurde.

Der intrakranielle Druck läßt sich am besten durch den Liquordruck angeben. Die einzelnen Komponenten im intrakraniellen Raum sind im Prinzip inkompressibel: Nach der Monroe-Kellie-Doktrin (MONROE 1783; KELLIE 1824) führt Volumenzunahme zum erhöhten Druck; es sei denn, es kommt zur Verlagerung einer der Komponenten aus dem intrakraniellen Raum nach außen: Am einfachsten ist dies möglich für Zerebrospinalflüssigkeit durch Ausfüllung der Ventrikel, der Zisternen und der Furchen. Weiter kann Hirnparenchym in bescheidenem Ausmaße nach außen verlagert werden; schließlich Blut, dies führt im Endergebnis zum Stillstand des zerebralen Blutkreislaufes (Abb. 37). Die Druckentwicklung ist prinzipiell unabhängig von der Natur der Raumforderung. Sie ist jedoch abhängig von Lage und Größe, von der Geschwindigkeit, mit der sich der Prozeß entwickelt, von den zur Verfügung stehenden Reserveräumen und von der Elastizität der Schädelkapsel.

Die Lage der Raumforderung ist wesentlich sowohl für die Ausbildung von Hernien als auch für eine Einwirkung auf das Ventrikelsystem. So ist ein im Bereich der hinteren Schädelgrube liegender Tumor gefährlicher als ein supratentorieller, da schnell die Gefahr eines Hydrozephalus durch Kompression des Aquäduktes droht. Kleinere Raumforderungen können symptomfrei bleiben, ist aber eine kritische Größe überschritten, so wird der gesamte Mechanismus der Massenverlagerung wirksam.

Eine schnelle Entwicklung der Massenzunahme läßt dem Hirn keine Möglichkeit, anders als mit Massenverschiebungen zu reagieren. Außerdem dürfte die Stärke der Ödemproduktion mit der Aggressivität des raumfordernden Prozesses in Zusammenhang stehen. Schließlich ist die Reaktionslage des Hirnes von Bedeutung: So stellen alte Hirne wesentlich mehr Reserveräume zur Verfügung. Außerdem kann das Parenchym auf extrem langsam sich entwickelnden Hirndruck mit Gewebsverlust reagieren. Schließlich gibt der kindliche, noch nicht starre knöcherne Schädel durch Nahtverbreiterung und Zirkumferenzvergrößerung der Drucksteigerung nach.

Für die Entwicklung der Hernien ist die Ausformung der Schädelbasis und die Kompartimentalisierung des Schädelinnenraumes durch Duraduplikaturen von Wichtigkeit. An der Schädelbasis finden sich die Markierungen für die Ausformung in verschiedenen Schädelgruben. Die hintere Schädelgrube ist von der mittleren und vorderen noch zusätzlich abgegrenzt durch das Tentorium; die Unterteilung der vorderen und mittleren Schädelgrube in zwei Hemisphären durch die Dura ist klinisch bedeutsamer als die Grenzziehung zwischen vorderer und mittlerer Schädelgrube durch die Hirnbasisstrukturen.

Weiter sind von Bedeutung die Größe und Lage der Liquorräume, besonders der äußeren. Die sog. basalen Zisternen wurden beschrieben von MAGENDIE (1843) und LUSCHKA (1855); KEY u. RETZIUS (1875) benannten die verschiedenen Abschnitte des Zisternensystems, das kontinuierlich die Hirnstrukturen umgibt (MARX et al. 1968; LILIEQUIST 1956).

Raumforderungen im Bereich einer Großhirnhemisphäre führen im wesentlichen zur Herniation unterhalb der Falx auf die Gegenseite. Langsam wachsende Prozesse, besonders solche nahe der Falx, führen zu einer Schiefstellung dieser Duraduplikatur. Die klassische Folge ist die transfalxiale Hernie: Sie kann sich allerdings nur im vorderen Abschnitt der Cisterna corporis callosi entwikkeln, da im hinteren Teil die Falx dem Corpus callosum direkt anliegt. Die Sequenz der Veränderungen erleidet geringe Modifikationen, je nach Lage der Raumforderung (ZÜLCH et al. 1974).

Die Hernienbildung unter der Falx führt zur Dissoziation der Äste der Arteria cerebri anterior: Während die direkte Fortsetzung der A. anterior, die A. pericallosa mit der Hernie mitgenommen wird, bleibt die A. frontopolaris mindestens in einem Teil ihres Verlaufes an ursprünglicher Stelle. Dies ist ein wichtiger neuroradiologischer, arteriografischer Befund für eine Falxhernie (FISCHER 1939). Auch die Verlagerung des Venenwinkels dient angiografisch als Massenverschiebungszeichen.

Eine relativ wenig beachtete Massenverschiebung einer Hemisphärenabteilung stellt die Herniierung am kleinen Keilbeinflügel dar. Sie kann in frontaltemporaler Richtung, aber auch umgekehrt verlaufen. Ihre Bedeutung liegt weniger in der Verlagerung von Hirnsubstanz als vielmehr in der Verschiebung der am kleinen Keilbeinflügel verlaufenden mittleren Hirnarterie. Angiographisch läßt also die Verlagerung der mittleren Hirnarterie eine Entscheidung für die frontale oder temporale Lage eines Tumors zu.

Die klinisch wichtigste Hernie ist die am Tentoriumsschlitz. Der Tentoriumsschlitz stellt die einzige Verbindung von der mittleren zur hinteren Schädelgrube dar. Zwischen Tentoriumsrand und dem durch den Tentoriumsschlitz ziehenden Mittelhirn liegt die Cisterna ambiens, oben die Cisterna quadrigemina und basal die Cisterna interpeduncularis.

Die Tentoriumsschlitzeinklemmung wurde in ihrer klinischen Bedeutung von JEFFERSON (1938) und RIESSNER u. ZÜLCH (1939) ausführlich dargestellt. Angiographisch führt sie zur Verlagerung der A. cerebri posterior, die jetzt einen bogenförmigen Verlauf nimmt, was in der Seitenaufnahme zu sehen ist.

Wir unterscheiden eine vordere Tentoriumshernie, bei der Anteile des vorderen Schläfenlappens, aus der Gegend des Unkus, verlagert werden und eine hintere, die mehr Temporallappenanteile in Höhe der Vierhügel betrifft. Eine hintere (untere) Tentoriumshernie wird von der vorderen (oberen) durch die Hirnschenkel abgetrennt. Beide Hernien können einzeln, aber auch zusammen vorkommen.

Die Hernienbildung am Tentoriumsschlitz hat wichtige klinische Folgen:

- Die weite Pupille wird ausgelöst durch Druck auf die parasympathischen Anteile des Nervus oculomotorius. Morphologisch lassen sich am III. Hirnnerven Schnürfurchen nachweisen, die nach FISCHER-BRÜGGE (1949) aufgrund der Kompression des Nerven an die Klivuskante, nach ZÜLCH (1959) gegen das Ligamentum petroclinoidale zustande kommen. Die einseitig weite Pupille ist besonders bei traumatischen raumfordernden Blutungen ein außerordentlich wichtiges klinisches Zeichen.
- Der (hämorrhagische) Posteriorinfarkt, 1939 zuerst als Folge der transtentoriellen Herniation von RIESSNER u. ZÜLCH beschrieben, kommt offenbar durch Kompression der A. cerebri posterior zustande. Da die Druckverhältnisse wechselnd sind, erklärt sich auch die hämorrhagische Natur des Infarktes zwanglos. PIA (1955) hat indessen eine venöse Genese dieser Infarkte vertreten.
- Kompression des gegenüberliegenden Hirnschenkels ist eine typische, wenn auch nicht allzu häufige Folge. Sie kann zur sog. ipsilateralen Hemiparese führen; für ihr Auftreten ist die Druckrichtung offenbar von Bedeutung. Fast immer kommt es zur ipsilateralen Hemiparese bei fronto-temporo-lateralen Meningeomen, sog. F 3 Meningeomen (BEHREND u. SCHILF 1937). GROENEVELD u. SCHALTENBRAND (1927) haben die Abklemmung des gegenseitigen Hirnschenkels anhand eines Duraendothelioms erstmals beschrieben.
- Blutungen in Brücke und Mittelhirn werden meist als Folge der axialen Verschiebung des Hirnstammes angesehen und dürften arteriellen Ursprunges sein, obwohl auch hier eine venöse Genese angenommen wurde (LINDENBERG 1957). Schon 1938 wurden von MOORE u. STERNE die Mittelhirnblutungen und die Posteriorinfarkte bei Hirntumoren beschrieben.

Am Tentoriumsschlitz kann es auch zu einer Hernienbildung nach oben kommen. Sie tritt bei raumfordernden Prozessen in der hinteren Schädelgrube auf (CAIRNS 1939). Dabei werden Anteile des Oberwurmes und naheliegende Kleinhirnhemisphärenstrukturen in der Mittellinie oder etwas exzentrisch nach oben verlagert. Diese Hernie durch den Tentoriumsschlitz nach oben ist meist mit der letzten Manifestation eines generalisierten Hirndruckes verknüpft, nämlich dem Tonsillendruckkonus.

Der Tonsillendruckkonus (MARIE 1900) ist die extremste Folgeerscheinung bei lokalisierten Raumforderungen in einer der Großhirnhemisphären, meist bei lokalisierten Raumforderungen der hinteren Schädelgrube sowie praktisch immer auch bei einem primär generalisierten Hirndruck. Dabei werden Anteile der Kleinhirntonsillen und anliegende Kleinhirnhemisphärenstrukturen durch das Foramen occipitale magnum nach unten gepreßt. Der Kleinhirntonsillendruckkonus ist je nach Lage der raumfordernden Größe symmetrisch oder asymmetrisch ausgeformt.

Klinische Folgen der Hernienentwicklung am Foramen occipitale magnum sind Nackensteife, Atemstörungen, Puls- und Blutdruckveränderungen u.a. (ZÜLCH et al. 1974).

Nach HEYCK (1959) waren Kopfschmerzen bei 778 untersuchten Patienten mit intrakraniellen Tumoren in 54% der Fälle das Leitsymptom. Erbrechen, Schwindel und Übelkeit sind nach ROTH u. ELVIDGE (1960) mit weniger als 10% bei 2295 Fällen von intrakraniellen Tumoren wesentlich seltener. Als Ausdruck der generalisierten Hirndrucksteigerung kann auch die Bewußtseinstrübung verstanden werden, die alle Grade annehmen kann. Auch Dezerebationszeichen, besonders Streckkrämpfe, von JACKSON (1906) zunächst als "cerebellar fits" angesehen, sind Folgen eines generalisierten Hirndruckes, allerdings schon eher lokalisiert auf Mittelhirnhöhe (GERSTENBRAND u. LÜCKING 1970). Die Erscheinung eines Papillenödems oder einer Stauungspapille bei Hirntumoren wurde zum erstenmal von VON GRAEFE (1868) beschrieben. Die Stauungspapille wird als Ausdruck der direkten Auswirkung des erhöhten intrakraniellen Drukkes auf den Augapfel gewertet. TÖNNIS (1959) notierte Stauungspapillen in 60,2% aller Hirntumorträger (3033 Fälle).

Klinisch wichtig, weil das Leben eines Hirntumorträgers mit erhöhtem intrakraniellen Druck bedrohend, sind zwei Komplexe von Hirndruckfolgen:

- Die Auswirkung auf autonome Zentren und
- die Auswirkung auf die zerebrale Durchblutung.

Einwirkungen auf autonome Zentren sind auf verschiedenen Etagen möglich. Im Hypothalamus wurden Diabetes insipidus (JOHNSON u. YATES 1956) sowie Temperaturregulationsstörungen (FINEY u. WALKER 1962) beschrieben. Auswirkungen auf die Atemregulation werden im allgemeinen durch Störungen des Atmungszentrums in der Medulla oblongata angenommen (BURNS u. SALMOIRAGHI 1960; SALMOIRAGHI 1963), Veränderung des Herzrhythmus durch Einwirkungen auf die sog. Kreislaufzentren der Medulla oblongata. Jedoch sind hierfür möglicherweise auch Störungen in Höhe des Hypothalamus verantwortlich (KARPLUS u. KREIDL 1909, 1910).

Die Einwirkung auf die zerebrale Zirkulation kann lokalisiert und generalisiert sein: Lokalisiert kommt es zur Kompression einzelner Arterien; am bekanntesten ist dabei die Kompression der A. cerebri posterior durch die transtentorielle Hernie nach unten. Wichtiger sind die generalisierten Einwirkungen auf die Hirndurchblutung: Schon 1881 hatten NAUNYN u. SCHREIBER einen Blutdruckanstieg bei gesteigertem Hirndruck beschrieben. CUSHING hat sich (1902, 1903) auch experimentell mit diesem Phänomen beschäftigt. Man nennt es deshalb auch Cushings Reflex. Die Pathogenese ist umstritten (ZÜLCH et al. 1974), jedoch ist der Blutdruckanstieg am ehesten als Kompensationsmechanismus aufzufassen, der aber mit dem zunehmenden Hirndruck auf die Dauer nicht mithalten kann (Langfitt et al. 1964). Am Ende steht dann die Hirndurchblutungsstille und der Hirntod.

Cairns hat 1939 auf Liquor- und Blutfraktionen bei den intrakraniellen Drucksteigerungen hingewiesen. Direkte Kompression einzelner Arterien, etwa der A. cerebri media (Carella et al. 1968), wird wiederholt mitgeteilt. Veränderungen in der Durchflußgröße wurden auch mittels der regionalen Durchblutungsmessung an Stellen registriert, die mit dem Tumor nicht in direkter Verbindung standen. Diese wurden als Vorstufen einer Hernienbildung angesehen. Ischämien in Gebieten, die vom Ort der Druckerhöhung entfernt lagen, werden auch von Weinstein et al. (1968) experimentell registriert.

Somit können sowohl die Auswirkungen auf vitale und autonome Zentren (Gänshirt 1951) als auch die Einwirkungen auf die Hirndurchblutung das Leben des Patienten mit Hirndruck beenden.

Eine wichtige Rolle in der Dynamik der intrakraniellen Drucksteigerung spielt das peritumorale Hirnödem. Es wurde in den letzten Jahrzehnten ausgiebig klinisch (Klatzo 1967) und experimentell untersucht, so unter Benutzung des sog. Zimmermanependymomblastoms (Aleu et al. 1964), bei dem sich vor allem ultrastrukturell zeigte, daß nicht der extrazelluläre Raum, sondern die Gliafortsätze geschwollen waren. Der Mechanismus der Ödementstehung wird teilweise auch in einer aktiven (sekretorischen) Leistung des Tumors selbst gesehen, auch bei gutartigen Geschwülsten wie Meningeomen (Bradac et al. 1986).

Die Abfolge der verschiedenen Symptome wurde auch experimentell von Hekmatpanah (1970 a, b) dargestellt. An Katzen wurden Tentoriumshernien von Jennet u. Stern (1960) erzeugt. Atem- und Pupillenstörungen sowie Bewußtseinstrübungen sind abhängig von der Lage des Ballons im intrakraniellen Raum. Die Hirndurchblutungsänderung hängt nach den experimentellen Ergebnissen von Langfitt et al. (1965) auch von der Geschwindigkeit der Druckerhöhung ab.

Intrakranielle Drucksteigerung und Ödem sind die eigentliche Ursache der „klinischen“ Malignität der Hirngeschwülste; sie haben nicht zuletzt deshalb schon früh zusätzlich zu den Neurochirurgen auch die Neuropathologen (Spatz 1929) beschäftigt. Die erfolgreiche medikamentöse Behandlung des tumoralen Hirnödems mit NNR-Hormonen hat in den letzten Jahrzehnten unsere therapeutischen Möglichkeiten bedeutend erweitert.

VI. Allgemeine biologische Befunde

1. Rezidiv, Metastasierung

Zeit und Ausmaß eines Rezidivs hängen nicht allein von der Tumorart, sondern auch von der Behandlung ab. Folgende Einflußgrößen kommen in Frage:

- Die Tumorart und damit der Malignitätsgrad.
- Die Operabilität, hierbei vor allem die Totalität der Tumorentfernung.
- Die postoperative Therapie.

Bezüglich der Tumorart und Graduierung s. Abschn. I. 1.–4. Die Operabilität hängt vom Tumorsitz und den operationstechnischen Möglichkeiten ab. In der Frühzeit der Geschichte der Neurochirurgie gehörte es bei einigen Pionieren dieses Faches zur Regel, wiederholte Eingriffe auch bei gutartigen Tumoren durchzuführen. Auch Akustikusneurinome zählten zu den Tumoren, die schlecht zu operieren waren und deshalb häufig rezidivierten. Die Verbesserung der Operationstechnik hat hier einiges geändert.

Für die malignen Gliome wurden mehrfach große Statistiken veröffentlicht, aus denen ein Einfluß der Radikalität der Operation auf das Überleben hervorzugehen schien (ROTH u. ELVIDGE 1960; JELSMA u. BUCY 1969; FRANKEL u. GERMAN 1958). Andere Studien hatten dem teilweise widersprochen. Die postoperative Behandlung hat bis jetzt bei den Medulloblastomen eine beträchtliche, bei den Glioblastomen eine ungenügende Verlängerung der rezidivfreien Zeit gebracht (MENNEL u. HEISS 1980).

Metastasierung intrakranieller Tumoren in Körperorgane – analog der lymphogenen oder hämatogenen Metastasierung vieler Tumoren der allgemeinen Onkologie, nicht zuletzt in den intrakraniellen Raum – scheint ein seltenes Ereignis zu sein: Mehr als vereinzelte Kasuistiken wurden mitgeteilt für Medulloblastome, Glioblastome und Meningeome, meist anaplastischer Natur, sowie Sarkome.

PASQUIER et al. (1979) kompilierten aus den bis zum Zeitpunkt des Berichtes vorliegenden Quellen die Fälle: Sie fanden 248 Fälle histologisch gesicherter zentralnervöser Tumoren mit Fernmetastasierung: 39,5% waren Gliome, 28,2% waren meningeale Tumoren und Sarkome, 14,1% neuronale Tumoren, 12,5% Lymphome, 4% Pinealistumoren und 1,6% Melanome. Von den 1974 von KRETSCHMER gesammelten 171 Fällen waren 43 Glioblastome.

Metastastische Absiedlungen im Liquorraum kommen fast regelmäßig vor bei Medulloblastomen. Eine Ausbreitung über den Liquor führt dann zur Meningeosis neoplastica. Pineoblastome und Germinome führen ebenfalls auf diesem Weg zur Metastasierung, selten ist das bei Oligodendrogliomen und Ependymomen der Fall. Diese Art der Metastasierung bei den genannten Geschwülsten kommt spontan vor, kann allerdings auch durch operative Eingriffe artefiziell iatrogen induziert werden. Immerhin sind von Meningeomen bis etwa 1980 (SALVATI 1981) nur 56 gut dokumentierte und akzeptierte Fälle seit 1880 berichtet worden. Einer der mehrfach operierten Tumoren CUSHINGS (CUSHING u. EISENHARDT 1938) metastasierte nach 17 Operationen in die Lunge. ZÜLCH hat bei der von ihm konzipierten und beschriebenen Gruppe der monstrozellulären Sarkome (1953) über extrazerebrale Metastasen berichtet, ebenso GROPP (1955). Weiter wurden zerebrale Neuroblastome (SAKAKI et al. 1981) mit extrakraniellen Metastasen mitgeteilt.

Im einzelnen wird die Frage des postoperativen Rezidivs sowie der Metastasierung in den Liquorraum und extrakraniell bei den verschiedenen Tumorarten besprochen.

2. Vorzugssitz, multiple Hirntumoren, diffuse Hirntumoren

Für viele intrakranielle Geschwülste gilt, daß sie an definierten intrakraniellen Stellen zu finden sind. Die Vorzugssitze können natürlich auch artdiagnostisch verwertet werden und sind somit bei der präoperativen diagnostischen Eingrenzung der Tumornatur zu beachten.

Fast selbstverständlich ist die Tatsache, daß Hypophysenadenome sellanahe vorkommen. Sie können intra- und suprasellär lokalisiert sein. Bezüglich der suprasellären Lokalisation sind verschiedene differentialdiagnostische Überlegungen am Platze. So können auch Meningeome suprasellär wachsen, das Kraniopharyngeom ist ebenfalls in suprasellärer Lokalisation typisch.

Intrakranielle Neurilemome sind häufige Tumoren des Kleinhirnbrückenwinkels; auch hier kommen differentialdiagnostisch Meningeome in Frage. Am Kleinhirnbrückenwinkel selbst können auch Ependymome mit papillären Strukturen und Plexuspapillomen gefunden werden.

Eine interessante Beobachtung ist die „mittelliniennahe" Lokalisation einiger Geschwülste, die für so verschiedene Tumoren wie pilozytische Astrozytome, Germinome und Chordome gilt. Pilozytische Astrozytome gelten als Tumoren der Mittellinie, da sie von der subependymären Glia abgeleitet werden (ZÜLCH 1937); Germinome und Chordome sollen aufgrund entwicklungsgeschichtlicher Zusammenhänge mittelliniennah vorkommen: Germinome in der Pinealis und suprasellär, Chordome als Reste embryonaler Chordaanteile an der Schädelbasis und im Rückenmarkskanal. Fast selbstverständlich ist die ventrikuläre oder ventrikelnahe Position der Ependymome; allerdings schließt ein großer Hemisphärentumor eine Ependymomnatur keineswegs aus. Ependymome im Kleinhirnbrückenwinkel wurden schon genannt; im filum terminale und der cauda equina sind Ependymome ebenfalls regelmäßig zu finden. Im Bereich der Schädelbasis haben auch die sog. lokalen Ausbreitungen ihren Sitz: Frontal das olfaktorische Neuroblastom sowie andere nasopharyngeale Tumoren, relativ nahe dem Brückenwinkel das „Zylindrom" und – soweit vom Mittelohr ausgehend – das Paragangliom (carotis-body-tumor).

Weitere charakteristische Vorzugslokalisationen in Verbindung zu der Schädelbasis, der Konvexität und den Duraduplikaturen besitzen die Meningeome. Sie führen je nach Lokalisation auch zu umschriebenen „Syndromen". So tritt beim Olfaktoriusmeningeom das Syndrom der Olfaktoriusrinne auf mit Anosmie, Optikusatrophie und Erblindung und eventuell einem sog. Stirnhirnsyndrom. Keilbeinflügelmeningeome können zum Keilbeinflügelsyndrom führen mit Reizung und Lähmung von Oculomotorius, Trochlearis und I. Trigeminusast. Mediale Keilbeinflügelmeningeome führen gelegentlich zur Optikusatrophie auf der Seite des Wachstums und Stauungspapille auf der Gegenseite der Geschwulst (Foster-Kennedy-Syndrom). Am okzipito-zervikalen Übergang wachsende Meningeome führen zu einem Syndrom der Kondylen. Es kommt zum Ausfall der nervi craniales IX–XII, eventuell in Kombination mit Strangsymptomen des Rückenmarkes. Ein Syndrom des foramen jugulare kann durch einen Glomustumor verursacht sein.

Neben den genannten gibt es noch eine Fülle von Lokalisationen, die klinisch und differentialdiagnostisch zu beachten sind. Für die eigentlichen genuinen Hirntumoren sind die vielfältigen Möglichkeiten schematisch repräsentiert worden (KAUTZKY et al. 1982). Weiter zu beachten sind sog. Vierhügelsyndrome, die zu einer vertikalen Blickparese führen oder auch zum Parinaudsyndrom. Konvexitätsmeningeome einer bestimmten Lokalisation (frontolateral, F 3) führen aufgrund ihrer Wachstumsrichtung frühzeitig zur Hernie am Tentoriumsschlitz und damit zur ipsilateralen Hemiparese aufgrund der Abklemmung des gegenseitigen Hirnschenkels. Schließlich sind die Tumoren bezüglich ihres Sitzes besonders zu beachten, die in der Nähe physiologischer Ventrikelengen vorkommen. Sie können frühzeitig zur Ventrikelblockade und damit zum Hydrocephalus occlusus führen und erfordern deshalb eine baldige Entlastung.

Im Bereich des Spinalkanals sind besonders die Tumoren zu differenzieren, die an den Wurzeln wachsen. Es handelt sich hier in aller Regel um Neurinome (Wurzelneurinome). Zwerchsackbildungen oder Sanduhrgeschwülste werden sie genannt, wenn sie durch das Foramen transversarium hindurchwachsen: Meningeome im Spinalkanal wachsen gerne von dorsal gegen das Rückenmark vor. Hier ist eine Sonderform das spinale thorakale psammomatöse Meningeom der Frau, das meist auch eine ausgesprochene Altersprädilektion von über 60 Jahren aufweist. Intraspinal, d.h. intramedullär wachsen Gliome und Ependymome, oft als sog. Stiftgliome.

Multiple Hirntumoren wurden immer wieder beschrieben und in Anlehnung an die Geschwulstserie von BORST (1902) von COURVILLE (1936) folgendermaßen eingeteilt:

– Multiple Gliome in den Lappen einer Hemisphäre.
– Multiple Gliome in beiden Hemisphären.
– Multiple Gliome innerhalb des zentralen Nervensystems.
– Multiple Gliome in ZNS und Meningen oder Nerven und schließlich
– multiple Tumoren im Hirn und anderen Organen.

Als multiple sollen nur solche Geschwülste angesehen werden, die entweder aus verschiedenen Keimblättern hervorgehen oder bei denen verbindende Gewebsbrücken ausgeschlossen sind. OSTERTAG (1941) sowie BATZDORF u. MALAMUD (1963) haben den Begriff der multiplen Gliome auch auf Liquormetastasen ausgeweitet. Diese begriffliche Unschärfe und die Tatsache, daß die meisten multiplen intrakraniellen Tumoren oder Nervensystemtumoren überhaupt bei den sog. Phakomatosen vorkommen, macht einen Überblick über die multiplen Tumoren sehr schwierig. Man kann auch multiple Gliome als eine systemische Dysplasie auffassen; für diese Betrachtungsweise spricht ihre relative Häufigkeit. Die Zusammenstellung bei JÄNISCH u. SCHREIBER (1974) aus ganz unterschiedlich großen Kollektiven gibt Zahlen zwischen 0,5 und 10% der insgesamt untersuchten Gliome an. Relativ häufig ist auch die Kombination Meningeom mit einem weiteren intrakraniellen Tumor; eine Übersicht über die entsprechenden Veröffentlichungen ebenfalls bei JÄNISCH et al. (1974). Eine ursächliche Verbindung der Assoziation Meningeome und Mammakarzinome ist vermutet und inzwischen durch den Nachweis der Östrogenrezeptoren weiter gesichert worden.

Man hat die Häufigkeit der Kombination mit Meningeomen auf die Häufigkeit der letzteren Tumoren überhaupt und das langsame Wachstum zurückgeführt. Relativ selten scheinen Kombinationen mit Medulloblastomen aufzutreten (CHATTY u. EARLE 1971; BUDKA 1974; SOLCHER et al. 1985).

Als weitere Sonderform multipler intrakranieller Geschwülste hat man Kollisionstumoren bezeichnet. Man versteht darunter Tumoren, die mit unterschiedlicher Histologie in verschiedenen Zentren entstehen und dann zusammenfließen, so daß in der Intermediärzone eine Durchmischung zweier Zelltypen und/oder Architekturen entsteht. Streng kann dieses Konzept nur auf histogenetisch unterschiedliche Geschwülste angewandt werden. Bei histologisch einheitlichen Tumoren kann es sich dagegen um sog. multizentrische Gliome handeln. Als Kombinations- oder Kompositionstumoren werden solche Geschwülste bezeichnet, die sich aus innig vermischten Gewebskomponenten zusammensetzen. Häufigster Kompositionstumor dürfte nach dieser Definition das „Glioblastom mit sarkomatöser Komponente" oder das Gliosarkom sein.

Diffuse Hirntumoren, diffuse Gliome oder die sog. Gliomatose sind weit ausgedehnte, möglicherweise sogar nicht besonders zellreiche Geschwulstbildungen, deren Ausbreitungsgrad jedoch ganz unterschiedlich sein kann. Im Prinzip kann man darunter jedes diffus in der Hirnsubstanz wachsende Gliom verstehen; als eigene Entität muß für die Gliomatosis cerebri gefordert werden, daß sie eine gesamte Hemisphäre betrifft.

In den letzten Jahren wurde das Problem der diffusen und mehrfachen Hirntumoren erneut von Budka et al. aufgegriffen (1980), die verschiedenen Erscheinungsformen wurden unterteilt. Zülch (1986) schlägt als Einteilung vor:

– Diffuse Gliomatose als unabhängige Einheit.
– Diffus wachsende Gliome.
– Multizentrische Gliome mit mehrfachen unverbundenen Wachstumszentren.
– Multiple Hirntumoren.
– Multiple Tumoren desselben Typs, etwa multiple Meningeome.
– Multiple Tumoren unterschiedlichen Typs, etwa die Kombination Meningeom/Glioblastom.
– Multiple Tumoren im ZNS und anderen Organen.

Die Einteilung dieser mehrfachen und diffusen Geschwülste ist deshalb von Interesse, weil diese Geschwülste einen überproportional starken Einfluß auf die Theorienbildung bei intrakraniellen Tumoren hatte.

3. Phakomatosen

Der Ausdruck Phakomatose wurde 1923 von van der Hoeve kreiert, nachdem 1919 Bielschowsky für einen Teil der genannten Erkrankungen den Ausdruck blastomatöse Dysplasien gebraucht hatte. Bis 1936 hat van der Hoeve das Konzept der Phakomatosen mit neurokutanen Erscheinungen auf die Neurofibromatose, die tuberöse Sklerose, die Hippel-Lindausche Erkrankung und die Sturge-Webersche Erkrankung angewandt.

Ausgehend von diesem Konzept hat diese Krankheitsgruppe eine relativ starke Erweiterung erfahren, wobei es aber weitgehend den Kompilatoren überlassen bleibt, welche evtl. recht seltenen Syndrome zu den Phakomatosen oder kongenitalen Ektodermosen oder neurokutanen Syndromen nach Yakovlev u. Guthrie (1931) zu rechnen sind.

Die Neurofibromatose wurde von Crowe et al. (1956) mit einer Prävalenz von etwa 1:2500 angegeben. Diese Autoren haben auch systematisch die Familiärität der Erkrankung verfolgt. Meist läßt sich das Auftreten in zwei Generationen nachweisen, aber auch die Manifestation über 4 bis 6 Generationen wurde dokumentiert (Koch 1966). Die Analyse ist deshalb erschwert, weil nicht ausreichend klar ist, was als Abortivform anzusehen ist. Für das Vorliegen von Café-au-lait Flecken wurde dies von Crow u. Schull (1953) und Crowe (1964) definiert. Bilaterale Akustikusneurinome gelten im allgemeinen als Form der Neurofibromatose (Gagel 1936; Bodechtel 1950), während das Auftreten einseitiger Akustikusneurinome in der Bedeutung als Manifestation der Recklinghausenschen Erkrankung umstritten ist (Cushing u. Eisenhardt 1938; van Bogaert 1934).

Zum Erscheinungsbild der 1882 von Recklinghausen beschriebenen Erkrankung gehören Neurilemome in allen ihren Erscheinungsformen, auch plexiforme Neurinome (-fibrome), Neurofibrome mit erhöhtem Bindegewebsgehalt und meist auch die Beteiligung von Axonen am Tumor (De Recondo u. Haguenau 1972), kutane Neurofibrome, Café-au-lait Flecken und Tumoren des autonomen und zentralen Nervensystems. Bei den Tumoren des zentralen Nervensystems kommen Meningeome, Akustikusneurinome, nicht selten bilateral, pilozytische Astrozytome, gelegentlich auch andere Gliomformen sowie Ependymome vor. Schließlich können auch verschiedene Mißbildungen mit den anderen Erscheinungen des Recklinghausensyndroms vergesellschaftet sein (De Recondo u. Haguenau 1972).

Die tuberöse Sklerose wurde als systemische Erkrankung von Bourneville 1880 beschrieben; sie ist eine kongenitale Anomalie mit Tumoren oder tumorähnlichen Bildungen im Hirn, Retina, Haut, aber auch in Niere und Herz. Im Hirn findet man die Tuber an der Oberfläche und subventrikulär. Zusätzlich kommt es im Hirn noch zu verschiedenen Mißbildungen, etwa Migrationsstörungen. Gelegentlich können besonders die subventrikulären Knoten raumfordernd werden. In der Klassifikation der WHO sind sie aufgeführt als subependymäre Riesenzellastrozytome. Augenbeteiligung einschließlich der Retinatumoren sind nicht selten (Donegani et al. 1972). Schließlich gehören zum Vollbild der Erkrankung das Adenoma sebaceum sowie die Eingeweideveränderungen.

Die Inzidenz der tuberösen Sklerose mag zwischen 1:100000 (Nevin u. Pearce 1968) und 1:30000 (Gunther u. Penrose 1935) liegen. Familiärität wurde durch die Untersuchungen von Waardenburg (1963) und Koch (1966) mehrfach gesichert.

Die systemischen Angiomatosen des ZNS und des Auges, „von Hippel-Lindausche Erkrankung", sind im engeren Sinne definiert als das gemeinsame Auftreten eines Angioms der Retina und eines Angioblastoms im Bereich des Kleinhirnes (Lindau 1926). Zusätzlich findet man mehr oder weniger regelmäßig Angioblastome im Rückenmark, Pankreaszysten, Nebenhodenzysten und andere viszerale Tumoren und Zysten. Klinisch besteht oft eine von Carpenter et al. (1943) erstmals beschriebene Polyzythämie.

Die Heredität der von Hippel-Lindauschen Phakomatose wurde mehrfach für gesichert angesehen; die Vererbung soll autosomal dominant sein (Tonning et al. 1952; Silver 1954).

Die pathologischen und klinischen Erscheinungen der vierten Phakomatose, des Sturge-Weberschen Syndroms, sind nach Alexander (1972):

- der Naevus flammeus der oberen Gesichtshälfte,
- Krampfanfälle,
- intrakranielle gyriforme Verkalkungen,

– weitere Zeichen, wie homonyme Hemianopsie, Glaukom, Buphthalmus, Minderbegabung, Hemiplegie oder Hemiatrophie des Körpers oder Gesichtes; die wesentlichen pathologischen Komponenten sind indes der Gesichtsnaevus und die leptomeningeale Angiomatose. Bezüglich der unterschiedlichen Angaben zu den epidemiologischen Daten und den diskutierten Modalitäten siehe KOCH (1972).

Zum weiteren Umfeld der teils genetisch definierten kombinierten Dysplasien kann man die Gliomatosen zählen, in diese Gruppe würden dann auch einige der als familiär beschriebenen intrakraniellen gliösen Tumoren fallen, und die vielfältigen Kombinationen vaskulärer Mißbildungen, etwa die von DIVRY u. VAN BOGAERT (1946) beschriebene kortiko-meningeale Angiomatose, das Ataxie-Teleangiektasie-Syndrom (LOUIS-BAR 1941) bis hin zu multiplen kongenitalen arteriellen Aneurysmen an den Gefäßen der Hirnbasis. Schließlich werden bei den Phakomatosen oft auch die neurokutane Melanose (TOURAINE 1941), das Groenblad-Strandberg-Syndrom, die multiple Lipomatose (KRABBE u. BARTELS 1944) und einige weniger häufige Syndrome eingeordnet (AITA 1972).

Diese kombinierten Syndrome sind deshalb nicht nur von akademischem Interesse, weil sie als oft familiär auftretende, manchmal mehrere Keimblätter betreffende Erkrankungen zu histogenetischen Erklärungen herausfordern. Die Beteiligung des Neurektoderms an diesen Syndromen scheint eher die Regel als die Ausnahme zu sein, zumindest bei den klassischen Phakomatosen. Es soll hier an das Konzept der Neurokristopathien erinnert werden (s. Abschn. A. I.).

Auch die Kombination von Phakomatosen mit primären Mißbildungen, etwa Dysraphien, wurde kritisch diskutiert (SOLCHER 1963). Es ist zu erwarten, daß die molekulargenetischen Methoden in der nächsten Zeit zu einer teilweisen Neukonzeption der einzelnen Phakomatosen führen werden (MARTIN 1987).

C. Spezielle Neuroonkologie

I. Pilozytische Astrozytome

1. Definition, Unterteilung

Der Ausdruck pilozytisches Astrozytom wird erst seit der Klassifikation der Weltgesundheitsorganisation (1979) allgemein akzeptiert. Dort ist er folgendermaßen definiert: „Ein Astrozytom, das überwiegend aus fusiformen Zellen zusammengesetzt ist, welche besonders lange gewellte fibrilläre Fortsätze besitzen. Multipolare Astrozyten kommen auch häufig vor."

Die Benennung „pilozytisches Astrozytom" geht nach HENSCHEN (1955) auf ELVIDGE et al. (1935) zurück. Sie wurde benutzt von RUSSELL u. RUBINSTEIN (1959) und RUBINSTEIN (1972). Das pilozytische Astrozytom entspricht dem (polaren) Spongioblastom von ZÜLCH (1940). Es ist definiert als eine gutartige, im Kindes- und Jugendalter vorkommende, astrozytäre Geschwulst mit charakteristischer Lage in der Mittellinie der Neuraxis.

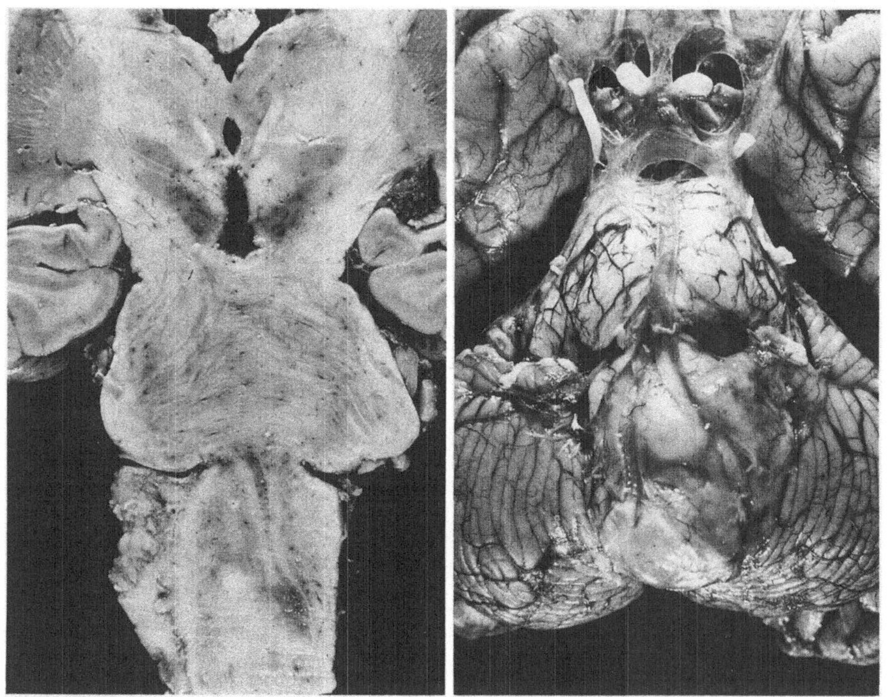

Abb. 38a, b. Pilozytisches Astrozytom der Brücke und der Medulla oblongata. **a** Man erkennt die Verschiebung des Zentralkanales durch das Tumorwachstum. **b** Aufgetriebene Brücke und Medulla oblongata durch den Tumor

Zu den pilozytischen Astrozytomen zählt vor allem das sog. Kleinhirnastrozytom, auch Bergstrandtumor (BERGSTRAND 1932, 1937) genannt, das Glioma nervi optici, das Ponsgliom (Abb. 38) und das Thalamusgliom sowie Stiftgliome des Rückenmarks (ZÜLCH 1956).

2. Epidemiologie

a) Häufigkeit

Sie ist etwas schwierig einzuschätzen, weil nur neuropathologische Statistiken die Tumorgruppe pilozytisches Astrozytom aufführen und auch diese Definition noch nicht lange, wenn überhaupt, einheitlich gebraucht wird. In der Statistik von ZÜLCH (1975) wird das „Spongioblastom" unter 9000 Fällen mit 6% angegeben. Nach Angaben von JÄNISCH et al. (1976), die auf die Schwierigkeit der Auswertung der Literaturangaben hinweisen, beträgt der Anteil unter den primären ZNS-Tumoren etwa 5%.

Klinische Statistiken beschränken sich im allgemeinen auf die etwas vage Angabe Hirnstammgliom (TOKURIKI et al. 1986) oder zerebelläres Astrozytom (ILGREN u. STILLER 1986). Besonders Untersuchungen bei den schwer operablen Hirnstammtumoren werden überwiegend mit bildgebenden Verfahren ohne histologische Bestätigung durchgeführt (STROINK et al. 1986).

b) Alter

Pilozytische Astrozytome gelten als Tumoren des Jugendalters. Zülch (1956) gibt für die sog. Kleinhirnastrozytome einen Altersgipfel von 5–10 Jahren an. Die Verteilung aus einem erweiterten Untersuchungsgut (1975) zeigt eine Verschiebung des Gipfels in Richtung 10 bis 15 Jahre.

c) Geschlecht

Bei Zülch (1956) findet sich ein Überwiegen des weiblichen Geschlechtes mit 54%; die Tabelle von Jänisch et al. (1976) zeigt dagegen, daß bei ähnlich großen Kollektiven auch überwiegend das männliche Geschlecht beteiligt sein kann. Es ist anzunehmen, daß beide etwa gleich häufig betroffen sind.

3. Makroskopische Aspekte

a) Sitz

Sie wachsen in einem Sehnerven oder im Chiasma opticum und treiben diese Strukturen stark auf. Selten kommen sie weiterhin subventrikulär am Seitenventrikel vor, in der Vierhügel-Gegend, im Thalamus und im Mittelhirn. Eine weitere nicht allzu häufige Lokalisation ist der Boden des vierten Ventrikels. Pilozytische Astrozytome machen andererseits einen Großteil der Gliome des Hirnstammes aus. Eine neue neurochirurgische Untersuchung (Epstein u. McCleary 1986) zeigt an einem nicht allzu umfangreichen Material, daß alle Tumoren des pontomedullären Überganges gutartige Gliome, also pilozytische Astrozytome waren (Abb. 38).

„Spongioblastome" des Rückenmarkes bilden sog. Stiftgliome. Schließlich ist die wohl häufigste Lokalisation des pilozytischen Astrozytoms das Kleinhirn, hier überwiegend in der Mittellinie. Im Hypothalamus wurde es auch als Infundibulom (Globus 1942) bezeichnet.

b) Gestalt

Die gestaltlichen Eigenschaften sind mit dem Ort des Wachstums gekoppelt. So imponieren die pilozytischen Astrozytome im Sehnerven und Chiasma opticum als harte Auftreibungen der genannten Strukturen. Sehr weich, zystisch, manchmal bunt sehen die sog. Kleinhirnastrozytome aus. Eher derb und makroskopisch faserartig erscheinen wiederum die Ponsgliome. Die Stiftgliome des Rückenmarkes neigen gern zur zystischen Umwandlung.

4. Feingeweblicher Bau

a) Zytologie

Die namengebende Zelle ist ein bipolarer oder unipolarer „Astrozyt", der einen länglichen, schlanken Kern besitzt und dessen Zytoplasma an einem oder beiden Enden in eine meist grobe Gliafaser ausläuft. Bei vielen Anilinfärbungen, besonders nach Färbung mit Kresylviolett, sieht man nur die Kerne, die sich oft angedeutet parallel anordnen (Abb. 39a, b). Es entstehen durch diese bipolar

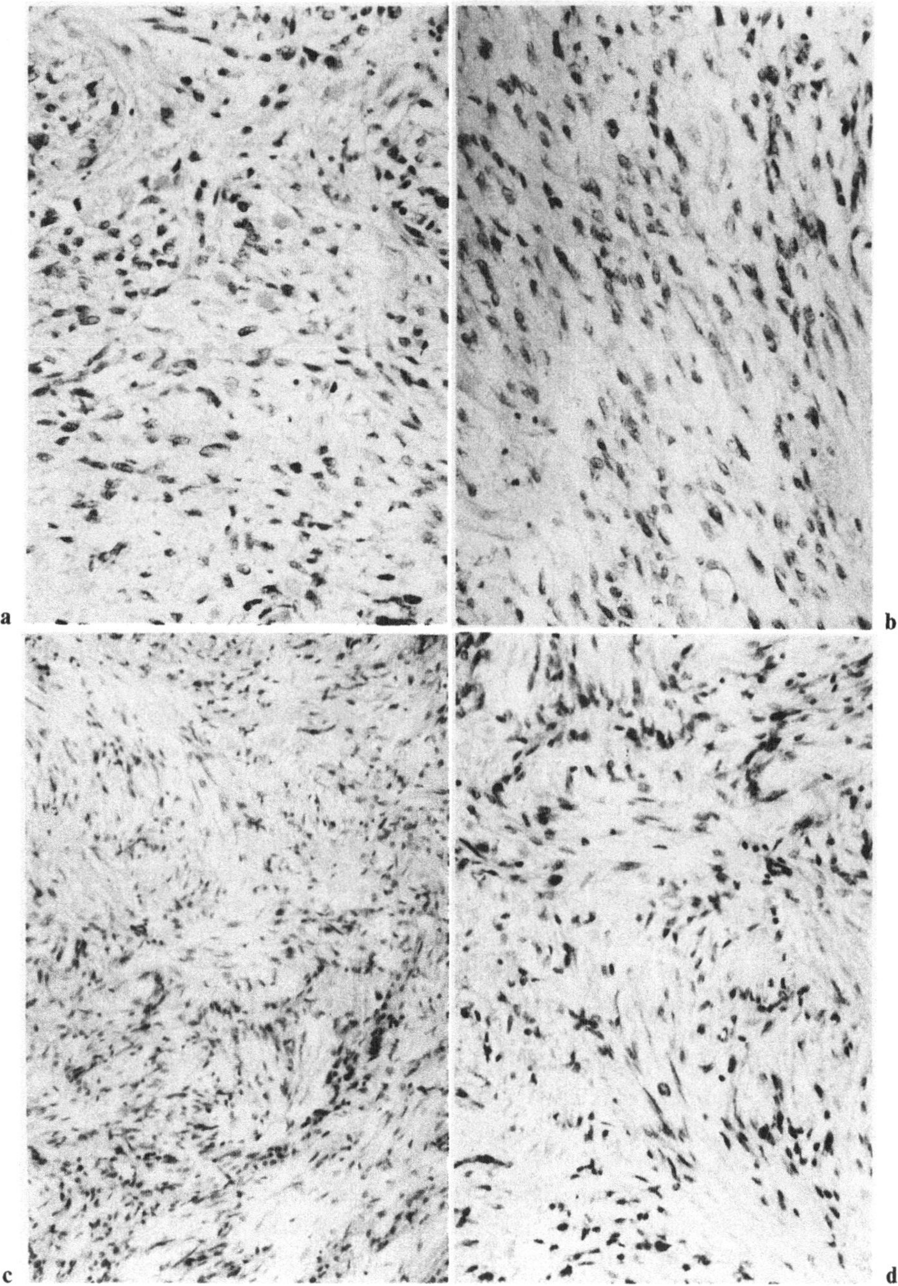

Abb. 39. a Zellgestalt des pilozytischen Astrozytoms mit länglichen, teilweise parallel, teilweise in Zügen angeordneten Zellen. Kresylviolett × 125. **b** Im pilozytischen Astrozytom können die Zellen durchaus parallel liegen, sich jedoch auch (**c, d**) vielfach, wie im Neurinom, durchkreuzen. Alle Kresylviolett × 125

angeordneten Kern- und Zellbilder Ähnlichkeiten mit dem Neurinom (Abb. 39c, d). Der Ausdruck „zentrales Neurinom" (Antoni 1920) dürfte identisch mit polarem Spongioblastom und pilozytischem Astrozytom zu gebrauchen sein (Henschen 1955). Mitosen kommen nicht vor. Anaplastische Formen werden mit den anaplastischen Astrozytomen (WHO III) abgehandelt.

Neben der klassischen bipolaren Zelle gibt es allerdings auch multipolare sternförmige Astrozyten, die etwas häufiger das Zellbild regressiv veränderter sog. Kleinhirnastrozytome bestimmen.

b) Architektur

Beim pilozytischen Astrozytom wird die Architektur durch drei Faktoren bestimmt:

- Der Anordnung der Zellen und deren Dichte.
- Dem Anteil der Gliafasern und deren Degenerationsprodukte am Geschwulstwachstum und
- den regressiven Veränderungen.

Anordnung und Dichte der Geschwulstzellen bilden meist das polare Bild mit weitgehend parallel liegenden Zellkernen und ausgreifenden Zügen, die sich auch durchflechten können (Abb. 40a). Dagegen findet man in der lockeren, kleinzystischen Textur die Anordnung der Geschwulstzellen als multipolare Astrozyten.

Die Fortsätze der bipolar angeordneten Gliafasern sind oft grob, lang, korkenzieherartig oder haarlockenartig gewellt. Auch gebogene oder geknickte grobe Gliafasern kommen vor (Abb. 40a, d). Sie färben sich mit den Gliafaserfärbungen (PTAH, Kanzler) meist an.

Typisch für pilozytische Astrozytome, wenn auch nicht diagnostisch eindeutig, sind Rosenthalsche Fasern (Rosenthal 1898): Dabei handelte es sich um wurst- oder rübenförmige, teils im inneren schollig gebaute Gliadegenerationsprodukte. Oft laufen die Rosenthalschen Fasern an einem Ende konisch zu. An dieser Stelle kann man dann den Übergang in eine gewellte grobe Gliafaser beobachten (Abb. 40b, d). Rosenthalsche Fasern zeichnen sich oft im HE-Schnitt durch eine etwas hyperchromatische, opak glänzende Anfärbung aus. Sie lassen sich mit Gliafasermethoden, besonders aber mit Heidenhains Eisenhämatoxylin deutlich darstellen (Abb. 40d). Entsprechend den Rosenthalschen Fasern, die meist länglich-schollig gebaut sind, gibt es runde Gliafaserdegenerationsprodukte, die als granulierte Körperchen bezeichnet werden (Abb. 40c). Auch sie sind oft inhomogen, zeichnen sich in der HE-Färbung durch Metachromasie aus und färben sich dunkel oder grauschwarz bei der Anwendung der Heidenhainschen Eisenhämatoxylinmethode.

Die dritte Komponente, die das histologische Bild bestimmt, sind die regressiven Veränderungen. Häufig ist Zystenbildung. Sie kündigt sich durch Auseinanderdrängung der Fasern und die Bildung einer retikulären Textur an (Abb. 41a). Die bei fibrillärem Bau bipolar angeordneten Zellen werden nun multipolar. Größere, später konfluierende Zysten drängen die zellreichen Partien zu Inseln zusammen. Die Entwicklung kann soweit gehen, daß der Tumor nur noch einen kleinen Randbezirk in einer großen Zyste einnimmt.

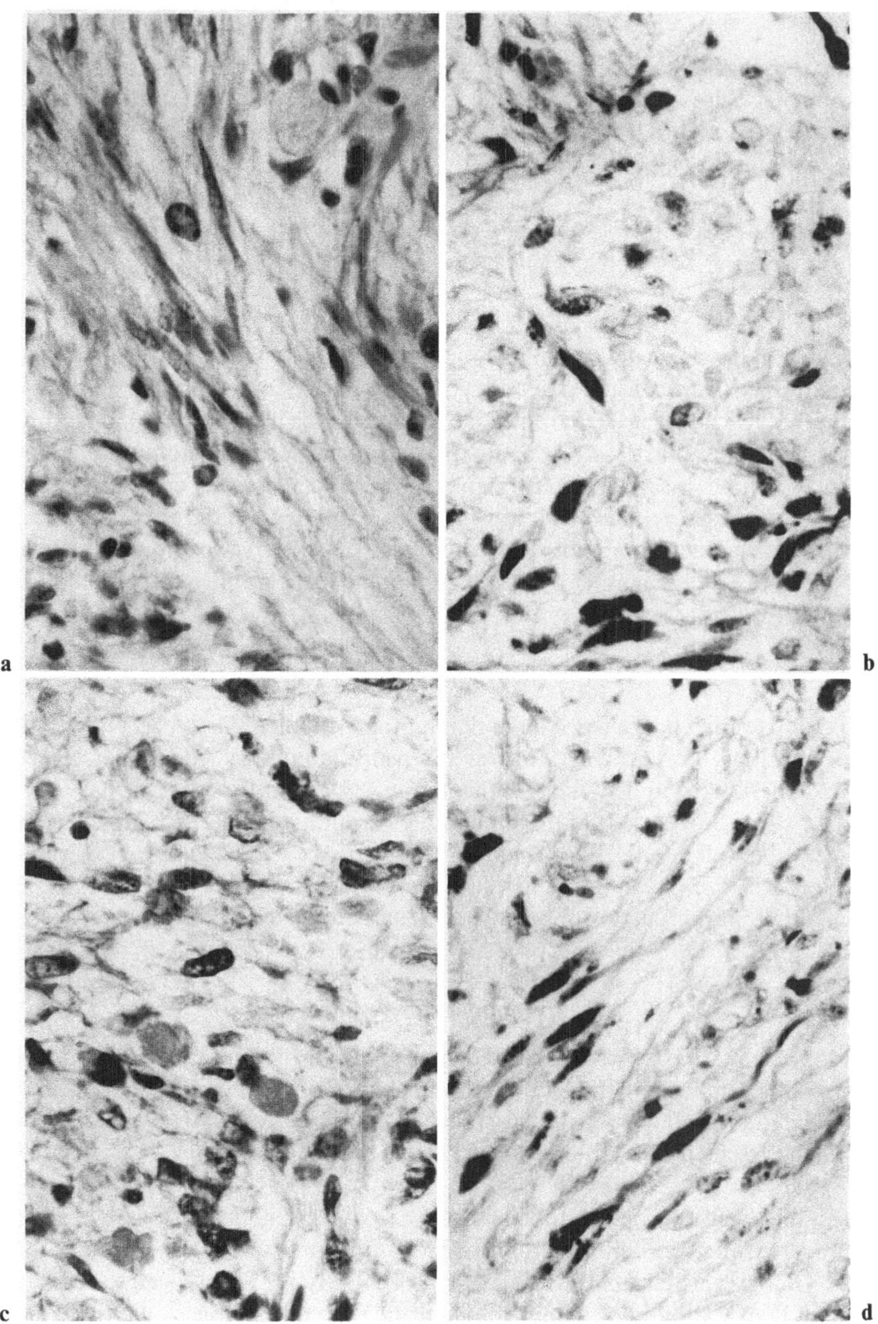

Abb. 40. a Das pilozytische Astrozytom ist ein außerordentlich gliafaserreicher Tumor, bei dem die schlanken Zellkerne meist in gestreckte oder gewellte Gliafasern auslaufen. Kresylviolett × 250. **b** Einzelne dieser Fasern färben sich mit Heidenhains Eisenhämatoxilin schwarz an. Sie sind wie Keulen oder Würste und werden Rosenthalsche Fasern genannt. HE × 250. **c** Weitere Degenerationsprodukte sind sog. granulierte Körperchen. Sie erscheinen im HE-Präparat etwas opak und leicht gekörnelt. HE × 250. **d** Der Zusammenhang zwischen Rosenthalschen Fasern und Gliafasern läßt sich auch färberisch gelegentlich darstellen. HE × 250

Pilozytische Astrozytome können verfetten. Dadurch entsteht ein honigwabenähnliches Bild, ähnlich einem Oligodendrogliom. Eine weitere charakteristische regressive Veränderung ist die Verkalkung. Man findet dann oft kleine Kalkperlen im Gewebe.

5. Morphologische Zusatzmethoden

a) Quetschpräparat

Zur zytologisch zu stellenden Diagnose im Quetschpräparat tragen zwei charakteristische Eigenschaften der pilozytischen Astrozytome bei: Einmal ist dies der überwiegend bipolare Charakter der Geschwulstzellen (Abb. 41). Allerdings ist dies nicht ganz zuverlässig, weil auch multipolare Zellen vorkommen. Weiterhin ist charakteristisch das Auftreten grober Gliafasern, so daß die groben, teils gewellten, teils geknickten und weit ausstrahlenden Gliafasern das Charakteristikum der Quetschpräparation eines pilozytischen Astrozytoms darstellen (Abb. 41 b, c). Die genannten regressiven Veränderungen müssen bei der Beurteilung mitbedacht werden.

b) Histochemie

Oxydative Enzyme zeigen sich in den bipolaren Zellen pilozytischer Astrozytome quantitativ von etwas geringerer Intensität, qualitativ jedoch gleichwertig wie in den Astrozytomen der Hemisphären (NASU u. VIALE 1962; NASU u. MÜLLER 1964; SCHIFFER 1965). Ähnlich die Verhältnisse bei den hydrolytischen Enzymen: Die alkalische Phosphatase bleibt auf die Gefäßwände beschränkt, während die saure Phosphatase in den Zellen spärlich, in Zellen regressiv veränderte Anteile stärker anzutreffen ist (SCHIFFER et al. 1965).

c) Immunhistochemie

Pilozytische Astrozytome zeigen auch bezüglich ihrer immunhistochemischen Eigenschaften im Prinzip dasselbe Verhalten wie die Astrozytome der Großhirnhemisphären. KIMURA et al. (1986) machten deshalb keinen Unterschied zwischen den verschiedenen Untertypen der Astrozytome und wiesen in allen GFAP und S-100 positive Zellen nach.

Für die Deutung der Zytogenese der pilozytischen Astrozytome erschien die Frage wichtig, ob die Rosenthalschen Fasern und granulierten Körperchen saures Gliafaserprotein enthielten. Für Rosenthalsche Fasern zeigt sich, daß vielfach GFAP, allerdings oft nur in der Randzone nachgewiesen werden kann, ebenfalls in granulierten Körperchen (SMITH u. LANTOS 1985). Dies würde gut mit dem elektronenmikroskopischen Verhalten der Rosenthalschen Fasern korrelieren. Ähnliche Befunde wurden von KIMURA et al. (1986) mitgeteilt, während JANZER u. FRIEDE (1981) in Rosenthalschen Fasern kein saures Gliafaserprotein nachweisen konnten. Die unterschiedlichen Befunde lassen sich zwangslos aus dem Gehalt an amorphem und filamentösem Material in den Fasern erklären (SMITH u. LANTOS 1985).

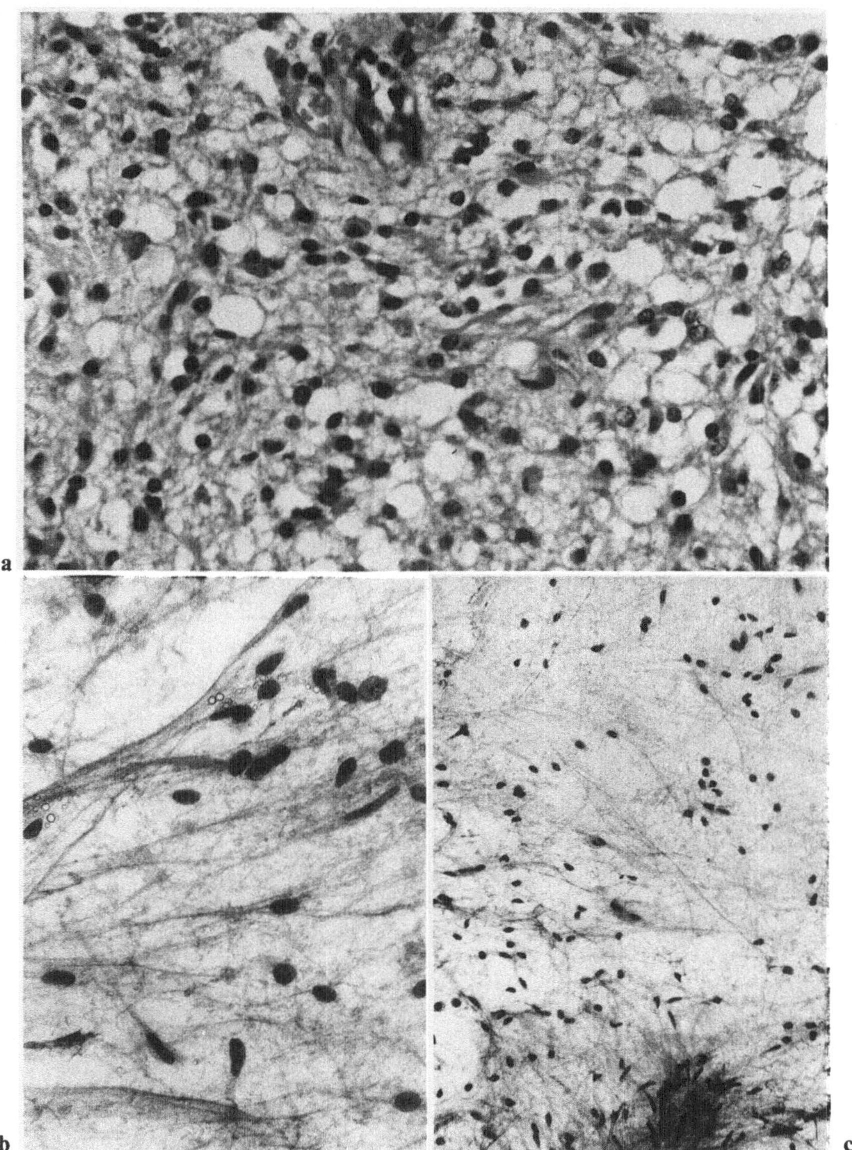

Abb. 41. a Bei regressiver Veränderung wird das pilozytische Astrozytom ein „retikulärer‟ Tumor, der gelegentlich oberflächlich Ähnlichkeiten mit einem Oligodendrogliom hat. HE ×250. **b, c** Quetschpräparat. Darstellungen von pilozytischen Astrozytomen zeigen die sehr lockere (**c**), außerordentlich faserreiche Struktur der Einzelzellen (**b**). **b** ×250, **c** ×125

d) Elektronenmikroskopie

Frühe Untersuchungen (Luse 1962; Raimondi et al. 1962; Duffell et al. 1964) bestätigen die ultrastrukturelle Ähnlichkeit der pilozytischen Astrozytome (Spongioblastome) mit den Großhirnastrozytomen. Hossmann u. Wechsler

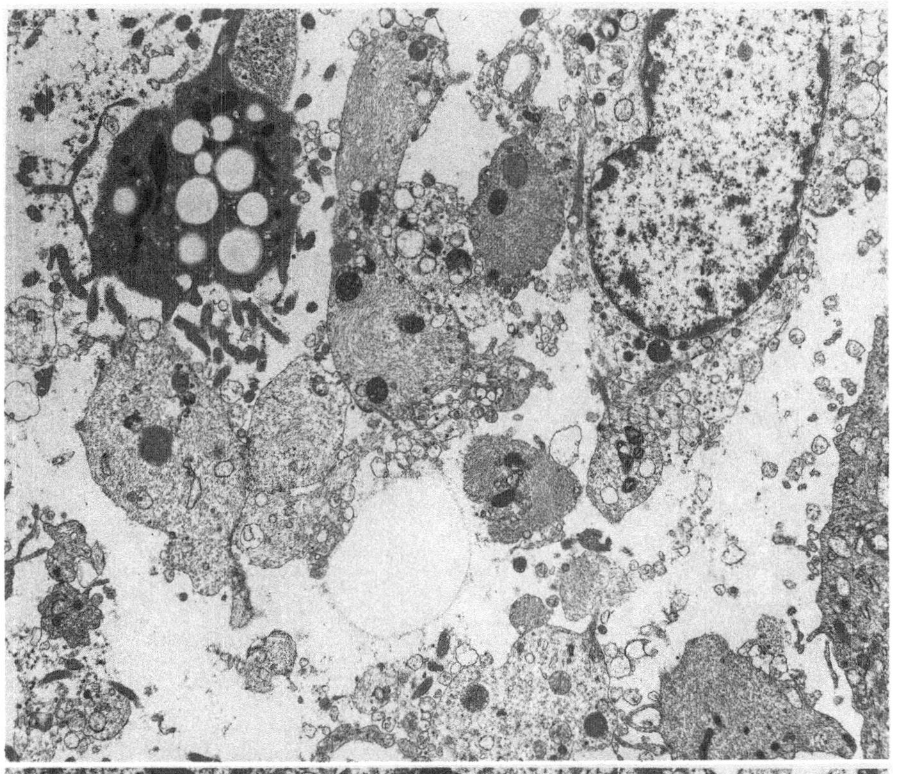

a

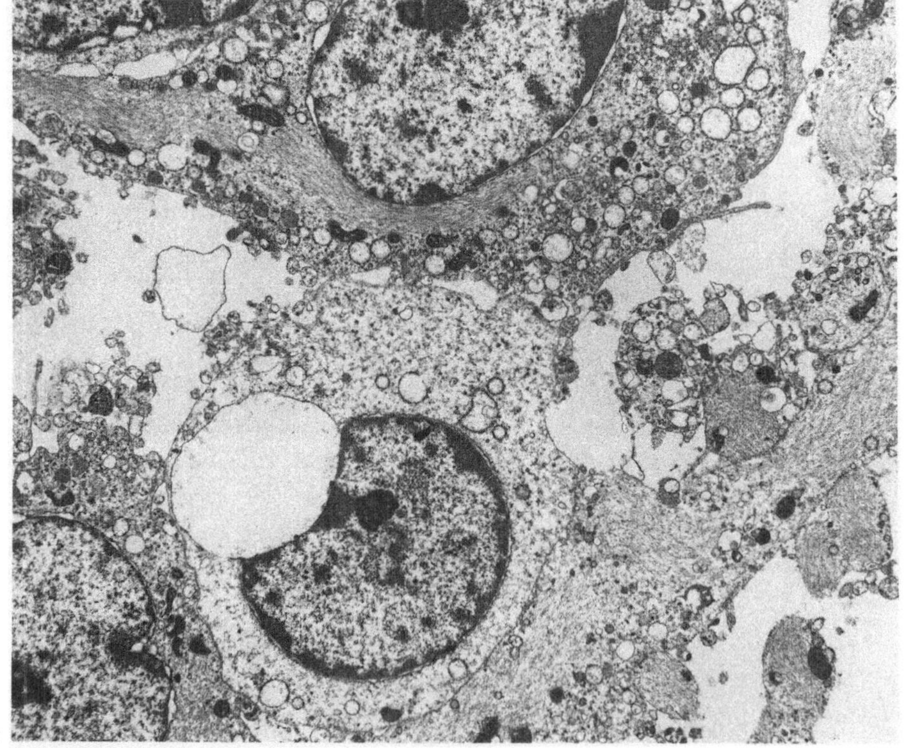

b

(1965) unterscheiden zwischen bipolaren, fibrillären und protoplasmatischen Astrozyten in diesen Tumoren. Der polare Bau der Geschwulstzellen kommt aber auch im elektronenmikroskopischen Bild zum Teil deutlich zum Ausdruck (Abb. 42).

Die Unterscheidung gegenüber fibrillären und protoplasmatischen Astrozytomen liegt mehr in quantitativen Aspekten: Pilozytische Astrozytome scheinen außerordentlich reich mit stark filamenthaltigen Fortsätzen bestückt. Dadurch werden die extrazellulären Zwischenräume etwas betonter (Abb. 42a). Die zellulären Fortsätze können aufgrund des quantitativ starken Anteils an Filamenten sehr elektronendicht erscheinen. Dadurch ergeben sich Übergänge zu den Rosenthalschen Fasern.

Rosenthalsche Fasern wurden außer in pilozytischen Astrozytomen auch bei der Alexanderschen Leukodystrophie untersucht (SCHLOTE 1966; SPALKE u. MENNEL 1982). Ihre ultrastrukturellen Aspekte erscheinen überall gleich. Sie bestehen meist aus einem zentralen amorphen Anteil, der peripher in zunächst dicht gelagerte Filamente sich fortsetzt. Weiter peripher sind diese Filamente schon weniger dicht angeordnet (Abb. 43a, b).

e) Gewebekultur

In-vitro wurden bipolare und multipolare Astrozyten beobachtet (RUSSELL u. BLAND 1934; KERSTING 1961). Es ist kaum anzunehmen, daß die Gewebekulturbedingungen eine spezifische Ausformung der pilozytischen Astrozytome zuläßt.

6. Biologisches Verhalten

a) Wachstumsgeschwindigkeit

Pilozytische Astrozytome gelten als langsam wachsend. Allerdings zeigt sich bei ihnen, wie dies schon oben dargestellt wurde, besonders stark die Diskrepanz zwischen biologischem und klinischem Verhalten.

Einigermaßen übersichtlich sind die Verhältnisse bei den Kleinhirnastrozytomen. Seit CUSHING (1935) und CAIRNS (1936) ist die gute Prognose operierter Kleinhirnastrozytome bekannt. ELVIDGE et al. (1935) errechneten eine Überlebensdauer von 47 Jahren für die zerebellaren Astrozytome. Sehr günstige Spätresultate ergaben die katamnestischen Untersuchungen von BUCY u. THIEMAN (1968) und FINKEMEYER et al. (1965).

Immer wieder wurde darauf hingewiesen, daß auch minimale Interventionen (Zystenentleerung, Probeexision) relativ gute Erfolge haben können (ZÜLCH 1956). Es wurde auch immer wieder über Kleinhirnastrozytome berichtet, deren

---

Abb. 42. a Auch die elektronenmikroskopische Darstellung zeigt alle Arten von Zellfortsätzen und Organellendichten. Fast alle Zellfortsätze ragen in ein sehr lockeres, eingewässertes Grundgewebe (**a** × 3000). Einige der Zellfortsätze sind verfettet, andere weisen sichere Gliafilamente auf. Schließlich findet man reichlich Mitochondrien und Lysosomen. **b** Neben Zellen mit großen Vakuolen kommen ausgesprochen filamentreiche Zellen vor. Oft sind die Filamente im Perikaryon angeordnet und setzen sich in den Zellfortsatz fort. × 5000

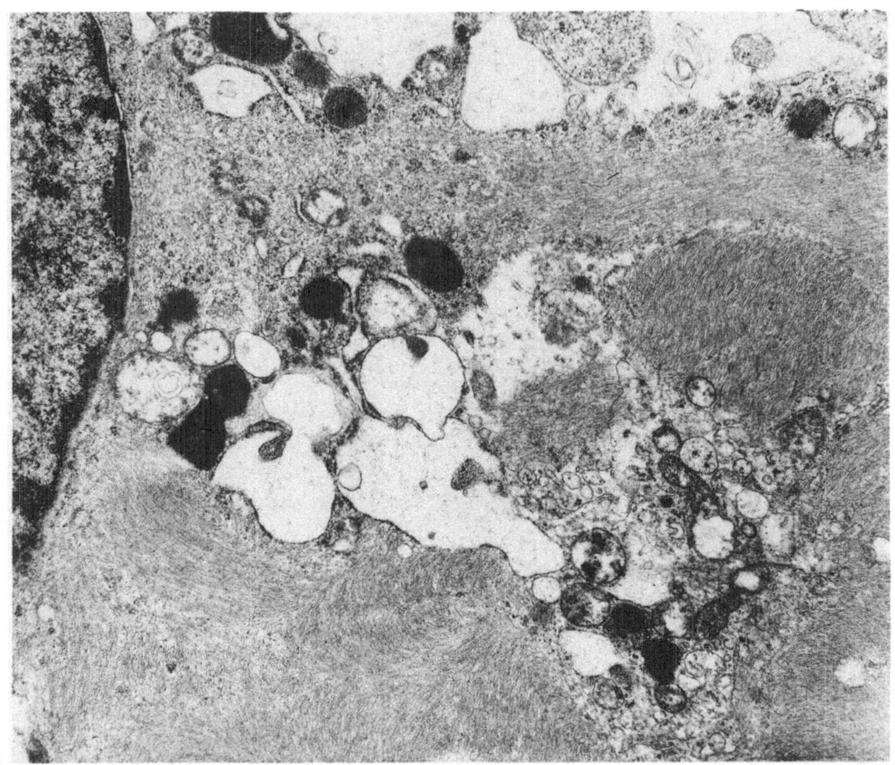

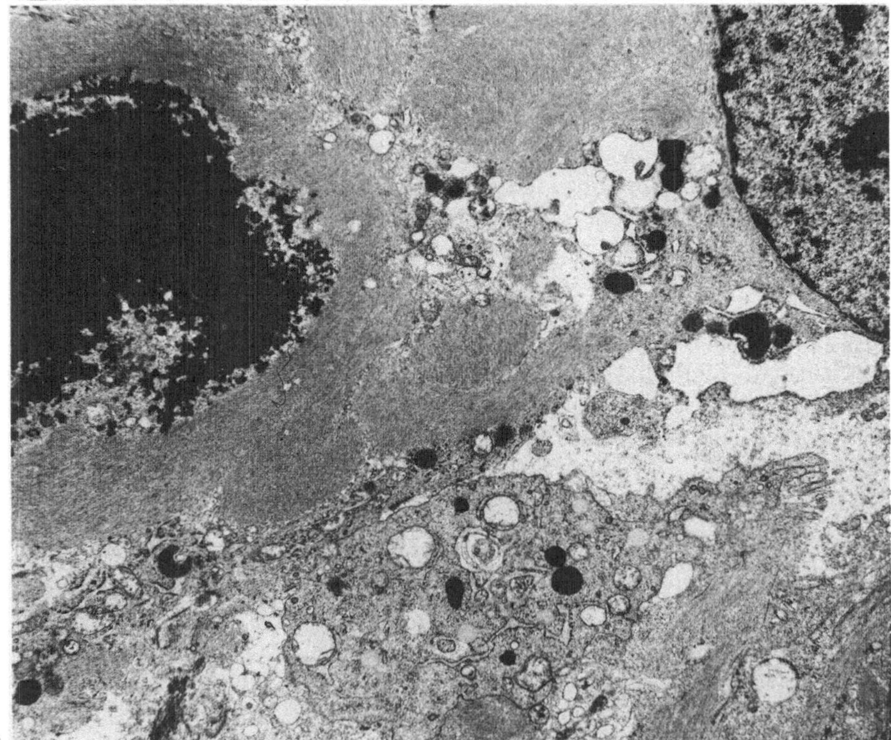

Abb. 43. a Der Filamentreichtum ist ein Charakteristikum der pilozytischen Astrozytome.
× 5000. **b** Kondensierte und filamentreiche Anteile einer Rosenthalschen Faser. × 5000

Träger ohne Intervention lange Zeit überlebten. Die bekanntesten Fälle sind die von HAUSMANN u. STEVENSON (1933) und CUSHING (1931).

Insgesamt dürfte es jedoch schwierig sein, die klinische Prognose, also die Überlebenszeiten gesicherter pilozytischer Astrozytome, abzuschätzen. Man kann aber annehmen, daß das rein biologische Verhalten des Tumors auch in anderen Lokalisationen ähnlich günstig ist, wie beim gut operablen Kleinhirnastrozytom. Im einzelnen wird die Prognosestellung durch zwei Faktoren erschwert:

– Durch die ganz unterschiedliche klinische Malignität und
– durch die lange und damit auch stark streuende tatsächliche Überlebenszeit.

Auf dieses Problem haben FERBERT u. GULOTTA (1985) noch einmal eindringlich hingewiesen. Sie haben 150 Patienten, die zwischen 1950 und 1972 an einem zerebellären pilozytischen Astrozytom operiert wurden, katamnestisch verfolgt. 45 Patienten starben innerhalb der ersten drei Monate nach der Operation, 32 Patienten waren zum Berichtszeitpunkt noch am Leben. Zwölf Patienten starben nach längerem Abstand, etwa acht Monate bis fünf Jahre. Davon war bei fünf Patienten nicht das Rezidiv die Todesursache. Diese neuere Arbeit richtet sich vor allem gegen die vorschnelle Annahme von Therapieerfolgen bei solchen gutartigen Gliomen.

Über sekundär malignisierte Rezidive wurde gelegentlich berichtet (BERNELL et al. 1972). Zur Frage anaplastischer pilozytischer Astrozytome siehe unten und unter Abschnitt IV.

b) Graduierung

Pilozytische Astrozytome werden mit WHO Grad I versehen. Anaplastische Varianten (s. u. und unter Abschn. IV.) sind wesentlich seltener als bei anderen Gliomen und werden mit dem Grad III versehen. Mit dem Grad I ist in der Regel Rezidivfreiheit bei Totalentfernung gemeint.

c) Metastasen

Über Metastasierung der benignen pilozytischen Astrozytome ist nichts bekannt.

7. Differentialdiagnose, Überschneidungen

Rein morphologisch können pilozytische Astrozytome aufgrund ihrer parallelfaserigen Anordnung gelegentlich differentialdiagnostische Schwierigkeiten gegenüber Neurinomen, vor allem zentralen, machen. Regressiv veränderte, verfettete pilozytische Astrozytome sind oft Oligodendrogliomen verblüffend ähnlich.

Vom Sitz her bestehen differentialdiagnostisch Überlegungen gegenüber anderen Tumoren im Kleinhirn. Mit den Angioblastomen (Lindau-Tumoren) verbindet die pilozytischen Astrozytome des Kleinhirnes die Tendenz zur Bildung großer Zysten bei sehr kleinem Tumoranteil. Histologisch sollte die Unterscheidung nicht allzu schwierig sein. Weiter muß die Differentialdiagnose vor allem wegen des jugendlichen Alters gegenüber Medulloblastomen und Ependymomen getroffen werden.

Es ist prinzipiell möglich, eine Zusammenhangskette zwischen pilozytischem Astrozytom und Ependymom zu konstruieren. Das pilozytische Astrozytom ist nach dieser Auffassung ein Tumor der subependymären, freiliegenden Glia. Sein Kennzeichen ist die grobe Fasergliose, wie sie im subependymären Raum ohnehin vorhanden ist und die Rosenthalschen Fasern. Eine ähnliche Geschwulst, die Verwandtschaft zum pilozytischen Astrozytom besitzt, ist das Tanizytom, ein Tumor aus unipolaren Ependymzellen, die sowohl ependymäre, als auch gliöse Charakteristika verkörpern. Eine weitere Übergangsform zum Ependymom wäre das Subependymom (SCHEINKER 1945), das von ZÜLCH (1956) als druckatrophisches Ependymom angesehen wurde, schließlich die Ependymome selbst. Übergangs- und Mischformen kommen sicher gelegentlich vor.

Selbst Verbindungen zwischen pilozytischem Astrozytom und Medulloblastom wurden kürzlich ausführlich anhand einer Kasuistik diskutiert (RUBINSTEIN et al. 1974).

Für die korrekte Einordnung der pilozytischen Astrozytome, auch gegenüber anderen Tumoren, ist die Frage der Histogenese von Bedeutung. Die Einordnung als pilozytische „Astrozytome" trägt der Tatsache Rechnung, daß es sicherlich astrozytäre Tumoren sind. Trotzdem bestehen weiterhin viele klinische Hinweise, daß es sich um eine biologisch eigenständige Gruppe handelt: Die eigenartige Morphologie mit erheblicher Gliafaserbildung, der mittelliniennahe Sitz, die biologische Gutartigkeit sowie der Gipfel im Kindesalter machen einen Tumor wahrscheinlich, der mehr als andere Gliome Anklänge an einen Mißbildungstumor aufweist.

Die Klassifikation der WHO erkennt ein polares (echtes) "true polar spongioblastoma" an, das allerdings sehr selten ist. Ein Exemplar dieses Tumors ist in dem Lehrbuch von RUSSELL-RUBINSTEIN abgebildet. Echte polare Spongioblastome kommen in den wenigen bekanntgewordenen Exemplaren bei Kindern vor und sind maligne.

In den ersten Nomenklaturen von BAILEY und CUSHING wurde das spätere Glioblastoma multiforme noch Spongioblastoma multiforme genannt. Dazu würde das Spongioblastoma polare eine morphologische Variante darstellen. Die weitere Entwicklung des Gebrauches des Terminus Spongioblastom führte dann jedoch zur Bezeichnung gutartiger, polar gebauter Tumoren, so daß die Begriffsbildung pilozytisches Astrozytom unter diesem Gesichtspunkt gerechtfertigt ist.

II. Isomorphe Astrozytome

1. Definition, Unterteilung

Astrozytome werden definiert als Tumoren, die sich sicher oder sehr wahrscheinlich aus Astrozyten ableiten. So die Definition der WHO. Danach zerfallen astrozytäre Tumoren in:

- Astrozytome im engeren Sinne,
- Pilozytische Astrozytome,
- Subependymäre Riesenzellastrozytome,
- Astroblastome,
- Anaplastische (maligne) Astrozytome.

Diese Definition der astrozytären Tumoren als Astrozytom ist deshalb nicht konsistent, weil sie die überwiegend astrozytären Glioblastome in dieser Reihe nicht aufführt (STOCHDORPH 1982).

Im engeren Sinne wird Astrozytom synonym mit der Gruppe A.1. (Astrozytome im engeren Sinne) der Klassifikation der Weltgesundheitsorganisation gebraucht. Es ist damit weiterhin synonym mit dem von ZÜLCH u. WECHSLER (1968) im Gegensatz zur malignen Form so bezeichneten „isomorphen" Astrozytom. Wir gebrauchen die Beschreibung dieser Geschwulstgruppe in dem genannten Sinne. Sie untergliedert sich in:

- Fibrilläres Astrozytom,
- Protoplasmatisches Astrozytom,
- Gemistozytisches Astrozytom.

Diese Definition hat den Vorteil, daß sie Tumoren mit gleichem biologischen Verhalten zusammenfaßt. In geringer Erweiterung der Definition könnte man gliöse Mischtumoren (bei denen sich der astrozytäre Anteil in der Regel am sichersten nachweisen läßt) und Astrozytome mit astroblastomatösen Herden sowie polymorphe (III) Astrozytome miteinschließen. Hier werden polymorphe Tumoren der Gliomreihe in einem separaten Kapitel getrennt behandelt (IV), während die übrigen selteneren und weniger gut definierten Tumorgruppen unter Differentialdiagnose und Überschneidungen besprochen werden.

2. Epidemiologie

a) Häufigkeit

Astrozytome variieren in verschiedenen Statistiken nach ihrer relativen Häufigkeit beträchtlich. Die Gründe liegen in dem unterschiedlichen Umfang sowohl der Bezugsgröße (Tumoren des Nervensystems, intrakranielle Tumoren, „primäre Hirntumoren", intrakranielle Raumforderungen) als auch der Definition des Begriffes „Astrozytom". JÄNISCH et al. (1976) berechnen prozentuale Angaben aus mehreren Zusammenstellungen; die relativen Angaben beziehen sich als Anteile an den Gliomen und reichen von 13,4% (ARENDT 1964) bis 45% (JÄNISCH et al. 1976).

Die relative Häufigkeit in den Gesamtkollektiven der intrakraniellen Tumoren beträgt bei ZÜLCH (1975) unter 9000 Tumoren 6,6%, in der Serie von CUSHING 9,8%.

b) Alter

Isomorphe Astrozytome gelten als Tumoren des mittleren Erwachsenenalters. Etwa 60% kommen nach PETUSCHENKO (zit. bei JÄNISCH et al. 1976) zwischen 20 und 40 Jahren vor. Bei ZÜLCH (1956) werden die Astrozytome als Geschwülste der mittleren Lebensjahrzehnte (25 bis 50 Jahren) bezeichnet; der Gipfel liegt genau bei 40 Jahren, Unterschiede zwischen den einzelnen Unterarten bestehen nicht (TELTSCHAROW u. ZÜLCH 1948). ELVIDGE und Mitarbeiter gaben ein durchschnittliches Alter von 33 Jahren an (1935).

c) Geschlecht

Die tabellarische Übersicht bei JÄNISCH et al. (1976) ergibt eine mittlere Verteilung von 56,8:43,2 Männer zu Frauen.

3. Makroskopische Aspekte

a) Sitz

Die ausführliche Lokalisationsbeschreibung bei ZÜLCH (1956) führt folgende Hauptlokalisationen auf:

- Frontodorsale Astrozytome der ersten und zweiten Frontalwindung,
- Frontomediale Astrozytome zwischen Frontalpol und Septum,
- Frontobasale Astrozytome zwischen der dritten Frontalwindung und dem Orbitalhirn,
- Astrozytome des Temporalpoles,
- Parietolaterale Astrozytome zwischen Zentralwindung und Parietalhirn,
- Thalamusastrozytome,
- Astrozytome des Mittelhirnes,
- Astrozytome der Brücke,
- Diffuse frontale Astrozytome.

Man sieht, daß Astrozytome hauptsächlich Geschwülste der supratentoriellen Strukturen sind (Abb. 44). Zu den Hauptlokalisationen vergleiche auch ZÜLCH (1975).

b) Gestalt

Astrozytome sind kompakte „speckige" oder kleinzystische Tumoren, deren Grenzen gegenüber normalem Hirngewebe meist nicht klar ausgemacht werden können. Auch mikroskopisch findet man einen kaum merkbaren Übergang zu regelrechter Glia. So ist ein Überschreiten der Lappengrenzen und Eindringen über den Balken in die andere Hemisphäre möglich. Recht charakteristisch sind „cribriforme" Zysten, die bis zu einem Drittel bei Astrozytomen gefunden werden (JÄNISCH et al. 1976: 35%; UMBACH u. SCHAUB 1967: 23%; VIROZUB 1969: 19%). Größere Zysten, kleinste Verkalkungen und Verschleimungen sind ebenfalls oft vorhanden.

4. Feingeweblicher Bau

a) Zytologie

Die Unterteilung der Gruppe Astrozytome im engeren Sinne richtet sich nach der Zellart; allerdings ist damit in der Regel auch eine charakteristische Architektur verbunden.

Fibrilläre Astrozytome bestehen aus Zellen, bei denen im Anilinpräparat meist nur der nackte Zellkern zu sehen ist. Die Kerne weisen deutliche Unterschiede in der Größe auf. Sie sind meist kreisrund und lassen sich in Chromatinfärbungen oft durch die auffällige Blässe identifizieren (Abb. 45). Das Proto-

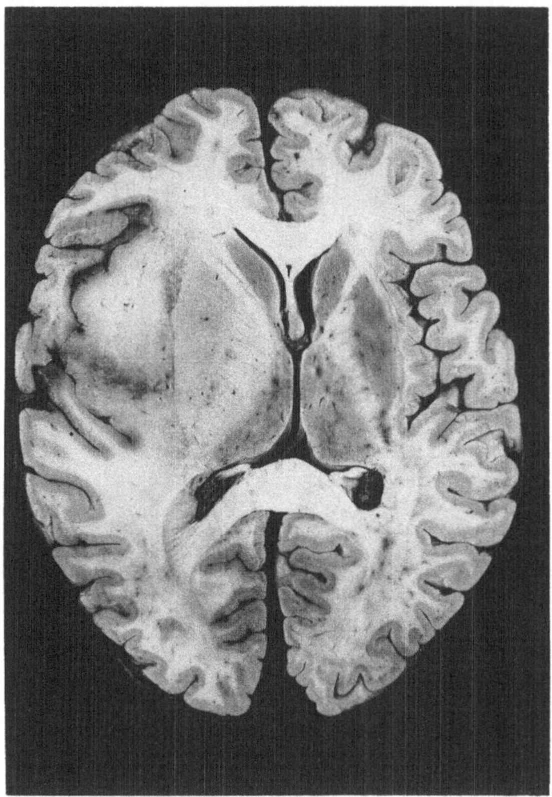

Abb. 44. Astrozytom des Großhirnes mit leichter Massenverschiebung: Speckig schwammige Geschwulst

plasma um den Kern herum ist in der Regel nicht angefärbt; die Kerne liegen inmitten eines Faserfilzes, der aus feinen und groben Gliafasern besteht (Abb. 45c). Diese Gliafasern lassen sich mit den Gliafasermethoden, PTAH und Holzer, meist reichlich darstellen. Die Goldsublimatmethode nach Cajal zeigt die gliösen Fortsätze im Gegensatz zu den Hämatoxylin- und Kristallviolettmethoden in Verbindung mit dem perinukleären Zytoplasma. Besonders deutlich stellen sich die Fortsätze bei Anwendung immunhistochemischer Methoden, der Reaktion auf GFAP (Abb. 48), Vimentin, eventuell auch S-100 Protein dar.

Protoplasmatische Astrozytome bestehen aus Zellen, bei denen die Anilinmethoden ein Zytoplasma um den Kern herum sichtbar machen (Abb. 46). Der den fibrillären Astrozytomen entsprechende Zellkern liegt meist etwas exzentrisch. Das im HE-Präparat eosinrot tingierte Zytoplasma umgibt den Kern als ovales oder polygonales Gebilde. Gliafasern werden ebenfalls gebildet. Sie sind weniger dicht, können aber ebenfalls mit Gliafasermethoden und durch den färberischen Nachweis gliaspezifischer Marker dargestellt werden. Protoplasmatische Astrozyten exprimieren diese Marker teilweise auch im perinukleä-

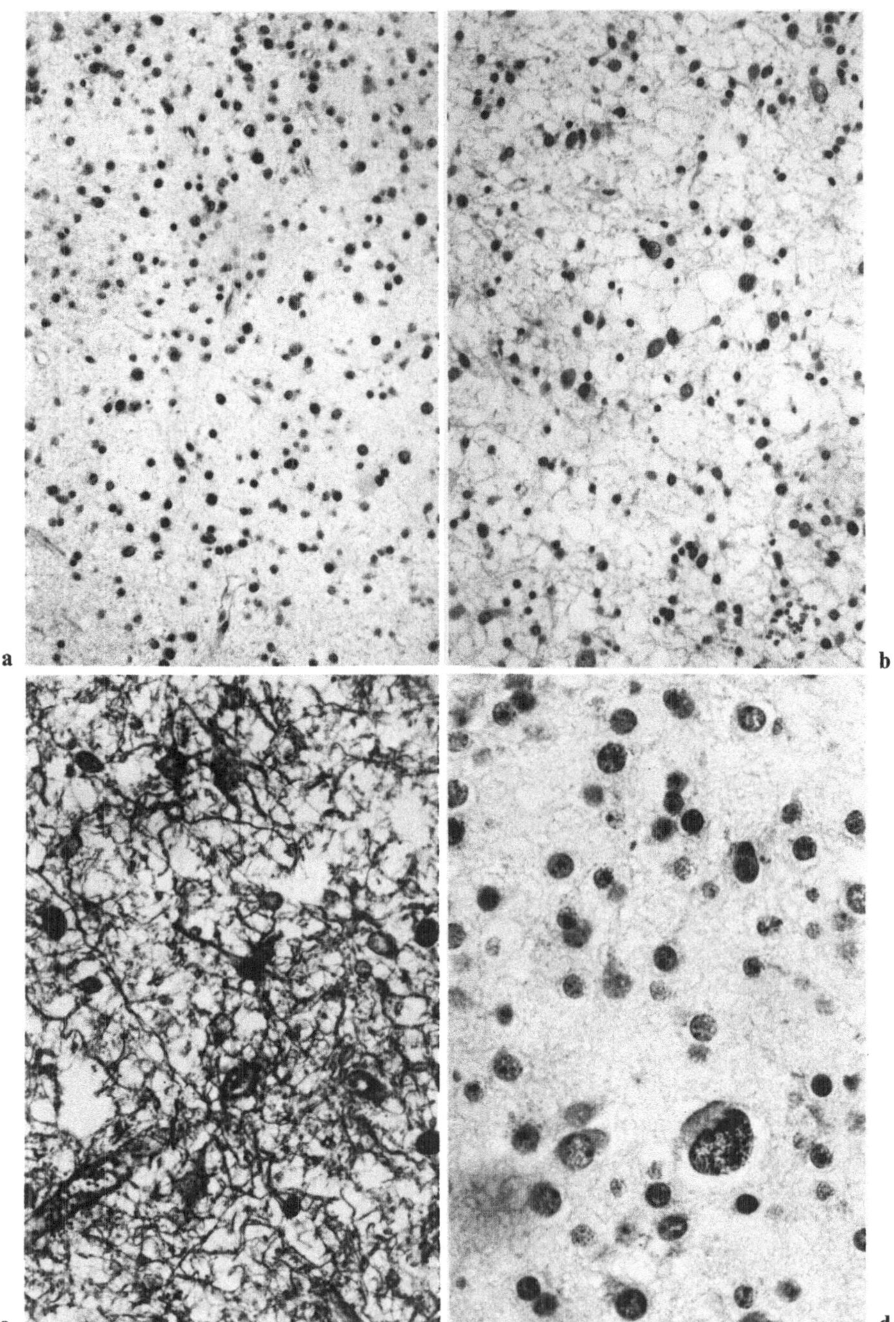

Abb. 45. a Übersichtsvergrößerung eines fibrillären Astrozytoms. Im Kresylviolett-Präparat sieht man nur die nackten Kerne in einer faserreichen Matrix. Kresylviolett × 60. **b** Die stärkere Vergrößerung zeigt, daß die Zellkerne in den Verknüpfungspunkten eines feinen fibrillären Netzes liegen. Kresylviolett × 125. **c** Die Anfärbung mit Kristallviolett (Kanzler) stellt dann deutlich die Fäden dieses Netzes dar. Kanzler × 250. **d** Die noch stärkere Vergrößerung des fibrillären Astrozytoms zeigt, daß die Zellkerne blaß und oft wenig chromatinreich sind und daß auch wechselnde Zellgrößen vorherrschen. HE
× 500

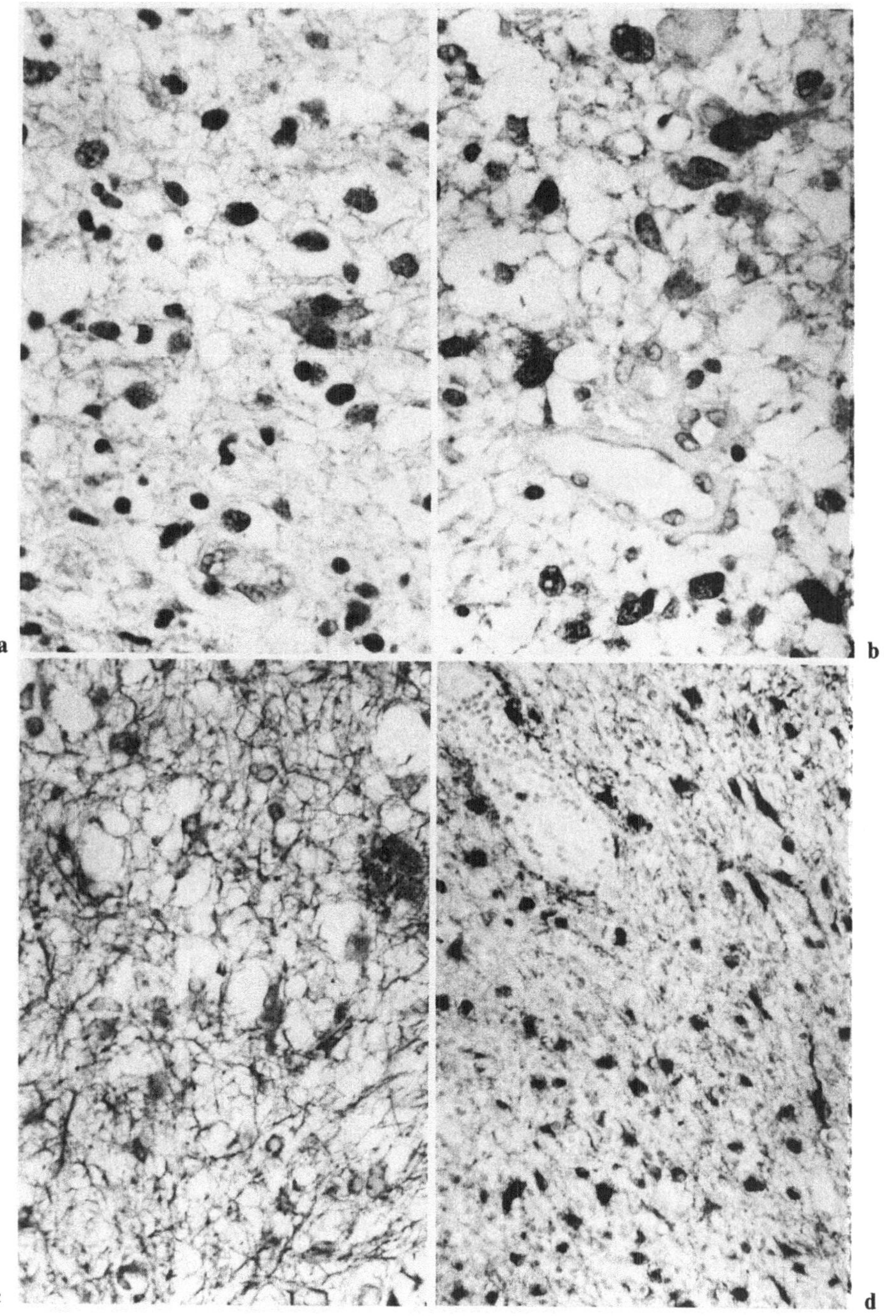

Abb. 46. a Zunehmende Beteiligung protoplasmatischer Astrozyten am Zellbild. Das Zytoplasma einzelner Zellen färbt sich an. HE ×250. **b** Auch im protoplasmatischen Astrozytom lassen sich vielfach Vakuolen nachweisen. Der Bezug der einzelnen Zellen zum Gefäßsystem ist noch deutlich sichtbar. HE ×250. **c, d** Anfärbung nach Kanzler (**c** ×125) und mit Heidenhains Eisenhämatoxylin (**d** ×125)

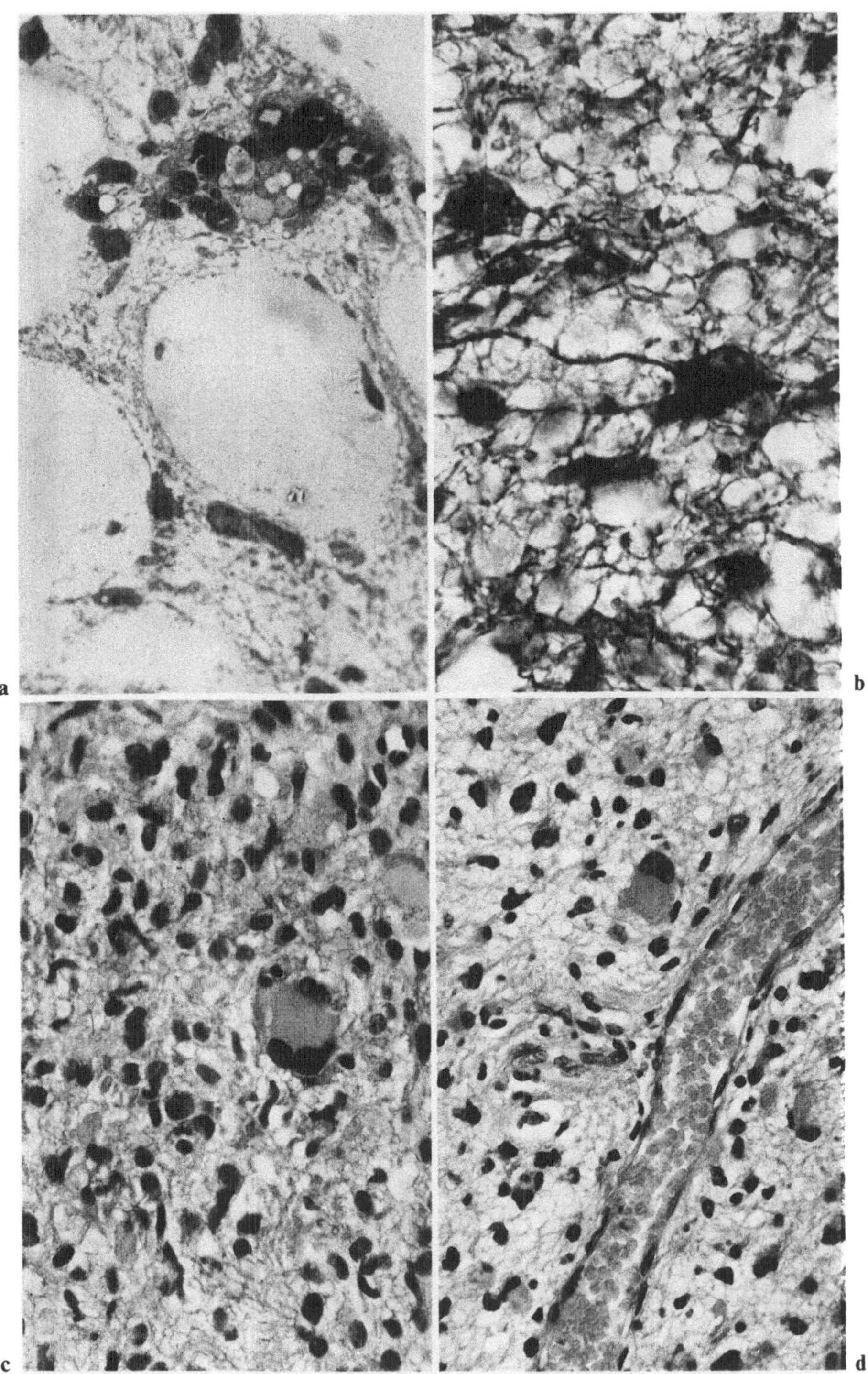

Abb. 47. a Regressive Veränderung zeigt sich in der Bildung von Zysten, die auf dem mikroskopischen Niveau beginnt. Toluidinblau ×1000. **b** Phosphorwolframsäure färbt grobe Gliafasern, die von einem protoplasmatischen Astrozyten ausgehen, an. PTAH ×500. **c, d** Gemästete Astrozyten (gigantozelluläre Astrozyten), manchmal mehrkernig.
c, d HE ×250

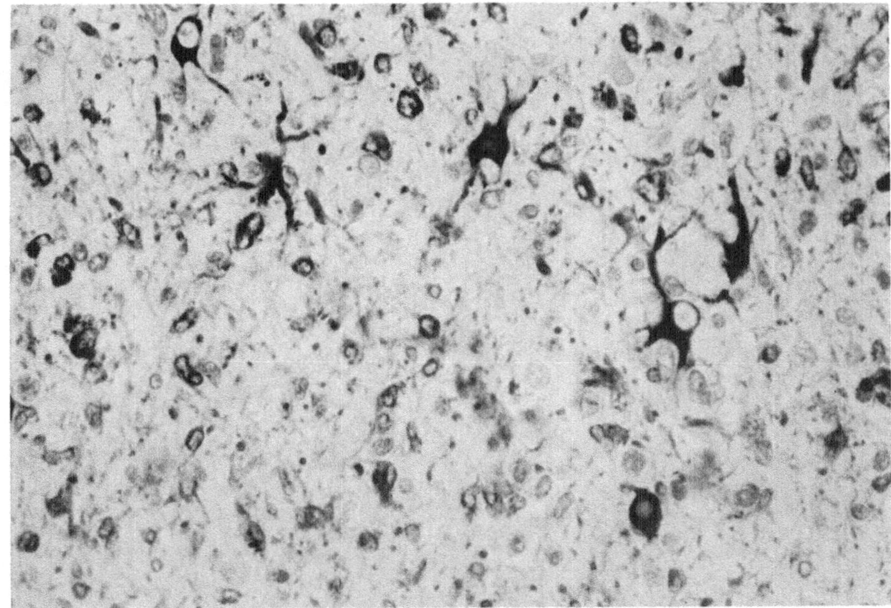

Abb. 48. Darstellung des sauren Gliafaserproteins in einem teils fibrillären, teils protoplasmatischen Astrozytom. Die Konturen des Zytoplasmaleibes der Astroglia sowie die Fortsätze zeigen sich deutlich positiv. × 250

ren Zytoplasma; wenn das perinukleäre Zytoplasma besonders ausgiebig vorhanden ist, nennt man die Form des Astrozytoms – in Anlehnung an die gemästeten, reaktiven Astrozyten – gemistozytische Astrozytome. Früher wurde diese Unterart von Zülch (1956) gigantozelluläres Astrozytom genannt. Hier fallen die Gliafasern oft recht grob aus (Abb. 47); sie selbst und oft auch die geblähten Zelleiber enthalten reichlich gliaspezifische Marker.

b) Architektur

Alle genannten Astrozytome zeichnen sich durch eine diffuse Verteilung der einzelnen zellulären Elemente aus. Tumoreigene Formationen kommen nicht vor. Vor allem die fibrillären Astrozytome neigen zur Zystenbildung, die jedoch auf der mikroskopischen Stufe beginnt (Abb. 47a). Die Tumorzellen begrenzen bei fortschreitender zystischer Umwandlung wie Perlen an einer Kette die Zystenränder.

5. Morphologische Zusatzmethoden

a) Quetschpräparat

Fibrilläre Astrozytome besitzen meistens eine elongierte Form, die oft mit dem Gefäßsystem noch in Verbindung bleibt, so daß manchmal ein papilläres Bild entsteht (Adams et al. 1981). Das Charakteristische dieses Tumors indessen

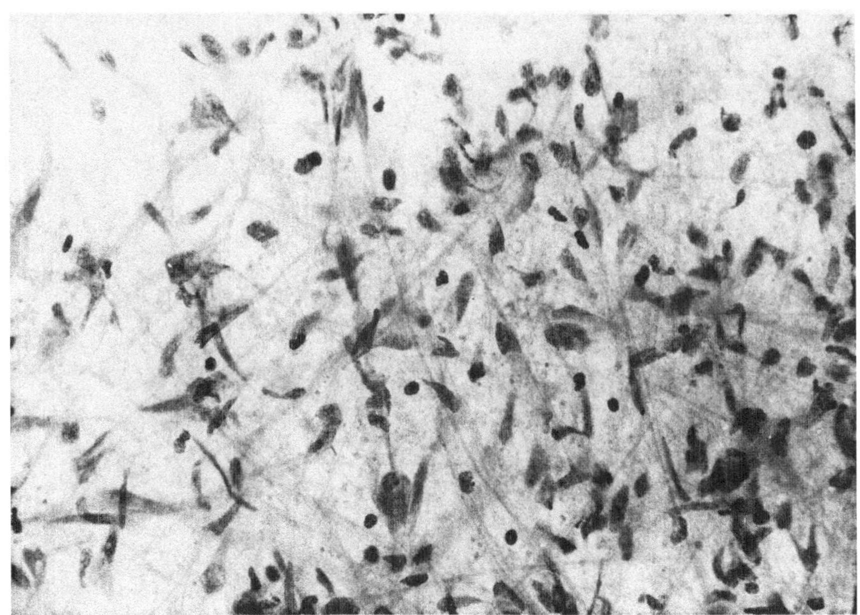

Abb. 49. Quetschpräparat eines Astrozytoms mit vielfach sich überkreuzenden Faserzügen. Methylenblau × 500

ist der deutliche Faserreichtum des Quetschpräparates (Abb. 49). Beim protoplasmatischen, mehr noch beim gemistozytischen Astrozytom, wird das Bild des Quetschpräparates durch die auffällig großleibigen Zellen bestimmt. Die Differentialdiagnose gegenüber malignen astrozytären Tumoren muß auf dem Fehlen von Mitosen basieren.

b) Histochemie

Astrozytome waren das Objekt ausgedehnter enzymatischer und histochemischer Untersuchungen: Glykogen (Friede 1956) und Lipide (Manuelidis u. Herdmann 1961) sind nur spärlich vorhanden. Oxydative Enzyme zeigen eine geringe Aktivität (Mossakowski 1962). Von den hydrolytischen Enzymen beschränkt sich die alkalische Phosphatase auf die Gefäßwände (Friede 1956; Gluszcz 1963). Die saure Phosphatase ist geringer aktiv als im malignen Gliom (Nasu u. Müller 1964). Nach Angaben von Schiffer et al. (1965) kann der Gehalt an saurer Phosphatase mit den einzelnen Unterarten der Astrozytome korreliert werden.

c) Immunhistochemie

Als charakteristischer Marker für astrozytäre Differenzierung gilt das saure Gliafaserprotein (Abb. 48); es läßt sich praktisch in allen Astrozytomen mehr oder weniger deutlich nachweisen (Bonin et al. 1984). Die Koexpression von GFAP und Vimentin ist die Regel (Duffy et al. 1977; Trojanowski et al. 1984).

GFAP ist nicht astrozytomspezifisch, sondern kommt auch in Ependymomen und Glioblastomen vor. Die Frage, inwieweit tatsächlich eine für den diagnostischen Gebrauch relevante Spezifität für astrozytäre Zellen vorhanden ist, ist noch unklar. Einzelne Berichte zur Expression außerhalb der Astroglia oder verwandter Zellen liegen vor (SCHWECHHEIMER 1986), während das Verhalten GFAP zu Vimentin in Astrozytomen prinzipiell quantitativ sein dürfte: Vimentin ist im allgemeinen schwächer exprimiert als GFAP. Zudem ergeben sich für den Vergleich GFAP: S-100-Protein auch geringgradige qualitative Unterschiede. S-100 Protein ist in Astrozytomen eher im Kern, GFAP eher im Zytoplasma und in den Fortsätzen lokalisiert (KIMURA et al. 1986). Ansonsten war die Expression beider Antigene in isomorphen Astrozytomen gleichsinnig.

PILKINGTON u. LANTOS (1982) beschreiben Glutaminsynthetase als astrozytenspezifischen Marker an 20 Hirntumoren. Die Befunde entsprechen im wesentlichen denen mit GFAP. Weitere potentielle Marker im Übersichtsreferat von SCHWECHHEIMER (1986).

d) Elektronenmikroskopie

Der gemeinsame Nenner der astrozytären Tumoren bzw. Astrozytome ist das Auftreten von Intermediärfilamenten in Fortsätzen und Perikaryen (ZÜLCH u. WECHSLER 1968). Elektronenmikroskopisch findet man eine recht große Variationsbreite an Gehalt von Organellen im Zytoplasma der einzelnen Zellen. Protoplasmatische und gemistozytische Perikarya enthalten meist relativ wenig unregelmäßg angeordnete Intermediärfilamente, dafür aber andere Organellen: Vor allem reichlich geschwollene Mitochondrien, in geringerem Maße Bruchstücke des endoplasmatischen Retikulums. Lysosomen sind auch beobachtet worden (SCHLOTE 1967; RAIMONDI 1966). Recht charakteristisch ist auch das Bild der Zellfortsatzanordnung in elektronenmikroskopischer Darstellung (Abb. 50).

e) Gewebekultur

Astrozytome gehören zu den am besten untersuchten Tumoren des Nervensystems; allerdings werden die Ergebnisse oft zusammen mit anderen astrozytären Tumoren, vor allem mit dem Glioblastom, dargestellt (LUMSDEN 1959). Als charakteristisch wird angesehen, daß die Zellen der Astrozyten sehr lange, verzweigte Fortsätze bilden; die Bildung von Riesenzellen ist in gigantozellulären (gemistozytischen) Astrozytomen immer wieder beschrieben worden (KERSTING 1961).

6. Biologisches Verhalten

a) Wachstumsgeschwindigkeit

Astrozytome gelten im Prinzip als langsam wachsende Tumoren, von ZÜLCH u. WECHSLER (1968) als semibenigne bezeichnet. Die Beurteilung der Wachstumsgeschwindigkeit ist dadurch erschwert, daß unterschiedliche Graduierungsschemata bestehen. Bei Drei-Grad-Schemata (RINGERTZ 1950; VORREITH et al.

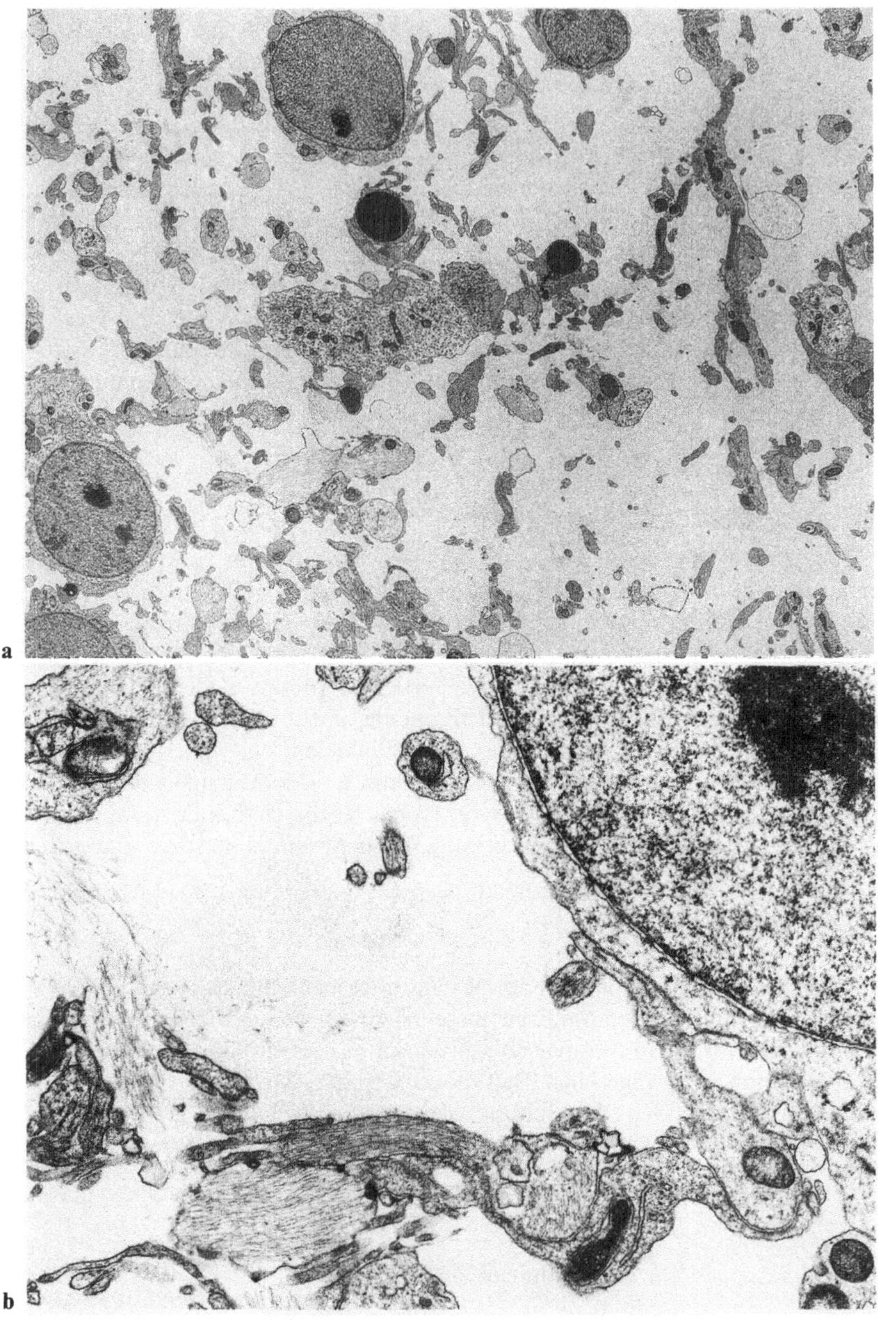

Abb. 50. a Lockerer Bau des fibrillären Astrozytoms. Man erkennt Zellkerne mit wenig Chromatingehalt, schütterem Zytoplasma und vielfach Fortsätze. × 1100. **b** In den Fortsätzen lockere Gliafilamente. × 7000

1963; SCHRÖDER et al. 1968; SCHIFFER u. FABIANI 1970) ist meist nicht ganz klar, inwieweit pilozytische Astrozytome im Grad I dieser Stadien miteinbezogen sind. SCHRÖDER et al. (1970) bestimmten die mittlere postoperative Überlebenszeit isomorpher Astrozytome mit 42 Monaten, anaplastischer mit 22 Monaten. Die Zahlen von RINGERTZ (1950) sind: Mittlere postoperative Überlebenszeit 63 Monate; nach drei Jahren waren noch 57% der Patienten am Leben. LEIBEL et al. (1975) und ELVIDGE u. MARTINEZ-COLL (1956) fanden eine Abhängigkeit vom histologischen Typ. Nur ein verschwindend geringer Anteil gemistozytischer Astrozytome überschritt die 5-Jahresmarke. Schließlich ist ein weiterer Unsicherheitsfaktor das Ausmaß der neurochirurgischen Resektion des Tumors.

b) Graduierung

Fibrilläre, protoplasmatische und gemistozytische Astrozytome werden nach WHO mit Grad II versehen; das bedeutet ein zu erwartendes Rezidiv nach etwa fünf Jahren. Anaplastische Astrozytome werden nach WHO mit III graduiert, was einer mittleren postoperativen Überlebenszeit von etwa 2–3 Jahren entsprechen soll.

c) Metastasen

Metastasen isomorpher, semibenigner Astrozytome sind unbekannt. Über anaplastische Astrozytome mit Metastasen liegen kasuistische Mitteilungen vor (RUBINSTEIN 1967). Siehe Abschnitt IV.

7. Differentialdiagnose, Überschneidungen

Subependymäre Riesenzellastrozytome sind synonym mit Ventrikeltumoren bei tuberöser Sklerose: Es handelt sich um eine Phakomatose, die 1880 durch BOURNEVILLE definiert wurde. Die großen, ganglioiden Astrozyten dieser subependymären Tumoren liegen gern periventrikulär; oft sind die Zellen polygonal, gelegentlich elongiert. Die astrozytäre Natur dieser Zellen war lange umstritten. Solitäre subependymäre Riesenzellastrozytome kommen wohl oft als sog. forme fruste eines Morbus Bourneville vor.

Astroblastome: Definitionsgemäß ist ein Astroblastom ein Tumor bestehend aus unreifen, unipolaren, um ein Gefäß angeordneten Astrozyten. Es kann keinen Zweifel geben, daß solche Formationen (astroblastie foci) in Astrozytomen und Glioblastomen vorkommen. Reine Astroblastome dürften seltene kasuistische Ausnahmen darstellen. Differentialdiagnostische Probleme gegenüber Oligodendrogliomen, Mischgliomen, anaplastischen Gliomen und Glioblastomen bestehen eher in der theoretischen Definition als bei der Abgrenzung in der diagnostischen Arbeit.

III. Oligodendrogliome

1. Definition, Unterteilung

Oligodendrogliome sind als Tumoren der Oligodendroglia definiert; einfach indes ist die Erkennung für die Oligodendrogliome unter dem in typischen Fällen hochcharakteristischen Gewebsbild. Das Oligodendrogliom ist der „helle Zellen" Tumor unter den Gliatumoren.

In der Klassifikation der Weltgesundheitsorganisation ist zu den Tumoren der Oligodendroglia noch eine Mischgeschwulst gerechnet worden, das Oligoastrozytom sowie das anaplastische (polymorphe) Oligodendrogliom. Das Letztere wird hier unter Abschnitt IV. Polymorphe Gliome, abgehandelt, während das Oligoastrozytom unter Differentialdiagnose, Überschneidungen abgehandelt ist. Die Beschreibung hier betrifft das „klassische" Oligodendrogliom.

2. Epidemiologie

a) Häufigkeit

Die Häufigkeitsangaben in den großen bioptischen Statistiken wechseln erheblich. 1,3% Oligodendrogliome waren es bei CUSHING (1935), 1,6% bei GAGEL (1938), 2,7% bei WEIR u. ELVIDGE (1968), 5% bei KERNOHAN u. SAYRE (1952), 9,6% bei ZÜLCH (1975) unter 9000 Fällen. Der relative Anteil an den Gliomen schwankt nach Berechnungen von JÄNISCH et al. (1976) ebenfalls im weiten Rahmen zwischen 2,5 und 31,5%.

Die erheblichen Unterschiede dürften mit der Definition und Klassifikation zusammenhängen. Es ist wahrscheinlich, daß die relativen Anteile reiner Oligodendrogliome nach Einführung des GFAP-Nachweises, durch die in praktisch allen Gliomen Astrozyten nachweisbar sind, weiter abnehmen wird.

b) Alter

Oligodendrogliome sind Tumoren des mittleren Erwachsenenalters. Nach ZÜLCH (1986) liegt der Altersgipfel zwischen 35 und 40 Jahren. Im Säuglingsalter sind Oligodendrogliome selten (SVOBODA 1959; KOEPPEN u. CASSIDY 1981).

c) Geschlecht

Viele größere Sammlungen weisen ein männliches Übergewicht auf. Bei ZÜLCH (1986) waren 56,3% männlich und 43,7% weiblich. JÄNISCH et al. (1976) fanden in allen Statistiken ein männliches Überwiegen von 54,5%, halten jedoch das Ergebnis für nicht gesichert.

3. Makroskopische Aspekte

a) Sitz

ZÜLCH (1986) hat charakteristische Vorzugslokalisationen beschrieben. Am häufigsten ist die Lokalisation frontal in den Großhirnhemisphären. Ein zweiter Typ wird als parietolaterales Oligodendrogliom bezeichnet; schließlich können parasagittale, temporale und seltener okzipitale Oligodendrogliome vorkommen. Relativ häufig sollen Oligodendrogliome des Thalamus sein. Selten kommen sie im Rückenmark und extrem selten im Kleinhirn vor.

Oligodendrogliome haben eine ausgesprochene Tendenz zum Wachstum im Cortex.

b) Gestalt

Die Bevorzugung der kortikalen Strukturen führt zu einer Wachstumsart, die man girlandenartig genannt hat. Auf der Schnittfläche findet man dann verbreitete, tumordurchsetzte Windungen, während die darunterliegende weiße Substanz nekrotisch oder zystisch erscheinen kann. Die Geschwulst kann über den Cortex hinaus wachsen und bildet dann eine kortikale Warze auf der Hirnoberfläche. Beim Durchbruch durch die weichen Hirnhäute werden pilzhutförmige Knoten oder ein Einwachsen in die Dura mater beschrieben.

Größere und kleinere Zysten kommen in den tiefer gelegenen Partien der weißen Substanz vor. Verkalkungen sind in Oligodendrogliomen häufig. Sie sind fein; trotzdem können sie röntgenologisch sichtbar werden (KÖRNYEY 1937).

4. Feingeweblicher Bau

a) Zytologie

Zytologisch erscheint das Oligodendrogliom meistens sehr einheitlich. Die Zellkerne sind rund oder nur wenig entrundet. Das Zytoplasma ist „optisch leer" – zumindest bei den Methoden der Paraffineinbettung –, die Zellgrenzen sind gut sichtbar (Abb. 51). Varianten im zytologischen Bild wurden beschrieben: Zellen mit deutlich eosinophilem Zytoplasma und mit wenigen und kurzen Fortsätzen wurden als Übergangszellen bezeichnet. Sie ähneln in der Zytoplasmastruktur den Astrozyten und lassen sich mit Goldsublimat imprägnieren, zeigen aber dann nur kurze Verzweigungen und einen von der Metallimprägnation ausgesparten Kern. Ganz ähnliche Bilder sieht man bei Metallverfahren, die an den Paraffinschnitt adaptiert sind (Abb. 52). Im Oligodendrogliom sollen gelegentlich multinukleäre Riesenzellen vorkommen, die jedoch nach ZÜLCH u. WECHSLER (1968) typisch für die polymorphe Variante sind.

b) Architektur

Oligodendrogliome zeigen die sog. Honigwabenarchitektur; sie entsteht durch die dichte Lage der Tumorzellen aufgrund ihrer genannten zytologischen Eigenschaften: Es entsteht dann das Bild runder oder polygonaler Honigwaben. In der Mitte der Wabe oder etwas exzentrisch liegt der kleine runde Zellkern. Natürlich können die Septen zwischen den einzelnen Waben einreißen. Dies kann wiederum der Beginn einer Zystenbildung sein. Das architektonische Bild des Oligodendroglioms ist in der Regel sehr ruhig (Abb. 52).

Sehr ruhig ist ferner das Gefäßbild dieser Tumorgruppe. Die Gefäßversorgung besteht meist aus regelrecht gebauten kleinen Kapillaren, die diffus über den ganzen Tumor verteilt sind. Die Dünnwandigkeit dieser Gefäße wurde dafür verantwortlich gemacht, daß Blutungen in Oligodendrogliomen vorkommen.

Die Gefäßwände zeigen auch eine Tendenz zur Verkalkung; allerdings liegen auch Kalkschollen frei im Gewebe (Abb. 53). Schließlich kommen als weitere degenerative Veränderungen zystische und schleimige Umwandlung unterschiedlich großer Partien vor. Größere Nekrosen fehlen.

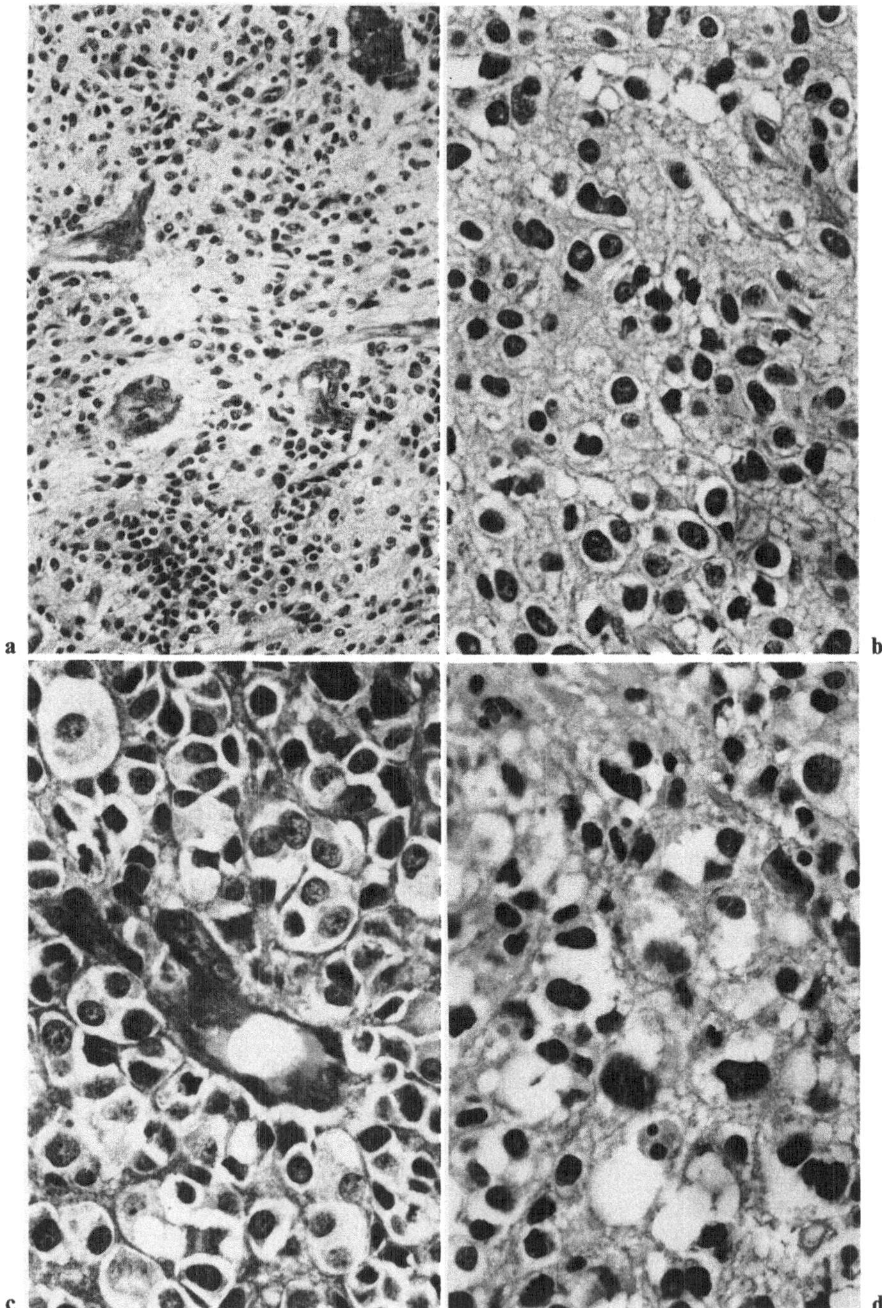

Abb. 51 a–d. Histologische Darstellung des Oligodendroglioms. Honigwabenbildung in verschiedenen Vergrößerungen und Techniken. **a** Kresylviolett ×125, **b, d** HE ×500, **c** Masson ×500

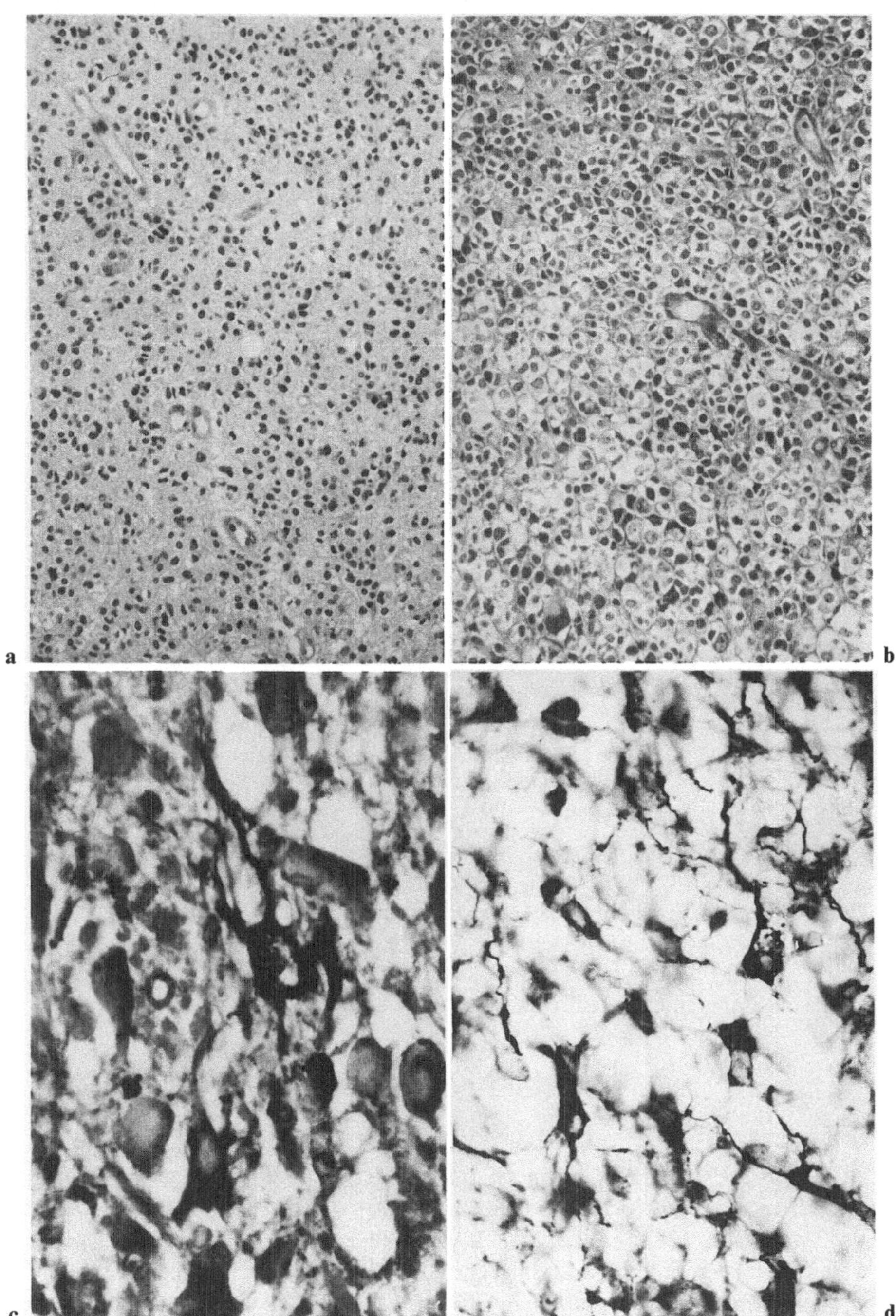

Abb. 52a–d. Die an den Paraffinschnitt adaptierten Metallimprägnationsmethoden stellen die Oligodendroglia mit freiem Kern und dunklem Zytoplasma dar. **a** Kresylviolett ×125, **b** Masson ×125, **c, d** Grinyo ×500

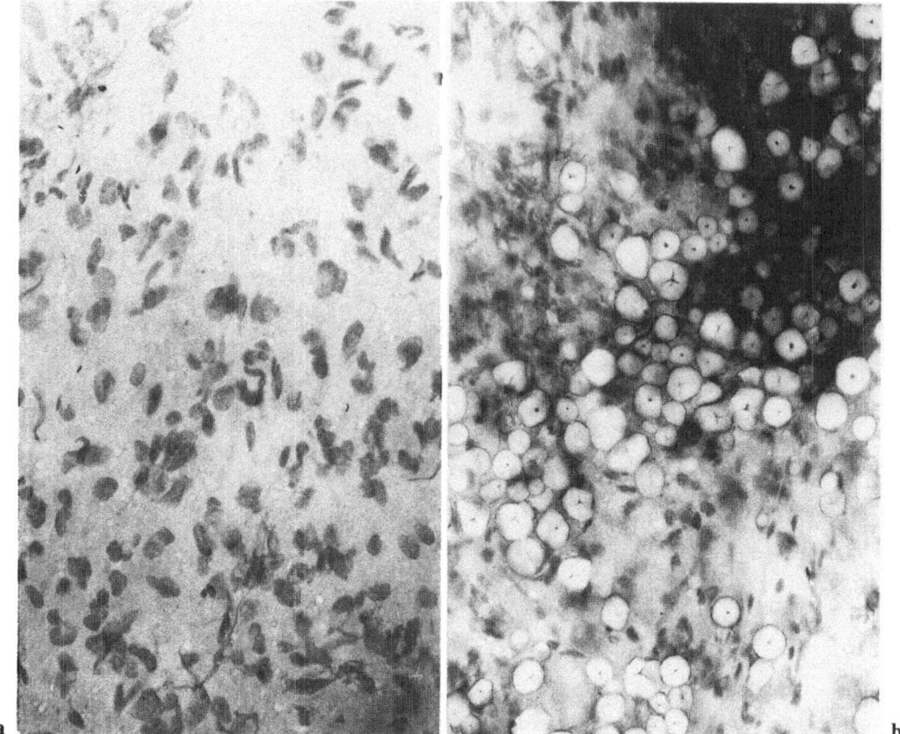

Abb. 53a, b. Zellbild (a) und Kalkniederschläge (b) im Bild der Quetschpräparationen des Oligodendroglioms. Methylenblau × 500

Eine weitere Eigenheit der Oligodendrogliome ist die Tatsache, daß Ganglienzellen und Markfasern recht lange überleben können. Es gibt ganze Tumorbezirke, wo die Geschwulstzellen zwischen den Ganglienzellen und um dieselben herum im Sinne einer Satellitose angeordnet sind.

5. Morphologische Zusatzmethoden

a) Quetschpräparat

Im Quetschpräparat imponiert am stärksten die uniforme Zytologie der Oligodendrogliome. Die Kerne sind wie im Paraffinschnitt klein und rund, während das Zytoplasma meist gut mit Methylenblau angefärbt ist und den Kern in ovaler Gestalt umfließt. Der Zellzusammenhang im Quetsch- oder Ausstrichpräparat ist ähnlich einem epithelialen Tumor, ohne daß jedoch epitheliale Verbände sichtbar wären (Abb. 53). Deutlich zu erkennen sind indessen oft die oligodendrogliatypischen Kapillaren, an denen entlang die Tumorzellen sich aufreihen (Jane u. Yashon 1969).

b) Histochemie

DNS und RNS sollen wie im gutartigen Tumor vorhanden sein (SCHIFFER 1959; SCHIFFER et al. 1965). SCHIFFER et al. (1961) haben versucht, die Honigwabenbildung durch Verlagerung saurer Mukopolysaccharide an die Zellperipherie zu erklären. Der Ausfall der oxydativen Enzyme soll geringer sein als in Astrozytomen (NASU u. MÜLLER 1964). Allerdings zeigen die verschiedenen Enzyme auch deutlich unterschiedliche Aktivitäten (VIALE et al. 1963; VIALE u. ANDREUSSI 1965; ALLEN 1962), jedoch kaum Besonderheiten bei den hydrolytischen Enzymen. STAVROU et al. (1972) beschrieben bei anaplastischen Oligodendrogliomen eine höhere LDH-Aktivität als bei isomorphen. Unterschiede zwischen isomorphen und anaplastischen Oligodendrogliomen durch Nachweis unterschiedlicher Pyruvatkinasen zeigten VAN VEELEN et al. (1978, 1979).

c) Immunhistochemie

Oligogliazellen und Tumorzellen der Oligodendrogliome können bis jetzt noch nicht routinemäßig und zuverlässig mittels Markerproteinen nachgewiesen werden. Vom basischen Myelinprotein wurden positive Befunde mitgeteilt, indes sind keineswegs positive Befunde mit der gleichen Zuverlässigkeit zu erwarten wie bei GFAP für Astrozyten. Eine positive Reaktion mit Oligodendroglia scheint Anti-Leu 7 aufzuweisen, aufgrund eines gemeinsamen Epitops mit Myelin assoziierten Glykoproteinen (McGARRY et al. 1983). Die Reaktion ist jedoch keineswegs für Oligodendrogliazellen spezifisch (SCHWECHHEIMER 1986).

d) Elektronenmikroskopie

Erste elektronenmikroskopische Untersuchungen durch LUSE (1962) gaben schon als Ergebnis das typische Aussehen der Oligodendrogliomzelle: Wenig zytoplasmatische Organellen: Endoplasmatisches Retikulum, Golgi-Apparat, wechselnde Anzahl von Mitochondrien (Abb. 54). Diese letzten können in der Tat reichlich vorhanden sein. Große Mitochondrien sollen vorkommen. RAIMONDI et al. (1962) haben fibrilläre Strukturen beschrieben. Allerdings sind echte Gliafilamente kaum nachzuweisen (HOSSMANN u. WECHSLER 1971).

Weiter wurden beschrieben: kristalline Einschlüsse (RAIMONDI 1966), zylindrische Partikel (TANI et al. 1969) und intranukleäre Stäbchen (VASQUEZ u. CERVÓS-NAVARRO 1969; CERVÓS-NAVARRO u. PEHLIVAN 1981). ZÜLCH u. WECHSLER (1968) beschrieben Myelinosomen.

e) Gewebekultur

RUSSELL u. BLAND (1933) und CANTI et al. (1935) zeigten an ersten Explantaten, daß die emigrierenden Zellen kleine runde Kerne besaßen und wenige kurze Fortsätze. An diesen Zellen wurde mit Hilfe der Zeitrafferfotografie eine rhythmische Pulsation dargestellt. KERSTING (1961, 1968) betont ebenfalls die uniforme Oligodendroglia-ähnliche Gestalt der Tumorzellen, allerdings auch, daß das Bild der Explantate keineswegs so monomorph bleibt und praktisch immer Astrozyten an der Migration mit teilnehmen.

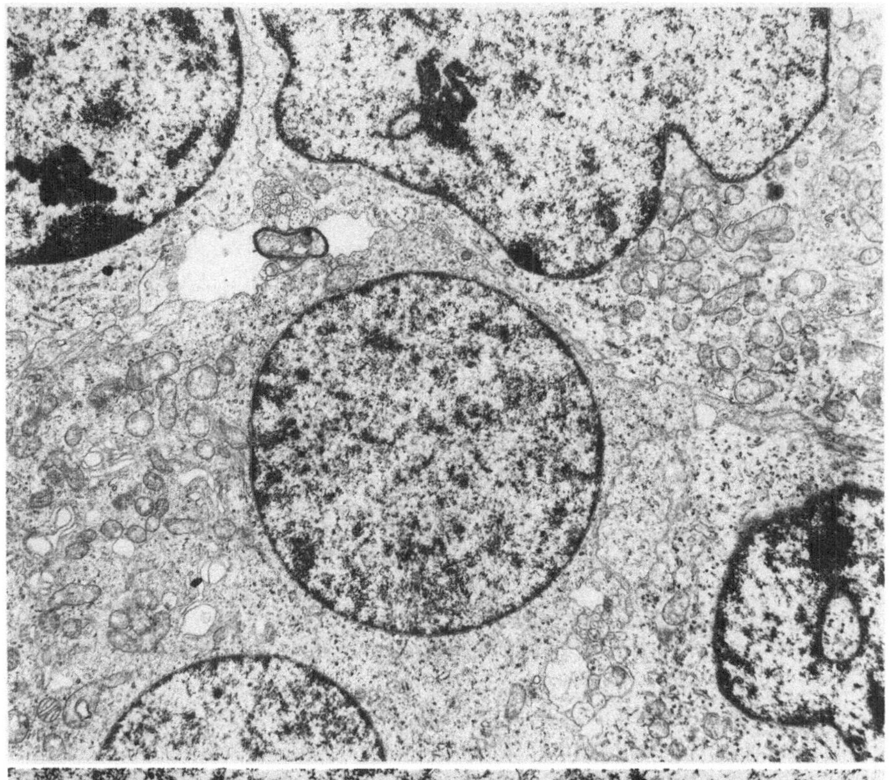

a

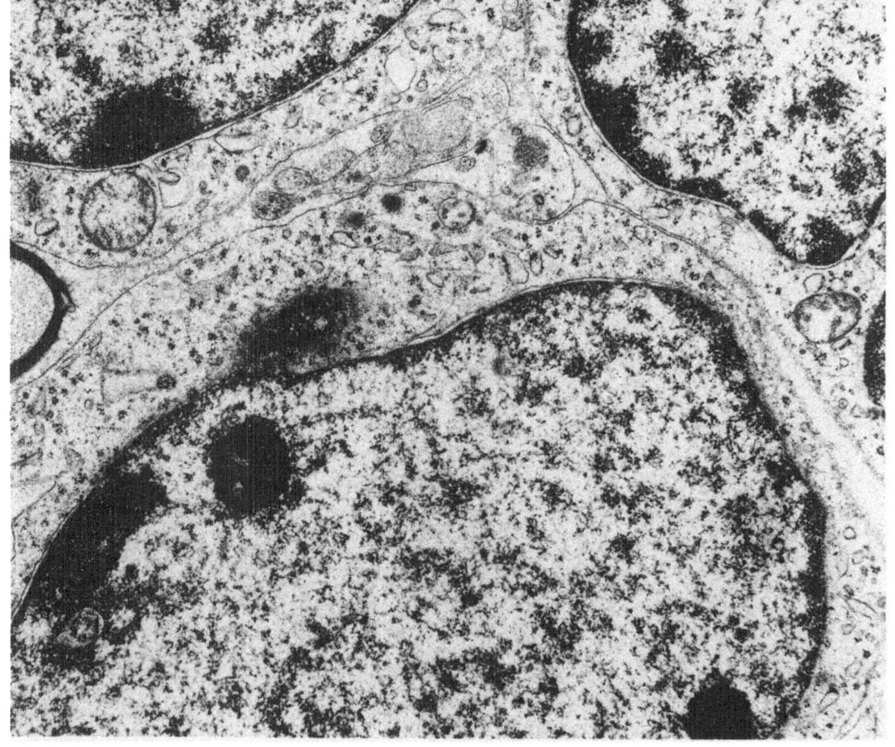

b

6. Biologisches Verhalten

a) Wachstumsgeschwindigkeit

Oligodendrogliome gehören zu den relativ benignen Gliomen. Sehr lange postoperative Überlebenszeiten wurden berichtet (FREEMAN u. FEIGIN 1963; ROBERTS u. GERMAN 1966, 1969; WEIR u. ELVIDGE 1968). Nach der Einschätzung ZÜLCHS müssen mittlere postoperative Überlebenszeiten von 3–5 Jahren angenommen werden. BINGAS (1966, 1970) errechnet für isomorphe Oligodendrogliome eine mittlere postoperative Überlebenszeit von 54 Monaten, für den anaplastischen Typ von 26 Monaten. Eine neuere Studie von MØRK et al. (1986) versucht, den Einfluß unterschiedlicher histologischer Parameter auf das Wachstum abzuschätzen. Eine positive Korrelation mit einer schlechten Prognose hatten hohe Zellzahlen und Nekrosen, eine positive Korrelation mit einer besseren Prognose hatten Mikrozysten.

b) Graduierung

Isomorphe Oligodendrogliome werden nach WHO mit Grad II belegt.

c) Metastasen

Liquormetastasen kommen vor (BEST 1963; BECK u. RUSSELL 1942; JELLINGER et al. 1969). Extrakranielle Metastasen wurden von JAMES u. PAGEL (1951) O'BRIAN et al. (1968) und SPATARO u. SACKS (1968) berichtet.

7. Differentialdiagnose, Überschneidungen

Das gemischte Oligoastrozytom wurde durch die WHO unter Oligodendrogliome eingeordnet, wohl um zu betonen, daß die Diagnose zu stellen ist, wenn eine größere (gleichgroße?) Anzahl Astrozyten in einem sonst typischen Gewebsbild eines Oligodendroglioms auftauchen. Die übrigen Eigenschaften müssen wohl als dem Oligodendrogliom analog angesehen werden.

Differentialdiagnostisch bestehen beim isomorphen Oligodendrogliom gegenüber folgenden Tumoren eventuell Schwierigkeiten:

– Regressiv veränderte pilozytische Astrozytome,
– regressiv veränderte Neurinome,
– Hypernephrommetastasen,
– Ependymome des Foramen Monroi.

Die meisten dieser Tumoren werden in den entsprechenden Kapiteln behandelt. Bei Metastasen hypernephroider Nierenkarzinome sind die Zell- und Gewebsbilder meist wesentlich „unruhiger".

Abb. 54a, b. Oligodendrogliome lassen sich im elektronenmikroskopischen Bild an der Regelmäßigkeit der Kerne erkennen. **a** × 3000, **b** × 7000

IV. Polymorphe (anaplastische) Gliome

1. Definition, Unterteilung

Anaplastische Gliome stehen für Tumoren, die eine „Zwischenstellung" einnehmen. Sie liegen zwischen sog. isomorphen Astrozytomen und Oligodendrogliomen und dem Glioblastoma multiforme. Entsprechend handelt es sich um Geschwülste der genannten Arten mit teilweiser Polymorphie, wie im Glioblastom anzutreffen. Daher wurden diese Geschwülste von ZÜLCH u. WECHSLER (1968) auch „polymorphe" Gliome genannt.

Diese Gruppe umfaßt:

- Das anaplastische (maligne) Astrozytom,
- das anaplastische (maligne) Oligodendrogliom und
- das seltene anaplastische pilozytische Astrozytom.

Die Einteilung der WHO behandelt das anaplastische Astrozytom unter den astrozytären Tumoren, das anaplastische Oligodendrogliom unter den Tumoren der Oligodendroglia, das anaplastische pilozytische Astrozytom wird bei den anaplastischen Astrozytomen subsummiert.

Das Konzept der polymorphen Tumoren geht davon aus, daß es einen mehr oder weniger kontinuierlichen Übergang zwischen Astrozytomen/Oligodendrogliomen zum Glioblastom gibt mit Zwischenstufen, die auch biologisch in der Mitte stehen. Nils RINGERTZ (1950) hat auf diese Überlegung seine 3-Grad Skala der Gliome aufgebaut, hat aber auch die Ependymome darin aufgenommen.

2. Epidemiologie

a) Häufigkeit

Da die Gruppe der anaplastischen Gliome umstritten und unterschiedlich definiert ist, können die Häufigkeitsangaben und andere statistische Daten nur Annäherungen geben. Anaplastische herdförmige Veränderungen wurden von TELTSCHAROW u. ZÜLCH (1948) in 10% bei 55 Astrozytomen an Großschnitten gefunden. HOSSMANN (1964) fand später maligne Umwandlung in 23% von 104 supratentoriellen Astrozytomen. FINKEMEYER et al. (1975) nannten folgende Möglichkeiten einer malignen Umwandlung von Astrozytomen:

- Malignisierung im Rezidiv.
- Primär auftretende Anaplasien in Astrozytomen.
- Anaplasie als Vorstufe sekundärer Glioblastome.
- Eventuelle therapeutisch induzierte Malignitätssteigerung.

Polymorphe (anaplastische) Oligodendrogliome wurden von ZÜLCH (1964) beschrieben (ZÜLCH u. WOOLF 1964; ZÜLCH u. WECHSLER 1968), jedoch nur sehr umstritten rezipiert. BARNARD (1968) hat ebenfalls Intermediärformen zum Glioblastom beschrieben. ZÜLCH (1986) schätzt ein polymorphes auf zwanzig isomorphe Oligodendrogliome. Anaplastische pilozytische Astrozytome dürften

sehr selten sein. Hierzu kasuistische Darstellungen bei BERNELL et al. (1972),
SCOTT u. BALLANTINE (1973), BUDKA (1975), KLEINMANN et al. (1978), AUER
et al. (1981).

b) Alter

Anaplastische Gliome sind Tumoren des mittleren bis höheren Erwachsenenalters. Für anaplastische Oligodendrogliome gibt ZÜLCH an, daß sie mit einer
Spannweite von 3 bis 70 Jahren gefunden wurden, vor dem 30. Lebensjahr jedoch eher selten waren.

c) Geschlecht

Anaplastische Astrozytome verhalten sich in der Geschlechtsverteilung wie
isomorphe Astrozytome. Anaplastische Oligodendrogliome kommen nach
ZÜLCH (1986) bei Männern häufiger vor (5:4).

3. Makroskopische Aspekte

a) Sitz

Für anaplastische Astrozytome sind keine spezifischen, von den isomorphen
Astrozytomen abweichende Lokalisationen bekannt. Die Lokalisationen anaplastischer Oligodendrogliome wurden von ZÜLCH (1986) mitgeteilt: 37% wuchsen
frontal, 34% temporal, 16% parietal und 7% okzipital, der Rest in anderen
Lokalisationen.

b) Gestalt

Im wesentlichen sind anaplastische Astrozytome und Oligodendrogliome wie
ihre isomorphen Gegenspieler gebaut. Auf der Schnittfläche können makroskopisch als Zeichen des Übergangs zum Glioblastom Nekrosen und Hämorrhagien
sichtbar werden. Die eigentliche Diagnose wird indessen histologisch gestellt.

4. Feingeweblicher Bau

a) Zytologie

Zytologisch sind anaplastische Gliome in aller Regel „polymorph", d.h.,
daß eine größere Variabilität bei den Zellformen und -größen herrscht als bei
den isomorphen Gliomen (Abb. 55). Insofern findet man bei anaplastischen
Astrozytomen sowohl charakteristische Astroglia mit fibrillärem, protoplasmati-
schem und gemistozytischem Zellbau (Abb. 56), als auch häufig bipolare (fusiforme) Zellen, Riesenzellen mit hyperchromatischen Kernen und typische sowie
atypische Mitosen.

Ebenso zeigen die polymorphen Oligodendrogliome die von der isomorphen
Form her bekannten, kleinkernigen neoplastischen Oligodendrogliazellen, als
auch mehrkernige Riesenzellen. Diese Riesenzellen, die den Langhansschen Riesenzellen ähneln sollen, wurden als charakteristisch für das anaplastische Oligo-

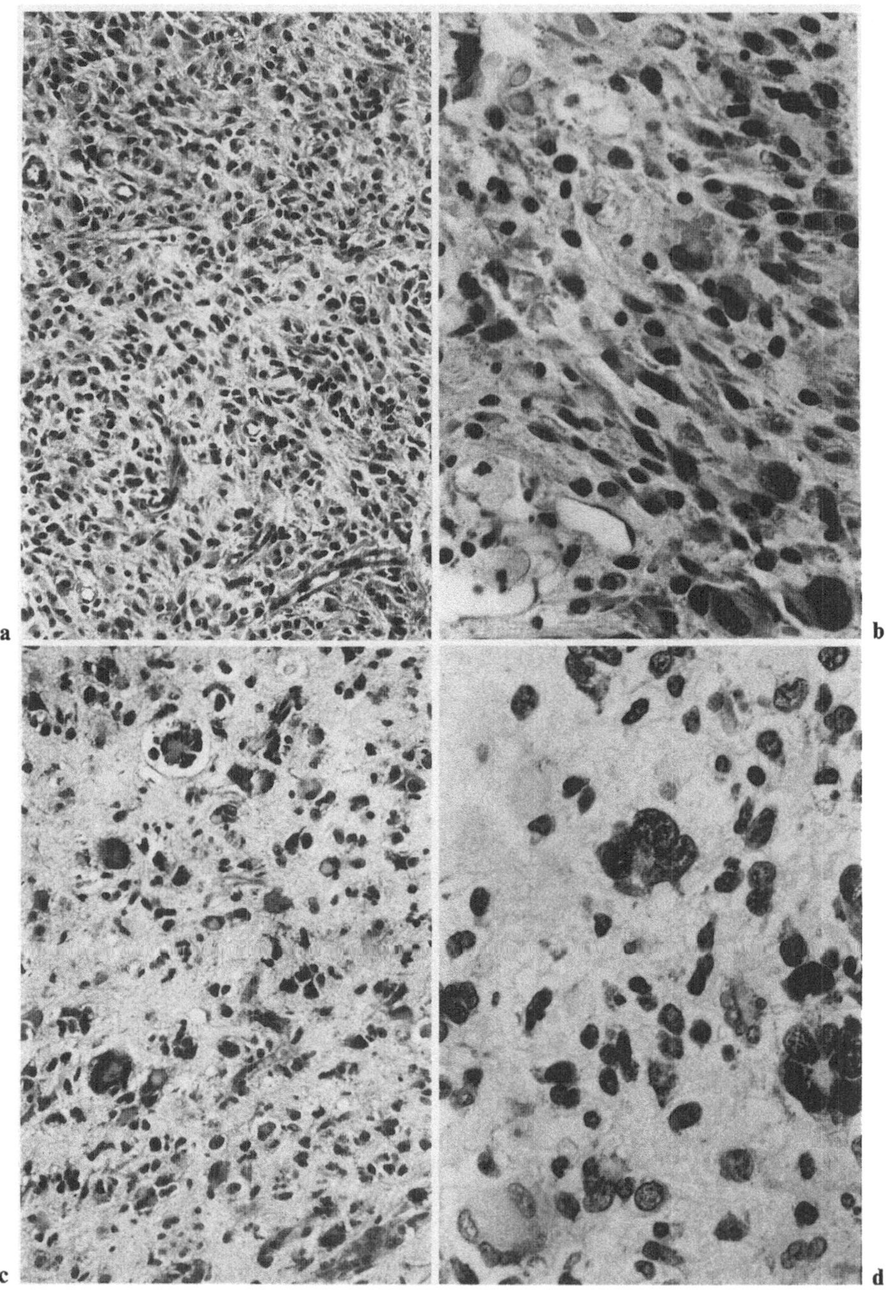

Abb. 55. a Die Zunahme der Zelldichte gehört zur Diagnose des polymorphen Astrozytoms. HE ×125. **b** Zusätzlich zur Zelldichte ist die Zunahme der zellulären Polymorphie Ausdruck der Anaplasie. HE ×500. **c** Bei den polymorphen Oligodendrogliomen läßt sich nicht selten noch die Grundstruktur erkennen. Typisch ist das Auftreten von Riesenzellen. HE ×125. **d** Die Riesenzellen im polymorphen Oligodendrogliom sind mehrkernig und bilden oft mit ihren Kernen ein Hufeisen. HE ×500

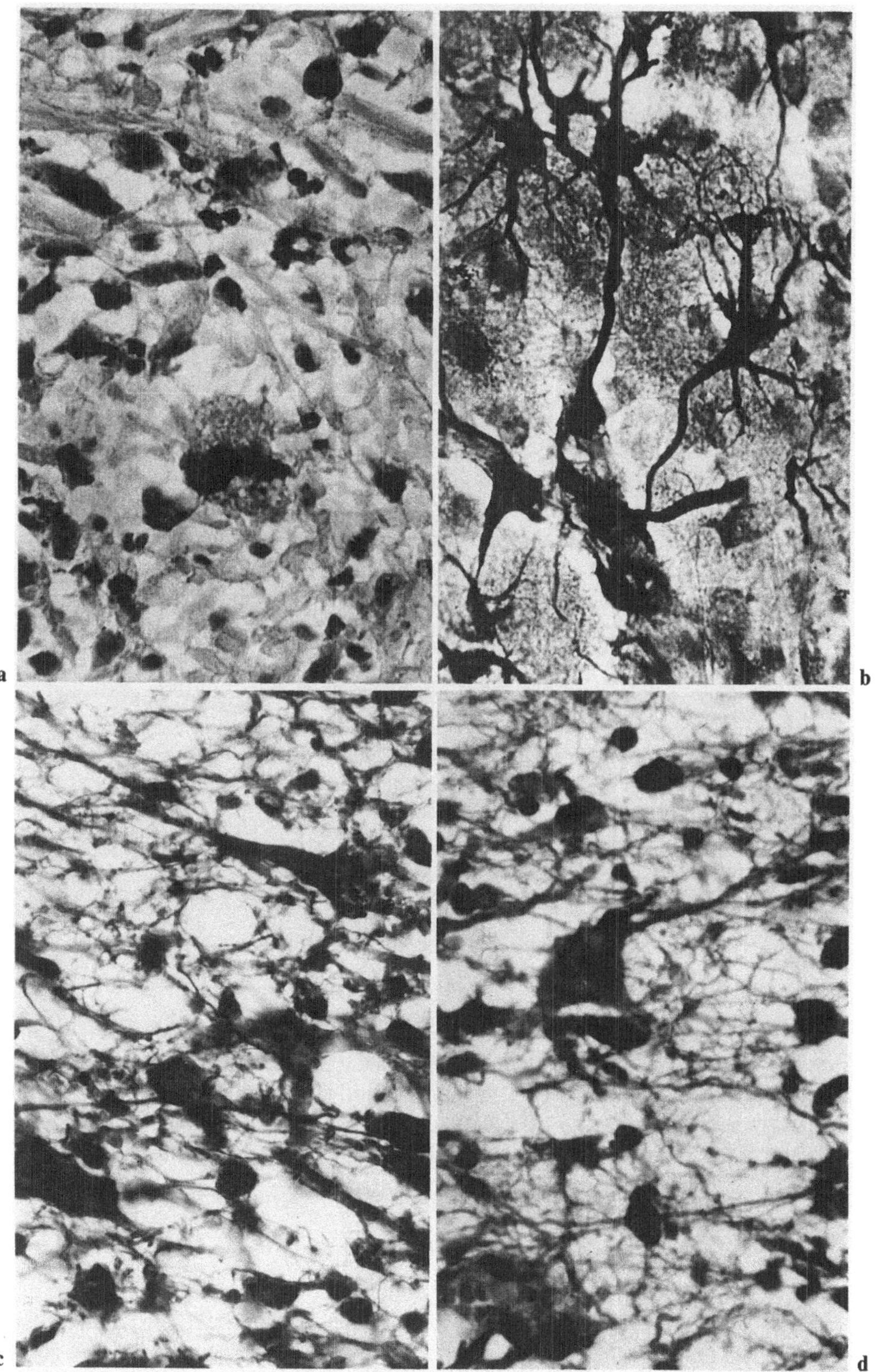

Abb. 56a–d. Polymorphes Astrozytom: **a** Mit erheblicher Polymorphie. HE × 500.
b Mit der Goldsublimatmethode lassen sich noch Astrozyten erkennen. Cajal × 500.
c, d Der Gliafasernachweis am Paraffinschnitt gelingt auch mit Phosphorwolframsäure-
hämatoxylin. PTAH × 500

dendrogliom angesehen (Abb. 55). Modifizierte Silberimprägnationen an Paraffinschnitten vermögen die Oligodendroglia typisch darzustellen: Man findet ein imprägniertes Zytoplasma mit wenig kurzen Verzweigungen und einen hell ausgesparten Kern. Die Anwendung dieser Methoden auf die Langhans-ähnlichen Zellen ergibt genau dieselben Bilder. Dies wurde als ausreichender Nachweis dafür angesehen, daß es sich hier um Riesenzellen handelt, die aus Oligodendroglia zusammengesetzt sind.

Anaplastische pilozytische Astrozytome besitzen ebenfalls die Basisstruktur der bipolaren pilozytischen Zellen und eine deutliche zelluläre Polymorphie. Auch hier kommen typische und atypische Mitosen vor.

b) Architektur

Neben der zellulären Polymorphie können anaplastische Gliome auch Zeichen der geweblichen Polymorphie aufweisen: Pathologische Vaskularisation, Nekrosen und Pseudopalisaden. Beim Auftreten mehrerer Zeichen der Polymorphie sollten strichförmige und landkartenartige Nekrosen eigentlich eher typisch für Glioblastome sein. Andererseits wird man ein Oligodendrogliom mit geringen nekrotischen Anteilen noch nicht als Glioblastoma multiforme bezeichnen. Bei anaplastischen Oligodendrogliomen ist die Honigwabenarchitektur noch gut zu erkennen.

Die histologische Diagnose eines anaplastischen pilozytischen Astrozytoms wird bei Vorliegen des typischen Zellbildes (s.o.) und der für Astrozyten/Oligodendrozyten genannten Anaplasiezeichen gestellt. Sehr charakteristisch und fast pathognomonisch für die Diagnose anaplastisches pilozytisches Astrozytom ist das zusätzliche Vorkommen Rosenthalscher Fasern.

5. Morphologische Zusatzmethoden

a) Quetschpräparat

Im Quetschpräparat findet man die Zellanteile, die für die verschiedenen Formen unter „Zytologie" beschrieben wurden (Abb. 57). Dabei ist die Abgrenzung gegenüber Glioblastomen meist nur eindrucksmäßig möglich. Die Zell- und Kernpolymorphie und das Auftreten von Kernteilungsfiguren setzen ein polymorphes Gliom von einem isomorphen Astrozytom oder Oligodendrogliom meist deutlich ab.

b) Histochemie

Bei den glykolytischen Enzymen sollen Unterschiede zwischen anaplastischen Astrozytomen und Oligodendrogliomen vorhanden sein (KUMANISHI et al. 1970). Weitere Untersuchungen an anaplastischen Astrozytomen siehe O'CONNOR u. LAWS (1963), VIALE u. IBBA (1964) sowie SCHIFFER u. FABIANI (1975). Zur Aktivität der Pyruvatkinasen in polymorphen Astrozytomen und Oligodendrogliomen siehe auch VAN VEELEN et al. (1979).

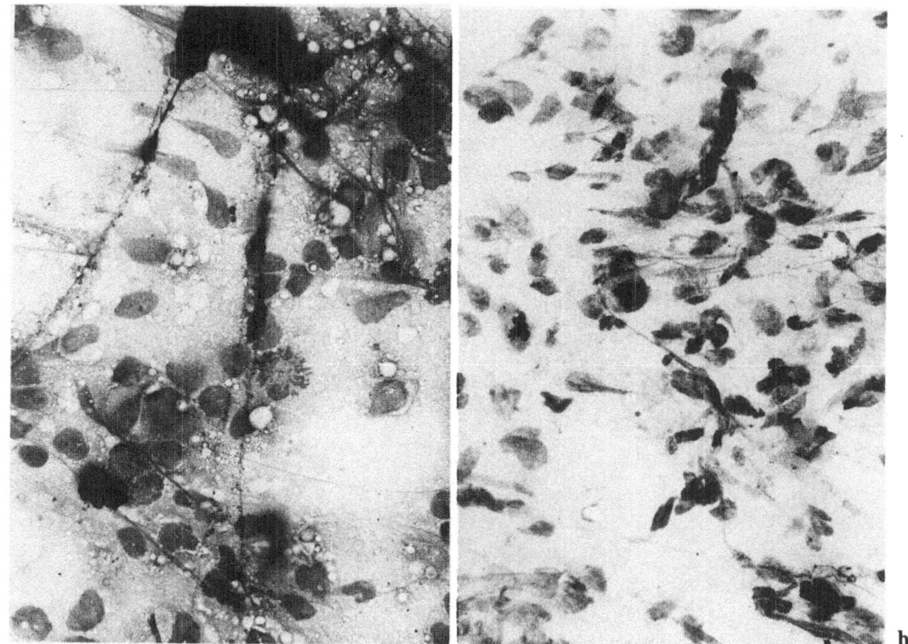

Abb. 57a, b. Quetschpräparate: **a** Polymorphes Oligodendrogliom. Die Zellen sind rundkernig mit leichter Variation der Kerngrößen. Geringgradige Faserbildung. In der Mitte regulär gestaltete Mitose. **b** Polymorphes Astrozytom mit stärkerer Faserbildung. Links atypische Mitose. Methylenblau × 500

c) Immunhistochemie

Immunhistochemisch gilt im Prinzip das für die isomorphen Formen Gesagte. Bis jetzt ist es noch nicht eindeutig gelungen, eine zunehmende Anaplasie immunhistochemisch nachzuzeichnen.

d) Elektronenmikroskopie

Die vorliegenden Daten von ZÜLCH u. WECHSLER (1968) ergeben, daß in anaplastischen Herden die Filamentproduktion geringer ist. In stereoelektronenmikroskopischen Studien werden nach HESS (1978) mit zunehmender Malignität erhöhtes Auftreten von Oberflächenprojektionen und Bläschen beobachtet.

Sowohl für anaplastische Astrozytome als auch Oligodendrogliome gilt, daß sie auch ultrastrukturell eine Mittelstellung zwischen den isomorphen Formen und dem heterogenen Glioblastom einnehmen (Abb. 58, 59). Beschreibungen über anaplastische Oligodendrogliome stammen von ZÜLCH u. WECHSLER (1968) und TOGA (1976). Spezifische Bildungen werden nicht mitgeteilt.

e) Gewebekultur

LUMSDEN (1971, 1974) konnte bei anaplastischen Astrozytomen kürzere Zellfortsätze als bei isomorphen Formen nachweisen.

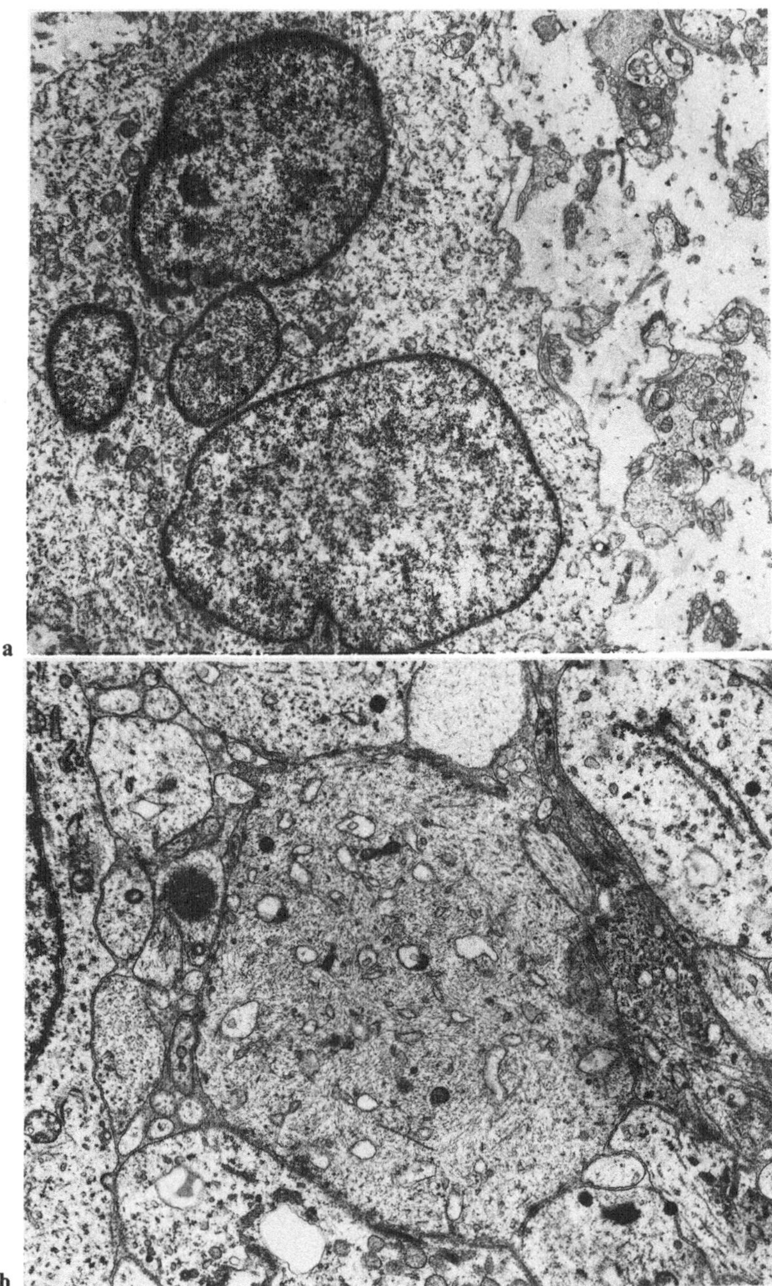

Abb. 58a, b. Elektronenmikroskopisches Bild: **a** Mehrkernige Zelle im polymorphen Astrozytom. Im Zytoplasma nur mäßig deutliche Zytoplasmadifferenzierung. **b** Starke Bildung von Zellfortsätzen im Interstitium. Zwei dickere Fortsätze zeigen sowohl Organellen des Perikaryon als auch dichte, sich überkreuzende Gliafilamente. **a** × 3000. **b** × 7000

6. Biologisches Verhalten

a) Wachstumsgeschwindigkeit

Für die Angaben über Wachstumsgeschwindigkeit sind auch die Überlebenstabellen verschiedener Therapiestudien verwendbar. Für die anaplastischen Astrozytome findet man Angaben zum Wachstum bei FINKEMEYER et al. (1975). Für die anaplastischen Formen wird eine mittlere postoperative Überlebenszeit von 1–2 Jahren angenommen.

b) Graduierung

Anaplastische Astrozytome und Oligodendrogliome werden in der WHO mit Grad III belegt. Das anaplastische pilozytische Astrozytom ist in der WHO als anaplastisches Astrozytom (III) angesprochen.

c) Metastasen

Zu Metastasen eines anaplastischen Astrozytoms siehe RUBINSTEIN (1967).

7. Differentialdiagnose, Überschneidungen

Differentialdiagnostisch sind polymorphe Gliome im wesentlichen abzugrenzen gegenüber „isomorphen" Gliomen derselben Reihe und gegenüber dem Glioblastoma multiforme. Bei den isomorphen Glioblastomen sind im Idealfall keine, beim Glioblastoma multiforme alle Zeichen geweblicher und zellulärer Polymorphie vorhanden. Die Zwischenstellung anaplastischer Gliome läßt sich aber oft nur eindrucksmäßig erfassen.

V. Glioblastoma multiforme

1. Definition, Unterteilung

Glioblastome sind die malignen Gliome des Schädelinnenraumes und stellen das Hauptproblem der Tumorbehandlung für die neurologische Klinik und die Neurochirurgie dar. Sie sind niederdifferenzierte oder entdifferenzierte Tumoren des höheren Erwachsenenalters; von VIRCHOW (1863/1865) wurde diese Geschwulst als „buntes Gliom" beschrieben.

In der Klassifikation der WHO werden Glioblastome zusammen mit Medulloblastomen in die Rubrik wenig differenzierter Tumoren eingeordnet. Damit geht die Kontinuität zu den übrigen Gliomen verloren, als deren entdifferenzierte Form das Glioblastom immer angesehen wurde. Wir besprechen deshalb das Glioblastom weiterhin im Anschluß an die mehr gutartigen und anaplastischen Gliome.

Die Einteilung der WHO nennt als Varianten des Glioblastoms:

- Das Glioblastom mit sarkomatöser Komponente (Gliosarkom, gemischtes Glioblastom und Sarkom) und
- das Riesenzellglioblastom.

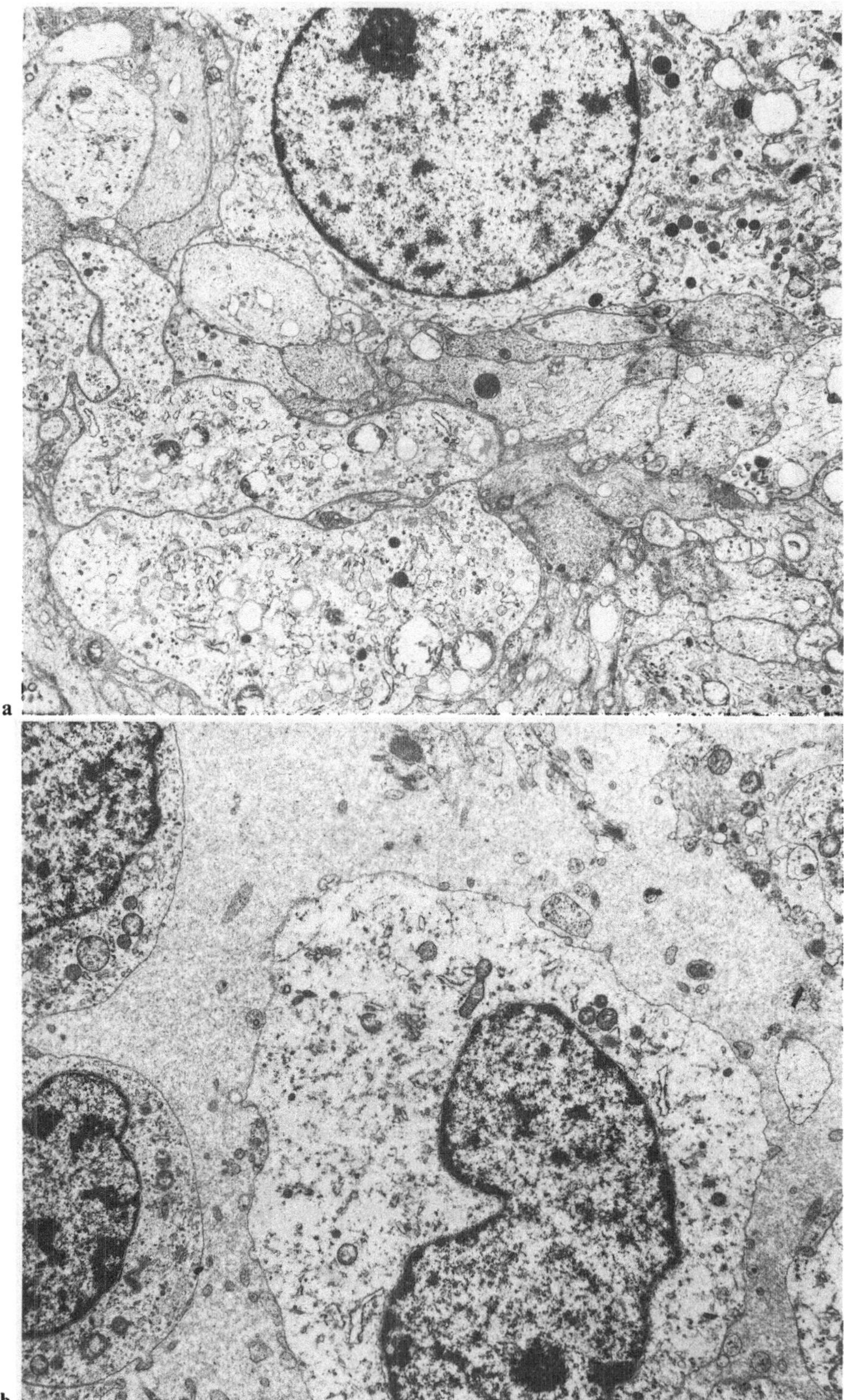

Eine weitere Unterteilung der Glioblastome richtet sich nach dem vorherrschenden Zelltyp: Globuliformes Glioblastom mit kleinen Rundzellen, fusiformes Glioblastom mit überwiegend bipolaren Zellen und Riesenzellglioblastom mit den charakteristischen Riesenzellen.

Bisweilen werden die Ausdrücke primäres und sekundäres Glioblastom verwandt; die letzte Benennung soll anzeigen, daß das Glioblastom sich aus einem zunächst benigneren Tumor entwickelt hat. Da es jedoch dafür keine Kriterien gibt, sollten diese Ausdrücke nicht gebraucht werden. Wenn der Eindruck besteht, daß Teile des Tumors einem gutartigeren Gliom entsprechen, muß differentialdiagnostisch ein anaplastisches Gliom erwogen werden.

MALLORY (1914) hat die Benennung Glioblastom wahrscheinlich zuerst benutzt (MANUELIDIS u. SOLITAIRE 1971). Der von BAILEY u. CUSHING (1926) zuerst gebrauchte Ausdruck für diese Tumorgruppe war Spongioblastoma multiforme, später dann Glioblastoma multiforme.

2. Epidemiologie

a) Häufigkeit

Die Meningeome und die Glioblastome dürften die häufigsten Gruppen der primär intrakraniellen Tumoren sein.

In der Zülchschen Statistik stellen Glioblastome 12,2% dar. Höhere relative Werte, bis fast 30% (BENETT 1946) werden angegeben. Diese letzte Serie betraf ein Militärkollektiv; andere Zahlenangaben lagen dazwischen: GAGEL (1938) 15%, MANUELIDIS u. SOLITAIRE (1971) 17,5%.

b) Alter

Das Glioblastom ist der gliöse Tumor des mittleren und höheren Erwachsenenalters. Die Häufigkeit im Kindesalter wird von DOHRMAN et al. (1976) mit 8,8% bei 488 Fällen angegeben. Die Zusammenstellung von JÄNISCH et al. (1976) der Glioblastomdiagnosen im ersten Lebensjahr enthält nur wenige Fälle. Am häufigsten kommen sie zwischen 50 und 60 Jahren vor. Bei kindlichen Fällen (MÜLLER 1973; FRESH et al. 1976) muß die Diagnose kritisch gewertet werden. Das umstrittene monstrozellulare Sarkom ist nach WITTE (1979) vor dem zwanzigsten Lebensjahr mit 20% wesentlich häufiger als das Glioblastom (2%).

c) Geschlecht

Die meisten Sammlungen zeigen ein geringes bis deutliches (ZÜLCH 1986, 6:4) Überwiegen des männlichen Geschlechts. ROTH u. ELVIDGE (1960) fanden in ihrem Kollektiv von 404 Fällen 70% Männer, SPIGOLON u. GULOTTA (1961) bei 90 Glioblastomen 53,8% Männer.

Abb. 59a, b. Polymorphes Oligodendrogliom im elektronenmikroskopischen Bild. **a** Klassische Oligodendrogliazellen mit hellem Zytoplasma; Perikarya und Fortsätze sind mäßig polymorph. × 3000. **b** Auf der linken Bildhälfte zwei Oligodendrozyten. Der Hauptteil des Bildes wird eingenommen durch eine größere polymorphe Zelle mit wenig Fortsätzen und Organellen. Keine Filamente. × 3000

3. Makroskopische Aspekte

a) Sitz

Die Glioblastome besitzen Vorzugslokalisationen, die im einzelnen schematisch dargestellt sind bei ZÜLCH (1975), dort auch im Vergleich mit anderen intrakraniellen Geschwülsten. Als Haupttypen können die Glioblastome der weißen Substanz der Lappen genannt werden

- frontal: lateral-dorsal-basal,
- parietal: lateral und dorsal,
- temporal: medial und lateral,
- okzipital: lateral und basal.

Ein weiterer Typ ist das Schmetterlingsgliom, das als vorderer oder hinterer Balkentumor in beide Hemisphären ausstrahlt. Man kann – auch aufgrund vielfach asymmetrischen Wachstums – das Schmetterlingsgliom als Folge einer Durchwachsung des Balkens ansehen. Die einseitige Form imponiert als der recht charakteristische Untertyp des Glioblastoms der Balkenstrahlung. Glioblastome im Thalamus kommen vor. Andere Lokalisationen, Brücke, Mittelhirn, vor allem Kleinhirn, müssen angesichts der Häufigkeit dieses Tumors als selten angesehen werden. Primäre Glioblastome des Rückenmarkes wurden beschrieben.

b) Gestalt

Das Hauptcharakteristikum des Glioblastoms bei Betrachtung mit bloßem Auge ist seine Buntheit (Buntes Gliom, VIRCHOW 1865). Dies ist der schon makroskopisch wahrnehmbare Ausdruck der Heterogenität dieses Tumors. Sie wird zurückgeführt auf Nekrosebildungen (grau), frische und ältere Blutungen (rot/braun) und die für Glioblastome recht typische Verfettung (gelb). Häufig ist eine landkartenförmig unregelmäßig gestaltete zentrale Nekrose (Abb. 60). Dieses Bild ist inzwischen auch aus der computertomografischen Analyse geläufig, wo eine hypodense Zone (Nekrose) durch eine speichernde girlandenartige gefäßtragende zellreiche Gewebszone umgeben wird. Große sinusoidale Gefäße – einer der wichtigen Typen der pathologischen Vaskularisation der Glioblastome – werden oft mit bloßem Auge gesehen.

4. Feingeweblicher Bau

a) Zytologie

Das Zellbild des Glioblastoms zeichnet sich – wie auch seine gewebliche Struktur – durch eine auffallende Vielgestaltigkeit (Polymorphie) aus. Die zytologische Polymorphie besteht im Vorkommen ganz unterschiedlicher Zelltypen. Man trifft „niederdifferenzierte" Rundzellen. Beim Überwiegen dieses Zelltyps wird auch von globuliformen Glioblastomen gesprochen. Recht charakteristisch sind bipolare, fusiforme Zellen: fusiformes Glioblastom (Abb. 61).

Untersuchungen mit GFAP haben gezeigt, daß praktisch in allen Glioblastomen „reife" Astrozyten vorkommen. Tatsächlich zeigen auch andere Methoden,

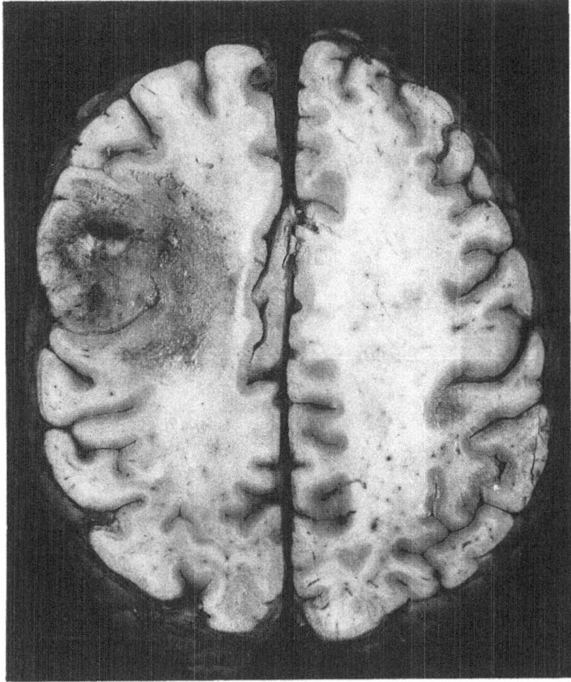

Abb. 60. Makroskopischer Aspekt des Glioblastoms

wenn auch nicht mit derselben Konstanz wie die GFAP-Reaktion oder das Elektronenmikroskop, Astrozyten, von denen die gemästeten Formen am auffälligsten sind (Abb. 62).

Die Beteiligung von Riesenzellen hat zur Bezeichnung Riesenzellglioblastom geführt. Die bunte Mischung verschiedener Zellelemente trägt der Heterogenität des Glioblastoms am meisten Rechnung, sie wird auch als multiforme Untergruppe beschrieben (Abb. 63).

b) Architektur

Zur geweblichen Polymorphie werden im allgemeinen gerechnet:

– Kleine Gewebsnekrosen mit abortiven Reparationsversuchen (Pseudopalisaden).
– Die pathologische Vaskularisation mit unterschiedlichen Gefäßen.
– Bindegewebsproliferation.

Die kleinen strichförmigen Nekrosen mit sog. Pseudopalisaden gelten als hochspezifisch für das Glioblastom (Abb. 64). Größere Kollektive aus randomisierten Studien haben in der Tat gezeigt, daß die typischen Gewebsnekrosen – strichförmig und landkartenartig – für die Diagnose Glioblastom und die entsprechend schlechte Prognose entscheidend sind. Die Pseudopalisaden geben der Nekrose ihr unverwechselbares Gepräge, sind für die diagnostische Einord-

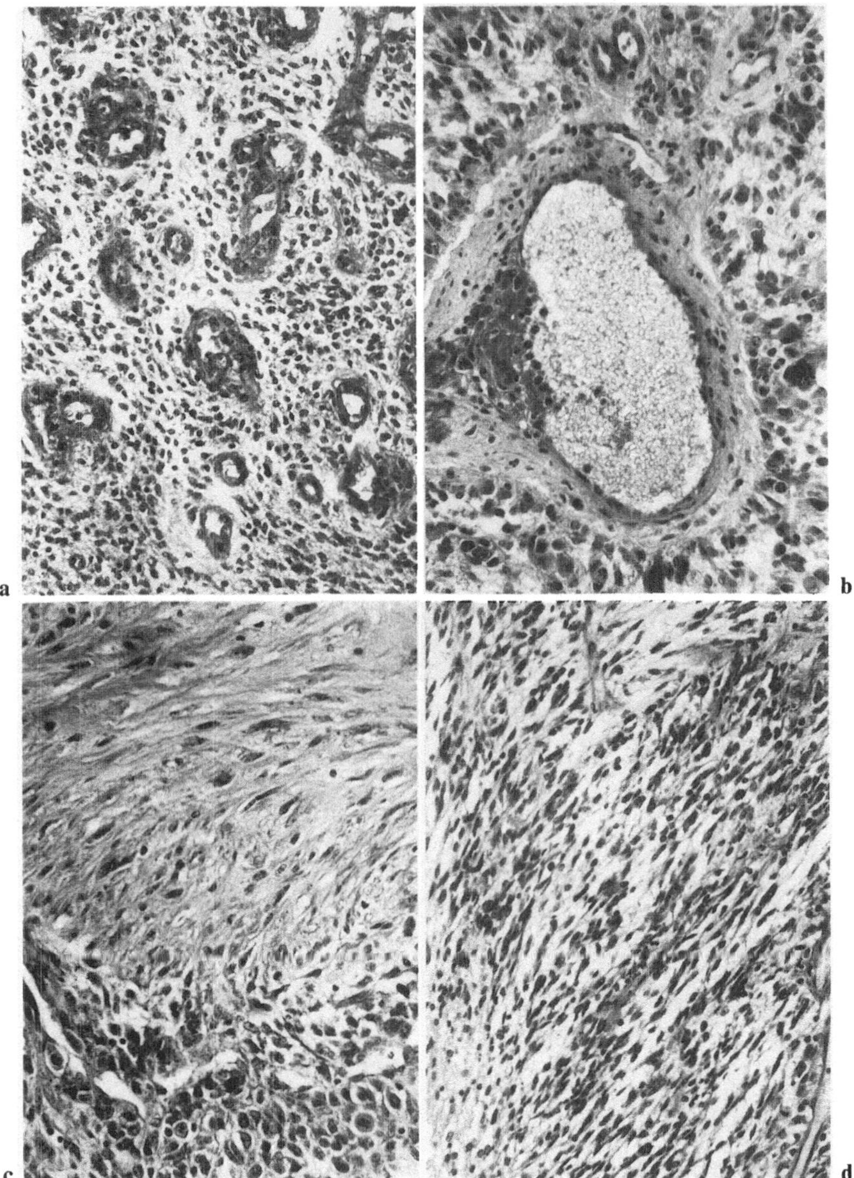

Abb. 61 a–d. Zytologische Varianten des Glioblastoms: Bei der globuliformen Variante findet man kleine Rundzellen (**a, b**). Bipolar angeordnete Zellen bestimmen das Bild des fusiformen Glioblastoms (**c, d**). **a–d** ×125. Alle Kresylviolett

nung und prognostische Aussage allerdings nur fakultativ zu werten (Burger et al. 1985). Frische Nekrosen können Kerntrümmer enthalten; bestimmen sie das histologische Bild, so entstehen Strukturen, die bei oberflächlicher Betrachtung Ähnlichkeiten mit einem eitrig-entzündlichen Prozeß haben. Ältere Nekrosen sind amorph, hyalin oder fibrinoid umgewandelt und lassen oft im Inneren

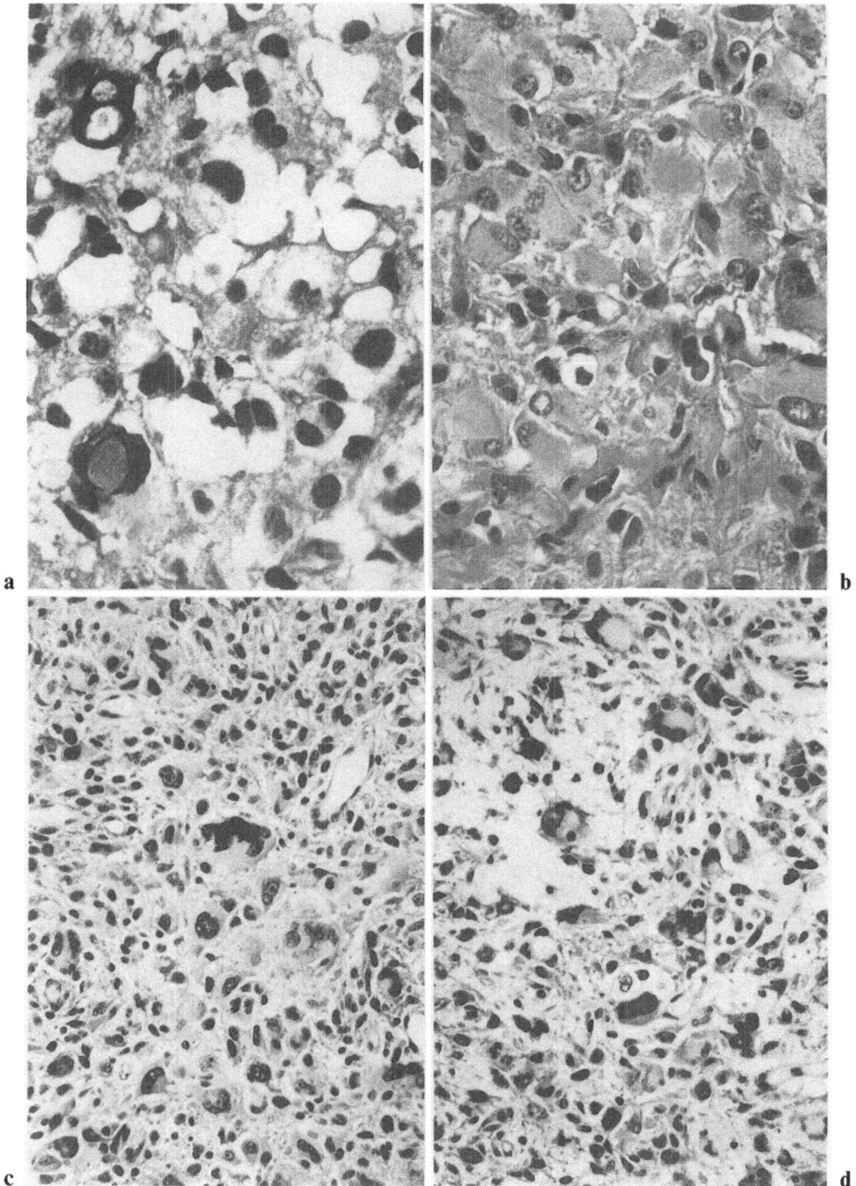

Abb. 62a–d. Zytologische Varianten des Glioblastoms: Regelmäßig sind im Glioblastom neoplastische Astrozyten anzutreffen. Das kommt auch darin zum Ausdruck, daß in praktisch allen Glioblastomen fokal GFAP nachgewiesen werden kann. **a, b** × 250, **c, d** × 125. Alle Kresylviolett

noch Gefäßkonturen erkennen. Die Pseudopalisaden bestehen aus dichten Kernreihen, die die strichförmigen und unregelmäßig gestalteten Nekrosen radiär umgeben.

Die pathologische Vaskularisation, die zweite Komponente der geweblichen Polymorphie, hat unter verschiedenen Gesichtspunkten Interesse erregt:

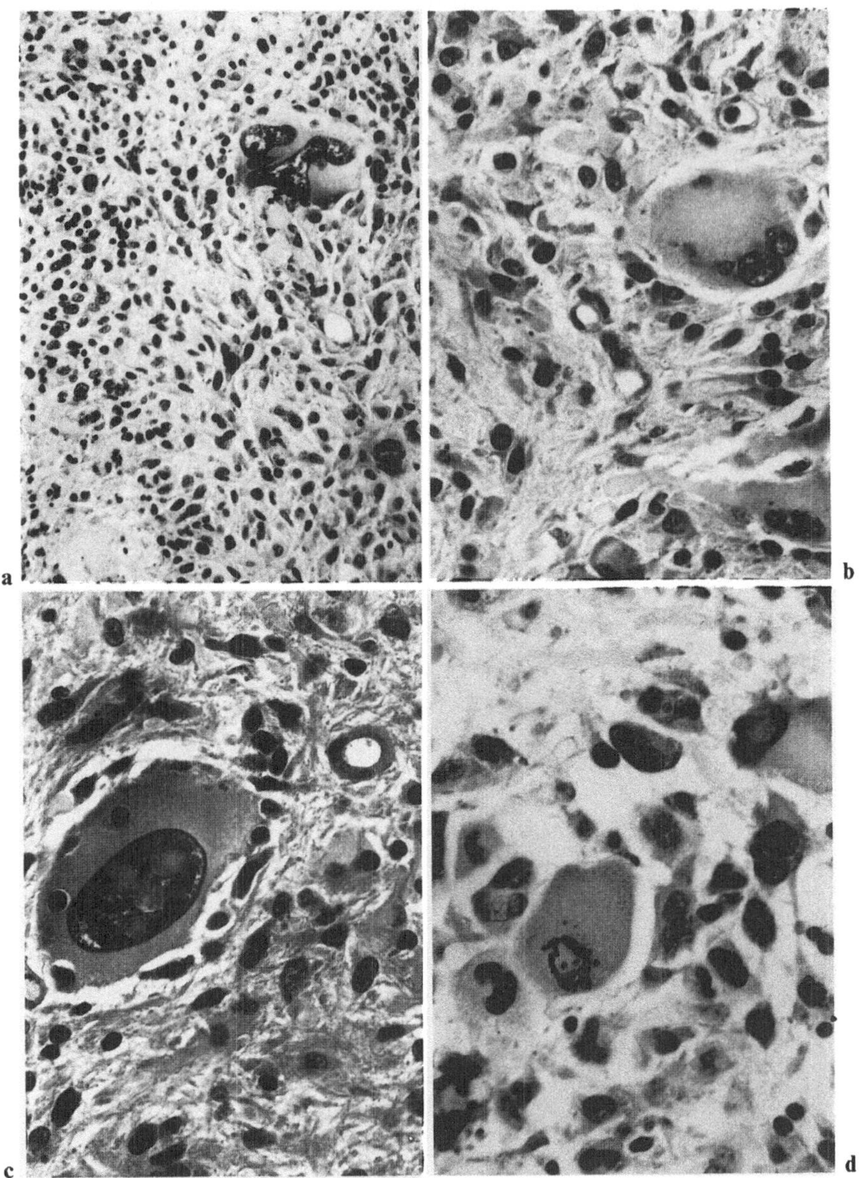

Abb. 63a–d. Glioblastoma „multiforme" mit Riesenzellen und erheblicher zellulärer Heterogenität. **a** × 125, **b–d** × 500. Alle Kresylviolett

– Die vielen unterschiedlichen Formen der Gefäße im Glioblastom wurden als
Zeichen überschießenden und defektiven Gefäßwachstums gewertet und mit
der Malignität des Tumors korreliert.
– Die Gefäße sind Träger der Bluthirnschranke, die pathologische Gefäßneubildung wird für das Fehlen der Bluthirnschranke in malignen Tumoren verantwortlich gemacht.

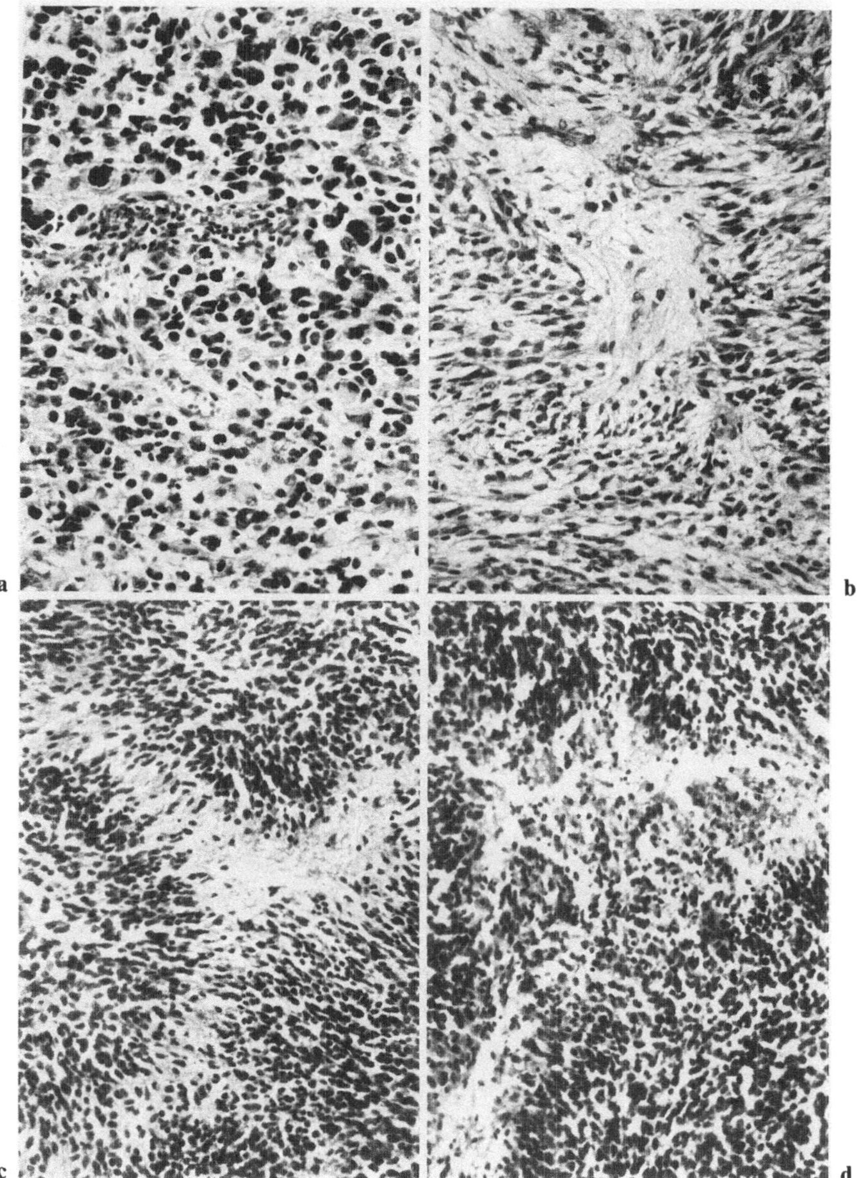

Abb. 64a–d. Zu den Komponenten der geweblichen Polymorphie gehören vor allem Nekrosebildungen. Strichförmige Nekrosen mit pseudopalisadenartiger Anordnung der umgebenden Zellkerne werden als diagnostisch entscheidend für das Glioblastom angesehen. Alle × 125, Kresylviolett

- Die Gefäße sind von praktisch-diagnostischem Wert bei Kontrastmitteluntersuchungen.
- Das im Glioblastom oft ausgeprägte bindegewebige Stroma scheint mit dem Gefäßbindegewebe in Zusammenhang zu stehen. Es ist diskutiert worden, daß dieses Stroma selbst tumorös wachsen kann (bis hin zum Gliosarkom).

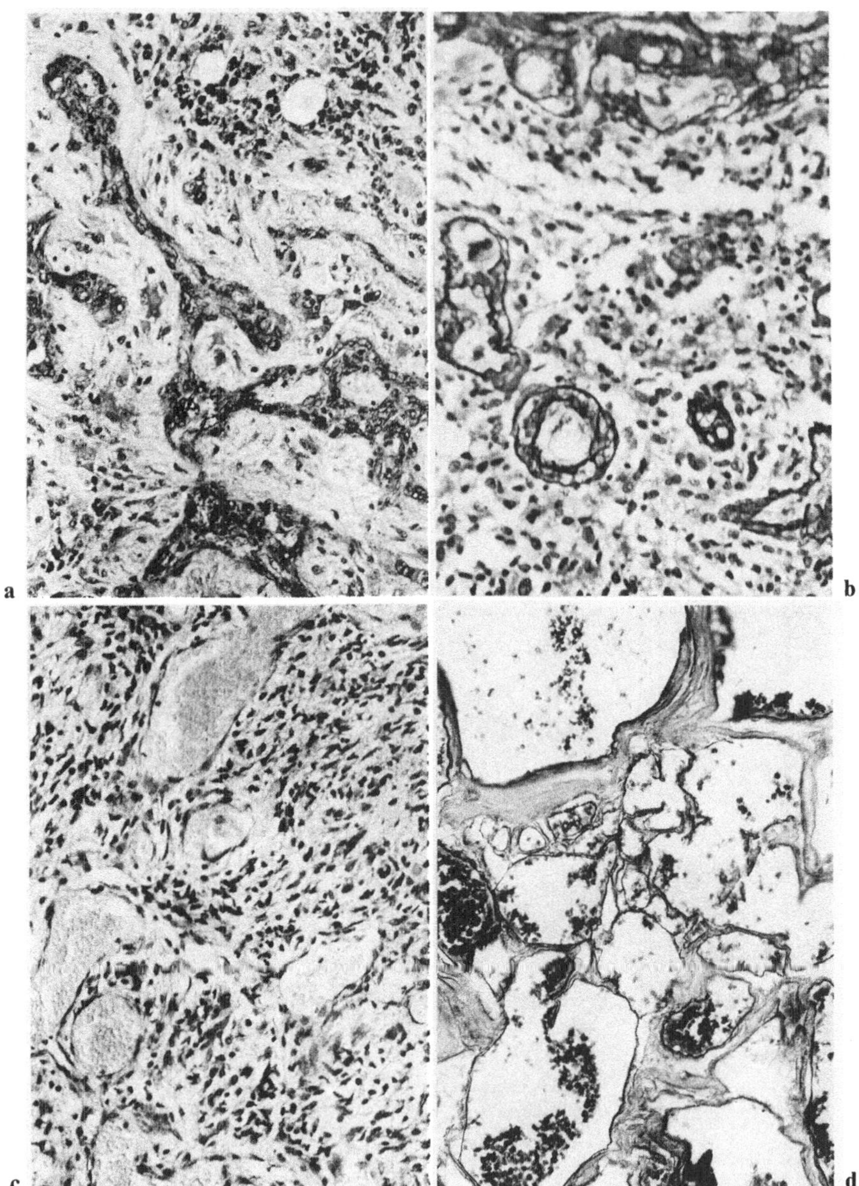

Abb. 65a–d. Die neoplastischen Gefäße im Glioblastom lassen sich in ihren verschiedenen charakteristischen Ausformungen am besten mit den Silberfasermethoden darstellen. **a** HE, **b–d** Gordon-Sweet. Alle × 125

Tatsächlich kommen immer wieder Kernteilungsfiguren in der Gefäßwand vor.

Die unterschiedlichen Gefäßtypen in Glioblastomen wurden mehrfach zusammenfassend beschrieben (HARDMAN 1940). An wichtigen Typen sind zu nennen (Abb. 65):

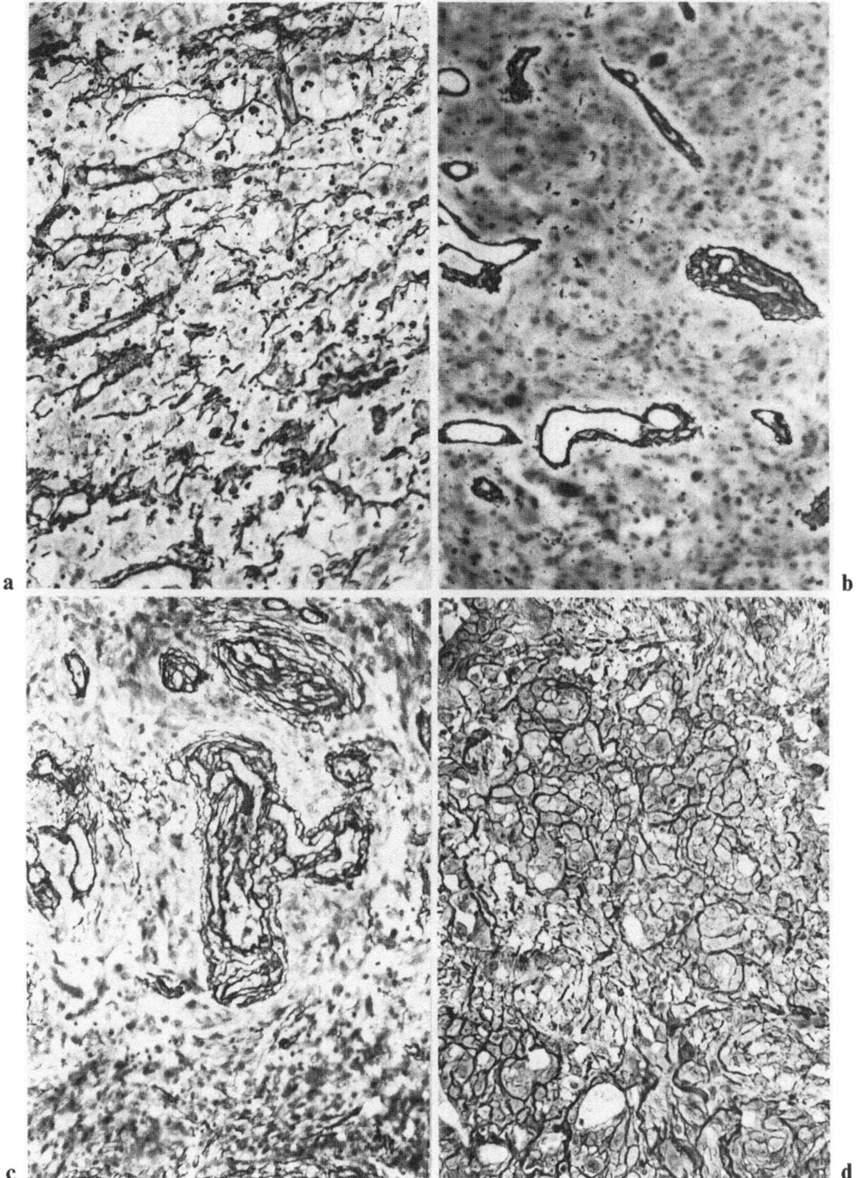

Abb. 66a–d. Breitet sich das Bindegewebe über die Gefäße hinaus aus und durchsetzt einen Teil des Tumors, so lassen sich im Tumor selbst retikuläre und kollagene Fasern nachweisen. Alle Gordon-Sweet, × 125

– Glomeruläre gewundene Gefäße, sog. Kapillargirlanden.
– Große sinusoidale Gefäße.
– Gefäße mit besonders ausgeprägter Endothelproliferation (mit gelegentlichen Mitosen).
– Gefäße mit besonders hervortretender Adventitia u.a.

Große sinusoidale Gefäße drainieren in Venen und sind wohl verantwortlich für die „frühe Vene", einen angiografisch bedeutsamen Hinweis für die pathologischen Verhältnisse eines Hirntumors. Die reiche Vaskularisation ist überhaupt ein angiografisches Zeichen des Glioblastoms. Die defektive Gefäßneubildung wird auch verantwortlich gemacht für die Tendenz zu größeren und kleineren Blutungen innerhalb maligner Gliome.

Die bindegewebige Beteiligung im Glioblastom kann einen Grad erreichen, daß es mit den entsprechenden histologischen Methoden zur Darstellung retikulärer und kollagener Fasern kommt (Abb. 66). In neuerer Zeit wird oft der Fibronektinnachweis zur Darstellung von Gefäßen, Fibroblasten und Bindegewebe angewandt.

Das eine Ende des Spektrums der bindegewebigen Beteiligung besteht in der Beschränkung auf reines Gefäßbindegewebe, am deutlichsten sichtbar in der Retikulinfaserfärbung. Die bindegewebige Beteiligung wird – je nach Ausmaß und Stärke – am anderen Ende des Spektrums zur Diagnose eines Glioblastoms mit bindegewebiger Beteiligung, mit sarkomatöser Komponente oder zur Bezeichnung Gliosarkom führen.

Prinzipiell besteht aber auch die Möglichkeit eines reparativen mesodermalen Wachstums des Bindegewebes als teilweise überschießende, teilweise abortive Antwort auf die „nachhängende" Gefäßversorgung, die Möglichkeit einer bindegewebigen Antwort als echte Aufräumleistung bei Nekrosen und Blutungen und die Möglichkeit eines autonomen Wachstums des Bindegewebes selbst.

5. Morphologische Zusatzmethoden

a) Quetschpräparat

Das zytologische Bild im Quetschpräparat wird durch zwei Faktoren bestimmt:

- der noch mehr als im Schnittpräparat hervortretenden zellulären Polymorphie mit großen Unterschieden in Zellgestalt und -größe und Auftreten von Mitosen und
- der gliösen, faserigen Natur der Geschwulstzellen (Abb. 67). Die erste Eigenschaft weist auf die Malignität, die zweite auf die gliöse Morphologie im Gegensatz zur Karzinommetastase hin.

b) Histochemie

Oxydative Enzyme wurden im Glioblastom verstärkt nachgewiesen, besonders in solchen mit Riesenzellen und starker Gefäßproliferation (Nasu u. Müller 1964; Kreutzberg et al. 1966). Aufgrund der insgesamt starken Variabilität des Nachweises oxydativer Enzyme ist es schwierig, die Daten als Ausdruck der Anaplasie zu interpretieren (Mossakowski 1962; Schiffer et al. 1964). Eine erhöhte Reaktion der NADPH-Tetrazoliumreduktase wurde sowohl in den Zellen der Pseudopalisaden (Smith 1963; Schiffer et al. 1964) als auch in den Gefäßproliferationen gefunden. Die hydrolytischen Enzyme verhalten sich im wesentlichen wie in den gutartigen gliösen Tumoren (Schiffer u. Fabiani 1970).

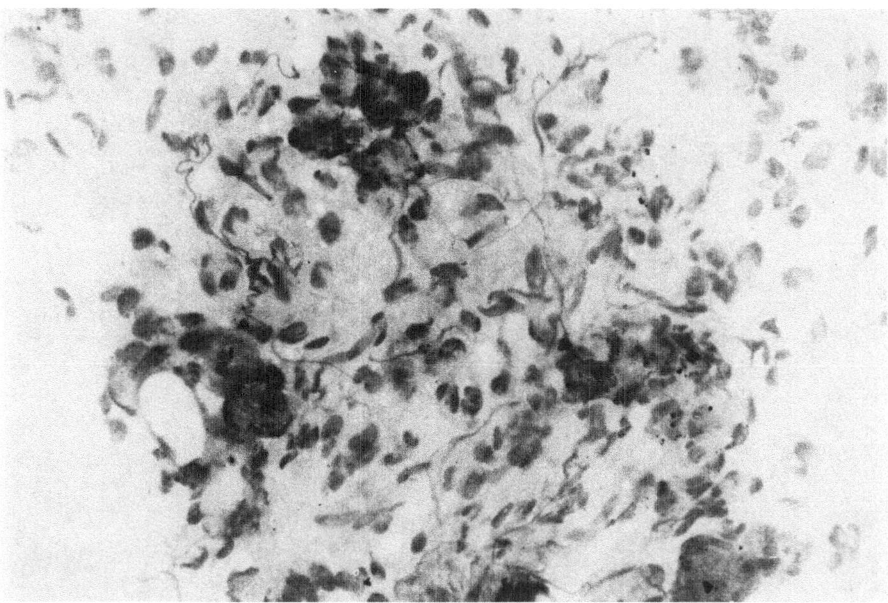

Abb. 67. Quetschpräparation aus einem Glioblastom. Typisch ist die Kombination gliöser, faseriger Zellen mit erheblicher Variabilität in Zell- und Kerngröße und -gestalt. Methylenblau × 500

c) Immunhistochemie

Für die immunhistochemische Betrachtung ist das Glioblastom sicher einer der interessantesten Tumoren. Man findet praktisch in allen eine regional und nach der Intensität stark wechselnde Expression von saurem Gliafaserprotein (Abb. 68), Vimentin und S-100 Protein in den Tumorzellen selbst. Dabei scheint die Expression von GFAP und Vimentin die gleichen Zellen und Zellbestandteile zu betreffen, wenn auch in unterschiedlicher Intensität, während die Expression von S-100 Proteinen lokalisatorisch anders verteilt ist (KIMURA et al. 1986).

Der stärkste GFAP-Nachweis gelingt oft bei gemästeten Astrozyten (Abb. 69) und bei Riesenzellen; am geringsten scheint die Expression bei den kleinen Rundzellen vorhanden zu sein. Eindeutige Beziehungen der Expression verschiedener Marker zu einer wie auch immer anzusehenden Anaplasie sind bis heute nicht gefunden worden.

Mesenchymale Tumormarker im Glioblastom geben Auskunft über die Stromabeteiligung (Abb. 68). NF-Proteine und basisches Myelinprotein markieren eventuell noch vorhandene präformierte Strukturen.

d) Elektronenmikroskopie

Ultrastrukturell zeichnen sich Glioblastome durch zwei Eigenschaften aus:

- eine große Variabilität der zytologischen Charakteristika,
- die in fast allen vorkommenden Filamente von 6–9 Nanometern (Abb. 70).

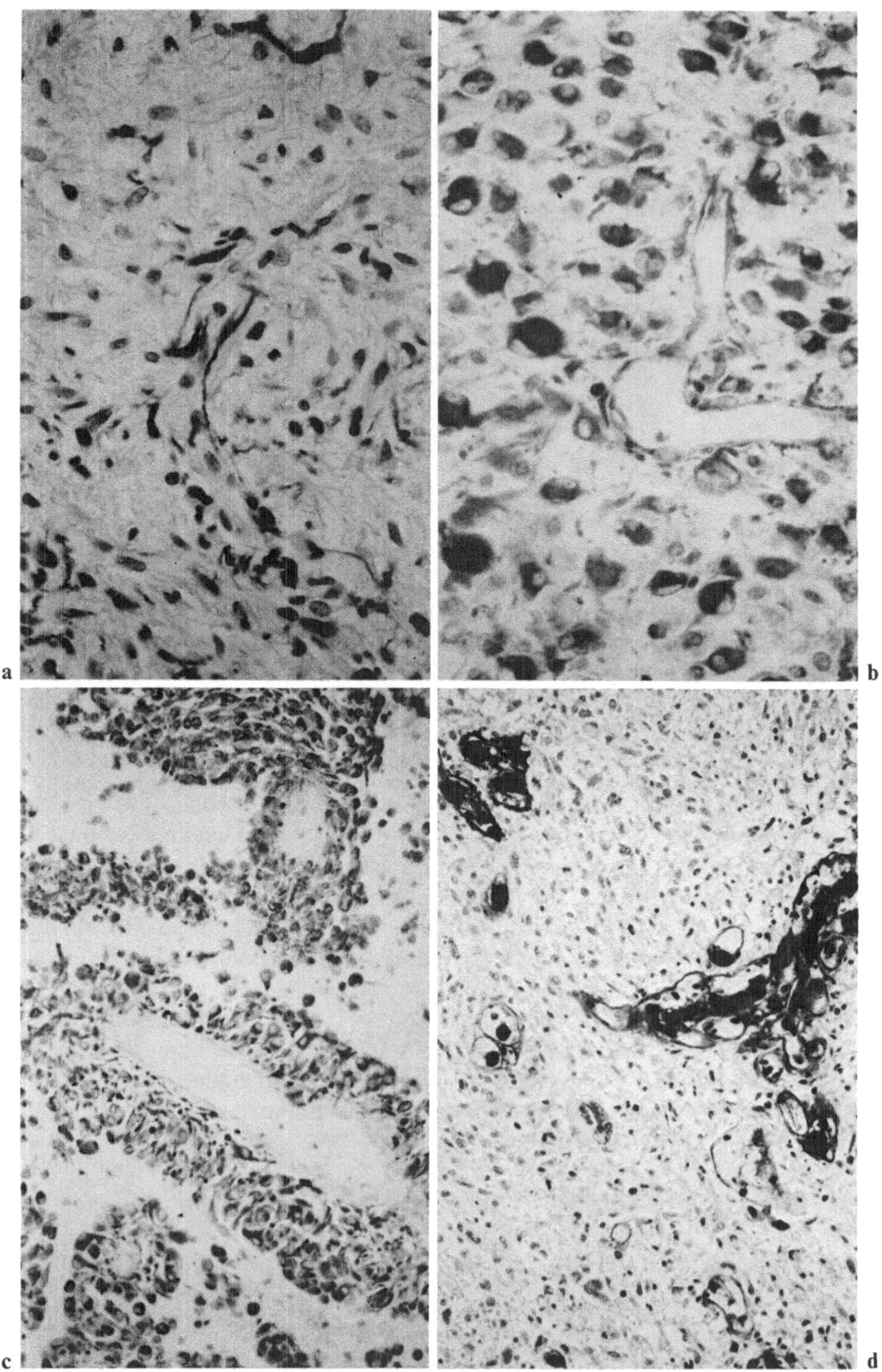

Abb. 68a–d. Darstellung des sauren Gliafaserproteins in den Tumorzellen des Glioblastoms sowie des Fibronektins perivaskulär. **a, b** GFAP ×250, **c** GFAP ×125, **d** Fibronektin ×125

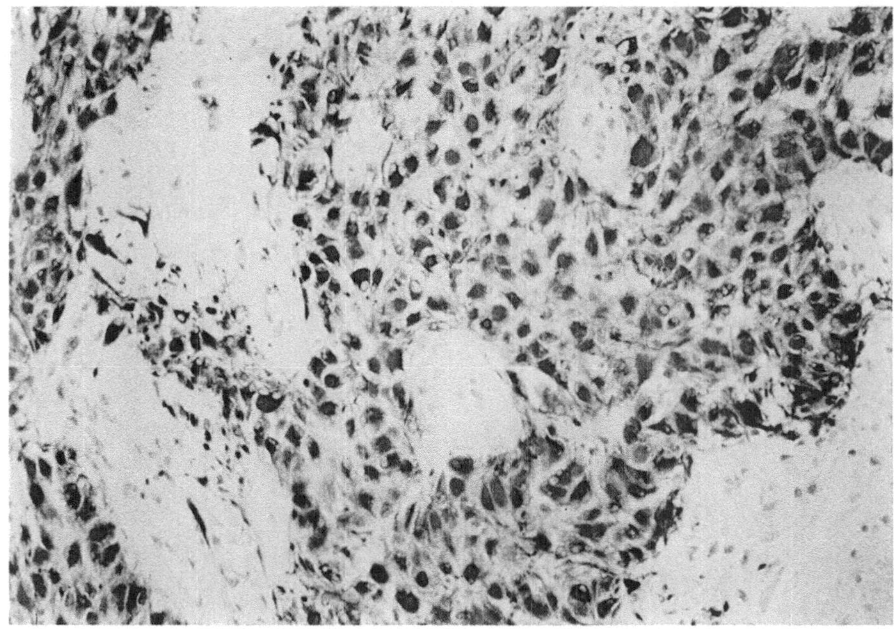

Abb. 69. Expressionsmuster des sauren Gliafaserproteins in gemästeten Zellen des malignen Glioms. GFAP × 250

Die Variabilität betrifft sowohl Kerngröße und -gestalt als auch die Zytoplasmastrukturen. Bizarre Kerne mit Invaginationen, Kernabsprengungen, lobulierte Kerne und natürlich multiple Kerne innerhalb einer Zelle sind keine Seltenheit. Der sichtbare Chromatingehalt im Kern kann sehr variabel sein, der Nukleolus ist oft groß, Kernteilungsfiguren werden in vielen Tumoren angetroffen. Das Zytoplasma kann sehr unterschiedlich elektronendicht sein. Man findet viele Zellen mit ausgesprochen spärlichen Organellen: Lediglich freie Ribosomen und Polyribosomen sind fast immer vorhanden. Gliafilamente kommen dann in geringer Dichte sich überkreuzend im Zytoplasma vor (Moss 1986).

Daneben findet man Zellen, bei denen dicht gebündelte Gliafilamente das gesamte Zytoplasma oder einen Teil desselben durchsetzen. Gelegentlich liegen die Filamente an der Peripherie, während sich kernnah andere Organellen, etwa Mitochondrien, ansammeln.

Das regellose Nebeneinander heller, organellenarmer und dichter, organellenreicher, besonders filamentreicher Zellen scheint nach eigenen Erfahrungen ziemlich typisch für Glioblastome zu sein. Im Gegensatz zu den isomorphen und auch anaplastischen Astrozytomen ist dabei die Zellanordnung meist dicht und kompakt.

Darüber hinaus kommen jedoch auch alle Arten regressiver Veränderungen in der Zelle vor: Lysosomale und Lipideinschlüsse, Phagosomen, Zisternen etc.

An den Gefäßen weisen proliferierende Perizyten oft extrem verdickte Basalmembranen auf. Die Endothelzellen sind ebenfalls proliferiert, die Zellverbin-

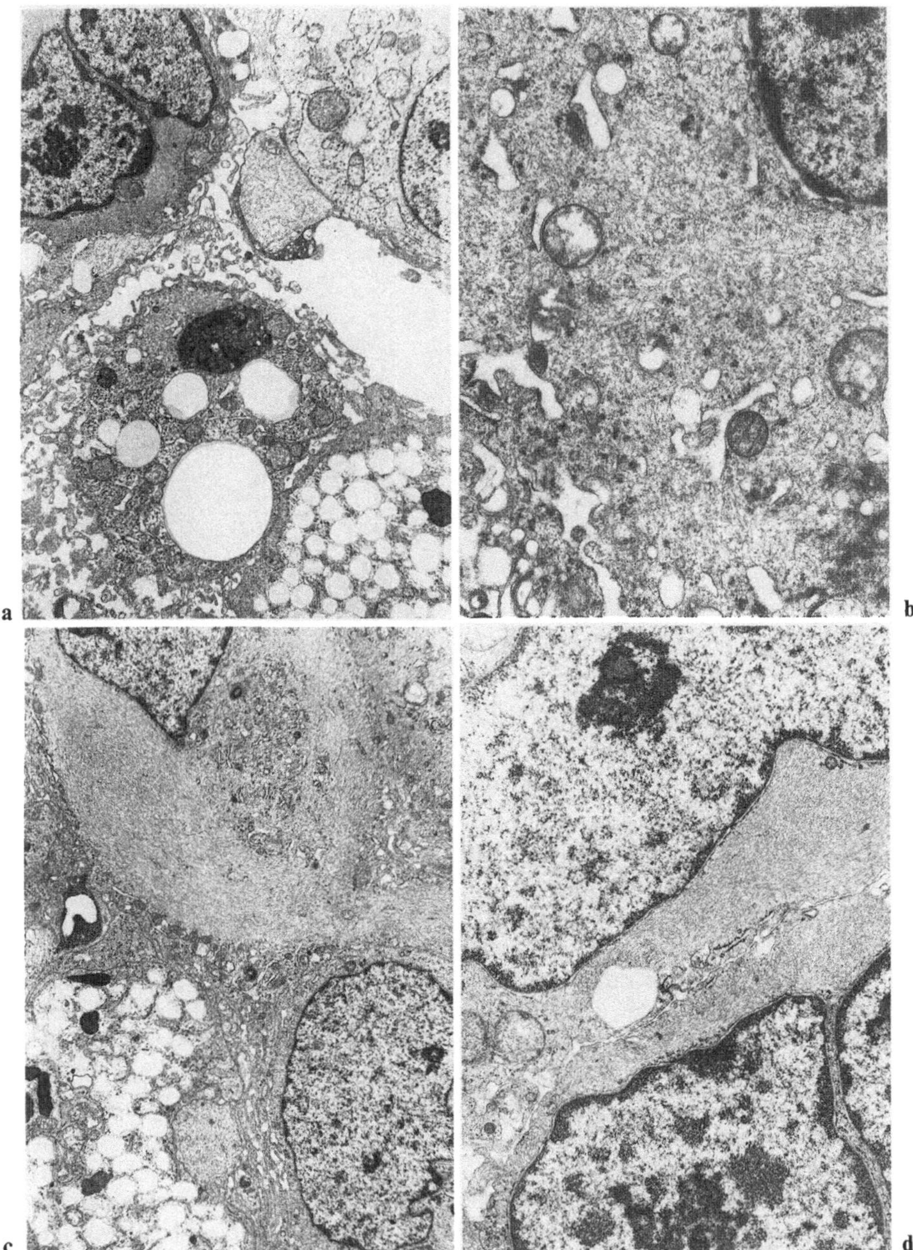

Abb. 70a–d. Elektronenmikroskopisch findet man eine deutliche Variabilität der Kernformen und des Organellengehaltes des Zytoplasma. Astrozytäre Differenzierung läßt sich regelmäßig am Auftreten von Gliafilamenten nachweisen. **a** × 3000, **b–d** × 7000

dungen nicht selten atypisch. Schließlich kommt eine Wucherung kollagenbildender Fibroblasten vor.

e) Gewebekultur

In Explantaten von Glioblastomen finden sich wie im gesamten Glioblastom stark variierende Zelltypen: Schlanke bipolare Zellen, multipolare astrozytäre Elemente und Riesenzellen werden beobachtet. Die Gewebekultur reflektiert somit die zelluläre Heterogenität der Tumorgruppe insgesamt (LISS 1962).

6. Biologisches Verhalten

a) Wachstumsgeschwindigkeit

Glioblastome sind biologisch und klinisch maligne Tumoren. Die mittlere postoperative Überlebenszeit dürfte trotz großer therapeutischer Bemühungen auch heute noch sicher unter einem Jahr liegen (McCOMB u. BIGNER 1984). Eindrucksvoll sind oft kurze präoperative Verläufe, die bei dieser Tumorart eher die Regel als die Ausnahme darstellen. Für einen Teil dieser fulminanten Verläufe kann die ausgeprägte Tendenz zur Ödembildung sowie die Neigung des Tumors zu größeren Einblutungen verantwortlich gemacht werden. Indes sind auch die genannten Komplikationsmöglichkeiten als Ausdruck des rapiden Wachstums dieses Tumors zu werten.

Es wird mehrfach angegeben, daß die Prognose der Glioblastome seit 20 Jahren trotz intensivierter therapeutischer Bemühungen in diesem Zeitraum nicht besser geworden ist: Diese an kleineren Gruppen aus dem klinischen Alltag gewonnenen Erkenntnisse (NEUMANN 1983) bestätigen sich im Prinzip auch in therapeutischen Vergleichskollektiven (MENNEL u. HEISS 1980) und randomisierten Studien. Auch die Übersichtsarbeit von McCOMB u. BIGNER (1984) kommt zu dem Schluß, daß sich die Verhältnisse seit RINGERTZ (1950) kaum geändert haben.

Mehrfach haben sich in der letzten Zeit bei der morphologischen Untersuchung in kontrollierten Therapiestudien Fragen nach möglichen prognostisch relevanten histologischen Kriterien im Glioblastom gestellt, wobei allerdings wieder auf die gelegentlich nicht ganz scharfe Differentialdiagnose zwischen malignem Gliom und dem Glioblastom verschiedener Graduierungs- und Klassifizierungsschemata hingewiesen werden muß. In einer Studie, die 1980 von BURGER u. VOLLMER veröffentlicht wurde, werden Faktoren, die eventuell mit der Überlebenszeit korrelieren sollten, gesucht. Es wird lediglich das Riesenzellglioblastom genannt, das mit einer besseren Überlebenszeit einhergeht. In einigen Untergruppen haben auch die Zelldichte und die Überlebenszeit eine positive Korrelation gezeigt.

Pathologische Formationen und ihre prognostische Bedeutung wurden auch aufgrund späterer Studien der National Brain Tumors Study Group untersucht (BURGER et al. 1985). Diese Stellungnahme benutzt ein Drei-Grad System, das aber weitgehend mit der WHO-Graduierung parallelisiert werden kann. Der

Bericht beruht auf der Untersuchung von 1265 Patienten mit Glioblastomen und 175 mit anaplastischen Astrozytomen mit einem Altersgipfel von 56:46 Jahren. Unterschiedliche Dauer präoperativer Symptome: 5,4:15,7 Monaten. Die Differenzen in den Überlebenszeiten waren hoch signifikant.

Diese Untersuchungen stützen sich auf Operationsmaterial, das meist nicht als ausreichend relevant angesehen wird. Obduktionsmaterial aus dem BTSG-Kollektiv wurde von GIANGASPERO u. BURGER (1983) untersucht, wobei allerdings wiederum der Verlauf außeracht bleibt: Bei fünfzig Hirnen wurden als Malignitätszeichen angesehen:

- Masseneffekt des ursprünglichen Tumors,
- Infiltration,
- Entfernte Absiedlungen.

Zytologisch sollen kleine Rund- und bipolare Zellen Malignitätszeichen sein. Diese waren fast exklusiv in stark raumfordernden Tumoren vorhanden, stellten die infiltrierenden Zellen dar und waren die einzigen in Metastasen. Die Suche nach potentiellen Malignitätsmarkern geht unter Einschluß immunhistochemischer Methoden derzeit weiter. Reproduzierte Ergebnisse liegen noch nicht vor.

b) Graduierung

Die WHO gibt für alle Glioblastome den Malignitätsgrad IV an.

c) Metastasen

Glioblastome metastasieren nicht selten über den Liquorweg; man findet dann Tumorknötchen im Ventrikelsystem oder flächenhafte Geschwülste subarachnoidal. Eine ganz diffuse Aussaat wie im Medulloblastom ist sehr selten. Extrakranielle Metastasen sind öfters kasuistisch berichtet worden. KRETSCHMER (1974) hat 42 Fälle aus der Literatur zusammengetragen.

7. Differentialdiagnose, Überschneidungen

Das Glioblastom ist eigentlich ein biologisch und morphologisch ausreichend definierter Tumor. Differentialdiagnostische Probleme, die früher manchmal gegenüber Sarkomen und Karzinommetastasen bestanden, lassen sich heute einfach durch die Anwendung der Immunhistochemie lösen. Konzeptuelle Schwierigkeiten gibt es bei der Abgrenzung gegenüber Astrozytomen III. Hier ist die Regel hilfreich, daß landkarten- oder strichförmige Nekrosen nur in Glioblastomen vorkommen. Innerhalb der Gruppe ist die weitere Unterteilung oft willkürlich gehandhabt worden. Auch die WHO zeigt mit Glioblastom und zwei zusätzlichen Varianten nur eine von mehreren Möglichkeiten. Zur Frage der Überschneidungen mit Sarkomen und der Eigenständigkeit eines sog. monstrozellulären Sarkoms siehe dort.

VI. Ependymome und Plexuspapillome

1. Definition, Unterteilung

Ependymome sind Tumoren, die im Zell- und Gewebsbild ependymäre Strukturen kopieren. Hierzu gehören vor allem pseudorhythmische Bildungen um Gefäße und Hohlräume, Bildungen von Ependymschläuchen und Rosetten. Die Ependymome sind eine heterogene Tumorgruppe. Man findet bei diesen Tumoren sehr unterschiedliche Gewebsbilder und eine breite Streuung in der Altersverteilung.

Die WHO-Klassifikation gruppiert Ependymome und Plexuspapillome zusammen. Die Ependymome werden als Gruppe behandelt, spezielle Varianten sind:

- Das sog. myxopapilläre Ependymom,
- das papilläre Ependymom,
- das Subependymom.

Das anaplastische (maligne) Ependymom wird den Ependymomen (ohne nähere Bezeichnung, klassische Form) gegenübergestellt.

ZÜLCH unterteilt zudem noch in eine papillär-trabekuläre Variante und das Ependymom des Foramen Monroi. Die meisten der genannten Unterteilungen besitzen auch eine besondere Topik.

2. Epidemiologie

a) Häufigkeit

ZÜLCH (1986) gibt die Zahl der Ependymome mit 4,3% der intrakraniellen Tumoren an, im Material CUSHINGS waren es 1,3% (1932) und bei RINGERTZ u. REYMOND (1949) 6,3%. Nach SVIEN et al. (1953) machen Ependymome 9,1% der Gliome aus. JÄNISCH et al. (1976) kommen in einem Vergleich mehrerer Angaben auf eine mittlere Häufigkeit von 3,5% aller primär intrakraniellen Tumoren. Spinal sind Ependymome nach KERNOHAN u. SAYRE (1952) mit 60% die häufigsten Tumoren überhaupt.

Demgegenüber sind Plexuspapillome mit relativen Häufigkeiten von 0,4–0,6% wesentlich seltener. Bei Kindern unter zwölf Jahren steigt die Häufigkeit bis auf fast 4% an.

b) Alter

Die Altersverteilung bei Ependymomen zeigt eine relativ breite Streuung über alle Altersgruppen (ZÜLCH u. BORCK 1952). Im Obduktionsgut von JÄNISCH et al. (1976) betrafen 24 von 55 Ependymomen des Gehirnes junge Menschen unter zwanzig. Nach TÖNNIS u. ZÜLCH (1937) haben die Ependymome der Großhirnhemisphären einen Altersgipfel von 8–15 Jahren. FOKES u. EARLE (1969) finden dagegen gerade bei Großhirnependymomen eine Verteilung über alle Altersgruppen ohne besondere Bevorzugung des Jugendalters.

Plexuspapillome kommen ganz prononciert im Kindes- und Jugendalter vor. 45% der Fälle von Laurence (1974) machen Symptome im ersten Lebensjahr, so daß man auch ein kongenitales Auftreten dieser Tumorgruppe angenommen hat. In der ausführlichen Aufzählung der Tumoren im ersten Lebensjahr aus Literaturangaben zwischen 1960 und 1975 von Jänisch et al. (1976) sind Plexuspapillome stark vertreten. Von diesen Autoren wird auch die Frage der kongenitalen Tumoren diskutiert.

c) Geschlecht

Das Verhältnis beträgt 6:4 männlich zu weiblich in der Sammlung von Zülch und 54,6% Überwiegen des männlichen Geschlechts bei der Kompilation von Jänisch et al. (1976) für Ependymome. Für Plexuspapillome schwanken die Angaben, man wird am ehesten auf gleiche Anteile beider Geschlechter schließen dürfen.

3. Makroskopische Aspekte

a) Sitz

Ependymome werden oft in Verbindung mit dem Ventrikelsystem oder wenigstens mit der Ventrikelwand angetroffen: Am häufigsten dürften Ependymome des IV. Ventrikels sein, die vom Boden der Hirnkammer ausgehen (Jänisch et al. 1976), danach solche in den Seitenventrikeln der Großhirnhemisphären, im III. Ventrikel, im Rückenmark, wo sie als stiftartige Tumoren wachsen oder von der Cauda equina ausgehen und im Kleinhirnbrückenwinkel.

Plexuspapillome wachsen ausnahmslos an den Stellen, wo gewöhnlich ein Plexus choroideus anzutreffen ist.

b) Gestalt

Die Größe der Ependymome richtet sich nach dem Ort des Wachstums. Faustgroße Ependymome findet man in den Großhirnhemisphären, in der hinteren Schädelgrube sind sie meist pflaumengroß. Mit bloßem Auge sind Ependymome meist blumenkohlartig gekörnt. Im Großhirnependymom kommen Zysten und Verkalkungen vor. Auch in den stiftartigen Ependymomen des Rückenmarkes sind Zysten nicht selten. Hier bestehen formale Ähnlichkeiten zur Syringomyelie.

Für Plexuspapillome ist neben der feingranulierten Oberfläche die gute Abtrennbarkeit vom umgebenden Gewebe typisch.

4. Feingeweblicher Bau

a) Zytologie

Die zytologischen Charakteristika der Ependymome sind insgesamt wenig auffällig. Die typische Geschwulst dieser Art ist zytologisch isomorph. Die Kerne sind meist chromatindicht, rund bis oval, die Zellen eher zytoplasmaarm (Abb. 71, 72). Eine radiäre Orientierung an Gefäßen läßt sich im Bereich der

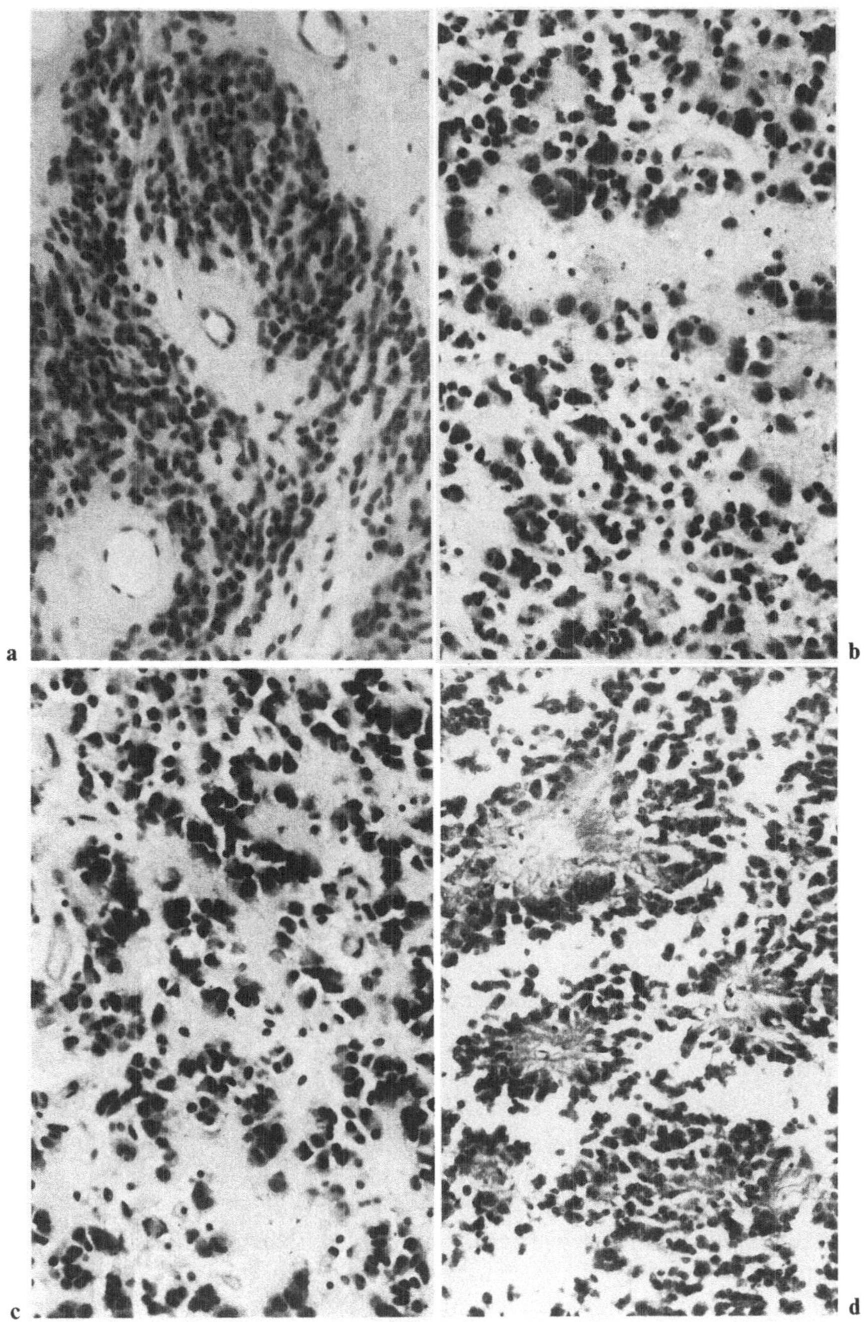

Abb. 71a–d. Pseudorhythmische Strukturen im Ependymom: Kernreihen bilden eine „Tigerung", perivaskuläre kernfreie Höfe eine weitere Ausformung solcher Anordnungen. **a–d** Kresylviolett × 250

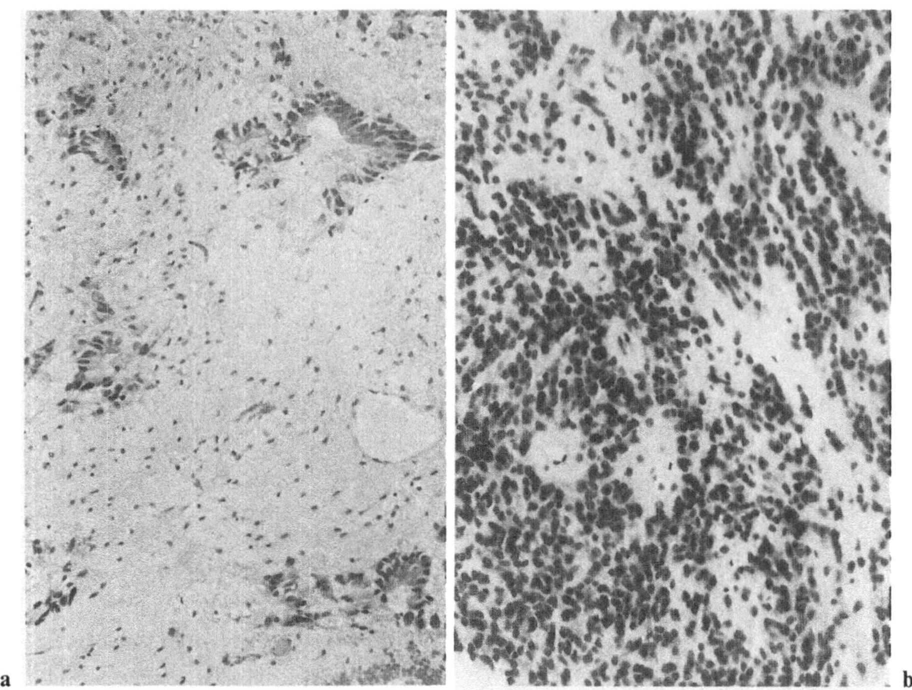

Abb. 72a, b. Die Bildung von Ependymschläuchen oder -kanälchen im Ependymom kopiert die Anlage des Ventrikelsystems oder Zentralkanals. **a** HE × 125, **b** Kresylviolett × 250

sog. perivaskulären kernfreien Höfe bei Anilinfärbung in Form eines radiären Faserbesatzes erahnen. Spezialfärbungen (PTAH, Goldimprägnation nach Cajal) und die Reaktion auf GFAP weisen hier Gliafasern nach. Blepharoblasten lassen sich in lumennahen Abschnitten der Zellen an Ependymkanälchen und Rosetten demonstrieren. Ependymschläuche kopieren das Ependym mit und ohne Ausbildung von Zilien (Abb. 72).

Die Zellen in Plexuspapillomen entsprechen weitgehend dem normalen Plexusepithel.

b) Architektur

Als gemeinsame Architektur der Ependymome kann die Anordnung der Zellen um Hohlräume gelten. Sie bilden Ependymkanälchen, Rosetten, perivaskuläre Strahlenkränze und auch papilläre perivaskuläre Anordnungen. Wenn diese Bildungen fehlen, zeigen sich Ependymome immer noch als Tumoren mit „repetitiven" oder „pseudorhythmischen" Strukturen (Abb. 71, 72). Dieses Gewebsbild wurde auch als Mosaikanordnung (SCHIFFER u. FABIANI 1970) oder geschecktes Aussehen wie ein Leopardenfell (ZÜLCH 1956) bezeichnet. Die Architektur kann als Ausdruck der Heterogenität der Ependymomgruppe stark variieren. ZÜLCH u. KLEINSASSER (1957) haben eine deutliche Korrelation zwischen Architektur, Sitz und biologischem Verhalten herausgestellt, während andere Autoren (RUBINSTEIN 1959) die Einheitlichkeit der Gruppe betonen (klassi-

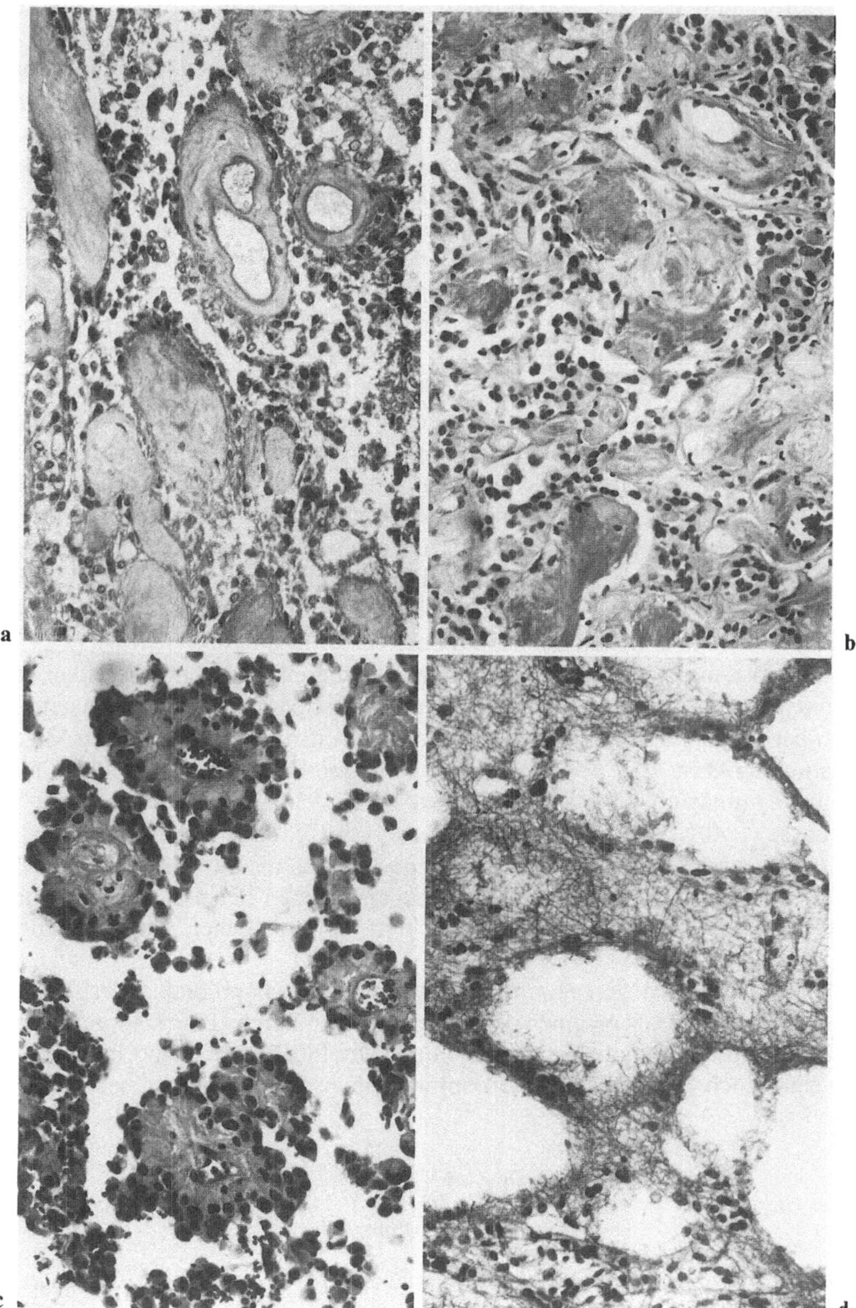

Abb. 73. a Bei der perivaskulären Zellanordnung im Ependymom findet man zwischen Endothel und Tumorzellen verbreiterte Gefäßwände. Kresylviolett ×125. **b** Die Gefäße sind oft obliteriert und hyalin verquollen. Kresylviolett ×125. **c** Bei regressiven Veränderungen bleibt nur ein schmaler Zellsaum um die Gefäße übrig, Kresylviolett ×125. **d** Im Subependymom läßt sich in den kompakten Partien ein dichter Gliafaserfilz nachweisen. Kanzler ×125

sche Form) und einzelne Varianten beschreiben. Diesem Schema folgt auch die WHO.

Zu den Varianten zählt das myxopapilläre Ependymom: Diese durch ihren fast ausschließlichen Sitz am Filum terminale oder an der Cauda equina liegende Variante besitzt eine starke Tendenz zur Verschleimung. Die Tumorzellen sind perivaskulär angeordnet oder papillär um einen hyalin verquollenen zentralen Bezirk. Das papilläre Ependymom wird als weitere Variante im WHO Atlas angegeben. Es hat nicht ganz deutlich beschriebene Beziehungen zur trabekulär-papillären Form. Eine morphologisch gut definierte Variante ist das Subependymom, sowohl bezüglich der Lokalisation als auch der Histologie. Subependymome kommen in der Wand des Seitenventrikels und des IV. Ventrikels vor; sie sind meist kleine Tumoren, die keine Beschwerden machen, allerdings kommen auch Subependymome als raumfordernde Prozesse vor. Man unterscheidet zwei Gewebsbilder: In der häufigsten Form werden kleine Zellansammlungen inmitten eines dichten gliösen Stroma angetroffen. Die zweite Form ist gekennzeichnet durch das Auftreten kleinster, oft gekammerter Mikrozysten (Abb. 73).

Maligne Ependymome sind eine weitere Untergruppe in dieser Tumorklasse der WHO. Sie sind keine gut definierte Gruppe. Als Zeichen der Anaplasie gelten: Mitosehäufigkeit, zelluläre Polymorphie und gewebliche Polymorphie: Insofern können maligne Ependymome einem Glioblastom ähneln. Die Beziehungen Glioblastom/Ependymom sind noch in der Diskussion (RINGERTZ 1950). Die Diagnose malignes Ependymom hängt in diesen und anderen Fällen vom Auftreten typischer Ependymomstrukturen (Rosetten etc.) ab. Andererseits bestehen besonders für die Ependymome des IV. Ventrikels Übergänge zu Medulloblastomen (Abb. 72). Die Bezeichnung „maligne Ependymome" schließt auch das Ependymblastom (BAILEY u. CUSHING 1926, 1930) ein.

ZÜLCH (1940b) kommt zu dem Schluß, daß Großhirnependymome im Jugendalter insgesamt eine schlechtere Prognose haben als die übrigen Typen dieser Geschwülste und somit den anaplastischen Formen näher stehen; allerdings kommen anaplastische Ependymome auch an anderen Stellen, wie in der hinteren Schädelgrube, vor.

Demgegenüber ist der gewebliche Bau der Plexuspapillome viel einfacher: Plexuspapillome besitzen einen durchgehend papillären Bau; ein meist einschichtiges Epithel umgibt den Gefäßbaum. Die Plexuszotten sind häufig stark verzweigt, doch sehen Papillome dem normalen Plexus immer sehr ähnlich (Abb. 74).

5. Morphologische Zusatzmethoden

a) Quetschpräparate

Die Heterogenität der Tumorgruppe „Ependymom" macht eine Beurteilung aus der Zytologie im Quetschpräparat schwierig. Entsprechend der Zytologie dieser Tumoren kommen sowohl epitheliale Bilder als auch Zellbilder mit bi- und multipolar angeordneten Fortsätzen vor. Die Mischung beider Elemente erscheint charakteristisch. Auch im zytologischen Präparat kann die perivaskuläre Anordnung der Zellen in Strahlenkronen die Diagnose erleichtern. Eine rein zytologische Beurteilung ist jedoch zurückhaltend vorzunehmen (Abb. 74).

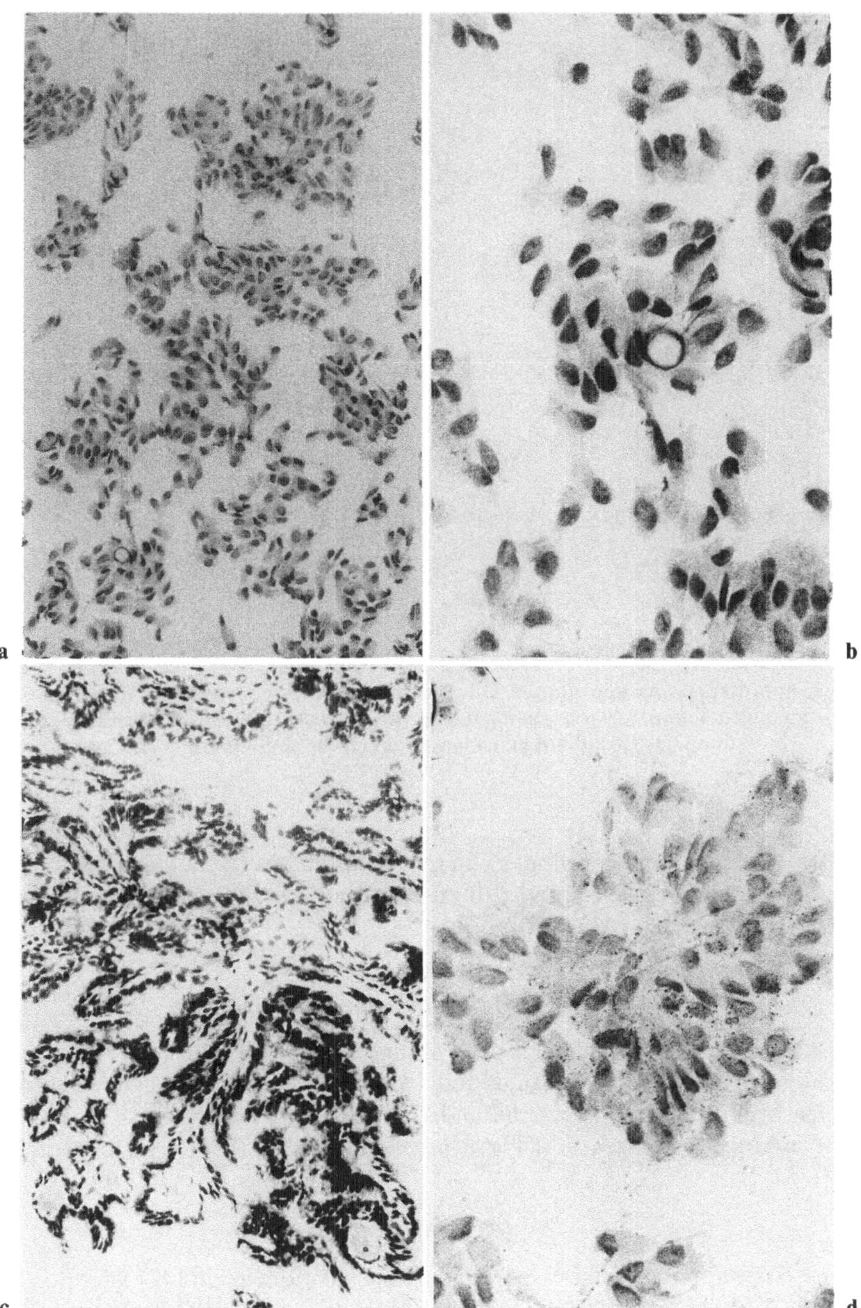

Abb. 74a–d. Das feingewebliche Bild des Plexuspapilloms und das des Quetschpräparates entspricht weitgehend dem des regelrecht gebauten Plexus chorioideus. **a** Methylenblau ×250, **b** Methylenblau ×500, **c** HE ×125, **d** Methylenblau ×500

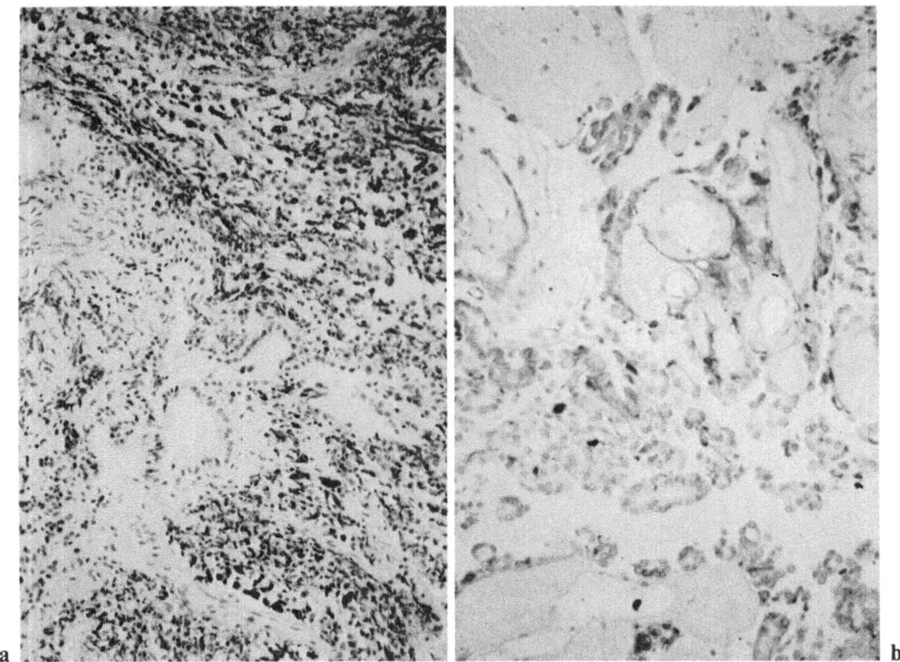

Abb. 75a, b. Expression von saurem Gliafaserprotein in Ependymomen: Die Expression kann in einigen Tumorzellen vorhanden sein (**a**) oder sich auf die charakteristische Bildung des Ependymkanals beschränken (**b**). **a, b** GFAP ×125

Bei Plexuspapillomen gelingt es im Quetschpräparat nicht, die papilläre Aufreihung der Tumorzellen am Gefäß zu zerstören. Die Diagnose bereitet somit keine Schwierigkeiten (Abb. 74).

b) Histochemie

Daten zur Histochemie der Ependymome sind wenig aussagekräftig, da die Tumoren nicht allzu häufig sind und, wie erwähnt, eine in sich heterogene Gruppe bilden. Die spärlichen Befunde bis 1969 sind bei Schiffer u. Fabiani (1970) zusammengetragen. Für Plexuspapillome sind die Daten noch spärlicher.

c) Immunhistochemie

Auch immunhistochemische Daten an Ependymomen sind bis jetzt nur lückenhaft. Kimura et al. (1986) fanden Expression von S-100 Protein in Kern und Fortsätzen und von GFAP deutlich in Fortsätzen der Zellen von Ependymomen. Es wurden 14 Ependymome, 5 klassische, 2 papilläre, 3 myxopapilläre untersucht. GFAP wurde in Ependymomen mehrfach als positiv angegeben. Eine fokale Expression dieses Markers in Plexuspapillomen wurde von Rubinstein u. Brucher (1981) und Taratuto et al. (1983) beobachtet (Abb. 75).

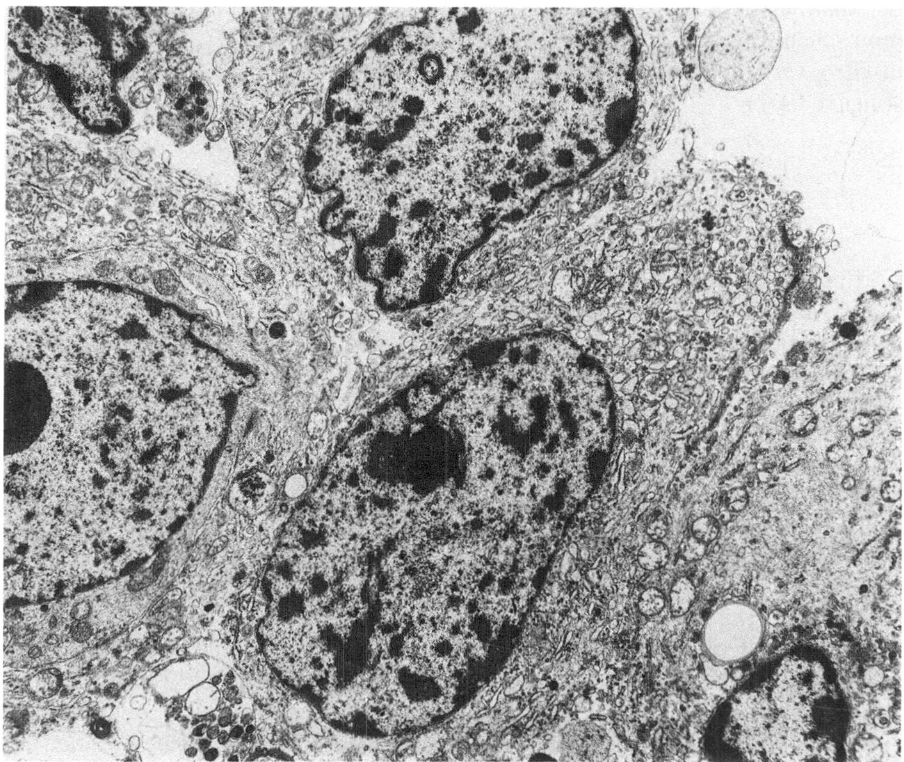

Abb. 76. Elektronenmikroskopisches Bild des Ependymoms. Man erkennt den polaren
Bau der Zellen. × 3000

d) Elektronenmikroskopie

Frühere elektronenmikroskopische Untersuchungen zeigten Zentriolen als
charakteristisches Element (LUSE 1962). Sie sind aber nicht immer vorhanden;
Zilien sind eher selten. Fast alle Ependymome zeigen reichlich Zellfortsätze,
besonders Mikrovilli-artige, und regelmäßig findet man in Ependymomen Desmosomen. Gliafilamente sind ebenfalls regelmäßig vorhanden, allerdings scheint
oft ein Wechselspiel zwischen epithelartigen und gliafilamenthaltigen Zellen zu
bestehen (Abb. 76).

Plexuspapillomzellen sind ultrastrukturell polar gebaut. Die Oberfläche trägt
Mikrovilli und Zilien, basal sitzen die Zellen von einer Basalmembran begrenzt
auf einem regelrecht gebauten Stroma (SHUANGSHOTI u. NETSKY 1966). Vom
normalen Plexus abweichende ultrastrukturelle Befunde wurden in den Untersuchungen von BASTIAN (1971) und GHATAK u. MCWHORTER (1976) erhoben.

e) Gewebekultur

Die Kultur von Ependymomzellen gilt als schwierig. COSTERO u. POMERAT
(1955) haben erstmals Zellen in-vitro gezüchtet, die morphologisch den An-
spruch „ependymären" Wachstums erfüllten. Die teilweise „epitheliale" Natur

der auswachsenden Zellen wird als Kriterium des in-vitro Verhaltens in Ependymomzellen angesehen (Lumsden 1959; Costero et al. 1979). Plexuspapillome
in-vitro verhalten sich offenbar ganz ähnlich (Kersting 1968; Unterharnscheidt 1972).

6. Biologisches Verhalten

a) Wachstumsgeschwindigkeit

Ependymome sind auch in ihrem Wachstum nicht einheitlich. Für einige
Arten wird ein langsames Wachstum angenommen. Das gilt besonders für Subependymome und Ependymome des Filum terminale. Ependymome des IV.
Ventrikels besitzen eine hohe klinische Malignität, da sie relativ früh vitale
Strukturen bedrohen und durch Ausbildung lokalen Hirndrucks in der hinteren
Schädelgrube zur raschen Dekompensation neigen. Der intraventrikuläre Sitz
der Plexuspapillome macht auch diese trotz langsamen Wachstums klinisch
maligne. Die teilweise besonders schnelle Größenzunahme der Großhirnependymome im Jugendalter wurde schon erwähnt.

b) Graduierung

Für Ependymome gilt als Hauptgrad nach WHO der Grad II. Nach Zülch
u. Wechsler (1958) bedeutet dies eine mittlere postoperative Überlebenszeit
von 5 Jahren. Ependymome der Cauda equina werden mit Grad I oder II. Subependymome mit Grad I bezeichnet. Anaplastische Ependymome rechnen im
wesentlichen zum Grad III, selten zum Grad IV. Plexuspapillome tragen den
Grad I und als anaplastische Formen ebenfalls die Grade III und IV.

c) Metastasen

Liquormetastasen bei Ependymomen sind zu erwarten, die Operation kann
eine Aussaat auf den Liquorweg begünstigen (Zülch 1940b). Bezüglich seltener
extrakranieller Metastasen und Liquoraussaat von Plexuspapillomen vgl. Zülch
(1986) und Jänisch et al. (1976).

7. Differentialdiagnose, Überschneidungen

Das *Medulloepitheliom* ist eine eigenständige Tumoreinheit, die bis jetzt jedoch schlüssig nur in einer überschaubaren Anzahl von Fällen publiziert wurde
(Treip 1957; van Epps et al. 1967). Vor allem Karch u. Urich (1972) verdanken
wir eine Literaturzusammenstellung bis 1972. Es handelt sich um eine Geschwulst, die die Strukturen des Medullarrohres kopiert und somit Beziehungen
zum Ependymom aufweist. Ein Teil der mitgeteilten früheren Fälle kann als
anaplastisches Ependymom interpretiert werden, zumal Differenzierungen (Sato
et al. 1980; Deck 1969) in verschiedene zytogenetische Richtungen bei medullo-
epitheliomartigen Tumoren beschrieben wurden. Die Diagnose dieses seltenen
Tumors sollte nur bei sicherem Ausschluß einer zerebralen Metastase gestellt
werden; grob histologisch imponieren Medulloepitheliome wie Adenokarzi-

nome. Bezüglich der genauen Morphologie und Kasuistik vgl. die angegebene Literatur von RUBINSTEIN (1972).

Neuroepitheliom: Diese von BAILEY u. CUSHING (1926, 1930) als Tumor des primitiven Neuroepithels – mit ausschließlich echten Rosetten, wie in einem Teil der Retinoblastome – eingeführte Geschwulst wurde als eigene Entität nie schlüssig bestätigt. Die Bezeichnung hat lediglich historische Bedeutung.

Ependymoblastom: Siehe oben.

Tanizytome: Diese Geschwulstgruppe aus Tanizyten – stäbchenförmigen Ependymzellen mit zentrifugalen Fortsätzen (LEONHARD 1980) – wurde von FRIEDE u. POLLAK (1978) aufgrund elektronenmikroskopischer Ergebnisse konklusiv begründet. Der Ausdruck Tanizytom wird von JELLINGER (1985) verwandt, allerdings weitgehend synonym mit pilozytischem Astrozytom. Bis jetzt hat sich die Bezeichnung nicht geklärt: Man versteht darunter sowohl eine Sonderform der Ependymome, als auch pilozytische Astrozytome (ohne Rosenthalsche Fasern), die somit eine Zwischenstellung zwischen pilozytischem Astrozytom und Ependymom einnähmen (s. auch Abschn. C. I.).

Foramen-Monroi-Ependymom: Sonderform des Ependymoms, beschrieben von ZÜLCH u. SCHMIDT (1955) mit einem oligodendrogliomähnlichen Bau. Die seltene, am Foramen Monroi wachsende Tumorform ist recht einheitlich. Sie wird vielfach als Oligodendrogliom aufgefaßt.

Die trabekulär-papilläre Variante mit Beziehung zum Plexuspapillom dürften mit der papillären Variante der WHO identisch sein.

Differentialdiagnostische Überlegungen bestehen je nach Variante und Malignitätsgrad gegenüber Plexuspapillomen, Glioblastomen und Medulloblastomen sowie seltener gegenüber Metastasen und Medulloepitheliomen. Am Filum terminale können Chemodektome (Paragangliome) das Bild des Ependymoms des Filum terminale kopieren; die Differentialdiagnose stützt sich auf den Nachweis der dense-core-Granula mit dem Elektronenmikroskop.

VII. Pinealisparenchymtumoren

1. Definition, Unterteilung

Es handelt sich um Geschwülste des Parenchyms der Glandula pinealis, der Zirbeldrüse. Traditionell werden diese Tumoren mit dem Begriff Pinealom bezeichnet; dieser Terminus ist indessen in den letzten Jahren stark kontrovers diskutiert worden, so daß er aus vielen Klassifikationen (WHO 1979) ganz oder (ZÜLCH 1986) zumindest als Oberbegriff für Pinealistumoren verschwunden ist.

Pinealome wurden früher unterteilt in isomorphe Pinealome und anisomorphe Pinealome. Die erstere Tumorgruppe bestand aus einem einheitlichen Zelltyp, die zweite war der sog. Zweizelltyp des Pinealistumors. RUSSELL (1944, 1954) hat für den Zweizelltyp des Pinealoms und die nicht ganz seltenen anderen Zweizelltyptumoren der Hirnmittellinie, die sog. ektopischen Pinealome, die Keimzelltumornatur postuliert.

Diese Tumoren wurden in der Folge mit immer breiterer Zustimmung Germinome (FRIEDMANN 1947) oder im Falle der häufigsten ektopischen Lokalisation im Hypothalamus, supraselläre Germinome (SIMSON et al. 1968) genannt. Es besteht heute weitgehend Übereinstimmung, daß alle „Zweizell-Typ Pinealome" Germinome sind. ZÜLCH (1986) vertritt weiter die Eigenständigkeit eines Zweizelltyps der Pinealistumoren.

Germinome machen etwa 50% der Tumoren der Pinealisregion aus; der Rest besteht aus andersartigen Keimzelltumoren, Zysten, Gliomen, Meningeomen und den eigentlichen Tumoren des Pinealisparenchyms, dem Pineozytom und dem Pineoblastom.

Das Pineozytom ist der gutartige Tumor des Pinealisparenchyms, während das Pineoblastom dessen maligne Variante darstellt, oft verglichen mit dem Medulloblastom. Das früher als isomorph bezeichnete Pinealom ist im Begriff Pineozytom aufgegangen, während das anisomorphe Pinealom praktisch ganz zum Germinom der Pinealis geworden ist. Das Pineoblastom ist als Entität geblieben.

Die Situation der Nomenklaturgebung, nämlich die ausschließliche Bezeichnung des Zweizelltyps der Pinealis als Germinom, ist nicht ganz befriedigend, da die Klinik auf den Begriff Pinealom zugunsten des Germinoms aufgrund seiner typischen klinischen Eigenschaften schwer verzichten wird.

2. Epidemiologie

a) Häufigkeit

Pineozytome sind als Gruppe relativ neu; es besteht bis jetzt keine gesicherte Mitteilung über ihre Häufigkeit. Pineoblastome erscheinen, nachdem sie schon länger beschrieben sind, in der Literatur etwas häufiger; auch hier ist eine sichere Beurteilung der Gesamthäufigkeit schwierig.

b) Alter

Sowohl für Pineozytome als auch für Pineoblastome bestehen keine gesicherten Vorstellungen. BORIT et al. (1980) betonen, daß Pineozytome dem Erwachsenenalter, Pineoblastome überwiegend dem Jugendalter zugehören.

c) Geschlecht

Auch hier sind genaue Angaben für beide Tumorarten nicht vorhanden. Die bis jetzt bekannten Geschlechtsverteilungen findet man bei BORIT et al. (1980) und HERRICK u. RUBINSTEIN (1979).

3. Makroskopische Aspekte

a) Sitz

Pineozytome gelten als gut umschriebene Geschwülste im Bereich der Pinealis (ZÜLCH 1986; RUBINSTEIN 1972), während Pineoblastome infiltrierend und verdrängend wachsen. ZÜLCH (1975) zeigte für solch einen Tumor ein Vorwachsen bis zum Foramen Monroi in frontaler Richtung.

b) Gestalt

Pineoblastome ähneln in Wachstumsform und Konsistenz den Medulloblastomen.

4. Feingeweblicher Bau

a) Zytologie

Pineozytome gelten als Geschwülste, die in ihrer Zytologie die normale Zellgestalt der glandula pinealis repräsentieren. Man findet einen uniformen Zellbesatz aus kleinen Zellen mit dunklem rundem Kern; das Zytoplasma ist deutlich eosinophil, oft liegt der Kern exzentrisch. Riesenzellen kommen vor. In Tumoren der Pineozytomgruppe wurden Differenzierungen zu neuronalen und astrozytären Zellen beschrieben (BORIT u. BLACKWOOD 1979; HERRICK u. RUBINSTEIN 1979; HERRICK 1984). Pineoblastome ähneln in ihrem zytologischen Bau dem Medulloblastom: Man findet demgemäß zytoplasmaarme Zellen mit chromatinreichen Kernen, einige Riesenzellen und Mitosen.

b) Architektur

Die erste ausführliche Studie, die acht Pineoblastome und fünf Pineozytome umfaßt, stellt als Charakteristikum für die Pineozytome das Auftreten „pineozytomatöser" Rosetten auf (BORIT et al. 1980). Diese ungewöhnlich großen Rosetten sind recht unregelmäßig gebaut, die Zentren bestehen aus zytoplasmareichem Material, die Peripherie aus meist mehreren Lagen Tumorzellen. Zusätzlich findet man kleine Nekrosen und feine Kalkeinsprengungen. Im Pineoblastom ist die allgemeine Architektur wie im Medulloblastom wenig charakteristisch. Größere fleckförmige Nekrosen sind anzutreffen. Pseudorhythmische Strukturen, perivaskuläre Pseudorosetten und echte Rosetten kommen, wie in verwandten Tumoren, vor (Abb. 77).

Die klinische und morphologische Differentialdiagnose des Pineozytoms gegenüber der malignen Pineoblastomen wird bei BORIT et al. (1980) herausgestellt.

5. Morphologische Zusatzmethoden

a) Quetschpräparate

Angaben bei Pineozytomen und Pineoblastomen sind nicht bekannt. Zytologisch dürften sich Pineoblastome wie Medulloblastome darstellen.

b) Histochemie

Daten zur Enzymhistochemie in Pineozytomen und Pineoblastomen liegen nicht vor.

c) Immunhistochemie

Die Differenzierung innerhalb von Pineozytomen und Pineoblastomen läßt sich mit der Expression entsprechender Marker korrelieren. Bei einigen Pineozytomen und Pineoblastomen konnte in einer kleinen Anzahl von Zellen das reti-

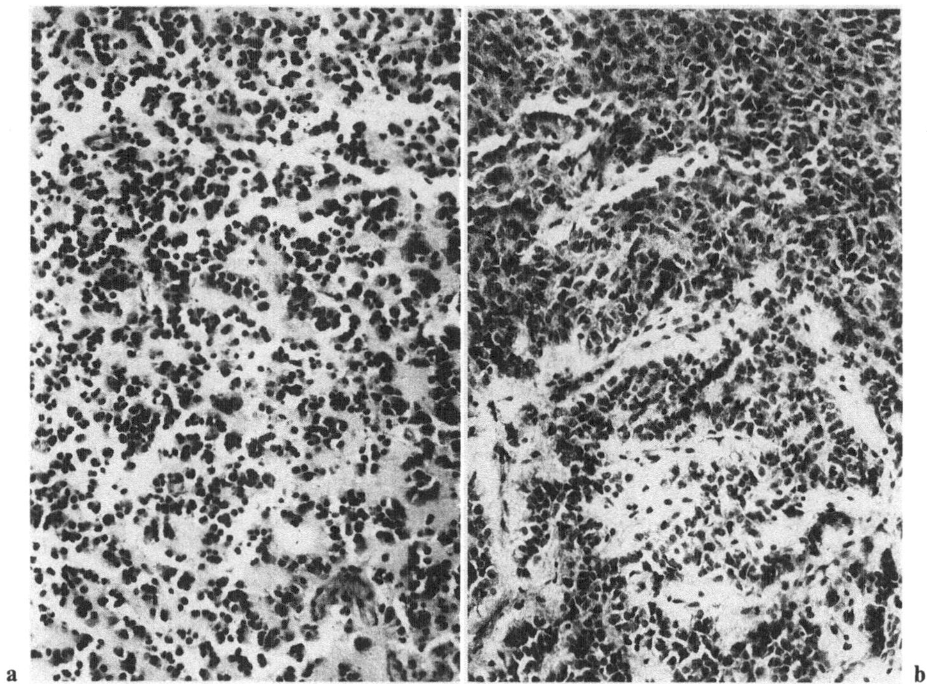

Abb. 77. a Das feingewebliche Charakteristikum des Pineozytoms besteht in der Bildung mehr oder weniger deutlich ausgeformter „großlumiger" Rosetten, die aufgrund ihrer Einmaligkeit auch oft Pineozytomrosetten genannt werden. Kresylviolett × 125. **b** Beim Pineoblastom ähnelt der histologische Bau dem Medulloblastom. Kresylviolett × 125

naspezifische S-Antigen nachgewiesen werden (Korf et al. 1986; Perentes et al. 1986). Dieses Antigen findet sich auch in normalen menschlichen Epiphysenzellen.

d) Elektronenmikroskopie

Eine kasuistische Darstellung von Borit u. Blackwood (1979) erwähnt im Pineozytom astrozytäre Differenzierung, während zwei weitere kasuistische Darstellungen (Herrick u. Rubinstein 1979; Nilson u. Wilson 1975) die gangliogliomatöse Ausformung dieser Geschwulst nachweisen. Über die Ultrastruktur der eigentlichen Pineozytomzellen herrscht noch nicht genügend Klarheit.

e) Gewebekultur

Kersting (1961) hat ein Pineoblastom in-vitro beschrieben. Es verhält sich ähnlich dem Medulloblastom.

6. Biologisches Verhalten

a) Wachstumsgeschwindigkeit

Pineozytome gelten als langsam wachsende Tumoren. In den Fällen von Borit et al. (1980) war die Krankheitsdauer im Mittel 7 Jahre bis zum Tod.

Diese Daten lassen jedoch keine sicheren Rückschlüsse auf die tumoreigene Wachstumsgeschwindigkeit zu, da tumor-unabhängige Todesursachen die Beurteilung bei der kleinen Gesamtzahl erschweren. Der aquäduktnahe Sitz dieser Geschwulstgruppe bedingt zudem noch eine erhebliche klinische Malignität. Pineoblastome verhalten sich in ihrer Wachstumsgeschwindigkeit wie Medulloblastome. Mittlere Überlebenszeiten bemessen sich in Monaten. Die Daten von BORIT et al. (1980) zeigen, daß in keinem ihrer Fälle eine radikale Operation möglich war.

b) Graduierung

Pineozytome werden als Grad I, Pineoblastome als Grad IV eingesetzt. Bei Pineoblastomen darf die (temporäre) Effektivität einer Strahlenbehandlung angenommen werden. Die Existenz einer Zwischengruppe ist problematisch.

c) Metastasierung

Pineozytome metastasieren nicht, während dies bei Pineoblastomen – wie beim Medulloblastom – zu erwarten ist.

7. Differentialdiagnose, Überschneidungen

ZÜLCH (1986) ist der Meinung, daß es neben den Pineozytomen einen Zweizelltyp der Tumoren des Pinealisparenchyms gebe, der vom Germinom unterscheidbar wäre und begründet dies ausführlich.

Lobulierte Pinealome wurden von DE GIROLAMI (1977) sowie HERRICK u. RUBINSTEIN (1979) beschrieben; sie sollen in ihrer Biologie eine intermediäre Stellung zwischen Pineozytomen und Pineoblastomen einnehmen. Offenbar bestehen deutliche Ähnlichkeiten zwischen diesen lobulären Pineoblastomen und den desmoplastischen Medulloblastomen, so daß sie am ehesten zu den Pineoblastomen zu rechnen sind. Bezüglich Pineoblastomen mit "Mosaic pattern" siehe bei RUBINSTEIN (1982).

Die Ähnlichkeit der Pineoblastome mit Medulloblastomen und anderen niederdifferenzierten Tumoren des Nervensystems, unter anderem Neuroblastomen und auch Retinoblastomen, wurde von allen Untersuchern betont. ZÜLCH (1956) hat Pineoblastome und Medulloblastome als morphologisch weitgehend identisch angesehen. Heute kann mit der grundsätzlichen analogen Argumentation diese Tumorgruppe als Unterform der primitiven neuroektodermalen Tumoren angesehen werden. Die Argumente für die Eigenständigkeit der Pineozytom- und Pineoblastomgruppe sind vor allem die gute klinische Abgrenzbarkeit, ihr Sitz und ihre Symptomatologie.

Differentialdiagnostisch sind Pineozytome und Pineoblastome gegenüber anderen Tumoren in der Pinealisregion abzugrenzen. Am häufigsten kommen Germinome vor. Zu berücksichtigen sind auch andere Keimzelltumoren, Ganglienzelltumoren (Gangliogliom, Gangliozytom), Zysten und Chemodektome sowie Gliome und Meningeome.

VIII. Medulloblastome

1. Definition, Unterteilung

Bailey u. Cushing haben 1924 diesen Tumor als Spongioblastoma cerebelli und 1925 als Medulloblastoma cerebelli definiert und beschrieben. Medulloblastoma cerebelli wurde als Bezeichnung in der Folgezeit gebräuchlich. Über weitere Nomenklaturversuche und die Entwicklung der Definition des Medulloblastoms berichtet ausführlich Henschen (1955).

Seitdem gilt das Medulloblastom des Kleinhirnes als gut definierter Tumor: Es handelt sich um einen zell- und mitosereichen Rundzelltumor mit diskreter Tendenz zu rhythmischen Strukturbildungen. Die Geschwulst ist klinisch und biologisch maligne, hat eine recht scharfe Altersverteilung zugunsten des Kindesalters und kommt so gut wie ausschließlich in Kleinhirnen vor. Es sei noch erwähnt, daß Zülch (1956) gute Gründe dafür sah, den Begriff Medulloblastom auf ein größeres Kontingent niederdifferenzierter Tumoren auszudehnen.

Inzwischen ist eine gleichsam gegenläufige, wenn auch in der Tendenz zum Bestreben Zülchs (1956) ähnliche Stoßrichtung zu verzeichnen: Die tentative Eingliederung des gut definierten Medulloblastoms in die Gruppe der primitiven neuroektodermalen Tumoren. In einem Klassifikationsvorschlag der American Pediatric Brain Tumour Group (Rorke et al. 1985) taucht die Benennung Medulloblastom somit nicht mehr auf. Medulloblastome werden dort unter die verschiedenen Arten des primitiven neuroektodermalen Tumors eingereiht (s. Abschn. B.).

In der WHO-Klassifikation wird der Tumor als gleichsam klassische Einheit unter „wenig differenzierte und embryonale Tumoren" eingereiht und durch Varianten – wie beim Glioblastom und Ependymom – ergänzt: Das desmoplastische Medulloblastom und das Medullomyoblastom. Die erste Variante entspricht einer Geschwulst, die aufgrund ihrer eigenartigen Retikulinfaserproduktion auch umschriebenes Arachnoidalsarkom genannt wurde. Die zweite Variante ist außerordentlich selten.

2. Epidemiologie

a) Häufigkeit

In den Einsendungsstatistiken lagen die relativen Häufigkeiten der Medulloblastome um 4,2% (Zülch u. Mennel 1974) bis 6,5% (Ringertz u. Tola 1950). Im Kindes- und Jugendalter sind sie wesentlich häufiger als im Erwachsenenalter. Koos u. Müller (1971) fanden bis zum 16. Lebensjahr etwa 25% Medulloblastome unter allen neuroektodermalen Tumoren, Arendt (1961) 40%.

b) Alter

Der Altersgipfel der Medulloblastome liegt nach Zülch (1956) zwischen 7. und 9. Lebensjahr. Ingraham u. Matson (1954) gaben den Gipfel mit 7,5 Jahren an, Ringertz u. Tola (1950) mit 13,8. Aus einer tabellarischen Zusammenstellung von Jänisch et al. (1976) geht hervor, daß Medulloblastome zu den häufigsten intrakraniellen Tumoren des Säuglingsalters zählen. Im höheren Lebensalter treten sie selten auf, doch werden immer wieder Medulloblastome bei über 50jährigen beschrieben. In einem eigenen Fall eines ungewöhnlichen intrakraniellen Doppeltumors (SOLCHER et al. 1985) trat das Medulloblastom bei einem 38jährigen Mann auf.

c) Geschlecht

Das Überwiegen des männlichen Geschlechtes geht aus allen Untersuchungen größerer Kollektive hervor. Die Zusammenstellung der einschlägigen Literatur bei JÄNISCH et al. (1976) gibt als untersten Wert 53,6 und als höchsten 83,0, im Mittel 66% betroffener Männer bzw. männlicher Kinder und Jugendlicher an. In den Einsendungsstatistiken von ZÜLCH findet sich im Kollektiv von 9000 Tumoren (ZÜLCH u. MENNEL 1974) ein Überwiegen des männlichen Geschlechtes von 7:3 (etwa 62%).

Über desmoplastische Medulloblastome und besonders über das Medullomyoblastom sind demgegenüber kaum stichhaltige Daten zur Häufigkeit, Alters- und Geschlechtsverteilung vorhanden. Desmoplastische Medulloblastome sollen häufiger im hohen Lebensalter vorkommen als die klassischen Formen.

3. Makroskopische Aspekte

a) Sitz

Medulloblastome treten in aller Regel in der hinteren Schädelgrube auf (Abb. 78). Betroffen sind – etwa in abnehmender Häufigkeit – der Kleinhirnwurm, die Kleinhirnhemisphären, Brücke und Mittelhirn. CUSHING (1930) hat als erster auf die Mittellinie als Vorzugssitz hingewiesen, dies ist später vielfach bestätigt worden und hat Anlaß zu Spekulationen über den Ausgangsort der Geschwülste gegeben. Nach OSTERTAG (1936) soll es das Velum medullare posterius sein; allerdings gibt es auch viele Medulloblastome ohne Beteiligung der Mittellinienstrukturen des Kleinhirnes, so daß eine weitere Hypothese, die den Ausgang von Zellen der äußeren Körnerschicht (SACCONE u. EPSTEIN 1948) postuliert, aus Lokalisationsgründen nicht von der Hand zu weisen ist. Nach unserer heutigen Kenntnis der Differenzierung dieser Tumoren muß eine Vorläuferzelle unterster Differenzierungsstufe als Ausgangsort angesehen werden. Ausführliche Diskussion der schon früh geteilten Meinungen über den Ausgangsort und die Literatur zur Natur dieser Geschwülste siehe bei ZÜLCH 1956.

Medulloblastome breiten sich bevorzugt in Richtung der Hirnhäute aus. In diesem Fall bilden sie oft reichlich Retikulinfasern oder die Hirnhäute reagieren mit vermehrter Faserbildung. Beim desmoplastischen Medulloblastom impliziert schon die Bezeichnung das Wachstum in den Hirnhäuten und die Faserbildung durch den Tumor.

Medulloblastome im Großhirn kommen nicht vor oder müssen als Rarität angesehen werden. Die Tendenz, die weichen Häute zu infiltrieren, geht zusammen mit der Tendenz zum Einbrechen in das Ventrikelsystem und die Zisternen; möglicherweise ist dies eine Folge der ausgesprochenen Neigung, auf dem Liquorwege zu metastasieren.

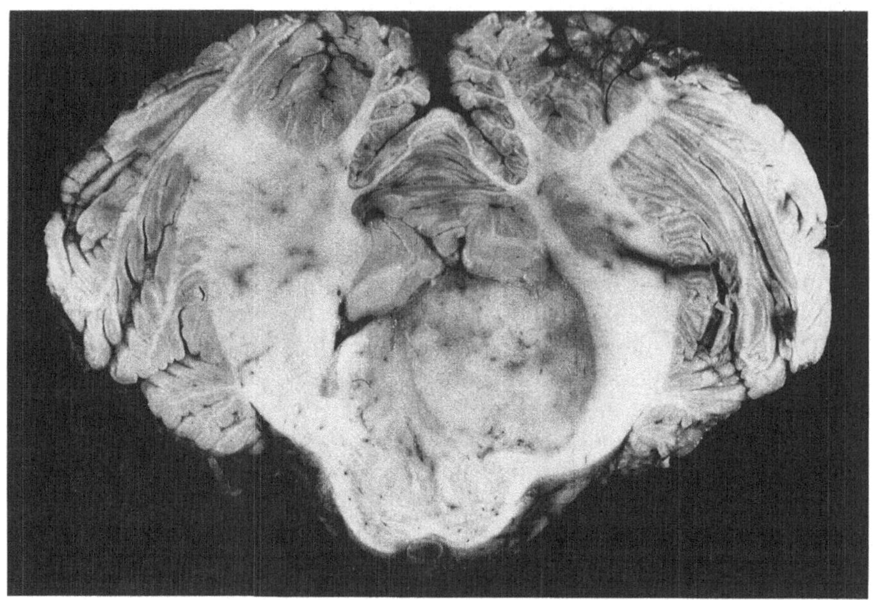

Abb. 78. Makroskopisches Bild des Medulloblastoms im Kleinhirn auf einem Frontalschnitt

b) Gestalt

Medulloblastome gelten als weiche Tumoren: breiig-zerfließlich, die treffend mit steifem Gries verglichen wurden (HENSCHEN 1955; ZÜLCH 1956). Da regressive Veränderungen, Nekrosen und Blutungen insgesamt nicht häufig sind, ist der grau-weiße oder rötliche Tumor meist homogen, stellt also als maligner Tumor einen deutlichen Kontrast zum ebenfalls malignen „bunten" Gliom, dem Glioblastom dar.

4. Feingeweblicher Bau

a) Zytologie

Im allgemeinen werden die Zellen des Medulloblastoms als eher uniform beschrieben. Typischerweise findet man im Anilinpräparat dicht gelagerte kleine runde bis mäßig polygonale Zellen; vielfach trifft man auch rüben- oder karottenförmige Zellkerne mit mehr oder weniger dichtem Chromatinbesatz (Abb. 79, 80) an. Mitosen sind in aller Regel häufig und nicht immer regelrecht gestaltet. In den Anilinfärbungen tritt das Zytoplasma meist ganz zurück. Metallimprägnationen zeigen dagegen oft kurze Fortsätze mit kappenartigem Aufsitzen des Zytoplasma. Trotz des im allgemeinen gleichförmigen Zellbildes kommen Abweichungen vor. So sind immer wieder größere Zellformen anzutreffen; sogar Riesenzellen kommen in einzelnen Fällen vor. Es gibt auch Medulloblastome, die einheitlich aus kleinen, sehr chromatinreichen Zellen bestehen, sie sind nach JÄNISCH et al. (1976) den Zellen der äußeren Körnerzellschicht ähnlich.

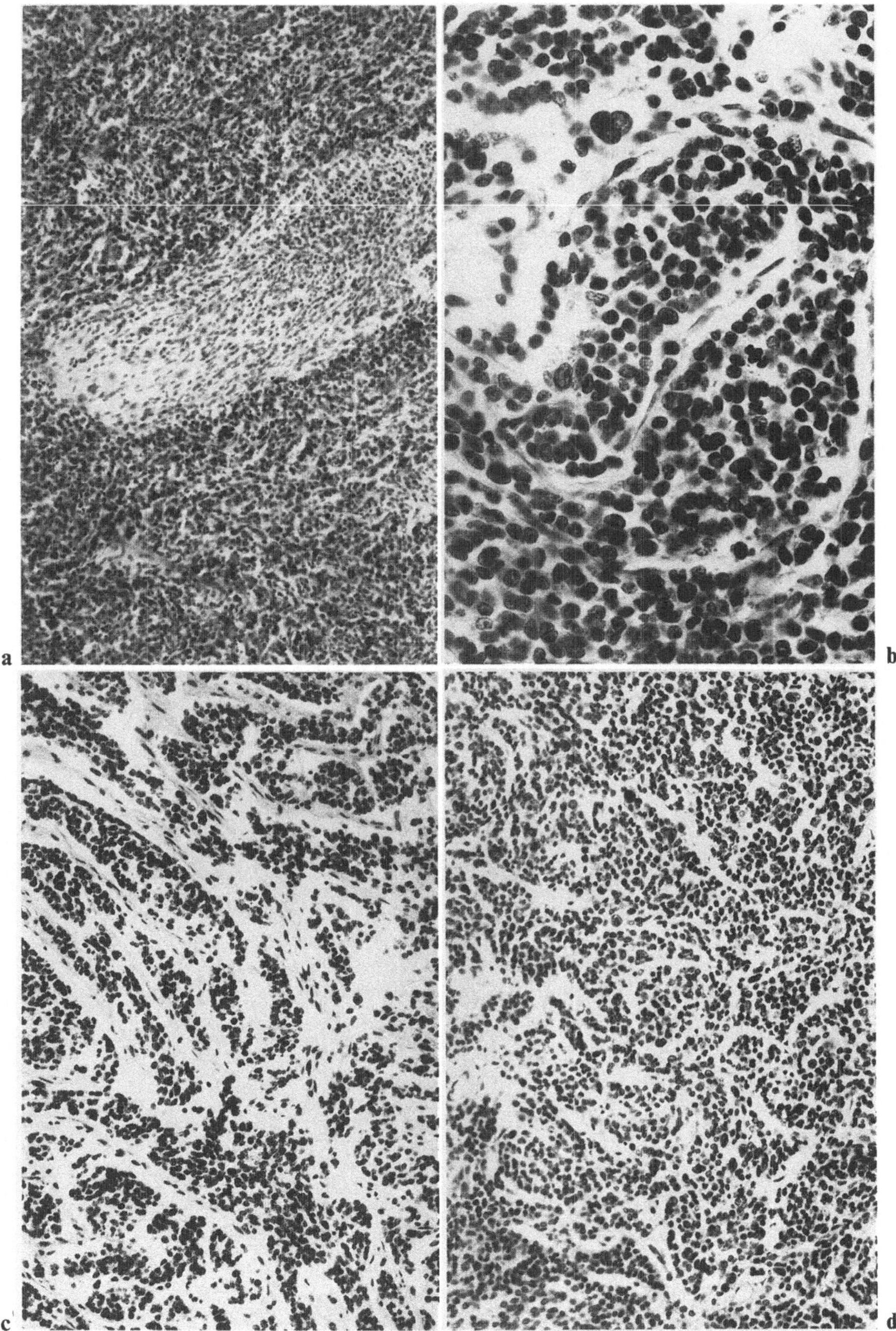

Abb. 79a–d. Zytologische Bilder im Medulloblastom: Die Zellen liegen sehr dicht, besitzen runde bis polygonale Kerne und vielfach Mitosen. **a, c, d** Kresylviolett ×125, **b** Kresylviolett ×250

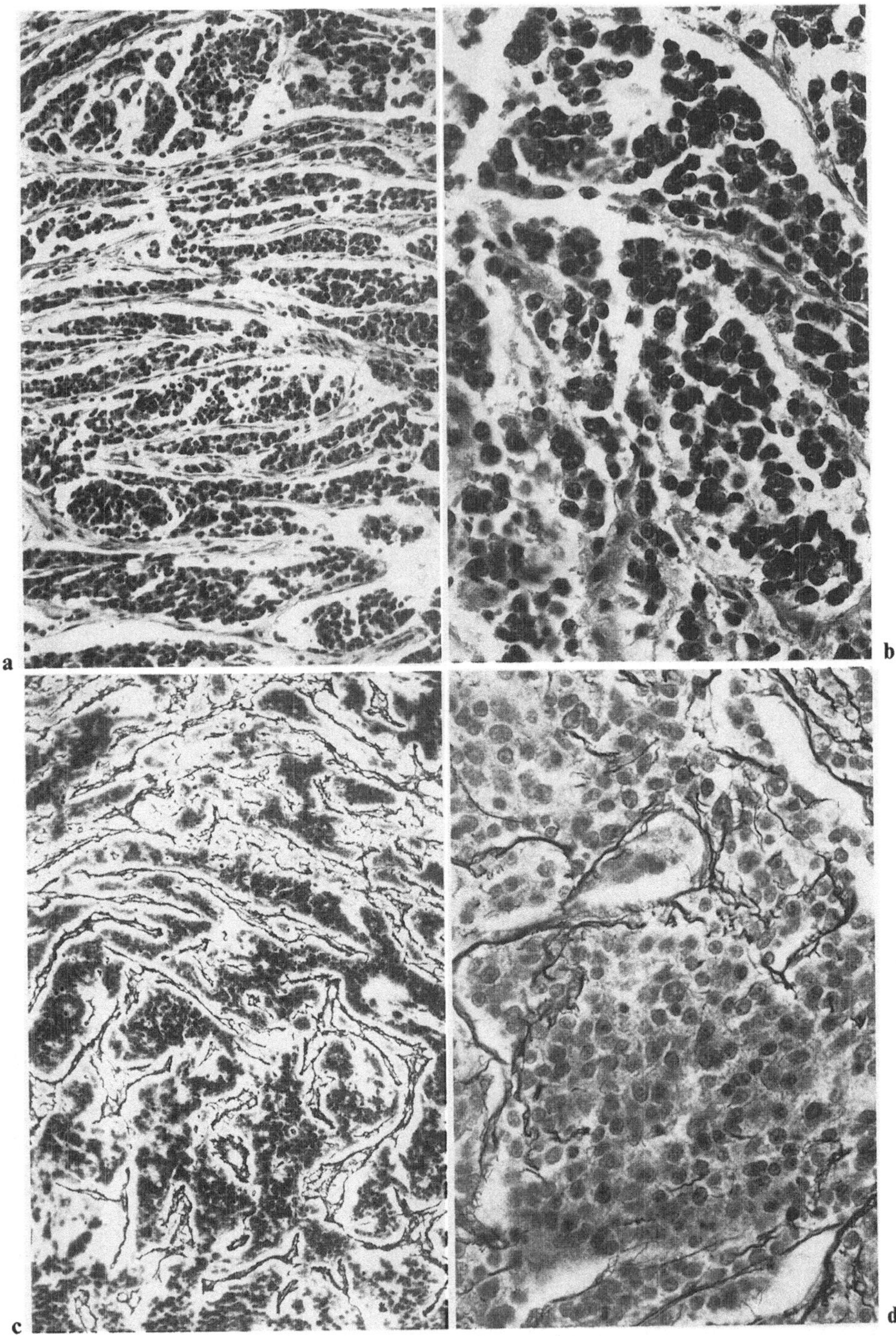

Abb. 80a–d. Die Architektur des Medulloblastoms ist ausgesprochen einförmig, außer wenn der Tumor in die weiche Hirnhaut einwächst und dann Retikulinfaserproduktion nachweisbar wird. **a** Kresylviolett ×125, **b** Kresylviolett ×250, **c** Gordon-Sweet ×125, **d** ×250

Eine schon früh vielfach bearbeitete, in den letzten Jahren erneut aufgegriffene und stark diskutierte Frage ist die nach der Ursprungszelle des Medulloblastoms. Schon 1922 haben MARBURG u. NISHII die Auffassung vertreten, daß Medulloblastome eigentlich Sarkome seien; diese Auffassung hat immer wieder Vertreter gefunden (GULLOTTA 1967). ROUSSY u. OBERLING (1931) faßten die Geschwulstzellen als Neuroblasten auf, auch diese Auffassung wurde wiederholt vertreten. In den letzten Jahren wurde – jetzt unter Einschluß der immunhistochemischen Methoden – das Problem erneut erörtert. Die Ergebnisse blieben kontrovers, es scheint jedoch, daß Medulloblastome häufiger als andere neuroektodermale Tumoren Marker exprimieren, die auf verschiedene Differenzierungsrichtungen schließen lassen. Weitere Aspekte dieser Differenzierungsmöglichkeit wurden von RUBINSTEIN diskutiert (u.a. RUBINSTEIN et al. 1974). Als mögliches Differenzierungsprodukt gilt auch das Medullomyoblastom.

b) Architektur

Die Textur der Geschwulst wird bestimmt durch den Umstand, daß es sich um einen sehr zellreichen Tumor handelt, der wenig Tendenz zu regressiven Veränderungen zeigt, aber eine ausgeprägte Neigung zu rhythmischen Formationen (Abb. 79, 80). Die Zellen bilden gern kurze Säulen und Reihen, wechselnd mit kernfreien Zwischenräumen, Pseudorosetten und kammartigen Anordnungen. Diese Formation wird als Folge der Ausbreitung der Geschwulstzellen zwischen den Purkinjezelldendriten angesehen.

Kleine Nekrosenbezirke kommen selten vor, ebenso Verkalkung, Zystenbildungen und Blutungen. Die Vaskularisation besteht überwiegend aus regelrecht gebauten Kapillaren; in der klassischen Form des Medulloblastoms ist eine stärkere Retikulinfaserbildung nicht vorhanden (Abb. 80). Dagegen treten im Tumor Retikulinfasern auf, sobald das Medulloblastom in die weichen Hirnhäute einwächst. Die spezielle Form des desmoplastischen Medulloblastoms zeichnet sich durch silberfaserfreie Inseln medulloblastomähnlicher Zellen in einem dichten Retikulinfasergewebe aus (Abb. 81).

5. Morphologische Zusatzmethoden

a) Quetschpräparate

Das hervorstechende Merkmal eines Quetschpräparates beim Medulloblastom ist der Mangel an Architektur einerseits sowie die Monomorphie der Zell- und Kerngestalten andererseits (JANE u. YASHON 1969; ADAMS et al. 1981). Der Anteil an Mitosen kann wechseln; sehr oft ist die Mitosehäufigkeit hilfreich bei der Abgrenzung gegenüber Lymphomen und anderen Rundzelltumoren.

b) Histochemie

Der Nukleinsäuregehalt hat frühzeitig beim Medulloblastom die Aufmerksamkeit auf sich gezogen (SCARLATO u. MÜLLER 1959). Die Untersuchungen sollten die Nukleinsäurewerte in Beziehung setzen mit dem Kernchromatin sowie der Häufigkeit typischer und atypischer Mitosen (SCHIFFER et al. 1966). LUBS

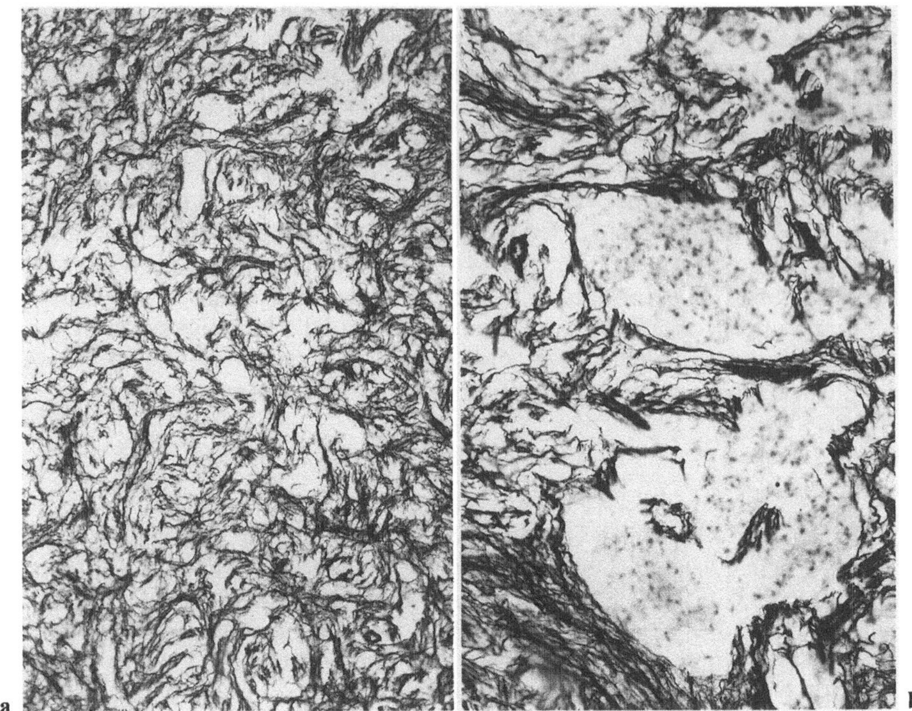

Abb. 81 a, b. Das desmoplastische Medulloblastom zeichnet sich durch eine typische Architektur aus: Kleinzellige Inseln können in den Anilinfärbungen abgegrenzt werden. Im Silberpräparat sind diese Inseln retikulinfaserfrei. **a, b** Gordon-Sweet × 125

u. Salmon (1961) haben am Medulloblastom relativ früh Chromosomenuntersuchungen durchgeführt und Fragmentationen im Karyotyp gefunden. Für die ausgedehnten weiteren Untersuchungen oxydativer und hydrolytischer Enzyme siehe Schiffer u. Fabiani (1970).

c) Immunhistochemie

Wie erwähnt, wurden immunhistochemische Methoden in den letzten zehn Jahren zum Nachweis möglicher Differenzierungen eingesetzt. Die ersten Arbeiten betrafen die Frage der gliösen Differenzierung mittels des GFAP-Nachweises (Deck et al. 1978; Eng u. Rubinstein 1978). Die positive Expression von GFAP in ganz unterschiedlicher Intensität wurde in den meisten, aber nicht allen folgenden Arbeiten bestätigt (Barnard u. Pantakian 1980; Mannoji et al. 1981; Palmer et al. 1981; Pasquier et al. 1983; Schneider u. Gullotta 1983). Später wurden neuronale Marker mit einbezogen (Roessmann et al. 1983). Eigene Ergebnisse an einem Medulloblastom (Mennel et al. 1986) zeigen, daß in-vivo und in Kurzzeitexplantaten gliale, neuronale und mesenchymale Marker nachweisbar sind. Die Einordnung aller Befunde in die Frage der Differenzierungsfähigkeit der Medulloblastome – auch im Vergleich mit anderen Methoden – ist noch lange nicht abgeschlossen.

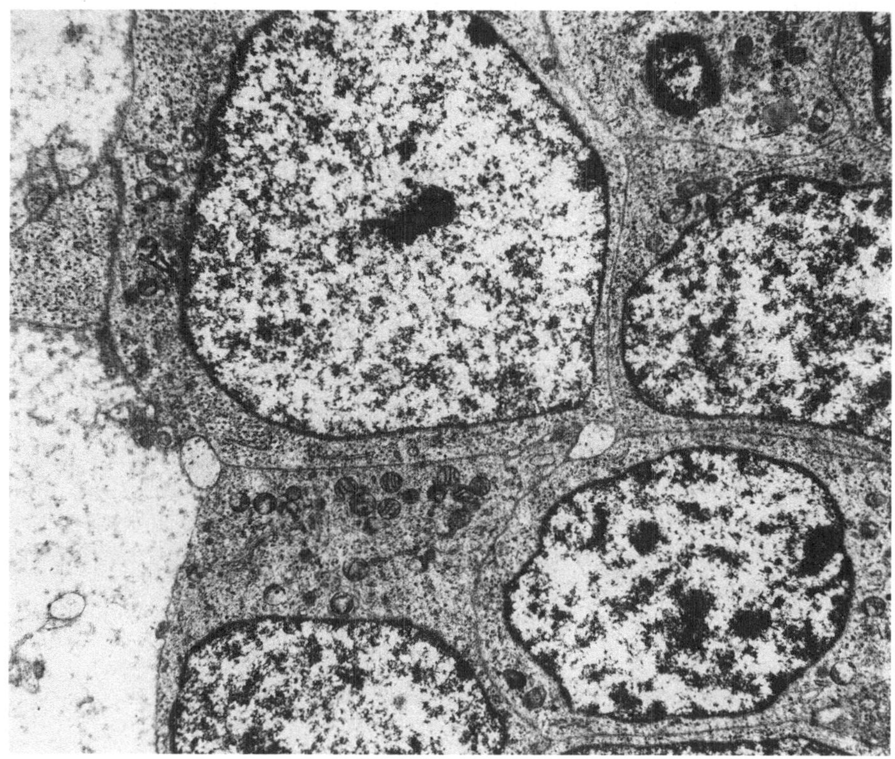

Abb. 82. Ultrastrukturell ist das Medulloblastom ein Tumor mit wenig zytoplasmatischer Differenzierung. × 4400

d) Elektronenmikroskopie

Elektronenmikroskopische Untersucher bilden zwei Gruppen: Die erste Gruppe stellt fest, daß es sich bei den Tumorzellen des Medulloblastoms um wenig charakteristische, uniforme Zellen handelt (Abb. 82) mit geringer Zytoplasmadifferenzierung (LUSE 1960, 1962; ZÜLCH u. WECHSLER 1968; ESCOUROLLE u. POIRIER 1967; CERVÓS-NAVARRO u. MATAKAS 1970). RAIMONDI et al. (1962) und RAIMONDI (1966) führen die zweite Gruppe an, die Hinweise auf eine Bipotentialität der Medulloblastome gefunden haben will. Gelegentlich werden Membranverbindungen beschrieben (RUBINSTEIN et al. 1974). Mikrotubuli (KADIN et al. 1970) sind in Medulloblastomen gefunden worden, sind jedoch nicht spezifisch; Filamente entsprechender Größe können als Gliafilamente gedeutet werden.

ERMEL u. BRUCHER (1974), CUMMING et al. (1980), AZARELLI et al. (1983) und MOSS (1983) vertreten aufgrund ihrer elektronenmikroskopischen Befunde die neuronale Differenzierung der Medulloblastome.

e) Gewebekultur

Auch sie brachte in den frühen Studien im wesentlichen zwei differente Befunde: Niederdifferenzierung mit insgesamt uncharakteristischen Merkmalen

(KERSTING 1968) oder Differenzierung in Richtung Neuroblastom, dokumentiert durch die Bildung von Zellprozessen in-vitro, die als Neuriten interpretiert werden konnten (LISS 1972; LUMSDEN 1971). Auch astrozytäre Differenzierung in-vitro wurde beschrieben (WEICHSELBAUM et al. 1977; RUBINSTEIN et al. 1974).

In vitro Untersuchungen mittels elektronenmikroskopischer Methoden durch MARKESBERRY et al. (1980) und HERMANN u. RUBINSTEIN (1984), letztere in dreidimensionalen Organkultursystemen, bestätigen die Auffassung der Differenzierung in verschiedenen Linien.

6. Biologisches Verhalten

a) Wachstumsgeschwindigkeit

Medulloblastome wachsen rasch, sind biologisch und klinisch maligne, besonders durch ihre Lage in der hinteren Schädelgrube mit Gefahr des Aquäduktverschlusses und der Entwicklung eines Druckkonus am Foramen occipitale magnum. Früher war mit einer mittleren postoperativen Überlebenszeit von wenigen Monaten bis zu einem Jahr zu rechnen. Fortschritte in der Behandlung haben die Prognose inzwischen wesentlich verbessert.

b) Graduierung

Medulloblastome sind nach WHO dem Grad IV zugeordnet.

c) Metastasen

Metastasen auf dem Liquorweg (sog. Abtropfmetastasen) müssen bei Medulloblastomen erwartet werden. Sie stellen eine gefürchtete Komplikation dar. Man findet Absiedlungen in den inneren Liquorräumen und im Subarachnoidalraum. Diese Metastasen können als einzelne Knoten, aber auch als ausgedehnte subarachnoidale Platten auftreten.

7. Differentialdiagnose, Überschneidungen

Das oben schon besprochene desmoplastische Medulloblastom gilt heute als Variante mit Retikulinfaserproduktion oder als Folge des Vorwachsens der Geschwulst in die weiche Hirnhaut. Die Bezeichnung umschriebenes Arachnoidalsarkom wird nicht mehr gebraucht. Das Medullomyoblastom ist eine sehr seltene Variante mit Auftreten glatter oder quergestreifter Muskelfasern im Tumor.

Derzeit ist die Eigenständigkeit des Tumors Medulloblastom stark umstritten. Seine Zugehörigkeit zur Gruppe primitiver neuroektodermaler Tumoren steht zur Diskussion (s. auch unter Abschn. B. I. 4.).

Auch außerhalb der neuroektodermalen Tumoren ist das Medulloblastom gegen niederdifferenzierte Rundzelltumoren abzugrenzen: Im Zentralnervensystem sind das am häufigsten Lymphome, seltener Karzinome und Sarkome. Gewebsmarker sollten heute die Differentialdiagnose erleichtern.

IX. Neuronale Tumoren

1. Definition, Unterteilung

Neuronale Tumoren umfassen Geschwulstbildungen der Nervenzellen und ihrer Vorstufen, sofern Zeichen neuronaler Differenzierung faßbar sind. Heute sollte man verlangen, daß solche Zeichen neuronaler Differenzierung durch ultrastrukturelle oder immunhistochemische Techniken nachweisbar werden; früher war man vielfach auf Spezialfärbungen mit fast immer launischen Ausgängen oder auf morphologische Analogieschlüsse angewiesen.

In der Einteilung der WHO sind in dieser Rubrik enthalten:
- Gangliozytome aus reifen Ganglienzellen,
- Gangliogliome mit zusätzlich gliösen Elementen,
- anaplastische Gangliozytome und Gangliogliome,
- Ganglioneuroblastome,
- Neuroblastome.

Die beiden letzten Tumoren bestehen ganz oder anteilmäßig aus undifferenzierten Nervenzellen.

Für die neuronalen Tumoren liegen die besonderen Schwierigkeiten der Definition darin, daß es sich um Geschwülste handelt, die sowohl im zentralen als auch, vielleicht noch häufiger, im peripheren Nervensystem entstehen. Zentrale und periphere neuronale Tumoren entsprechen sich jedoch nur teilweise, ihre Nomenklatur überlappt sich ebenfalls partiell.

Zentrale Neuroblastome besitzen vielfach Beziehungen zu primitiven neuroektodermalen Tumoren (PNET mit neuronaler Differenzierung), während periphere Neuroblastome als Teil der Tumoren des APUD-Systems aufgefaßt werden.

Bei den reifen Ganglienzelltumoren findet man oft eine Beimischung von Gliazellen, was wohl durch die Bezeichnung Gangliogliom ausgedrückt werden soll und von unreifen Vorstufen, was durch die Bezeichnung Ganglioneuroblastom in Rechnung gestellt wird. Die Beteiligung auch myelinisierter Axone im größeren Ausmaße wurde durch die Bezeichnung Ganglio„neurom" auszudrükken versucht (PICK u. BIELSCHOWSKY 1911) (Abb. 83, 84, 87).

Wir behandeln hier die häufigen, von der WHO erfaßten Tumoren der neuronalen Reihe des zentralen und peripheren Nervensystems. Weitere Formen siehe unter Differentialdiagnose.

2. Epidemiologie

a) Häufigkeit

Neuronale Tumoren sind nicht häufig. Angesichts der Tatsache, daß Neurone die bestimmende Zellpopulation im Nervensystem darstellen, sind neuronale Tumoren sogar außergewöhnlich selten. Andererseits ist das Vorkommen ausgereifter Geschwülste bei teilungsunfähigen Zellen (Gangliozytome) überhaupt erstaunlich.

Für Gangliozytome ist die relative Häufigkeit unter 9000 eingesandten Tumoren 0,4%. Arendt (1964) hat unter 1368 Tumoren 7 Gangliozytome (Ganglioneurome, Gangliogliome), d.h. 0,5% gefunden. Neuroblastome im ZNS müssen als sehr selten angesprochen werden. Hort u. Rubinstein haben 1976 eine Studie über 35 Fälle vorgelegt. Die zu dieser Gruppe ebenfalls zu rechnenden Olfaktoriusneuroblastome (Neuroepitheliome) dürften sich bis jetzt auf weniger als 200 mitgeteilte Fälle belaufen. Das periphere Neuroblastoma sympathicum macht nach Bachmann (1972) 10% der malignen Tumoren des Kindesalters aus. Bis 1972 wurden 1600 Fälle in der Weltliteratur ausfindig gemacht.

b) Alter

Gangliozytome kommen in allen Lebensaltern vor. Da diese Tumoren vielfach auch Beziehungen zu Mißbildungen und Mißbildungstumoren aufweisen, treten sie gehäuft im Kindesalter auf. Nach Jänisch et al. (1976) macht die Hälfte der Gangliozytome schon im Kindesalter Symptome. Auch bei Säuglingen wurden Gangliozytome beschrieben. Neuroblastome gelten als Tumoren der frühen Kindheit. Beim zentralen Neuroblastom ist eine Beurteilung aufgrund der Seltenheit schwierig; olfaktorische Neuroblastome können in allen Lebensaltern auftreten. Beim Neuroblastoma sympathicum ergibt sich eine Verteilung, die einen deutlichen Gipfel im ersten Lebensjahr hat und dann kontinuierlich abfällt.

c) Geschlecht

Weder bei den Gangliozytomen noch bei den Neuroblastomen scheint es eine eindeutige Geschlechtsbevorzugung zu geben (Bachmann 1972; Jänisch et al. 1976).

3. Makroskopischer Aspekt

a) Sitz

Bei den Gangliozytomen gibt es nach Zülch (1976) folgende Vorzugslokalisationen:

- Großhirnhemisphären,
- Boden des dritten Ventrikels,
- Brücke und Medulla oblongata,
- Kleinhirn, gelegentlich als hyperplastische Läppchen vom Typ Lhermitte-Duclos,
- peripheres sympathisches Nervensystem.

Neuroblastome haben keinen charakteristischen Sitz sofern sie zentral liegen. Periphere Neuroblastome haben in aller Regel Verbindung zum autonomen Nervensystem, d.h. sie liegen häufig retroperitoneal. Für Ganglioneuroblastome gilt Analoges.

b) Gestalt

Bezüglich der Gestalt der Gangliozytome oder Neuroblastome gibt es keine Besonderheiten. Neuroblastome sind wie Medulloblastome weiche, eher zerfließliche Tumoren.

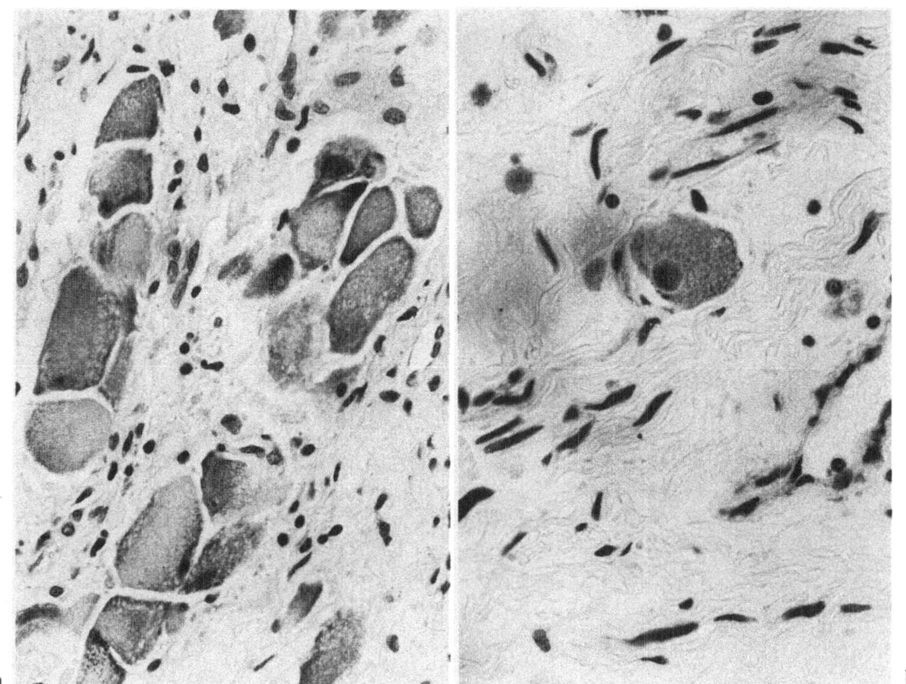

Abb. 83a, b. Zytologie und Histologie der Tumoren mit Ausbildung reifer Ganglienzellen. Kresylviolett × 500

4. Feingeweblicher Bau

a) Zytologie

Gangliozytome und Ganglioneuroblastome zeichnen sich durch das Auftreten „reifer" Ganglienzellperikarya aus. Diese besitzen den gewohnten blasigen Kern der Nervenzellen, den gut sichtbaren Nukleolus und die polygonal/trianguläre Form des Nervenzellsoma (Abb. 83). Die Nisslfärbung läßt in der Regel charakteristische schollige oder feindisperse Nisslsubstanz im Zytoplasma der Perikarya erkennen. Axone und Neurofibrillen lassen sich mit den genannten Methoden meist nicht nachweisen.

Die Ganglienzellperikarya liegen in Nestern. Werden Axone und Bemarkung in größerem Ausmaße ausgeformt, so werden die Tumoren auch als Ganglioneurome bezeichnet, diese Geschwülste werden hier unter den Gangliozytomen subsummiert (Abb. 87). Zwei- oder mehrkernige Zellen kommen vor. Mitosen sind eine große Ausnahme. Diese beiden Eigenschaften können erwartet werden, falls es sich um ein „anaplastisches" Gangliozytom oder -gliom handelt. Bei Gangliogliomen werden per definitionem noch Gliazellen als konstituierendes Element verlangt. Diese sollen den pilozytischen Astrozyten entsprechen.

Neuroblastome bestehen aus kleinen, undifferenzierten, lymphoiden Zellen, deren neuronale Natur bei Anilinfärbungen im Lichtmikroskop in aller Regel nicht abzulesen ist (Abb. 84).

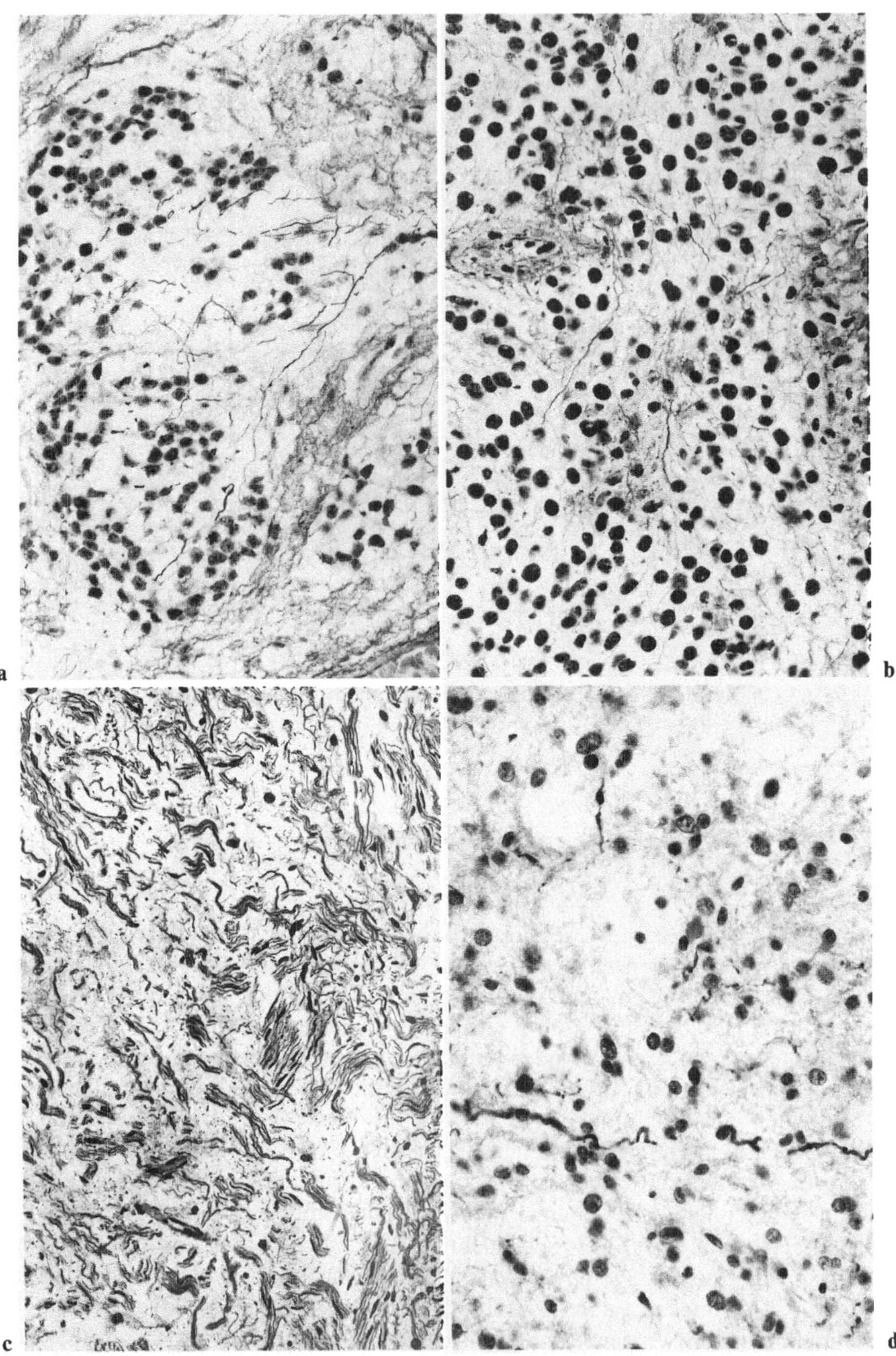

Abb. 84a–d. Zytologie und Histologie nieder differenzierter Tumoren der neuronalen Reihe. **a**, **b** Axondarstellung im Neuroblastom, Bodian ×250. **c** Darstellung von Markscheiden im Ganglioneurom, Luxol ×125. **d** Nachweis der Axone durch Expression von Neurofilamentproteinen, NF ×125

b) Architektur

Gangliozytome neigen dazu, die Einzelzellen in kleinen Anhäufungen zu gruppieren. In einem Großteil der Fälle besteht zusätzlich eine beträchtliche Beteiligung bindegewebiger Fasern am Geschwulststroma (Abb. 84c). Diese bindegewebige Beteiligung läßt sich am einfachsten durch den Nachweis der Retikulinfasern führen.

Ein Teil dieser bindegewebigen Beteiligung wurde immer auf das Konto des Einwachsens in die weichen Hirnhäute gebucht. Andererseits wurde die starke bindegewebige Beteiligung oft als Ausdruck der Mißbildungsnatur dieser Tumoren gedeutet.

Neuroblastome und neuroblastomartige Herde in Ganglioneuroblastomen imponieren als sog. Rundzelltumoren. Sie gleichen in dieser Beziehung dem Medulloblastom. Wie dieses und oft in noch stärkerem Maße neigen die Neuroblastome dazu, rhythmische Formationen zu bilden: Reihen, Säulen, Kämme, Pseudorosetten. Der Nachweis von Axonen mit Spezialfärbungen führt zur diagnostischen Sicherung (Abb. 84d).

5. Morphologische Zusatzmethoden

a) Quetschpräparate

Die Diagnostik der Gangliozytome, Ganglioneuroblastome und Neuroblastome aus dem zytologischen Quetschpräparat ist praktisch unmöglich. Im Falle reifer Ganglienzellen ist die Verifizierung der neoplastischen Natur aus dem Zellbild sehr schwierig, im Falle eines neuroblastomatösen Anteils ist dagegen die Abgrenzung gegenüber anderen niederdifferenzierter Rundzelltumoren kaum zu treffen. Manchmal ist die pseudorhythmische Anordnung der Zellen auch im Quetschpräparat zu erkennen (Abb. 85).

b) Histochemie

Histochemische Daten in Verbindung mit möglichen Neurosekretionen bei FOTAKIS (1960) und MÜLLER (1958).

c) Immunhistochmie

Für die Identifizierung neuronaler Tumoren stehen für die Routineanwendung heute besonders die neuronenspezifische Enolase und Neurofilamentproteine zur Verfügung. Die neuronenspezifische Enolase, deren Spezifität allerdings vielfach bezweifelt wird, gilt als Marker der neuronalen und neuroendokrinen Zellen des APUD-Systems (s. dort). Nach HO-SOON et al. (1985) ist NSE sowohl in den Neuronen von Gangliogliomen und Ganglioneuromen als auch in den Neuroblasten peripherer und zentraler Neuroblastoma anzutreffen. Für die Diagnose etwa des olfaktorischen Neuroblastoms ist zudem der Nachweis des S-100 Proteins geeignet. Ein breites Spektrum neuroendokriner Tumoren enthält nach TAPIA et al. (1981) NSE. Selbst intestinale Neurone können damit nachgewiesen werden (FRYKBERG et al. 1985).

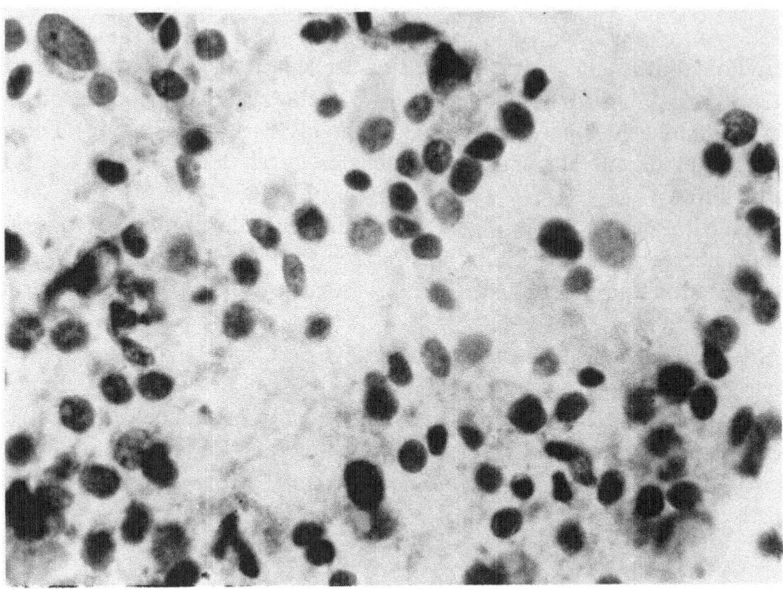

Abb. 85. Quetschpräparat eines Neuroblastoms mit Darstellung kleiner Rundzellen und rosettenähnlicher Bildung. Methylenblau × 500

Neurofilamentproteine gelten als spezifischer Nachweis einer Ausdifferenzierung zu reifen Neuronen. Somit sind Neurofilamentproteine für die neuropathologische diagnostische Arbeit wertvoller, als die ein breites Spektrum abdeckende neuronenspezifische Enolase (Abb. 84d).

d) Elektronenmikroskopie

Im Elektronenmikroskop lassen sich die ausdifferenzierten Neuronen an typischer Kerngestalt und den Organellen leicht identifizieren (Abb. 87). Oft ist das Zytoplasma angefüllt mit rauhem endoplasmatischem Retikulum, Neurotubuli und Neurofilamenten. Zellfortsätze durchflechten sich oft wie im Neuropil. Im Ganglio,,neurom" findet man ausdifferenzierte und abortive Markscheiden sowie eventuell sogar Synapsen.

Neuroblasten in Neuroblastomen lassen sich am einfachsten an der fast immer vorhandenen Bildung von dense core vesicles identifizieren (Abb. 86). Diese Eigenschaften haben die Neuroblastome mit anderen APUDomen gemeinsam. Im Tumor kommen auch abortive Axonbildungen (growth cones) vor (Spalke et al. 1985).

e) Gewebekultur

Neuroblastome in-vitro haben einiges zur Neurobiologie beigetragen (vgl. Sato 1973). Vom morphologischen Standpunkt allein sind Neuroblastomkulturen wenig differenzierte Explantate ohne große Auffälligkeiten.

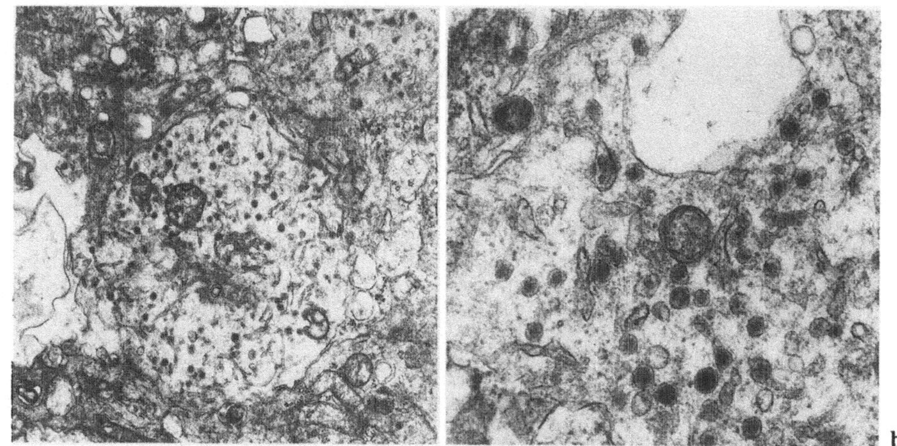

Abb. 86a, b. Ultrastrukturell können Neuroblastome am Auftreten von dense-core-vesicles (DCVs) identifiziert werden. **a** × 3000, **b** × 7000

6. Biologisches Verhalten

a) Wachstumsgeschwindigkeit

Gangliozytome sind langsam wachsende Tumoren. Insbesondere die Formen, die nach der Lage und Morphologie einem Hamartom ähneln, besitzen, wenn überhaupt, eine geringe Proliferationstendenz. Neuroblastome gelten im Gegensatz dazu als schnell wachsende Tumoren. Ganglioneuroblastome nehmen eine Mittelstellung ein.

b) Metastasen

Von Gangliozytomen sind Metastasen nicht zu erwarten; Ganglioneuroblastome und Neuroblastome metastasieren.

c) Graduierung

Nach WHO gilt für

- das Gangliozytom Grad I,
- das Gangliogliom Grad I,
- das anaplastische Gangliozytom und Gangliogliom Grad II–III,
- das Ganglioneuroblastom Grad III–IV,
- das Neuroblastom Grad IV.

Eine Drei-Stadien-Graduierung für kindliche periphere Neuroblastome wurde von HUGHES et al. (1974) vorgeschlagen und eine tentative klinisch-pathologische Korrelation aufgestellt. Danach ist das Gangliozytom – als peripheres auch weniger ins Auge springend – nicht erfaßt.

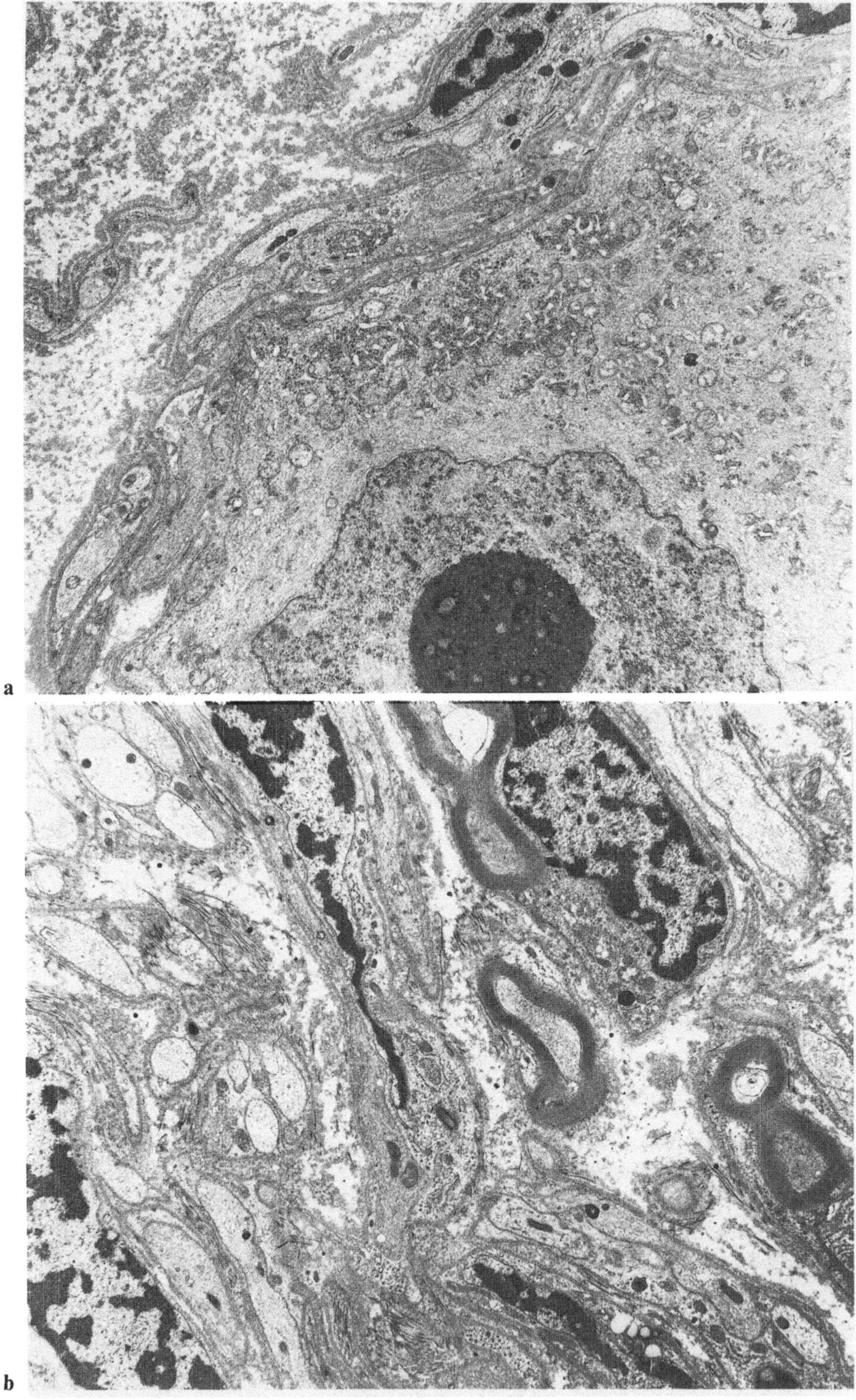

Abb. 87. a Voll ausdifferenzierte Neurone im Gangliozytom und Gangliogliom sowie -neurom besitzen die Zellgestalt der Nervenzelle und deren Zytoplasmaorganellen. × 3000. b Unbemarkte und bemarkte Zellfortsätze im Ganglioneurom. × 3000

7. Differentialdiagnose, Überschneidungen

Neuroepitheliom wird selten noch als Bezeichnung für einen Tumor des peripheren Nervensystems gebraucht (ISRAEL et al. 1985). Nach SEEMAYER et al. (1975) unterscheiden sich periphere Neuroepitheliome und Neuroblastome zwar nicht histopathologisch, aber klinisch. Das Esthesioneuroepitheliom wird heute fast ausschließlich als olfaktorisches Neuroblastom bezeichnet. Zur Geschichte dieses Tumorbegriffes siehe MARTIN et al. (1983).

Medulloepitheliom: s. unter Abschnitt C. VI. Auch Neuroblastome wurden als primitive neuroektodermale Tumoren angesprochen (s. Abschn. B. I. 4.).

Lhermitte-Duclos-Syndrom bezeichnet ein hamartomähnliches Gangliozytom im Kleinhirn (LHERMITTE u. DUCLOS 1920; PROBST et al. 1979; GESSAGA 1980). Auch infundibuläre Gangliozytome werden als Hamartom verstanden (BEDWELL u. LINDENBERG 1961).

X. Neurinome

1. Definition, Unterteilung

Die Neurinome werden auf die spezifischen Hüllzellen des peripheren Nervensystems zurückgeführt. Da die Hirnnerven und peripheren Nervenwurzeln eine Prädilektionsstelle des Neurinomenwachstums darstellen und somit die entstehenden Geschwülste intrakraniell oder intraspinal liegen, können sie auch zu zentralnervösen Ausfallserscheinungen führen.

Als Synonyme werden gebraucht: Neurilemom, Neurinom und Schwannom. Erhebliche Kontroversen bestanden über die eigentliche Natur der Neurinome. Die Vertreter der neuroektodermalen Ableitung lehnten streng eine mesodermale Herkunft ab. Für die mesodermale Natur sprach zunächst die Einheit der Gruppe Neurinom/Neurofibrom bei der von Recklinghausenschen Phakomatose. VON RECKLINGHAUSEN (1882) faßte die gesamte Gruppe des Neurinoms/ Neurofibroms als mesodermal auf; seiner Ansicht folgten vor allem MALLORY (1920) und PENFIELD (1932). Die meisten Bearbeiter der histologischen Ära haben sich dieser Auffassung angeschlossen. VEROCAY (1908, 1910) hat dann die neuroektodermale Natur betont und die Bezeichnung Neurinom favorisiert (ORZECHOWSKI 1932; ANTONI 1920; ROUSSY u. OBERLING 1931; MASSON 1932). Trotzdem wurde die mesodermale Derivation der Neurinome auch immer wieder vertreten und meist durch Ergebnisse morphologischer Zusatzmethoden belegt (s. dort).

Die Produktion von S-100 Protein in Schwannzellen und Schwannzelltumoren dürfte diese Kontroverse zugunsten der neuroektodermalen Ableitung gelöst haben. Nach FEIGIN (1971) sind sowohl Schwannzellen als auch perineurale Fibroblasten Neuralleistenabkömmlinge. Obwohl die Tumoren der Schwannzellreihe prinzipiell neuroektodermaler Natur sind, können sie Bindegewebsbestandteile enthalten.

Die Klassifikation der WHO teilt ein in:

- Neurilemom (Schwannom, Neurinom),
- Neurofibrom,

– anaplastisches (malignes) Neurilemom,
– anaplastisches (malignes) Neurofibrom.

Für die anaplastischen Tumoren der Nervenscheide war die mesodermale gegenüber der neuroektodermalen Ableitung noch stärker umstritten (Mennel u. Zülch 1971). Die Situation ist analog zu den Verhältnissen bei den gutartigen Tumoren zu sehen.

Außer den genannten Formen werden noch mehrere spezifische Varianten angeführt (Harkin u. Reed 1969) s. auch Differentialdiagnose.

2. Epidemiologie

a) Häufigkeit

Es ist sicher schwierig, sich einen Überblick über die Häufigkeit der Nervenscheidentumoren zu machen: In neurochirurgische und neuropathologische Register gehen im allgemeinen nur Tumoren an den Wurzeln des intrakraniellen Raumes ein. In der Sammlung von Zülch (Zülch u. Mennel 1974) waren es 6,8%, bei Cushing (1932) 8,7%, bei Olivecrona (1955) 7,6%. 25% der spinalen Tumoren sind Wurzelneurinome (Zülch 1980). Nach der Zusammenstellung von Jänisch et al. (1976) machen die Neurinome 5 bis 10% aller intrakraniellen Geschwülste und 10 bis 20% der neuroektodermalen Tumoren aus; eine jährliche Neuerkrankungsziffer von 2/1 000 000 Einwohner ist anzunehmen.

b) Alter

Neurinome sind prinzipiell Tumoren des höheren Lebensalters. Nach Zülch (1956) in Übereinstimmung mit Bednar et al. (1960) liegt der Altersgipfel im 4.–5. Lebensjahrzehnt. Schnabel (1964) berichtete über ein Akustikusneurinom bei einem unter einem Jahr alten Kind. Offenbar sind Trigeminusneurinome und doppelseitige Akustikusneurinome im jugendlichen Alter etwas häufiger (Jänisch et al. 1976).

c) Geschlecht

Jänisch et al. (1976) finden ein Überwiegen des weiblichen Geschlechts mit 67,8% bei der Zusammenfassung aus 14 Literaturangaben. Zülch kommt aus der Einsendungsstatistik (1956) auf 67,3%. Lediglich die Mitteilung von Dastur u. Lalitha (1970) zeigt eine inverse Geschlechtsverteilung. Alle diese Angaben sind zurückhaltend zu bewerten, da vermutlich viele rein periphere Neurinome dieser Erfassung entgehen.

3. Makroskopischer Aspekt

a) Sitz

Vorzugssitz der Neurinome im intrakraniellen Raum ist der Nervus acusticus; Neurinome wachsen an der Wurzel bzw. dem im Felsenbein verlaufenden Anteil. Der Befall anderer Hirnnerven ist selten. Mit einiger Regelmäßigkeit

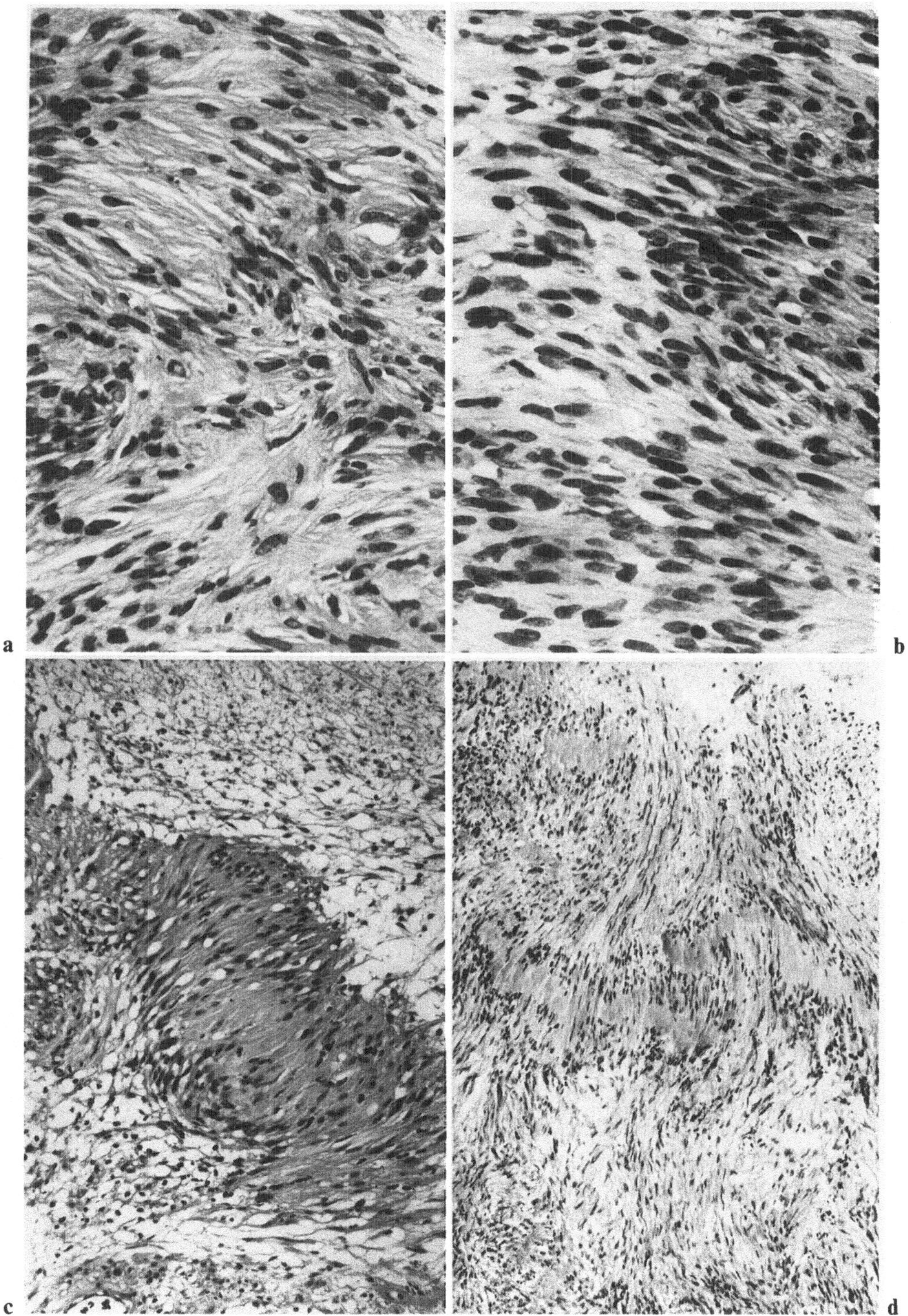

Abb. 88a–d. Zytologie und Architektur des Neurinoms. **a** Längliche Zellkerne inmitten einer faserigen Matrix bilden die Antoni-A-Formation des Neurinoms: Fibrilläre Form. HE ×500. **b** Die einzelnen Zellkerne liegen oft parallel, sind flach und abgeplattet und sind als Schuhsohlenkerne bezeichnet worden. Kresylviolett ×500. **c** In ganzen Gruppen können Zellkerne in gebogenen Reihen stehen, so daß eine faßdaubenartige Anordnung gebildet wird. HE ×250. **d** Ordnen sich die Zellkerne in Reihen an, die mehr parallel stehen, so spricht man von Palisaden oder auch Fischzugbildungen. HE ×125

kommen sie auch am Trigeminus vor. Weiter kommen gehäuft Neurinome an den Wurzeln der peripheren Nerven vor; hier gibt es ebenfalls eine topische Prädilektion in der Höhenverteilung (ZÜLCH u. MENNEL 1973). Auch an der cauda equina sind Neurinome beschrieben worden.

Neurinome als solitäre Tumoren im Verlauf eines peripheren Nerven oder als Weichteilgeschwülste gehören zum regelmäßigen Einsendungsgut in der Weichteilpathologie. Sie können als solitäre periphere Weichgewebstumoren, als solitäre Hautgeschwülste und insbesondere als multiple Tumoren im Rahmen einer Neurofibromatose von Recklinghausen auftreten.

b) Gestalt

Je nach Faserreichtum und Beteiligung regressiver Veränderungen können diese Tumoren alle „Härtegrade" aufweisen. Die charakteristische Geschwulst ist spindelförmig und wächst entlang bzw. innerhalb der peripheren Nerven.

4. Feingeweblicher Bau

a) Zytologie

Die neoplastische Schwannsche Zelle ist bipolar angeordnet. Sie besitzt einen länglichen Kern, dessen Gestalt vielfach als schuhsohlenförmig oder zigarettenförmig beschrieben worden ist. Man findet auch oft bizarr geknickte und gewundene Zellkerne. Diese Zellform sendet im Anilinpräparat kaum abgrenzbare Fasern nach beiden Seiten aus (Abb. 88). Eine zweite, ebenso häufige Zellform ist an einem kleinen runden Kern und den Kern umfließendes, schaumiges Zytoplasma erkennbar. Die bipolare Zellform gehört zum fibrillären (Antoni-A), die runde Zelle zum retikulären (Antoni-B) Gewebsanteil des Neurinoms.

b) Histologie

Wie erwähnt, ist die fibrilläre Form (oder Antoni-A Variante) durch die Zusammenlagerung bipolarer Zellen mit länglichen Kernen ausgezeichnet. Dadurch entstehen Ströme und Wirbel und oft eine charakteristische Architektur aus sich durchflechtenden Zügen mit abschnittsweise in verschiedenen Richtungen orientierten Kernen. Bei Querschnitten erscheinen die Kerne rund. Neurinomzellen haben eine Tendenz zur Parallellagerung. So kann die eindrucksvolle Palisadenstellung der Zellkerne entstehen, die jedoch nicht sehr häufig ist. Meist sind die Palisaden eher angedeutet (Abb. 88).

Abb. 89a–d. Verschiedene regressive Veränderungen im Neurinom: **a** Einwässerung und Verfettung führen zur Antoni-B-Form, der retikulären Form, die oft dazu führt, daß das Neurinom in Partien wie ein Oligodendrogliom aussieht. **b** Bleiben zwischen den Hohlräumen noch Kollagenfaserbalken stehen, so entsteht das Bild einer myxoiden Verquellung. **c** Aussprossende Schwannsche Zellen kopieren in Teilen des Neurinoms die Neuromstruktur. **d** Eine stärkere bindegewebige Beteiligung zeigt eine Fibrosierung der Geschwulst an. Alle HE × 125

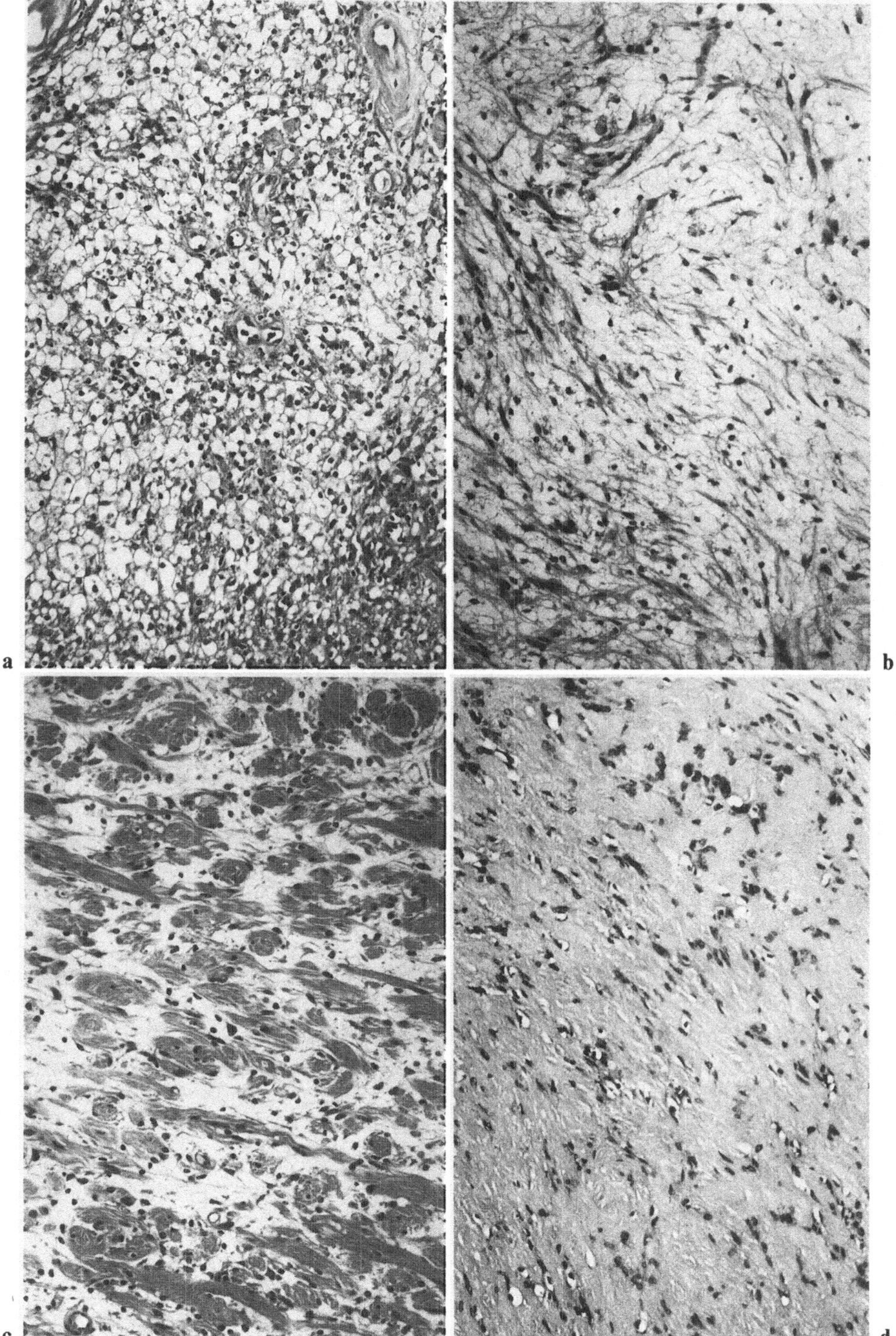

Die Antoni-B Formationen entstehen durch die retikuläre Textur der Geschwulstzellen. Diese retikuläre Umformung kann als Beginn der häufigen regressiven Veränderung im Neurinom angesehen werden. Neben der oft das Bild des gesamten Tumors bestimmenden Verfettung kommt vor allem die Bildung großer und kleiner Zysten vor (Abb. 89).

Die bipolaren Zellen der Antoni-A Formation werden in der Regel von feinen Retikulinfasern begleitet. ZÜLCH u. MILHAUD (1960) meinen, die neurinomspezifischen Retikulinfasern aufgrund ihres Kalibers von den übrigen „groben" Retikulinfasern unterscheiden zu können. Die Blutversorgung weist keine Besonderheiten auf. Einzelne Gefäße neigen zur Hyalinisierung.

5. Morphologische Zusatzmethoden

a) Quetschpräparat

Im Quetschpräparat zeigt sich das Neurinom im Fall einer durchgehenden Antoni-A Architektur als streng aus bipolaren Zellen zusammengesetzte Geschwulst. Sehr eindrucksvoll sind die weit ausladenden Fasern, die beidseits von den Zellpolen ausgehen. Interpretatorische Schwierigkeiten entstehen, wenn stärker regressive Veränderungen vorhanden sind.

b) Histochemie

SCARLATO u. MÜLLER (1959) haben den DNS-Gehalt untersucht, weiter waren die Lipidzusammensetzungen der Neurinome Gegenstand einer Studie von MÜLLER (1968) und HEGEDUS (1962). Es wurden myelinspezifische Lipide nachgewiesen. Die Aktivität oxydativer Enzyme wurde von VIALE et al. (1963) und PERRIA et al. (1964) untersucht. Hydrolytische Enzyme und deren Beziehung zur Bildung von Pigment waren Gegenstand der Untersuchung von MÜLLER u. NASU (1960) sowie SCHIFFER et al. (1968).

c) Immunhistochemie

Für Tumoren der Nervenscheiden gilt S-100 Protein als relativ spezifischer Marker. Seit der Charakterisierung dieses Proteins durch MOORE (1965) ist es regelmäßig in Schwannzellen und menschlichen und experimentellen Schwannzelltumoren nachgewiesen worden. Die stärkere Bedeutung für die Differentialdiagnose besitzt das S-100 Protein jedoch im Vergleich zu anderen Weichgewebstumoren (MEISTER 1984a, b; SCHULZ u. JUNDT 1984). Vergleicht man nur intrakranielle Tumoren, so kann dem S-100 Protein-Gehalt keine entscheidende diagnostische Kraft zugebilligt werden, da viele intrakranielle Tumoren S-100 Protein exprimieren (NAKAMURA et al. 1983). Immerhin läßt sich auch im intrakraniellen Raum eine sinnvolle Differentialdiagnose mit einer ganzen Palette der intrakraniell „greifenden" Markern treffen.

d) Elektronenmikroskopie

Neurinome sind wiederholt und ausgiebig elektronenmikroskopisch untersucht worden. Eine Fülle von Befunden wurde erhoben und jeweils zur Siche-

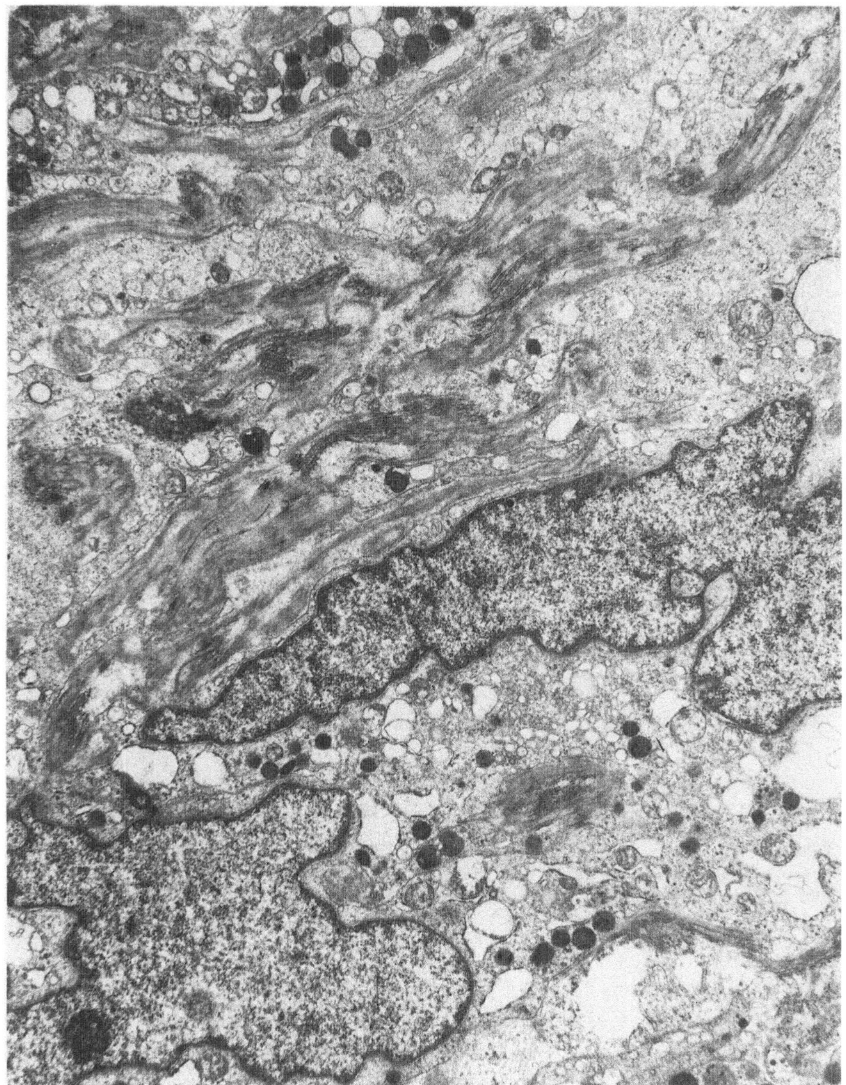

Abb. 90. Ultrastruktur des Neurinoms: Länglich angeordnete Zellkerne mit Einbuchtungen liegen in einem Zytoplasma, das Lysosomen enthält, außerhalb der Zelle Kollagenfaserbündel. Der Reichtum an Lysosomen und Vakuolen der Neurinome kann charakteristisch sein. × 7000

rung der neuroektodermalen oder mesenchymalen Natur dieser Tumoren benutzt. Eine große Rolle in der Argumentation spielten die Zytoplasmafortsätze, die für (WECHSLER u. HOSSMANN 1965) und gegen die ektodermale Natur der Schwannzellen ins Feld geführt wurden (RAIMONDI u. BECKMANN 1967).

In der Tat ist das typische Bild des Neurinoms ein Tumor mit sich vielfach aufzweigend zytoplasmatischen Fortsätzen, die auch mit Nachbarzellen Doppelmembranen bilden, sehr oft aber Basalmembranen unterschiedlicher Dicke und gelegentlich mit mehreren Lagen entfalten (Abb. 91).

Fast immer findet man im Tumor Kollagenfasern. PINEDA (1964, 1965) sowie POIRIER u. ESCOUROLLE (1967) waren der Meinung, daß Schwannzellen Kollagenfasern bilden können. Spezifische Kollagenfasern (long spacing fibrous collagen, Luse-bodies) wurden von LUSE (1962) beschrieben (Abb. 91).

Wichtig scheint auch die Beobachtung, daß vielfach osmiophiles Material in Neurinomzellen eingelagert war, das wieder mit der Annahme einer stärkeren phagozytotischen Tätigkeit der Antoni-B Form in Einklang steht (Abb. 90). Vergleiche auch CERVÓS-NAVARRO u. MATAKAS (1968), CRAVIOTO (1969), FEIGIN (1971), TOGA (1976).

e) Gewebekultur

Auch bezüglich des in-vitro-Verhaltens gehören die Neurinome zu den am besten untersuchten menschlichen Tumoren überhaupt. Frühe Untersuchungen von MURRAY u. STOUT (1940) und WEISS (1944) ergaben zwei Zellpopulationen im Explantat: Schlanke bipolare Zellen und Rundzellen, die mit der sog. Mikroglia verglichen worden sind. Ausgedehnte und systematische weitere Untersuchungen (KERSTING 1961; CRAVIOTO u. LOCKWOOD 1969; LUMSDEN 1971) bestätigten diese Dichotomie der Zellen des Neurinoms in-vitro. Ein Übergang von Antoni-A Zellen der spindeligen Form zu Makrophagen wurde bis jetzt jedoch nicht direkt beobachtet (CRAVIOTO u. LOCKWOOD 1969).

Neurinomzellen führen bei Zeitrafferfilmaufnahmen in-vitro eine Bewegung aus, die als Pulsation bezeichnet wird (CRAVIOTO u. LOCKWOOD 1968, 1969). Eigene Untersuchungen an Explantaten maligner experimentell erzeugter Neurinome haben zur Auffassung geführt, daß die Kernbewegung eher einem Twisting entspricht.

6. Biologisches Verhalten

a) Wachstumsgeschwindigkeit

Neurinome wachsen langsam. Periphere Tumoren dieser Art imponieren meist als langsam an Größe zunehmende Knoten, die oft unter Schonung der Nerven entfernt werden können; Rezidive sind nicht zu befürchten. Intrakraniell wachsende Neurinome, besonders solche im Kleinhirnbrückenwinkel, können klinisch maligne sein. Sie sind gelegentlich schlecht für den Operateur zugänglich; die Lage in der hinteren Schädelgrube in der Nähe des Hirnstammes bedeutet ein weiteres Gefahrenmoment. In den letzten Jahren ist die Totalität der Entfernung und die postoperative Mortalität erheblich verbessert worden (ZÜLCH 1986).

Abb. 91. a Charakteristisch ist für Schwannzelltumoren die "basal lamina", Basalmembran, die sehr oft Einzelzellen in ihrer ganzen Ausdehnung umgibt. × 7000. **b** Gelegentlich werden periodische Kollagenfaserbündel gebildet, die von Luse als "fibrous long spacing collagen" beschrieben wurden. × 15000

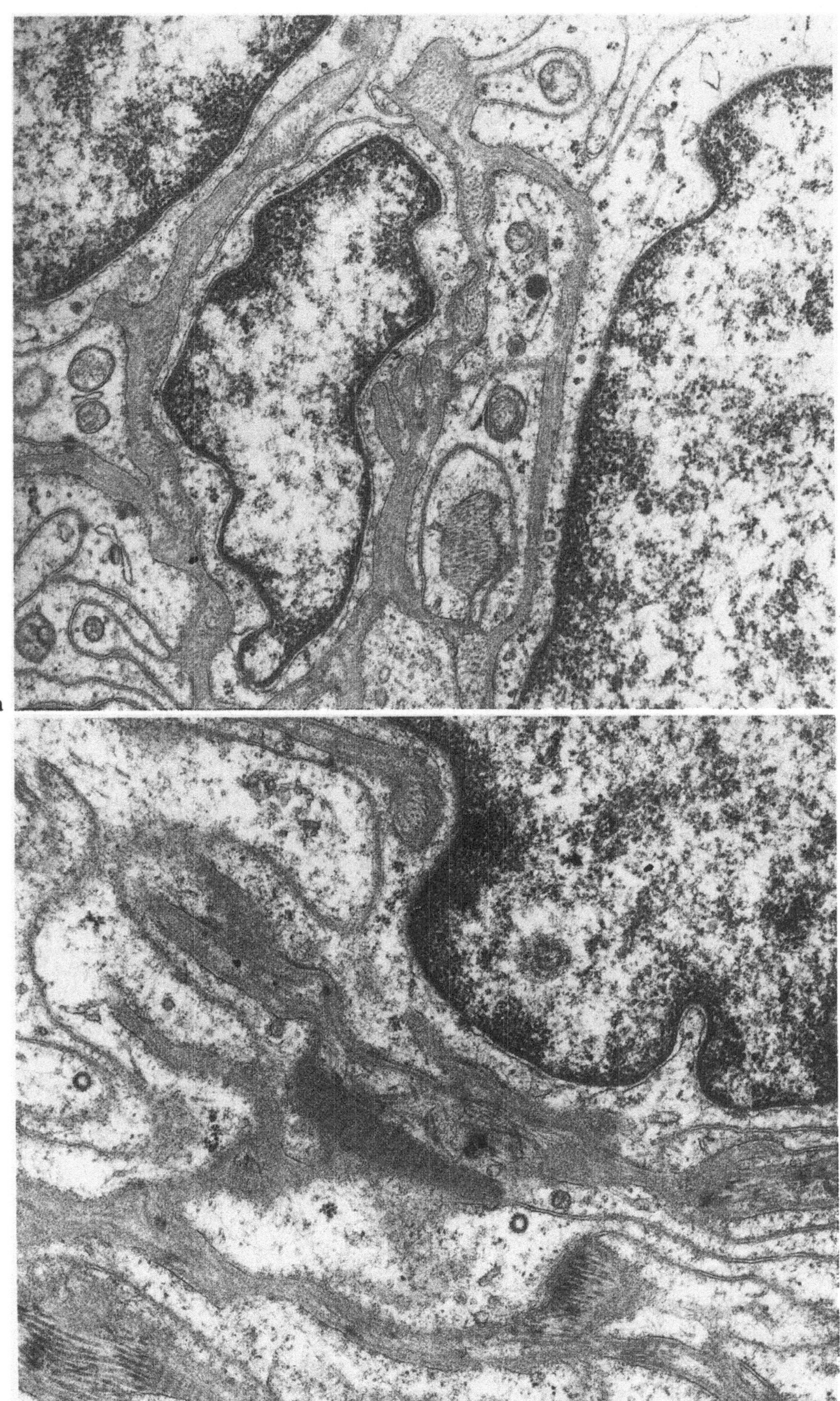

Maligne Neurinome (Mennel u. Zülch 1971) sind schnell rezidivierende Tumoren. Neurofibrome gelten, wie Neurinome, als gutartig. Die maligne Variante, das Neurofibrosarkom, Neurosarkom oder neurogene Sarkom läßt sich kaum von dem Spindelzellsarkom abgrenzen und verhält sich entsprechend.

b) Graduierung

Neurinome und Neurofibrome entsprechen WHO Grad I. Anaplastische Neurinome besitzen den Grad III (bis IV), während das maligne Neurofibrom (neurogenes Sarkom) ebenfalls den Grad III bis IV hat.

c) Metastasen

Über Metastasen von Neurinomen im intrakraniellen Raum ist nichts bekannt. Periphere maligne Neurinome und neurogene Sarkome metastasieren. Die Tendenz der Neurofibrome bei Morbus Recklinghausen zur malignen Umwandlung wurde mehrfach mitgeteilt.

7. Differentialdiagnose, Überschneidungen

Einige Sonderformen des gutartigen Neurinoms werden beschrieben: Das plexiforme Neurinom oder Neurofibrom zeichnet sich durch strang- oder knäuelförmiges Durchflechten der Tumorzüge aus. Es wird in der Haut und auch in der Cauda equina des Rückenmarks gefunden (Schumacher et al. 1978).

Differentialdiagnostisch müssen fibröse Tumoren der Peripherie und verwandte Tumoren des neuroendokrinen Systems in Betracht gezogen werden.

XI. Meningeome

1. Definition, Unterteilung

Die Tumoren der Hirnhäute, genauer des Meningothels, sind die wichtigsten und häufigsten der als mesodermal angesprochenen im intrakraniellen und -spinalen Raum. Meningeome besitzen eine Tendenz zur „Umhüllung", die in den charakteristischen Formationen, den Einrollungsfiguren zum Ausdruck kommt. Meningeome können in verschiedene Einzelgruppen untergliedert werden. Am weitesten sind Cushing u. Eisenhardt (1938) und Bailey u. Bucy (1931) gegangen, die 22 Subtypen unterschieden haben. Zülch (1951) hat als Haupttypen die endotheliomatösen, fibromatösen und angiomatösen Meningeome genannt.

Die WHO-Einteilung gliedert in neun Untergruppen:
- Meningotheliomatöse (endotheliomatöse) Meningeome.
- Fibröse Meningeome.
- Übergangsmeningeome.
- Psammomatöse Meningeome.
- Angiomatöse Meningeome.
- Angioblastische Meningeome.

- Hämangioperizytische Meningeome.
- Papilläre Meningeome.
- Anaplastische Meningeome.

Abgesehen von wenigen Ausnahmen bieten die einzelnen Untergruppen keine Besonderheiten des biologischen Verhaltens.

Meningeome wurden früh beschrieben. Recht zutreffende Darstellungen finden wir bei LEBERT (1851) und in der Monographie von VIRCHOW (1863/1865), aber auch schon frühere Beschreibungen lassen die Identifizierung als Meningeome zu. SCHMIDT (1902) und FERNER (1940) führten Meningeome auf die Pacchionischen Granulationen zurück; deren Komponenten – Gefäße, Bindegewebe, Meningothel – sollten den Haupttypen der Meningeome entsprechen. PENFIELD (1932) ließ die Meningeome aus Bindegewebszellen entstehen und nannte sie meningeale Fibroblastome, während OBERLING (1922) Meningeome als neuroektodermal ansah. Heute wird im allgemeinen die Arachnothelzelle (arachnoideal cap cell) als Ursprungszelle angesehen (KEPES 1986). Eine ausführliche Darstellung der Histopathologie aus neuerer Zeit stammt von KEPES (1982).

2. Epidemiologie

a) Häufigkeit

Sie gehören zu den am ausgiebigsten untersuchten Tumoren. Trotzdem ist auch bei dieser relativ häufigen intrakraniellen Tumorgruppe eine eindeutige Aussage über Inzidenz und Prävalenz nicht fehlerfrei möglich. Der Grund ist die relative Gutartigkeit dieser Geschwülste: Meningeome sind oft Zufallsbefunde ohne eigentlichen Krankheitswert.

Bekannt ist die Häufigkeit in neurochirurgischen Operations- und neuropathologischen Einsendungsstatistiken: In der Serie von CUSHING u. EISENHARDT (1938) waren 13,4% Meningeome, GRANT (1956) hatte 17%, ZÜLCH fand 16,6% (1986). Auch in Serien aus Indien, Japan und China variieren die relativen Zahlen zwischen 13% (BALASUBRAMANIAM u. RAMAMURTHI 1970) und 46% (KATSURA et al. 1959).

In einer schwedischen Studie aus Malmö wurde aus einer relativ genauen Obduktionsstatistik eine Prävalenz von 1,44% ermittelt (RAUSING et al. 1970). In Afrika scheinen Meningeome einen höheren Anteil an allen intrakraniellen Tumoren auszumachen als in Europa oder Amerika (KEPES 1982). Nach FROMAN u. LIPSCHITZ (1970) bedeutet dies jedoch keine höhere Prävalenz bei Afrikanern; es reflektiert lediglich die wesentlich geringere Prävalenzrate an echten Gliomen. Die genannten Autoren schätzen die Inzidenz der Meningeome auf etwa 1/5 im Vergleich zur schwedischen Bevölkerung.

b) Alter

Diese Tumoren treten im mittleren und höheren Erwachsenenalter hervor. In CUSHINGS (1932) Material lag der Altersgipfel bei 46,6 Jahren; ZÜLCH (1986) bezeichnet als Altersgipfel in seiner Serie die Spanne zwischen 45 und 55 Jahren. Meningeome in der Kindheit sind selten: Nach der Zusammenstellung von KE-

PES (1982) sind weniger als 2% der Meningeome in der Kindheit zu erwarten; andererseits stellen sie weniger als 2% der kindlichen intrakraniellen Tumoren dar. Berichte über Meningeome in der Kindheit ergeben sehr niedrige Prävalenzen. Immerhin gibt es auch Berichte über kongenitale Meningeome. Der früheste Fall dürfte von SOLITARE u. KRIGMAN (1964) berichtet sein: Er betrifft eine Beobachtung bei einem 32 Wochen alten Fetus (1964). Zum Problem der kindlichen Meningeome und ihrer spezifischen Kriterien vergleiche KEPES (1982).

c) Geschlecht

Das Vorherrschen von Frauen bei Meningeomen ist bekannt. KEPES (1982) gibt das Verhältnis Frauen:Männer mit 2,5:1 für die intrakraniellen Formen und 9:1 für die intraspinalen Formen an, ZÜLCH (1986) mit 9:5 für alle Formen. Es ist in der Tat so, daß verschiedene Unterarten in der Geschlechtsverteilung abweichen. Insgesamt gilt die weibliche Bevorzugung nur für die Population mittleren Lebensalters; bei jungen Menschen unter 20 scheint das männliche Geschlecht sogar bevorzugt befallen (CUSHING u. EISENHARDT 1938; KEPES 1982). Auch Sektionsstatistiken, die Menschen hohen Lebensalters mit einschließen, ergaben kein Überwiegen des weiblichen Geschlechtes, sondern eine Gleichverteilung (WOOD et al. 1957). Weiter hängt das Ausmaß des Ungleichgewichtes stark von der Lokalisation und indirekt auch von der Variante des Meningeoms ab. Für Keilbeinflügelmeningeome wurden extreme Zahlen für weibliches Übergewicht angegeben (KIENECKER et al. 1975). Ebenso wurden für spinale Meningeome hohe weibliche Prozentzahlen angegeben: 20:1 (LAPRESLE et al. 1952) und 3,6:1 (HOSSMANN u. ZÜLCH 1966). Es scheint, daß psammomatöse Meningeome überhaupt bei Frauen überwiegen. Bei multiplen Meningeomen fanden SCHARRER u. BRUNNGRABER (1974) ein Verhältnis von 4:1. Das Überwiegen des weiblichen Geschlechtes wird oft auf die Wirkung der Geschlechtshormone zurückgeführt.

Maligne Formen haben ein männliches Übergewicht (ZÜLCH u. MENNEL 1975).

3. Makroskopische Aspekte

a) Sitz

Die intrakraniellen Tumoren können überall liegen, dennoch weisen sie Vorzugslokalisationen auf, die ziemlich konstant sind. Diese Vorzugslokalisationen wurden von CUSHING u. EISENHARDT (1938) beschrieben. Sie sind zeitweise so charakteristisch, daß beim Vorliegen eines bestimmten klinischen Syndroms das Meningeom die Differentialdiagnose der Wahl darstellt. Nach ZÜLCH (1956) sind folgende Lokalisationen mit abnehmender Häufigkeit anzutreffen:

- Parasagittale Meningeome, die am häufigsten im mittleren Drittel des Sinus sagittalis superior vorkommen, können bei doppelseitigem Wachstum aufgrund eines Mantelkantensyndroms eine spinale Läsion vortäuschen;
- Falxmeningeome sind oft beidseitig und liegen dem mittleren Teil der Falx breit auf.

- Konvexitätsmeningeome: Sie breiten sich an der Konvexität aus, oft in Höhe der 3. Frontalwindung. Diese charakteristischen Meningeome führen häufig aufgrund der Druckwirkung zur ipsilateralen Hemiparese durch Abklemmung des kontralateralen Hirnschenkels am Tentoriumsschlitz (GROENEVELD u. SCHALTENBRAND 1927; BEHREND 1962).
- Olfaktoriusmeningeome liegen über dem Siebbein und führen frühzeitig zur Anosmie.
- Supraselläre Meningeome führen zu Druckschäden am Optikus oder Chiasma. Sie müssen differentialdiagnostisch bei der Beurteilung der suprasellären Geschwülste beachtet werden.
- Keilbeinflügelmeningeome: Mehr medial gelegene Tumoren dieser Lokalisation führen zu einem medialen Keilbeinflügelsyndrom mit Beeinträchtigung dort verlaufender Hirnnerven. Laterale Tumoren können zu erheblichen Hyperostosen des Gesichtsschädels führen. Überhaupt tendieren Keilbeinflügelmeningeome mehr als andere Geschwülste dieser Art zum Wachstum "en plaque" und zur Hyperostose.
- Meningeome des Schläfenlappenpols liegen am Boden der mittleren Schädelgrube.
- Kleinhirnbrückenwinkelmeningeome führen zum sog. Kleinhirnbrückenwinkelsyndrom und müssen differentialdiagnostisch gegenüber Akustikusneurinomen abgegrenzt werden.
- Meningeome im Bereich des Ventrikelsystems kommen vor. FORNARI et al. (1981) gaben sie mit 1,5% aller Meningeome an. Hauptsitz ist der Seitenventrikel in der Trigonumregion, wo sie mit dem Plexus chorioideus verschmelzen (BORCHERS 1910).
- Klivusmeningeome oder Meningeome des kraniospinalen Überganges kommen differentialdiagnostisch gegenüber Chordomen in Betracht. Zu dieser Gruppe zählt auch das Meningeom des Hinterhauptloches.
- Tentoriummeningeome können supra- und infratentoriell wachsen. Hauptsächlich liegen sie um den Confluens sinuum.
- Spinale Meningeome, die sich häufig über mehrere Segmente erstrecken, sind am häufigsten in der Thorakalregion. Ein hoher Prozentsatz kommt bei Frauen vor, in einem Alter von etwa 50 bis 60 Jahren, Sitz thorakal. Sie sind besonders stark verkalkt (rein psammomatös).
- Außerhalb des intrakraniellen und intraspinalen Raumes kommen Meningeome mit einiger Häufigkeit noch in der Augenhöhle vor. Andere Lokalisationen sind selten (KEPES 1982).

b) Gestalt

Das typische Meningeom ist rund, eher gut abgrenzbar, grau-rot, eher hart. Abweichungen aller dieser Eigenschaften sind aber nicht ungewöhnlich: Die Form kann abgeflacht sein, Meningeome können breitbasig von der Anheftungsstelle gegen das Hirn vorwachsen. Im Extrem breitet sich das Meningeom flach an der Dura aus: Meningeom en plaque. Die gute Abgrenzbarkeit kann im Verlauf des Meningeomwachstums verloren gehen. Je nach Konsistenz und Blutversorgung können Meningeome rein grau-weiß bis durchgehend rötlich erschei-

nen. Die Konsistenz selbst hängt vom Ausmaß der regressiven Veränderungen
– Hyalinisierung, Verflüssigung, Verfettung, Verkalkung – ab.

4. Feingeweblicher Bau

a) Zytologie

Mit wenigen Ausnahmen zeichnen sich die Meningeome durch einen einheitlichen charakteristischen Zelltyp aus, der entweder das gesamte Bild des Tumors
beherrscht oder zumindest „auch" vorhanden ist: Es handelt sich um eine in
ihren Zytoplasmagrenzen schlecht abgrenzbare Zelle mit großem, rund ovalem,
blassem Kern, in dem ein Kernkörperchen deutlich hervortritt. Eine ganze Anzahl von Meningeomen weist in seinen Kernen kreisrunde Einschlüsse auf
(Abb. 92).

b) Architektur

Im Gegensatz zur Zytologie unterscheiden sich die histologischen Gewebsbilder beträchtlich. Die Unterschiede waren der Anlaß zur Unterteilung, die bekanntlich unterschiedlich weit getrieben werden kann: Bailey u. Bucy (1931)
unterschieden 9, Cushing u. Eisenhardt (1938) 22 Subtypen, während sich
Garrido u. Kepes (1978) mit 4 Typen begnügten. Wir folgen der Unterteilung
der WHO mit folgender Gliederung:

Meningotheliomatöse (endotheliomatöse) Meningeome: Das gewebliche Cha-
rakteristikum dieser Tumoren ist die Anordnung der Tumorzellen in Feldern,
Inseln oder Gruppen. In der Regel werden die zellulären Regionen von feinen
Bindegewebssepten umgeben. Bleiben diese Felder klein, so entsteht ein nodulä-
rer Bau. Sind sie groß, so imponiert das Gewebsbild eher diffus. Die Art der
Zellverbindung innerhalb der Inseln wird als „syncytial" bezeichnet (Abb. 93).

Die die Inseln umgebenden bindegewebigen Septen sind zart; sie lassen sich
mit Silberimprägnation als feine Retikulinfasern darstellen. Innerhalb der Inseln
kommen, wie in Übergangsmeningeomen und in fibrösen Meningeomen, konzentrische Zellarrangements, Einrollungsfiguren oder Psammomkörner vor.

Fibromatöse Meningeome: Das Charakteristikum dieses Meningeoms ist sein
fibröser Bau. Die bipolaren Zellen liegen in weit ausgreifenden parallelen Zügen.
Die Züge werden durch die stark parallel angeordneten Zytoplasmafortsätze
gebildet. Die so entstehenden Züge können sich durchmischen; Wirbelbildungen

Abb. 92a–d. Zytologie und Histologie des endotheliomatösen Meningeoms: **a** Man sieht
große mäßig chromatinreiche Kerne. Die Variabilität in den Kerngrößen ist für die Wertigkeit der Meningeome ohne wesentliche Bedeutung. In den meisten Fällen lassen sich
Zellgrenzen nicht erkennen. Kresylviolett × 500. **b** Schon die Kernanordnung kann eine
gewisse Inselbildung zeigen. Kresylviolett × 500. **c** Endotheliomatöse Meningeome wachsen in Strängen und Inseln; dazwischen findet man Kapillaren, deren Endothelien sich
deutlich kerndichter darstellen, als die eigentlichen Tumorzellen. Kresylviolett × 500.
d Nicht selten findet man ganze Partien von Kernen mit sog. Indentationen, d.h. die
Kerne weisen Hohlräume oder Einstülpungen auf. Vimentin × 500

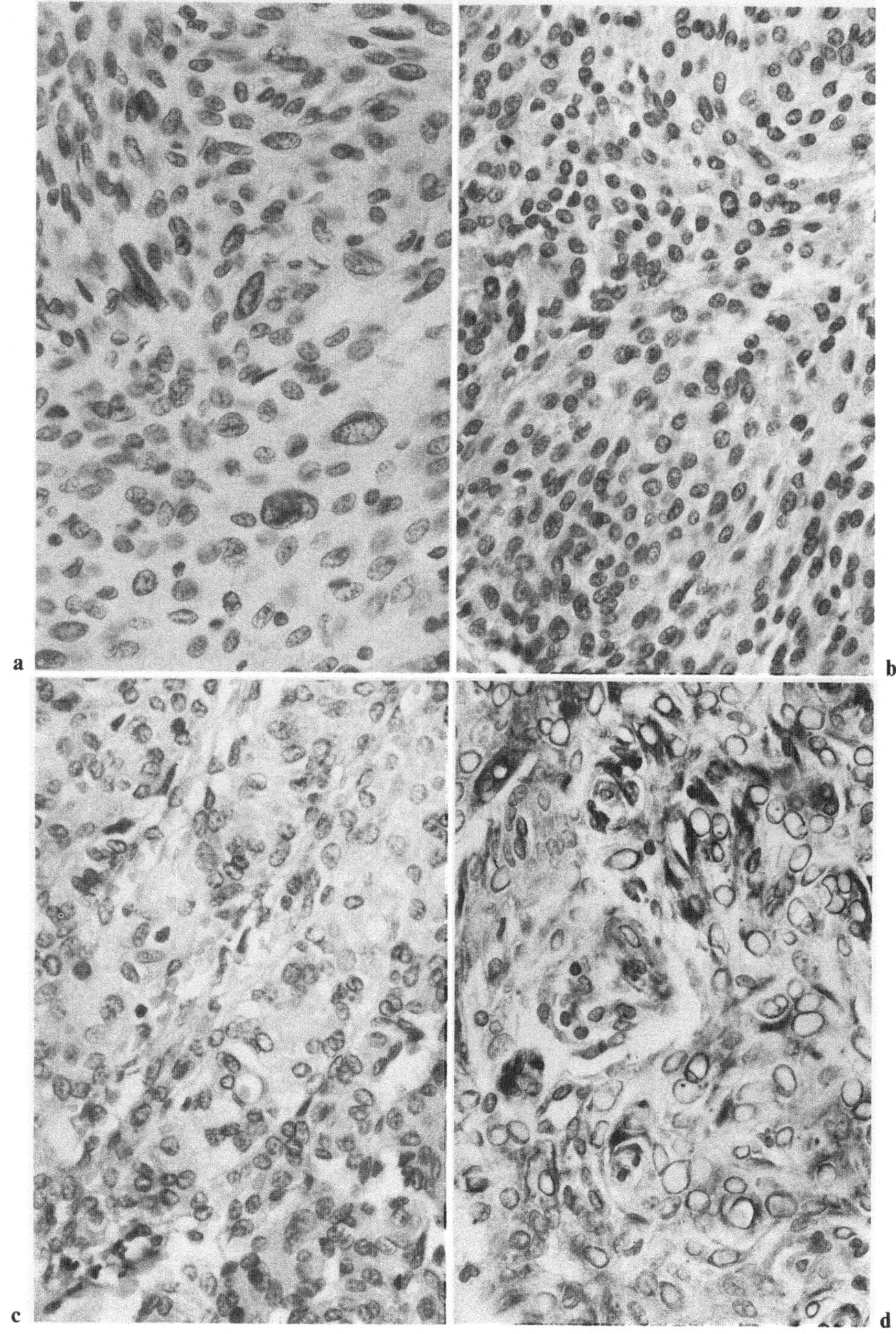

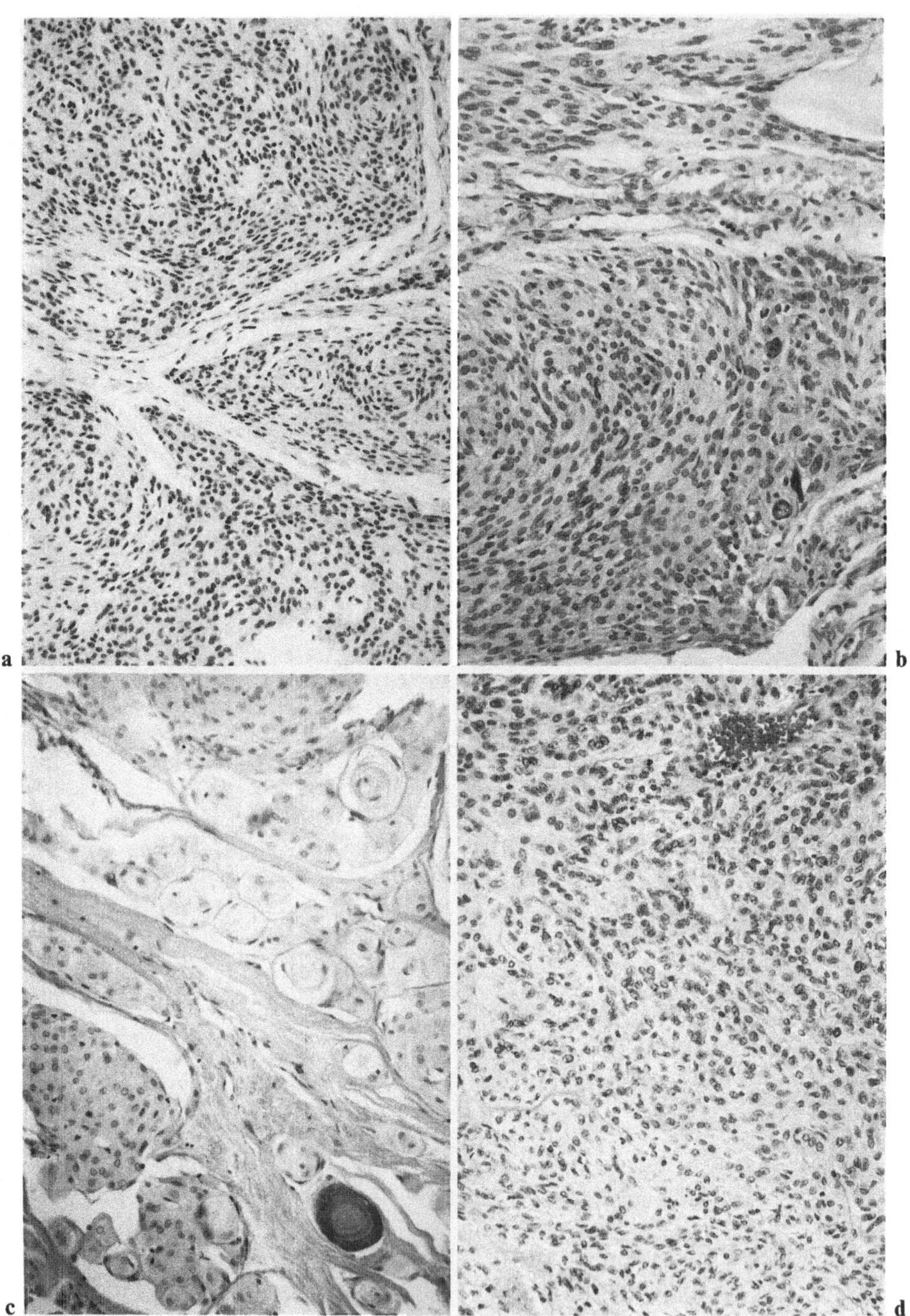

Abb. 93a–d. Gewebsverband des endotheliomatösen Meningeoms: **a** Die Zellen des endotheliomatösen Meningeoms liegen in größeren Inseln, die von schmalen bindegewebigen Septen umgeben werden. Dadurch zeigt sich oft eine Läppchengliederung des endotheliomatösen Meningeoms. Einzelne Einrollungsfiguren sind sichtbar. Kresylviolett × 125. **b** Solche von bindegewebigen Septen umgebene Läppchen können auch ohne das Vorlie-

kommen vor, auch Einrollungsfiguren werden – wenn auch weniger häufig als in endotheliomatösen Meningeomen und Übergangsformen – angetroffen (Abb. 94). Die elongierten Einzelzellen werden von gröberen Retikulinfasern begleitet. Auch Kollagenfasern und Kollagenfaserbalken zwischen den Zellen werden angetroffen.

Übergangsmeningeome: Das Übergangsmeningeom nimmt eine Zwischen- oder Übergangsstellung zwischen endotheliomatösen und fibrösen Untergruppen ein. Das kann allerdings in doppeltem Sinne verstanden werden: Einmal als Gewebsbild, in dem beide Anteile unverbunden nebeneinander vorkommen und zum anderen als Gewebsbild, das einen gewissen Übergang zwischen „Inseln" und „Zügen" bildet. Dieses letztere Gewebsbild wird durch Einrollungsfiguren dargestellt, in die die weiter auseinandergreifenden Züge münden. Somit scheint die beste Definition zu sein: Mischbild der ersten beiden Untertypen mit starker Beteiligung der sog. Einrollungsfiguren (Abb. 95).

Psammomatöse Meningeome: Das herausragende Charakteristikum dieser Unterart ist der Reichtum an Psammomkörnern. Das sind Kalkperlen, die oft kreisrund sind, die Größe einer Einrollungsfigur besitzen und oft konzentrisch geschichtet erscheinen (Abb. 96).

Angiomatöse Meningeome: Bei den angiomatösen Meningeomen steht die Gefäßbeteiligung so im Vordergrund, daß sie das gesamte Gewebsbild bestimmt. Diese Gefäße können als großlumige „angiomatöse" Verbände vorliegen, jedoch auch als dichte Kapillarnetze. Nicht selten findet man eine Hyalinisierung der Gefäßwände. Die Felder zwischen den Gefäßen entsprechen den Gewebsbildern des endotheliomatösen oder fibromatösen Meningeoms, vgl. ESSBACH (1943).

Hämangioblastische Meningeome: Das Gewebsbild des hämangioblastischen Meningeoms wird als mit dem des Angioblastoma Lindau identisch beschrieben. Demgemäß sollte es aus einer dichten Ansammlung dünnwandiger Kapillaren und Zwischengewebe bestehen. Im Gegensatz zum Lindautumor im Kleinhirn ist das angioblastische Meningeom jedoch immer abgekapselt und wächst verdrängend. Es gibt auch sichere Fälle, bei denen das Zwischengewebe die typische Struktur endotheliomatöser Inseln aufweist.

Hämangioperizytische Meningeome: Sie sind histologisch identisch mit Hämangioperizytomen anderer Lokalisationen (FABIANI et al. 1980). Es wäre sinnvoller, diese Tumoren als meningeale Hämangioperizytome zu bezeichnen, zumal diese Tumoren auch ein abweichendes biologisches Verhalten an den Tag legen.

---

gen von echten Einrollungsfiguren die Gestalt von Inseln annehmen, wenn sich die Zellkerne um ein virtuelles Zentrum anordnen. Kresylviolett × 250. **c** Neben typischen Einrollungsfiguren und Psammomkörnern können sich im endotheliomatösen Meningeom kompakte Inseln darstellen. van Gieson × 125. **d** Gelegentlich kommt es zu einer mehr diffusen Darstellung der Zellen im endotheliomatösen Meningeom. Kresylviolett × 125

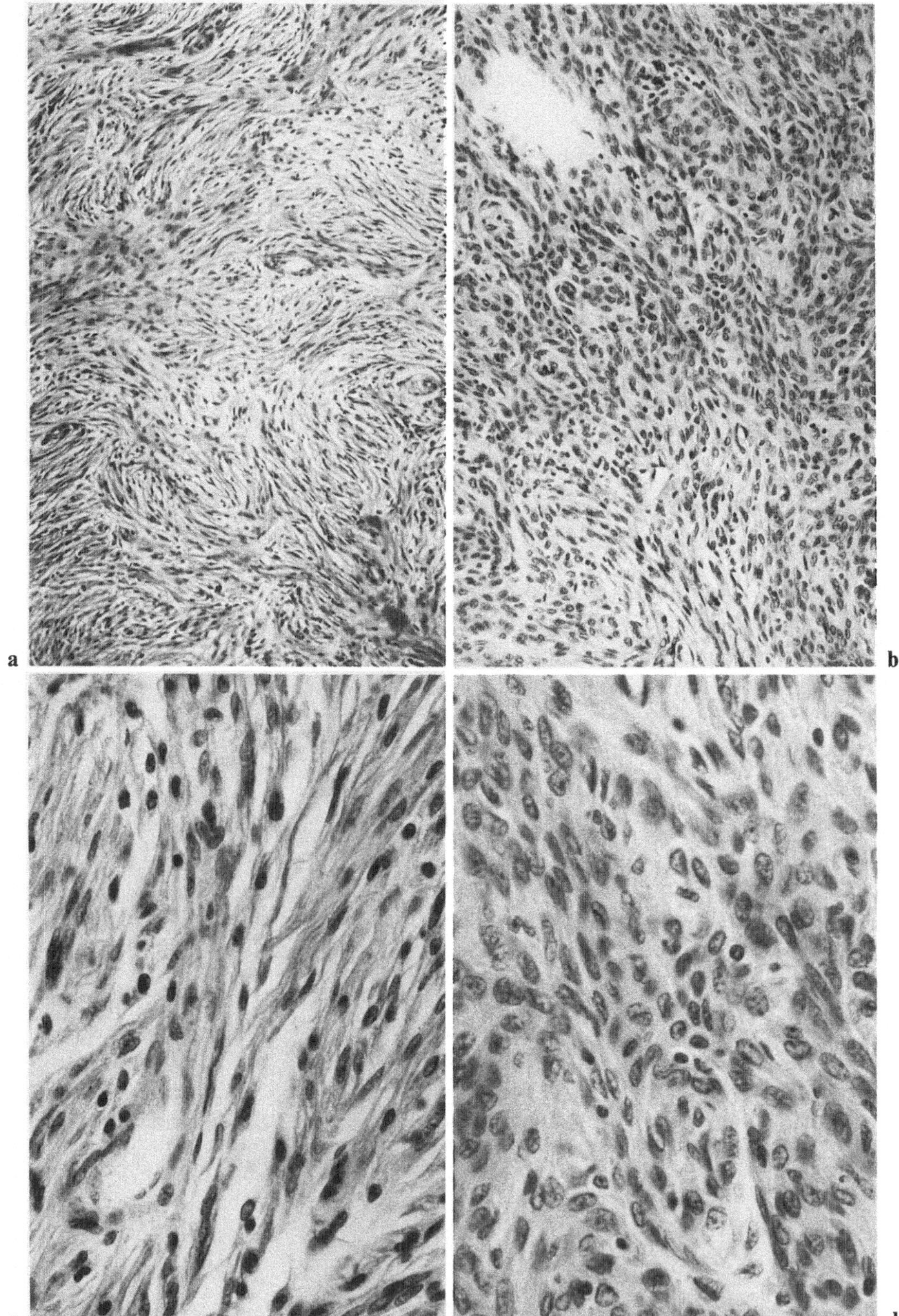

Abb. 94a–d. Fibromatöses Gewebsbild der Meningeome: **a** Beim fibromatösen Meningeom findet man lange Züge, die sich ähnlich wie im Neurinom in gebogene Haken und Bündel anordnen und sich durchflechten. Kresylviolett × 125. **b** Gelegentlich treten

Papilläre Meningeome: Dieser Typ ist, was die Zytologie und Makroskopie anbelangt, ein typisches Meningeom, bei dem eine papilläre, oft perivasale Architektur das Gewebsbild bestimmt. Das berühmte Meningeom D.M. Russel von CUSHING u. EISENHARDT (1938) mit 17 Operationen war am Ende ein papilläres Meningeom. Sie sind selten, zeigen aber, soweit zu beurteilen, ein biologisch eher malignes Verhalten (LUDWIN et al. 1975; STEFANKO u. MACKAY 1981).

Anaplastische (maligne) Meningeome: Anaplastische Meningeome zeichnen sich durch hohen Zellgehalt und zelluläre Polymorphie in Kombination mit erhöhter mitotischer Aktivität aus. Der letzte Punkt ist das eigentliche diagnostische Kriterium, besonders kann Malignität bei Häufung atypischer Mitosen angenommen werden. Zelluläre Polymorphie allein bedeutet bei Meningeomen noch keine Anaplasie und Malignität. Meningeome mit erheblicher zellulärer Polymorphie stellen nach CUSHING u. EISENHARDT (1938) einen eigenen Typ dar und scheinen auch eine bevorzugte Lokalisation zu haben (MARCOS 1954).

Weitere gewebliche Eigenschaften der Meningeome können Zeichen des raschen Wachstums darstellen: Nekrosen und Pseudopalisaden, infiltratives Wachstum, Metastasen. Bei malignen Meningeomen sind immer wieder extrakranielle Metastasen beschrieben worden (GESSAGA 1968; KEPES 1971). Neben diesen Untertypen kommen sehr selten lipo-, chondro- oder osteoblastische Meningeome mit der Bildung von Fettgewebe, Knorpel oder Knochen im Tumor vor; solche Varianten waren schon in der Unterteilung von BAILEY u. BUCY (1931) vorhanden. Eine weitere, gelegentlich beschriebene Variante ist das melanoblastische Meningeom (KEEGAN u. MULLAN 1962; TZONOS u. BRUNNGRABER 1963). Diese Formen sind praktisch wichtig, weil sie von Melanomen und den primären meningealen Melanosen unterschieden werden müssen.

Weitere Variationen im Gewebsbild entstehen durch regressive Veränderungen. Die häufigste regressive Veränderung ist eine Hyalinisierung, die besonders ausgeprägt bei fibrösen Meningeomen ganze Gewebsbezirke erfassen kann und dann zur hyalinen Ausformung großer Balken führt. Auch Gefäßwände bei den angiomatösen Varianten besitzen eine erhebliche Tendenz zur hyalinen Verquellung (Abb. 28).

Eine besondere Struktur in manchen Meningeomen stellen kreisrunde hyaline, PAS-positive Einschlüsse dar, sog. Pseudopsammomkörper (CUSHING u. EISENHARDT 1938; KEPES 1961). Ultrastrukturell erweisen sich diese Einschlüsse als recht charakteristisch und interessant (s. folgenden Abschn. 5. d).

Weitere regressive Veränderungen sind Verkalkungen, die über das Maß der üblichen Psammomkörnerbildung hinausgehen, Verfettung und Verschleimung. Verfettung kann diffus und im Zentrum endotheliomatöser Inseln vorkommen. Die Abgrenzung einer regressiven Verfettung zum lipoblastischen Me-

---

die Züge nur in Teilen des Tumors zum Vorschein (*unterer Bildrand*), während in anderen Abteilungen das endotheliomatöse Bild vorherrscht. Kresylviolett × 250. **c** Oft kann man in diesen fibromatösen Meningeomen die bipolar angeordnete Faserstruktur erkennen. Vimentin × 500. **d** Auch im fibromatösen Meningeom zeigt sich der chromatinarme locker gebaute Zellkern. Kresylviolett × 500

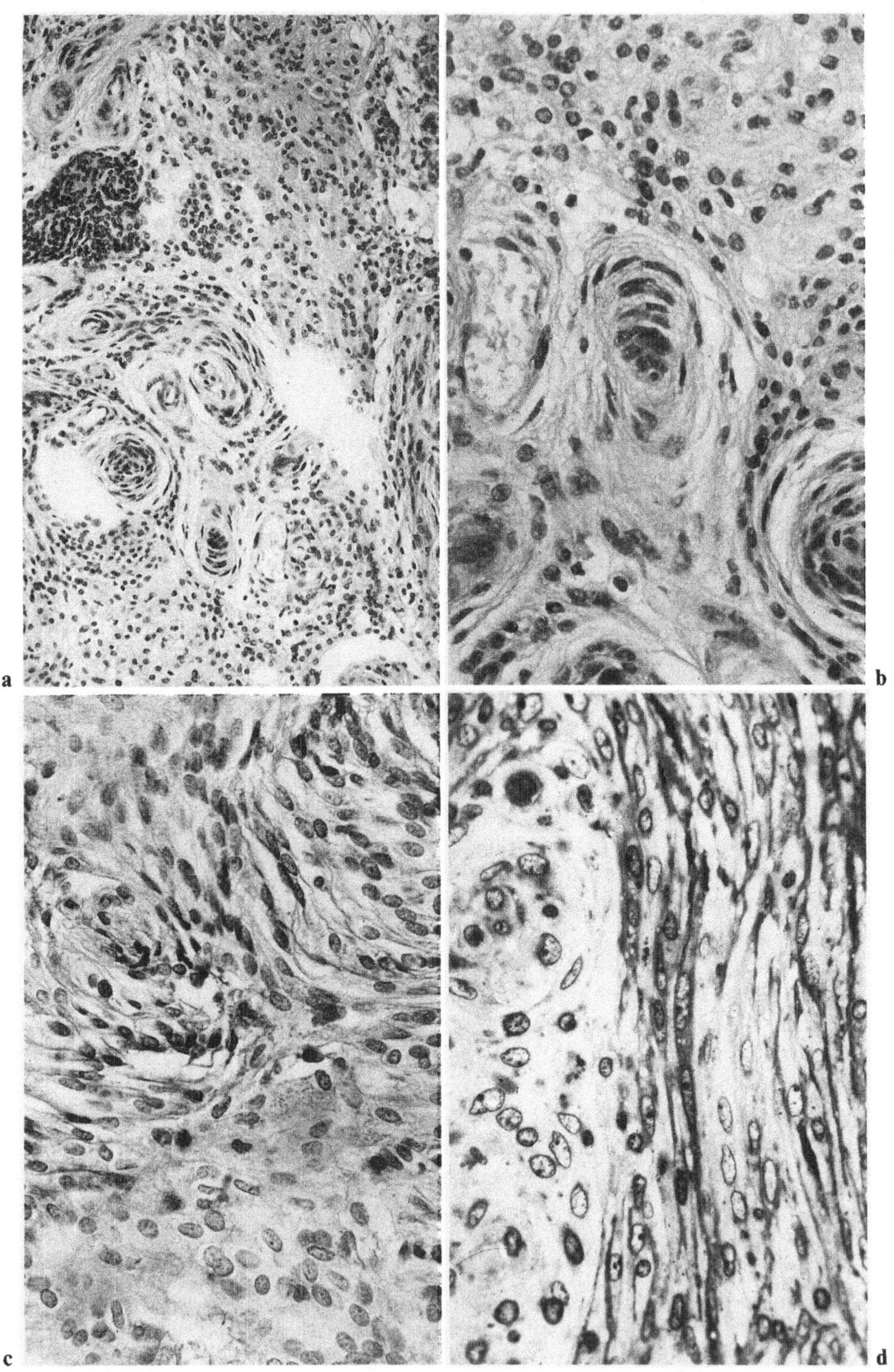

ningeom ist nicht immer möglich. Ein spezieller Typ der Verfettung im Meningeom besteht im Auftreten sog. Schaumzellen. Man hat diese Meningeome auch xanthomatöse Meningeome genannt. Die mukoide Degeneration sollte zu zystischer Veränderung führen (IWANAGA et al. 1980) und im CT zu sehen sein (BECKER et al. 1979). Eigene Ergebnisse (MENNEL et al. 1988) und andere Literaturangaben (MORACI u. CIOFFI 1976) führen die zystische Umwandlung jedoch eher auf eine Einwässerung mit proteinreicher Flüssigkeit zurück (s. auch folgenden Abschn. 5. d).

Mögliche andere seltenere Gewebsbilder findet man aufgelistet in der vorzüglichen histologischen Darstellung von KEPES (1982).

5. Morphologische Zusatzmethoden

a) Quetschpräparat

Im Quetschpräparat findet man als Charakteristikum die typischen Meningeomzellen mit großen blassen Kernen und gut sichtbarem Kernkörperchen. Das Zytoplasma ist polygonal um den Kern angeordnet.

Zytoplasmafortsätze sind fast regelmäßig vorhanden. Das zytologische Bild im Quetschpräparat ist nicht epithelial, die gequetschten und ausgestrichenen Meningeomzellen nehmen eine gewisse Mittelstellung zwischen epithelialer und gliöser Zellform in Anzahl, Länge und Ausformung der Zytoplasmafortsätze ein.

Fast immer lassen sich auch Einrollungsfiguren im Quetschpräparat finden, die ihren Zusammenhang bewahren und dann diagnostisch sehr wertvoll sind (Abb. 19). Die Variationen, die durch die verschiedenen Typen hervorgerufen werden, sind zu beachten.

b) Histochemie

Histochemisch wurden unterschiedliche Enzymaktivitäten bei Meningeomen und anaplastischen Formen beschrieben: Die alkalische Phosphatase weist eine hohe Aktivität in stark verkalkten Formen auf, während sie in malignen Meningeomen fehlt. Umgekehrte Verhältnisse findet man für die saure Phosphatase, Esterase und oxydative Enzyme (NASU u. MÜLLER 1964; BINGAS u. GRUMME 1971).

Eine interessante neue Entwicklung ist der Nachweis von Östrogen- (DONNELL et al. 1979) und Progesteronrezeptoren (POISSON et al. 1980) in einer Anzahl untersuchter Meningeome. Dabei scheinen Progesteronrezeptoren in einem hö-

Abb. 95a–d. Transitionelles (Übergangs-)Meningeom: **a** Beim Übergangsmeningeom findet man Inseln von endotheliomatösem Bau, die an manchen Stellen länglich werden und dann in charakteristische Einrollungsfiguren übergehen. Kresylviolett × 125. **b** Die Einrollungsfiguren im Übergangsmeningeom zeigen klar den bipolaren fibrillären Charakter der Hüllzellen. Kresylviolett × 250. **c** Zwei locker gelagerte Einrollungsfiguren, wo die Zellen noch gut zu erkennen sind. S-100 × 500. **d** Die Mischung von bipolaren Zellen und endotheliomatösen Inseln zeigt sich deutlich. Toluidinblau × 1000

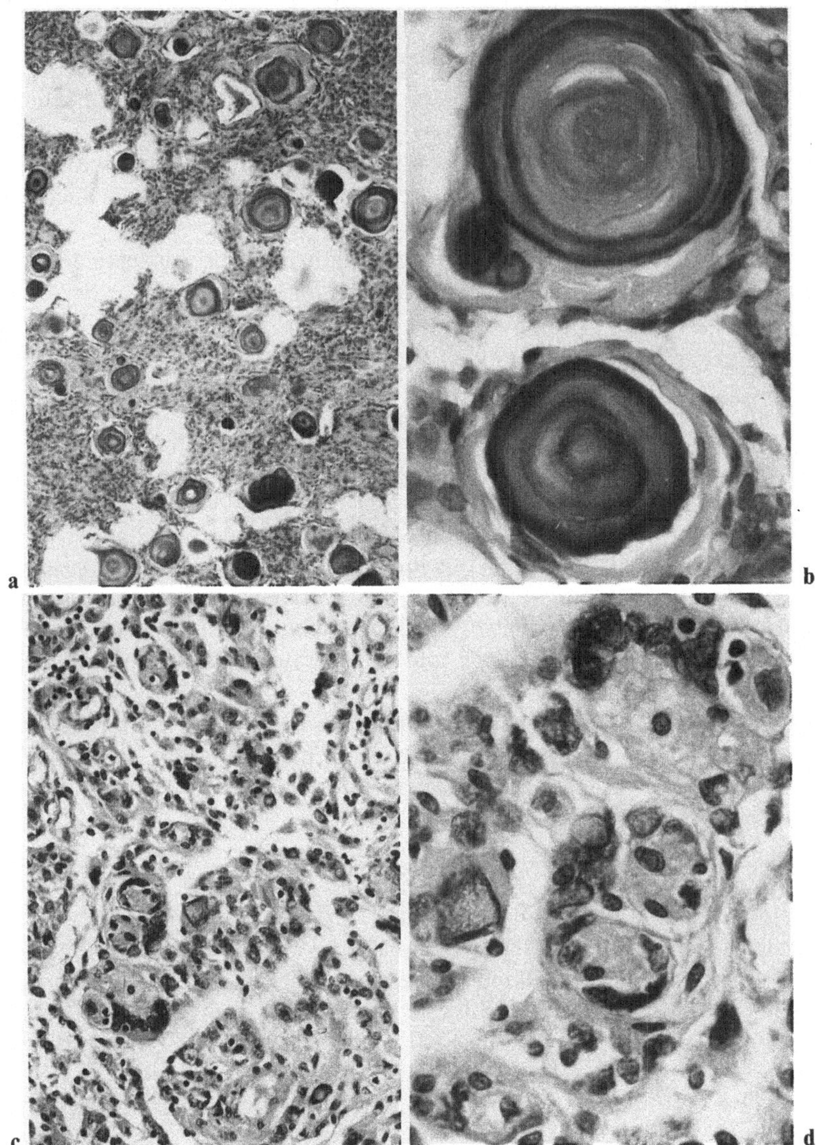

Abb. 96a–d. Psammomatöses Meningeom: **a** Das psammomatöse Meningeom zeichnet sich durch sehr viele inmitten eines endotheliomatösen Zell- und Gewebsbildes angelegte Kalkperlen aus. HE ×125. **b** Diese Kalkperlen sind sehr oft geschichtet. HE ×500. **c, d** Im Meningeom kann eine zelluläre Polymorphie vorkommen, die die Wertigkeit des Tumors nicht erhöht. Kresylviolett **c** ×125, **d** ×250

Abb. 97a–d. Immunhistochemie: Typisch für das Meningeom ist der Vimentinnachweis: **a** Vimentin zeigt sich in einzelnen Zellen, die hier in Strömen angeordnet sind in deutlich perivaskulärer Anordnung. **b** Zellinseln sind vimentinpositiv, deutlich regional, während bindegewebige Züge frei sind. **c** Im endotheliomatösen Meningeom findet man in einzelnen Inseln eine starke Vimentinpositivität, in anderen nicht. **d** Vereinzelte Einrollungsfiguren erweisen sich als deutlich fibronektinpositiv im endotheliomatösen Meningeom. Alle ×250, im Text genannte Reaktionen

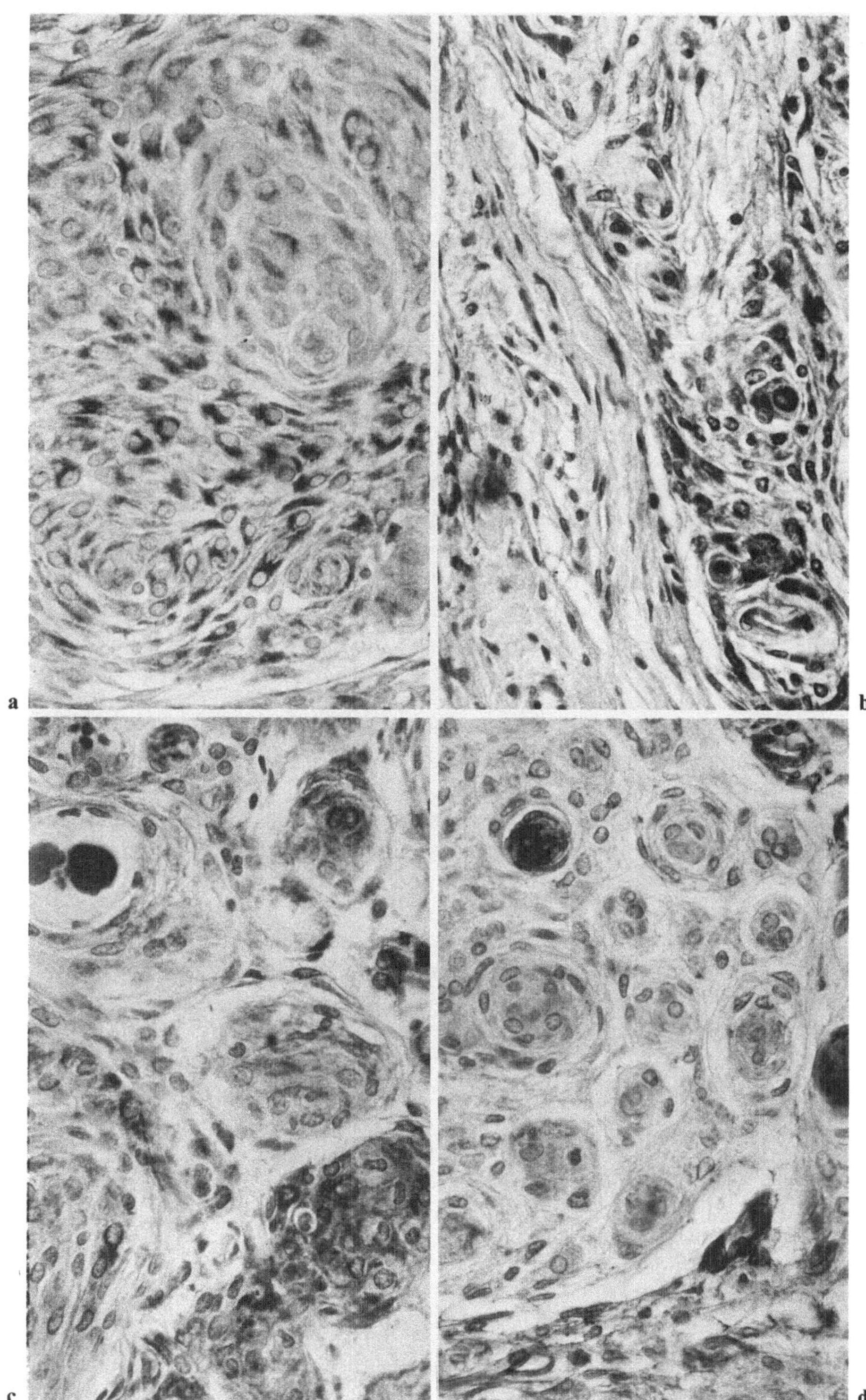

a b c d

heren Prozentsatz vorzukommen als Östrogenrezeptoren. Der Nachweis dieser Rezeptoren für weibliche Sexualhormone wird in Verbindung gebracht mit dem Überwiegen der Frauen bei Meningeomträgern (s. Abschn. B. II.) und für die stärkere Wachstumstendenz der Meningeome während einer Schwangerschaft, die schon von CUSHING u. EISENHARDT (1929) bemerkt worden war. Das raschere Wachstum der Meningeome während der Schwangerschaft wird besonders deutlich bei Meningeomen in suprasellärer Lokalisation, wo dann oft Erblindung droht (FISCHER 1935; HAGEDOORN 1937; WEYAND et al. 1951).

Der Nachweis von Hormonrezeptoren für weibliche Sexualhormone könnte auch eine Erklärung für die Häufigkeit der Assoziation Brustkrebs:Meningeom sein (FÉNYES u. KEPES 1956; BUGE et al. 1966; SMITH et al. 1978). SCHOENBERG et al. (1975) fanden die Assoziation Brustkrebs:Meningeom auch statistisch signifikant; das überzufällige Vorkommen von Brustkrebs und Meningeom sollte bei neurochirurgischen Überlegungen wegen zerebraler Metastasen in Betracht gezogen werden.

c) Immunhistochemie

Meningeomzellen enthalten fast regelmäßig das Intermediärfilamentprotein Vimentin. Eigene Untersuchungen zeigen, daß in 87% der Meningeome Vimentin exprimiert wird; diese Expression ist deutlich regional unterschiedlich. Sie ist sehr oft in beieinanderliegenden Zellgruppen anzutreffen (Abb. 97). Die Bedeutung der Vimentinexpression liegt in der differentialdiagnostischen Aussage für die intrakraniellen Tumoren. Vimentin ist zwar ein bei mesodermalen Geschwülsten weit verbreitet anzutreffendes Intermediärfilament; bei den intrakraniellen Tumoren sind jedoch die Meningeome die einzige größere Tumorgruppe, die Vimentin als häufigsten und stärksten Marker exprimieren (MENNEL et al. 1987).

KARTENBECK et al. (1984) haben nachgewiesen, daß Vimentin in normalen Arachnothelzellen vorhanden ist. Die in Meningeomen schon bekannten, doch wenig beachteten Intermediärfilamente sind Vimentinfilamente (SCHWECHHEIMER et al. 1984). Fibronektin, Laminin und einige andere Kollagenformen wurden ebenfalls in leptomeningealen und Meningeomzellen in-vitro nachgewiesen (RUTKA et al. 1986). Fibronektin in Meningeomen selbst lag zwischen und im Zytoplasma der Tumorzellen (BELLON et al. 1985; KOCHI et al. 1983).

Als Korrelat der ultrastrukturell zu beobachtenden Desmosomen findet man im Meningeom die Expression von Desmoplakin (SCHWECHHEIMER 1986). Die Assoziation Vimentinfilamente/Desmosomen scheint in Arachnothelzellen einzigartig zu sein. Zytokeratinexpression wurde ebenfalls mitgeteilt (NAGLE 1983). Aus allen Befunden geht hervor, daß bei Meningeomen ein immunhistochemisch nachweisbares Antigenmuster besteht, bei dem Vimentin, Desmoplakin und Fibronektin wohl an erster Stelle stehen dürften. Seltene Marker, die derzeit noch nicht routinemäßig zur Anwendung kommen, siehe SCHWECHHEIMER (1986).

d) Elektronenmikroskopie

Meningeome wurden ausgiebig elektronenmikroskopisch untersucht. Man findet bei ihnen ultrastrukturelle Eigenschaften, die sich auch für diagnostische Zwecke verwenden lassen.

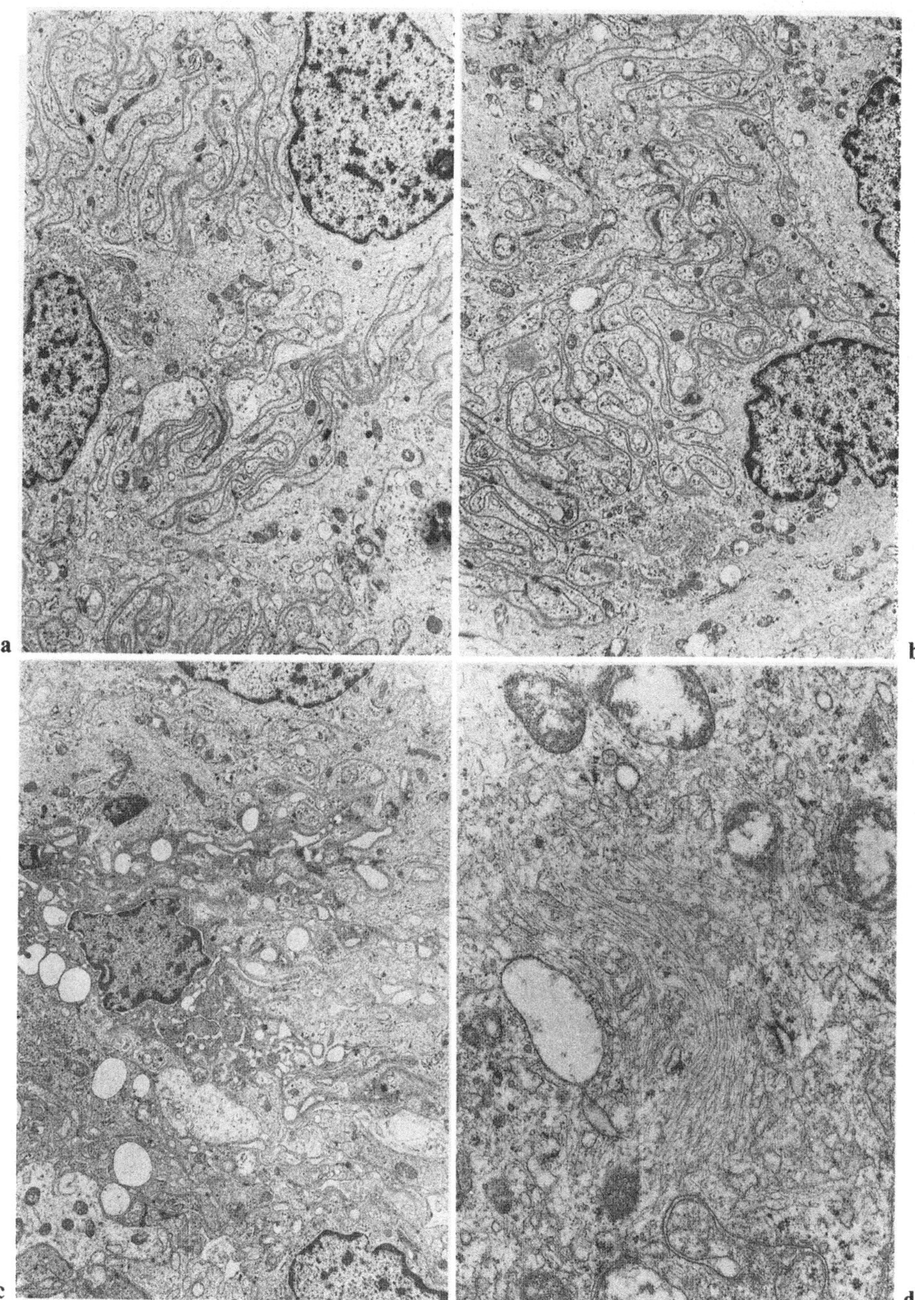

Abb. 98a–d. Elektronenmikroskopische Charakteristika: **a, b** Sehr charakteristisch für die endotheliomatösen Meningeome ist die außerordentliche Dichte von Doppelmembranen, die Interdigitationen bilden, so daß man den Eindruck einer vielfachen Verfältelung der Zellmembranen ineinander gewinnt. × 3000. **c** Gelegentlich können zwischen den vielfach eingefalteten Membranen Hohlräume entstehen. × 3000. **d** Ein weiteres Charakteristikum des Meningeoms ist der Gehalt an intrazytoplasmatischen Intermediärfilamenten. × 7000

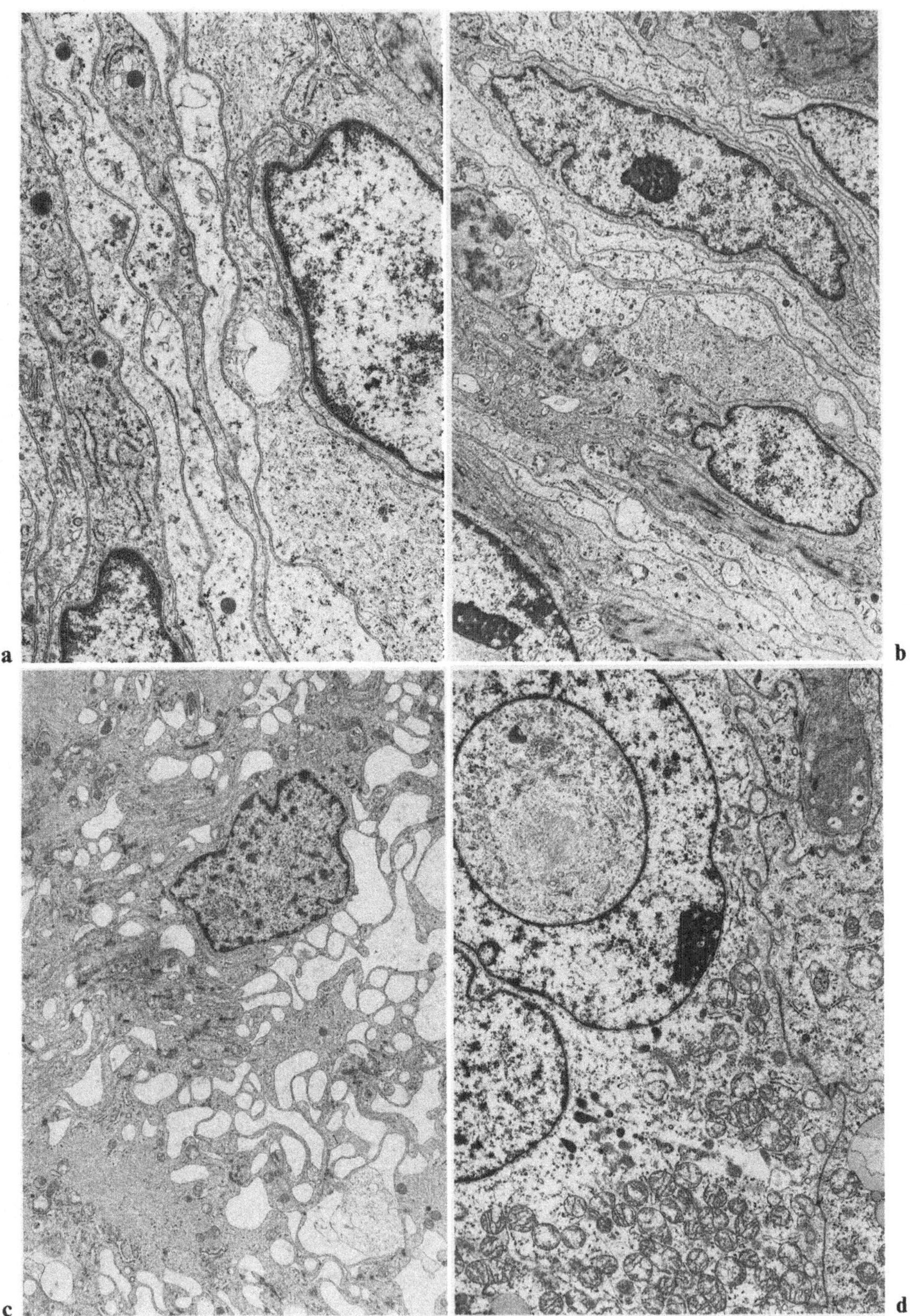

Abb. 99a–d. Auch bei fibromatösen Meningeomen finden sich im Prinzip diesselben Eigenschaften wie beim endotheliomatösen Meningeom. **a** Die das fibromatöse Meningeom begleitenden Doppelmembranen sind weniger stark gefaltet, zeigen jedoch wie im endotheliomatösen Meningeom Membranspezifikationen. × 10000. **b** Trotz der charakteristischen länglichen Zellgestalt erkennt man deutlich die vielfach gewundenen Doppelmembranen.

Ein hochcharakteristischer Befund bei Meningeomen ist die Verzahnung der Zellmembranen (Interdigitationen), zuerst mitgeteilt von LUSE (1960). KEPES (1961, 1962) widmete eine ultrastrukturelle Untersuchung den Meningeomen und lenkte das Augenmerk auf das zweite Charakteristikum dieser Tumorgruppe, die Intermediärfilamente (Abb. 98).

Eine Kontroverse entstand bezüglich der Einheitlichkeit oder Unterschiedlichkeit der Zelltypen in Meningeomen: KEPES (1961, 1962) fand einen einheitlichen Zelltyp in endotheliomatösen und fibromatösen Meningeomen, im Gegensatz zu den Befunden von RAIMONDI et al. (1962), GONATAS u. BESEN (1963) und anderen. Es gibt ohne Zweifel in Meningeomzellen unterschiedliche Zytoplasmadichten, die jedoch durch quantitative Unterschiede der Organellendichte, besonders der Filamentdichte, bedingt sein dürfte (MENNEL et al. 1987). Das unitarische Zellkonzept hat sich mehr und mehr durchgesetzt (ISHIDA et al. 1964; RASCOL et al. 1965).

Anhänger des unitarischen Konzeptes sind auch GUSEK (1962) und NAPOLITANO et al. (1963), die in ihren elektronenmikroskopischen Arbeiten die Ausformung von Desmosomen (RAIMONDI et al. 1962) zeigten. TANI et al. (1974a, b) analysierten die Membranspezialisierung in Meningeomen und beschreiben zusätzliche zonulae occludentes, während COPELAND et al. (1978) Hemidesmosomen beschrieben (Abb. 100).

Diese drei Strukturen: Interdigitationen, Intermediärfilamente und Membranspezifizierung sind die ultrastrukturellen Charakteristika der Meningeome, die – jede für sich – typische Meningeomeigenschaften erklären. Die Membranverzahnungen sind verantwortlich für das elektronenmikroskopisch synzytiale Aussehen der Meningeome. Die anderen ultrastrukturellen Eigenschaften finden ihre Entsprechung in der Expression immunhistochemisch faßbarer Marker.

Zusätzlich wurden die bei Meningeomen nicht so seltenen intranukleären Einschlüsse elektronenmikroskopisch untersucht (Abb. 99). GUSEK (1962) wies nach, daß diese „Vakuolen" in Wirklichkeit zytoplasmatische Invaginationen darstellen; die degenerativen Veränderungen dieser Vakuolen wurden von ROBERTSON (1964) beschrieben. Filamentöses Material in Meningeomzellkernen wurde von CERVÓS-NAVARRO u. VASQUEZ (1969) beschrieben, außerdem fanden sie Zilien und wiesen Pinozytose nach.

Die elektronenmikroskopischen Analysen der Psammomkörner durch KEPES (1961), NYSTRÖM (1965) u. a. konnten diese eigenartigen Bildungen in Meningeomen nicht völlig aufklären. Eigene Untersuchungen (nicht veröffentlicht) lassen es als wahrscheinlich ansehen, daß das Zentrum einer Einrollungsfigur und eines späteren Psammomkornes aus unterschiedlichem Material bestehen kann.

Die elektronenmikroskopische Analyse der hyalinen Einschlüsse (Pseudopsammomkörner) ergab die erstaunliche Tatsache, daß es sich um intrazelluläre

---

Dazwischen einzelne Kollagenfasern. × 4400. **c** Vakuolisierungen treten offenbar durch Aufsprengen dieser Doppelmembran zwischen den einzelnen Zellen auf. × 3000. **d** Kernindentation: Man findet im Bereich der Indentation Intermediärfilamente, so daß daraus klar wird, daß es sich nicht um eine Kernvakuole handelt. × 10000

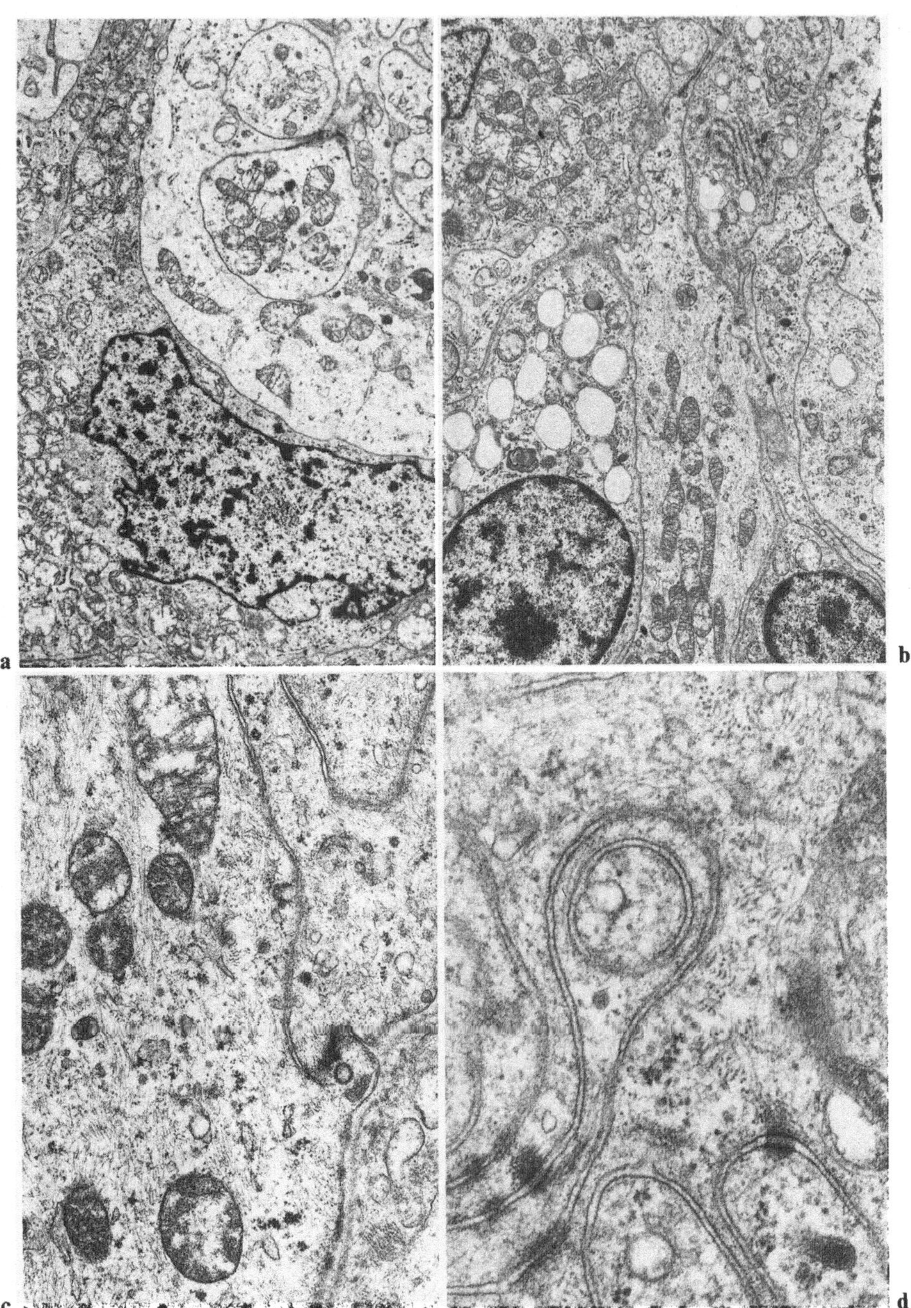

Abb. 100. a, b Wechselnde Organellendichte der Tumorzellen. **a** Die dunkleren Zellen
sind dadurch gekennzeichnet, daß sie wesentlich mehr freie Ribosomen, Mitochondrien
und Filamente enthalten, während in den hellen Zellen die Organellen weniger dicht
liegen. **b** Einzelne Zellen weisen Vakuolen auf, in anderen findet man Intermediärfilament,
gut erhaltene Mitochondrien, freie Ribosomen sowie einige Lysosomen. **a, b** ×3000.
c, d Verschiedene Arten von Membranverdichtungen. **c** Mit Intermediärfilamenten, **d**
man sieht, daß die Intermediärfilamente (vom Vimentintyp) mit den Desmosomen in
Verbindung treten. **c** ×12000, **d** ×20000

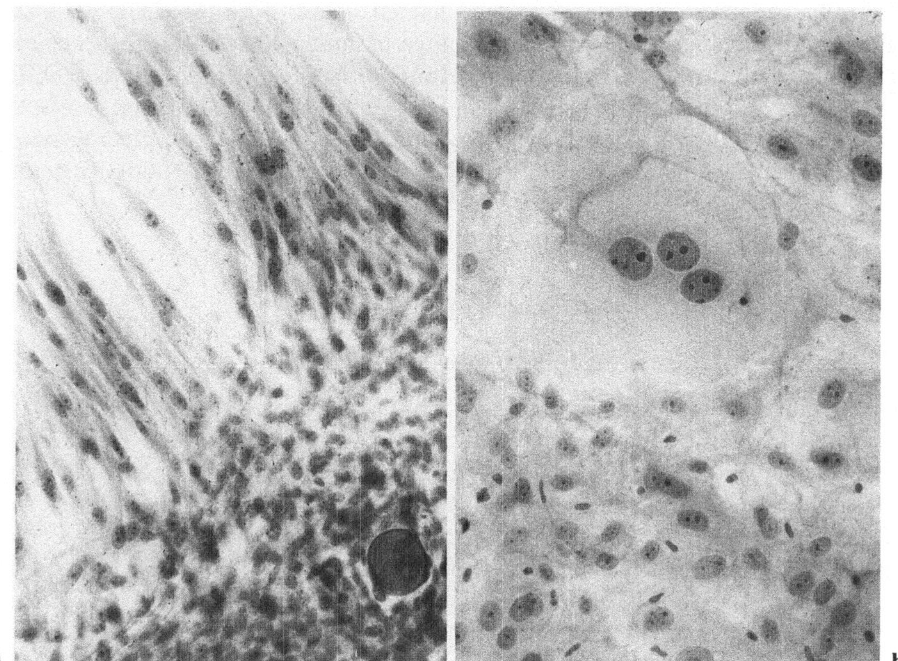

Abb. 101a, b. Meningeome in-vitro. **a** Zeigt die Auswanderungszone. Erhalten ist ein Psammomkorn. **b** Zeigt eine mehrkernige große flache Zelle, wie für Meningeome typisch.
a HE × 250, **b** HE × 500

Lumina mit Mikrovilli handelt, deren Inhalt ein granuläres Eiweißmaterial ist (KEPES 1975). Solche Einschlußkörperchen kommen in Mammakarzinomen und Mesotheliomen vor. FONT u. CROXATTO (1980) konnten in diesen Einschlüssen eine Glykolipidkomponente nachweisen.

Zur Frage der ultrastrukturellen Befunde bei hämangioperizytischen und angioblastischen Meningeomen siehe HORTEN et al. (1977). Für die elektronenmikroskopische Analyse der xanthomatösen und der melanotischen Formen siehe FERRER u. ACEVES (1978) sowie LIMAS u. TIO (1972).

KLEINMAN et al. (1980) sowie eigene Befunde (MENNEL et al. 1988) zeigen, daß die zystischen Veränderungen von Hohlräumen ihren Ausgang nehmen, die zwischen den Interdigitationen der Doppelmembranen entstehen. CHOUX et al. (1975) beobachteten allerdings auch intrazelluläre Vakuolenbildung. Zur Ultrastruktur der Meningeomgefäße siehe LONG (1973). Eine gründliche und ausführliche Zusammenstellung der ultrastrukturellen Charakteristika von Meningeomen findet man bei KEPES (1982), einschließlich der Rasterelektronenmikroskopie.

e) Gewebekultur

Die ersten Kurzzeitkulturen von Meningeomzellen stammen von KREDEL (1928), später wurden Meningeome erfolgreich durch COX u. GRANAGE (1937), BLAND u. RUSSELL (1938) und BUCKLEY u. EISENHARDT (1929) gezüchtet. KERSTING u. LENNARTZ (1957) und POMERAT et al. (1962) zeigten die Bildung von

Einrollungsfiguren in-vitro. Im übrigen zeigten eigene Ergebnisse (Mennel et al. 1987), daß Meningeomzellen in-vitro einige immunhistochemische Marker beibehalten; damit ist auch ein weiterer Befund vorhanden, der eine gewisse Differenzierung der Zellen in-vitro aufweist, im Gegensatz zu der u.a. von Lumsden (1959) vorgetragenen generellen Unspezifität der Befunde bei Meningeomen (Abb. 101). Chromosomenstudien an Meningeomen siehe Zang (1970) und Zankl u. Zang (1972).

6. Biologisches Verhalten

a) Wachstumsgeschwindigkeit

Meningeome gelten zusammen mit den Neurinomen als die gutartigsten intrakraniellen Geschwülste. Bei vollständiger Entfernung kann mit Heilung gerechnet werden. Diese Feststellung ist dadurch etwas getrübt, daß schneller wachsende, auch maligne Meningeome einen relativ hohen Anteil ausmachen (Zülch u. Mennel 1975; Turner et al. 1942) und durch multiple Meningeome. Sie werden auf 1 bis 2% geschätzt (Echols 1941; Levin et al. 1964; Scharrer u. Brunngraber 1974; Nahser et al. 1981). In Extremfällen können außerordentlich zahlreiche Meningeome vorhanden sein (Khominsky 1958).

Auch hämangioperizytische Meningeome wachsen schneller (Kruse 1961; Jellinger u. Slowik 1975). Die papillären Meningeome sollen eine malignere Variante darstellen (Ludwin et al. 1975).

Bezüglich eigentlicher Malignitätszeichen vgl. oben. Siehe auch Fabiani et al. (1977).

b) Graduierung

Meningotheliomatöse, fibromatöse, transitionelle, psammomatöse und angiomatöse sowie angioblastische und die meisten selteneren Unterarten entsprechen Grad I WHO. Hämangioperizytische Meningeome werden als Grad II angesehen. Papilläre Meningeome rechnen als Grad (II–) III. Maligne Meningeome entsprechen Grad III bis IV. Allerdings wurde die Bezeichnung maligne und anaplastisch nicht synonym gebraucht. Zülch u. Mennel (1975) fanden unter 75 Fällen 32 mit der Graduierung II, 20 mit der Graduierung III und 5 mit der Graduierung IV. Alle diese wurden als anaplastisch bezeichnet.

c) Metastasen

Es gibt relativ zahlreiche Berichte über Metastasen von Meningeomen. Dabei ist offenbar die extrakranielle Metastasierung häufiger als die Absiedlung im intrakraniellen/intraspinalen Raum auf dem Liquorwege. Trotzdem muß die Metastasierung angesichts der Häufigkeit der Meningeome als seltenes Ereignis angesehen werden. Kepes (1982) listet bis 1978 12 Fälle einer Metastasierung innerhalb des Liquorraumes auf, dagegen 85 mit extrakraniellen Metastasen. Viele der Primärtumoren hatten Zeichen der Malignität, entsprechend waren Männer stärker vertreten als Frauen. Als Hauptort der extrakraniellen Metastasierung gilt die Lunge.

7. Differentialdiagnose, Überschneidungen

Differentialdiagnostische Schwierigkeiten entstehen bei stark regressiv veränderten Tumoren oder solchen, die als Varianten mukoide Verquellung oder zystische Einwässerung als gewebsbestimmend aufweisen. Gelegentlich schwierig ist die Unterscheidung eines fibrösen Meningeoms von einem Akustikusneurinom im Kleinhirnbrückenwinkel. Manche Meningeome können tatsächlich wie protoplasmatische oder gemistozytische Astrozytome aussehen. Hier ist inzwischen die Immunhistochemie hilfreich.

Bezüglich der Stellung der angioblastischen und hämangioperizytischen Varianten siehe oben. Ein fließender Übergang zwischen malignen Meningeomen und Meningealsarkom (s. dort) kann angenommen werden.

XII. Sonstige meningeale und mesodermale Tumoren

1. Definition, Unterteilung

In der WHO-Klassifikation werden diese Tumoren zusammen mit den Meningeomen behandelt und enthalten die meningealen Sarkome und xanthomatösen und melanotischen Tumoren. Die eher konventionelle Unterteilung dieser Sarkome in Fibrosarkom, polymorphzelliges Sarkom und eine primäre meningeale Sarkomatose stellt eine enge Auswahl dar. Unter die xanthomatösen Tumoren rechnet man das Fibroxanthom und das maligne Fibroxanthom, während zu den primären melanotischen Tumoren das Melanom und die diffuse meningeale Melanomatose zählen. Diese vereinfachte Darstellung läßt besonders bei den Sarkomen einige Formen nicht berücksichtigt sowie die ganze Palette der gutartigen mesodermalen Tumoren.

2. Epidemiologie

a) Häufigkeit

KERNOHAN u. UIHLEIN (1962) beziffern den relativen Anteil der Sarkome an den intrakraniellen Tumoren mit etwa 3%. In der Zülchschen Sammlung von 9000 Tumoren machen die Sarkome 4,3% der intrakraniellen Geschwülste aus.

Xanthomatöse Tumoren sind 1973 von KEPES et al. erstmals beschrieben worden. Sie dürfen bis heute noch als selten gelten.

Bei primären Melanomen des zentralen Nervensystems wurden definierte Zusammenstellungen aufgestellt: BERGDAHL et al. (1972) berichten über 100 bekannte Fälle, weitere Zusammenstellungen von BOJSEN-MØLLER (1977) listen 186 umschriebene Fälle auf, während FOX et al. (1964) über 101 diffuse Melanomatosen berichten.

b) Alter

Für die Sarkome ist es schwierig, eine Altersverteilung anzugeben. Von den xanthomatösen Tumoren gaben KEPES et al. (1973) an, daß sie in den ersten beiden Lebensjahrzehnten auftreten. Primäre melanotische Tumoren sollen einen Altersgipfel bei 50 Jahren haben.

c) Geschlecht

Lediglich für primäre melanotische Tumoren findet man die Angabe einer männlichen Bevorzugung.

3. Makroskopische Aspekte

a) Sitz

Nach der Definition der WHO, der hier gefolgt wird, handelt es sich bei den zu besprechenden Tumoren um Geschwülste der weichen Hirnhaut. Dementsprechend ist die Lokalisation vorgegeben. Sarkome kommen nach KERNOHAN u. UIHLEIN (1962) im Verhältnis 3:1 supra- versus infratentoriell vor. Die primäre diffuse Melanose ist definitionsgemäß im gesamten Bereich der Leptomeningen, wenn auch an vielen Stellen oft nur mikroskopisch, anzutreffen. Primäre zentrale Melanome haben keine Vorzugslokalisationen.

b) Gestalt

Sarkome sind als meningeale fibröse Tumoren eher hart; xanthomatöse Geschwülste sind gelblich und weich, während solide wachsende Melanome oft zerfließlich zerfallen. Melanome und primäre maligne Melanomatosen sind schwarz pigmentiert.

4. Feingeweblicher Bau

a) Zytologie

Zur Zytologie der unterschiedlichen Sarkome geben die Namen Auskunft: Das Fibrosarkom besitzt einen überwiegend spindeligen Zelltyp, während das polymorphzellige Sarkom durch Wechsel der Kern- und Zellgrößen gekennzeichnet ist. Xanthomatöse Tumoren sind zytologisch recht charakteristisch: Sie bestehen aus xanthomatösen Schaumzellen. Diese Zellen entsprechen den Histiozyten anderer Lokalisationen. Mehrkernige Zellen kommen hier vor.

Ebenso sind recht bezeichnend die Zellen bei den primär malignen Melanosen der Meningen: Es handelt sich um Zellen mit relativ großen blassen Zellkernen und meist polygonaler Zellbegrenzung. In der Regel sind diese Zellen deutlich pigmentiert. Amelanotische Zellen sind allerdings ebenfalls immer vorhanden, sogar ganz amelanotische Melanome kommen vor.

Abb. 102. a, b Generalisierte meningeale Sarkomatose (Meningealsarkom). Sie ist dadurch charakterisiert, daß der ganze Subarachnoidalraum durch einen spindelzelligen, malignen Tumor ausgefüllt wird **a** × 125. Tumorzellen dringen oft ins Hirn entlang der Gefäße ein **b** × 125. Beide Kresylviolett. **c, d** Primäre maligne Melanose der weichen Hirnhäute. **c** Subarachnoidal findet man eine dicht gepackte Lagerung pigmenthaltiger Melanozyten. Kresylviolett × 125. **d** Subventrikuläre Infiltrationszone des primären malignen Melanoms. HE × 250

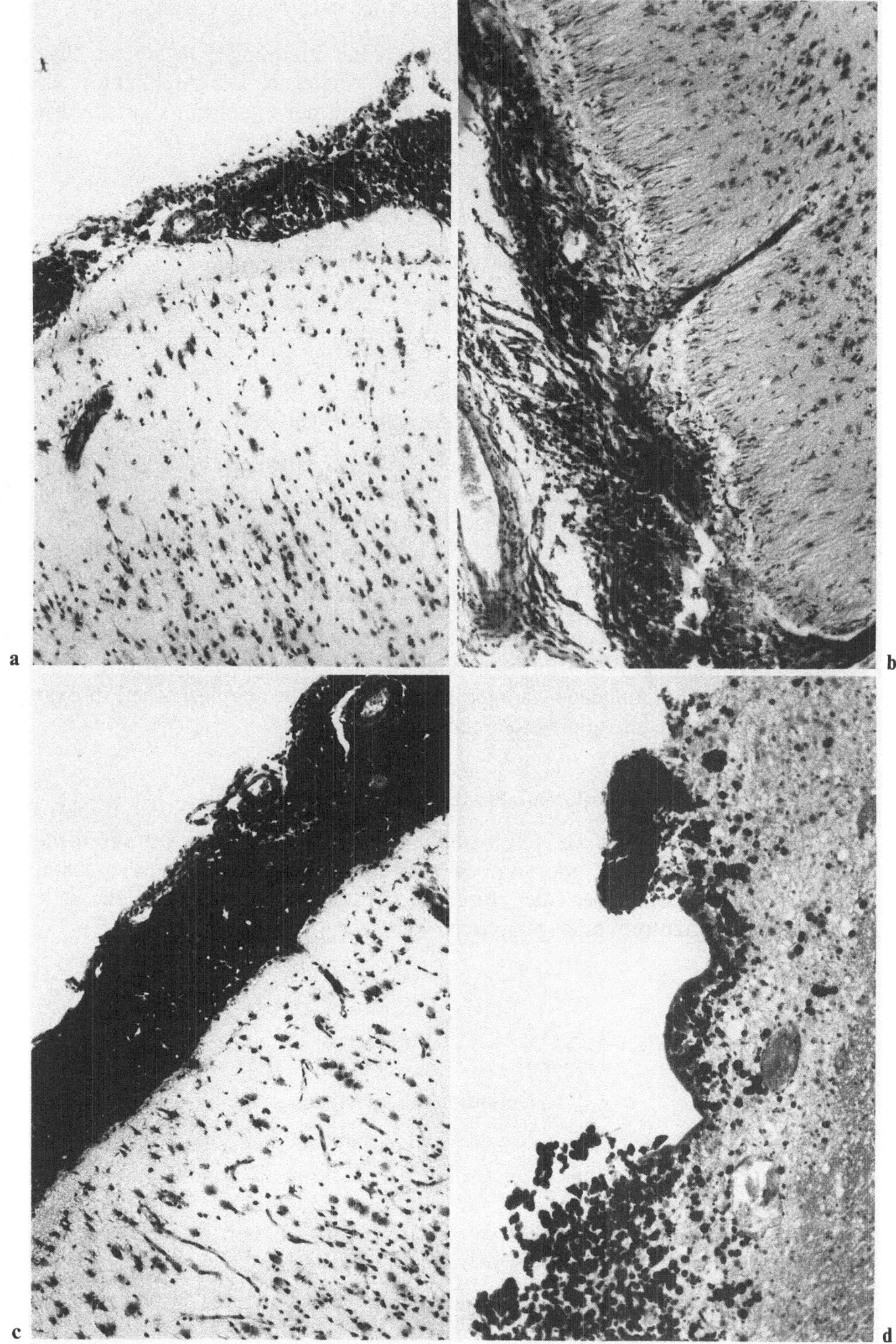

b) Architektur

Fibrosarkome sind nach den klassischen Beschreibungen in langen Zügen gebaut. Melanome besitzen eher epitheliales Aussehen. Die Architektur wird im wesentlichen durch das meningeale Wachstum der Geschwulst mit Eindringen in den Kortex, meist perivaskulär, bestimmt (Abb. 102).

5. Morphologische Zusatzmethoden

a) Quetschpräparat

Dieses hat nur für melanotische Tumoren eine Bedeutung. Die Zellen maligner Melanome können aufgrund der zytoplasmatischen Pigmentierung sofort erkannt werden (Abb. 20).

b) Weitere Zusatzmethoden

Über die weiteren Zusatzmethoden siehe in den entsprechenden Lehrbüchern der Weichgewebstumoren und der dermatologischen Tumoren. Zu der Immunhistochemie siehe vor allem Meister (1984a, b).

6. Biologisches Verhalten

Alle Sarkome sowie maligne Melanome gelten als bösartig. Ihre WHO-Graduierung beträgt IV. Fibroxanthome sind offenbar langsamer wachsende Tumoren. Die WHO hat auf eine Graduierung verzichtet. Die anaplastische Fibroxanthomform wird als maligne beschrieben.

7. Differentialdiagnose, Überschneidungen

Differentialdiagnostisch kommen, die vielen zusätzlich im intrakraniellen Raum anzutreffenden Tumoren noch in Frage: Liposarkom, Leiomyosarkom, Rhabdomyosarkom, aber auch Fibrome (Zülch 1986) und eben alle selten intrakraniell anzutreffenden peripheren Tumoren.

XIII. Gefäßgeschwülste

1. Definition, Unterteilung

Die WHO-Klassifikation rechnet zu den Gefäßgeschwülsten das Hämangioblastoma Lindau und das monstrozelluläre Sarkom. Während das kapilläre Hämangioblastoma Lindau nach Morphologie und Sitz gut umschrieben ist, ist das monstrozelluläre Sarkom ein außerordentlich umstrittener Tumor. Dies hat dazu geführt, daß bei der Beschreibung einzelner Tumorentitäten, z.B. der des Riesenzellglioblastoms und des monstrozellulären Sarkoms, jeweils identische Formulierungen benutzt wurden. Dies ist oft als Hinweis für die mangelnde Kompetenz der WHO-Klassifikation angeführt worden.

Wir behandeln diese beiden Tumoren in diesem Kapitel. Weiter enthält die Klassifikation der WHO ein eigenes Kapitel über die vaskulären Mißbildungen, die Angiome im weiteren Sinne. Diese sind jedoch in der Regel keine echten Geschwülste und gehören im strengen Sinne nicht in eine Abhandlung über Geschwülste des Nervensystems oder des intrakraniellen Raumes. Zum anderen aber bestehen bei den Gefäßgeschwülsten (Angioblastom) und manchen vaskulären Mißbildungen Beziehungen zu den Phakomatosen, so daß auch hier eine Abhandlung bei den Tumoren nicht gänzlich von der Hand zu weisen war. Sie werden also im Abschnitt Differentialdiagnose/Überschneidungen behandelt.

2. Epidemiologie

a) Häufigkeit

Bei CUSHING (1932) waren Angioblastome mit einer Häufigkeit von 1,2%, bei ZÜLCH (1986) mit 1,3% vertreten. Nach den Angaben von JÄNISCH et al. (1976) sind etwa 1 bis 2% aller primären Geschwülste des ZNS Angioblastome.

Monstrozelluläre Sarkome kommen lediglich in der Sammlung von ZÜLCH in größerer Menge vor. WITTE (1979) fand in ihr 1,3% monstrozelluläre Sarkome. GLUSZCZ (1970) beziffert den Anteil auf 1,4%. Die Auswertung der Zülchschen Sammlung ergab, daß das Verhältnis monstrozelluläres Sarkom zu Glioblastom 1:20 beträgt.

b) Alter

Der höchste Altersgipfel im Material von ZÜLCH lag für Angioblastome zwischen 35 und 45 Jahren. Für diese Tumoren sind die Durchschnittswerte in einer tabellarischen Übersicht von JÄNISCH et al. (1976) an der unteren Grenze des Zülchschen Materials gelegen. Einzelne Formen kommen bei Neugeborenen (BERGSTRAND et al. 1936; SOLITARE u. KRIGMAN 1964; WYLIE et al. 1973) und sehr jungen Menschen (LEU u. RÜTTNER 1973) vor. Über 60 Jahre werden sie selten, höhere Altersgruppen sind nur kasuistisch vertreten (LÜDERS u. SCHMITZ-VALKENBERG 1970; PALMER 1972).

Die Altersverteilung der monstrozellulären Sarkome entspricht nicht derjenigen der Glioblastome; man findet bei ihnen einen wesentlich höheren Anteil jugendlicher und kindlicher Tumorträger (BINGAS 1964; WITTE 1979). Dies wurde für die Eigenständigkeit der Gruppe monstrozellulärer Sarkome als schwerwiegendes Argument gegenüber der Zugehörigkeit zur Gruppe Glioblastoma multiforme gewertet.

c) Geschlecht

Die ausführliche tabellarische Zusammenstellung von JÄNISCH et al. (1976) zeigt, daß für das Angioblastom ein Überwiegen des männlichen Geschlechtes vorliegt. Vor allem im Großhirn scheinen Angioblastome fast nur Männer zu betreffen (CHAN u. CHAO 1959; ALBRECHTSEN 1971; BALDE 1972). Unter 6 Fällen kindlicher Angioblastome war allerdings nur ein männlicher Träger vorhanden (KOOS u. MILLER 1971). 2/3 Männer hatte ZÜLCH in seiner Serie (1986).

Monstrozelluläre Sarkome kommen nach Zülch (1986) häufiger bei Männern vor, ähnlich den Glioblastomen.

3. Makroskopische Aspekte

a) Sitz

Hauptsitz des Angioblastoms sind die Kleinhirnhemisphären. In fast allen Zusammenfassungen wurde aber auch über einige supratentorielle Lokalisationen berichtet (Jänisch et al. 1976). Auch das Rückenmark ist Sitz einer Anzahl von Hämangioblastomen. Smidt (1952) hat 24 Fälle mit Lokalisation im Rückenmark und Cauda equina unter 151 Angioblastomen gefunden. Neller et al. (1969) und Albrechtsen (1971) haben Übersichten über Großhirnangioblastome veröffentlicht.

Die Zusammenstellung Jeffreys' (1974) betont die Häufigkeit im Bereich des Daches des IV. Ventrikels. Dies wird von den meisten Autoren nicht als eigenständige Lokalisation betrachtet, ist aber praktisch wichtig, da es leicht zu einer Verwechslung mit einem primären Tumor der Medulla oblongata führen kann (Zülch 1986).

Monstrozelluläre Sarkome sollen sich ohne Vorzugslokalisationen im gesamten Hirn finden.

b) Gestalt

Hämangioblastome haben zwei Wachstumsformen: Solide und zystische. Dabei sind sie überwiegend zystisch; solides Wachstum kommt nur bei den kleinen Tumoren vor. Sie sind meist gut abgegrenzt, weich und elastisch. Die sich entwickelnde Zyste besitzt einen gelblichen bis braunen flüssigen Inhalt. Nicht selten kommen massive Blutungen innerhalb des Tumors und der Zyste vor. Die Zyste steht in der Regel im Vordergrund, da der Tumor meist nur einen kleinen Bezirk am Rande einnimmt.

Monstrozelluläre Sarkome werden im Vergleich zu Glioblastomen als weniger „bunt" beschrieben; so sollen die Hämorrhagien und Verfettungsbezirke fehlen. Dagegen sind Zysten vorhanden. Zülch (1986) betont im übrigen die Uniformität des makroskopischen Aspektes.

4. Feingeweblicher Bau

a) Zytologie

Die Zytologie der Angioblastome weist zwei Komponenten auf: Endothelzellen und „epitheliale" oder „epitheloide" Zwischenzellen. Die zytogenetische

---

Abb. 103. a Charakteristisch für das Hämangioblastoma Lindau ist das Vorkommen von zwei Zellarten: Zunächst findet man Endothelzellen, die die kleinen Gefäße auskleiden. Zwischen den Gefäßen liegen sog. Zwischenzellen, die den Raum zwischen zwei Gefäßen teils kompakt, teils sternförmig ausfüllen. HE × 125. **b** Die stärkere Vergröße-

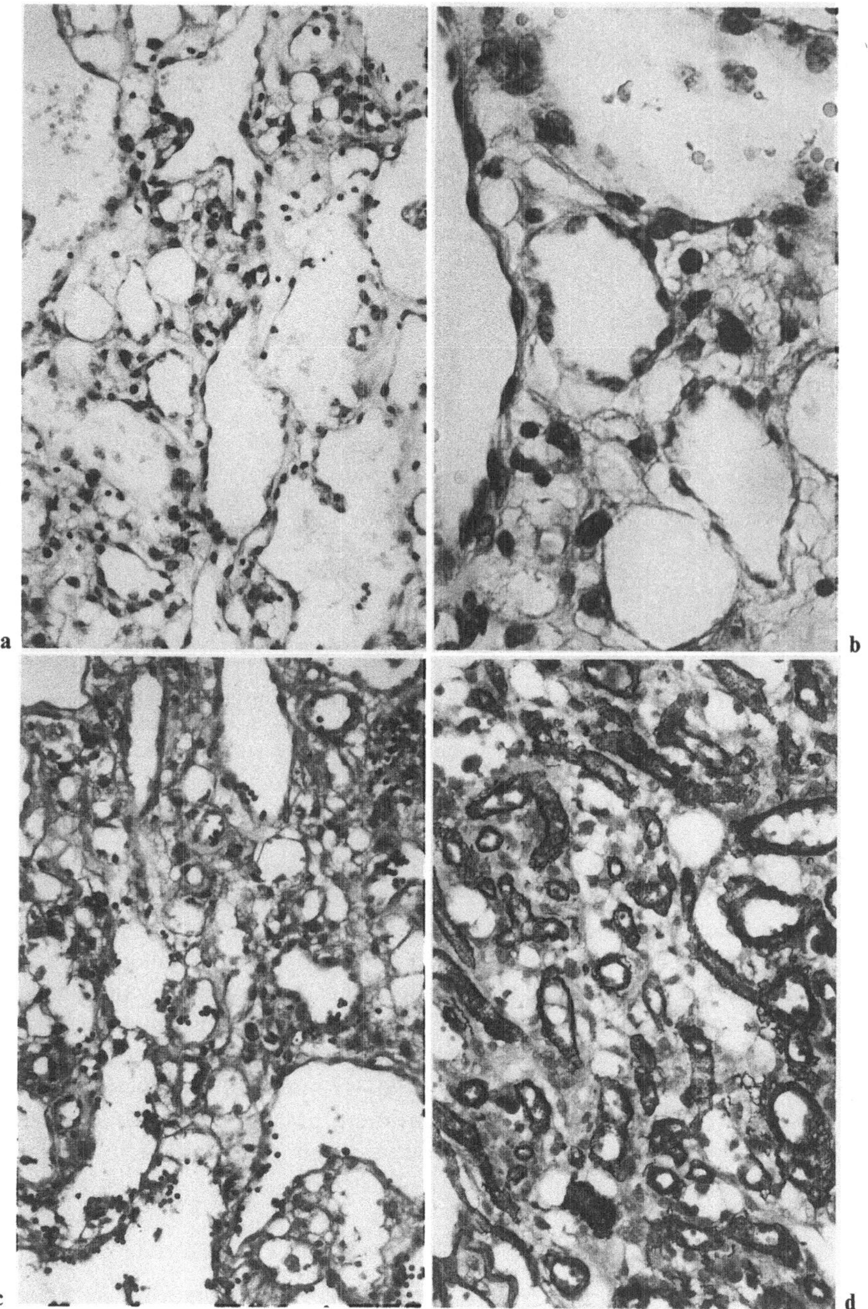

rung zeigt, daß diese Zwischenzellen durchaus mit vielen Zytoplasmaausläufern die einzelnen Endothelien verbinden können. HE ×250. **c** Zwischenzellen können einen größeren Teil zwischen den einzelnen Kapillaren ausfüllen. Der Tumor erscheint dann im histologischen Bild kompakt. HE ×125. **d** Die Silberfaserimprägnation zeigt den Reichtum an Kapillaren. Gordon-Sweet ×125

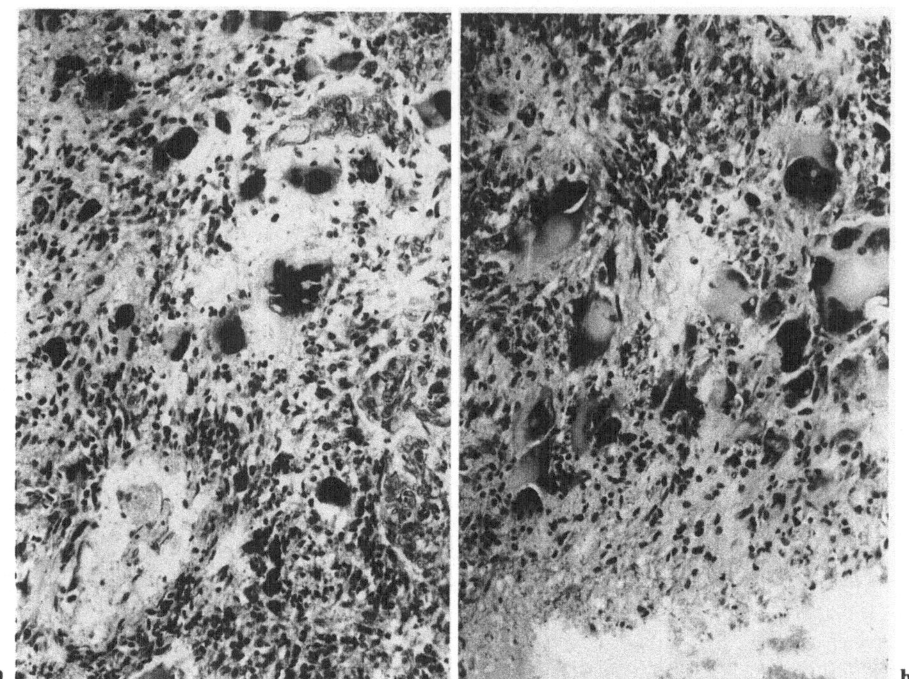

Abb. 104a, b. Die bizarre Form und vor allem die bizarren Kerngestalten eines interzerebralen Riesenzelltumors erscheinen charakteristisch für das sogenannte monstrozelluläre Sarkom. Eine eindeutige Abgrenzung gegenüber den Glioblastomen scheint nicht möglich. Beide Kresylviolett × 125

Ableitung dieser Zwischenzellen ist umstritten. Sie neigen zur Verfettung; oft entstehen so ganze Komplexe dicht beieinanderliegender Schaumzellen.

Nicht minder charakteristisch ist das Zellbild des monstrozellulären Sarkoms: Zwei Hauptzelltypen können unterschieden werden: Spindelzellen und Riesenzellen. Diese Riesenzellen sind oft so bizarr, daß sie dem Tumor mikroskopisch das unverwechselbare Gepräge geben und zur Etablierung der gesamten Gruppe führten. Diese Eigenheit wurde schon von SCHMINCKE (1909, 1910, 1914) notiert. Diese Riesenzellen sind bis zu 1/2 mm groß und besitzen einen oder mehrere Kerne. Besonders die Anordnung des nukleären Materials, oft lobuliert, aber auch fein dispers, ist charakteristisch (Abb. 104). Die bipolaren Zellen sollen Ähnlichkeit mit Fibroblasten besitzen.

b) Architektur

Der gewebliche Bau des Angioblastoms in den tumorösen Anteilen ist charakterisiert durch den Wechsel von Gefäßen unterschiedlichen Kalibers und Inseln von Zwischenzellen (Abb. 103). Die Gefäße sind oft Kapillaren; sie besitzen kleine Lumina und können dicht an dicht liegen, so daß ein durchgehendes Kapillarnetz, mindestens in einigen Gebieten vorkommt. Neben den kapillären Inseln kommen größere sinusoidale Gefäße vor. Diese Gefäße bestehen aus einem meist dünnen Endothelbelag; peripher schließt sich eine Lage an, die mit entsprechenden Imprägnationen als Silberfaser darstellbar ist. Die Räume zwischen den Gefäßen sind von den Zwischenzellen ausgefüllt; wenn sie nicht verfettet sind, besitzen sie ein sternförmiges Aussehen. Die verfetteten Zwischenzellen liegen als retikulinfaserfreie Inseln zwischen den Kapillaren. Die fehlende Kapsel der Angioblastome läßt sich auch mikroskopisch als zwischen das Gewebe vordringende Infiltrationszone sehen.

Das Gewebsbild bei monstrozellulären Sarkomen ist – obzwar sie als angiomatöse Tumoren gelten – durch geringere Beteiligung pathologischer Gefäße, als bei Glioblastomen ausgezeichnet. Die Tumorzellen – sowohl fusiform als auch monstrozellulär – haben oft noch Beziehungen zur Adventitia. Im Unterschied zum Glioblastom strahlt das Retikulinfasernetz von den Gefäßen aus größere Strecken in den soliden Tumor hinein. Regressive Veränderungen umfassen kleine Nekrosen und Zystenbildung, weniger Einzelzellverfettungen. Außerdem soll die Tendenz, in die weichen Hirnhäute einzubrechen, stärker sein, als bei Glioblastomen.

5. Morphologische Zusatzmethoden

a–c) Quetschpräparat, Histochemie, Immunhistochemie

Relevante Daten zu diesen morphologischen Zusatzmethoden sind nicht bekannt. Bezüglich einzelner immunhistochemischer Untersuchungen an Angioblastomen siehe Abschnitt B.

d) Elektronenmikroskopie

Endothelzellen, Perizyten und Zwischenzellen können elektronenmikroskopisch unterschieden werden. In den Zwischenzellen findet man dicht gelagerte dense bodies (CASTAIGNE et al. 1968; CERVÓS-NAVARRO 1971). Für monstrozelluläre Sarkome siehe ZÜLCH (1986). HO (1985) hat in den Endothelzellen dreier Angioblastome in 5–10% kristalline Einschlüsse gefunden, die zusammen mit den sog. Weibel-Palade-Körperchen vorkamen. Diese Einschlüsse hatten Beziehungen zu pinozytotischen Vesikeln und Lysosomen.

e) Gewebekultur

Für Angioblastome: CRAMER u. KINSEY (1952), BRASSEUR (1961), KERSTING (1961), SPENCE u. RUBINSTEIN (1975). Für monstrozelluläre Sarkome siehe KUBO et al. (1974), GULOTTA (1964).

6. Biologisches Verhalten

a) Wachstumsgeschwindigkeit

Angioblastome sind langsam wachsende Tumoren; eine maligne Entartung kommt bei dieser Tumorgruppe offenbar nicht vor. Monstrozelluläre Sarkome dagegen sind schnell wachsend; nach ZÜLCH (1986) haben sie indessen eine etwas bessere Prognose als Glioblastome.

b) Graduierung

WHO graduiert Angioblastome mit Grad I, monstrozelluläre Sarkome mit Grad IV.

c) Metastasen

Eine Mitteilung über eine mögliche Metastase eines monstrozellulären Sarkoms stammt von GROPP (1955). Ein Doppeltumor Hämangioblastom/Subependymom wurde von ESCALONA-ZAPATA et al. (1985) mitgeteilt.

7. Differentialdiagnose, Überschneidungen

Das Angioblastoma Lindau kommt im Zusammenhang mit dem Lindau-Syndrom vor: Angiomatosis cerebri et retinae. Diese beiden Angiome sind manchmal auch mit Pankreaszysten, Leberangiom und Hypernephrom vergesellschaftet. Ob alle Angioblastome als forme fruste dieser Phakomatose anzusehen sind, ist Sache der Konvention. Differentialdiagnostisch sind somit multiple Hämangiome und neurokutane Syndrome im weiteren Sinne abzugrenzen (HAGEDORN et al. 1978).

Bei monstrozellulären Sarkomen geht es vor allem um die Eigenständigkeit der Gruppe oder ihre Identität mit dem Glioblastom. Einzelne biologische und morphologische Daten scheinen die Abgrenzbarkeit nahezulegen (s. o.). Die Befunde der immunhistochemischen Untersuchungen scheinen bis jetzt darauf zu deuten, daß die eigene Gruppe „monstrozelluläres Sarkom" aufgegeben werden muß. Es handelt sich offenbar um gliöse Tumoren, also um Glioblastome. Mit der routinemäßigen Anwendung von Gliazellmarkern dürfte diese Diagnose in der neuropathologischen Arbeit verschwinden.

XIV. Keimzelltumoren

1. Definition, Unterteilung

Der Einteilung der WHO folgend werden unter Keimzelltumoren zusammengefaßt: Das Germinom, das embryonale Karzinom und das Choriokarzinom sowie das Teratom. Von diesen hat das Germinom eine größere Bedeutung.

2. Epidemiologie

a) Häufigkeit

Teratome sind in den größeren Statistiken mit 0,5% (ALBRECHTSEN et al. 1972; JELLINGER 1973) vertreten. ZÜLCH (1975) weist unter 9000 Tumoren 1,8% Teratome, Epidermoide und Dermoide nach. Die Zahlenangaben beziehen sich auf Tumoren, die vermutlich nicht in dem strengen Sinn wie in der WHO definiert sind.

Noch schwieriger erscheint die Situation bei den Germinomen: Sie wurden und werden auch immer noch unter der Benennung Pinealome aufgelistet. Der

Stand der Diskussion und die historische Entwicklung der Bezeichnungen Pinealom/Germinom/Pineozytom findet man bei den Pinealisparenchymtumoren. Häufigkeitsangaben sind aufgrund dieser nomenklatorischen Unklarheiten kaum verläßlich.

b) Alter

Keimzelltumoren gelten als Geschwülste des Kindes- und Jugendalters. Die Fälle von ALBRECHTSEN et al. (1972) lagen zwischen sechs Monaten und fünfundzwanzig Jahren, diejenigen von OSWALD u. HEDINGER (1972) zwischen siebzehn Monaten und fünfunddreißig Jahren. An den Geschwülsten der ersten zwei Lebensmonate sind Teratome sehr stark vertreten (TAKAKU et al. 1967), selbst bei Föten wurden sie mehrfach diagnostiziert (TAMURA et al. 1966). DAYAN et al. (1966) fanden einen Häufigkeitsgipfel in der zweiten Hälfte der zweiten Lebensdekade.

c) Geschlecht

Die genannten Autoren (ALBRECHTSEN et al. 1972; OSWALD u. HEDINGER 1972; JELLINGER 1973) zeigen, daß bis zu 3/4 der Träger von Keimzelltumoren männlichen Geschlechtes sind. Die Literaturübersicht von HERRSCHAFT (1968) kommt auf 2/3 männliche Patienten. Einen wesentlich höheren Anteil an Männern fand SOAS (1966) bei fünfzig Teratomen der Pinealis: 90%. WARZOK u. ARNOLD (1952) stellten bei Germinomen außerhalb der Pinealis ein männliches Überwiegen von 57% fest.

3. Makroskopische Aspekte

a) Sitz

Germinome und Keimzelltumoren treten im allgemeinen bevorzugt im Bereich der Zirbeldrüse auf. Dies hat zur Verwirrung und Kontroverse über die Benennung Germinom/Pinealom geführt (s. Abschn. C. VII.). Weiter sind Keimzelltumoren „suprasellär" im Bereich des Hypophysenstiels und chiasma opticum angesiedelt, früher die häufigste Lokalisation ektopischer Pinealome. Keimzelltumoren scheinen insgesamt einen mittelliniennahen Sitz aufzuweisen. Teratome sind im Ventrikelsystem (GÜTHERT 1938; GAUPP 1942; MORELLI 1973), in der hinteren Schädelgrube (STRANG et al. 1960) und intramedullär (SLOOF et al. 1964) beschrieben worden.

b) Gestalt

Bei intrakraniellen Teratomen werden erhebliche Größen sowohl bei Neugeborenen (IMMISCH 1952; OBERMAN 1964) als auch bei Erwachsenen (HERRSCHAFT 1968) beschrieben. Maligne Geschwülste, embryonale Karzinome und Choriokarzinome, aber auch Germinome wachsen infiltrierend. Benigne Teratome sind in der Regel von einer Kapsel umgeben. Teratome enthalten regelmäßig Zysten mit Keratin, Talg, Haar, auch Knochengewebe und Verkalkung können auftreten. Nach diesen regressiven Veränderungen richtet sich die Konsistenz der Geschwulst.

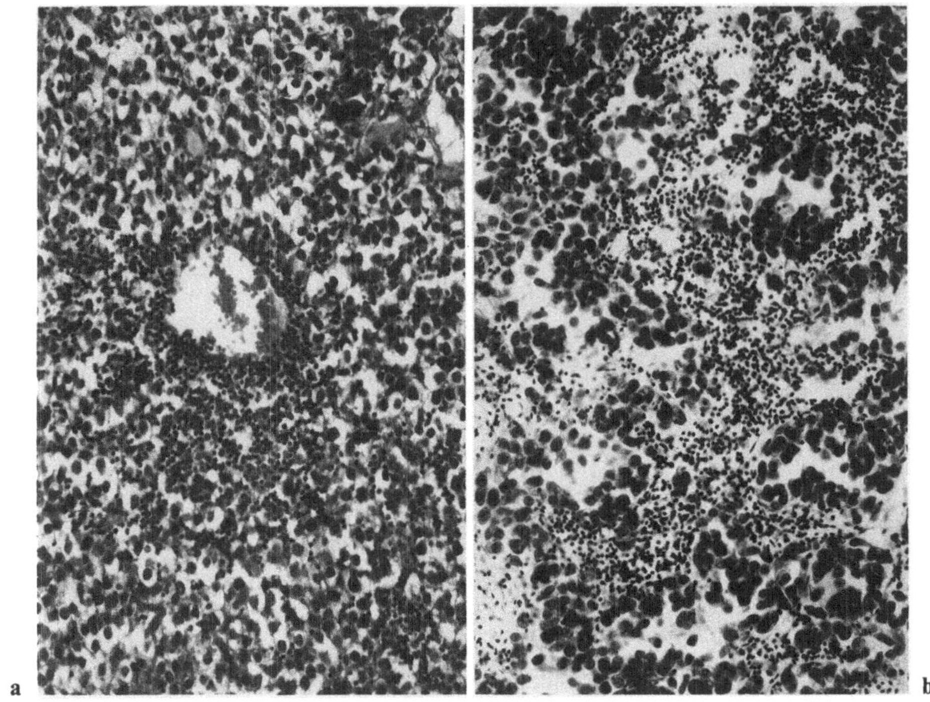

Abb. 105a, b. Im Germinom findet man eine bunte Mischung epithelialer Zellen und lymphozytärer Zellen, die entweder recht diffus (**a** Kresylviolett × 125) oder felderförmig (**b** Kresylviolett × 125) angeordnet sein kann

4. Feingeweblicher Bau

a) Zytologie

Germinome scheinen zytologisch gut charakterisiert. Sie weisen den bekannten Zweizelltyp auf (Abb. 105): Große „epitheliale" Tumorzellen liegen diffus oder in Gruppen; dazwischen sind Gruppen oder Straßen kleiner, zytoplasmaarmer Lymphozyten eingestreut. Die Zelltypen sind identisch mit den Zelltypen der Seminome (Cravioto u. Dart 1973; Tabuchi et al. 1973).

Das embryonale Choriokarzinom entspricht in seinen Zellformen denen gleicher Tumoren außerhalb des Schädels. Teratome zeichnen sich auch zytologisch durch die Buntheit ihrer verschiedenen Keimblättern angehörenden Zellen aus.

b) Architektur

Bei Germinomen ist das Hauptcharakteristikum des Tumors die Zwei-Zell-Zytologie. Darüber hinaus ist die Architektur in den Fällen, in denen lediglich der Zweizelltyp angetroffen wird, unauffällig. Rubinstein (1972) findet in einem hohen Prozentsatz zusätzlich andere Gewebselemente, die die Keimzellennatur dieser Geschwülste beweist: Herde mit Drüsenbildung, bestehend aus kuboidalem oder zylindrischem Epithel, glatte Muskelfasern, Plattenepithel, Knorpel und gelegentlich trophoblastartige Elemente.

Choriokarzinome entsprechen den Bezugstumoren in den Gonaden mit Zytotrophoblast- und Synzytiotrophoblastanteilen. Die Zellen liegen in Verbindung mit erweiterten sinusoidalen Gefäßen; aus diesen kann es zu Blutungen kommen.

Embryonale Karzinome sind ebenfalls mit den embryonalen Karzinomen der Gonaden identisch: Sie bilden glanduläre, tubuläre, papilläre und solide Strukturen. Die beiden letzten Tumoren wurden im wesentlichen als Kasuistiken mitgeteilt, so von NISHIYAMA et al. (1966), KAGEYAMA u. BELSKY (1961) und STOWELL et al. (1945) für das Choriokarzinom sowie von BORIT (1969) und BESTLE (1968) für das embryonale Karzinom.

Bei den Teratomen wird das histologische Bild wie in der Körperperipherie durch das Auftreten der Differenzierungsprodukte verschiedener Keimblätter, also Plattenepithel, Haar, Drüsen, auch Talgdrüsen, Knorpel oder Knochen bestimmt. Auch Anteile differenzierten und undifferenzierten Nervengewebes werden gefunden.

5. Morphologische Zusatzmethoden

Da es sich um nicht neurogene primär gonadale Tumoren handelt, muß für die feinere Beschreibung der Zusatzmethoden auf die entsprechenden Lehrbücher verwiesen werden. Lediglich die Quetschpräparate der Germinome spielen eine praktisch bedeutsame Rolle: Germinome können auf Anhieb an der typischen Zweizellstruktur erkannt werden (Abb. 106).

6. Biologisches Verhalten

Graduierung: Embryonale Karzinome und Choriokarzinome entsprechen nach WHO Grad IV. Germinome werden mit Grad II oder III eingestuft. Reine Teratome werden als benigne I aufgefaßt.

7. Differentialdiagnose, Überschneidungen

Da diese Tumoren häufig in der Gegend der Glandula pinealis vorkommen, sind Pinealisparenchymtumoren (s. dort) die hauptsächliche Differentialdiagnose. Bei Teratomen bestehen Überschneidungen mit Dermoiden und Epidermoiden sowie der ganzen Gruppe anderer teratoider Geschwülste.

Die Einteilung der WHO entspricht ziemlich nahtlos der Darstellung der Keimzelltumoren der Pinealis bei RUBINSTEIN (1972). In dieser Darstellung von RUBINSTEIN wird das Teratom der Pinealis unter Pinealistumoren abgehandelt, da sie hier am häufigsten anzutreffen seien. Die übrigen Teratome des intrakraniellen Raumes werden bei den Mißbildungstumoren beschrieben. Auch insofern ergeben sich Unklarheiten über die Zahlenangaben.

Embryonale Karzinome schließen in der WHO-Klassifikation die Dottersacktumoren und Endodermal-Sinus-Tumoren ein.

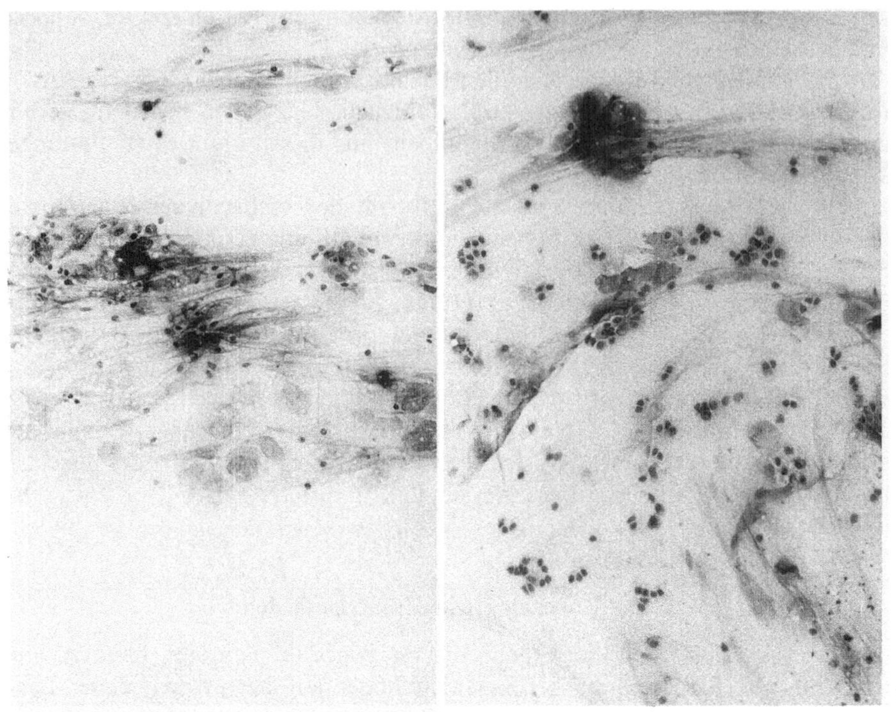

Abb. 106a, b. Diese Mischung der großen und kleinen Zellelemente findet man auch sehr eindrucksvoll im Quetschpräparat des Germinoms. **a, b** Methylenblau ×250

XV. Sogenannte Mißbildungstumoren

1. Definition, Unterteilung

Unter Mißbildungstumoren faßt die Einteilung der WHO eine heterogene Gruppe von Geschwülsten und Zysten zusammen, nämlich:

- Das Kraniopharyngeom,
- die Zyste der Rathkeschen Tasche,
- die Epidermoidzyste,
- die Dermoidzyste,
- die Kolloidzyste des III. Ventrikels,
- die enterogene Zyste,
- andere Zysten,
- das Lipom,
- das Choristom,
- das hypothalamische neuronale Hamartom,
- das nasale Gliom.

Von diesen Tumoren oder tumorähnlichen Läsionen besitzt das Kraniopharyngeom eine größere klinische Bedeutung im Rahmen der Differentialdiagnose sellärer und suprasellärer Prozesse. Auch die Kolloidzyste des dritten Ventrikels besitzt klinische Bedeutung, da sie aufgrund ihrer Nähe zu den Foramina Monroi gerne zum partiellen Hydrocephalus occlusus führt.

Kraniopharyngeome gelten als Abkömmlinge der Rathkeschen Tasche und wachsen langsam von der Schädelbasis in der Sellaregion gegen das Zwischenhirn vor. Dermoidzysten und Epidermoidzysten können als zystische Sonderformen von Teratomen angesehen werden. Sie bilden sich aus Bestandteilen des Ektoderms, entweder nur aus Epidermis oder auch mit Hautanhangsgebilden. Die übrigen Zysten mit epithelialer Innenauskleidung sind teratologisch unterschiedlich interpretiert worden: Genaue Analysen weisen auf einen gemeinsamen „epithelialen" Ursprung dieser Zysten hin (FRIEDE u. YAŞARGIL 1982).

Das Choristom der Hypophyse gehört in den größeren Zusammenhang der Granularzelltumoren. Das neuronale Hamartom ist eine Mißbildung mit nur bedingtem Tumorcharakter; es ist bei den neuronalen Tumoren differentialdiagnostisch mit besprochen. Spezialfälle ohne Tumorcharakter sind auch das "Glioma nasi", eine nasale gliöse Heterotopie und das sog. Balkenlipom. Beide Mißbildungen können als Form der Dysraphie aufgefaßt werden. Insbesondere das Balkenlipom, meist mit schalenförmiger seitlicher Verkalkung, ist recht charakteristisch. Andere Lipome in der Mittellinie kommen im Spinalkanal, Mittelhirn und Hypothalamus vor.

2. Epidemiologie

a) Häufigkeit

Einigermaßen gesicherte Daten liegen für die Kraniopharyngeome vor. Die tabellarische Zusammenfassung von JÄNISCH et al. (1976) ergibt einen Anteil von etwa 3% aller primären intrakraniellen Tumoren aus den größeren Statistiken.

In der Gruppe der Epidermoide/Dermoide ist die relative Häufigkeit bei ZÜLCH u. WECHSLER (1968) 1%, das Verhältnis betrug 94:10 zugunsten der Epidermoide. Genaue Angaben in anderen Serien fehlen, da, wie erwähnt, Epidermoide und Dermoide oft zusammen mit Teratomen in größeren Serien geführt werden.

Die unterschiedlichen Zysten des intrakraniellen Raumes wurden in mehr oder weniger kasuistischen Darstellungen mitgeteilt. FRIEDE u. YAŞARGIL (1977) haben 15 Fälle aus der Literatur zusammengetragen und zwei eigene beigesteuert. Da es sich bei den supratentoriellen epithelialen Zysten nicht um eigentliche Tumoren handelt und auch bei den wohl etwas häufigeren Kolloidzysten keinesfalls immer eine chirurgische Intervention nötig ist, wird man sich schwer ein Bild über Inzidenz und Prävalenz machen können.

Choristome der Neurohypophyse dürften in die Gesamthäufigkeit der Granularzelltumoren mit eingehen, die außerhalb des intrakraniellen Raumes wesentlich häufiger sind. Als Choristom der Neurohypophyse stellen sie eine ausgesprochene Seltenheit dar. Sehr selten sind auch die sog. nasalen Gliome. Sie werden vielfach den Heterotopien gliösen Gewebes im Säuglingsalter zugerechnet und sind angeboren.

Intrazerebrale und intraspinale Lipome gelten ebenfalls als sehr selten (Jänisch u. Schreiber 1976). Zülch u. Wechsler (1968) berichten über 4/6000 (= 0,06%). Statistiken aus CT-Untersuchungen, wo Lipome oft als Zufallsbefund auftauchen, werden die Statistiken wohl verändern.

b) Alter

Aus der statistischen Zusammenstellung bei Jänisch u. Schreiber (1976) geht hervor, daß sich insgesamt über 70% der Kraniopharyngeome vor dem 30. Lebensjahr manifestieren. Vermutlich sind Kraniopharyngeome sogar Tumoren des Kindesalters; viele dieser Tumoren wachsen sehr langsam und werden somit spät manifest. Zülch (1978) zeigte eine relativ gleichmäßige Altersverteilung mit einem schwachen Gipfel beim 10. Lebensjahr, von 5–70 reichend. Eine neuere retrospektive neurochirurgische Studie (Baskin u. Wilson 1986) ergab bei 74 Patienten ein mittleres Alter von 27 Jahren und eine Spannweite von 3–65 Jahren.

Dermoide und Epidermoide kommen bevorzugt im mittleren Lebensalter vor (Zülch 1956; Obrador u. Lopez-Zafra 1969). Die Seltenheit der übrigen supratentoriellen epithelialen Zysten macht eine Beurteilung der Altersverteilung schwierig. Als Mißbildungen oder Mißbildungstumoren gelten sie überwiegend als angeboren. Die Übersicht von Friede u. Yaşargil (1977) zeigt jedoch, daß sich solche Zysten im mittleren Erwachsenenalter bevorzugt manifestieren. Ein eigener Fall betraf einen 35jährigen Mann.

c) Geschlecht

Kraniopharyngeome kommen nach Bingas u. Wolter (1968), die 909 Fälle analysierten, praktisch gleich verteilt vor. Bei den 74 Patienten von Baskin u. Wilson (1986) waren 40 männlich und 34 weiblich. Ähnlich ist es bei der Gruppe Dermoid/Epidermoid; bei den selteneren anderen Läsionen liegen keine harten Daten vor.

3. Makroskopische Aspekte

a) Sitz

Mißbildungstumoren bevorzugen grundsätzlich eine mittelliniennahe Lage in bezug auf die Neuraxis. Das ist einsichtig bei den Mißbildungen tumorartiger Natur, die als Dysraphien aufzufassen sind, etwa den Balkenlipomen. Kraniopharyngeome sitzen sellär oder supra-sellär und wachsen langsam Richtung Zwischen-/Mittelhirn in die Fossa interpeduncularis. Dies scheint auch eine Vorzugslokalisation der Epidermoide und Dermoide zu sein (Jänisch u. Schreiber 1976; Holle 1950). Die Lage der übrigen genannten Geschwülste oder Läsionen geht aus ihrer Benennung hervor: Glioma nasi, Balkenlipom, Choristom der Hypophyse, hypothalamisches Hamartom. Auch die genannten Zysten liegen meist in Verbindung zur Mittellinie, auch wenn sie eine sehr große Ausdehnung erreichen.

b) Gestalt

Vielen der hier zu besprechenden Läsionen eignet eine charakteristische Gestalt: Kraniopharyngeome sind harte Tumoren oder bilden oft große Zysten mit unverwechselbarem Inhalt. Sie sind gewöhnlich grobknollig. Ihre Härte erhalten sie von einem verhornend epithelialen Bau und durch die Neigung zur Verkalkung. Die Zysten – oder eine große Zyste – können den Bau ganz bestimmen. Der Inhalt ist gelierend, geleeartig gelb-grün bis schmutzig schwarz-braun (motor oil cyst). Solide Bestandteile sind gelegentlich kaum vorhanden.

Epidermoid- und Dermoidzysten enthalten bröckligen Detritus oder Hornmaterial. Bei Dermoidzysten entsteht eine salbenartige Beschaffenheit durch Kalkbeimengung. Haare können im Inhalt enthalten sein, selten auch Zähne. Der Inhalt der Kolloidzysten des dritten Ventrikels ist eine weiche geleeartige Masse. Andere epitheliale Zysten besitzen einen wasserklaren (liquorähnlichen) Inhalt.

Das Lipom ist meist stark in Felder aufgeteilt. Im Balken durchsetzt es denselben als Agglomerat von Fettzellen, die meist lateral beidseits von schalenartig angeordneten Kalkspangen umrandet sind. Das Choristom der Hypophyse ist als Granularzellmyoblastom ein weicher, bröcklig zerfallender Tumor; das sog. Glioma nasi imponiert oft auch als weiche, elastische fast zystische rote Masse.

4. Feingeweblicher Bau

a) Zytologie

Die Zytologie der einzelnen Tumoren ist nur von Interesse, soweit sie solide Partien aufweisen. Allerdings kommt es durch die zystische Umwandlung vieler Mißbildungstumoren dazu, daß vielfach Zellen in die Zyste abschilfern und eine zytologische Diagnose aus der Zystenflüssigkeit dann möglich ist.

In soliden Kraniopharyngeomen finden wir die Zellen eines verhornenden Epithels. Sie besitzen – besonders wenn abgeschilfert – eine unverkennbare Morphologie: Die kleinen, dichten Zellkerne werden umgeben von einem plattenartigen, polygonal gestalteten Zytoplasma. Eine zytologische Diagnose ist aus Einzelzellen und Zellverbänden meist auf Anhieb möglich (Abb. 110). Dermoide und Epidermoide besitzen, falls sie solide sind, Zellen mit epithelialer Differenzierung. Choristome bestehen aus den auch elektronenmikroskopisch unverwechselbaren granulierten Zellen des „Granularzell"tumors; das hypothalamische neuronale Hamartom besteht aus großen Neuronen.

Bei den übrigen Zysten finden wir nur das die Zyste begrenzende Epithel; es handelt sich meist um ein hochzylindrisches, Zilien tragendes Epithel oder schleimproduzierende Zellen (Abb. 109). Lipome bestehen aus Fettzellen.

b) Architektur

Der Gewebsbau des Kraniopharyngeoms ist unverkennbar: Das eigentliche Tumorgewebe ist ein Netzwerk breiter Bänder aus geschichtetem Plattenepithel. Nach außen schließt ein zylindrisches oder kubisches Epithel ab, nach innen

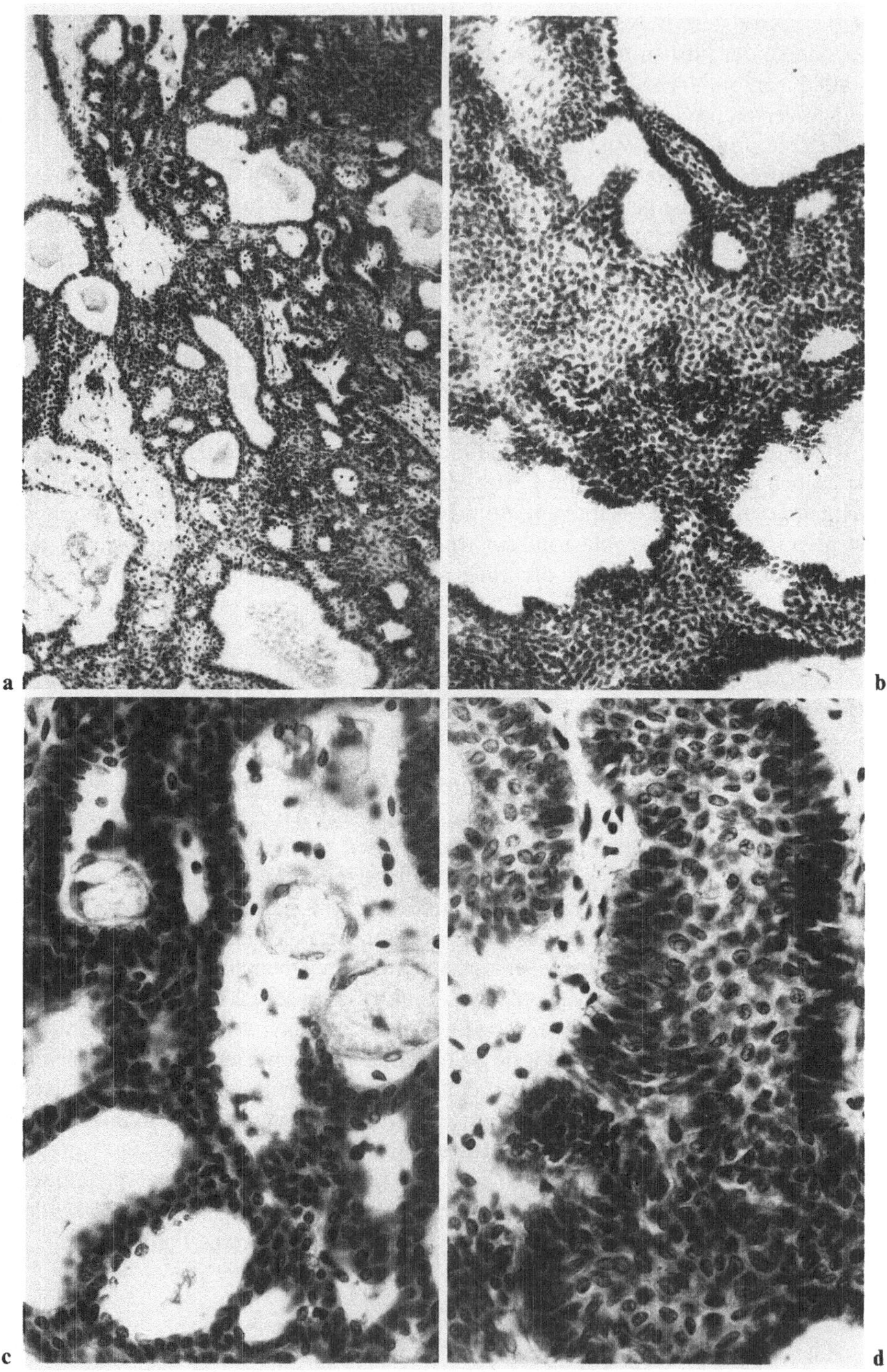

wird das Plattenepithel aufgelockert (Abb. 107). Zwischen den Epithelsträngen liegen gefäßtragende Bindegewebszüge. Regressive Veränderungen im Tumor sind häufig; sie führen meist zu den genannten großen Zysten (Abb. 108).

Epidermoide sind in den soliden Anteilen wie ein regelrechtes verhornendes Plattenepithel gebaut. Die verschiedenen Schichten dieses Epithels lassen sich abgrenzen. Zusätzlich bilden Dermoidzysten Hautanhangsgebilde als Kapselbestandteile mit aus: Weitgehend regelrecht gebaute Haare, Haarfollikel, Talg- und Schweißdrüsen.

Choristome sind als Granularzelltumoren diffuse Ansammlungen der typischen Körnchenzellen. Von ULE und WAIDELICH (1983) wurde ein Choristom der Neurohypophyse beschrieben, das aus sekretorischen Ganglienzellen bestand. Lipome bestehen aus Fettzellen, zwischen denen meist nur schüttere Bindegewebszüge und wenig Gefäße liegen. Bei den hypothalamischen neuronalen Hamartomen handelt es sich um ein lockeres Nest von Nervenzellen ohne besondere Architektur. Bei den gliösen Heterotopien der Nase finden wir ganz lockere Gliazellnester in bindegewebigem Stroma.

Schließlich bilden die übrigen Zysten außer den genannten Epithelstrukturen keine Gewebsformationen aus.

5. Morphologische Zusatzmethoden

a) Quetschpräparate

Bei dieser Gruppe ganz unterschiedlicher Tumoren sind Quetschpräparate deshalb bedeutsam, weil eine ganze Reihe von ihnen primär Zysten sind, oder, wie das Kraniopharyngeom, zur Zystenbildung neigt, so daß bei der Entleerung solcher Zysten meist nur zytologische Präparationen gewonnen werden. Solche Ausstrichpräparate sind wie Quetschpräparate zu beurteilen.

Kraniopharyngeome besitzen eine „unverkennbare Zytologie" im Quetschpräparat (Abb. 110). Die ausgequetschten oder ins Lumen abgeschilferten Einzelzellen sind besonders voluminös, von polygonaler Zellgestalt und besitzen einen kleinen Kern, der auch bei der Supravitalfärbung mit Methylenblau als dicht imponiert. Neben der charakteristischen Zellgestalt ist noch die ganz zugunsten des Zytoplasmaanteils verschobene Kern-Plasma-Relation diagnostisch hilfreich.

Bei Dermoid- und Epidermoidzysten enthält die Zystenflüssigkeit oft Zelldetritus, so daß Ausstrich- oder Quetschpräparate wenig aussagekräftig sind. Bei epithelialen Zysten schilfern gelegentich Zellen der inneren Auskleidung in das Lumen ab und können zytologisch analysiert werden. Hochzylindrische, zilien-

Abb. 107a–d. Zytologie und Architektur der Kraniopharyngeome: **a, b** Kraniopharyngeome bilden ein Bild aus sehr vielen Balken und Feldern, deren Oberfläche sich zu einem Epithel ausgeformt hat. Zwischen den Feldern findet man Hohlräume, die optisch leer sind, Stroma enthalten oder Abbauprodukte. **a** Kresylviolett × 125, **b** × 250. **c** Die Balken des Kraniopharyngeoms können auf weite Strecken aus zwei Zellagen bestehen. Dann erscheint der Tumor wie ein großes „Zylindrom". Kresylviolett × 500. **d** In den größeren Feldern sieht man deutlich die ektodermähnliche Schichtung von innen zur Epitheloberfläche. Kresylviolett × 500

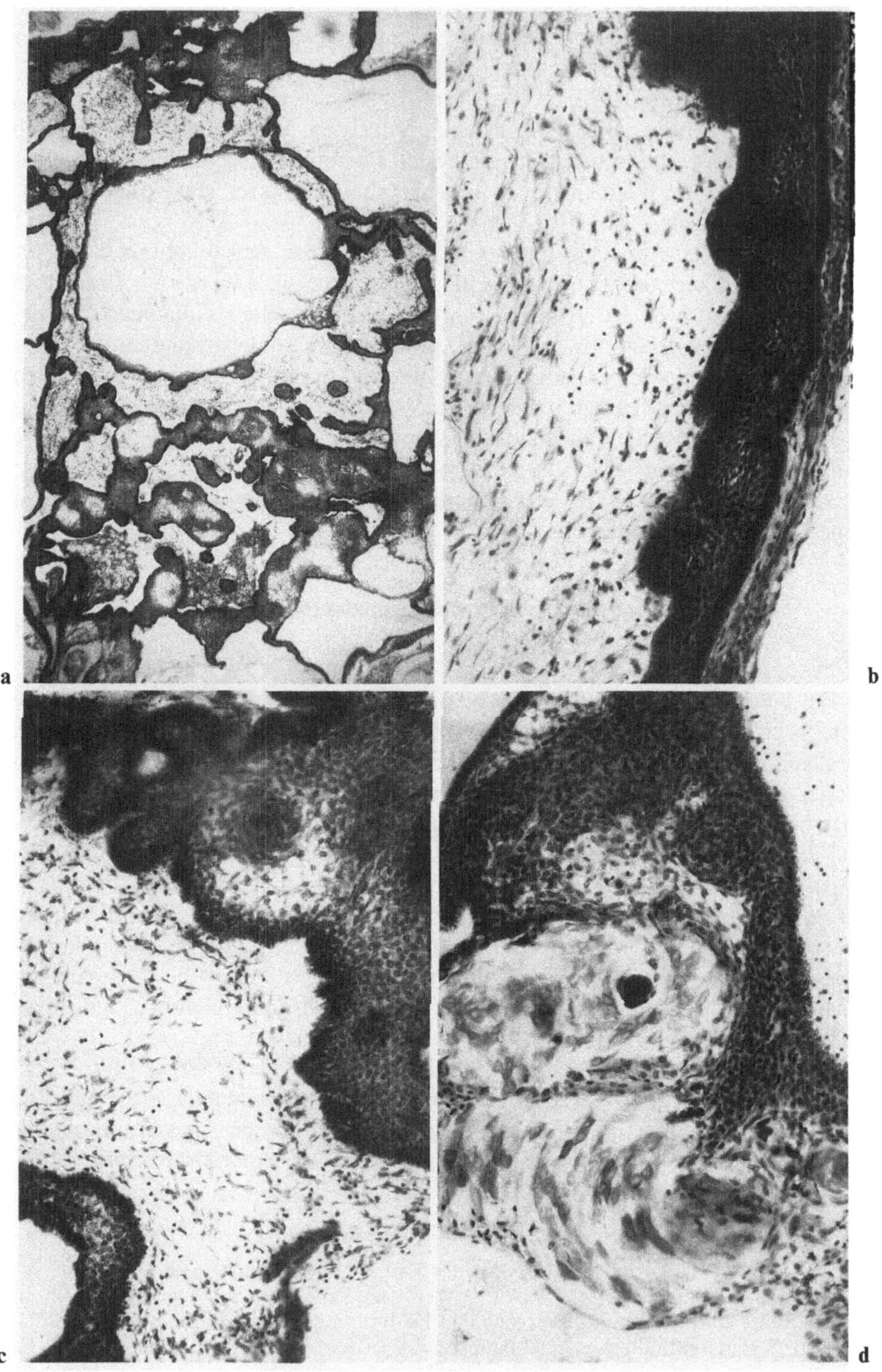

tragende Zellen lenken die differentialdiagnostischen Überlegungen auf epitheliale (ependymäre) supratentorielle Zysten.

Quetschpräparate von Lipomen und Choristomen weisen Fett- und Fettkörnchenzellen auf und sind deshalb diagnostisch mehrdeutig. Über Quetschpräparatzytologien bei hypothalamischen neuronalen Hamartomen und dem sog. nasalen Gliom ist nichts bekannt.

b) Histochemie

Histochemische Untersuchungen an Kraniopharyngeomen wurden von Fotakis (1961) und Cardauns et al. (1961) vorgelegt. Dabei wurden Schichtung und Verhornung dieser Geschwülste mit entsprechenden Methoden verfolgt. Bei den Dermoiden und Epidermoiden stand der histochemische Nachweis von Cholesterin im Vordergrund (van Gehuchten et al. 1958).

c) Immunhistochemie

Schon 1981 wurde im Kraniopharyngeom Keratin immunhistochemisch nachgewiesen (Asa et al. 1981). Nach Schwechheimer (1987) exprimieren sowohl Kraniopharyngeome als auch Epidermoidzysten Cytokeratine und Desmoplakin, ebenso das Epithel einer Kolloidzyste. Diese Befunde unterstreichen die epitheliale Natur der genannten Bildungen und sind ein Argument für die Zusammenfassung dieser Geschwülste in eine gemeinsame Gruppe. In keiner der Geschwülste dieser Gruppe wurde GFAP nachgewiesen, dagegen konnte im Kraniopharyngeom eine partielle Koexpression von Cytokeratin und Vimentin gezeigt werden. Für S-100 Protein werden für Kraniopharyngeome unterschiedliche Ergebnisse mitgeteilt (Nakamura et al. 1983b; Reifenberger et al. 1987).

Bei den übrigen Geschwülsten dieser Gruppe liegen bis jetzt keine verläßlichen Befunde vor oder sie entsprechen denjenigen in anderen Lokalisationen.

d) Elektronenmikroskopie

Verschiedene elektronenoptische Untersuchungen von Kraniopharyngeomen (Hossmann u. Wechsler 1971; Genth et al. 1974; Toga 1976) bestätigen deren epitheliale Natur und die Schichtenbildung im „Epithel" dieser Geschwülste. Keratohyalingranula, Intermediärfilamente und vor allem zahlreiche Desmosomen wurden in diesem Geschwulsttyp nachgewiesen (Ghatak et al. 1971; Dolman 1984).

Abb. 108a–d. Stroma und regressive Veränderung im Kraniopharyngeom. **a** Die Hohlräume des Kraniopharyngeoms können sich zu großen Zysten ausweiten, die von flockulärem, teils amorphem Material gefüllt werden. × 125. **b** Das lockere Stroma unterhalb der Grenzschicht besteht aus ganz stark vernetztem, fibroblastenhaltigem Bindegewebe. Kresylviolett × 250. **c** Im Bereich des Epithels erkennt man Verdichtungszonen, die als quer getroffenem Balken interpretiert werden können. Kresylviolett × 250. **d** Eine perlartige Verhornung findet vielfach in den Zysten des Kraniopharyngeoms statt. Kresylviolett × 250

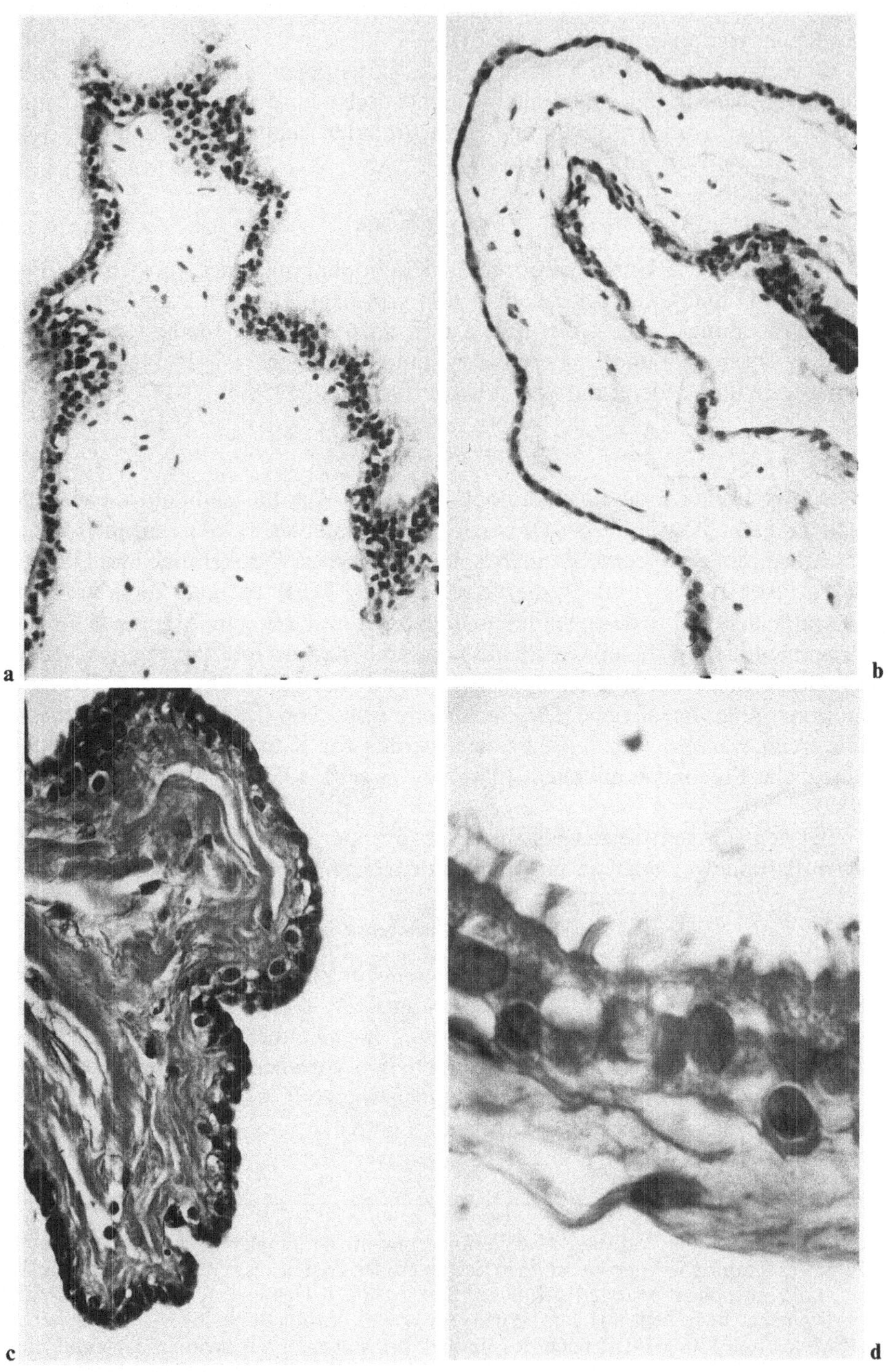

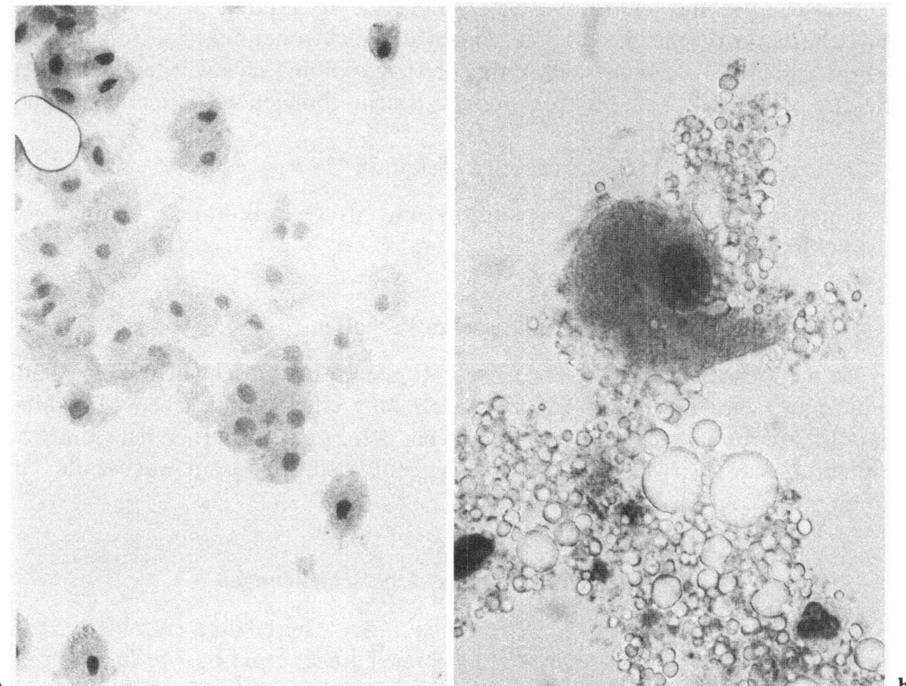

Abb. 110a, b. Quetschpräparat eines Kraniopharyngeoms: **a** Man erkennt ganz regelmäßige polygonale Zellen mit einem kleinen Kern. Methylenblau × 500. **b** Neben den charakteristischen polygonalen, teils zipflig ausgezogenen Einzelzellen findet man vielfach Fetttropfen als Ausdruck des verfetteten Zysteninhaltes bei Kraniopharyngeomen. Methylenblau × 1000

Eine besondere Rolle hat die Elektronenmikroskopie in den histogenetischen Deutungsversuchen der unterschiedlichen Zysten gespielt. In der ersten ultrastrukturellen Beschreibung einer Kolloidzyste durch Coxe u. Luse (1964) war das Epithel zilientragend, es folgte eine Basalmembran und Bindegewebe. Ein ähnlicher ultrastruktureller Bau einer intraspinalen Zyste wurde als tentatives respiratorisches Epithel interpretiert (Hirano et al. 1971). Zu diesem Komplex siehe auch die elektronenoptischen Beiträge bei Hirano u. Ghatak (1974) und Friede u. Yaşargil (1977).

Abb. 109a–d. Epitheliale Zysten: **a** Zystenoberfläche aufsitzend auf einem lockeren Stroma. Ein Teil der Zystenoberfläche ist einschichtig. Die Zyste trägt Zilien und enthält kubisches Epithel. Kresylviolett × 250. **b** Innerer und äußerer Zystenrand. Beide tragen einen flachen Besatz an Zellen. Zwischen beiden liegt ein sehr lockeres Bindegewebsstroma. Kresylviolett × 250. **c** Zyste mit mehrschichtigem Epithel, das an der Außenseite fast ausschließlich aus PAS positiven schleimproduzierenden Zellen besteht. Sogenannte enterogene Zyste des Rückenmarks. Kresylviolett × 250. **d** Oberfläche einer epithelialen supratentoriellen, zilientragenden Zyste. HE × 1000

Einfache Lipome sind ultrastrukturell unergiebig. Zu den Granularzelltumoren (Choristom) siehe die Abhandlungen der elektronenmikroskopischen Tumordiagnostik (GHADIALLY 1980). Für das sog. Glioma nasi wurden von SMITH et al. (1963) 93 elektronenmikroskopische Beschreibungen zusammengetragen.

e) Gewebekultur

Untersuchungen für Kraniopharyngeome als Organkulturen wurden von YOUNG et al. (1976) vorgelegt.

6. Biologisches Verhalten

Da die meisten der in diesem Abschnitt genannten Geschwülste keine echte Tumornatur besitzen, kann auf die Aufstellung einer biologischen Malignität und Graduierung verzichtet werden. Die bei den Zysten oft erhebliche klinische Malignität wurde erwähnt. Kraniopharyngeome sind langsam wachsende Tumoren mit WHO-Grad I.

7. Differentialdiagnose, Überschneidungen

Diagnostische Schwierigkeiten bestehen in der Abgrenzung einzelner Zysten untereinander und in der Einschätzung ihrer Tumornatur: Es wurde schon erwähnt, daß einzelne Tumoren, wie das pilozytische Astrozytom und das Angioblastoma Lindau, fast nur aus einer Zyste bestehen können. Schließlich müssen Arachnoidalzysten, die ebenfalls raumfordernd werden können, abgegrenzt werden.

XVI. Hypophysenadenome

1. Definition, Unterteilung

Hypophysenadenome sind die Geschwülste der endokrinen Adenohypophyse. Diese hat als ein übergeordnetes Steuerungsorgan vielfache endokrine Funktionen; dementsprechend sind die Zellen spezialisiert. Die Korrelation der Neoplasien der einzelnen Zellen zu funktionellen Zuständen war deshalb ein lange bestehendes Anliegen sowohl der Pathologie als auch der Endokrinologie.

Seit Pierre MARIE (1886) ist der Zusammenhang zwischen Akromegalie und dem sog. eosinophilen Adenom bekannt. CUSHING hat 1912 eine zusammenfassende Darstellung der früheren Erkenntnisse aus neurochirurgischer Sicht gegeben. Frühere Einteilungen, die auf Anilinfärbungen beruhten, teilten die Hypophysenzellen in eosinophile, basophile und chromophobe ein. Entsprechend wurden die Adenome klassifiziert. Dabei ergab sich aber die Schwierigkeit, daß es oft nicht gelang, die endokrine Aktivität durch den Nachweis des entsprechenden Adenoms zu sichern.

Andere Einteilungsprinzipien wurden gesucht: KERNOHAN u. SAYRE (1956) unterschieden diffus, papillär und sinusoidal gebaute Hypophysenadenome; teilweise wurde diese Rubrik in den UICC Atlas aufgenommen. Auch die Frage eines fetalen Types (KRAUS 1926) wurde aufgeworfen. Die Konzeption des Mischtypadenoms (DOTT u. BAILEY 1925) war Ausdruck dieser Verlegenheit. MÜLLER (1969) glaubte aufgrund der geweblichen Architektur und der Zytologie endokrin aktive von endokrin inaktiven Tumoren unterscheiden zu können.

Die Schwierigkeiten der Differentialfärbung der Hypophysenadenome und deren Zuordnung zu klinischen Krankheitsbildern liegt darin, daß diese Methoden nicht ganz zuverlässig sind und andererseits im wesentlichen hormonspeichernde Zellen nachweisen, während funktionell aktive Zellen eher entspeichert sind.

Inzwischen haben Hormonnachweise und elektronenmikroskopische Untersuchungen (SAEGER 1977) gezeigt, daß das Basiskonzept der Einteilung in drei Zelltypen im Grunde berechtigt ist. Die Differenzierung auf der histologischen Ebene wird heute meist durch die PAS-Orange G Färbung durchgeführt und zeigt dann:

- Azidophile Zellen (früher eosinophile),
- mukoide Zellen (früher basophile) und
- chromophobe Zellen.

Bei diesen Gruppen kann oft die Produktion eines oder mehrerer Hypophysenhormone nachgewiesen werden. Eine Differenzierung nach Hormonproduktion wurde von HORVÁTH u. KOVÀCS (1976) vorgenommen. Sie teilten ein in:

- Wachstumshormonproduzierende,
- prolaktinproduzierende (sog. Prolaktinome) und
- wachstumshormon- und prolaktinproduzierende Adenome.

Diese Gruppen können als azidophile Adenome imponieren, jedoch kommen auch wenig oder ungranulierte Formen vor. Besonders bei den Prolaktinomen ist bekannt, daß sie oft aus ungranulierten Zellen bestehen und somit wie chromophob Adenome aussehen.

Als vierte Gruppe unterscheiden HORVÁTH u. KOVÀCS (1976) Adenome mit ACTH und MSH Aktivität und als siebte und neunte Gruppe solche mit TSH, FSH und LH Sekretion. ACTH und MSH Hypophysengeschwülste dürften den Hauptteil der mukoidzelligen Adenome ausmachen. Die achte und neunte Gruppe sind färberisch oft chromophobe, seltener mukoidzellige Tumoren. Schließlich werden als fünfte Gruppe Tumoren aus undifferenzierten Zellen zusammengefaßt, sie entsprechen dem alten Konzept der chromophoben Hypophysenadenome. Ein sechster Untertyp ist das Onkozytom, das färberisch deutlich eosinophil, endokrin jedoch nicht aktiv ist.

Die Zuordnung der älteren Einteilung zu den Befunden der Elektronenmikroskopie und Immunhistochemie sowie zu den klinischen Syndromen gibt die Einteilung der WHO für die endokrinen Tumoren: Sie ist in Tabelle 15 wiedergegeben (WILLIAMS et al. 1980).

Somit hängen Klassifikation und Unterteilung von den möglichen Untersuchungsmethoden ab. Die Elektronenmikroskopie (HACHMEISTER 1973; DICKMANN 1973; SAEGER 1977) ist nicht ganz zuverlässig: Die Differenzierung mittels

Tabelle 15. Struktur und Funktion bei Hypophysenadenomen

HE	PAS-orange G	Immunhistochemie und Elektronenmikroskopie	Klinische Syndrome
Azidophil	Azidophil	Somatotrophe Zellen Laktotrophe Zellen	Akromegalie/Gigantismus Galaktorrhö-Amenorrhö
Chromophob	Chromophob	Ungranulierte kleine Zellen	Unbekannt
Basophil	Mukoid	ACTH-MSH Zellen	Cushing Syndrom Melanodermie
		Thyreotrophe Zellen Gonadotrophe Zellen	Thyreotoxikose ?
Onkozytisch	Onkozytisch	Onkozytisch	Unbekannt

ultrastruktureller Methoden beruht auf der Bestimmung der Granulagröße. Dies ist im Prinzip ein statistisches Verfahren, da sich die Granula unterschiedliche endokrin aktiver Zellen in ihrer Größe teilweise überschneiden und somit eine Auszählung nötig ist und andererseits die Variabilität der Granulagrößen bei neoplastischen Zellen noch stärker als in normalen endokrin aktiven Zellen ist.

Immerhin können die Granula der prolaktinproduzierenden Zellen als besonders groß und diejenigen der TSH produzierenden Zellen als besonders klein, die ACTH-Granula aufgrund der dense-core-Konfiguration sowie die Onkozytome durch ihren Reichtum an Mitochondrien im Elektronenmikroskop relativ leicht erkannt werden.

SAEGER (1984) empfiehlt eine kombinierte Diagnostik mit Spezialfärbung, Immunhistochemie und Elektronenmikroskopie. In der Tat scheint die Immunhistochemie am meisten für die korrekte Zuordnung der funktionellen Aktivität der Hypophysenadenome zu leisten. MUKAI (1983) fand eine sehr gute Übereinstimmung von immunhistochemischen Befunden mit den klinischen Daten. Trotzdem scheint eine ausschließliche immunzytochemische Klassifikation derzeit noch verfrüht. Die routinemäßige Anwendung der Methode ist noch zu neu, um eine sichere Aussage über ihre Zuverlässigkeit zu erhalten. Auch müssen die unterschiedlichen Häufigkeiten der einzelnen Arten in Betracht gezogen werden, schließlich gibt es Berichte über eine größere Anzahl von Hypophysentumoren, die mehrere Hormone produzieren. Ein Vorschlag einer Einteilung, die diese Gesichtspunkte berücksichtigt, wurde kürzlich gemacht (MENNEL et al. 1987). Vorläufig bleibt es noch mit der WHO (1979) und den endokrinen Tumoren (WILLIAMS 1980) bei der klassischen Dreiteilung.

Die in WHO (ZÜLCH 1979) noch zusätzlich vorgeschlagene Kategorie der Mischtypadenome scheint aus den obigen Überlegungen (MENNEL et al. 1987) sehr brauchbar, braucht aber als morphologische Kategorie nicht eigens beschrieben zu werden. Ebensowenig braucht das in der WHO enthaltene, seltene Hypophysenkarzinom eine eigene Darstellung.

2. Epidemiologie

a) Häufigkeit

Hypophysentumoren sind das klassische Beispiel dafür, wie Einsendungsstatistiken auch andere Gegebenheiten widerspiegeln können als die Häufigkeit. In der Serie von ZÜLCH war der Anteil der Hypophysenadenome 6,6% (1986), bei OLIVECRONA waren es 8,6% (1967), ARENDT gibt die relative Häufigkeit mit 9,1% (1964) und SCHELIN (1962) mit 10% an. In der Serie von CUSHING dagegen fanden sich 17,8%, was aber nur das besonders große Interesse CUSHINGS für die Hypophysenadenome wiedergibt.

Weitere Häufigkeitsangaben zu Hypophysenandenomen mit klinischer Bedeutung bei KERNOHAN u. SAYRE (1956): 12%, BACKUS (1965): 11%. Nach ZÜLCH (1986) kann der relative Anteil der raumfordernden Hypophysenadenome unter den intrakraniellen Geschwülsten insgesamt mit etwa 8% angenommen werden.

Andere Zahlen ergaben Untersuchungen an Sektionsmaterial. KRAUS (1926) fand Adenome in 10%, SUSMAN (1933) in 8%, COSTELLO (1936) sogar in 22,5% der Obduktionen. Auch in neuerer Zeit wurden beträchtliche Unterschiede mitgeteilt: MACCORMICK u. HALMI (1971) gaben eine Anzahl von 9% und HAUGEN (1973) von 19% an.

Die relativen Anteile der klassischen Typen werden völlig unterschiedlich angegeben (SAEGER 1977). Auch dieses bedeutet ein Argument der Kritik über die mangelnde Übereinstimmung zwischen differentiellen Färbungen und den funktionellen Aktivitäten.

b) Alter

Hypophysenadenome wurden für alle Lebensalter berichtet. COSTELLO (1936) erwähnte sie bei einem zweijährigen und einem 86jährigen. Nach der Zusammenstellung von SAEGER (1977) bilden die Hypophysenadenome eine zweigipfelige Altersverteilung. Größere Statistiken sahen eine deutliche Häufung zwischen 30. und 35. sowie 55. und 60. Lebensjahr (KERNOHAN u. SAYRE 1956; MÜLLER 1969). SAEGER (1977) fand bei 235 Hypophysenadenomen einen Altersdurchschnitt von 45,8 Jahren und einen Häufigkeitsgipfel zwischen dem 30. und dem 60. Lebensjahr. Nach ZÜLCH (1986) findet man einen flachen Gipfel zwischen 35 und 45 Jahren; die zweigipfelige Verteilung könnte dadurch zustandekommen, daß hormonell aktive Tumoren früher Symptome machen als hormonell inaktive (MÜLLER 1969). Die Verteilung der Untertypen in Altersgruppen wurde von SAEGER (1977) dargestellt. In diesem Kollektiv waren besonders die onkozytären Adenome mit einem höheren Altersgipfel als die anderen Untergruppen vertreten.

c) Geschlecht

Die Geschlechtsverteilung zwischen Männern und Frauen dürfte ausgeglichen sein: JÄNISCH et al. (1976) fanden 49,7% männliche Hypophysenadenomträger in einer Literaturübersicht, während bei SAEGER (1977) ein Überwiegen der männlichen Tumorträger mit 53% angegeben wird. Familiäres Auftreten wird berichtet von LINQUETTE et al. (1967) und HIMURO et al. (1976).

3. Makroskopische Aspekte

a) Sitz

Klinisch wichtig sind die beiden Möglichkeiten des intrasellären und suprasellären Wachstums. Das intraselläre Wachstum ist verantwortlich für die Verlagerung der Durabegrenzung der Sella sowie die Erweiterung, Verdünnung und Erosion der knöchernen Strukturen, die die Sella umgeben. Etwa 2/3 der Hypophysenadenome wachsen suprasellär (HEIMBACH 1959). Das Vorwachsen gegen die basalen Strukturen des Zwischenhirnes führt zunächst zu Druckschäden am Optikus oder Chiasma, später wachsen sie ins Zwischenhirn gegen den Boden des dritten Ventrikels vor. Hypophysenadenome sind gekapselt und wachsen rein verdrängend. Zu den selteneren Wachstumsformen siehe ZÜLCH (1956).

b) Gestalt

Sowohl intraselläre, als auch supraselläre Tumoren sind in ihrer Kapsel ausgesprochen weich und zerfließlich. Hypophysenadenome neigen besonders stark zu Blutungen, so daß viele Hypophysentumoren makroskopisch braun-schwarz erscheinen.

4. Feingeweblicher Bau

a) Zytologie

Die klassischen Unterarten der Hypophysenzellen lassen sich in der pathologisch nicht veränderten Hypophyse nach Gestalt und Größe leidlich differenzieren. Dies ist jedoch bei Hypophysentumoren nicht mehr der Fall. Sowohl die Zelle der chromophilen als auch der chromophoben Tumoren sind durchgehend „epithelial", mit kleinen bis mittelgroßen mäßig chromatindichten Kernen. Das Zytoplasma umgibt den Kern meist etwas exzentrisch. Prolaktinproduzierende azidophile Adenome haben oft große Zellkerne und Zytoplasmata.

b) Architektur

Azidophile Adenome sind oft sehr zelldicht; die Einzelzellen liegen in Inseln, die durch dünne bindegewebige Septen umgeben sind (Abb. 111). Azidophile Tumoren können eine stärkere zelluläre Polymorphie aufweisen. Auch Riesenzellen kommen vor. Azidophile Adenome besitzen zwei Varianten: Einmal sind sie aus diffusen und gruppierten kleinkernigen Zellen aufgebaut, zum zweiten können größere Zellen mit gut sichtbarem großem Kern vorkommen. Die letzteren sind Prolaktinome; sie sind jedoch überwiegend färberisch chromophob und bilden somit eine wichtige Untergruppe. Azidophile Zellen lassen sich im Prinzip mit Orange G gelb, mit Massons Trichrom rot und mit Eisenhämatoxylin grau darstellen.

Mukoidzellige Adenome sind i. allg. besonders klein; es handelt sich meist um kleine Knötchen, die der normalen Zellanordnung der Hypophyse ähneln. Man hat diese kleinen Tumoren auch Mikroadenome genannt (COSTELLO 1936) und in 25% der Hypophysen nachgewiesen. Von rein pathologischer Seite ist bei den mukoidzelligen Adenomen immer nur mit Zurückhaltung zu sprechen gewesen. Mukoidzellen sind PAS-positiv.

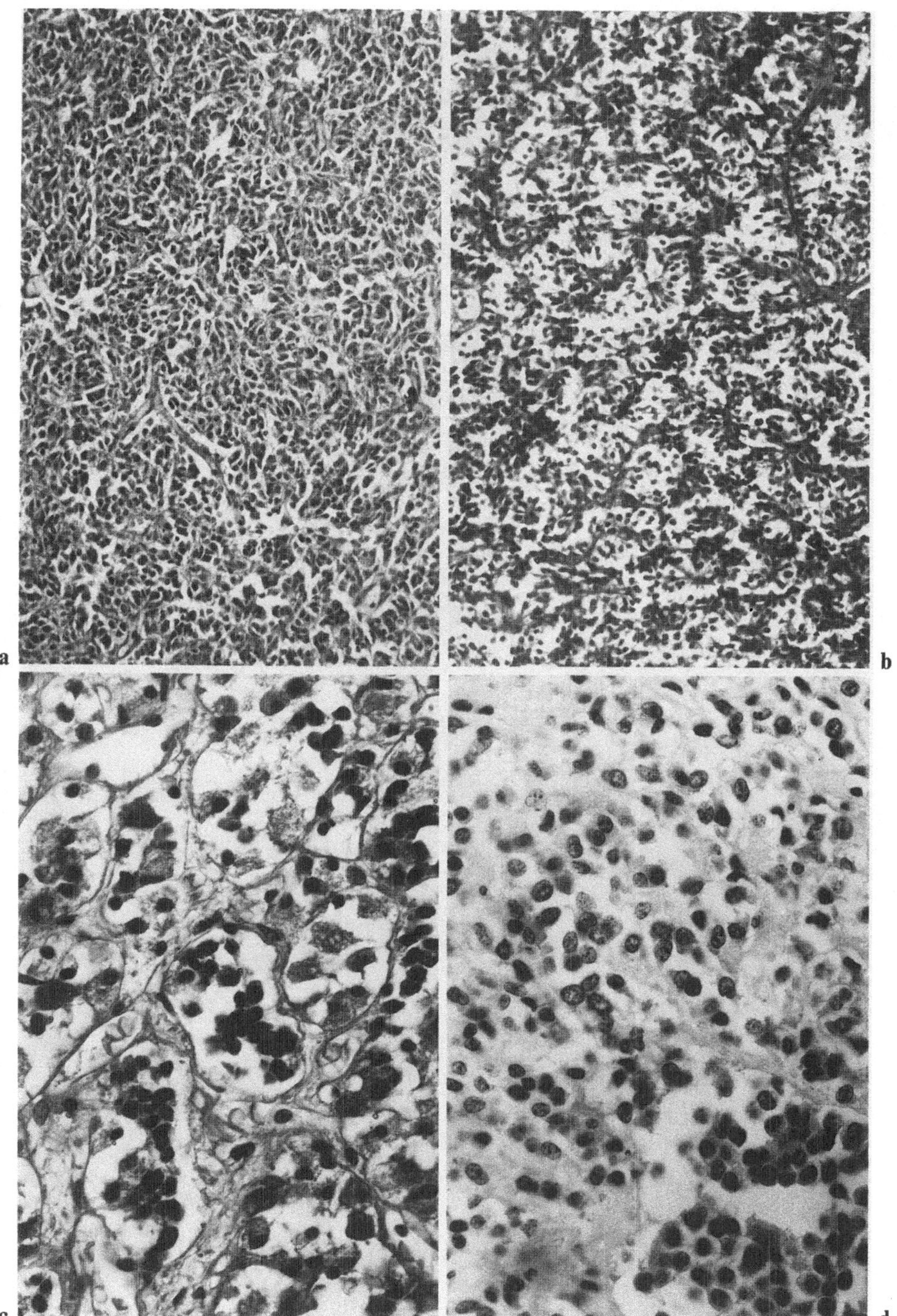

Abb. 111. a Diffuses Bild eines Hypophysenadenoms. Einzelne Zellen sind kaum unterscheidbar. Durch die vielen Kapillaren erfolgt eine leichte Gliederung. HE ×125. **b** Die stärkere Quellung und Einwässerung der Tumorzellen läßt die Struktur der Kapillaren deutlich hervortreten. Masson ×125. **c** Die stärkere Vergrößerung zeigt, daß vielfach die Tumorzellen noch in kleinen Inseln liegen. HE ×125. **d** Neben dieser gegliederten Art kommt auch das diffuse Hypophysenadenom vor, wo die Zellen einen amorphen Rasen bilden. HE ×500

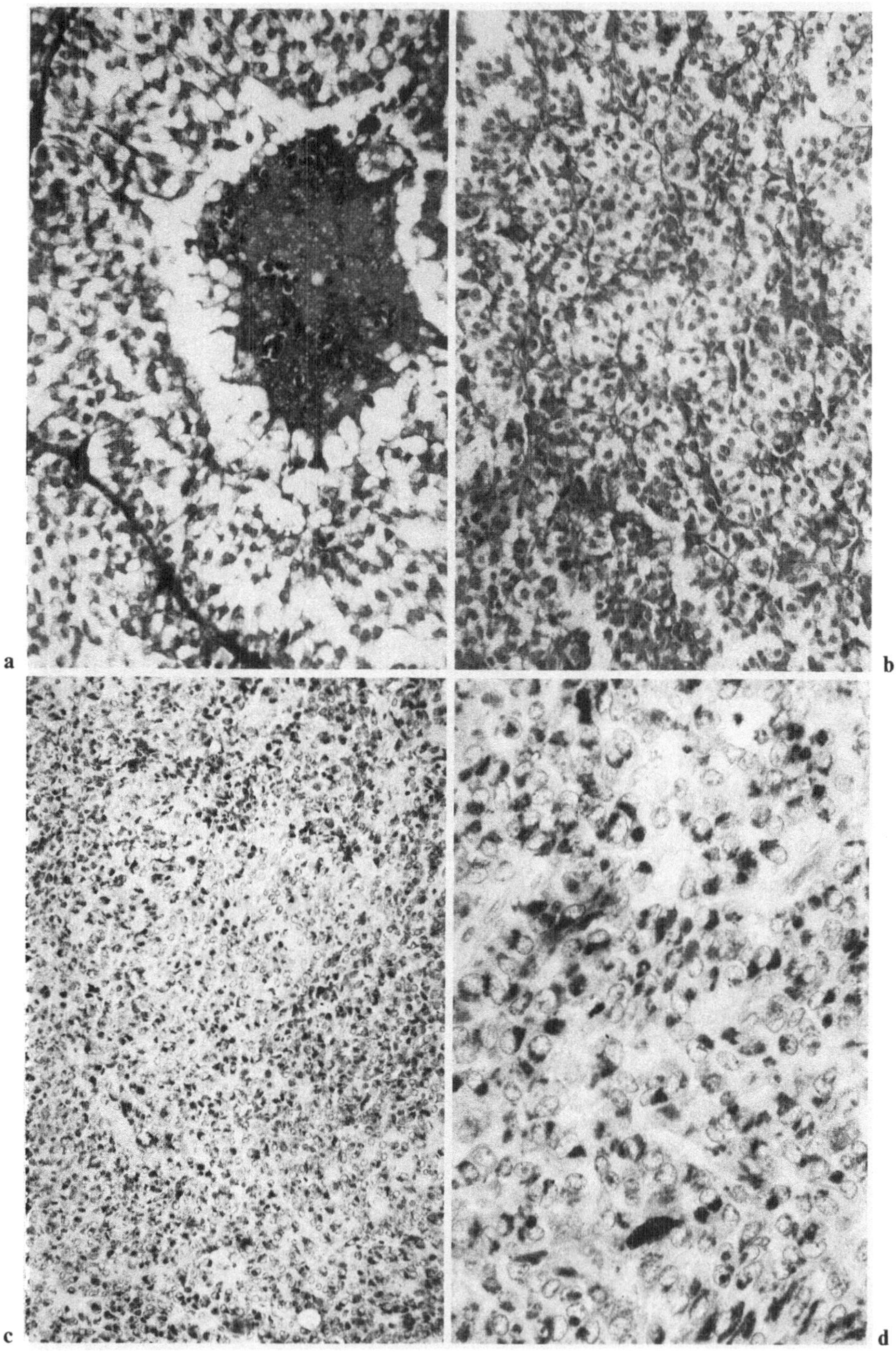

Abb. 112. a Bei der größeren Läppchengliederung findet man oft in der Mitte des Läppchens unstrukturierte Ödem/Sekretionsprodukte. Masson × 250. **b** Die wasserhellen Zellen im Hypophysenadenom wurden früher als chromophob angesprochen. HE × 250. **c, d** Immunhistochemische Reaktionen auf Wachstumshormon. **c** × 125, **d** × 500. Man sieht (**c**), daß fast alle Zellen des Tumors positiv sind. Die stärkere Vergrößerung (**d**) zeigt, daß das Antigen sich kappenartig im Zytoplasma in der Nähe des Kernes abbildet

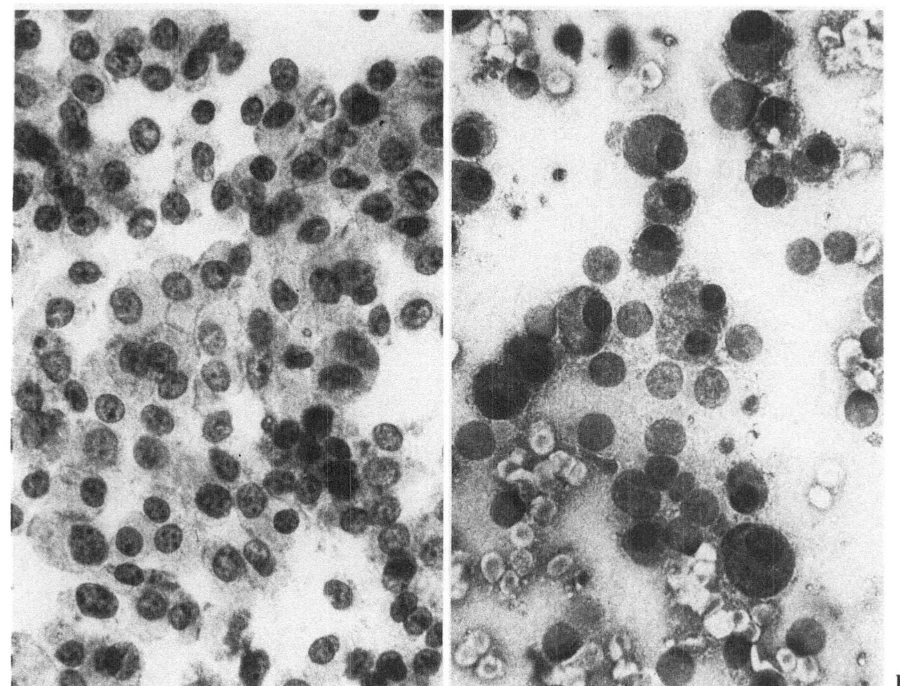

Abb. 113a, b. Quetschpräparation des Hypophysenadenoms. **a** Hier erkennt man die epitheliale Lagerung der kubischen Zellen. Deutlich ist die Kernisomorphie. **b** Einzeln liegende Zellen unterschiedlicher Größe entsprechen den neoplastischen Hypophysenzellen. Dazwischen immer wieder Erythrozyten. Beide Methylenblau × 500

Chromophobe Adenome bestehen aus Zellen, die in den Anilinfärbungen ein eosinophiles oder wasserhelles Zytoplasma besitzen und bei den Differentialfärbungen der Hypophyse keinerlei chromophile Anfärbungen aufweisen. Es kommen unterschiedliche Architekturen vor: Häufig ist die Anordnung der Zellen in Inseln oder längeren Bändern an den Kapillaren entlang. Die Anordnung der Zellen um die reichlichen Kapillaren kann ausgeprägt sein, so daß ein perivaskuläres Muster oder eine papilläre Architektur zustandekommt (Abb. 112).

Alle Hypophysenadenome sind ausgesprochen kapillarreich. Oft schon makroskopisch, aber immer mikroskopisch sind Hämorrhagien sichtbar.

5. Morphologische Zusatzmethoden

a) Quetschpräparat

Im Quetschpräparat sind in aller Regel Erythrozyten, reichlich Kapillaren sowie die typischen Tumorzellen sichtbar. Die letzteren sind epithelial: insgesamt rund bis oval; der Kern liegt meist etwas exzentrisch. Das Zellbild ist im typischen Fall ganz monomorph, jedoch muß man eine mögliche Zellpolymorphie – wie oben bei den azidophilen Tumoren beschrieben – beachten. Die Zellen liegen im Quetschpräparat einzeln und im Gegensatz zu Karzinomen nicht in epithelialen Verbänden. Auch fehlen Mitosen (Abb. 113).

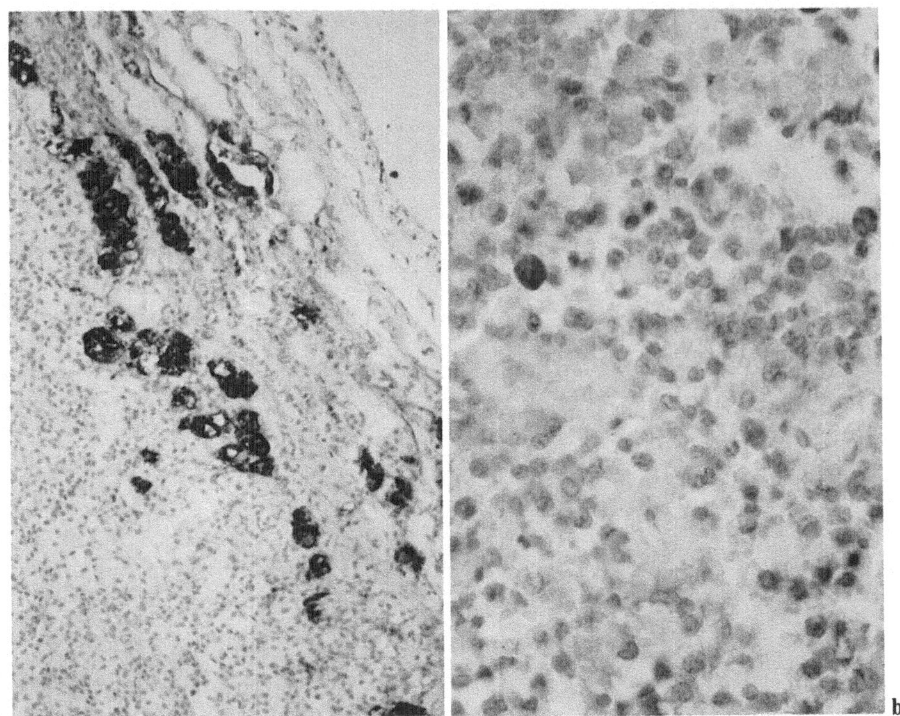

Abb. 114. a Immunhistochemische Anfärbung des adrenokortikotropen Hormons in der Randzone eines Hypophysenadenoms. Diese positiven Zellen entsprechen den an den Rand gedrängten normalen hormonaktiven Zellen. × 125. **b** Prolaktinnachweis im Bereich eines Hypophysenadenoms. × 250

b) Histochemie

Histochemische Untersuchungen bei Hypophysenadenomen spielen keine relevante Rolle.

c) Immunhistochemie

An Hypophysentumoren können im Prinzip alle relevanten Hormone immunzytochemisch inzwischen auch mit der PAP-Methode nachgewiesen werden (Abb. 114). Am häufigsten läßt sich Prolaktin nachweisen, gefolgt von Wachstumshormonen und ACTH (HEITZ 1986). FSH, LH und TSH produzierende Tumoren sind vergleichsweise gering vertreten. Immerhin 13 von 381 Hypophysengeschwülsten produzierten mehr als zwei Hormone. Bei 30 waren keine Hormonproduktionen nachweisbar. Die Koproduktion zweier Hormone gilt vor allem für HGH und Prolaktin.

Tumoren mit den hormonunspezifischen sog. Alphaketten der Glykoproteinhormone LH, FSH und TSH werden „Alpha-only-Adenome" genannt, (LANDOLT u. HEITZ 1986). Sie sind klinisch endokrin nicht aktiv.

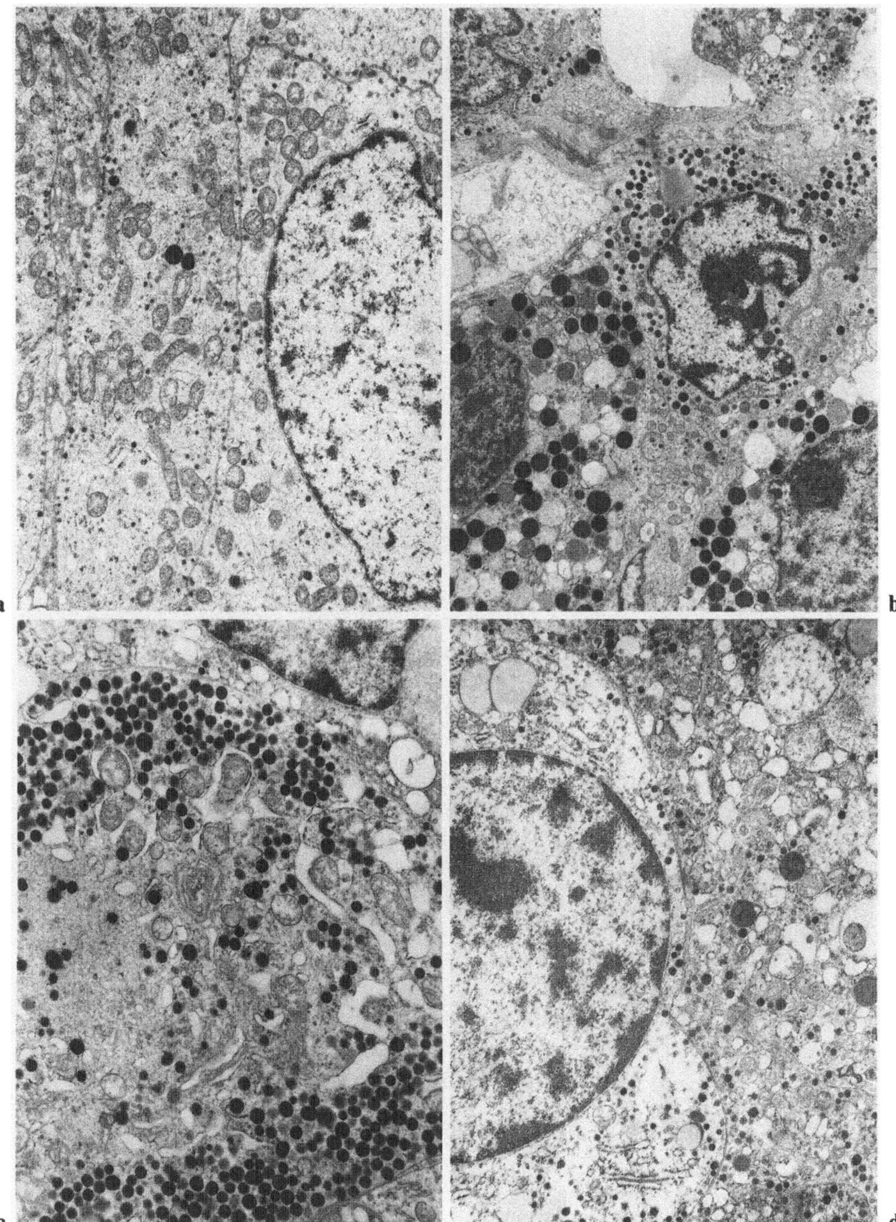

Abb. 115. a Chromophobes Hypophysenadenom. Man erkennt trotz der mangelnden Anfärbung in den Spezialfärbungen kleinste Sekretgranula, die sich an der Zellmembran aufreihen und Doppelkontur aufweisen. Es handelt sich um ACTH-Granula (dense-core-granula). Die geringe Anzahl der spezifischen Granula macht deutlich, daß es sich um ein chromophobes Hypophysenadenom handelt. **b** Sogenanntes Mischtyp-Adenom mit Sekretionsgranula unterschiedlicher Größe. Unter zwei Zellen mit sehr großen (prolaktinhaltigen) Granula, in der Mitte Zellen mit mittelgroßen Granula. Eine eindeutige Korrelation mit der Klinik ist nicht immer möglich. **c** Prolaktingranulahaltige Zelle in einem Prolaktinom. **d** Geringgradig granulierte Zelle in einem chromophoben Hypophysenadenom (alle ×6000)

d) Elektronenmikroskopie

Die Ultrastruktur der Hypophysenadenome entspricht auf der Ebene der Zytologie im allgemeinen der Ultrastruktur der unterschiedlichen Zelltypen der Adenohypophyse (Abb. 115). Die Differenzierung in Untertypen erfolgt im wesentlichen nach der Granulagröße (HACHMEISTER 1973; DICKMANN 1973; SAEGER 1977). So besitzen prolaktinsezernierende Zellen und Adenome besonders große Granula von 200 bis 900 nm, während die im Wachstumshormon enthaltenen Granula im Durchschnitt 350 nm groß sind. ACTH produzierende Zellen und Adenome besitzen die für APUD-Zellen charakteristischen dense-core-Granula von 200–400 nm Größe. Sie sind gern entlang der Zellmembran angeordnet. TSH Granula sind besonders klein: 80 bis 150 nm. Die elektronenmikroskopische Technik ist noch besonders gut geeignet, die onkozytären Adenome zu identifizieren. Diese zeichnen sich – wie auch außerhalb der Hypophyse – durch ihren reichlichen Gehalt an Mitochondrien aus (HAMPERL 1962).

e) Gewebekultur

SONNENSCHEIN et al. (1974) berichten über in-vitro hormonproduzierende Hypophysentumoren.

6. Biologisches Verhalten

a) Wachstumsgeschwindigkeit

Hypophysenadenome gelten als langsam wachsend. HOFELDT et al. (1973) haben einen mittleren präoperativen Verlauf von 9,6 Jahren berechnet. Endokrin aktive Tumoren machen früh auf sich aufmerksam. Aufgrund der ausgesprochenen Blutungsneigung sind sog. apoplektiforme Verläufe (MÜLLER u. PIA 1953) nicht ganz selten.

b) Graduierung

Hypophysenadenome entsprechen WHO Grad I. Hypophysenkarzinome werden von der WHO mit Grad III eingeordnet.

c) Metastasen

Metastasen echter Hypophysenadenome sind nicht bekannt.

7. Differentialdiagnose, Überschneidungen

Hypophysenkarzinome sind sehr selten (EPSTEIN et al. 1964). Der Ausdruck Karzinom für anaplastische Hypophysentumoren und die gesamte Gruppe wurde mehrfach kritisch referiert (ZÜLCH 1956; WINKELMAN et al. 1952; NEWTON et al. 1962). Diese Tumoren sollen reichlich Mitosen besitzen und lokal invasives Wachstum zeigen (ROBERT et al. 1973). Liquor- (RICOY et al. 1974; MADONICK et al. 1963) und Fernmetastasen wurden mitgeteilt (SHELDON u. BONDY 1954; GRAF et al. 1962; BRAUN u. TZONOS 1965).

Onkozytäre Adenome entsprechen den entsprechenden Tumoren anderer Lokalisationen. Sie werden heutzutage meist zusammen mit den echten Hypophysenadenomen abgehandelt.

Differentialdiagnostisch müssen Hypophysenadenome gegenüber anderen Tumoren der Sella und suprasellärer Lokalisation abgegrenzt werden, was morphologisch im Prinzip keine allzu großen Schwierigkeiten macht (Kraniopharyngeom, Meningeom, Choristom, Infundibulom und viele andere). Eine spezielle Differentialdiagnose gegenüber Ependymomen bei bestimmten regressiven Veränderungen ist zu beachten (MÜLLER u. TZONOS 1967).

XVII. Lokale Ausbreitungen regionaler Tumoren

1. Definition, Unterteilung

Unter diesem Oberbegriff sind miteinander nicht verwandte Geschwülste subsummiert, die teils aus angrenzenden Gebieten, wie Nasenhöhle und Rachen in den intrakraniellen Raum vorwachsen, teils von der Schädelbasis ausgehend, wie das Chordom.

Diese Geschwülste werden von verschiedenen Fachgebieten diagnostiziert und therapiert: So sind besonders die Geschwülste der Nase und des Ohres, die in den intrakraniellen Raum vorwachsen, gemeinsame Aufgabe der Neurochirurgie und der Hals-Nasen-Ohren-Heilkunde.

Die heterogene Gruppe umfaßt:
- Das Chemodektom: Paragangliom, Glomus jugulare-Tumor,
- das Chordom,
- das Chondrom,
- das Chondrosarkom,
- das olfaktorische Neuroblastom,
- das adenoid-zystische Karzinom,

und andere, z.B. nasopharyngeale Karzinome, Rhabdomyosarkome, Retinoblastome, maligne Lymphome, Osteome, Osteosarkome und weitere.

2. Epidemiologie

a) Häufigkeit

Tumoren des Glomus caroticum gehören in die größere, histogenetisch definierte Gruppe der nicht chromaffinen Paragangliome. Hier interessieren jedoch nur die nicht chromaffinen Paragangliome, die vom Glomus caroticum ausgehen und klinische Symptome machen. KLEINSASSER (1960) hatte 160 Fälle gesammelt.

Chordome waren in der Zülchschen Serie von 6000 Tumoren mit 0,2% vertreten, bei 9000 intrakraniellen Tumoren waren es dann 0,8%. ZÜLCH führt den Anstieg (1986) auf die Tatsache zurück, daß bei solchen Einsendungsstatistiken an Klassifikationszentren die selteneren Fälle überproportioniert vorhanden sind. CUSHING (1935) hatte unter 2023 Fällen nur zwei Chordome, PETIT-DU-

TAILLIS et al. (1952) hatten eine relative Anzahl von 0,1%, SCHISANO u. TOVI (1962) von 0,15%. Chondrome können als noch seltener gelten. KLEINSASSER u. FRIEDMANN (1958) hatten 9 Fälle unter 6000 Hirntumoren. LEITHOLF (1956) erwähnt 4 Fälle unter 4135 Tumoren. ZÜLCH (1956) hatte 0,3% unter 4000 Tumoren. VENZONI sammelte bis 1942 dreißig Fälle aus dem Schrifttum. Chondrosarkome des intrakraniellen Raumes dürften kasuistische Seltenheiten darstellen.

Olfaktorische Neuroblastome sind ebenfalls nicht häufg. Die bis jetzt vorliegenden Angaben dürften sich auf die gesamte Gruppe beziehen, nicht nur auf die von der Nasenhöhle ins Innere des Hirn eindringenden Tumoren. Diese Geschwulstart wurde 1924 erstmals beschrieben (BERGER 1924) und seitdem wurden kasuistische Mitteilungen in französischem, später im angelsächsischem Schrifttum häufiger. Bis heute gibt es etwas über 200 kasuistische Beiträge (HOMZIE u. ELKON 1980). Klinisch und elektronenmikroskopisch wird dieser Tumor derzeit häufiger diagnostiziert (MARTIN et al. 1983; SPALKE et al. 1985). Auch läßt sich die Diagnose inzwischen histochemisch weitgehend sichern.

Adenoid-zystische Karzinome (früher Zylindrome) sind ebenfalls Tumoren, deren relative Häufigkeit bei den Geschwülsten der Nasenhöhle aufgeführt wird. Adenoid-zystische Karzinome sind Adenokarzinome der Nase und Nasennebenhöhlen. Sie machen etwa 3% aller Nasenhöhlen und Nasennebenhöhlentumoren aus.

b) Alter

Für Glomus-Tumoren wird eine Altersverteilung in mittlerem Alter angenommen (40 bis 70 Jahre). Chordome kommen am häufigsten im Alter von 20 bis 40 Jahren vor (KLEINSASSER u. FRIEDMANN 1958; KLEINSASSER 1960). Viele Chordome dürften wegen ihrer Symptomlosigkeit unentdeckt bleiben; bei Autopsien werden Chordome (sog. benigne Chordome) gelegentlich am Clivus entdeckt. Der sacrococcygeale Typ dieses Tumors soll etwas früher auftreten (FLETCHER et al. 1935). Chordome kommen nach KLEINSASSER (1960) häufiger zwischen 11 und 50 Lebensjahren vor; ähnlich dürfte die Verteilung der Chondrosarkome sein. Olfaktorische Neuroblastome sind ebenfalls Tumoren des mittleren Erwachsenenalters, während adenoid-zystische Karzinome bei einer breiten Streuung einen Gipfel im 4. Lebensjahrzehnt aufweisen.

c) Geschlecht

Bei Chemodektomen findet man eine Geschlechtsbevorzugung der Frauen von 72,5% (KLEINSASSER 1960). Unterschiedliche Angaben werden bei Chordomen gemacht: Zwei größere Serien von KRAYENBÜHL u. YAŞARGIL (1975) und MACCARTHY et al. (1975) ergeben keinen sicheren Geschlechtsunterschied. Bei KLEINSASSER (1960) waren unter 100 Fällen die Männer mit 60 stärker vertreten als die Frauen. Sehr ähnlich sind die abweichenden Angaben für Chondrome, wo KRAYENBÜHL u. YAŞARGIL (1975) eine Gleichverteilung angeben, während KLEINSASSER (1960) ein Überwiegen der Frauen von 3:2 für die Chondrome der Schädelbasis mitteilte. Ein Überwiegen des männlichen Geschlechtes wird bei Chondrosarkomen gefunden. Keine Geschlechtsbevorzugung ist bei olfaktorischen Neuroblastomen bekannt.

3. Makroskopische Aspekte

a) Sitz

Bei den lokalen Ausbreitungen hängt der Sitz des intrakraniellen Tumorwachstums vom Sitz der Primärgeschwulst in der benachbarten Region ab.

Chemodektome, die sich intrakraniell ausbreiten, stammen entweder vom Glomus jugulare (GUILD 1941) oder vom Paraganglion tympanicum (KRAUSE 1878). Sie liegen primär im Mittelohr und zerstören das Felsenbein; gegen die Basis des Hirnes wachsen sie in der Nähe des Foramen jugulare vor und führen zu Hirnnervenaffektionen, eventuell zu einem Garcin-Syndrom.

Chordome kommen häufig am Clivus vor; prinzipiell sind Chordome als notochordale Strukturen Tumoren der Mittellinie; man findet sie auch spinal, vor allem sacrococcygeal. 240 Fälle von HARVEY u. DORSON (1941) verteilten sich wie folgt: 37% kranial, 12% vertebral und 51% sacrococcygeal. DAHLIN u. MACCARTY (1952) zeigten: 15 Fälle am Clivus, 9 zervikal, 1 thorakal, 2 lumbal und 32 sacrococcygeal. FALCONER et al. (1968) wiesen darauf hin, daß bei intrakraniellen Chordomen neben der Lokalisation am Clivus auch selläre und paraselläre Lagen vorkommen.

Chondrome gehen am häufigsten von den Sinus, der Schädelkonvexität und den basalen Synchondrosen aus (KRAYENBÜHL u. YAŞARGIL 1975). Ein weiterer Ausgangspunkt ist die Falx (VERBRUGGHEN u. LEARMONTH 1932; OBRADOR ALCALDE u. SOTO 1953). Kasuistische Mitteilungen zeigen eine Lage im Kleinhirnbrückenwinkel (ARONSON u. OTIS 1962) und innerhalb der Brücke (ISHII et al. 1974). An der Wirbelsäule wurden sie gelegentlich gesehen (GROTE u. HOFFMANN 1957; SLOWIK et al. 1968), dort auch Beschreibungen mehrfach vorkommender Tumoren (VOLLAND 1938). Chondrosarkome sollen in denselben Lokalisationen anzutreffen sein.

Olfaktorische Neuroblastome gehen, so die allgemeine Annahme, von der Riechschleimhaut aus und brechen invasiv in die Nasennebenhöhlen, die Augenhöhle, die Schädelbasis und Richtung frontobasale Hirnanteile ein.

b) Gestalt

Chemodektome sind außerordentlich gefäßreich. Dadurch sehen sie mit bloßem Auge rot und weich aus. Solange sie im Ohr wachsen, können sie zu stärkeren Blutungen führen. Auch das neurochirurgische Vorgehen muß auf die starke Blutungsneigung Rücksicht nehmen. Aufgrund des Gefäßreichtums und der Lokalisation erlaubt die Angiographie oft eine Artvermutung.

Chordome sind von weißlicher Farbe und elastischer Konsistenz. Die freie Oberfläche von Chordomen ist höckerig. Auch bei Chordomen kommen Blutungen vor, sie sind dann braunrot. Chondrome und Chondrosarkome haben ebenfalls eine elastische Konsistenz. Regressive Veränderungen kommen vor, Verschleimung, Verknöcherung, Zystenbildung gehören dazu. Chondrome besitzen eine Kapsel und sind abgegrenzt. Chondrosarkome wachsen infiltrativ gegen das Hirn vor (WOLF u. ECHLIN 1936).

Olfaktorische Neuroblastome sind weiche, zerfließliche Tumoren, die ebenfalls gerne bluten. Zu den adenoid-zystischen Karzinomen siehe allgemeinpathologische Lehrbücher.

4. Feingeweblicher Bau

a) Zytologie

Der Zelltyp des Chemodektoms ist recht einheitlich: Die Einzelzellen besitzen gleich große runde bis ovale Kerne und einen Zytoplasmasaum, der sehr oft bei Anilinfärbungen optisch leer erscheint, lediglich die Zellmembran kann gut tingiert sein. Im Bereich des Zytoplasmas können mit Silberimprägnationen Granula nachgewiesen werden. Die typischen Zellen des Carotis-body-tumour ähneln der Hauptzelle der Paraganglien.

Recht typisch ist auch das zytologische Bild der Chordome. Die Einzelzellen sind blasig, besitzen einen chromatinreichen Kern. Man hat sie mit polygonalen Pflanzenzellen verglichen. Unreife Zellen besitzen einen kleinen, dunkleren Kern und ein sternförmig gestaltetes Zytoplasma. Als Vorstufe der Pflanzenzellnatur findet man im Zytoplasma große runde Vakuolen, manche Zellen können dann, wenn die Zellgrenzen nicht mehr auszumachen sind, mehrkernig erscheinen. Solche Verbände mit vielen blasenartigen Vakuolen nennt man physaliphore (blasenartige) Zellen.

Chondrome imponieren bezüglich ihrer Zytologie wie Chondrome in anderen Lokalisationen. Sie bilden meist hyalinen Knorpel und enthalten somit die typischen Knorpelzellen mit kleinem chromatindichtem Kern und optisch leerem Zytoplasma. Dies ist auch die Grundstruktur der Zelle des Chondrosarkoms, obwohl Chondrosarkome im wesentlichen aus dicht liegenden, wenig differenzierten Zellen bestehen. Hier kommen Mitosen vor.

Der Zelltyp des olfaktorischen Neuroblastoms ist die kleine undifferenzierte Rundzelle, von der fast nur der meist chromatindichte Kern sichtbar ist. Diese Zellen sind ähnlich den Lymphozyten, wie dies auch für andere Neuroblastome gilt. Mitosen kommen vor, vor allem aber Kernpyknosen.

Die Zellen adenoid-zystischer Karzinome sind „Karzinomzellen". Die Erscheinung der Einzelzelle und des Zellverbandes ist epithelial, Mitosen sind vorhanden.

b) Architektur

Beim Carotis-body-tumour wird die Architektur des normalen Glomus jugulare kopiert. Die oben beschriebenen Einzelzellen liegen in Zellnestern oder Ballen, die von feinen bindegewebigen Strängen mit Kapillaren umgeben werden. Retikulinfaserimprägnationen arbeiten diese oft ganz regelmäßige Anord-

---

Abb. 116. a Chemodektom: Die Geschwulstzellen, die die normale Struktur der Chemorezeptoren imitieren, liegen in unregelmäßigen Inseln umgeben von Bindegewebe. HE × 125. **b** Chordom: Das Chordom imitiert die Struktur der Chorda dorsalis. Man findet mehr oder weniger stark verschleimende Zellkomplexe, die auch Hohlräume bilden. Kresylviolett × 125. **c** Olfaktorisches Neuroblastom: Die olfaktorischen Neuroblastomzellen bilden im Bereich der Nasenhöhle selbst noch Herde, die als neuroblastomartige Inseln im submukösen Bindegewebe wachsen. **d** Adenoidzystisches Karzinom: Charakteristisch für das adenoidzystische Karzinom ist die Anordnung des Tumors in Strängen. Dazwischen bleiben oft schleimgefüllte Zysten übrig. **c, d** HE × 125

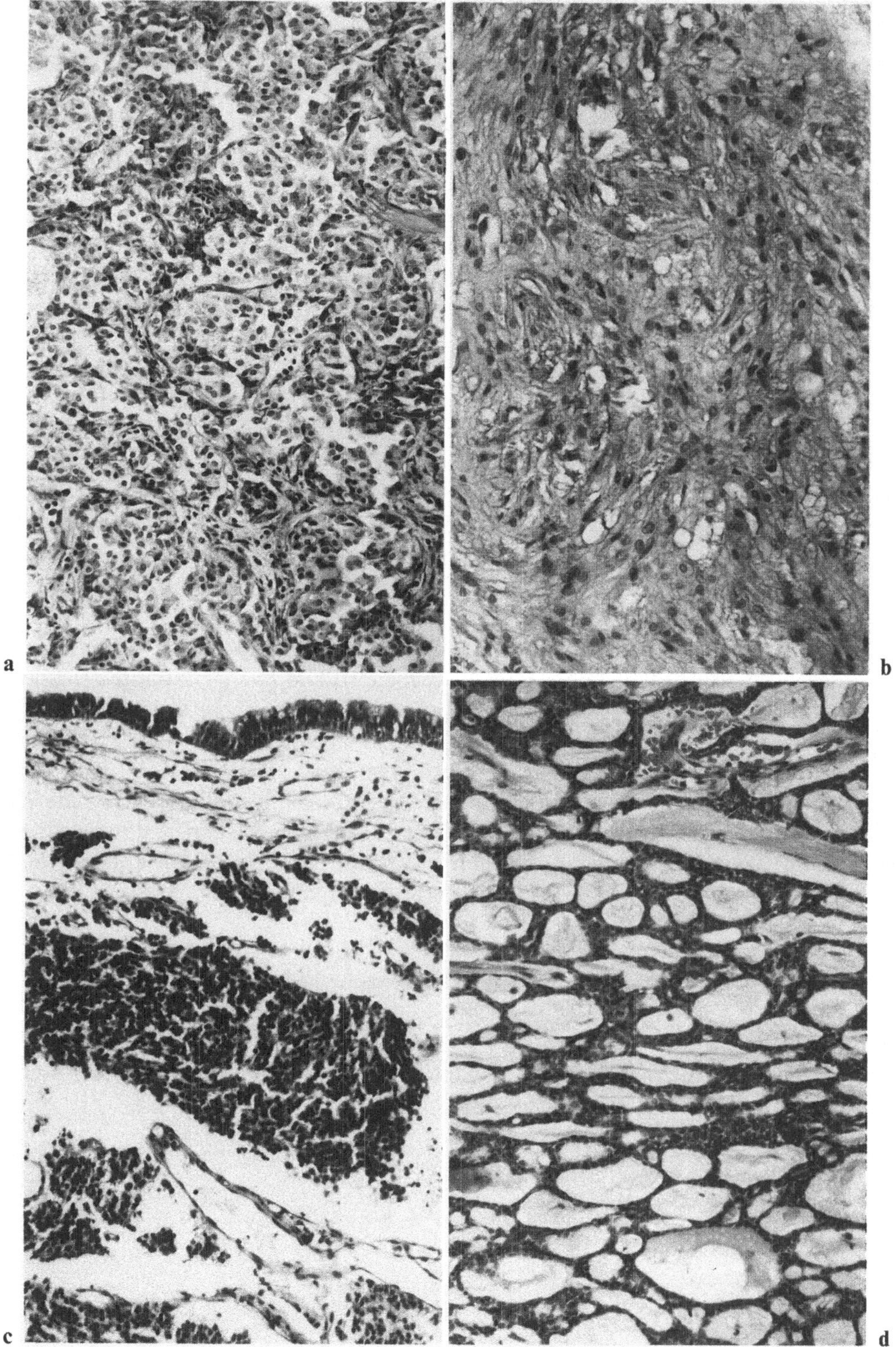

nung des Gefäßbindegewebes deutlich heraus. Gelegentlich werden die Tumor-
zellbereiche etwas größer; die Zellen liegen dann in Ballen und größeren Inseln.
Das Bild erinnert an die gewebliche Architektur des endotheliomatösen Meningeoms.

Chordomgewebe wurde immer als Kopie der embryonal angelegten Chorda
dorsalis empfunden. Somit ist das gewebliche Bild im wesentlichen als Summe
der charakteristischen optisch leeren oder blasigen physaliphoren Zellen anzusehen. Eine Gliederung des Tumors in Felder durch Bindegewebsstränge, auch
hyaline Balken, ist meist vorhanden. Die schon makroskopisch zu beobachtenden regressiven Veränderungen, wie Verschleimung und auch Verkalkung, sieht
man auch mit freiem Auge. Schließlich können Nekrosen und Blutungen vorkommen.

Ähnlich werden Chondrome als Kopien des hyalinen Knorpels angesehen.
Die hyalinen Knorpelstücke mit den entsprechenden Zellen werden durch Binde-
gewebsbalken mit Gefäßen läppchenartig gegliedert. Auch hier gibt es Schleim-
bildung und das Auftreten von Zysten. Feindisperse Kalkbildung kommt vor.
Das Chondrosarkom, das Anklänge an das Chondrom in seiner Basisstruktur
aufweisen soll, ist meist ein durchgehend sarkomatöser, infiltrierend wachsender
Tumor.

Die gewebliche Architektur des olfaktorischen Neuroblastoms weist zwei
Varianten auf: Bei der einen finden wir eine diffuse Verteilung der Zellen, besser
der Zellkerne, über den gesamten Tumor. Diese Geschwulst ist durch feine
Bindegewebsstränge in größere Lappen gegliedert. Die zweite Variante zeichnet
sich durch das Auftreten pseudorhythmischer Strukturen, Rosetten und perivaskulärer Strahlenkronen aus. In vielen – nicht allen – Fällen kann man mit
entsprechenden Silberimprägnationen Axone nachweisen.

Adenoid-zystische Karzinome bestehen aus schmalen Zapfen oder Bändern,
die nur wenige Zellagen dick sind. Zentral entsteht eine Verflüssigungszone,
die dann das Gepräge des Zystischen ausmacht. Im Extremfall entsteht ein
Netzwerk aus Zellbalken, die große Hohlräume umgibt (s. Abb. 116).

5. Morphologische Zusatzmethoden

a) Quetschpräparate

Berichte über die Zytologie von Quetschpräparaten der genannten Tumoren
sind nicht bekannt.

b) Histochemie

Hier wird auf die größeren Gruppen: Paragangliome, Chordome-Chon-
drome, Neuroblastome und Karzinome verwiesen.

c) Immunhistochemie

Als Marker der Paragangliome gelten derzeit die Neurofilamentproteine
(MOLL 1986), wobei gegenüber den meisten anderen neuroendokrinen Geschwülsten wichtig ist, daß keine Koexpression von Zytokeratin und Neurofila-

mentprotein stattfindet. Hier ist die Situation ganz ähnlich wie bei den Neuroblastomen: Zusammen mit Neurofilamentprotein wird die sog. neuronenspezifische Enolase exprimiert; beide Marker haben eher eine Bedeutung bei der prinzipiellen geweblichen Differenzierung kleiner Rundzelltumoren. Inwieweit die Anwendung von Antikörpern gegenüber biogenen Aminen, gegen Matrixproteine der gebildeten Granula eine weitere Differenzierung innerhalb der Gruppe der neuroendokrinen Tumoren zuläßt, muß abgewartet werden.

Chondrome und Chondrosarkome werden als S-100 positiv angegeben, Chondrosarkome zusätzlich als Vimentin positiv, während Chordome mit nur wenigen anderen mesenchymalen Tumoren die Doppelexpression von S-100 Protein und Keratin besitzen (ALTMANNSBERGER et al. 1986).

Für die immunhistochemischen Befunde bei adenoid-zystischen Karzinomen siehe epitheliale Tumormarker.

d) Elektronenmikroskopie

Sowohl für die Paragangliome, als auch für die olfaktorischen Neuroblastome gilt der Nachweis von DCV's (dense core vesicles) als ein ultrastrukturelles Kriterium. Dabei sind allerdings bei olfaktorischen Neuroblastomen noch weitere Differenzierungsmerkmale neurogener Tumoren zu erwarten (SPALKE et al. 1985).

Ultrastrukturelle Darstellungen von Chordomen siehe SOFFER et al. (1970), GESSAGA et al. (1973), FU u. PRITCHETT (1975), MIKRUZ et al. (1977).

Bezüglich der Chondrome, Chondrosarkome und adenoid-zystischen Karzinome siehe Darstellungen der epithelialen und mesenchymalen Geschwülste.

e) Gewebekultur

FU u. PRITCHETT (1975) haben über in-vitro-Befunde eines Chordoms berichtet.

6. Biologisches Verhalten

a) Wachstumsgeschwindigkeit

Chondrome und Chordome gelten als langsam wachsende Tumoren. Trotzdem besitzen Chordome keine allzu gute postoperative Überlebenszeit: Literaturangaben erwähnen 2–3 Jahre für intrakranielle und 6–7 Jahre für sacrococcygeale Formen (JENNY 1941). Chondrosarkome, adenoid-zystische Karzinome und olfaktorische Neuroblastome sind als maligne zu betrachten, obwohl das Wachstum von olfaktorischen Neuroblastomen differenziert gesehen werden muß (MARTIN et al. 1983). Carotis-body-Tumoren wachsen ebenfalls langsam und verdrängend, bieten im intrakraniellen Raum aber oft chirurgische Probleme.

b) Graduierung

Für diese lokalen Ausbreitungen ist in der WHO keine Gradangabe enthalten.

c) Metastasen

Da es sich bei den besprochenen Tumoren um lokale Ausbreitungen handelt, ist die Frage ihrer Metastasierung kaum relevant.

7. Differentialdiagnose, Überschneidungen

Differentialdiagnostisch sind diese Tumoren abzugrenzen gegenüber Geschwülsten, die zur gleichen Gruppe gehören oder verwandt sind und an anderen Körperstellen wachsen und gegenüber anderen Geschwülsten mit denselben Lokalisationen. Bei einigen Tumoren gibt es spezielle differentialdiagnostische Überlegungen (s. o.): Chemodektom versus endotheliomatöses Meningeom u. a.

XVIII. Lymphome

Im deutschen Sprachraum wird für die Lymphome und deren Unterteilung im allgemeinen die Kiel-Klassifikation (LENNERT 1978) angewandt. Sie beruht auf einem anderen Konzept als die Einteilung von RAPPAPORT (1966, 1974) und die Präsentation der Lymphome und entsprechender Klassifikation der Weltgesundheitsorganisation.

Im zentralen Nervensystem ist relativ häufig das immunoblastische Sarkom zu erwarten (früher Retikulumzellsarkom), das auch eine recht charakteristische Histologie aufweist: vor allem perivaskulär können sich die Zellen ansammeln und führen dort in der Silberfaserimprägnation zu einem feinen, mehrfach gelagerten perivaskulären Gitterwerk. Seltener sind andere maligne Lymphome im zentralen Nervensystem, etwa plasmozytische Lymphome, die ebenfalls licht- und elektronenmikroskopisch charakteristisch sind.

Eine Übersicht über eine neuere klinische Studie geben BOGDAHN et al. (1986).

XIX. Metastasen

Metastasen sind Tochterabsiedlungen maligner Tumoren aus anderen Körperregionen. Die Häufigkeit zerebraler Metastasen von Körpertumoren wird unterschiedlich angegeben, je nach den Bedingungen der jeweiligen Statistiken. Am ehesten zu verwerten sind Angaben über die relative Häufigkeit zerebraler Absiedelungen bei Krebserkrankungen überhaupt. Diese Zahlen schwanken von 9,7% (KRASTING 1906) bis zu 25,1% (JÄNISCH et al. 1976).

Besonders gern nach zerebral metastasieren Lungenkrebse, Mammakrebse, Nierenkarzinome, Tumoren des Gastrointestinaltraktes und maligne Melanome. Entsprechende relative Häufigkeiten wurden auch bei neurologischen Serien gefunden (BUSHE 1972).

Größe, Sitz und Konsistenz richten sich nach der Tumorart. Sehr oft findet man multiple Metastasen unterschiedlicher Größe. Viele Karzinommetastasen besitzen eine ausgesprochene Tendenz zur Bildung von Nekrosen und Zysten, so daß sie sehr oft zerfließlich sind. Als einzige gemeinsame histologische Eigenschaft von Metastasen mag diese Tendenz zur Nekrosebildung bezeichnet

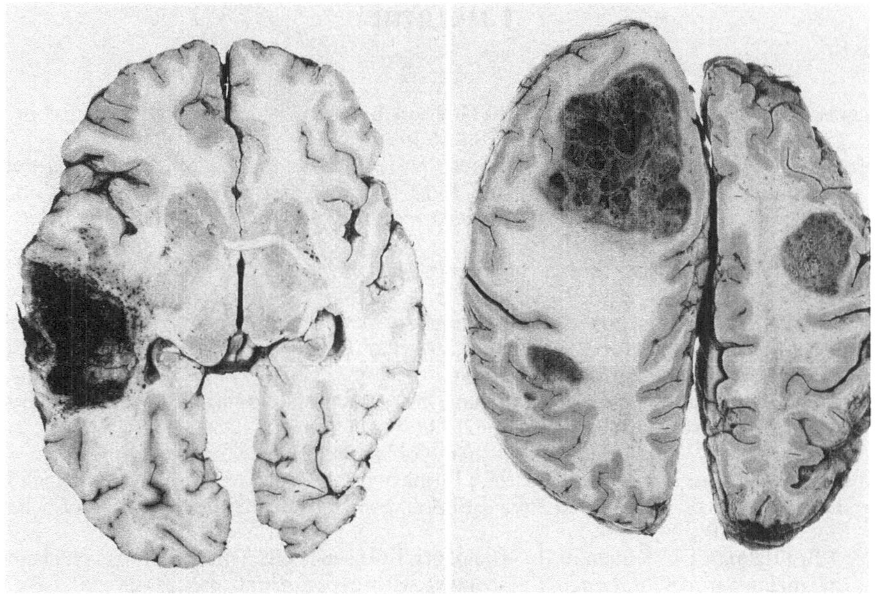

Abb. 117. a Metastase eines malignen Melanoms: Der Tumor ist stark pigmentiert.
b Metastasen eines Bronchialkarzinoms

werden. Ansonsten kopieren die Metastasen das Bild des Primärtumors mehr
oder weniger klar (Abb. 117). Metastasen führen relativ schnell zu einem ausgedehnten perifokalen Ödem.

Diagnostische Schwierigkeiten bestehen in einigen wenigen Fällen, so bezüglich der Differentialdiagnose Oligodendrogliom/hypernephroides Nierenkarzi-
nom oder der Erkennung eines amelanotischen Melanoms. Die immer wieder
schwierige Entscheidung ist die Frage des therapeutischen Vorgehens. Eine solitäre Metastase kann das Leben eines Patienten vorzeitig bedrohen und erfordert
dann die Operation. Es ist berichtet worden, daß in diesen Fällen mit solitären
Metastasen die Therapieergebnisse etwas besser als üblich sind (MAGILLIGAN
et al. 1976).

Zu den Metastasen gehören auch die Absiedelungen im Subarachnoidalraum
als Mengiosis carcinomatosa oder „leucaemica".

XX. Unklassifizierte Tumoren

Mehrere Gründe können dazu führen, daß ein Tumor nicht klassifizierbar,
d.h. genau bestimmt werden kann. Bei Gewinnung von wenig repräsentativem
Material oder zuwenig Material, schlechte Bearbeitung und Fehler bei der Fixie-
rung können eine Klassifikation unmöglich machen.

Echt unklassifizierbare Tumoren sind aber solche, bei denen das Zell- und
Gewebsbild eine Einordnung in eine bekannte Rubrik nicht zuläßt. Solche un-
klassifizierbaren Tumoren machen 3–8% des Untersuchungsgutes im allgemeinen aus (ZÜLCH 1986). Sie sollten auch unklassifiziert bleiben.

Literatur

Adams JH, Graham DI, Doyle D (1981) Brain biopsy. The smear technique for neurosurgical biopsies. Chapman and Hall, London

Aita JA (1967) Genetic aspects of tumors of the nervous system. In: Lynchj HT (ed) Hereditary factors in carcinoma. RRCR 12. Springer, Berlin Heidelberg New York

Aita JA (1968a) Genetic aspects of tumors of the nervous system I. Nebr Med J 53:121–124

Aita JA (1968b) Genetic aspects of tumors of the nervous system II. Nebr Med J 53:302–304

Aita JA (1972) Miscellaneous neurocutaneous diseases. In: Vincken PJ, Bruyn GW (eds) The phakomatoses. North Holland, Amsterdam/Elsevier, New York (Handbook of Clinical Neurology, vol 14, pp 772–806)

Albert F (1982) Spontaneous haemorrhage in intracranial tumours. A clinical report of 50 cases. Acta Neurochir (Wien) 62:143–144

Albrechtsen R (1971) Supratentorial haemangioblastoma. Dan Med Bull 18:73–75

Albrechtsen R, Klee IG, Möller JE (1972) Primary intracranial germ cell tumours including five cases of endodermal sinus tumors. Acta Pathol Microbiol Immunol Scand [Suppl 233] 80:32–38

Aleu FP, Edelman FL, Katzman R, Scheinberg LC (1964) Ultrastructural and biochemical analysis in cerebral edema associated with experimental mouse glioma. J Neuropathol Exp Neurol 23:253–263

Alexander GL (1974) Sturge-Weber syndrome. In: Vincken PJ, Bruyn GW (eds) The phakomatoses. North Holland, Amsterdam/Elsevier, New York (Handbook of Clinical Neurology, vol 14, pp 223–240)

Allen N (1962) Distribution patterns of three enzymes in tumors of the nervous system. Proc IV Intern Congr Neuropath München 1961. Thieme, Stuttgart, p 104

Altmannsberger M, Alles JU, Fitz H, Jundt G, Osborn M (1986) Mesenchymale Tumormarker. Verh Dtsch Ges Pathol 70:51–63

Amano S, Kreutzberg GW, Reddington M (1983) 5'Nukleotidas activity in human astrocytomas. Acta Neuropathol (Berl) 59:145–149

Ameli NO, Haddadian A, Kamalian N (1979) Incidence of intracranial tumors in Iran. Neurosurg Rev 2:67–71

Ameroth G, Heindahl A (1978) Syndrome of multiple mucosal neurofibromas, pheochromocytomas and medullary thyroid carcinoma. Int J Oral Surg 7:126–131

Anagnostopoulos DI, Everard GJH (1972) Melanotic progonoma of the skull. J Neurol Neurosurg Psychiatry 35:88–91

Annegers JF, Schoenberg BS, Okazaki H, Kurland LT (1981) Epidemiologic study of primary intracranial neoplasms. Arch Neurol 38:217–219

Antoni N (1920) Über Rückenmarkstumoren und Neurofibrome. Bergmann, München

Arai H, Yamazaki K, Yamazaki Y, Ueki K (1976) A statistical study of the brain tumors (Jap). No To Shinkei 28:779–791

Araki C, Matsumoto S (1969) Statistical reevaluation of pinealoma and related tumors in Japan. J Neurosurg 30:146–149

Arendt A (1961) Neuroektodermale Hirngeschwülste bei Kindern (russ) zit bei Jänisch et al. (1976)

Arendt A (1964) Histologisch-diagnostischer Atlas der Geschwülste des Zentralnervensystems und seiner Anhangsgebilde. Fischer, Jena

Armstrong RM, Hanson CW (1969) Familial gliomas. Neurology 19:1061–1063

Arnold H, Zimmerman HM (1943) Experimental brain tumors, III. Tumors produced with dibenzanthracene. Cancer Res 3:682–685

Arnold J (1894) Myelocyste, Transposition von Gewebskeimen und Sympodie. Beitr Path Anat 16:1–28

Aronson HA, Otis RD (1962) Intracranial chondroma involving the cerebellopontine angle. Report of a case. J Neurosurg 19:529–531

Asa SL, Kovacs K, Bilbao JM, Penz G (1981) Immunohistochemical localization of keratin in craniopharyngiomas and squamous cell nests of the human pituitary. Acta Neuropathol (Berl) 54:257–260

Auer RN, Rice GPA, Hinton GG, Anmacher AL, Gilbert JJ (1981) Cerebellar astrocytoma with benign histology and malignant clinical course. J Neurosurg 54:128–132

Azzarelli B, Rulands DE, Anton AH, Roessmann U (1977) Cerebral neuroblastoma. Electron microscopic observation and catecholamin determination. J Neuropathol Exp Neurol 36:384–397

Azzarelli B, Müller J, Mirkin LD (1983) Medulloblastoma (?) with epitheloid features. Acta Neuropathol (Berl) 61:109–115

Bachmann KD (1972) Tumoren des sympathischen Nervensystems. In: Opitz H, Schmid F (Hrsg) Handbuch der Kinderheilkunde, Bd VIII, Teil 2. Springer, Berlin, S 328–342

Backus ML (1965) Untersuchungen zur Statistik der Biologie und Pathologie intrakranieller und spinaler raumfordernder Prozesse. Inaug Diss, Köln

Bailey P (1932) Cellular types in primary tumors of the brain. In: Penfield W (ed) Cytology and cellular pathology of the nervous system. Hoeber, New York, pp 905–995

Bailey P, Bucy PC (1931) The origin and nature of meningeal tumors. Amer J Cancer 15:15–54

Bailey P, Cushing H (1926) A classification of the tumors of the glioma group on a histogenetic basis with a correlation study of prognosis. Lippincott, Philadelphia

Bailey P, Cushing H (1930) Die Gewebsverschiedenheit der Gliome und ihre Bedeutung für die Prognose. Fischer, Jena

Bakos J (1952) Psychologie d'Ibn Sina (Avicenne) d'après son oevre as-sifa, I, II. Editions de l'académie Tchécoslovaque des sciences, Prag

Balasubramaniam V, Ramamurthi B (1970) Meningiomas. Neurology India [Suppl 1] 18:81–88

Balde E (1972) Symptomatologie und Diagnostik des Angioblastomas. Inaug Diss, Erlangen

Barbosa-Coutinho L, Mennel HD, Zülch KJ (1974) Morphologie der Tumoren der Nasenhöhle und des Bulbus olfactorius bei Ratten. Acta Neurochir (Wien) 31:73–88

Barnard RO (1968) The development of malignancy in oligodendrogliomas. J Pathol Bacteriol 96:113–123

Barnard RO (1974) Tumour biopsy in brain tumour. In: Vinken PJ, Bruyn GW (eds) Tumors of the brain and skull. North-Holland, Amsterdam/American Elsevier, New York (Handbook of clinical neurology, vol 16, part I, pp 708–726)

Barnard RO, Pambakian H (1980) Astrocytic differentiation in medulloblastoma. J Neurol Neurosurg Psychiatry 43:1041–1044

Baskin DS, Wilson CB (1986) Surgical management of craniopharyngiomas. J Neurosurg 65:22–27

Bastian FO (1971) Papova like virus particles in a human brain tumor. Lab Invest 25:169–175

Batzdorf U, Malamud U (1963) The problem of multicentric gliomas. J Neurosurg 20:122–136

Beck DJK, Russell DS (1942) Oligodendrogliomatosis of the cerebrospinal pathway. Brain 65:352–372

Becker D, Norman D, Wilson CB (1979) Computerized tomography and pathological correlation in cystic meningiomas. J Neurosurg 50:103–105

Becker LE (1985) An appraisal of the World Health Organization classification of tumors of the central nervous system. Cancer 56:1858–1864

Becker V, Goerttler K, Jansen HH (1980) Konzepte der theoretischen Pathologie. Springer, Berlin Heidelberg New York

Bednar B, Pechácek E, Braun A, Jirásek A, Liska K, Pazderka V, Stejskal J, Stejskalová A, Valach V, Vorreith M (1960) Neoplasmen des Zentralnervensystems. Acta Univ Carol [Med Monogr] (Praha) 4:7–102

Bedwell SF, Lindenberg R (1961) A hypothalamic hamartoma with dendritic proliferation and other neuronal changes associated with blastomatoid reaction of astrocytes. J Neuropathol Exp Neurol 20:219–236

Behrend CM, Schilf E (1937) Über ein stummes Meningeom des Scheitellappens. Zentralbl Ges Neurol Psychiat 159:158–162

Behrend RC (1962) Diagnostik von Meningeomen der dritten Stirnhirnwindung. Dtsch Med Wochenschr 38:1899–1906

Beller AJ, Feinsod M, Sahar A (1972) The possible relationship between small dose irradiation to the scalp and intracranial meningiomas. Neurochirurgia (Stuttg) 15:135–143

Bellon G, Caulet T, Cam Y, Pluot M, Poulin G, Pytlinska M, Bernard MH (1985) Immunhistochemical localisation of macromolecules of the basement membrane and extracellular matrix of human gliomas and meningiomas. Acta Neuropathol (Berl) 66:245–252

Benda P (1968) Protéine S-100 et tumeurs cérébrales humaines. Rev Neurol (Paris) 118:368–372

Bender W, Panse FR (1932) Familiäres Gliom (zur Genetik der Gliome). Monatsschr Psychiatr Neurol 83:253–285

Benedict WF, Porter IH, Brown CD, Florentin RA (1970) Cytogenetic diagnosis of malignancy in recurrent meningioma. Lancet 1970:971–973

Benett WA (1946) Primary intracranial neoplasms in military age group world war II. Milit Surg 99:594–652

Bergdahl L, Boquist L, Liliequist D, Thulin CA, Tovi D (1972) Primary malignant melanoma of the central nervous system. A report of 10 cases. Acta Neurochir (Wien) 26:139–149

Berger L, Luc G, Richard D (1924) L'esthésioneuroepithéliome olfactif. Bull Assoc Franc Etude Cancer 13:410–421

Bergstrand H (1932) Über das sogenannte Astrozytom des Kleinhirns. Virchows Arch [A] 287:538–552

Bergstrand H (1937) Weiteres über sogenannte Kleinhirnastrozytome. Virchows Arch [A] 299:725–739

Bergstrand H, Olivecrona H, Tönnis W (1936) Gefäßmißbildungen und Gefäßgeschwülste des Gehirns. Thieme, Leipzig, S 53–56

Bernell WR, Kepes JJ, Seitz EP (1972) Late malignant recurrence of childhood cerebellar astrocytoma. Report of two cases. J Neurosurg 37:470–474

Besold G (1896) Über 2 Fälle von Gehirntumor (Hämangiosarkom oder sogenanntes Peritheliom) in der Gegend des dritten Ventrikels bei zwei Geschwistern. Dtsch Z Nervenheilkd 8:49–74

Best PV (1963) Metastatic carcinoma in a meningioma. Report of a case. J Neurosurg 20:892–894

Bestle J (1968) Extragonadal endodermal sinus tumours originating in the region of the pineal gland. Acta Pathol Microbiol Scand 74:214–222

Bibikova AF (1961) Histopathologische Veränderungen im Zentralnervensystem bei Ganzkörperbestrahlung von Tieren (Russisch). Verhandlungen des II. Allunionskongresses in Charkov 1959. Megdis, Moskau

Bielschowsky F, Hall WH (1951) Carcinogenesis in parabiotic rats. Tumours of the ovary induced by acetaminofluorene in intact females joined to gonadectomized littermates and the reaction of their pituitaries to endogeneous oestrogens. Br J Cancer 5:331

Bielschowsky M (1919) Entwurf eines Systems der Heredodegenerationen des Zentralnervensystems einschließlich der zugehörigen Striatumerkrankungen. J Psychol Neurol (Lpz) 24:48

Biencke P (1982) Die großen Ärzte. Lindlar, Zürich

Bignami AD, Rueger DC (1980) Glial fibrillary acidic protein (GFA) in normal neural cells and in pathological condition. Arch Cell Neurobiol 1:286–310

Bigner DD, Pegram CN (1976) Virus induced experimental brain tumors and putative association of viruses with human brain tumors. A review. In: Thompson RA, Green JR (eds) Neoplasms in the central nervous system. Raven, New York, pp 57–83

Bingas B (1964) On the primary sarcomas of the brain. In: Zülch KJ, Woolf AL (eds) Classification of brain tumors. Acta Neurochir [Suppl] (Wien) 10:186–189

Bingas B (1966) Enzymhistochemische Befunde an intracraniellen Tumoren. Naturwissenschaften 53:87

Bingas B (1970) Klassifikation und Prognose semibenigner Gliome. Fortschr Med 88:625–626

Bingas B, Grumme T (1971) Die Bedeutung hydrolytischer Fermente für die Klinik der Meningiome. Zentralbl Neurochir 32:261–271

Bingas B, Wolter M (1968) Das Kraniopharyngiom. Fortschr Neurol Psychiatr 36:117–195

Bissel MG, Rubinstein LJ, Bignami A, Herman MM (1974) Characteristics of the rat C-6 glioma maintained in organ culture systems: Production of glial fibrillary acid protein in the absence of gliofibrinogenesis. Brain Res 82:77–89

Black PM, Liszczak T, Kornblith PL (1979) Ultrastructural and electrophysiological features of meningioma whorls in tissue culture. Acta Neuropathol (Berl) 46:33–38

Bland JOW, Russell DS (1938) Histological types of meningiomata and a comparison of their behaviour in tissue culture with that of certain normal human tissues. J Pathol Bacteriol 47:291–309

Bleher EA, Poretti PG, Veraguth PC (1982) Radiotherapy of medulloblastoma: Radiation technique, results, and complications. In: Voth D, Gutjahr P, Langmaid C (eds) Tumours of the central nervous system in infancy and childhood. Springer, Berlin Heidelberg New York, pp 344–348

Blustein J, Seeman MV (1972) Brain tumors presenting as functional psychiatric disturbances. J Canad Psychiat Ass 17:59–63

Bodechtel G (1950) Zur Klinik der zentralen Formen der Neurofibromatose (Recklinghausen). Arch Psychiat Nervenkr 185:326–344

Bogaert L van (1934) Tumeurs bilatérales de l'acoustique et neurofibromatose. Ann Anat Path 11:353–369

Bogdahn U, Bogdahn S, Mertens HG, Domasch D, Wodarz R, Wünsch PH, Kühl P (1986) Primary Non-Hodgkin's lymphomas of the CNS. Acta Neurol Scand 73:602–614

Bojsen-Møller M (1977) Primary cerebral melanomas. Report of six cases and a review of the literature. Acta Pathol Microbiol Scand [A] 85:447–454

Bolande RP (1974) The neurocristopathies. Hum Pathol 5:409–429

Bond JV (1982) Neuroblastoma in infants. In: Pochedly C (ed) Neuroblastoma. Elsevier, New York, pp 1–10

Bond WH, Richards D, Tumer E (1965) Experiences with radioactive gold in the treatment of craniopharyngioma. J Neurol Neurosurg Psychiatry 28:30–38

Bonnin JM, Rubinstein LJ, Papasozomenos SC, Marangos PJ (1984) Subependymal giant cell astrocytoma. Significance and possible cytogenetic implications of an immunohistochemical study. Acta Neuropathol (Berl) 62:185–193

Borchers (1910) Tumoren des Plexus chorioideus des Gehirns. Dissertation, Universität Leipzig

Borck WF, Zülch KJ (1951) Über die Erkrankungshäufigkeit der Geschlechter an Hirngeschwülsten. Zentralbl Neurochir 11:333–350

Borit A (1969) Embryonal carcinoma of the pineal region. J Pathol 97:165–168

Borit A, Blackwood W (1979) Pineocytoma with astrocytomatons differentiation. J Neuropathol Exp Neurol 38:253–258

Borit A, Blackwood W, Mair WGP (1980) The separation of pineocytoma from pineoblastoma. Cancer 45:1408–1418

Borst M (1902) Die Lehre von den Geschwülsten. Bergmann, Wiesbaden

Bourneville DM (1880) Sclérose tubéreuse des circonvolutions cérébrales: idiotie et épilepsie hémiplégique. Arch Neurol 1:81–91

Bradac GB, Ferszt R, Bender A, Schörner W (1986) Peritumoral edema in meningiomas. Neuroradiology 28:304–312

Brasseur R (1961) Etude clinique anatomopathologique et in vitro d'un hémangioblastome cérébral. Acta Neurol Psychiat Belg 61:1102–1107

Braun W, Tzonos T (1965) Über ein ungewöhnlich rasch wachsendes Hypophysenkarzinom mit intrazerebralen Metastasen. Acta Neurochir (Wien) 12:615–624

Broders AC (1920) Squamous-cell epithelioma of the lip. A study of 537 cases. JAMA 74:656–664

Brookes P (1977) Mutagenicity of polycyclic aromatic hydrocarbons. Mutat Res 39:257–284

Brooks WH (1972) Geographic clustering of brain tumors in Kentucky. Cancer 30:923–926

Bucciarelli E, Rabotti GF, Dalton AJ (1967) Ultrastructure of meningeal tumors induced in dogs with Rous sarcoma virus. J Nat Cancer Inst 38:359–381

Buckley RC (1929) Tissue culture studies of the glioblastoma multiforme. Am J Pathol 5:467–472

Buckley RC, Eisenhardt L (1929) Study of meningioma in supravital preparation, tissue culture and paraffin sections. Am J Pathol 5:659–664

Bucy PC, Gustafson WA (1939) Structure, nature and classification of the cerebellar astrocytomas. Am J Cancer 35:327–353

Bucy PC, Thieman PW (1968) Astrocytomas of the cerebellum. Arch Neurol 18:14–19

Budka H (1974) Intracranial lipomatous hamartomas (intracranial lipomas). A study of 13 cases including combinations with medulloblastoma, colloid and epidermoid cysts, angiomatosis and other malformations. Acta Neuropathol (Berl) 28:205–222

Budka H (1975) Partially resected and irradiated cerebellar astrocytoma of childhood; malignant evolution after 28 years. Acta Neurochir (Wien) 32:139–146

Budka H, Podreka I, Reisner T, Zeiler K (1980) Diagnostic and pathomorphological aspects of glioma multiplicity. Neurosurg Rev 3:233–241

Buge A, Escourolle R, Martin M, Poirier J, Devoise L (1966) Metastases cerebro-méningées d'un epithelioma du sein. Méningiomatose multiple. Intrication des deux problémes. Rev Neurol (Paris) 114:308–312

Burger PC, Vollmer RT (1980) Histologic factors of prognostic significance in the glioblastoma multiforme. Cancer 46/5:1179–1186

Burger PC, Vogel FS, Green SB, Strike FA (1985) Glioblastoma multiforme and anaplastic astrozytome: Pathologic criteria and prognostic implication. Cancer 56:1106–1111

Burger PC, Shibata T, Kleihues P (1986) The use of the monoclonal antibody Ki-67 in the identification of proliferating cells: Application to surgical neuropathology. Am J Surg Pathol 10:611–617

Burns BD, Salmoiraghi GC (1960) Repetitive firing of respiratory neurons during their burst activity. J Neurophysiol 23:27

Bushe KA (1958) Beitrag zur Frage der Meningeomentstehung durch Trauma. H Unfallhk 56:164–168

Bushe KA (1972) Intrakranielle Metastasen. Bedeutung und therapeutisches Konzept. Langenbecks Arch Chir 332:369–375

Bushe KA (1984) Ein Blick in die Geschichte der Neurochirurgie. In: Mälzer G (Hrsg) Anatomie und Chirurgie des Nervensystems. Ihre Entwicklung in historischen Dokumenten, Bd 3. Kleine Drucke der Universitätsbibliothek Würzburg, S 1–21

Cairns H (1936) The ultimate results of operations for intracranial tumors. Yale J Biol Med 8:421–492

Cairns H (1939) Raised intracranial pressure: Hydrocephalic and vascular factors. Br J Surg 17:275–294

Canti RG, Bland JOW, Russell DS (1935) Tissue culture of gliomata. Assoc Res Nerv Dis Proc 16:1–24

Cardauns H, Friedmann G, Nittner K (1961) Bericht über 4 Riesenzelltumoren der Wirbelsäule. Zentralbl Neurochir 21:3–14

Carella A, Cavone L, Lamberti P (1968) Su un caso di occlusione arteriosa completa da compressione tumorale diretta. Acta Neurol (Napoli) 23:739–746

Carpenter G, Schwartz H, Walker AE (1943) Neurogenic polycythemia. Ann Intern Med 19:470–481

Castaigne P, David M, Pertuiset B, Escourolle R, Poirier J (1968) L'ultrastructure des hémangioblastomes du système nerveux central. Rev Neurol (Paris) 118:25–26

Causey G (1959) Experimental tumors of peripheral nerves in mice. Acta Un Int Cancer 15:142–148

Cervós-Navarro J (1970) Zit bei Schiffer und Fabiani (1970/1975)

Cervós-Navarro J (1971) Elektronenmikroskopie der Hämangioblastome des ZNS und der angioblastischen Meningeome. Acta Neuropathol (Berl) 19:184–207

Cervós-Navarro J, Matakas F (1970) La contribution de la microscopie électronique à l'origine tissulaire des medulloblastomes. Neurochirurgie 16:551–557

Cervós-Navarro J, Pehlivan N (1981) Ultrastructure of oligodendrogliomas. Acta Neuropathol [Suppl] (Berl) 7:91–93

Cervós-Navarro J, Vasquez JJ (1969) An electron microscopic study of meningiomas. Acta Neuropathol (Berl) 13:301–323

Cervós-Navarro J, Matakas F, Lazaro NC (1968) Das Bauprinzip der Neurinome. Ein Beitrag zur Histogenese der Nerventumoren. Virchows Arch [A] 345:276–291

Chan MS, Chao YC (1959) Angioreticuloma of the brain. Chin Med 79:112–123

Chatty EM, Earle KM (1971) Medulloblastoma. A report of 201 cases with emphasis on the relationship of histologic variants to survival. Cancer 28:977–983

Chaudry AP, Haar JG, Koul A, Nickerson PA (1979) Olfactory neuroblastoma (Esthesioneuroblastoma). A light and ultrastructural study of two cases. Cancer 44:564–579

Chiari H (1895) Über Veränderungen des Kleinhirns infolge von Hydrocephalie des Großhirns. Dtsch Med Wochenschr 42:1172–1174

Choux R, Hassoun J, Gambarelli D, Sedan R, Toga M (1975) Etude ultrastructurale d'un méningiome humide de Masson. Bull Cancer (Paris) 62:125–136

Chronwall BN, McKeever BE, Kornblith PL (1983) Glial and nonglial neoplasms evaluated on frozen sections by double immunofluorescence for fibronectine and glial fibrillary acid protein. Acta Neuropathol (Berl) 59:283–287

Clarenbach P, Kleihues P, Metzel E, Dichgans J (1979) Simultaneous clinical manifestation of subependymoma of the fourth ventricle in identical twins. Case report. J Neurosurg 50:655–659

Clark HB, Hartmann BK (1981) S-100 protein as an immunohistochemical marker for neoplasms of glial and Schwann cell origin. J Neuropathol Exp Neurol 40:335

Cohen A, Modan B (1968) Some epidemiologic aspects of neoplastic diseases in Israel immigrant population: 3. Brain tumors. Cancer 22:1323–1328

Cohen J, Selvendran SY (1981) A neuronal cell-surface antigen is found in the CNS but not in the peripheral nerves. Nature 291:421–423

Copeland DD, Bell SW, Shelburne JD (1978) Hemidesmosome-like intercellular spezialisations in human meningioma. Cancer 41:2242–2249

Costello RT (1936) Subclinical adenoma of the pituitary gland. Am J Pathol 12:205–215

Costero I (1962) Pathology of glial neoplasms. In: Fields WS, Sharkey P (eds) The biology and treatment of intracranial tumors. Thomas, Springfield, pp 179–217

Costero I, Pomerat CM (1955) Cellular prototypes of central gliomata. In: Proceedings Second International Congress of Neuropathology. London 1955. Part I. Excerpta Medica Foundation, Amsterdam, pp 273–277

Costero I, Barroso-Moguel R, Chévez A (1979) Biologia de los gliomas. Instituto Nacional de Neurologia y Neurocirurgia, Mexico

Courville CB (1936) Multiple primary tumors of the brain. Review of the literature and report of twenty-one cases. Am J Cancer 26:703–731

Cox D, Yunken C, Spriggs AI (1965) Minute chromatine bodies in malignant tumours of childhood. Lancet 1965:55–58

Cox LB, Cranage ML (1937) Studies on the tissue culture of intracranial tumors. J Pathol Bacteriol 45:477–499

Cox WS, Luse SA (1964) Colloid cysts of third ventricle. J Neuropathol Exp Neurol 23:431–445

Cramer F, Kinsey MW (1952) The cerebellar hemangioblastomas. Arch Neurol Psychiat 67:237–252

Cramer W, Horning ES (1936) Experimental production by oestrin of pituitary tumors with hypopituitarism. Lancet II:247–249

Cravioto H (1969) The ultrastructure of acoustic nerve tumors. Acta Neuropathol (Berl) 12:116–140

Cravioto H (1986) Human and Experimental Gliomas in Tissue Culture. In: Zimmerman HM (ed) Progress in Neuropathology 6:165–188

Cravioto H, Dart D (1973) The ultrastructure of pinealoma (seminoma-like tumor of the pineal region). J Neuropathol Exp Neurol 32:552–565

Cravioto H, Lockwood R (1968) Long spacing fibrous collagen in human acoustic nerve tumors. In-vivo and in-vitro observations. J Ultrastruct Res 24:70–85

Cravioto H, Lockwood R (1969) The behaviour of acoustic neuroma in tissue culture. Acta Neuropathol (Berl) 12:141–157

Creagan ET, Fraumeni JF (1972) Brief communication. Deaths from brain tumors in Eastern Kentucky, 1950–1969. JNCI 51:1717

Crowe FW (1964) Axillary freckling as a diagnostic aid in neurofibromatosis. Ann Intern Med 61:1142–1143

Crowe FW, Schull WJ (1953) Diagnostic importance of café-au-lait spot in neurofibromatosis. Arch Intern Med 91:758–766

Crowe FW, Schull WJ, Neil JW (1956) A clinical, pathological and genetic study of multiple neurofibromatosis. Thomas, Springfield

Cruveilhier JC (1829/1835) Anatomie pathologique du corps humain. Baillère, Paris

Cummins MB, Cravioto HM, Epstein F, Ransohoff J (1980) Medulloblastoma: an ultrastructural study – evidence for astrocytic and neuronal differentiation. Neurosurgery 6:398–411

Cushing H (1902) Some experimental and clinical observations concerning states of increased intracranial tension. Am J Med Sci 124:375–400

Cushing H (1903) The surgical treatment of facial paralysis by nerve anastomosis. Ann Surg 37:641–659

Cushing H (1912) The pituitary body and its disorders, clinical states produced by disorders to the hypophysis cerebri. Lippincott, Philadelphia

Cushing H (1917) Tumors of the nervus acusticus and the syndrome of the cerebellopontine angle. Saunders, Philadelphia

Cushing H (1930) Experiences with the cerebellar medulloblastomas. Acta Pathol Microbiol Scand 7:1–86

Cushing H (1931) Experiences with the cerebellar astrocytomas. Surg Gynecol Obstet 52:129–204

Cushing H (1932) Intracranial tumors. Thomas, Springfield

Cushing H (1935) Intrakranielle Tumoren. Springer, Berlin

Cushing H, Eisenhardt L (1929) Meningiomas arising from the tuberculum sellae with the syndrome of primary optic atrophy and bitemporal field defects combined with a normal sella turcica in a middle-aged person. Arch Ophthalmol 1:1–41, 166–205

Cushing H, Eisenhardt L (1938) Meningiomas, their classification, regional behaviour, life history and surgical end results. Thomas, Springfield

Dahlin DC, MacCarty CS (1952) Chordoma. A study of 59 cases. Cancer 5:1170–1178

D'Angio GM, Evans E, Koop CE (1971) Special pattern of widespread neuroblastoma with a favourable prognosis. Lancet 1:1046–1049

Dastur D, Lalitha VS (1970) Pathological analysis of intracranial space-occupying lesions in 1000 cases including children. Part 3. Vascular tumors and hamartomas; meningiomas; schwannomas. J Neurol Sci 11:501–535

Dayan AD, Marshall A, Miller A, Pick FJ, Rankin NE (1966) Atypical teratomas of the pineal and hypothalamus. J Pathol Bacteriol 92:1–28

Deck JHN (1969) Cerebral medulloepithelioma with maturation into ependymal cells and ganglion cells. J Neuropathol Exp Neurol 28:442–454

Deck JHN, Eng LF, Bigbee J, Woodcock SM (1978) The role of glial fibrillary acid protein in the diagnosis of nervous system tumors. Acta Neuropathol (Berl) 42:183–190

Delleman JW, Jong JGY de, Bleeker GM (1978) Meningiomas in 5 members of a family over 2 generations, in one member simultaneously with acoustic neurinomas. Neurology 28:567–570

Denk H (1986) Morphologische Nachweismethoden: Methodisches Spektrum. Verh Dtsch Ges Pathol 70:18–27

Dent JN, Gadsden EL, Furth J (1955) On the relation between thyroid depression and pituitary tumor induction in mice. Cancer Res 15:72–75

Dhillon AP, Rode J, Leathem A (1982) Neurone specific enolase: an aid to the diagnosis of melanoma and neuroblastoma. Histopathology 6:81–92

Dickie MM, Lane PW (1956) Adrenal tumors, pituitary tumors and other pathological changes in F 1 hybrids of strain De X strain DBA. Cancer Res 16:48–52

Dickmann GH (1973) Ultrastructural studies of pituitary tumors. Proc Sympos 5. Internat Congr Neurol Surg, Toledo, pp 77–85

Diepgen P (1949) Geschichte der Medizin I. De Gruyter, Berlin

Diepgen P (1951) Geschichte der Medizin II, 1. De Gruyter, Berlin

Dimant JN, Abdurasulov DM, Stoljarova AG, Loktionov GM, Satajev MM (1964) Die blastomogene Wirkung der Gammastrahlung von Co 60 auf die Gewebsstrukturen des Zentralnervensystems (Russisch). In: Verhandlungen des VIII. Allunionskongresses der Roentgenologen und Radiologen, 28.10.–2.11.1964 in Taschkent. Megdis, Moskau

Dimant JN, Abdurasulov DM, Stoljarova AG, Loktionov GM, Satajev MM (1965) Über reaktive Prozesse im Gehirn bei chronischer lokaler Bestrahlung (Russisch). Arkh Anat Gistol Embriol 43/3:84–90

Dippold WG, Dienes HP, Knuth A, Meyer zum Büschenfelde KH (1985) Immunohistochemical localization of ganglioside GD_3 in human malignant melanoma, epithelial tumors and normal tissues. Cancer Res 45:3699–3705

Divry P, Bogaert L van (1946) Familial disease characterized by diffuse, non calcified cortico-meningeal angiomatosis. J Neurol Neurosurg Psychiatry 9:41–54

Doerr W, Schipperges H (1975) Was ist theoretische Pathologie? Springer, Berlin Heidelberg New York

Dohrmann GJ, Farwell JR, Flannery JT (1976) Glioblastoma multiforme in children. J Neurosurg 44:442–448

Dolman CI (1984) Ultrastructure of brain tumors and biopsies. A diagnostic atlas. Praeger, New York

Donegani G, Grattarola FR, Wildi E (1974) Tuberous sclerosis. In: Vincken PJ, Bruyn GW (eds) The phakomatoses. North Holland, Amsterdam/Elsevier, New York (Handbook of clinical neurology, vol 14, pp 340–389)

Donnell MW, Meyer GA, Doneganz WL (1979) Estrogen-receptor protein in intracranial meningiomas. J Neurosurg 50:499–502

Dott NM, Bailey P (1925) A consideration of the hypophyseal adenomata. Br J Surg 13:314–366

Drew JH, Grant FC (1948) Benign cyst of the brain. J Neurosurg 5:107–123

Druckrey H, Schildbach A, Schmähl D, Preussmann R, Ivanković S (1963) Quantitative Analyse der carcinogenen Wirkung von Diäthylnitrosamin. Arzneimittelforschung 13:841–851

Druckrey H, Ivanković S, Mennel HD, Preussmann R (1964) Selektive Erzeugung von Carcinomen der Nasenhöhle bei Ratten durch N,N′Dinitrosopiperazin, Nitrosopiperidin, Nitrosomorpholin, Methyl-allyl-, Dimethyl- und Methyl-vinyl-nitrosamin. Z Krebsforsch 66:138–150

Druckrey H, Preussmann R, Ivanković S (1964) Krebserzeugung durch einmalige Dosis von Methylnitrosoharnstoff und verschiedenen Dialkylnitrosaminen. Naturwissenschaften 50:735

Druckrey H, Ivanković S, Preussmann R (1967) Organotrope carcinogene Wirkung von Phenyl-dimethyl-triazen an Ratten. Naturwissenschaften 54:171

Druckrey H, Preussmann R, Ivanković S, Schmähl D (1967) Organotrope carcinogene Wirkungen bei 65 verschiedenen N-Nitroso-Verbindungen an BD-Ratten. Z Krebsforsch 69:103–201

Dubova DE (1937) Die Geschwülste des Zentralnervensystems nach Materialien des Krankenhauses von Odessa im Verlaufe von 55 Jahren (russisch) Sovetsk Psichonevrol 13/1:80–83

Duffell D, Nelson E (1965) Neoplasms in hamsters induced by simian virus 40. Light and electron microscopic observations. J Neuropathol Exp Neurol 24:161

Duffell D, Farber L, Chou S, Hartmann JF, Nelson E (1963) Electron microscopic observations on astrocytomas. Am J Pathol 43:539–554

Duffell D, Hinz R, Nelson E (1964) Neoplasms in hamsters induced by simian virus 40. Light and electron microscopic observations. Am J Pathol 45:59–73

Duffy PE, Graf L, Rapport MM (1977) Identification of glial fibrillary acidic protein by the immunoperoxidase method in human brain tumors. J Neuropathol Exp Neurol 36:645–652

Ebhardt G (1979) Die Ultrastruktur der Tumoren der astrozytären Reihe. Habilitationsschrift. Medizinische Fakultät Berlin

Echols DH (1941) Multiple meningioma. Removal of ten intracranial tumors from a patient. Arch Neurol Psychiatry 46:440–443

Edlinger E (1961) Quantitative Bestimmung der Zellwachstumshemmung. Experientia 17:527–528

Eisenhardt L (1932) Diagnosis of intracranial tumors by supravital technique. Arch Neurol Psychiat 28:299

Eisenhardt L, Cushing H (1930) Diagnosis of the intracranial tumors by supravital technique. Am J Pathol 6:541–552

El-Banhawy A, Ahmed KEK (1962) Classification of intracranial cysts. J Egypt Med Assoc 45:649–661

Ellenberger HF (1973) Die Entdeckung des Unbewußten 1, 2. Huber, Bern Stuttgart Wien

Elvidge AR, Martinez-Coll A (1956) Long-term follow-up of 106 cases of astrocytoma, 1928–1939. J Neurosurg 13:230–243

Elvidge AR, Penfield W, Cone W (1935) The gliomas of the nervous system. Proc Assoc Res Nerv Ment Dis 16:107

Eng LF, Rubinstein LJ (1978) Contribution of immunohistochemistry to diagnostic problems of human cerebral tumors. J Histochem Cytochem 26:513–522

Eng LF, Anderhaegen JJ, Bignami A, Gerstl B (1971) An acidic protein isolated from fibrous astrocytes. Brain Res 28:351–354

Epps RR van, Samuelson DR, McCormick WF (1967) Cerebral medulloepithelioma. Case report. J Neurosurg 27:568–573

Epstein F, McCleary L (1986) Intrinsic brain-stem tumors of childhood: surgical indications. J Neurosurg 64:11–15

Epstein JA, Epstein BS, Molho L, Zimmerman HM (1964) Carcinoma of the pituitary gland with metastases to the spinal cord and roots of the cauda equina. J Neurosurg 21:846–853

Ermel AE, Brucher JM (1974) Arguments ultrastructuraux en faveur de l'appartenance du médulloblastome à la lignée neuronale. Acta Neurol Belg 74:208–220

Escalona-Zapata J, Gimenez-Roldan S, Benito C (1985) Cerebellar hemangioblastoma and subependymoma: A case report of an unprecedented association. Clin Neuropathol 2:87–91

Escourolle R, Poirier J (1967) L'ultrastructure du médulloblastome cérébelleux. Ann Anat Pathol (Paris) 12:121–136

Essbach H (1943) Die Meningeome. Erg Path 36:185

Estable RF de, Rabson AS, Kirschstein RL (1965) Viral growth and viral oncogenesis in brains of newborn hamsters inoculated with polyoma virus. J Nat Cancer Inst 34:673–677

Evans AE, D'Angio GJ, Randolph J (1971) A progress staging for children with neuroblastomea. Cancer 27:374–378

Fabiani A, Trebini F, Favero M, Peres B, Palmucci L (1977) The significance of atypical mitoses in malignant meningiomas. Acta Neuropathol (Berl) 38:229–231

Fabiani A, Favero M, Trebini F (1980) On the primary meningeal tumors with special concern to the hemangiopericytoma pathology and biology. Zentralbl Neurochir 41:273–286

Fairburn B, Ulrich H (1971) Malignant gliomas occuring in identical twins. J Neurol Neurosurg Psychiatry 34:718–722

Falconer MA, Bailey IC, Duchen LW (1968) Surgical treatment of chordoma and chondroma of the skull base. J Neurosurg 29:261–275

Farwell J, Flannery JT (1984) Cancer in relatives of children with central-nervous-system neoplasms. N Engl J Med 311:749–753

Feigin I (1971) The nerve sheath tumor, solitary and in von Recklinghausen's disease. Acta Neuropathol (Berl) 17:188–200

Feiring EH, Foer WH (1968) Meningioma following radium therapy. Case report. J Neurosurg 29:192–194

Fényes G, Kepes J (1956) Über das gemeinsame Vorkommen von Meningeomen und Geschwülsten anderen Typs im Gehirn. Zentralbl Neurochir 16:251–260

Ferbert A, Gulotta F (1985) Remarks on the follow-up of cerebellar astrocytomas. J Neurol 232:134–136

Fernandez-Moran H (1948) Examination of brain tumor tissue with the electron microscope. Ark Zool (Stockh) [Ser A] 40:1–15

Ferner H (1940) Untersuchungen über die zelligen Knötchen (Epithelgranulation) und die Kalkkugeln in den Hirnhäuten des Menschen. Z Mikrosk Anat Forsch 48:592–605

Ferrer I, Aceves J (1978) Cambios xanthomatosos y contenido de melanina en tumores meningeos. Morfol Normal Patol B2:531–539

Finey LA, Walker AE (1962) Transtentorial Herniation. Thomas, Springfield

Finkemeyer H, Behrend RC (1956) Hirntrauma und Gliomentstehung. Zentralbl Neurochir 16:318–324

Finkemeyer H, Krämer W, Pfingst E, Tzonos T (1965) Malignität und Rezidiv bei den hirneigenen Tumoren. Zentralbl Neurochir 25:281–299

Finkemeyer H, Pfingst E, Zülch KJ (1975) The astrocytomas of the cerebral hemispheres. In: Vinken PJ, Bruyn GW (eds) Tumors of the brain and skull. North-Holland, Amsterdam/American Elsevier, New York (Handbook of clinical neurology, vol 18, part III, pp 1–47)

Fischer AW, Hohlfelder H (1930) Lokales Amyloid im Gehirn. Eine Spätfolge von Röntgenbestrahlungen. Dtsch Z Chir 227:475–483

Fischer E (1939) Die arteriographische Diagnostik der Stirnhirn- und oralen Stammgangliengeschwülste. Zentralbl Neurochir 4:72–98

Fischer F (1935) Über die Ursachen bitemporaler Hemianopsie bei Schwangerschaft. Z Augenheilkd 85:88–108

Fischer-Brügge E (1949) Das Klivuskanten-Syndrom. Eine durch die Klivuskante hervorgerufene Druckfurche des N. oculomotorius. Zentralbl Chir 74:403

Fletcher EM, Woltmann HW, Adson AW (1935) Sacrococcygeal chordomas. Arch Neurol Psychiatr 33:283–299

Fokes EC Jr, Earle KM (1969) Ependymomas: clinical and pathological aspects. J Neurosurg 30:585–594

Font RL, Croxatto JO (1980) Intracellular inclusions in meningothelial meningioma. J Neuropathol Exp Neurol 39:575–583

Fornari M, Savoiardo M, Morello G, Solero CL (1981) Meningiomas of the lateral ventricles. Neuroradiological and surgical considerations in 18 cases. J Neurosurg 54:64–74

Fotakis NS (1960) Neurosekretartige Einschlüsse in zwei Gangliozytomen. Dtsch Z Nervenheilkd 181:300

Fotakis NS (1961a) Über die formale Genese von Keratinformationen in Kraniopharyngiomen (Erdheim-Tumor). Dtsch Z Nervenheilkd 181:581–592

Fotakis NS (1961b) Zur Histochemie der Rosenthalschen Fasern. Dtsch Z Nervenheilkd 182:445–454

Fox H, Emery JL, Goodboy RA, Yates PO (1964) Neurocutaneous melanosis. Arch Dis Child 39:508–516

Frankel SA, German WJ (1958) Glioblastoma multiforme; review of 219 cases with regard to natural history, pathology, diagnostic methods and treatment. J Neurosurg 15:489–503

Fraser H (1971) Astrocytomas in an inbred mouse strain. J Pathol 103:266–270

Frauchiger E, Fankhauser R (1949) Die Nervenkrankheiten unserer Hunde. Huber, Bern

Freeman L, Feigin D (1963) Oligodendroglioma with 35 years of survival. J Neurosurg 20:363–365

Fresh CB, Takei Y, O'Brien MS (1976) Cerebellar glioblastoma in childhood. J Neurosurg 45:705–708

Friede RL (1956) Über Glykogen und alkalische Phosphatase in Hirntumoren und ihre biologische Bedeutung. Virchows Arch [A] 328:469

Friede RL, Pollak A (1978) The cytogenetic basis for classifying ependymomas. J Neuropathol Exp Neurol 37:103–118

Friede RL, Yaşargil MG (1977) Supratentorial intracerebral epithelial (ependymal) cysts: Review, case reports and fine structure. J Neurol Neurosurg Psychiatry 40:127–137

Friedman NB (1947) Germinoma of the pineal. Its identity with germinoma (seminoma) of the testis. Cancer Res 7:363–368

Froman C, Lipschitz R (1970) Demography of tumors of the central nervous system among the Bantu (African) population of the Transvaal, South Africa. J Neurosurg 32:660–664

Frykberg T, Esscher T, Pahlman S, Olsson Y (1985) Neuron-specific enolase as a marker for intestinal neurons. An immunocytochemical study of the human intestinal tract. Acta Neuropathol (Berl) 66:184–187

Fu YS, Pritchett PS (1975) Tissue culture study of a sacrococcygeal chordoma with further ultrastructural study. Acta Neuropathol (Berl) 32:225–233

Fu YS, Chen ATD, Young HF (1974) Is subependymoma (subependymal glomerate astrocytoma) an astrocytoma or ependymoma? Cancer 34:1992–2008

Fuchumitsu T (1964) Nature of so-called giant-celled glioblastoma. An electron microscopic study. Arch Jap Chir 33:350–360

Furth J (1955) Experimental pituitary tumors. In: Pincus G (ed) Recent progress in hormone research 11. Academic Press, New York, pp 221–249

Furth J, Upton AC (1953) ACTH secreting transplantable pituitary tumors. Proc Soc Exp Biol Med 84:235–254

Furth J, Buffet RF, Gadsden EL (1957) On the pathogenesis of pituitary tumor induction by ionizing radiation. Proc Amer Ass Cancer Res 2:204

Gänshirt H (1951) Über den zentralen Tod bei Hirntumor. Dtsch Z Nervenheilkd 66:247–267

Gagel O (1936) Neurofibromatose (Recklinghausensche Krankheit). In: Bumke O, Foerster O (Hrsg) Handbuch der Neurologie, Bd 16. Springer, Berlin

Gagel O (1938) Über Hirngeschwülste. Z Gesamte Neurol Psychiatr 161:69–113

Gaist G, Piazza G (1959) Meningiomas in two members of the same family. J Neurosurg 16:110–113

Galatioto S (1952) Contribute ultrastructurale allo studio del medulloblastoma. Acta Neuropathol (Berl) 27:184–192

Gardin ME, Rubinstein LJ, Nelson JS (1970) Neonatal cerebellar medulloblastoma originating from the fetal external granular layer. J Neuropathol Exp Neurol 29:385

Gardner WJ, Frazier CH (1930) Bilateral acoustic neurofibromas. A clinical study and field survey of a family of five generations with bilateral deafness in thirty-eight members. Arch Neurol 23:266–302

Gardner WJ, Turner OA (1940) Acoustic neurofibromas. Further clinical and pathologic data on hereditary deafness and Recklinghausens disease. Arch Neurol 44:76–99

Garrido DO, Kepes JJ (1978) Histologic variants of meningiomas: Interrelations between subgroups (Abstract). J Neuropathol Exp Neurol 37:616

Gaszó L, Slowik F, Pázstor E (1970) Optic nerve gliomas; II. Cytological characteristics. Observations on cells and tissue cultures. Acta Neurochir 48:177–190

Gaszó L, Afra D, Müller W (1978) Supratentorial recurrence of gliomas. Acta Neuropathol (Berl) 44:135–139

Gaszó L, Pásztor E, Szeker J (1978) Ähnlichkeit zwischen menschlichen fetalen Gliazellen und Gliomzellen in Gewebekulturen. Acta Chirurgica Academiae Scientiarum Hungaricae 19:373–382

Gaupp R (1942) Ein Teratom des Gehirnseitenventrikels bei gleichzeitig bestehendem Verschluß des IV. Ventrikels und mit ungewöhnlichem Liquorbefund. Nervenarzt 15:363–373

Gehuchten P van, Brucher JM (1960) Sarcome cérébral à localisations et à extension périvasculaire diffuse, pouvant donner l'aspect d'une encéphalite. Rev Neurol (Paris) 102:671–681

Genth J, Gulotta F, Serra JP (1974) Elektronenoptische und enzymhistochemische Vergleichsuntersuchungen an Kraniopharyngiomen und ihren Gewebekulturen. Acta Neuropathol (Berl) 28:331–341

Gerber P, Kirschstein RL (1962) SV-40 induced ependymomas in newborn hamsters. I. Virus-tumor relationship. Virology 18:582–588

Gerdes J, Schwab U, Lemke H, Stein H (1983) Production of a mouse monoclonal antibody reactive with a human nuclear antigen associated with cell proliferation. Int J Cancer 31:13–20

Gerstenbrand F, Lücking CH (1970) Die akuten traumatischen Hirnstammschäden. Arch Psychiat Nervenkr 213:264–281

Gerstner L, Wöber G, Jellinger K (1977) The diagnostic accuracy of imprint cytology for neurosurgical biopsies. In: Wüllenweber R, Brock M, Hamer J, Klinger M, Spoerri O (Hrsg) Lumbar disc adult hydrocephalus. Springer, Berlin Heidelberg New York

Gessaga E (1968) Über einen Fall eines malignen Meningeomes mit extracraniellen Metastasen. Sist Nerv 4:258–270

Gessaga E, Mair WPG, Grant DN (1973) Ultrastructure of a sacrococcygeal chordoma. Acta Neuropathol (Berl) 25:27–35

Gessaga EC (1980) Lhermitte-Duclos disease (diffuse hypertrophy of the cerebellum). Report of two cases. Neurosurg Rev 3:151–158

Geyer H, Pedersen O (1939) Zur Erblichkeit der Neubildungen des Zentralnervensystems und seiner Hüllen. Z Ges Neurol Psychiat 165:284–294

Ghadially FN (1962) Ultrastructural pathology of the cell and matrix. 2nd edn. Butterworths, London

Ghadially FN (1980) Diagnostic electron microscopy. Butterworths, London

Ghatak NR, McWhorter JM (1976) Ultrastructural evidence for CSF production by a choroid plexus papilloma. J Neurosurg 45:409–415

Ghatak NR, Hirano A, Zimmerman HM (1983) Ultrastructure of a craniopharyngioma. Cancer 27:1465–1475

Giangaspero F, Burger PC (1983) Correlations between Cytologic Composition and Biologic Behavior in the Glioblastoma multiforme. The postmortal study of 50 cases. Cancer 52:2320–2333

Girolami U de (1977) Pathology of tumours of the pineal gland. In: Schmidek HH (ed) Pineal tumours. Masson, New York

Globus JH (1942) Infundibuloma. A newly recognized tumor of neurohypophyseal derivation with a note on the saccus vasculosus. J Neuropathol Exp Neurol 1:59–80

Globus JH (1946) Brain tumor: Its contribution to neurology in the remote and recent past. J Neuropathol Exp Neurol 5:85–105

Globus JH, Kuhlenbeck H (1944) The subependymal cell plate (matrix) and its relationship to brain tumors of the ependymal type. J Neuropathol Exp Neurol 3:1–35

Gluszcz A (1963) A histochemical study of some hydrolytic enzymes in tumors of the nervous system. Acta Neuropathol (Berl) 3:184

Gluszcz A (1970) Morphogenesis and evolution of intracerebral monstrocellular tumors (sarcoma monstrocellulare). Neuropatol Pol 8:5–22

Gluszcz A (1972) Grouping of supratentorial gliomas according to their dominant biomorphological features. Acta Neuropathol (Berl) 22:110–126

Goldberg RC, Chaikoff SL (1951) On the nature of hypertrophied pituitary gland induced in the mouse by J^{131} injections and the mechanism of its development. Endocrinology 48:1–5

Gonatas NK, Besen M (1963) An electron microscopic study of three human psammomatous meningiomas. J Neuropathol Exp Neurol 22:263–273

Gorbmann A (1949) Tumorous growth in the pituitary and tracheal following radiotoxic dosages of J^{131}. Proc Soc Exp Biol Med 71:237–240

Gorbmann A, Edelmann A (1952) The role of ionizing radiation in eliciting tumors of the pituitary gland in mice. Proc Soc Exp Biol Med 81:348–350

Gordon A, Maloney AFJ (1965) A case of metastasizing meningioma. J Neurol Neurosurg Psychiatry 28:159–162

Goth R, Rajewsky MF (1974) Persistence of O^6-ethylguanine in rat brain DNA: Correlation with nervous system specific carcinogenesis by ethylnitrosourea. Proc Natl Acad Sci USA 71:639–643

Gould VE (1985) The Coexpression of Distinct Classes of intermediate filaments in Nervous Neoplasmas. Arch Pathol Lab Med 109:984–985

Gowers WR, Horsley V (1888) A case of tumour of the spinal cord: Removal: Recovery. Trans Roy Med Chir Soc (London) 71:379

Graefe A von (1860) Complication of optic neuritis with cerebral disease. Arch Ophthalmol 7:58

Graf CI, Bindermann EE, Terplan KL (1962) Pituitary carcinoma in a child with distant metastases. J Neurosurg 19:254–259

Grant FC (1956) A study of the results of surgical treatment in 2326 consecutive patients with brain tumor. J Neurosurg 13:479–488

Griepentrog F, Pauly H (1957) Intra- und extracranielle, frühmanifeste Medulloblastome bei erbgleichen Zwillingen. Zentralbl Neurochir 17:129–140

Groeneveld A, Schaltenbrand G (1927) Ein Fall von Duraendotheliom über der Großhirnhemisphäre mit einer bemerkenswerten Komplikation: Läsion des gekreuzten Pes pedunculi durch Druck auf den Rand des Tentoriums. Dtsch Z Nervenheilkd 97:32–50

Gropp A (1955) Über ein metastasierendes Gliom. Z Krebsforsch 60:590–596

Grote W, Hoffmann W (1957) Über Chondrome der Wirbelsäule. Zentralbl Neurochir 17:342–349

Grün K (1936) Die Geschwülste des ZNS und ihrer Hüllen bei unseren Haustieren. Roentgenstr 52:234

Gu J, Polak JM, Noorden S van, Pearse AGE, Marangos PJ, Azzopardi JG (1983) Immunostaining of neuron-specific enolase as a diagnostic tool for Merkel cell tumors. Cancer 52:1039–1043

Güthert H (1938) Ein Teratoid im linken Seitenventrikel des Gehirns. Zentralbl Allg Pathol 70:295–300

Güthert H, Schreiber D, Jänisch W, Warzok P (1968) Experimentelle Nerventumoren bei Ratten durch Induktion mit N-Methyl-N-Nitrosoharnstoff. Exp Pathol 2:370–380

Guild SR (1941) A hitherto unrecognized structure, the glomus jugulare in man. Anat Rec [Suppl 2] 79:28

Gullotta F (1964) Zur in-vitro Diagnostik gliös-mesenchymaler Mischgeschwülste. Dtsch Z Nervenheilkd 186:323–335

Gullotta F (1967a) Das sogenannte Medulloblastom. Springer, Berlin Heidelberg New York (Monographien aus dem Gesamtgebiet der Neurologie und Psychiatrie, Heft 118)

Gullotta F (1967b) Vergleichende Untersuchungen zur Morphologie und Genese der sogenannten Medulloblastome. Acta Neuropathol (Berl) 8:76–83

Gullotta F (1971) Die Kleinhirngeschwülste des Kindesalters (eine vergleichende elektronenoptische und Gewebekulturuntersuchung). Verh Dtsch Ges Pathol 55:315–319

Gullotta F, Fliedner E (1972) Spongioblastomas, astrocytomas and Rosenthal fibers. Ultrastructural, tissue culture and enzyme histochemical investigations. Acta Neuropathol (Berl) 22:68–78

Gunther M, Penrose LS (1935) The genetics of epiloia. J Genet 31:413–430

Gusek W (1962) Submikroskopische Untersuchungen als Beitrag zur Struktur und Onkologie der Meningeome. Beitr Pathol Anat 127:274–326

Hachmeister H (1973) Ultrastructural aspect of anterior pituitary tumors. Excerpta Medica 4:108–115

Hadfield MG, Silverberg SG (1972) Light and electron microscopy of giant-cell-glioblastoma. Cancer 30:989–996

Hagedoorn A (1937) The chiasmal syndrome and retrobulbar neuritis in pregancy. Am J Ophthalmol 20:699

Hagedorn M, Hauf GF, Thomas C (1978) Paraneoplasien, Tumorsyntropien und Tumor-syndrome der Haut. Springer, Wien New York

Hager H (1964) Die feinere Cytologie und Cytopathologie des Nervensystems. Fischer, Stuttgart (Veröffentlichungen aus der morphologischen Pathologie, Heft 67)

Hager H (1968) Allgemeine morphologische Pathologie des Nervengewebes. In: Roulet F (Hrsg) Die Organe. Springer, Berlin Heidelberg New York (Handbuch der allgemeinen Pathologie, Bd III/3, S 989–996)

Haglid K, Carlsson CA, Stavrou D (1973) An immunological study of human brain tumors concerning the brain specific proteins S-100 and 14-3-2. Acta Neuropathol (Berl) 24:187–196

Haimoto H, Takahashi Y, Koshikawa T, Nagura H, Kato K (1985) Immunohistochemical localization of gamma-enolase in normal brain tissues of non-nervous and non-neuroendocrine systems. Lab Invest 52:257–263

Hallervorden J (1936) Erbliche Hirntumoren. Nervenarzt 9:1–8

Hamperl H (1962) Benign and malignant oncocytoma. Cancer 15:1019–1027

Harder WA (1965) Zur pathologischen Anatomie und Pathogenese des Röntgenspätscha-dens des Zentralnervensystems. Untersuchungen am Kaninchenhirn. Dissertation Universität Köln

Hardmann J (1940) The angioarchitecture of the gliomata. Brain 63:91–118

Harik SI, Sutton CH (1979) Putrescine as a Biochemical Marker of Malignant Brain Tumors. Cancer Res 39:5010–5015

Harkin JC, Reed RJ (1969) Tumors of the peripheral nervous system. Atlas of tumor pathology, second series, fascicle 3. Armed Forces Institute of Pathology, Washington

Hart MN, Earle KM (1973) Primitive neuroectodermal tumors of the brain in children. Cancer 32:890–897

Harvey WF, Dorson EK (1941) Chordoma. Edinburgh Med J 48:713–730

Hassoun J, Gambarelli D, Pellisier JF, Henin D, Toga M (1981) Germinomas of the brain. Light and electron microscopic study. A report of seven cases. Acta Neuropathol [Suppl] (Berl) 7:105–108

Haugen O (1973) Pituitary adenomas and the histology of the prostate in elderly men. Acta Pathol Microbiol Scand 81:425–434

Hausmann L, Stevenson L (1933) Astrocytomas of the cerebellum. Arch Neurol 30:110

Haymaker B, Schiller F (1970) The founders of neurology. Thomas, Springfield

Hegedus B (1962) Recherches histochimiques sur la surcharge graisseuse du neurinome. In: Jacob H (ed) Proc IV Intern Congr Neuropathol. Thieme, Stuttgart, p 58

Heimbach SB (1959) Follow-up study on 105 cases of verified chromophobe and acidophil pituitary adenomata after treatment by transfrontal operation and X-ray irradiation. Acta Neurochir (Wien) 7:101–155

Heintel B, Heintel H (1982) Historische Stätten der Neurologie in Baden Württemberg. Fischer, Stuttgart New York

Heiss W-D, Turnheim M, Mamoli B (1978) Combination chemotherapy of malignant glioma. Effect of postoperative treatment with CCNU, vincristine, amethopterin and procarbazine. Eur J Cancer Clin Oncol 14:1191–1202

Heitz PU (1986) Hormonale Tumormarker. Verh Dtsch Ges Pathol 70:64–81

Hekmatpanah J (1970a) Sequence of alterations in vital signs during acute experimental increased intracranial pressure. J Neurosurg 32:16–20

Hekmatpanah J (1970b) Cerebral circulation and perfusion in experimentally increased intracranial pressure. J Neurosurg 32:21–29

Henderson DW, Papadimitriou JM (1982) Ultrastructural appearances of tumours. Churchill, Edinburgh London Melbourne New York

Henschen F (1955) Tumoren des Zentralnervensystems und seiner Hüllen. In: Scholz W (Hrsg) Nervensystem, 3. Teil. Springer, Berlin Göttingen Heidelberg (Handbuch der speziellen pathologischen Anatomie und Histologie, Bd XIII, S 413–1040)

Hermann MM, Rubinstein LJ (1984) Divergent glial and neuronal differentiation in a cerebellar medulloblastoma in an organ culture system: In vitro occurrence of synaptic ribbons. Acta Neuropathol (Berl) 65:10–24

Herpers MJH, Budka H (1985) Primitive neuroectodermal tumors including the medulloblastoma: glial differentiation signaled by immunoreactivity for GFAP is restricted to the pure desmoplastic medulloblastoma (arachnoidal sarcoma of the cerebellum). Clin Neuropathol 4:12–18

Herrick MK, Rubinstein LJ (1979) The cytological differentiating potential of pineal neoplasms (true pinealomas). A clinicopathological study of 28 tumors. Brain 102:289–320

Herrold KM (1964) Production of neuroepithelial tumors in syrian hamsters by diethylnitrosamine. Cancer 17:114–121

Herrschaft H (1968) Die Teratome des Zentralnervensystems. Dtsch Z Nervenheilkd 194:344–365

Hess IR (1978) Frequency of surface microprojections and coated vesicles with increased malignancy in human astrocytic neoplasms. Acta Neuropathol (Berl) 44:151–153

Hess IR, Michaud J, Sobel RA, Hermann MM, Rubinstein LJ (1983) The Kinetics of Human Glioblastomas Maintained in an Organ Culture System. Acta Neuropathol (Berl) 61:1–9

Heyck H (1954) Glioblastom nach Leukotomie. Monatsschr Psychiatr Neurol 128:180–188

Heyck H (1959) Der Kopfschmerz. Thieme, Stuttgart

Himuro H, Kobayashi E, Kono H, Jinbo M, Kitamura K (1976) Familial occurrence of pituitary adenoma (jap). No Shinkei Geka 4:371–377

Hirano A, Ghatak NR (1974) The fine structure of colloid cysts of the third ventricle. J Neuropathol Exp Neurol 33:333–341

Hirano A, Ghatak NR, Wisoff HS, Zimmermann HM (1971) An epithelial cyst of the spinal cord. An electron microscopic study. Acta Neuropathol (Berl) 18:214–223

Hirano A, Dembitzer HM, Zimmerman HM (1972) Fenestrated blood vessels in Neurilemona. Lab Invest 27:305–309

Hirano A, Ghatak NR, Zimmerman HM (1973) The fine structure of ependymoblastoma. J Neuropathol Exp Neurol 32:144–152

Hjärre H (1938) Förekomsten av gliom hos husdjuren. Nord Med Tedskr 15:352

Hoeve J van der (1923) Eye diseases in tuberous sclerosis of the brain and in Recklinghausen disease. Trans Ophthal Soc UK 43:534–540

Hoeve J van der (1936) Eine vierte Phakomatose. Ber Dtsch Ophthal Ges 51:136–148

Hofeldt FD, Levin SR, Schneider V, Becker U, Forsham P (1973) Clinical features of acromegaly and response to cryohypophysectomy. Rocky Mt Med J 70:21–24

Holle G (1950) Ein mannsfaustgroßes, klinisch unerkanntes Hirncholesteatom. Frankfurt Z Path 61:322–338

Homzie MJ, Elkon D (1980) Olfactory esthesioneuroblastoma variables predictive of tumor control and recurrence. Cancer 46:2509

Hope-Stone HF (1970) Results of treatment of medulloblastomas. J Neurosurg 32:83–87

Hopewell JW, Wright EA (1969) The importance of implantation site in cerebral carcinogenesis. Cancer Res 29:1927–1931

Horrax G, Wyatt JP (1947) Ectopic pinealomas in the chiasmal region. J Neurosurg 4:309–326

Horsley V, Taylor J, Colman WS (1891) Remarks on the various surgical procedures derived for the cure or relief of trigeminal neuralgia. Br Med J 2:1159

Horten BC, Rubinstein LJ (1976) Primary cerebral neuroblastoma. A clinicopathological study of 35 cases. Brain 99:735–756

Horten BC, Ulrich H, Rubinstein LJ, Montagne SR (1977) The angioblastic meningioma: a reappraisal of a nosological problem. J Neurol Sci 31:387–410

Horváth E, Kovàcs L (1976) Ultrastructural classification of pituitary adenomas. Can J Neurol Sci 3:9–21

Hoshino T, Wilson CB (1975) Review of basic concepts of cell kinetics as applied to brain tumors. J Neurosurg 42, 2:123–131

Hoshino T, Wilson CB (1979) Cell kinetic analyses of human malignant brain tumors (gliomas). Cancer 44:956–962

Hoshino T, Wilson CB, Rosenblum M, Barker M (1975) Chemotherapeutic implications of growth fraction and cell cycle time in glioblastomas. J Neurosurg 43:127–135

Ho-Soon H, Choi MD, Anderson PJ (1985) Immunhistochemical diagnosis of olfactory neuroblastoma. J Neuropathol Exp Neurol 44:18–31
Hossmann KA (1964) Zit bei Zülch (1986)
Hossmann KA, Wechsler W (1965) Zur Feinstruktur menschlicher Spongioblastome. Dtsch Z Nervenheilkd 187:327–351
Hossmann K-A, Wechsler W (1971a) Elektronenmikroskopie kindlicher Hirngeschwülste. In: Kraus H, Sunder-Plassmann M (Hrsg) Pädiatrische Neurochirurgie. Report of the 1st European Congress, Vienna, 1967. Vienna Medical Academy, Vienna
Hossmann K-A, Wechsler W (1971b) Ultrastructural cytopathology of human cerebral gliomas. Oncology 25:455–480
Hossmann KA, Zülch KJ (1966) Die spinalen psammomatösen Meningeome der Frau. Neurochirurgia (Stuttg) 9:106–113
Houssay BA, Houssay AB, Cardeza AF, Pinto RM (1955) Tumeurs surrénales oestrogéniques et tumeurs hypophysaires chez les animaux castrés. Schweiz Med Wochenschr 85:291–296
Howarth IC, Bunts AT (1950) Intracranial Meningioma following trauma. Report of case. Clev Clin Q 17:14–18
Hughes M, Marsden HB, Palmer MK (1974) Histologic pattern of neuroblastoma related to prognosis and clinical staging. Cancer 34:1706–1711
Hung CC, Chang WY, Yao YT (1972) Post-traumatic intracranial meningioma. Taiwan I Hsueh Hui Tsa Chih 71:214–219
Ilgren EB, Stiller CA (1986) Cerebellar astrocytomas: Therapeutic management. Acta Neurochir (Wien) 81:11–26
Ilsen HW, Petrovici IN, Mennel HD, Zülch KJ, Szymaś J (1982) Die Wirkung kombinierter Chemotherapie (Adriamycin/VM 26/CCNU) bei hirneigenen Tumoren des Erwachsenenalters und im Tierexperiment. Fortschr Neurol Psychiatr 50:73–90
Immisch V (1952) Ein intrakranielles Teratom bei einer weiblichen Totgeburt. Zentralbl Allg Pathol 89:163–166
Ingraham FD, Matson DD (1954) Neurosurgery of infancy and childhood. Thomas, Springfield
Ishida Y, Kawai S, Sato K, Niibe H (1963) Experimental induction of gliogenous tumors in rats. A histopathologic and electron microscope study. Gumma J Med Sci 12:36–72
Ishida Y, Kawai S, Sato S, Takayanagi T, Kawafuchi J-I (1964) Electron microscopy of meningothelial meningioma. Gumma J Med Sci 13:181–197
Ishii R, Sato S, Ueki K, Oyake Y (1974) Myxoosteochondroma in the pons. J Neurosurg 41:240–243
Israel MA, Thiele C, Whang-Peng J, Kao-Shan CS, Triche TJ, Miser J (1985) Peripheral neuroepithelioma: Genetic analysis of tumor derived cell line. In: Evans AE, D'Angio GJ, Seeger RC (eds) Advances in neuroblastoma research. Liss, New York, pp 161–170
Ito T (1958) Pathology of brain tumors. Acta Pathol Jpn 8:415–600
Ivanković S (1975) Pränatale Carcinogenese. In: Grundmann E (Hrsg) Geschwülste/Tumors III. Springer, Berlin Heidelberg New York (Handbuch der allgemeinen Pathologie, Bd VI/7, S 941–1002)
Ivanković S, Port R, Preussmann R (1976) Unterschiedliche carcinogene Wirkung von 1-Phenyl und 1-(Pyridyl-3)-3,3-diäthyl-triazen an BD-Ratten nach Gabe einer Einzeldosis am 1., 10. oder 30. Lebenstag. Z Krebsforsch 86:307–313
Iwanaga H, Kamada K, Nakata Y, Iida N, Harada T, Tsukamoto M, Honda M (1980) Cystic meningioma. A case report (in Japanese). No Shinkei Geka 8:867–873
Jackson JH (1906) Case of tumour of the middle lobe of the cerebellum – cerebellar paralysis with rigidity (cerebellar attitude) occasional tetanus-like seizures. Brain 29:425–445
Jänisch W, Kirsch M (1967) Tierversuche zur Induktion von intrakraniellen Geschwülsten durch ionisierende Strahlen. Exp Pathol 1:226–233
Jänisch W, Schreiber D (1967) Experimentelle Hirngeschwülste bei Kaninchen nach Injektion von Methylnitrosoharnstoff. Naturwissenschaften 54:171

Jänisch W, Schreiber D (1969) Experimentelle Geschwülste des Zentralnervensystems. Fischer, Jena

Jänisch W, Schreiber D (1974) Experimental brain tumors. In: Vinken PJ, Bruyn GW (eds) Tumors of the brain and skull. North Holland, Amsterdam/American Elsevier, New York (Handbook of clinical neurology, vol 17, part II, pp 1–41)

Jänisch W, Fennwarth B, Lagemann A, Petermann A (1967) Zur Epidemiologie der Geschwülste des Zentralnervensystems. Dtsch Z Nervenheilkd 191:80–90

Jänisch W, Schreiber D, Stengel R, Steffen V (1968) Die Induktion von experimentellen Hirngeschwülsten bei Ratten mit Methylnitrosoharnstoff. Exp Pathol 1:243–255

Jänisch W, Güthert H, Schreiber D (1976) Pathologie der Tumoren des Zentralnervensystems. Fischer, Jena

James TGI, Pagel W (1951) Oligodendroglioma with extracranial metastases. Br J Surg 39:56–65

Jane JA, Yashon D (1969) Cytology of tumors affecting the nervous system. Thomas, Illinois

Janzer RC, Friede RL (1981) Do Rosenthal fibres contain glial fibrillary acidic protein? Acta Neuropathol (Berl) 55:75–76

Jefferson G (1938) The tentorial pressure cone. Arch Neurol Psychiat (Chic) 40:857

Jeffreys RV (1974) Supratentorial hemangioblastoma. Acta Neurochir (Wien) 31:55–65

Jellinger K (1973) Primary intracranial germ cell tumors. Acta Neuropathol (Berl) 25:291–306

Jellinger K (1985) Spezielle Pathologie des zentralen und peripheren Nervensystems sowie der Skeltmuskulatur. In: Holzner JH (Hrsg) Arbeitsbuch Pathologie, Bd 3, Spezielle Pathologie 2. Urban und Schwarzenberg, München Wien Baltimore, S 467–559

Jellinger K, Slowik F (1975) Histological subtypes and prognostic problems in meningiomas. J Neurol 208:279–289

Jellinger K, Minauf M, Salzer-Kuntschik M (1969) Oligodendroglioma with extraneural metastases. J Neurol Neurosurg Psychiatry 32:249–253

Jelsma R, Bucy PC (1969) Glioblastoma multiforme. Its treatment and some factors affecting survival. Arch Neurol 20:161–171

Jenkin RDT, Simpson WJK, Keen CW (1978) Pineal and suprasellar germinomas. Results of radiation treatment. J Neurosurg 48:99–107

Jennet WB, Stern WE (1960) Tentorial herniation: the midbrain and the pupil. J Neurosurg 17:598–609

Jenny F (1941) Beitrag zur Klinik der Chordome. Schweiz Med Wochenschr 71:1061–1085

Jentzer A (1959) Premiers resultats d'application experimentale de cobalt 60 dans le lobe frontal du lapin. Confin Neurol (Basel) 19:264–269

John HD (1983) C-Zellhyperplasie und C-Zellkarzinom im Rahmen multipler endokriner Neoplasien (MEN). Pathologe 4:71–81

Johnson RT, Yates PO (1956) Clinico-pathological aspects of pressure changes at the tentorium. Acta Radiol Interamer 46:242–249

Joughin JL (1928) Coincident tumor of the brain twins. Arch Neurol Psychiatry 19:948–950

Joynt RJ, Perret GE (1961) Meningiomas in a mother and daughter: case without evidence of neurofibromatosis. Neurology 11:164–165

Joynt RJ, Perret GE (1965) Familial meningiomas. J Neurol Neurosurg Psychiatry 28:163–164

Jungherr E, Wolf A (1939) Gliomas in animals. Amer J Cancer 37:439–509

Kadin ME, Rubinstein LJ, Nelson JS (1970) Neonatal cerebellar medulloblastoma originating from the fetal external granular layer. J Neuropathol Exp Neurol 29:583–600

Kageyama N, Belsky R (1961) Ectopic pinealoma in the chiasma region. Neurology 11:318–327

Kahn HJ, Marks A, Thom H, Baumal R (1983) Role of antibody to S-100 protein in diagnostic pathology. Am J Clin Pathol 79:341–347

Kalbfleisch HH (1946) Spätveränderungen im menschlichen Gehirn nach intensiver Röntgenbestrahlung des Kopfes. Strahlentherapie 76:584–586

Karch SB, Urich H (1972) Medulloepithelioma: definition of an entity. J Neuropathol Exp Neurol 31:27–53

Karplus JP, Kreidl A (1909) Gehirn und Sympathicus. I. Zwischenhirn und Halssympathicus. Pflüg Arch Ges Physiol 129:138

Karplus JP, Kreidl A (1910) Gehirn und Sympathicus II. Ein Sympathicuszentrum im Zwischenhirn. Arch Ges Physiol 135:401

Kartenbeck J, Schwechheimer K, Moll R, Franke WW (1984) Attachement of vimentin filaments desmosomal plaques in human meningiomal cells and arachnoidal tissue. J Cell Biol 98:1072

Katsura S, Suzuki J, Wada T (1959) A statistical study of the brain tumors in the neurosurgical clinics in Japan. J Neurosurg 16:570–580

Kautzky R (1951) Die Schnelldiagnose intrakranialer Erkrankungen mit Hilfe des supravital gefärbten Quetschpräparates. Virchows Arch [A] 320:495–550

Kautzky R, Zülch KJ, Wende S, Tänzer A (1982) Neuroradiology. A neuropathological approach. Springer, Berlin Heidelberg New York

Kawai S, Ishida Y, Nagashima I, Sato K, Niibe H (1964) Experimental studies in brain tumors. Acta Pathol Jpn 14:311–344

Kawamoto H, Herz F, Kaitawa H, Hirano A (1979) An ultrastructural study of cultured human meningioma. Acta Neuropathol (Berl) 46:11–15

Keegan HR, Mullan S (1962) Pigmented meningiomas, an unusual variant. Report of a case with review of the literature. J Neurosurg 19:696–698

Kellie G (1824) An account of the appearance observed in dissection of two or three individuals presumed to have seizures in the arm of three years and whose bodies were discovered in the vicinity of light on the morning of the 4th November 1821. With some reflection on the pathology of the brain. Trans Med Chir Soc Edinb 1:84–169

Kent SP, Pickering JE (1958) Neoplasms in monkeys (Macaca mulatta), spontaneous and radiation induced. Cancer 11:138–147

Kepes JJ (1961a) Electron microscopic studies of meningiomas. Am J Pathol 39:499–510

Kepes JJ (1961b) Observations on the formation of psammoma bodies and pseudopsammoma bodies in meningiomas. J Neuropathol Exp Neurol 2:255–262

Kepes JJ (1962) Electron microscopic studies of meningiomas. In: Jacob H (ed) Proceedings of the 4th International Congress of Neuropathology, Munich, 1961. Thieme, Stuttgart

Kepes JJ (1971) Differentialdiagnostic problems of brain tumors. In: Minckler J (ed) Pathology of the nervous system, vol 2. McGraw-Hill, New York, p 2219–2237

Kepes JJ (1975) The fine structure of hyaline inclusions (pseudopsammoma bodies) in meningiomas. J Neuropathol Exp Neurol 34:282–295

Kepes JJ (1982) Meningiomas, biology, pathology, and differential diagnosis. Year Book, Chicago

Kepes JJ (1986) Presidential address: The histopathology of meningioma. A reflection of origins and exspected behaviour. J Neuropathol Exp Neurol 45, 3, 285–303

Kepes JJ, Kepes M, Slowik F (1973) Fibrous xanthomas and xanthosarcomas of the meninges and the brain. Acta Neuropathol (Berl) 23:187–199

Kernohan JW, Sayre GP (1952) Tumors of the central nervous system. Armed Forces Institute of Pathology, Washington

Kernohan JW, Sayre GP (1956) Tumors of the pituitary gland and infundibulum. Armed Forces Institute of Pathology, Washington

Kernohan JW, Uihlein A (1962) Sarcomas of the brain. Thomas, Springfield

Kernohan JW, Mabon RF, Svien HJ, Adson AW (1949) A simplified classification of the gliomas. Symposium on a new simplified concept of gliomas. Proc Staff Meet Mayo Clin 24:71–75

Kersting G (1961) Gewebszüchtung menschlicher Hirngeschwülste. (Monographien aus dem Gesamtgebiet der Neurologie. Springer, Berlin Göttingen Heidelberg, Psychiatrie-Heft 90)

Kersting G (1968) Tissue culture of human gliomas. Prog Neurol Surg 2:165–202

Kersting G, Finkemeyer H (1958) Das Wachstum menschlichen Neurinomgewebes in-vitro. Zentralbl Neurochir 18:2–11

Kersting G, Lennartz H (1957) In vitro cultures of human meningioma tissue. J Neuropathol Exp Neurol 16:507–513

Key A, Retzius G (1875) Studien in der Anatomie des Nervensystems und des Bindegewebes, Bd. I. Stockholm

Khominsky BS (1958) Pathological morphology and classification of meningiomas (arachnoid endotheliomas). Arkh Patol 20:3–20

Kido G, Takeuchi T, Tsukiyama T, Nakamura S, Tsubokawa T, Hemni A (1984) Tumor of the pineal region in three brothers. No Shinkei Geka 12:975–980

Kienecker EW, Piscol K, Artmann H, Schaaban M (1975) Diagnostical and clinical appearance of the sphenoidal ridge meningioma en plaque. Adv Neurosurg 2:68–71

Kimura T, Budka H, Soler-Federspiel S (1986) An immunocytochemical comparison of the glia associated proteins glial fibrillary acid protein (GFAP) and S-100 protein (S100P) in human brain tumors. Clin Neuropathol 5:21–27

Kirsch WM (1963) Histochemical and quantitative analysis of alkaline phosphatase during the course of experimental intracranial neoplasia. Neurology 13:123–134

Kirschstein RL, Gerber P (1962) Ependymomas produced after intracerebral inoculation of SV 40 into newborn hamsters. Nature 195:299–300

Kjellin K, Müller R, Åström KE (1960) The occurrence of brain tumors in several members of a family. J Neuropathol Exp Neurol 19:528–537

Klatzo I (1967) Presidential address: Neuropathological aspects of brain edema. J Neuropathol Exp Neurol 26:1–14

Kleihues P, Margison GP (1974) Carcinogenicity of N-methyl-N-nitrosourea: Possible role of repair excision of O^6-methylguanine from DNA. J Natl Cancer Inst 53:1839–1842

Kleihues P, Zülch KJ, Matsumoto S, Radke U (1970) Morphology of malignant gliomas induced in rabbits by systemic application of N-methyl-N-Nitrosourea. Z Neurol 198:65–87

Kleihues P, Kolar GF, Margison GP (1976) Interaction of the carcinogen 3,3-dimethyl-1-phenyltriazene with nucleic acids of various rat tissues and the effect of a protein-free diet. Cancer Res 36:2189–2193

Kleihues P, Bücheler J, Riede UN (1978) Selective induction of melanomas in gerbils (Meriones unguiculatus) following postnatal administration of N-ethyl-N-nitrosourea. J Natl Cancer Inst 61:859–863

Kleihues P, Bamborschke S, Doerjer G (1980) Persistence of alkylated DNA bases in the mongolian gerbil (Meriones unguiculatus) following a single dose of methylnitrosourea. Carcinogenesis 1:111–113

Kleihues P, Patzschke K, Doerjer G (1982) DNA modification and repair in the experimental induction of nervous system tumors by chemical carcinogens. Ann NY Acad Sci 381:290–303

Kleinmann GM, Schoene WC, Walshe TM, Richardson EP Jr (1978) Malignant transformation in benign cerebellar astrocytoma. J Neurosurg 49:111–118

Kleinman GM, Lisczak T, Tarlov E, Richardson EP Jr (1980) Microcystic variant of meningioma. A light-microscopic and ultrastructural study. Am J Surg Pathol 4:383–389

Kleinsasser O (1960) Pathologie der Geschwülste des Hirnschädels. In: Olivecrona H, Tönnis W (Hrsg) Klinik und Behandlung der raumbeengenden intrakraniellen Prozesse. Springer, Berlin Göttingen Heidelberg (Handbuch der Neurochirurgie, Bd IV/1, S 367–537

Kleinsasser O, Friedmann G (1958) Die Chordome der Schädelbasis. Ein Beitrag zur Klinik, Pathologie und Differentialdiagnose am Röntgenbild. Dtsch Z Nervenheilkd 177:263–285

Klinken LH, Diemer NH, Gjerris F (1984) Automated image analysis, histological malignancy grading and survival in patients with astrocytic gliomas. Clin Neuropathol 3:107–112

Koch G (1954) Beitrag zur Erblichkeit der Hirngeschwülste (vorläufige Mitteilung). Acta Genet Med Gemellol (Roma) 3:170–191

Koch G (1957) Ergebnisse aus der Nachuntersuchung der Berliner Zwillingsserie nach 20–25 Jahren (vorläufige Ergebnisse). Acta Genet Med Gemellol (Roma) 7:47–52

Koch G (1964) The genetics of cerebral tumors. In: Zülch KJ, Woolf AL (eds) Classification of brain tumors. Acta Neurochir [Suppl X] (Wien) pp 24–29

Koch G (1966) Phakomatosen. In: Becker PE (Hrsg) Krankheiten des Nervensystems. Thieme, Stuttgart (Humangenetik, Bd V/1, S 34–111)

Koch G (1972) Genetic aspects of the phacomatoses. In: Vinken PJ, Bruyn GW (eds) Handbook of clinical neurology, vol 14: The phacomatoses. North Holland, Amsterdam Elsevier, New York, pp 488–561

Koch G (1981) Results of the 40-year longitudinal study of a series of twins of Berlin (450 monozygotic and dizygotic twins). Prog Clin Biol Res 69:201–209

Kochi N, Tani E, Morimura T, Itakaki T (1983) Immunohistochemical study of fibronectin in human glioma and meningioma. Acta Neuropathol (Berl) 59:119–126

Kochi N, Tani E, Kaba K, Natsume S (1984) Immunohistochemical study of fibronectin in hemangioblastomas and hemangiopericytomas. Acta Neuropathol (Berl) 64:229–233

König F (1984) Die Einführung der neuzeitlichen Gehirnchirurgie in deutschen Anstalten. In: Mälzer G (Hrsg) Anatomie und Chirurgie des Nervensystems. Ihre Entwicklung in historischen Dokumenten, Bd 3. Kleine Drucke der Universitätsbibliothek Würzburg, S 22–26

Koeppen AH, Cassidy RJ (1981) Oligodendroglioma of the medulla oblongata in a neonate. Arch Neurol 38:520–523

Környey S (1937) Über die diagnostische Bedeutung röntgenologisch darstellbarer Kalkherde in den Großhirnhemisphären von Erwachsenen nebst Bemerkungen zur Klinik und Pathologie des Oligodendroglioms. Zentralbl Neurochir 2:224–242

Kolle K (1970) Große Nervenärzte, 1. Thieme, Stuttgart

Kolle K (1970) Große Nervenärzte, 2. Thieme, Stuttgart

Koos WT, Miller MH (1971) Intracranial tumors of infants and children. Thieme, Stuttgart

Korf HW, Klein DC, Ziegler JS, Gery I, Schachenmayr W (1986) S-Antigen like immunoreactivity in a human pineocytoma. Acta Neuropathol (Berl) 69:165–167

Kovàcs K, Horváth E, Bilbao JM (1974) Oncocytes in the anterior lobe of the human pituitary gland. Acta Neuropathol (Berl) 27:43–53

Kovàcs K, Horváth E, Killinger DW, Platts M, Smyth HS (1979) Growth hormone-producing pituitary adenoma with giant secretory granules. Acta Neuropathol (Berl) 46:239–241

Krabbe K, Bartels ED (1944) La lipomatose circonscrite multiple. Munksgaard, Kopenhagen

Kraepelin E (1983) Lebenserinnerungen. Springer, Berlin Heidelberg New York Tokyo

Kramer S, Mc Kissock W, Concannon JP (1961) Craniopharyngiomas. Treatment by combined surgery and radiation therapy. J Neurosurg 18:217–226

Kramer W (1969) On the classification of tumors of the peripheral nervous system. Psychiat Neurol Neurochir 72:65–75

Krasting K (1906) Beitrag zur Statistik und Kasuistik metastatischer Tumoren, besonders der Karzinommetastasen im Zentralnervensystem. Z Krebsforsch 4:315–375

Kraus EJ (1926) Die Hypophyse. In: Henke F, Lubarsch O (Hrsg) Drüsen mit innerer Sekretion. Springer, Berlin (Handbuch der speziellen pathologischen Anatomie, Bd VIII, S 810–950)

Krause F (1911) Chirurgie des Gehirns und Rückenmarks, Bd II. Urban und Schwarzenberg, Berlin

Krause W (1878) Die glandula tympanica des Menschen. Zentralbl Med Wiss 16:736–739

Krayenbühl H, Yaşargil MG (1975) Chondromas. Prog Neurol Surg 6:435–463

Kredel FE (1928) Tissue culture of intracranial tumors with a note on the meningiomas. Am J Pathol 4:337–340

Kretschmer H (1974) Die extrakranielle Metastasierung intrakranieller Geschwülste. Zentralbl Neurochir 35:81–112

Kreutzberg GW, Minauf M, Gullotta F (1966) Enzyme histochemistry of human brain tumors and their tissue culture with special reference to the oxidoreductases in the glioblastoma multiforme. Histochemistry 6:8–16

Kruse F Jr (1961) Hemangiopericytoma of the meninges (angioblastic meningioma of Cushing and Eisenhardt). Clinicopathological aspects and follow-up studies in 8 cases. Neurology 11:771–777

Kubie LS (1927) A study of the perivascular tissues of the central nervous system with supravital techniques. J Exp Med 26:615

Kubo O, Okino T, Kamijo Y, Hamada H, Himuro H, Kitamura K (1974) Electron microscopic observations of two cases of monstrocellular sarcoma of the brain in vivo and in vitro (jap). No Shinkei Geka 2:469–457

Kumanishi T, Ikuta F, Yamamoto T (1970) Aldolase isoenzyme patterns of representative tumors in the human nervous system. Acta Neuropathol (Berl) 16:200–225

Kurland LT (1958) The frequency of intracranial and intraspinal neoplasms in the resident population of Rochester. Minnesota, J Neurosurg 15:627–641

Kurland LT, Myrianthopoulos NC, Lessell S (1962) Epidemiologic and genetic considerations of intracranial neoplasms. In: Fields WS, Sharkey PC (eds) The biology and treatment of intracranial tumors. Thomas, Springfield, pp 5–48

Kurtzke JF (1969) Geographic pathology of brain tumor. Distribution of deaths from primary tumors. Acta Neurol Scand 45:540–555

Kury P, Carter HW (1965) Autoradiographic Study of Human Nervous System Tumors. Arch Pathol 80:38–42

Kwa Hong Giok (1961) An experimental study of pituitary tumors. Springer, Berlin Göttingen Heidelberg

Landolt AM (1972) Die Ultrastruktur des Kraniopharyngeoms. Arch Neurol Neurochir Psychiat 111:313–329

Landolt AM (1973) The oncocytoma a new histological type of pituitary adenoma. Exc med 4:116

Landolt AM, Heitz PU (1986) Alpha Subunit-Producing Pituitary Adenomas: Immunohistochemical and ultrastructural studies. Virchows Arch [A] 409:417–431

Langfitt TW, Shawaluk PD, Mahoney RP, Stein SC, Hedges TR (1964) Experimental intracranial hypertension and papilledema in the monkey. J Neurosurg 21:469–478

Langfitt TW, Kassell NF, Weinstein JD (1965) Cerebral blood flow with intracranial hypertension. Neurology 15:761–773

Lantos P, Cox DJ (1976) The origine of experimental brain tumors: A sequential study. Experientia 32:1467–1468

Lantos P, Pilkington GJ (1979) The development of experimental brain tumors: A sequential light and electron microscope study of the subependymal plate. I. Early lesions. Acta Neuropathol (Berl) 45:167–175

Lapresle J, Netsky MG, Zimmerman HM (1952) The pathology of meningiomas. A study of 212 cases. Am J Pathol 28:757–791

Laurence KM (1974) The biology of choroid plexus papilloma and carcinoma of the lateral ventricle. In: Vinken PJ, Bruyn GW (eds) Tumors of the brain and skull. North-Holland, Amsterdam/American Elsevier, New York (Handbook of clinical neurology, vol 17, part II, pp 555–595)

Leavitt FH (1928) Cerebellar tumors occurring in idential twins. Arch Neurol Pyschiatry 19:617–622

Lebert H (1851) Über Krebs und die mit Krebs verwechselten Geschwülste im Gehirn und seinen Hüllen. Virchow Arch [A] 3:463–469

Le Douarin NM, Smith J, Teillet M-A, Le Leivre ChS, Ziller C (1980) The neural crest and its developmental analysis in avian embryo chimaeras. TINS, pp 39–42

Leibel SA, Sheline GE, Wara WM, Boldrey EB, Nielsen SL (1975) The role of radiation therapy in the treatment of astrocytoma. Cancer 35:1551–1557

Leibowitz U, Yablonski M, Alter M (1971) Epidemiology of tumors of the nervous system in Israel. Isr J Med Sci 7:1491–1499

Leitholf O (1956) Tumoren der Schädelknochen. Acta Neurochir (Wien) 4:287–319

Leksell L (1951) The stereotaxic method and radiosurgery of the brain. Acta Chir Scand 102:316–319

Lemke R (1950) Über Hirnzysten. Dtsch Z Nervenheilk 162:70–89

Lennert K (1978) (Hrsg) Malignant Lymphomas other than Hodgkin's disease, B. In: Uehlinger E (Hrsg) Handbuch der speziellen pathologischen Anatomie und Histologie, Bd I/3 B). Springer, Berlin Heidelberg New York

Leonhardt H (1980) Ependym und circumventriculäre Organe. In: Oksche A (Hrsg) Neuroglia I. Springer, Berlin Heidelberg New York (Handbuch der mikroskopischen Anatomie des Menschen, Bd IV/10)

Leu HJ, Rüttner JR (1973) Angioretikulome des Zentralnervensystems. Acta Neurochir (Wien) 29:73–82

Levin P, Gross SW, Malis LI, Kirshenbaum AH, Hollin SA (1964) Multiple intracranial meningiomas. Surgery 119:1085–1090

Lewey FH (1970) Charles Harrison Frazier. In: Haymaker W, Schiller F (eds) The founders of neurology. Thomas, Springfield/Ill

Lewis PO (1968) Mitotic activity in the primate subependymal layer and the genesis of gliomas. Nature 217:974

Lhermitte J, Duclos P (1920) Sur un ganglioneurome diffus du cortex du cervelet. Bull Assoc Franç Cancer 9:99–106

Liebaldt G (1957) Trauma und Meningeomentstehung. Zentralbl Allg Pathol 96:260–263

Liliequist B (1956) The anatomy of the subarachnoid cisterns. Acta Radiol (Stockh) 46:61–71

Limas C, Tio FO (1972) Meningeal melanocytoma (Melanotic meningioma). Its melanotic origin as revealed by electron microscopy. Cancer 30:1286–1294

Lindau A (1926) Studien über Kleinhirnzysten. Bau, Pathogenese und Beziehungen zur Angiomatosis retinae. Acta Pathol Microbiol Scand [Suppl] 1

Lindenberg R (1957) Die Gefäßversorgung und ihre Bedeutung für Art und Ort von kreislaufbedingten Gewebsschäden und Gefäßprozessen. In: Scholz W (Hrsg) Nervensystem. Springer, Berlin Göttingen Heidelberg (Handbuch der speziellen pathologischen Anatomie und Histologie, Bd XIII/1 B, S 1071–1164)

Linquette M, Herlant M, Laine E, Forsati P, Dupont-Lecompte MJ (1967) Adénome à prolactine chez une jeune fille dont la mère était porteuse d'un adénome hypophysaire avec aménorrhéegalactorhée. Ann Endocrinol (Paris) 28:773–780

Liss L (1962) Morphology of nervous system tumors in vitro. In: Jacob H (ed) Electronmicroscopy of the central and peripheral nervous system. Proceedings of the IVth International Congress of Neuropathology, Munich 1961. Thieme, Stuttgart, pp 247–254

Liss L (1972) The use of tissue cultures in the study of brain tumors. Prog Exp Tumor Res 17:93–110

Loew F, Plogsties HR (1964) Kasuistischer Beitrag zur Frage der exogenen Meningeomentstehung. Acta Neurochir (Wien) 11:229–235

Long ND (1973) Vascular ultrastructure in human meningiomas and Schwannomas. J Neurosurg 38:409–419

Louis-Bar D (1941) Sur un syndrome progressif comprenant des téleangiectasies capillaires cutanées et conjonctivales symétriques, à disposition naevoide et de troubles cérebelleux. Confin Neurol (Basel) 4:32–42

Lubs HA, Salmon JH (1965) The chromosomal component of human solid tumors. J Neurosurg 22:160–168

Lubs HA, Salmon JH, Flanigan S (1966) Studies of glial tumor with multiple minute chromosomes. Cancer 19:591–599

Ludwin SK, Rubinstein LJ, Russell DS (1975) Papillary meningioma: a malignant variant of meningioma. Cancer 36:1363–1373

Lüders CJ, Schmitz-Valkenberg P (1970) Angioblastom des Großhirns im hohen Lebensalter mit starken regressiven Veränderungen. Acta Neuropathol (Berl) 15:70–82

Luginbühl H, Fankhauser R, McGrath JT (1969) Spontaneous neoplasms of the nervous system in animals. Progr Neurol Surg 2:85–164

Lumsden CE (1959/1963/1971) The study of tissue culture of tumors of the nervous system. In: Russell DS, Rubinstein LJ (eds) The pathology of tumors of the nervous system, 1.–3. edn. Arnold, London

Lumsden CE (1974) Tissue culture of brain tumors. In: Vinken PJ, Bruyn GW (eds) Tumours of the brain and skull. North-Holland, Amsterdam/American Elsevier, New York (Handbook of clinical neurology, vol 17, part I, pp 42–103)

Luschka H (1855) Die Adergeflechte des menschlichen Gehirns. Reimer, Berlin

Luse SA (1960) Electron microscopic studies of brain tumors. Neurology 20:881–905

Luse SA (1961) Ultrastructural characteristics of normal and neoplastic cells. Prog Exp Tumor Res 2:1–35

Luse SA (1962) Electron microscopy of brain tumors. In: Fields WS, Sharkey PC (eds) The biology and treatment of intracranial tumors. Thomas, Springfield

Luse SA (1964) Synaptic structures occurring in a neuroblastoma. Arch Neurol 11:185

Lynn JA, Panopio IP, Martin JH, Shaw ML, Race PJ (1968) Ultrastructural evidende for astroglial histogenesis of the monstrocellular astrocytoma (so-called monstrocellular sarcoma of the brain). Cancer 22:356–366

MacCarty CS, Dahlin DC, Heffelfinger MJ (1975) Chordomas of the neural axis. In: Vinken PJ, Bruyn GW (eds) Tumors of the spine and spinal cord. North Holland, Amsterdam/American Elsevier, Oxford (Handbook of clinical neurology, vol 19, part I, pp 287–292)

MacCormick WF, Halmi NS (1971) Absence of chromophobe adenomas from a large series of pituitary tumors. Arch Path 92:231–238

Mackay B, Luma MA, Butler JJ (1976) Adult neuroblastoma: Electron microscopic observations in nine cases. Cancer 37:1334–1351

Madonick MJ, Rubinstein LJ, Rona Dasco M, Ribner H (1963) Chromophobe adenoma of pituitary gland with subarachnoid metastases. Neurology 13:836–840

Magee PN, Barnes JM (1956) The production of malignant primary hepatic tumors in the rat by feeding dimethylnitrosamine. Br J Cancer 10:114–122

Magendie F (1843) An Elementary treatise on human physiology. Harper, New York

Magilligan DR Jr, Rogeis JS, Knighton RS, Davila JC (1976) Pulmonary neoplasm with solitary cerebral metastasis. Results of combined excision. J Thorac Cardiovasc Surg 72:690–698

Mallory FB (1914) Principles of pathologic histology. Saunders, Philadelphia

Mallory T (1920) The type cell of the so-called dural endothelioma. J Med Res 41:349–365

Mandybur TI, Alvira MM (1982) Ultrastructural findings in so-called ependymal rat tumors induced by transplacental administration of ethylnitrosourea (ENU). Acta Neuropathol (Berl) 57:51–58

Mann I, Yates PC, Ainslie JP (1953) Unusual case of double primary orbital tumor. Br J Ophthalmol 37:758–762

Mannoji H, Takeshita I, Fukui M, Ohta M, Kitamura K (1981) Glial fibrillary acidic protein in medulloblastoma. Acta Neuropathol (Berl) 55:63–69

Manuelidis EE (1965) Long-terme lines of tissue cultures of intracranial tumors. J Neurosurg 22:368–373

Manuelidis EE (1969) Experiments with tissue cultures and heterologous transplantation of tumors. Ann NY Acad Sci 159:409–431

Manuelidis EE, Herdmann RC (1961) Histochemical study of lipids in intracranial tumors. J Neurosurg 18:577

Manuelidis EE, Solitare GB (1971) Glioblastoma multiforme. In: Minckler J (ed) Pathology of the nervous system, vol II. McGraw-Hill, New York, pp 2026–2071

Marangos PJ, Schmechel D (1980) The neurobiology of the brain enolases. In: Youdim MBH, Lovenberg W, Sharman DF, Lagnado JR (eds) Essays in neurochemistry and neuropharmacology, 4. Wiley, New York, pp 211–247

Marangos PJ, Polak JM, Pearse AGE (1982) Neuron-specific enolase: a probe for neurons and neuroendocrine cells. Trends Neurosci 5:193–196

Marburg O (1934) Unfall und Hirngeschwulst. Springer, Wien

Marcos F (1954) Über ein hochgradig polymorphes Meningeom mit langsamem Wachstum. Angiomatöses Meningeom mit 15-jähriger Vorgeschichte. Zentralbl Neurochir 14:304–307

Marie P (1886) Sur deux cas d'acromégalie: hypertrophie singulière, non congénitale des extrémitées supérieures, inférieures et céphaliques. Rev Méd 6:297

Marie P (1900) De l'engagement des amygdales cérébelleuses à l'interieur du trou occipital dans le cas où la pression intracrânienne se trouve augmentée. Rev Neurol (Paris) 8:252

Markesbery WR, Walsh JW, Frye MD (1980) Ultrastructural study of the medulloblastoma in tissue culture. J Neuropathol Exp Neurol 39:30–41

Marsh RF, Bürger D, Eckwarde R, ZuRhein GM, Hausen RF (1969) A preliminary report on the experimental host range of the transmissible encephalopathy agent. J Infect Dis 120:713–719

Marshall LF, Adams H, Doyle D, Graham DI (1973) The histological accuracy of the smear technique for neurosurgical biopsies. J Neurosurg 39:82

Martin G, Mennel HD, Kleinsasser O (1983) Neuroblastome des nervus olfactorius. HNO 31:20–27

Martin H, Voss K (1982) Computerized classification of gliomas by automated microscope picture analysis. Acta Neuropathol (Berl) 58:261–268

Martin H, Schmidt D, Heim D, Scholze K, Tamer, G (1980) Quantitative histologische Untersuchungen an Gliomen. Zentralbl Allg Pathol 124:31–39

Martin JB (1987) Molecular Genetics: Application to the Clinical Neurosciences. Science 238:765–772

Marton LJ, Heby O, Levin VA, Lubich WP, Crafts DC, Wilson CB (1976) The relationship of polyamines in cerebrospinal fluid to the presence of central nervous system tumors. Cancer Res 36:973–977

Marton LJ, Edwards MS, Levin VA, Lubich WP, Wilson CB (1981) CSF polyamines: A new and important means of monitoring patients with medulloblastoma. Cancer 47:757–760

Marx P, Kleihues P, Zülch KJ (1968) Normale und pathologische Anatomie des Mittelhirns. Radiologe 8:335–347

Masson P (1932) Recklinghausen's neurofibromatosis, sensory neuromas and motor neuromas. In: Contributions to the medical sciences in Honor of Dr. Emanuel Libman, vol 2. International Press, New York, pp 793–802

Matakas F, Cervos-Navarro J, Gulotta F (1970) The ultrastructure of medulloblastoma. Acta Neuropathol 16:271

Mattern JM, Kaufmann H, Hinderer H, Wayss K, Volm M (1975) Sensitivity tests of tumors to cytostatic agents. Z Krebsforschung 83:97–104

Mawdesley-Thomas LE, Newman AJ (1973) Some observations on spontaneously occurring tumours of the central nervous system of Sprague-Dawley derived rats. J Pathol 112:107–117

McComb RD, Bigner DD (1984) The biology of malignant gliomas – a comprehensive survey. Clin Neuropathol 3:93–106

McEwen CS, Selye H, Collip JB (1936) Some effects of prolonged administration of oestrin in rats. Lancet 230:775–776

McGarry RC, Hefland C, Quarles RH, Roder JC (1983) Recognition of myelin associated glycoprotein by the monoclonal antibody HNK-1. Nature 306:376–377

McGavran MH (1970) Neurogenous nasal neoplasms. Ann Otol Rhinol Laryngol 79:547–550

Meister P (1984a) Immunhistochemische Methoden bei der Diagnostik von Weichgewebstumoren. Pathologe 5:238–239

Meister P (1984b) Immunhistochemische Methoden bei der Diagnostik von Weichgewebstumoren. Pathologie 5:90–98

Mennel HD (1978) Transplantation of tumors of the nervous system induced by resorptive carcinogens I. Neurosurg Rev 1:123–131

Mennel HD (1979) Transplantation of tumors of the nervous system induced by resorptive carcinogens II. Neurosurg Rev. 2:37–41

Mennel HD (1980) Short-terme tissue culture observations of experimental primary and transplanted nervous system tumors. J Neuropathol Exp Neurol 60:639–660

Mennel HD (1980) Significance of experimental models in neurooncology. Neurosurg Rev 3:129–137

Mennel HD (1980) Correlation of computertomographic and neuropathological findings in chemotherapeutically treated brain tumors. Neurologia et Psychiatria 3:108–119

Mennel HD (1982) Morphology of transplacentally induced nervous system tumors in rats: some aspects of this model in neurooncology. Biol Res Pregnancy Perinatol 3:122–128

Mennel HD (1984) Morphology of transplacentally induced tumors of the nervous system. In: Schuller HM (ed) Comparative perinatal carcinogenesis. CRC, Boca Raton

Mennel HD (1984) Hirntumorzytologie im Dienste der Stereotaxie. Medwelt 35:1352–1358

Mennel HD (1986) Bernhard von Gudden. Medwelt 37:1449–1453

Mennel HD, Heiss WD (1980) Chemotherapie des Hirntumors: Grundsätze, Schwierigkeiten, Möglichkeiten und Strategien. Wien Klin Wochenschr 92:591–602

Mennel HD, Simon H (1985) Morphology of early stages of ENU-induced brain tumors in rats. Exp Pathol 28:207–214

Mennel HD, Zülch KJ (1971) Die Morphologie maligner Tumoren des peripheren Nerven. Zentralbl Neurochir 32:11–24

Mennel HD, Zülch KJ (1976) Tumors of the central and peripheral nervous system. In: Turusov VS (ed) Pathology of tumors in laboratory animals I,2 tumors of the rat, vol 6. IARC, London, pp 295–312

Mennel HD, Petrovici IN, Heiss WD, Zülch KJ (1982) Comparative studies of chemotherapeutic effectiveness upon brain neoplasia in men and experimental animals. In: Hildebrand J, Gangji D (eds) Pergamon, Oxford New York

Mennel HD, Bauer BL, Berweiler-Nippert U (1986) Immunhistochemical patterns of human intracranial tumors in-vivo and after short term in-vitro explantation. Abstract X International Congress of Neuropathology, Stockholm, 7.–12. September 1986

Mennel HD, Berweiler-Nippert U, Lorenz H, Plate K (1987) Immunhistologische Befunde an Meningeomen in-vivo und in-vitro. Abstract 32. Jahrestagung Deutsche Gesellschaft Neuropathologie und Neuroanatomie, Marburg, 14.–17. Oktober 1987

Mennel HD, Koitschka-Maus E, Schneider H (1987) Zur Differentialdiagnose der Hypophysenadenome. Abstract 32. Jahrestagung Deutsche Gesellschaft Neuropathologie und Neuroanatomie, Marburg, 14.–17. Oktober 1987

Mennel HD, Zinngrebe J, Beerweiler-Nippert U, Lorenz H (1988) Meningiomas: histogenesis and classification. A comparative morphological study. Zentralbl Allg Pathol 134:27–40

Metzel E (1974) Zur Schnelldiagnostik intraoperativer Biopsien bei Tumoren des Zentralnervensystems. Neurochirurgia (Stuttg) 17:198

Micheau C (1977) A new histochemical and biochemical approach to olfactory esthesioneuroma: A nasal tumor of neural crest origine. Cancer 40:314–318

Miettinen M, Letho VP, Badley RA, Virtanen J (1982) Expression of intermediate filaments in soft-tissue sarcomas. Int J Cancer 30:541–546

Mikruz G, Mydla F, Gütter W (1977) Chordoma: Ultrastructural biochemical and cytophotometric findings. Beitr Pathol 161:150–165

Moll R (1986) Epitheliale Tumormarker. Verh Dtsch Ges Pathol 70:28–50

Monroe A (1783) Observations and functions of the nervous system. Creech and Johnson, Edinburgh

Moore BW (1965) A soluble protein characteristic of the nervous system. Biochem Biophys Res Commun 19:739–744

Moore BW, Perez VJ (1968) Specific acidic proteins of the nervous system. In: Carlson FD (ed) Physiological and biochemical aspects of nervous integration. Prentice-Hall, Englewood Cliffs

Moore GE, Brackney EL, Bock FG (1953) Production of pituitary tumors in mice by chronic administration of a thiouracil derivative. Proc Soc Exp Biol Med 82:643–645

Moore MT, Stern K (1938) Vascular lesions in brainstem and occipital lobe occurring in association with brain tumors. Brain 61:70–98

Moraci A, Cioffi F (1976) Le méningiome kystique. Aboutissement de la forme humide de Masson. Neurochirurgie 22:701–710

Morelli RJ (1973) Teratoma of the fourth ventricle. J Neurosurg 38:355–357
Mørk SJ, Halvorsen TB, Lindegaard KF, Eide GF (1986) Oligodendroglioma. Histologic evaluation and prognosis. J Neuropathol Exp Neurol 45:65–78
Moss TH (1983) Evidence for differentiation in medulloblastomas appearing primitive on light microscopy: an ultrastructural study. Histopathology 7:919–930
Moss TH (1986) Tumours of the nervous system. An ultrastructural atlas. Springer, Berlin Heidelberg New York Tokyo
Mossakowski MJ (1962) The activity of succinic dehydrogenase in glial tumors. J Neuropathol Exp Neurol 21:137
Müller H-R (1939) Unfall und Hirngeschwulst. Zentralbl Chir 66:1164–1165
Müller J von (1838) Über den feineren Bau und die Formen der krankhaften Geschwülste. Reimer, Berlin
Müller RL, Burzynski NJ, Gianinara BL (1977) The ultrastructure of oral neuromas, pheochromocytoma, medullary carcinoma syndrome. J Oral Pathol 6:253–263
Müller W (1958) Über das gemeinsame Vorkommen eines Hypophysenadenoms mit einem Gangliozytom in zwei Fällen. Ein Beitrag zur Frage der Neurosekretion. Acta Neurochir (Wien) 7:13
Müller W (1968) Pathologische Gefäßveränderungen im Neurinom und deren Ursachen. Zentralbl Neurochir 29:91
Müller W (1969) Pathologie der Hypophysentumoren. In: Kracht J (Hrsg) Oestrogene Hypophysentumoren. Springer, Berlin Heidelberg New York, S 206–222
Müller W (1973) Über das Vorkommen von Glioblastomen im kaudalen Hirnstamm. Acta Neurochir (Wien) 28:65–80
Müller, W, Nasu H (1960) Fermenthistochemische Untersuchungen an Neurinomen. Frankfurt Z Pathol 70:417–422
Müller W, Pia HW (1953) Zur Klinik und Ätiologie der Massenblutungen in Hypophysenadenomen. Dtsch Z Nervenheilk 170:326–336
Müller W, Tzonos T (1967) Beitrag zur Klinik und Morphologie der Hypophysenadenome. Dtsch Z Nervenheilk 191:97–124
Mukai K (1983) Pituitary adenomas. Immunocytochemical study of 150 tumors with clinicopathologic correlation. Cancer 52:648–653
Mukai N (1976) Human adenovirus-induced embyronic neuronal tumor phenotype in rodents. In: Zimmerman HM (ed) Progr neuropathol III. Grune and Stratton, New York San Francisco London
Mundinger F (1966) The treatment of brain tumors with radioisotopes. Prog Neurol Surg 1:202–257
Mundinger F, Metzel E (1968) Erfahrungen mit der lokalen Strahlenbehandlung inoperabler Zwischenhirn- und Basalganglientumoren mit der stereotaktischen Permanent-Implantation von Iridium-192. Arch Pyschiatr Nervenkr 212:70–90
Murray MR, Stout AP (1940) Schwann cell versus fibroblast as the origin of the specific nerve sheath tumor. Am J Pathol 16:41–60
Murray MR, Stout AP (1942) Demonstration of the formation of reticuline by Schwannian tumor cells in-vitro. Am J Pathol 18:585–589
Nabeshima S, Reese T, Dennis M, Landis D, Brightman D (1975) Junctions in the meninges and marginal glia. J Comp Neurol 164:127–169
Naffziger HC, Boldrey EB (1948) Cancer of the nervous system (brain, spinal cord, and peripheral nerves). JAMA 136:96–103
Nagle RB, McDaniel KM, Clark VA, Payne CM (1983) The use of antikeration antibodies in the diagnosis of human neoplasm. Am J Clin Pathol 79:458
Nahser HC, Grote W, Löhr E, Gerhard L (1981) Multiple meningiomas. Clinical and computet tomographic observations. Neuroradiology 21:259–263
Nakamura Y (1956) Histopathological studies on experimental brain tumors. Med J Osaka Univ 6:919–945
Nakamura Y, Becker LE (1983) Subependymal giant cell tumor: Astrocytic or neuronal? Acta Neuropathol (Berl) 60:271–277
Nakamura Y, Becker LE, Marks A (1983a) Distribution of immunoreactive S-100 protein in pediatric brain tumors. J Neuropathol Exp Neurol 42:136–145

Nakamura Y, Becker LE, Marks A (1983b) S100 protein in human chordoma and human and rabbit notochord. Arch Pathol Lab Med 107:118–120

Napolitano L, Kyle R, Fischer ER (1964) Ultrastructure of meningiomas and the derivation and nature of their cellular components. Cancer 57:233–241

Nasu H, Müller W (1964) Enzymhistochemische Untersuchungen an Gliomen. Dtsch Z Nervenheilkd 186:67

Nasu H, Viale GL (1962) Recherche d'histochimie enzymatique avec les sels de tetrazolium dans les gliomes. Proc IV Intern Congr Neuropath München 1961. Thieme, Stuttgart, pp 1–115

Naunyn B, Schreiber J (1881) Über Gehirndruck. Naunyn-Schmiedebergs Arch Pharmacol 14:1

Neller K, Brunngraber CV, Wechsler W (1969) Klinik, Pathologie und Differentialdiagnose der Großhirnangioblastome. Acta Neurochir (Wien) 21:227–252

Neubürger KT, Davis CL (1943) Cerebral tumor in a dog resembling human medulloblastoma. Cancer Res 3:243–247

Neumann J (1983) Zur Prognose der Glioblastoma multiforme heute. Nervenarzt 54:191–193

Nevin NC, Pearce WC (1968) Diagnostic and genetical aspects of tuberous sclerosis. J Med Genet 5:273–280

Newton TH, Burhenne HJ, Palubinskas AJ (1962) Primary carcinoma of the pituitary. Am J Roentgenol 87:110–120

Nilson SL, Wilson CB (1975) Ultrastructure of a Pineocytoma. J Neuropathol Exp Neurol 34:148–158

Nishio S, Ohta M, Abe M, Kitamura K (1983) Microvascular abnormalities in ethylnitrosourea (ENU) induced rat brain tumor. Structural basis for altered blood-brain barrier function. Acta Neuropathol (Berl) 59:1–10

Nishiyama RH, Batsakis IG, Weaver DK, Simrall IH (1966) Germinal neoplasms of the central nervous system. Arch Surg 93:342–347

Noel J, Méthot Y (1970) La radiothérapie du medulloblastome. Dix ans d'expérience. Union Med Can 99:1848–1851

Noetzel H (1953) Zit bei Zülch (1986)

Nyström SHM (1965) A study on supratentorial meningiomas with special reference to gross and fine structure. Acta Pathol Microbiol Immunol Scand [C] Suppl 176:1–90

Oberling C (1922) Les tumeurs des méninges. Bull Assoc Fr Cancer 11:365–384

Oberling C, Guérin M, Guérin P (1936) La production expérimentale des tumeurs hypophysaires chez le rat. CR Soc Biol (Paris) 123:1152–1154

Oberling C, Sannie C, Guérin P, Guérin M (1939) Sur la relation apparente des tumeurs hypophysaires et du benzpyrene. CR Soc Biol (Paris) 131:455–457

Oberman B (1964) Intracranial teratoma replacing brain. Arch Neurol 11:423–426

Obrador Alcalde S, Lopez-Zafra JJ (1969) Clinical features of the epidermoids of the basal cisterns of the brain. J Neurol Neurosurg Psychiatry 32:450–454

Obrador Alcalde S, Sanz Ibanez YJ (1955) Tumores intracraneales. Monogr Inst Nac Oncol, Madrid

Obrador Alcalde S, Soto F (1953) Condroma frontal de la hoz del cerebro. Rev Clin Esp 14:257–260

O'Brien CP, Lehrer HZ, Harkin JC (1968) Extensive oligodendrogliomas of the spinal cord with associated bone changes. Neurology 18:887–890

O'Connor JS, Laws ER (1963) Histochemical survey of brain tumor enzymes. Arch Neurol 9:641–651

Oettlé AG (1964) Cancer in Africa, especially in regions south of the Sahara. J Nat Cancer Inst 33:383–439

Olivecrona H (1955) Zit nach Zülch KJ 1956

Opalski A (1934) Studien zur allgemeinen Histopathologie der Ventrikelwände. Z Gesamte Neurol Psychiatr 150:42–74

Oppenheim H (1902) Die Geschwülste des Gehirns. In: Nothnagel H (Hrsg) Spezielle Pathologie und Therapie, Wien

Orzechowski K von (1932) Neurinome. Pathologische Anatomie. In: Handbuch Haut- und Geschlechtskrankheiten, Bd XII/2. Springer, Berlin

Osborn M, Weber U (1983) Tumor diagnosis by intermediate filament typing: A novel tool of surgical pathology. Lab Invest 48:372–394

Ostertag B (1936) Einteilung und Charakteristik der Hirngewächse. Fischer, Jena

Ostertag B (1941) Pathologie der raumfordernden Prozesse des Schädelinnenraumes. In: Krause F (Hrsg) Spezielle Chirurgie der Gehirnkrankheiten, Bd 3. Enke, Stuttgart, S 375–624

Ostertag CB, Mennel HD, Kiessling M (1980) Stereotactic biopsy of brain tumors. Surg Neurol 14:275–283

Oswald U, Hedinger C (1972) Intrakranielle Keimzelltumoren (Teratome und Seminome). Virchows Arch [A] 357:281–298

Pallaske A (1935) Intrazerebrales Gliom beim Hund. Arch Tierheilkd 69:51

Palmer JJ (1972) Hemangioblastomas. A review of 81 cases. Acta Neurochir (Wien) 27:125–148

Palmer JO, Kasselberg AG, Netsky MG (1981) Differentiation of medulloblastoma. Studies including immunohistochemical localization of glial fibrillary acidic protein. J Neurosurg 55:161–169

Pasquier B, Pasquier D, N'Golet A, Panh MH, Couderc P (1979) Le potentiel métastasique des tumeurs primitives du système nerveux central. Rev Neurol (Paris) 135:263–278

Pasquier B, Lachard A, Pasquier D, Couderc P, Delpech B, Courel MN (1983) Protéine gliofibrillarie acide (GFA) et tumeurs nerveuses centrales. Etuede immunhistochemique d'une série de 207 cas. IIe partie: Médulloblastomes, Hémangioblastomes. Autres Tumeurs. Discussion. Ann Pathol 3:203–211

Pearse AGE (1969) The cytochemistry and ultrastructure of polypeptide hormone producing cells of the APUD series and the embryologic, physiologic and pathologic implications of the concept. J Histochem Cytochem 17:303

Pearse AGE (1974) The APUD-cell concept and its implications in pathology. Pathol Ann 9:27–42

Peers JH (1939) The response of the central nervous system to the application of carcinogenic hydrocarbons. I. Dibenzanthracene. Am J Pathol 15:261–277

Peers JH (1940) The response of the central nervous system to the application of carcinogenic hydrocarbons. II. Methylcholanthrene. Am J Pathol 16:799–861

Peiffer J (1979) The current status of neuropathology in the Federal Republic of Germany 1979. Pathol Res Pract 165:445–457

Peirce CB (1964) The efficacy of radiation therapy in the treatment of tumors of the brain and brain stem. Proceedings of the Congress on Neurologic Surgery, Houston 1962. Clin Neurosurg 10:195–211

Pelgrom von Motz I, Bots GTAM, Endtz LJ (1977) Astrocytoma in three sisters. Neurology 27:1038–1041

Penfield W (1931) The classification of gliomas and neuroglia cell types. Arch Neurol Psychiatr 26:745–753

Penfield W (1932) Tumors of the sheaths of the nervous system. In: Penfield W (ed) Cytology and cellular pathology of the nervous system. Hoeber, New York, pp 955–990

Pennybacker J, Russell DS (1948) Necrosis of the brain due to radiation therapy. J Neurol Neurosurg Psychiatry 11:183–198

Percy AK, Elveback LR, Okazaki H, Kurland LT (1972) Neoplasms of the central nervous system. Epidemiologic considerations. Neurology 22:40–48

Perentes E, Rubinstein LJ, Hermann MM, Dolosa LA (1966) S-Antigen immunoreactivity in normal pineal glands and pineal parenchymal tumours. A monoclonal antibody study. Acta Neuropathol (Berl) 71:224–227

Perese DM, Moore GE (1960) Methods of induction and histogenesis of experimental brain tumors. J Neurosurg 17:677–698

Perria L, Viale G, Andreussi L, Ibba F, Viale E (1964) Istocitochimica dei tumori endocranici. Neuropsichiatria 20:420–538

Peters G (1952) Hirntrauma und Gliom. Fortschr Neurol Psychiatr 20:403–422

Petit-Dutaillis D, Messimy R, Benhain A (1952) A propos du diagnostique des chordomes sphénooccipitaux. Rev Otoneuroophthalmol 24:202–206

Pia HW (1955) Die Pathogenese der Gefäßschäden des Occipitallappens bei gesteigertem Hirndruck. Proceedings of the second international Congress of Neuropathology. Excerpta Medica, London

Pick L, Bielschowsky M (1911) Über das System der Neurome und Beobachtungen an einem Ganglioneurom des Gehirns nebst Untersuchung über die Genese der Nervenfasern in Neurinomen. Z Gesamte Neurol Psychiatr 6:391–437

Pierangeli E, Occhiogrosso M, Vailati G (1982) Polyamines: Current review and their perspective in neurosurgery. J Neurosurg 26:209–211

Pierangeli E, Stefanelli C, Tantini B, Occhiogrosso M, Marmiroli A (1984) Correlation between polyamine contents and histology in intracranial tumor tissues. In: Calderara CM, Bachrach U (eds) Advances in polyamine in biomedical sciences. Clueb, Bologna

Pilkington GJ, Lantos PL (1982) The role of glutamine synthetase in the diagnosis of cerebral tumors. Neuropathol Appl Neurobiol 8:227–263

Pineda A (1964) Submicroscopic structure of acoustic tumors. Neurology 14:171–184

Pineda A (1965) The lemmocyte in peripheral nerve tumors. J Neurosurg 22:594–601

Plaques PMCL, Lischak TH, Kornblith BL (1969) Ultrastructural and electrophysiological features of meningioma whorls in tissue culture. Acta Neuropathol (Berl) 46:33–38

Poche R, Hoffmann U (1968) Über die allgemeine Krebshäufigkeit und die Altersverteilung einzelner Organkrebse in Düsseldorf von 1908–1964. Ergeb Allg Pathol Anat 50:26–62

Poirier J, Escourolle R (1967) Ultrastructure des neurinomes de l'acoustique. Z Mikrosk Anat Forsch 76:509–529

Poisson M, Magdelenat H, Foncini JF, Bleibel JM, Philippon J, Pertuiset B, Buge A (1980) Récepteurs d'oestrogénes et de progestérone dans le méningiomes. Etude de 22 cas. Rev Neurol (Paris) 136:193–203

Polak M (1966) Blastomas del sistema nervioso central y periferico. Patologia y ordenación histogenética. Lopez Liberos Editores, Buenos Aires

Pollak A, Friede RL (1977) Fine structure of medulloepithelioma. J Neuropathol Exp Neurol 36:712–725

Pomerat CM, Todd EM, Goldblatt D (1962) Activity of meningiomal whorls in vitro. In: Fields WS, Sharkey PC (eds) The biology and treatment of intracranial tumors. Thomas, Springfield, pp 104–121

Pomerat CM, Crue BL, Kasten FH (1964) Observations on the cytology of an oligodendroglioma cultivated in-vitro. J Nat Cancer Inst 33:517–533

Preussmann R, Druckrey H, Ivanković S, Hodenberg A von (1969) Chemical structure and carcinogenicity of aliphatic hydrazo-, azo- and azoxycompounds and of triazenes, potential in-vivo alkylating agents. Ann NY Acad Sci 163:697–714

Probst A, Ulrich J, Zdrojewski B, Hirt HR (1979) Cerebellar ganglioglioma in a child. J Neuropathol Exp Neurol 38:57–71

Rabotti GF (1972) Experimental intracranial tumors of viral etiology. In: Kirsch WM, Grossi-Paoletti E, Paoletti P (eds) The experimental biology of brain tumors. Thomas, Springfield, pp 148–180

Rabson AS, Kirschstein RL (1960) Intracranial sarcomas produced by polyoma virus in Syrian hamsters. Arch Pathol 69:663–671

Raimondi AJ (1966) Ultrastructure of the human brain tumors. In: Krayenbühl H, Maspes PE, Sweet W (eds) Progr neurol surg I. Karger, Basel New York

Raimondi AJ, Beckmann F (1967) Perineurial fibroblastoma, their fine structure and biology. Acta Neuropathol (Berl) 8:1–23

Raimondi AJ, Mullan S, Evans JP (1962) Human brain tumors: An electron microscopic study. J Neurosurg 19:731–753

Rajewski MF (1974) Proliferative properties of malignant cell systems. In: Grundmann E (Hrsg) Geschwülste/Tumors I. Springer, Berlin Heidelberg New York (Handbuch der allgemeinen Pathologie Bd VI/5, S 289–317)

Rappaport H (1966) Tumors of the hematopoietic system. Atlas of tumor pathology, Sect 3, Fasc 8. Washington DC, Armed Forces Institute of Pathology

Rappaport H (1974) Nouveaux concepts dans la classification des hémopathies malignes. Bull Cancer 61:11–22

Rascol M, Izard J, Jorda P, Rascol A (1965) Étude ultrastructurale des méningiomes. Rev Med (Toulouse) 1:621–640

Rausing A, Ybo W, Stenflo J (1970) Intracranial meningioma – A population study of ten years. Acta Neurol Scand 46:102–110

Recklinghausen F von (1882) Über die multiplen Fibrome der Haut und ihre Beziehungen zu den multiplen Neuromen. In: Virchow R (Hrsg) Festschrift zur Feier des 25jährigen Bestehens des pathologischen Institutes zu Berlin. Hirschwald, Berlin

Recondo J de, Haguenau M (1972) Neuropathologic survey of the phakomatoses and allied disorders. In: Vinken PJ, Bruyn GW (eds) The phakomatoses. North Holland, Amsterdam/Elsevier, New York (Handbook of clinical neurology, vol 14, pp 19–100)

Refsun SB, Berdal P (1967) Cell loss in malignant tumor in man. Eur J Cancer 3:235–236

Reifenberger G, Szymàs J, Wechsler W (1987) Differential expression of glial- and neuronal associated antigens in human brain tumors of the central and peripheral nervous system. Acta Neuropathol (Berl) 74:105–123

Reinhardt G (1928) Trauma, Fremdkörper, Hirngeschwulst, Münch Med Wochenschr 75:1081

Ribbert H (1918) Über das Spongioblastom und das Gliom. Virchows Arch [A] 225:195–213

Ricoy I, Carillo R, Garcia J, Bravo G (1974) Dissemination of pituitary adenomas. Acta Neurochir (Wien) 31:123–130

Rieke J (1975) Über depressive Psychosen im Verlauf von Hirntumorerkrankungen. Nervenarzt 46:152–159

Riessner D, Zülch KJ (1939) Über die Formveränderungen des Hirns (Massenverschiebungen, Zisternenverquellungen) bei raumbeengenden Prozessen. Dtsch Z Chir 253:1–61

Ringertz N (1950) Grading of gliomas. Acta Pathol Microbiol Scand 27:51–64

Ringertz N, Reymond A (1949) Ependymomas and choroid plexus papillomas. J Neuropathol Exp Neurol 8:355–380

Ringertz N, Tola JH (1950) Medulloblastoma. J Neuropathol Exp Neurol 9:354–372

Ringertz N, Ericsson J, Mattsson B (1971) Cancer incidence in Sweden 1959–1965. National Board of Health and Welfare, Cancer Registry, Stockholm

Rio Hortega P del (1932) Estructura y systematisacion de los gliomas y paragliomas. Arch Esp Oncol 2:411–678

Rio Hortega P del (1945) Nomenclature y clasficacion de los tumores del sistema nervioso. Arch Histol (Buenos Aires) 3:5–63

Robert CM, Feigenbaum IA, Stern WE (1973) Ocular palsy occurring with pituitary tumors. J Neurosurg 38:17–19

Roberts M, German WJ (1969) Oligodendroglioma: a 40-year survival. J Neurosurg 31:355–357

Robertson DM (1964) Electron microscopic studies of nuclear inclusions in meningioma. Am J Pathol 45:835–842

Robertson DM, Hetherington RF (1964) A case of ganglioneuroma arising in the pituitary fossa. J Neurol Neurosurg Psychiatry 27:268

Robertson DM, Vogel FS (1962) Concentric lamination of glial processes in oligodendroglioma. J Cell Biol 15:313–334

Robertson DM, Hendry WS, Vogel FS (1965) Central ganglioneuroma: A case study using electron microscopy. J Neuropathol Exp Neurol 24:159

Roessmann U, Velasco ME, Gambetti P, Autilio-Gambetti L (1983) Neuronal and astrocytic differentiation in human neuroepithelial neoplasms. An immunohistochemical study. J Neuropathol Exp Neurol 42:113–121

Romeis B (1968) Mikroskopische Technik, 16. Aufl, Oldenburg, München

Rorke LB, Gilles FH, Davis RL, Becker LE (1985) Revision of the World Health Organization Classification of Brain Tumors for Childhood Brain Tumors. Cancer 56:1869–1886

Rosenthal W (1898) Über eine eigentümliche mit Syringomyelie komplizierte Geschwulst des Rückenmarks. Beitr Pathol Anat 23:111–143

Roth JG, Elvidge AR (1960) Glioblastoma multiforme: A clinical survey. J Neurosurg 17:736–750

Roussy G, Oberling C (1931) Atlas du cancer. Alcan, Paris

Royds JA, Parsons MA, Taylor CB, Timperley WR (1982) Enolase isoenzyme distribution in the human brain and its tumors. J Pathol 137:37–49

Rubinstein LJ (1959) Extracranial metastases in cerebellar medulloblastoma. J Pathol 78:187–195

Rubinstein LJ (1967) Development of extracranial metastases from a malignant astrocytoma in the absence of previous craniotomy. J Neurosurg 26:542–547

Rubinstein LJ (1972) Tumors of the central nervous system. Armed Forces Institute of Pathology, Washington (Atlas of tumor pathology, second ser, fasc 6)

Rubinstein LJ, Brucher JM (1981) Focal ependymal differentiation in choroid plexus papillomas. An immunoperoxidase study. Acta Neuropathol (Berl) 53:29–33

Rubinstein LJ, Hermann MM, Nanberry JW (1974) The relationship between differentiating medulloblastoma and dedifferentiating diffuse cerebellar astrocytoma. Cancer 33:675–690

Russell DS (1944) The pinealoma, its relationship to teratomas. J Pathol 56:145–150

Russell DS (1951) The wet film technique in neurosurgery. In: Dyke SC (ed) Recent advances in clinical pathology (London). Churchill, London, pp 418–425

Russell DS (1954a) Spontaneous intracranial haemorrhage. Proc R Soc Med 47:689–693

Russell DS (1954b) Ectopic pinealoma: its kindship to atypical teratoma of the pineal gland. Report of case. J Pathol 68:125–129

Russell DS, Bland JOW (1933) A study of gliomas by the method of tissue culture. J Pathol Bact 36:273–283

Russell DS, Bland JOW (1934) Further notes on the tissue culture of gliomas with special reference to Bailey's spongioblastoma. J Pathol Bact 39:375–380

Russell DS, Rubinstein LJ (1959) Pathology of tumors of the nervous system. Arnold, London

Russell DS, Krayenbühl H, Cairns H (1937) The wet film technique in the histological diagnosis of intracranial tumors; a rapid method. J Pathol Bact 45:501

Russell WO (1945) The response of the central nervous system of the rat to methylcholanthrene. 1. Tumors derived from CNS. Cancer Res 5:140–151

Rutka JT, Giblin J, Dougherty DV, McCulloch JR, DeArmour SJ, Rosenblum ML (1986) An ultrastructural and immunocytochemical analysis of leptomeningeal and meningioma cultures. J Neuropathol Exp Neurol 45:285–303

Ryter A (1960) Transformations morphologiques dues aux injections intracerebrales de virus de sarcome de Rous chez le poussin nouveau-né: Etude au microcope électronique. Bull Assoc Franc Etude Cancer 47:237–253

Saccone A, Epstein JA (1948) Granuloblastoma, primary neuroectodermal tumor of cerebellum. J Neuropath 7:287–298

Saeger W (1973) Light and electronmicroscopic studies of pituitary adenomas from patients with acromegaly correlated with plasma level of growth hormone. Ex Med 4:117–123

Saeger W (1977) Die Hypophysentumoren. Veröffentlichungen aus der Pathologie, Heft 107. Fischer, Stuttgart New York

Saeger W (1984) Hypophyse. In: Remmele W (Hrsg) Pathologie 3. Springer, Berlin Heidelberg New York Tokyo

Sakaki S, Mori Y, Motozaki T, Nakagawa K, Matsuoka K (1981) A cerebral neuroblastoma with extracranial metastases. Surg Neurol 16:53–59

Salmoiraghi GC (1963) Functional organization of brain stem respiratory neurons. Ann NY Acad Sci 109:571

Salvati CA (1981) Metastatic meningioma. Clin Neurol Neurosurg 83:169–172

Sandersleben J van, Dämmrisch L, Dahme E (1981) Pathologische Histologie der Haustiere. Fischer, Jena

Sato G (Hrsg) (1973) Tissue culture of the nervous system. Current topics in neurobiology, vol 1. Plenum Press, New York London

Scarlato G, Müller W (1959) Ricerche istochimiche quantitative sullo ADN in tumori cerebrali. Acta Histochem 6:240

Schachner M (1982) Cell type specific surface antigens in the mammalian nervous system. J Neurochem 39:1–8

Schachner M, Carnow TB (1975) Nervous system antigen 2 (NS-2) an antigenic cell surface component expressed on a murine glioblastoma. Brain Res 88:394–402

Schaefer K (1965) Ein kasuistischer Beitrag zur Meningiomentstehung nach einem Trauma. Zentralbl Allg Pathol 107:476–480

Scharrer E, Brunngraber CV (1973) Gliome bei Vater und Sohn. J Neurol 205:287–295

Scharrer E, Brunngraber CV (1974) Über multiple Meningeome. Syndromgenetischer Beitrag zur Frage: Systemerkrankung oder Metastasierung? J Neurol 207:227–246

Scheinberg LC, Levy A, Edelman F (1965) Is the brain an immunologically privileged site? Arch Neurol 13:283–286

Scheinker IM (1945) Subependymoma: A newly recognized tumor of subependymal derivation. J Neurosurg 2:232–240

Schelin U (1962) Chromophobe and acidophil adenomas of the human pituitary gland. Acta Path Scand [Suppl] 158:1–80

Scherer HJ (1933) Gliomstudien: Die Bedeutung des Mesenchyms in Gliomen. Virchows Arch [A] 291:321–340

Scherer HJ (1941) Quelques résultats practiques de l'étude anatomique complète de 135 cas de gliomes confrontés avec les expériences neurochirurgicales. Psychiat Neurol Bl (Amst) 45:718–738

Scherer HJ (1944) Vergleichende Pathologie des Nervensystems der Säugetiere. Thieme, Leipzig

Schiffer D (1965) Aspects histopathologiques et histochimiques des tumeurs cérébrales de l'enfance. Min Neurochir 9:243

Schiffer D, Fabiani A (1970) Patologia dei tumori cerebrali. Pensiero Scientifico, Rom

Schiffer D, Fabiani A (1975) I tumori cerebrali. Pensiero Scientifico, Roma

Schiffer D, Fabiani A, Vesco C, Gabella G (1964) Studio istochimico di alcune attivitá enzimatiche ossidative e idrolitiche nei tumori cerebrali. Acta Neurol (Napoli) 19:287

Schiffer D, Fabiani A, Monticone GF, Gabella G (1965) Histochemical study of acid phosphatase activity in cerebral tumors. Acta Neuropathol (Berl) 5:16

Schiffer D, Fabiani A, Monticone GF, Cognazzo A (1966) On the nature of lymphocyte like cells of medulloblastomata. Acta Neuropathol (Berl) 6:290

Schiffer D, Giordana MT, Soffietti R, Sciolla R (1982) Histological observations on the regrowth of malignant gliomas after radiotherapy and chemotherapy. Acta Neuropathol (Berl) 58:291–299

Schiffer D, Giordana MT, Mauro A, Migheli A, Germano I, Giaccone G (1986) Immunohistochemical demonstration of Vimentin in human cerebral tumors. Acta Neuropathol (Berl) 70:209–219

Schisano G, Tovi D (1962) Clivus chordomas. Neurochirurgia (Stuttg) 5:99–120

Schlote W (1966) Rosenthal'sche Fasern und Spongioblastom im Zentralnervensystem. II. Elektronenmikroskopische Untersuchungen. Bedeutung der Rosenthal'schen Fasern. Beitr Pathol Anat 133:461–480

Schlote W (1967) Beitrag zum Vorkommen und zu Veränderungen an intracytoplasmatischen Filamenten in Gliomen. Acta Neuropathol (Berl) 8:108–112

Schlothauer CF, Kernohan JW (1935) Glioma in dog and pinealoma in silver fox (vulpes fulvius). Amer J Cancer 24:350–356

Schmidt H, Jaquet G-H (1963) Meningeomentstehung und Fremdkörper. Zentralbl Neurochir 24:65–73

Schmidt MB (1902) Über die pacchionischen Granulationen und ihr Verhalten zu den Sarkomen und Psammomen der Dura mater. Virchows Arch [A] 1970:429–464

Schmincke A (1909/1910) Beitrag zur Lehre der Ganglioneurome: Ein Ganglioneurom des Gehirns. Beitr Pathol Anat 47:354–371

Schmincke A (1914) Ein Ganglioneurom des Gehirns. Verh Dtsch Ges Pathol 17:537–543

Schmincke A (1956) Recklinghausensche Krankheit. In: Uehlinger E (Hrsg) Handbuch der speziellen pathologischen Anatomie und Histologie, Bd. XIII, Teil 4. Springer, Berlin, Göttingen, Heidelberg

Schmitt HP (1983) Die physikalischen Schäden des ZNS und seiner Hüllen. In: Doerr W, Seifert G (Hrsg) Pathologie des Nervensystems II (Spezielle pathologische Anatomie, Bd 13.II) Springer, Heidelberg New York, S. 657–901

Schnabel R (1964) Hirntumoren im Kindesalter. Eine pathologisch-anatomische Analyse des Sektions- und Journalmaterials der Jahre 1953–1964. X. Forschungsbericht Pathol Inst Med Akad Magdeburg

Schneider E, Schindler, Gullotta F (1983) Glial fibrillary acidic protein in medulloblastomas and other embryonic CNS-Tumour of children. Virchows Arch [A] 398:263–275

Schoenberg BS, Christine BW (1970) Neoplasms of the brain and cranial meninges: a study of incidence, epidemiological trends and survival. Neurology 20:399

Schoenberg BS, Glista GG, Reagan TJ (1975) The familial occurrence of glioma. Surg Neurol 3:139–145

Schoenberg BS, Christine BW, Whisnant JP (1978) The resolution of discrepancies in the reported incidence of primary brain tumors. Neurology 28:817–823

Scholz W (1934) Experimentelle Untersuchungen über die Einwirkung von Röntgenstrahlen auf das reife Gehirn. Z Gesamte Neurol Psychiatr 150:765–785

Scholz W (1965) Fünfzig Jahre Neuropathologie in Deutschland. Thieme, Stuttgart

Scholz W, Hsü JK (1938) Late damage from roentgen irradiation of the human brain. Arch Neurol Pschiatry 40:928–936

Schreiber D, Scholtze P, Jänisch W, Batka H (1972) Tumoren des Nervensystems bei Ratten nach intraperitonealer Injektion von Methylnitrosoharnstoff. Zentralbl Allg Pathol 115:3–7

Schröder R, Bonis G, Müller W, Vorreith M (1968a) Statistische Beiträge zum Grading der Gliome: I. Acta Neurochir (Wien) 18:43–56

Schröder R, Bonis G, Müller W, Vorreith M (1968b) Statistische Beiträge zum Grading der Gliome: II. Acta Neurochir (Wien) 18:186–200

Schröder R, Müller W, Bonis G, Vorreith M (1970) Statistische Beiträge zum Grading der Gliome: III. Acta Neurochir (Wien) 23:1–29

Schulz A, Jundt G (1984) Immunhistochemische Tumormarker in der histologischen Diagnostik. Hess Ärzteblatt 8, keine Seitenangaben

Schulze A, Bingas B (1968) Durch Fremdkörper induzierte Meningeombildung. Beitr Neurochir 15:297–301

Schumacher M, Gilsbach J, Friedrich H, Mennel HD (1978) Plexiform neurofibroma (Rankenneurofibrom) of the cauda equina. Neuroradiology 15:221–224

Schwechheimer K (1986) Nervale Tumormarker. Verh Dtsch Ges Pathol 70:82–103

Schwechheimer K (1987) Immuncytochemische Untersuchungen an Tumoren des zentralen, peripheren und autonomen Nervensystems. Habilitationsschrift, Heidelberg

Schwechheimer K, Schnabel P, Möller P (1983) Immunohistochemical localization of peanut lectin binding sites on human brain tumors as determined by peroxidase-antiperoxidase technique in paraffin sections. Acta Neuropathol (Berl) 61:21–26

Schwechheimer K, Kartenbeck J, Moll R, Franke WW (1984) The vimentin filament-desmosome cytoskeleton of diverse types of human meningiomas: a distinctive diagnostic feature. Lab Invest 51:584–591

Scott M, Ballantine HT Jr (1973) Cerebellar astrocytoma: malignant recurrence after prolonged postoperative survival. J Neurosurg 39:777–779

Seemayer TA, Thelmo WL, Bolande RP, Biglesworth FW (1975) Peripheral neuroectodermal tumours. Perspect Pediatr Pathol 2:151

Seligman AM, Shear JM (1939) Studies in carcinogenesis: VIII. Experimental production of brain tumors in mice with methylcholanthrene. Amer J Cancer 37:364–395

Shaw G, Osborn M, Weber K (1981) An immunofluorescence microscopical study of the neurofilament triplet proteins, vimentin and glial fibrillary acidic protein within the adult rat brain. Eur J Cell Biol 26:68

Sheldon WH, Bondy PK (1954) Cushing's syndrom produced by a pituitary basophil carcinoma with hepatic metastases. Am J Med 17:134–142

Shirakawa S, Luce JK, Tannock JF, Frei E (1970) Cell proliferation in human melanoma. J Clin Invest 49:1188–1199

Shuangshoti S, Netsky MG (1966) Histogenesis of the choroid plexus in man. Am J Anat 118:283–316

Sigerist HE (1932) Große Ärzte. Lehmanns, München

Silberberg R, Silberberg G (1954) Joint disease in mice thyroidectomized with radioiodine J 131. Proc Soc Exp Biol Med 85:448–450

Silver ML (1954) Hereditary vascular tumors of the nervous system. JAMA 156:1053–1056

Simson LR, Lampe I, Abell MR (1968) Suprasellar germinoma. Cancer 22:533–544

Singer H, Zang KD (1970) Cytologische und cytogenetische Untersuchungen an Hirntumoren. I. Die Chromosomenpathologie des menschlichen Meningeoms. Hum Genet 9:172–184

Sloof JL, Kernohan JW, MacCarty CS (1964) Primary intramedullary tumors of the spinal cord and filum terminale. Saunders, Philadelphia

Slowik T, Bittner-Manioka M, Grochowski W (1968) Chondroma of the cervical spine. Case reports and technical notes. J Neurosurg 29:276–279

Slye M, Holmes HP, Wells HG (1931) Intracranial neoplasms in lower animals. Studies in the incidence and inheritability of spontaneous tumors in mice. Amer J Cancer 15:1387–1400

Smidt (1952) Zit bei Jänisch und Schreiber (1976)

Smith B (1963) Dehydrogenase activity in reactive and neoplastic astrocytes. Brain 86:89

Smith DA, Lantos PL (1985) Immunocytochemistry of cerebellar astrocytomas; with a special note on Rosenthal fibres. Acta Neuropathol (Berl) 66:155–159

Smith FP, Slavik M, MacDonald JS (1978) Association of breast cancer with meningioma. Cancer 42:1992–1994

Smith KR Jr, Schartz HG, Luse SA, Ogura JH (1963) Nasal gliomas. A report of five cases with electron microscopy of one. J Neurosurg 20:968–982

Soas JM (1966) Contribution à l'étude anatomique des tératomes de l'épiphyse. Minerva Neurochir 10:1–19

Sobel HJ, Marquet E, Schwarz R (1973) Is Schwannom related to granular cell myoblastoma? Arch Path 95:306–401

Soffer D, Brucher JM, Wechsler W (1970) Zur Feinstruktur menschlicher Chordome. Pathol Europ 5:420–441

Solcher H (1960) Über Schäden am erwachsenen menschlichen Gehirn nach therapeutischer Röntgenbestrahlung. Dtsch Z Nervenheilkd 180:432–449

Solcher H (1963) Anencephalie als Folge einer Frühform der Neurofibromatose. Dtsch Z Nervenheilkd 184:550–560

Solcher H, Müller W, Mennel HD (1985) Die Kombination Medulloblastom/Oligodendrogliom bei einem Erwachsenen. Nervenarzt 11:635–637

Solitare GB, Krigman MR (1964) Congenital intracranial neoplasm. J Neuropathol Exp Neurol 23:280–292

Sonnenschein C, Posner M, Sahr K, Faarokhi R, Brunelle R (1974) Estrogen sensitive cell lines. Exp Cell Res 84:399–411

Spalke G, Mennel HD (1982) Alexanders disease in an adult: clinicopathologic study of a case and review of the literature. Clin Neuropathol 1:106–112

Spalke G, Mennel HD, Martin G (1985) Histogenesis of olfactory neuroblastoma. I. Electron microscopy of typical human case. Pathol Res Pract 180:516–520

Spataro J, Sacks O (1968) Oligodendrogliomas with remote metastases. Case report. J Neurosurg 28:373–379

Spatz H (1929) Die Bedeutung der symptomatischen Hirnschwellung für die Hirntumoren und andere raumbeengende Prozesse in der Schädelgrube. Arch Psychiatr 88:790

Spatz H, Stroescu GJ (1934) Zur Anatomie und Pathologie der äußeren Liquorräume des Gehirns. (Die Zisternenverquellung bei Hirntumor.) Nervenarzt 7:425–437, 481–498

Spence AM, Rubinstein LJ (1975) Cerebellar capillary hemangioblastoma: its histogenesis studied by organ culture and electron microscopy. Cancer 35:326–341

Spielmeyer W (1922) Histopathologie des Nervensystems. Springer, Berlin

Spielmeyer W (1927) Technik der mikroskopischen Untersuchung des Nervensystems. Springer, Berlin

Spigolon G, Gulotta F (1961) La patologia dei gliomi encefalici. Capelli, Bologna
Spriggs AI, Boddington MM, Clarke CM (1962) Chromosomes of human cancer cells. Br Med J 2:1431–1435
Springall DR, Gu J, Cocchia F, Michetti A, Levene M, Levene P, Marangos J, Bloom SR, Polak JM (1983) The value of S-100 immunostaining as a diagnostic tool in human malignant melanomas. Vichows Arch [A] 400:331–343
Staemmler M (1938) Hirngeschwulst und Unfall (Narbengliom). Nervenarzt 19:427–431
Stavrou D (1969) Zur Morphologie und Histochemie experimentell induzierter Hirntumoren bei Kaninchen. Z Krebsforsch 73:98–109
Stavrou D, Kredel M, Weidenbach W (1972) Vergleichende Aspekte bezüglich Aktivität und Isoenzymmuster der Laktat-dehydrogenase bei spontanen sowie experimentellen Hirngliomen. Neuropatol Pol 10:183–188
Stefanko SZ, Mackay WM (1981) Papillary meningioma. Acta Neuropathol [Suppl] (Berl) 7:126–128
Stefanko SZ, Vuzevski VD (1985) Oncocytic variant of choroid plexus papilloma. Acta Neuropathol (Berl) 66:160–162
Stefansson K, Wollmann R (1980) Distribution of glial fibrillary acid protein in central nervous system lesions of tuberous sclerosis. Acta Neuropathol (Berl) 52:135–140
Stefansson K, Wollmann R (1981) Distribution of the neuronal specific protein 14-3-2 in central nervous system lesions of tuberous sclerosis. Acta Neuropathol (Berl) 53:113–117
Stefansson K, Wollmann R, Jerkowic M (1982) S-100 protein in soft tissue tumor derived from Schwann cells and melanocytes. Am J Pathol 106:261–268
Steiner L (1982) Radiosurgery in intracranial tumours and arteriovenous malformations in children. In: Voth D, Gutjahr P, Langmaid C (eds) Tumors of the central nervous system in infancy and childhood. Springer, Berlin Heidelberg New York, pp 315–324
Sternberger LA, Hardy PH, Cuculis JJ, Meyer HG (1970) The unlabeled antibody enzyme method of immunohistochemistry. Preparation and properties of soluble antigen-antibody complex (horseradish peroxidase-antihorseradish peroxidase and its use in identification of spirochetes. J Histochem Cytochem 18:315–333
Stochdorph O (1958) Geschwülste des Gehirns. In: Cohrs P, Jaffee R, Meesen H (Hrsg) Pathologie der Laboratoriumstiere. Springer, Berlin Göttingen Heidelberg, S 782–787
Stochdorph O (1982) Classification of intracranial tumors. In: Kazner E, Wende S, Grumme TH, Lanksch W, Stochdorph O (eds) Computed tomography in intracranial tumors. Springer, Berlin Heidelberg New York
Stowell RE, Sachs E, Russell WD (1945) Primary intracranial chorioepithelioma with metastasis to the lungs. Am J Pathol 21:787–801
Strang RR, Tovi D, Schisano G (1960) Teratomas of the posterior cranial fossa. Zentralbl Neurochir 20:359–372
Stroink AR, Hoffmann HJ, Hendrick EB, Humphreys RP (1986) Diagnosis and management of pediatric brain stem gliomas. J Neurosurg 65:745–750
Stroobandt G, Brucher JM (1968) Etude des tumeurs nerveuses obtenues par l'administration de methylnitrosourée au rat. Neurochirurgie 14:515–535
Studer A, Tribolet N de, Diseren AC, Gaide AC, Matthieu JM, Carrel S, Stavrou D (1985) Characterization of four human malignant glioma cell lines. Acta Neuropathol (Berl) 66:208–217
Sturm V, Georgi P, Netzeband G (1982) Experiences with the treatment of cystic craniopharyngiomas by stereotactically injected radioisotopes. In: Voth D, Gutjahr P, Langmaid C (eds) Tumours of the central nervous system in infancy and childhood. Springer, Berlin Heidelberg New York, pp 310–314
Susman W (1933) Pituitary adenoma. Br Med J 2:1215
Svien HJ, Mabon RF, Kernohan JW, MacCraig W (1953) Ependymoma of the brain: Pathologic aspects. Neurology 3:1–15
Svoboda DJ (1959) Oligodendroglioma in a six week old infant. J Neuropathol Exp Neurol 18:569–574
Swaen GJV, Wyers JHG, Van Haelst HJGN (1965) Reactions cerebrales au methylcholanthrene chez des rats de different origines. Bull Ass Franc Cancer 52:35–48

Sweet WH, Bailey P (1941) Experimental production of intracranial tumors in the white rat. Arch Neurol Psychiat (Chic) 45:1047–1048

Swenberg JA, Koestner A, Wechsler W (1971) The induction of tumors of the nervous system in rats with intravenous methylnitrosources (MNU). J Neuropathol Exp Neurol 30:122

Swenberg JA, Koestner A, Wechsler W (1972) The induction of tumors of the nervous system with intravenous methylnitrosourea. Lab Invest 26:74–85

Tabuchi K, Yamada O, Nishimoto A (1973) The ultrastructure of pinealoma. Acta Neuropathol (Berl) 24:117–127

Takaku A, Mita R, Suzuki J (1973) Intracranial teratoma in early infancy. J Neurosurg 38:265–268

Taruma H, Kury G, Suzuki K (1966) Intracranial teratomas in fetal life and infancy. Obstet Gynecol 27:134–141

Tani E, Yamashita J, Takeuchi J, Handa H (1969) Polygonal crystalline structures and crystalline aggregates of cylindrical particles in human glioma. Acta Neuropathol (Berl) 13:324–337

Tani E, Ikeda K, Kudo S, Yamagata S, Nishiura M, Gigashi N (1974) Specialized intercellular junctions in human intracranial germinomas. Acta Neuropathol (Berl) 27:139–151

Tani E, Nishiura M, Higashi N (1974) Freeze-fracture studies of gap junctions in human meningioma cells. Acta Neuropathol (Berl) 20:305–314

Tansley K, Wilson CW (1947) Irradiation of experimental cerebral tumors. Radiology 49:62–71

Tapia FJ, Barbosa AJA, Marangos PJ, Polak JM, Bloom SR, Dermody C, Pearse AGE (1981) Neuron-specific enolase is produced by neuroendocrine tumours. Lancet 1:808–811

Taratuto AL, Molina H, Morgens J (1983) Choroid plexus tumors in infancy and childhood. Focal ependymal differentiation. An immunoperoxidase study. Acta Neuropathol (Berl) 59:304–308

Taratuto AL, Molina HA, Diez B, Zucarro G, Monges J (1985) Primary rhabdomyosarcoma of brain and cerebellum. Report of four cases in infants: An immunohistochemical study. Acta Neuropathol (Berl) 66:98–104

Tchang S (1977) Computerized tomography as a possible aid to histological grading of supratentorial gliomas. J Neurosurg 46:735–739

Teltscharow L, Zülch KJ (1948) Das Astrozytom des Großhirns vom pathologisch-anatomischen Standpunkt aus. Arch Psychiatr Nervenkr 179:691–720

Terry RD, Hyams VJ, Davidoff LM (1959) Combined non metastasizing fibrosarcoma and chromophobe tumor of the pituitary. Cancer 12:791–798

Terz JJ, Curutchet WP, Lawrence W Jr (1971) Analysis of cell kinetics of human solid tumors. Cancer 28:1100–1110

Thomas C (1965) Zur Morphologie der Nasenhöhlentumoren bei der Ratte. Z Krebsforsch 67:1–10

Thomas C, Kersting G (1964) Zur Morphologie der durch Methylnitrosoharnstoff erzeugten Hirntumoren. Naturwissenschaften 51:144–145

Thomas C, Sierra JL, Kersting G (1967) Hirntumoren bei Ratten nach oraler Gabe von N-nitrosomethylharnstoff. Naturwissenschaften 54:228

Thomas C, Sierra JL, Kersting G (1968) Neurogene Tumoren bei Ratten nach intraperitonealer Applikation von N-nitroso-N-Methylharnstoff. Naturwissenschaften 55:183

Thums K (1939) Die Brauchbarkeit der Zwillingsmethode für die Erblichkeitsforschung bei Gehirntumoren. IIIrd International Congress of Neurology, Copenhagen. Munksgaard, Copenhagen

Thust R (1976) ZNS-tumoren in-vitro. In: Jänisch W, Güthert H, Schreiber D (Hrsg) Pathologie der Tumoren des Zentralnervensystems. Fischer, Jena

Tönnis W (1938) Über Hirngeschwülste. Z Gesamte Neurol Psychiatr 161:114–149

Tönnis W (1959) Pathophysiologie und Klinik der intrakraniellen Drucksteigerungen. In: Krenkel W, Olivecrona H, Tönnis W (Hrsg) Grundlagen: Angewandte Anatomie,

Physiologie, Pathophysiologie, Bd I/1. Springer, Berlin Göttingen Heidelberg, S 304–445 (Handbuch der Neurochirurgie)

Tönnis W (1984) Jahre der Entwicklung der Neurochirurgie in Deutschland. Erinnerungen Wilhelm Tönnis 1898–1978, bearbeitet und ergänzt von Klaus-Joachim Zülch. Springer, Berlin Heidelberg New York Tokyo

Tönnis W, Zülch KJ (1937) Das Ependymom der Großhirnhemisphären im Jugendalter. Zentralbl Neurochir 2:141–164

Toga M (1975) Etude ultrastructurale d'un chordome. J Neurol Sci 25:361–370

Toga M (1976) Tumeurs du système nerveux ultrastructure. Laboratoire de neuropathologie, Faculté de Medecine, Marseilles

Tokuriki Y, Handa H, Yamashita J, Okumura T, Paine JT (1986) Brainstem glioma: An analysis of 85 cases. Acta Neurochir (Wien) 79:67–73

Tomonaga M, Sluga E (1970) Zur Ultrastruktur der Pi-Granula. Acta Neuropathol (Berl) 15:56–69

Tonning HO, Warren RF, Barrie HJ (1952) Familial hemangiomata of the cerebellum. Report of three cases in a family of four. J Neurosurg 9:124–132

Touraine A (1941) Centrofacial lentiginosis and associated dysplasia. Bull Soc Franç Derm 48:518–521

Treip CS (1957) A congenital medulloepithelioma of the midbrain. J Pathol Bacteriol 74:357–363

Tripier MF, Hassoun J, Toga M (1975) Etude ultrastructurale d'un chordome. J Neurol Sci 25:361–370

Trojanowski JQ, Tascos NA, Rorke LB (1982) Malignant pineocytoma with prominent papillary features. Cancer 50:1789–1793

Trojanowski JQ, Lee VM, Schlaepfer WW (1984) An immunohistochemical study of human central and peripheral nervous system tumors using monoclonal antibodies against neurofilaments and glial filaments. Hum Pathol 15:148–157

Tumiloviez JJ, Nichols WW, Cholon JJ, Greene AE (1970) Definition of a continous cell line derive from neuroblastoma. Cancer Res 30:2110–2118

Turner OA, Laird AT (1966) Meningioma with traumatic etiology. J Neurosurg 24:96–98

Turner OA, MacCraig W, Kernohan W (1942) Malignant meningiomas. A clinical and pathological study. Surgery 11:81–100

Tym R (1969) Distribution of cell doubling time in-vitro human cerebral tumors. Surg Forum 20:445–447

Tzonos T, Brunngraber CV (1963) Über das melanoblastische Meningiom. Acta Neurochir (Wien) 11:416–421

Ueki K (1963) Diagnosis and treatment of the brain tumors. In: Proceedings of the 16th General Assembly of the Japan Medical Congress, vol 3. Igaku-Shoin, Tokyo, pp 183–187

Ule G, Waidelich FW (1976) Neurosekretorisches Ganglienzell-Choristom in der Adenohypophyse. Acta Neuropathol (Berl) 38:81–84

Umbach W, Schaub G (1967) Fortschritte der Therapie bei rezidivierten Hirntumoren. Akt Chir 2:1–6

Unio Internationalis Contra Cancrum (1965) Illustrated tumor nomenclature. Springer, Berlin Heidelberg New York

Unio Internationalis Contra Cancrum (1966/1969) Cancer incidence in five continents. Springer, Berlin Heidelberg New York

Unterharnscheidt FJ (1972) Routine tissue culture of CNS tumors and animal implantation. In: Homburger F (ed) Progress in experimental tumor research, vol 17. Karger, Basel, pp 111–150

Uyeda CT, Eng LF, Bignami A (1972) Immunological study of the glial fibrillary acidic protein. Brain Res 37:81–89

Vandeputte M, Brucher JM (1962) Sarcomatose experimentale provoquée chez le raton par le virus polyome. Acta Neuropathol (Berl) 1:397–405

Vandevelde M, Frankhauser R, Luginbühl H (1985) Immunocytochemical studies in canine neuroectodermal brain tumors. Acta Neuropathol (Berl) 66:111–116

Vasquez JJ, Cervos-Navarro J (1969) Intranukleäre stabförmige Gebilde bei einem Oligodendrogliom. Acta Neuropathol (Berl) 13:289

Vasquez-Lopez E (1936) On the growth of Rous sarcoma inoculated into the brain. Amer J Cancer 26:29

Vasquez-Lopez E (1945) Glioma in rat fed with 2-acetylaminofluorene. Nature 156: 296

Veelen CWM van, Verbiest H, Veng AMC, Rijksen G, Staal GEJ (1978) Isozymes of pyruvate kinase from human brain, meningiomas and malignant gliomas. Cancer Res 38:4681–4687

Veelen CWM van, Verbiest H, Zülch KJ et al. (1979) Alanine inhibition of pyruvate kinase from tumors of the human central nervous system. Cancer Res 39:4263–4269

Venzoni M (1942) Condromi endocranii. Encondroma gigante della dura madre encefalica. Dtsch Z Nervenheilkd 102:110–111

Verbrugghen A, Learmonth JR (1932) Chondroma of the falx cerebri. J Nerv Ment Dis 76:463–466

Verocay J (1908) Multiple Geschwülste und Systemerkrankungen am nervösen Apparat. Chiari-Festschrift, Wien und Leipzig

Verocay J (1910) Zur Kenntnis der Neurofibrome. 13. Tagung der Deutschen Pathologischen Gesellschaft, Beitr Path Anat 48

Viale GL, Andreussi L (1965) Histochemical study of the oxidative activity in tumors of the nervous system. Acta Neuropathol (Berl) 4:538

Viale GL, Ibba F (1964) Histochemische Untersuchungen über die Phosphorylasen in Hirngeschwülsten. Acta Neurochir (Wien) 3:475–485

Viale GL, Andreussi L, Viale E (1963) Ricerche istochimiche sulle deidrogenasi nei tumori del sistema nervoso. Riv Istochim Norm Pat 9:189

Vincent C, Thiebaut F, Rappoport F (1930) A propos de l'ablation des gliomes du cerveau par l'électrocoagulation. Rev Neurol (Paris) 2:116

Vincken PJ, Bruyn BW (eds) (1974) Handbook of clinical neurology: volume 16: Tumors of the brain and skull, part I. North Holland, Amsterdam/Elsevier, New York

Vincken PJ, Bruyn BW (eds) (1974) Handbook of clinical neurology: volume 17: Tumors of the brain and skull, part II. North Holland, Amsterdam/Elsevier, New York

Vincken PJ, Bruyn BW (eds) (1975) Handbook of clinical neurology: volume 18: Tumors of the brain and skull, part III. North Holland, Amsterdam/Elsevier, New York

Vincken PJ, Bruyn BW (eds) (1975) Handbook of clinical neurology: volume 19: Tumors of the spine and spinal cord, part I. North Holland, Amsterdam/Elsevier, New York

Vincken PJ, Bruyn BW (eds) (1976) Handbook of clinical neurology: volume 20: Tumors of the spine and spinal cord, part II. North Holland, Amsterdam/Elsevier, New York

Virchow R (1863–1865) Die krankhaften Geschwülste. Hirschwald, Berlin

Virozub ID (1969) Die Unterscheidungsmerkmale von Astrozytomen des Gehirns von unterschiedlicher Malignität (russ) zit in Jänisch et al. (1976)

Voigt WH (1968) Elektronenmikroskopische Beobachtungen an menschlichen Medulloblastomen. Dtsch Z Nervenheilkd 192:390

Volland W (1938) Über multiple Chondrome der Dura mater spinalis. Zentralbl Allg Pathol 69:162–167

Vorreith M, Fuchsova M, Fryc O (1963) Tumors of the central nervous system in infants and children. Cesk Pediatr 18:193–199

Vulliany T, Rattray S, Murdy R (1983) Cell surface antigen distinguishes sensory and autonomic peripheral neurons from central neurones. Nature 291:418–420

Waardenburg PJ (1963) Genetics and ophthalmology, vol 2. Van Gorcum, Assen 1333–1424

Waga S, Handa H (1976) Radiation induced meningioma: with review of literature. Surg Neurol 5:215–219

Wagner HP, Käser H (1970) Cell proliferation in neuroblastoma. Europ J Cancer 6:369–372

Wahal KM, Ansari IH (1968) Experimental brain tumors in albino mice. Indian J Med Res 56:826

Walsh J, Gye R, Connelley TJ (1969) Meningioma, a late complication of head injury. Med J Aust 1:906–908

Walshe FMR (1961) Head injury as a factor in the aetiology of intracranial meningioma. Lancet II:993–996

Waltz TA, Brownell B (1966) Sarcoma: A possible late result of effective radiation therapy for pituitary adenoma. Report of two cases. J Neurosurg 24:901–907
Warecka K, Moller HG, Vogel HM, Tripatzis I (1972) Human brain-specific alpha$_2$-glycoprotein-purification by affinity chromatography and detection of new component: localization in nerve cells. J Neurochem 19:719–725
Warzok R, Arnold H (1972) Zur Problematik der intrakraniellen Dysgerminome. Zentralbl Allg Pathol 115:67–73
Watanabe S, Nakajima T, Shimosato Y, Shimamura K, Sakuma H (1983) T-zone histiocytes with S-100 protein. Development and distribution in human fetusses. Acta Pathol Jpn 33:15–22
Wechsler W, Hossmann KA (1965) Zur Feinstruktur menschlicher Acusticusneurinome. Beitr Pathol Anat 132:319–343
Weichselbaum RR, Liszczak TM, Phillips JP, Little JB, Epstein J, Kornblith PL (1977) Characterization and radiobiologic parameters of medulloblastoma in vitro. Cancer 40:1087–1096
Weil A (1938) Experimental production of tumors in the brain of white rats. Arch Path 26:777–790
Weinstein JD, Langfitt TW, Bruno L, Zaren HA, Jackson JLF (1968) Experimental study of patterns of brain distortion and ischemia produced by an intracranial mass. J Neurosurg 28:513–521
Weir B, Elvidge AR (1968) Oligodendrogliomas. An analysis of 63 cases. J Neurosurg 29:500–505
Weiss P (1944) In vitro transformation of spindle cells of neural origin into macrophages. Anat Rec 88:205–221
Weizsäcker V von (1941) Otfried Foerster. Dtsch Z Nervenkr 153:1–24
Weller RO, Cervós-Navarro J (1977) Pathology of peripheral nerves. Butterworths, London Boston
Wende S (1962) Sarkom der Schädelkalotte nach Röntgentherapie. Fortschr Röntgenstr 96:278–282
Weyand RD, MacCarthy CS, Wilson RB (1951) The effect of pregnancy on intracranial meningiomas occurring about the optic chiasm. Surg Clin North Am 31:1225–1233
WHO (1979) Zülch KJ (ed) Histological typing of brain tumors. WHO, Genf
WHO (1980) Williams ED (ed) Histological typing of endocrine tumors. WHO, Genf
Wick MR, Scheithauer BW, Kovacs K (1983) Neuron-specific enolase in neuroendocrine tumors of the thymus, bronchus and skin. Am J Clin Pathol 79:703–707
Wiel HJ van der (1960) Inheritance of gliomas. Elsevier, Amsterdam London New York Princeton
Wilfong RF, Bigner DD, Self DJ, Wechsler W (1973) Brain tumor types induced by the Schmidt-Ruppin-strain of Rous sarcoma virus in inbred Fischer rats. Acta Neuropathol (Berl) 25:196–206
Williams ED, Siebermann RE, Sobin LH (1980) Histological typing of endocrine tumors. International histological classification of tumors, nr 23. WHO, Geneva
Willmer EN (Hrsg) (1965/1966) Cells and tissues in culture: Methods, biology and physiology, Bd 1–3. Academic Press, New York London
Wilson CB, Barker M (1969) Studies of malignant brain tumors in cell culture. Ann NY Acad Sci 159:480–489
Wilson CB, Barker M, Slagel DE (1966) Tumors of the central nervous system in monolayer tissue. Arch Neurol 15:275–282
Wilson CB, Kaufmann L, Barker M (1970) Chromosome analysis of glioblastoma multiforme. Neurology 20:821–828
Winkelman NW, Cassel C, Schlesinger B (1952) Intracranial tumors with extracranial metastases. J Neuropathol Exp Neurol 11:149–168
Witte A (1979) Das monstrozelluläre Sarkom der Hirngefäße. Dissertation. Medizinische Fakultät der Universität Köln
Wolf A, Echlin F (1936) Osteochondrosarcoma of the falx invading the frontal lobes of the cerebrum. Bull Neurol Inst NY 5:515–525
Wolf N (1951) Kriegsverletzung des Gehirns und Hirntumorentwicklung. Z Unfallmed Berufskr 44:279–284

Wood MW, White RJ, Kernohan JW (1957) One hundred intracranial meningiomas found incidentally at necropsy. J Neuropathol Exp Neurol 16:337–340

Wylie IG, Jeffreys RV, Maclaine GN (1973) Cerebral hemangioblastoma. Br J Radiol 46:472–476

Yagishita S, Ytoh Y, Chiba Y, Cuda K (1979) Cerebral neuroblastoma. Virchows Arch [A] 381:1–13

Yagishita S, Ytoh Y, Chiba Y, Yamashita T, Nakazima F, Kuobah T (1980) Cerebellar neuroblastoma. A light and ultrastructural study. Acta Neuropathol (Berl) 50:139–142

Yakovlev PI, Guthrie RH (1931) Congenital ectodermoses (neurocutaneous syndromes) in epileptic patients. Arch Neurol Psychiat (Chic) 26:1145–1194

Yamashita J, Handa H, Toyama M (1975) Medulloblastoma in two brothers. Surg Neurol 4:225–227

Yokoyama M, Okada K, Tokue A, Takayasu H (1973) Ultrastructural and biochemical study of benign ganglioneuroma. Virchows Arch [A] 361:195–209

Young HF, Fu Y, Fraktin MJ (1976) Organ culture of craniopharyngioma and its cellular effects induced by colloidal chromic phosphate. J Neuropathol Exp Neurol 35:404–412

Zang KD (1970) Cytological and cytogenetical studies on human meningiomas. Proceedings of the VIth International Congress of Neuropathology. Masson, Paris, pp 982–983

Zankl H, Zang KD (1972) Cytological and cytogenetical studies on brain tumors. Hum Genet 14:167–169

Zimmerman HM (1962) Experimental brain tumors. In: Fields WS, Sharkey P (Hrsg) The biology and treatment of intracranial tumors. Thomas, Springfield, pp 49–74

Zimmerman HM (1969) Brain tumors: Their incidence and classification in man and their experimental production. Ann NY Acad Sci 159:337–359

Zimmerman HM, Arnold H (1941) Experimental brain tumors. I. Tumors produced by methylcholanthrene. Cancer Res 1:919–938

Zimmerman HM, Arnold H (1943) Experimental brain tumors II. Produced by benzpyrene. Am J Pathol 19:939–955

Zimmerman HM, Innes JRM (1979) Tumours of the central and peripheral nervous system. In: Turusov VS (ed) Pathology of tumours in laboratory animals, vol II. Tumours of the mouse. IARC, Lyon, pp 629–654

Zondek B (1936) Tumours of the pituitary induced with follicular hormone. Lancet 230:776

Zuccarello M, Pardatscher K, Andrioli GC, Fiore DL, Iavicioli R (1981) Brain tumors presenting as spontaneous intracerebral haemorrhage. Zentralbl Neurochir 42:1–6

Zülch KJ (1937) On the question of cerebellar astrocytomas. Zentralbl Neurochir 2:360

Zülch KJ (1940a) Über das sogenannte Kleinhirnastrozytom. Virchows Arch [A] 307:22–252

Zülch KJ (1940b) Hirngeschwülste im Jugendalter. Zentralbl Neurochir 5:238–274

Zülch KJ (1951) Die Hirngeschwülste in biologischer und morphologischer Darstellung, 1. Aufl. Barth, Leipzig

Zülch KJ (1953) Hirngeschwülste als Schädigungsfolge. Ärztl Forsch 7:535–543

Zülch KJ (1956) Biologie und Pathologie der Hirngeschwülste. In: Krenkel W, Olivecrona H, Tönnis W (Hrsg) Pathologische Anatomie der raumbeengenden, intrakraniellen Prozesse. Springer, Berlin Göttingen Heidelberg (Handbuch der Neurochirurgie, Bd III, S 1–707)

Zülch KJ (1959) Störungen des intrakraniellen Druckes. In: Krenkel W, Olivecrona H, Tönnis W (Hrsg) Grundlagen: Angewandte Anatomie, Physiologie, Pathophysiologie. Springer, Berlin Göttingen Heidelberg (Handbuch der Neurochirurgie, Bd I/1, S 208–303)

Zülch KJ (1960) Über die Strahlensensibilität der Hirngeschwülste und die sogenannte Strahlen-Spätnekrose des Hirns. Dtsch Med Wochenschr 85:309–310

Zülch KJ (1962) The present state of the classification of intracranial tumors and its value for the neurosurgeon. In: Fields WS, Sharkey P (eds) The biology and treatment of intracranial tumors. Thomas, Springfield, pp 157–177

Zülch KJ (1963) Otfried Foerster und die Breslauer Medizinische Fakultät. Jahrbuch der Schlesischen Friedrich-Wilhelms-Universität zu Breslau 8:316–338

Zülch KJ (1964) On the definition of the polymorphous oligodendroglioma. Acta Neurochir [Suppl] (Wien) 10:166–168

Zülch KJ (1965) Einige Besonderheiten der Hirngeschwülste in Alter und Sitz sowie im Geschlecht der Tumorträger. Zentralbl Chir 90:890–898

Zülch KJ (1969) Roentgen sensitivity of cerebral tumours and so-called late irradiation necrosis of the brain. Acta Radiol Ther Phys Biol 8:92–110

Zülch KJ (1975) Atlas of gross neurosurgical pathology. Springer, Berlin Heidelberg New York

Zülch KJ (1980) Pathologie und Biologie der raumfordernden Prozesse von Rückenmark und Wirbelsäule. Radiologe 20:459–465

Zülch KJ (Hrsg) (1984) Tönnis W: Jahre der Entwicklung der Neurochirurgie in Deutschland. Erinnerungen Wilhelm Tönnis 1898–1978, bearbeitet und ergänzt von Klaus-Joachim Zülch. Springer, Berlin Heidelberg New York Tokyo

Zülch KJ (1986) Brain tumors. Their biology and pathology, 3rd edn. Springer, Berlin Heidelberg New York Tokyo

Zülch KJ, Borck WF (1952) Tafeln über die relative Häufigkeit der Hirngeschwülste in verschiedenen Altersklassen. Zentralbl Neurochir 12:93–97

Zülch KJ, Kleinsasser O (1957) Ortsgebundene Abweichungen in der Histologie und im biologischen Verhalten der Ependymome. Zentralbl Allg Pathol 97:59–66

Zülch KJ, Mennel HD (1971) Gehirntumor und Trauma. Hefte Unfallheilkd 107:33–44

Zülch KJ, Mennel HD (1973) Recent results in new models of transplacental carcinogenesis in rats. In: Tomatis L, Lohr U (eds) Transplacental carcinogenesis. IARC, Lyon, pp 29–44

Zülch KJ, Mennel HD (1974) The biology of brain tumors. In: Vinken PJ, Bruyn GW (eds) Tumors of the brain and skull. North Holland, Amsterdam/Elsevier, New York (Handbook of clinical neurology, vol 16, part 1, pp 1–55)

Zülch KJ, Mennel HD (1975) Malignant meningiomas. Adv Neurosurg 2:3–11

Zülch KJ, Milhaud M (1960) Etude de la fibre du neurinome, son origine schwannienne et sa nature neuroectodermique. Rev Neurol (Paris) 103:541–555

Zülch KJ, Schmid EE (1955) Über das Ependymom der Seitenkammern am Foramen Monro. Arch Psychiatr Nervenkr 193:214–228

Zülch KJ, Wechsler W (1968) Pathology and classification of gliomas. Prog Neurol Surg 2:1–84

Zülch KJ, Woolf AL (1964) Classification of brain tumors. Acta Neurochir (Wien) Suppl 10

Zülch KJ, Mennel HD, Zimmermann V (1974) Intracranial hypertension. In: Vinken PJ, Bruyn GW (eds) Tumors of the brain and skull. North Holland, Amsterdam/Elsevier, New York (Handbook of clinical neurology, vol 16, part 1, pp 89–149)

Entzündliche zentralnervöse Erscheinungen bei der Infektion mit dem humanen Immundefizienzvirus (HIV) und beim Immundefizienzsyndrom (AIDS)

H. SOLCHER

Mit 5 Abbildungen

Eine Fülle von Erkenntnissen im Zusammenhang mit der Immunschwäche AIDS, die zumeist erst nach Abschluß des Kapitels über die „Entzündlichen Krankheiten des zentralen Nervensystems" bekannt wurden, läßt es angezeigt erscheinen, diese als Nachtrag anzufügen.

Schon bald nach Bekanntwerden der Krankheit wurden bei AIDS-Patienten zentral und peripher nervöse Symptome beobachtet (GAPEN 1982; HOROWITZ et al. 1982). Inzwischen ist aufgrund größerer Übersichten die Häufigkeit einer klinischen Mitbeteiligung des Nervensystems auf etwa $^1/_3$ einzuschätzen (SNIDER et al. 1983; BERGER et al. 1984; LEVY RM et al. 1985; KOPPEL et al. 1985; FENELON et al. 1986; ENZENSBERGER u. FISCHER 1987). Dabei fiel auf, daß gar nicht selten die Erstmanifestation der Krankheit das Nervensystem betraf (JÜRGENS et al. 1985). BERGER et al. (1984) gaben sie mit 12% an. Überraschenderweise zeigten die postmortalen Hirnuntersuchungen in einem weit höheren Maße als es die klinischen Befunde erwarten ließen, morphologische Auffälligkeiten, nämlich in etwa 80% (MOSKOWITZ et al. 1984a; NIELSEN et al. 1984; ANDERS et al. 1986a; NAVIA et al. 1986; PETITO et al. 1986; DE LA MONTE et al. 1987). Hiervon wird der überwiegende Teil durch entzündliche Veränderungen hervorgerufen, dagegen sind die neoplastischen und vaskulären von weitaus geringerer Bedeutung.

Während man anfangs angenommen hatte, daß das HIV ein rein lymphozytotropes Retrovirus sei und nur sekundär über das Darniederliegen des Immunsystems zu opportunistischen nervösen Erkrankungen führe, ließ diese hohe Beteiligung des Nervensystems, teilweise auch ohne nachweisbare opportunistische Infektion, an einen direkten Befall denken. Dieser Verdacht konnte durch Virusisolierung und -züchtung, Hybridisierungstechniken, Antigen- und Antikörpernachweis, immunfluoreszenstechnische Verfahren und auch durch den direkten morphologischen Nachweis in Gewebe und Liquor gesichert werden (LEVY JA et al. 1985; SHAW et al. 1985; CHIODI et al. 1986; GARTNER et al. 1986; ANAND et al. 1987; EPSTEIN et al. 1987; GYORKEY et al. 1987; HO et al. 1987). Auch die Übertragung des Virus aus menschlichem Hirngewebe auf Schimpansen gelang (GAJDUSEK et al. 1985). Auf welchem Weg die Viren die Blut-Hirn- oder Blut-Liquor-Schranke überwinden, ist noch unsicher. Man nimmt an, daß sie mit infizierten Monozyten und Makrophagen aus dem Blut dorthin gelangen (KOENIG et al. 1986; GARTNER et al. 1986) oder auch, daß eine direkte Invasion stattfindet (GYORKEY et al. 1987; RESNICK et al. 1988).

Ob außer den Makrophagen im Gehirn auch neurodermale Zellen von den Viren befallen werden, also ein echter Neurotropismus vorliegt, gilt als unsicher (Meyenhofer et al. 1987); es wurde aber über Befall von Mikro-, Oligo- und Astroglia berichtet (Epstein et al. 1985; Gartner et al. 1986; Stoler et al. 1986; Gyorkey et al. 1987).

Darüberhinaus muß damit gerechnet werden, daß auch genetisch unterschiedliche, aber verwandte Viren gleichzeitig vorliegen können, nachdem Koyanaki et al. (1987) dieser Nachweis im Hirngewebe und Liquor bei einem Kranken gelang.

Dieser Virusbefall des Zentralnervensystems kann innerhalb des Krankheitsgeschehens offenbar frühzeitig eintreten, denn bereits zum Zeitpunkt der Serokonversion treten akute Meningoenzephalitiden auf, die im allgemeinen aber innerhalb weniger Wochen meist folgenlos abklingen (Carne et al. 1985; Cooper et al. 1985; Fischer u. Enzensberger 1987; Ho et al. 1985; Hollander u. Stringari 1987; Resnick et al. 1988).

Eine HIV-Erkrankung kann somit im Gehirn zu zwei pathogenetisch verschiedenen Prozessen führen: einmal über das allgemeine Versagen der Immunabwehr zu *opportunistischen Infektionen* und zum anderen zu einer *direkten Virusinfektion.*

Natürlich treten diese Prozesse auch kombiniert auf, so daß die Veränderungen des direkten HIV-Befalls durch opportunistische Infektionen überlagert werden. Dabei kommt noch hinzu, daß bei einem beträchtlichen Anteil der Kranken gleichzeitig mehrere Sekundärinfektionen vorliegen.

Die folgende Aufstellung gibt einen Überblick über die bisher gefundenen opportunistischen Erreger bei AIDS:

Mykosen	Cryptococcus	Candida
	Histoplasma	Coccidioisis
	Aspergillus	Blastomyces
Viren	Zytomegalievirus	Zostervirus
	Papovavirus	Herpes-simplex-Virus
Parasiten	Toxoplasma gondii	
Bakterien	Mycobacterium avium	M. tuberculosis
	Trepenoma pallidum	Salmonella
	Nocardia ast.	Listeria
	E. coli	

(Horowitz et al. 1982; Snider et al. 1983; Britton u. Müller 1984; Moskowitz et al. 1984b; Sharer u. Kapila 1985; Anders et al. 1986b; Fischer u. Enzensberger 1987; Schlote et al. 1987).

Das Vorkommen der einzelnen Erreger zeigt deutliche Unterschiede, das geographisch oder ethnisch bedingt erscheint, aber auch zwischen gleichartigen Kollektiven bestehen kann (Anders et al. 1986a, b). Ein eindeutiges Übergewicht haben aber durchweg die Infektionen mit Toxoplasma gondii und mit Zytomegalievirus. Hier stellt sich die Frage, inwieweit es sich um Reaktivierungen latenter Infektionen handelt.

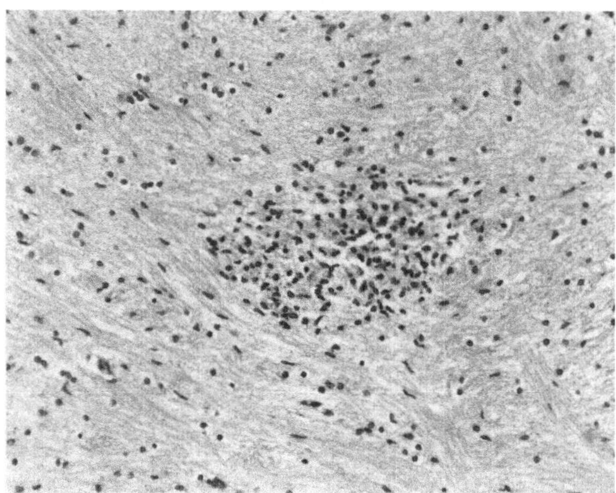

Abb. 1. Subakute Enzephalitis bei AIDS. Lockeres Gliaknötchen in der Medulla oblongata. HE × 135. (Überlassen von Herrn Dr. Gosztonyi, Berlin)

Diese zerebralen AIDS-Begleitkrankheiten bieten sowohl klinisch als auch morphologisch keine wesentlichen Besonderheiten. Die Krankheitszeichen und die anatomischen Befunde entsprechen weitgehend den Bildern bei Immundepressionen anderer Genese, so daß sich ein weiteres Eingehen an dieser Stelle erübrigt (Sharer u. Kapila 1985; Anders et al. 1986a).

Unklar ist noch die Einordnung einer Mikrogliaknötchen-Enzephalitis, die von Snider et al. (1983) erstmals beschrieben wurde. Die Autoren konnten bei der Hälfte dieser Fälle Zytomegaliezellen nachweisen und sahen daher in dieser *„subakuten Enzephalitis"* die Folge einer opportunistischen Infektion bei Immundefekt. In zahlreichen weiteren Untersuchungsreihen wurde das Vorliegen solcher Gliaknötchenenzephalitiden bestätigt, wenn auch in unterschiedlicher Häufung (Sharer u. Kapila 1985). Die Knötchen liegen überwiegend im Grau des Groß- und Kleinhirnes, des Hirnstammes und der Medulla spinalis, ein gelegentliches Übergreifen auf die weiße Substanz kommt vor. Die einzelnen, lockeren Knötchen bestehen meist aus hämatogenen Elementen, untermischt mit Mikroglia (Abb. 1); bei Übergang zu kompakten Formen sind sie dann auch mit reaktiven Astrozyten durchsetzt (Abb. 2) (Nielsen et al. 1984). Mitunter liegen sie in der Nähe kleinerer Gefäße, die dann Rundzellansammlungen aufweisen und auch perivenöse Demyelinisation zeigen können (Anders et al. 1986b; Budka et al. 1987; Petito et al. 1986).

Trotz intensivster Bemühungen ließ sich bei einem Teil dieser Fälle der Beweis einer opportunistischen Infektion nicht führen, so daß sich die Frage stellt, ob nicht doch eine direkte HIV-Infektionsfolge vorliegt. Die Ansichten hierüber sind divergent. So hält es z.B. Budka (1987) für möglich, daß nur die mangelnde Sensitivität der Nachweistechniken eine Zuordnung der ungeklärten Fälle verhindert, während Gabuzda et al. (1986) dagegen in lokalem Zusammenhang mit Gliaknötchen HIV-Antigen nachgewiesen haben.

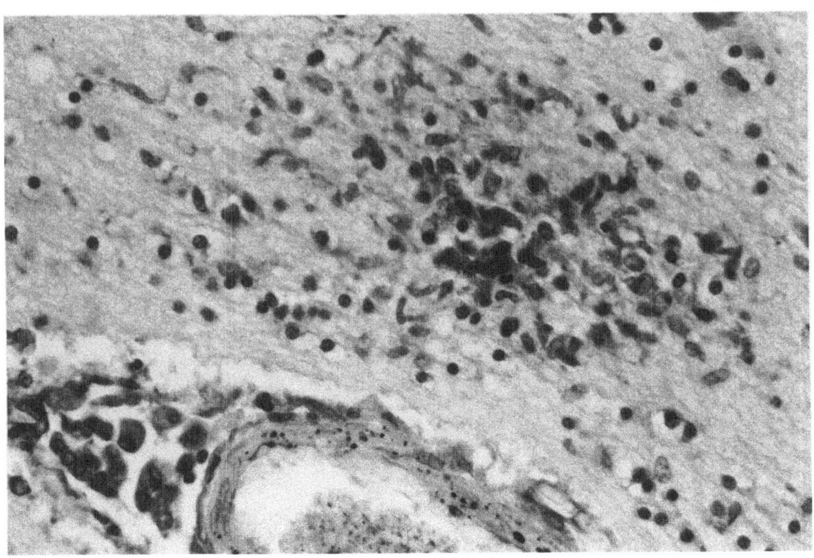

Abb. 2. Subakute Enzephalitis bei AIDS. Kompaktes, perivasales Gliaknötchen.
HE × 250. (Überlassen von Herrn Dr. Woelki, Frankfurt)

Als klinische Folge eines *direkten HIV-Befalles* des zentralen Nervensystems gilt heute das als *AIDS-Dementia-Komplex* bezeichnete Krankheitsbild. Es handelt sich hierbei um ein sich allmählich entwickelndes, progredientes, organisches Abbausyndrom. Im Vordergrund stehen Merk-, Gedächtnis- und Konzentrationsstörungen, Antriebsverarmung und Affektverflachung. Häufig kommen motorische Erscheinungen mit Ataxie, Koordinationsstörungen und Tremor hinzu; schließlich entwickeln sich Inkontinenz und Paraparesen, mitunter auch Krampfanfälle und optische Halluzinationen (Navia et al. 1986; Fischer u. Enzensberger 1987; Navia u. Price 1987).

Die morphologischen Veränderungen, die für diese Krankheit verantwortlich gemacht werden, liegen in der weißen Substanz, den basalen Ganglien, Thalamus, Hirnstamm und Rückenmark unter weitgehender Verschonung des Rindengraues (Budka et al. 1987; de la Monte et al. 1987; Nielsen et al. 1984; Petito et al. 1986). Dabei muß die sowohl computertomographisch als auch anatomisch meist nachweisbare Atrophie der Hirnrinde noch als weitgehend ungeklärt angesehen werden, auffallende Veränderungen bestehen in ihr nicht (Schlote et al. 1987).

Als sicherster Hinweis auf eine direkte HIV-Infektion gilt das Vorkommen mehrkerniger Riesenzellen, da in ihnen Viruspartikel nachgewiesen werden konnten (Epstein et al. 1985; Koenig et al. 1986; Mirra et al. 1986). Für diese Riesenzellen wird ein hämatogener Ursprung angenommen (Budka 1986; Kato et al. 1987); Dickson (1986) will allerdings eine mikrogliöse Genese nicht völlig ausschließen. Die Mehrkernigkeit – bis über 20 Zellkerne – wird als Folge von Zellfusionen angesehen (Lifson et al. 1986). Mizusawa et al. (1987) haben aller-

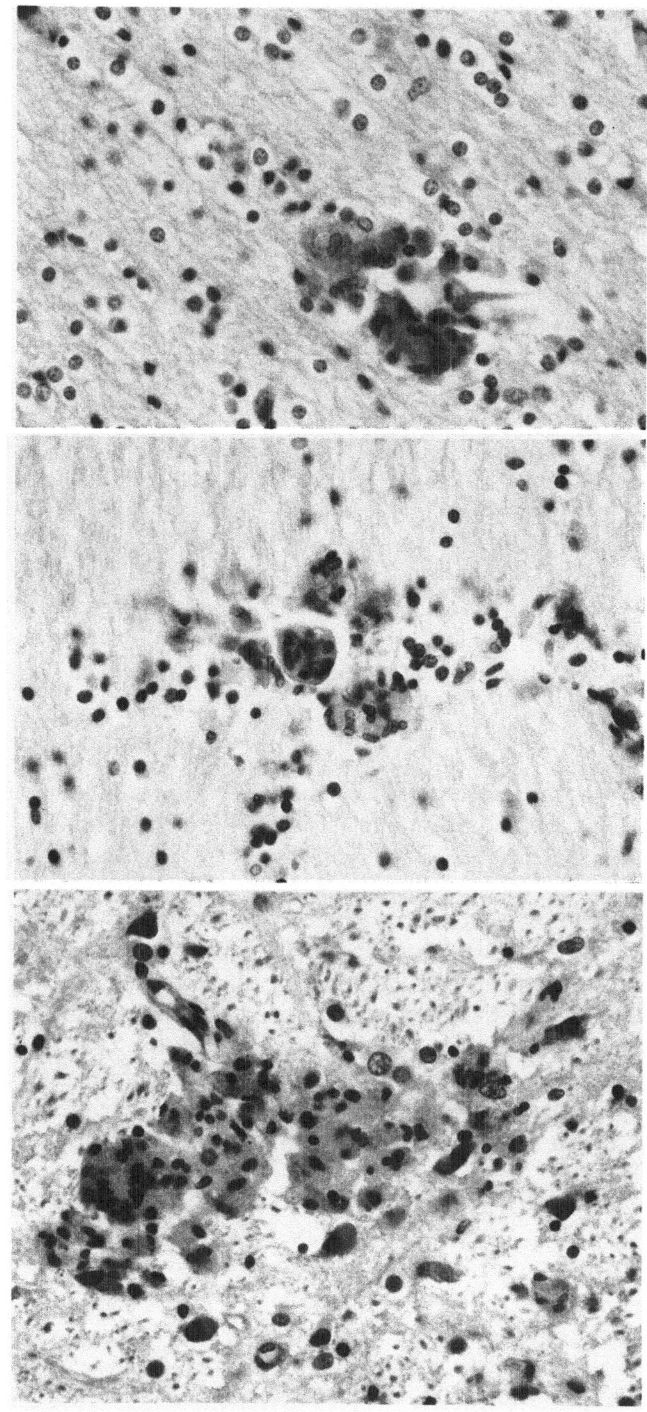

Abb. 3. Mehrkernige Riesenzellen bei HIV-Enzephalitis in Mittelhirn, Hypothalamus und Pons. HE × 250. (Überlassen von Herrn Dr. Woelki, Frankfurt)

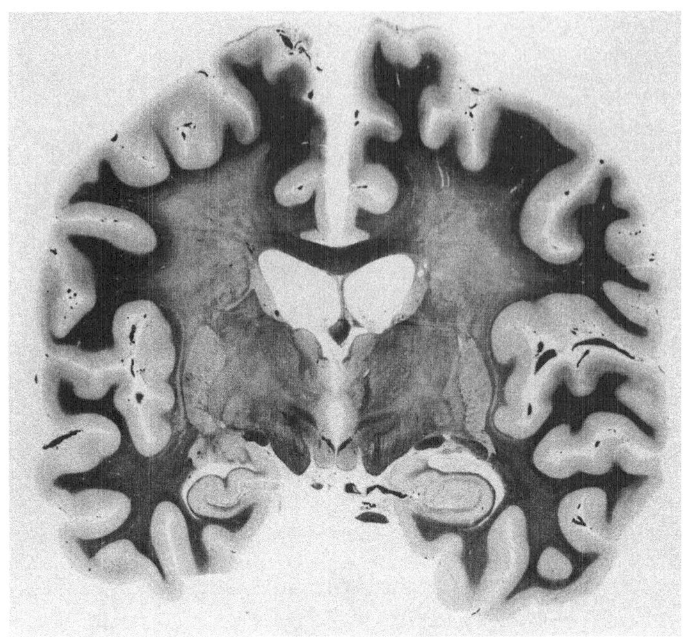

Abb. 4. Progressive, diffuse Leukoenzephalopathie bei HIV-Infektion. Heidenhain. (Überlassen von Herrn Dr. Gosztonyi, Berlin)

dings elektronenoptisch Kernbrücken nachgewiesen, so daß auch eine amitotische Kernteilung, zumindest für einen Teil, in Betracht kommt.

Diese Riesenzellen fallen schon bei schwacher Vergrößerung auf. Sie liegen bevorzugt perivasal, meist in lockeren Herden aus Stäbchenzellen, Astrozyten, hämatogenen Rundzellen, Monozyten und Makrophagen. In solchen Bereichen läßt sich eine Myelinaufhellung und spongiöse Gewebsauflockerung erkennen. Eine Neuronenverminderung oder eine Achsenzylinderschädigung scheint nicht dazuzugehören. Es können auch singuläre – in manchen Fällen nur singuläre – Riesenzellen im Parenchym vorkommen. Die einzelne Zelle ist rund, seltener oval oder polygonal, und hat ein granuliertes, eosinophiles Zytoplasma, aber keinerlei Einschlußkörperchen. Die hyperchromatischen Zellkerne sind rund bis elliptisch, sie liegen kreis- oder hufeisenförmig in der Zellperipherie oder bilden dichte Haufen (Abb. 3) (Budka 1986; Kato et al. 1987; Price et al. 1988).

Als weitere Folgen einer direkten HIV-Infektion und damit einer der Ursachen des AIDS-Dementia-Komplexes haben Kleihues et al. (1985) das Auftreten einer *progressiven, diffusen Leukoenzephalopathie* herausgestellt. Den Zusammenhang dieser Entmarkung mit direkter HIV-Einwirkung stützen die Autoren auf die obligate Anwesenheit von multinukleären Riesenzellen. Im Gegensatz zur progressiven multifokalen Leukoenzephalopathie, die bei AIDS als opportunistische Krankheit auftritt und für die neben den vergrößerten Oligodendrozyten mit Kerneinschlüssen der fleckförmige Markscheidenzerfall typisch ist, kommt es hier zu einer diffusen Aufhellung der Groß- und Kleinhirnmarklager,

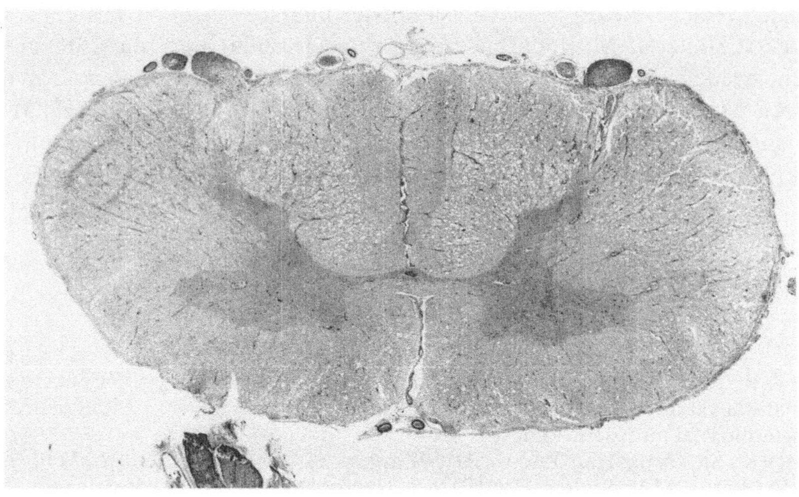

Abb. 5. Vakuoläre Myelopathie bei HIV-Infektion im Zervikalmark. PAS × 9,4. (Überlassen von Herrn Dr. Gosztonyi, Berlin)

meist unter weitgehender Aussparung der subkortikalen U-Fasern (Abb. 4). In den entmarkten Partien liegen vermehrt reaktive Astrozyten, und besonders perivasal finden sich Makrophagenansammlungen. Entzündliche Veränderungen gehören nicht zur diffusen Leukoenzephalopathie. BUDKA et al. (1987) sehen in der multifokalen Riesenzellenzephalitis und der progressiven, diffusen Leukoenzephalopathie die Endpunkte des Spielraumes der morphologischen Veränderungen bei direktem HIV-Befall des Gehirns; zwischen ihnen liegen zahlreiche Übergangsformen.

Auch das Rückenmark kann mit entzündlichen Erscheinungen und auch mit multinukleären Riesenzellen am enzephalitischen Prozeß beteiligt sein. Viel häufiger ist aber im Rückenmark eine andere Erscheinung: die *vakuoläre Myelopathie*. Ihr Auftreten ist nicht an eine Enzephalitis gekoppelt; das Zusammentreffen der beiden Krankheiten beim selben Patienten ist aber häufiger als es zu erwarten wäre. Klinisch ist die Myelopathie, zumindest bei stärkerer Ausprägung, für Paraspastik und Inkontinenz verantwortlich (PETITO et al. 1985, 1986).

Am ausgeprägtesten sind die vakuolären Veränderungen im mittleren bis unteren Thorakalmark; sie ergreifen aber auch die kaudalen und zervikalen Anteile des Rückenmarkes und können kranial bis in den Hirnstamm reichen (PRICE et al. 1988). Besonders betroffen sind die Hinter- und Seitenstränge, wobei aber keine Betonung bestimmter Bahnen besteht (Abb. 5). Histologisch liegt eine Vakuolisierung der weißen Substanz vor. Die Vakuolen sind mit einer Myelinscheide ausgekleidet, so daß der Eindruck einer fokalen intramyelinären Schwellung entsteht (PETITO et al. 1985). Die Axone sind nur bei stärkerer Ausprägung mitgeschädigt. Lipidbeladene Makrophagen kommen in geringer Zahl vor, aber es fehlen Entzündungszeichen, und es konnten keine Erreger und keine Einschlußkörperchen nachgewiesen werden.

550   H. SOLCHER

Die Ursache dieser Demyelinisation ist unklar. Während Ho et al. (1985)
in der vakuolären Myelopathie ein direktes Resultat der Infektion mit HIV
sehen, zweifeln dies SHARER et al. (1986) wegen der abweichenden neuropathologischen Merkmale dieser Myelopathie an. Für GOLDSTICK et al. (1985) bietet
sich eine ganze Palette von unmittelbaren und mittelbaren Ursachen an: infektiöse, parainfektiöse, nutritive, paraneoplastische und toxische.

Literatur

Anand R, Reed C, Forlenza S, Siegal F, Cheung T, Moore J (1987) Non cytocidal
    natural variants of human immunodeficiency virus isolated from AIDS patients with
    neurological disorders. Lancet II:234
Anders K, Steinsapir KD, Iverson DJ, Glasgow BJ, Layfield LJ, Brown WP, Cancilla
    PA, Verity MA, Vinters HV (1986a) Neuropathological findings in the acquired
    immundeficiency syndrome (AIDS). Clin Neuropathol 5:1
Anders KH, Guerra WF, Tomiyasu BU, Verity MA, Vinters HV (1986b) The neuropath-
    ology of AIDS. Am J Pathol 124:537
Berger JR, Moskowitz L, Fischl M, Kelley RE (1984) The neurologic complications
    of AIDS: frequently the initial manifestation. Neurology [Suppl 1] 34:134
Britton CB, Müller JR (1984) Neurologic complications in acquired immunodeficiency
    syndrome (AIDS). Neurol Clin 2:315
Budka H (1986) Multinucleated giant cells in brain: A hallmark of the acquired immune
    deficiency syndrome (AIDS). Acta Neuropathol (Berl) 69:253
Budka H (1987) Das morphologische Korrelat der HIV-Infektion des Gehirns. In: Fischer
    P-A, Schlote W (Hrsg) AIDS und Nervensystem. Springer, Berlin Heidelberg New
    York Tokyo, S 117
Budka H, Constanzi G, Cristina S, Lechi A, Parravicini C, Trabattoni R, Vago L (1987)
    Brain pathology induced by infection with the human immunodeficiency virus (HIV).
    Acta Neuropathol (Berl) 75:185
Carne CA, Tedder RS, Smith A, Sutherland S, Elkington SG, Daly HM, Preston FE,
    Craske J (1985) Acute encephalopathy coincident with seroconversion for anti-human
    T lymphotropic virus type III. Lancet II:1206
Chiodi F, Asjö B, Fenyö EM, Norkrans G, Hagberg L, Albert J (1986) Isolation of
    human immunodeficiency virus from cerebrospinal fluid of antibody-positive virus
    carriers without neurological symptoms. Lancet II:1276
Cooper DA, Gold J, MacLean P, Donovan B, Finlayson R, Barner TG, Michelmore
    HM, Brooke P, Penny R (1985) Acute AIDS retrovirus infection: definition of a
    clinical illness associated with seroconversion. Lancet I:537
Dickson DW (1986) Multinucleated giant cells in acquired immundeficiency syndrome
    encephalopathy. Origin from endogenous microglia? Arch Pathol Lab Med 110:967
Enzensberger W, Fischer P-A (1987) Zentralnervöse Befunde bei 140 Frankfurter Patien-
    ten mit HIV-Infektion. In: Fischer P-A, Schlote W (Hrsg) AIDS und Nervensystem.
    Springer, Berlin Heidelberg New York Tokyo, S 54
Epstein LG, Sharer LR, Cho E-S, Myenhofer M, Navia BA, Price RW (1985) HTLV III/
    LAV like retrovirus particles in the brains of patients with AIDS encephalopathy.
    AIDS Res Ther 1:447
Epstein LG, Goudsmit J, Paul DA, Morisson SH, Connor EM, Oleske JM, Holland
    B (1987) Expression of human immundeficiency virus in cerebrospinal fluid of chil-
    dren with progressive encephalopathy. Ann Neurol 21:397
Fenelon G, Bolgert F, Dehen H (1986) Les manifestations neurologiques du syndrome
    d'immuno-depression acquise (SIDA). Rev Neurol (Paris) 142:97
Fischer PA, Enzensberger W (1987) Neurological complications in AIDS. J Neurol
    234:269

Gabuzda DH, Ho DD, Monte SM de la, Hirsch MS, Rota TR, Sobel RA (1986) Immunhistochemical identification of HTLV-III antigen in brains of patients with AIDS. Ann Neurol 20:289

Gajdusek DC, Amyx HL, Gibbs CJ, Asher DM, Rodgers-Johnson P, Epstein LG, Sarin PS, Gallo RC, Maluish A, Arthur LO, Montagnier L, Mildvan D (1985) Infection of chimpanzees by human T-lymphotropic retroviruses in brain and other tissues from AIDS patients. Lancet I:55

Gapen P (1982) Neurological complications now characterizing many AIDS victims. JAMA 248:2941

Gartner S, Markovitz DM, Betts RF, Popovic M (1986) Virus isolation from and identification of HTLV III/LAV-producing cells in brain tissue from a patient with AIDS. JAMA 256:2365

Goldstick L, Mandybur TI, Bode R (1985) Spinal cord degeneration in AIDS. Neurology 35:103

Gyorkey F, Melnick JL, Gyorkey P (1987) Human immundeficiency virus in brain biopsis of patients with AIDS and progressive encephalopathy, J Infect Dis 155:870

Ho DD, Rota TR, Schooley RT, Kaplan JC, Allan JD, Groopmann JE, Resnick, L, Felsenstein D, Andrews CA, Hirsch MS (1985) Isolation of HTLV-III from cerebrospinal fluid and neural Aissues of patients with neurologic syndromes related to the acquired immunodeficiency syndrome. N Engl J Med 313:1493

Ho DD, Rota DR, Schooley RT, Kaplan JC, Allan JD, Groopman JD, Resnick L, Felsenstein D, Andrews CA, Hirsch MS (1987) Isolation of HTLV-III from CSF and neural tissues of patients with AIDS-related neurological syndromes. Ann Inst Pasteur Virol 138:137

Hollander H, Stringari S (1987) Human immunodeficiency virusassociated meningitis. Am J Med 83:813

Horowitz SL, Benson DF, Gottlieb MS, Davos I, Bentson JR (1982) Neurological complications of gay-related immundeficiency disorders. Ann Neurol (abstr) 12:80

Jürgens R, Thun F, Ackermann R (1985) Erstmanifestation des Acquired immunodeficiency syndrome (AIDS) am Nervensystem. Nervenarzt 56:603

Kato T, Hirano A, Llena JF, Dembitzer HM (1987) Neuropathology of acquired immune deficiency syndrome (AIDS) in 53 autopsy cases with particular emphasis on microglial nodules and multinucleated giant cells. Acta Neuropathol (Berl) 73:287

Kleihues P, Lang W, Burger PC, Budka H, Vogt M, Maurer R, Lüthy R, Siegenthaler W (1985) Progressive diffuse leukoencephalopathy in patients with acquired immune deficiency syndrome (AIDS). Acta Neuropathol (Berl) 68:333

Koenig S, Gendelman HE, Orenstein JM, dal Canto MC, Pezeshkpour GH, Yungbluth M, Janotta F, Aksamit A, Martin MA, Fanci AS (1986) Detection of AIDS virus in macrophages in brain tissue from AIDS patients with encephalopathy. Science 233:1089

Koppel BS, Wormser GP, Tuchman AJ, Maayan S, Hewlett D, Daras M (1985) Central nervous system involvement in patients with acquired immune deficiency syndrome (AIDS). Act Neurol Scand 71:337

Koyanagi Y, Miles S, Mitsuyasu RT, Merrill JE, Vinters HV, Chen IS (1987) Dual infection of the central nervous system by AIDS viruses with distinct cellular tropismus. Science 236:819

Levy JA, Shimabukuro J, Hollander H, Mills J, Kaminsky L (1985) Isolation of AIDS associated retroviruses from cerebrospinal fluid and brain of patients with neurological symptoms. Lancet II:586

Levy RM, Bredesen DE, Rosenblum ML (1985) Neurological manifestations of the acquired immunodeficiency syndrome (AIDS): Experience at UCSF and review of the literature. J Neurosurg 62:475

Lifson JD, Reyes GR, McGrath MS, Stein BS, Engleman EG (1986) AIDS retrovirus induced cytopathology: giant cell formation and involvement of CD 4 antigen. Science 232:1123

Meyenhofer MF, Epstein LG, Cho E-S, Sharer LR (1987) Ultrastructural morphology and intracellular production of human immunodeficiency virus (HIV) in brain. J Neuropathol Exp Neurol 46:474

Mirra SS, Spira TJ, Anand R (1986) HTLV III/LAV infection presenting as a giant cell encephalopathy. J Neuropathol Exp Neurol 45:331

Mizusawa H, Hirano A, Llena JF, Kato T (1987) Nuclear bridges in multinucleated giant cells associated with primary lymphoma of the brain in acquired immune deficiency syndrome (AIDS). Acta Neuropathol (Berl) 75:23

Monte SM de la, Ho DD, Schooley RT, Hirsch MS, Richardson EP (1987) Subacute encephalomyelitis of AIDS and its relation to HTLV III infection. Neurology 37:562

Moskowitz LB, Hensley GT, Chan JC, Gregorius J, Conley FK (1984a) The neuropathology of acquired immune deficiency syndrome. Arch Pathol Lab Med 108:867

Moskowitz LB, Hensley GT, Chan JC, Conley FK, Post MJD, Gonzalez-Arias SM (1984b) Brain biopsies in patients with acquired immuno deficiency syndrome. Arch Pathol Lab Med 108:368

Navia BA, Price RW (1987) The acquired immunodeficiency syndrome dementia complex as the presenting or sole manifestation of human immunodeficiency virus infection. Arch Neurol 44:65

Navia BA, Jordan BD, Price RW (1986) The AIDS dementia complex: I clinical features. Ann Neurol 19:517

Nielsen UL, Petito CK, Urmacher D, Posner JB (1984) Subacute encephalitis in acquired immune deficiency syndrome: a postmortem study. Am J Clin Pathol 82:678

Petito CK, Navia BA, Cho ES, Jordan BD, George DC, Price RW (1985) Vacuolar myelopathy pathologically resembling subacute combined degeneration in patients with the acquired immunodeficiency syndrome. N Engl J Med 312:874

Petito CK, Cho ES, Lemann W, Navia BA, Price RW (1986) Neuropathology of acquired immunodeficiency syndrome (AIDS): an autopsy review. J Neuropathol Exp Neurol 45:635

Price RW, Brew B, Sidtis J, Rosenblum M, Scheck AC, Cleary P (1988) The brain in AIDS: Central nervous system HIV-1 infection and AIDS dementia complex. Science 239:586

Resnick L, Berger JR, Shapshak P, Tourtelotte WW (1988) Early penetration of the blood-brain-barrier by HIV. Neurology 38:9

Schlote W, Gräfin Vitzthum H, Thomas E, Hübner K, Stutte HJ, Woelki U, Kauss J (1987) Neuropathologische Beobachtungen in 28 Fällen von erworbenem Immundefektsyndrom. In: Fischer P-A, Schlote W (Hrsg) AIDS und Nervensystem. Springer, Berlin Heidelberg New York Tokyo, S 85

Sharer LR, Kapila R (1985) Neuropathologic observations in acquired immundeficiency syndrome (AIDS). Acta Neuropathol (Berl) 66:188

Sharer LR, Epstein LG, Cho ES, Petito CK (1986) HTLV-III and vacuolar myelopathy. N Engl J Med 315:62

Shaw GM, Harper ME, Hahn BH, Epstein LG, Gajdusek DC, Price WR, Navia BA, Petito CK, O'Hara CJ, Groopman JE, Cho E-S, Oleske JM, Wong-Staal F, Gallo RC (1985) HTLV-III-infection in brains of children and adults with AIDS encephalopathy. Science 227:177

Snider WD, Simpson DM, Nielson S, Gold JMW, Metroka CE, Posner JE (1983) Neurological complications of acquired immune deficiency syndrome: analysis of 50 patients. Ann Neurol 14:403

Stoler MH, Eskin TA, Benn S, Angerer RC, Angerer LM (1986) Human T-cell lymphotropic virus type III infection on the central nervous system. A preliminary in situ analysis. JAMA 256:2360

Sachverzeichnis

J. Cervós-Navarro, H. Schneider

Pathologie des Nervensystems I

Durchblutungsstörungen und Gefäßerkrankungen des Zentralnervensystems

Redigiert von G. Ule

1980. 263 Abbildungen in 374 Einzeldarstellungen, 4 Tabellen. XXI, 665 Seiten. (Spezielle pathologische Anatomie, Band 13, Teil 1). Gebunden DM 420,-; Subskriptionspreis: Gebunden DM 336,-. ISBN 3-540-09788-0

Der 1. Teilband bringt eine ausführliche, der eminenten klinischen Bedeutung und Häufigkeit gerecht werdende Darstellung der Gefäßerkrankungen und Durchblutungsstörungen des Gehirns durch J. Cervós-Navarro, der sich als einer der Initiatoren und aktiven Mitgestalter der internationalen Berliner Erwin-Riesch-Symposien in den letzten Jahren mit diesem Gebiet sehr intensiv beschäftigt hat. Erstmalig in einer systematischen Übersicht werden hier die Störungen der Mikrozirkulation mit Beeinträchtigung des Stoffaustausches in der terminalen Strombahn und die der Makrozirkulation mit den Folgen für Zufuhr, Verteilung und Abfluß des Blutes aus morphologischer Sicht umfassend dargestellt.
Die entsprechenden Erkrankungsformen im Bereich des Rückenmarks werden in einem gesonderten Abschnitt von H. Schneider Berlin abgehandelt, der durch eigene Untersuchungen mit dieser Thematik bereits seit längerem vertraut ist. Die getrennte Darstellung erschien in Anbetracht der strukturellen Eigentümlichkeiten und der hämodynamischen Besonderheiten des Rückenmarkes sinnvoll, zumal die in den letzten Jahren erheblich verfeinerte klinische Diagnostik der vaskulären Myelopathien zusätzliche Fragen aufwirft.
Beide Beiträge vermitteln so unter Einbeziehung neuester Erkenntnisse der Pathophysiologie einen Überblick über den aktuellen Stand der Pathomorphologie cerebrospinaler Durchblutungsstörungen und Gefäßerkrankungen mit ihren Folgen, von der Makroskopie bis hin zur Elektronenmikroskopie.
Mit diesem Teilband wird der direkte Bezug zur Klinik hergestellt.

Springer-Verlag
Berlin Heidelberg New York
London Paris Tokyo Hong Kong

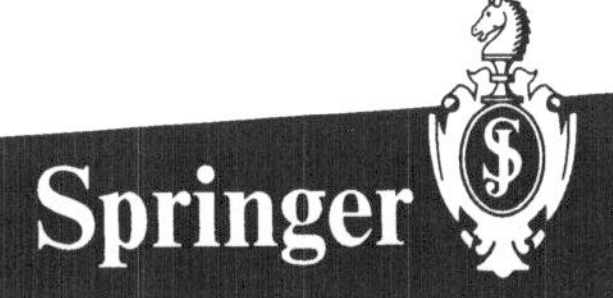

H. Berlet, H. Noetzel, G. Quadbeck, W. Schlote,
H. P. Schmitt, G. Ule

Pathologie des Nervensystems II

Entwicklungsstörungen, chemische und physikalische Krankheitsursachen

Redigiert von G. Ule

1983. 281 Abbildungen in 522 Einzeldarstellungen. XX, 957 Seiten. (Spezielle pathologische Anatomie, Band 13, Teil 2). Gebunden DM 860,-; Subskriptionspreis: Gebunden DM 688,-. ISBN 3-540-11536-6

Der Band behandelt die Hirnentwicklung mit ihren Störungen und die exogenen Noxen chemischer und physikalischer Art mit ihren Auswirkungen auf das Nervensystem.

Der Abschnitt über die Entwicklungsstörungen und Schäden des reifenden Gehirns (H. Noetzel) wird von W. Schlote mit einer Einführung über die Entwicklung des Nervensystems eingeleitet. Die für das Verständnis der verschiedenen Mißbildungen wichtigen Phasen der Organogenese, der Differenzierung und der Synaptogenese werden in übersichtlicher Form dargestellt und die zur Fehlbildung führenden Grundmechanismen erörtert. Wichtige Fragen der Spezifität und Unspezifität neuronaler Kontaktbildung während der Ontogenese, die für das Verständnis der in zunehmendem Maße an Kinderkliniken beobachteten embryo-fetalen Schäden und Syndrome mit psychomotorischer Retardierung wichtig sind, werden ebenso angesprochen wie Probleme der Entwicklung und Differenzierung der Neuroglia und der Gefäßentwicklung im Zentralnervensystem.

Der Beitrag „Exogene Intoxikationen und Nervensystem" befaßt sich mit den hochaktuellen Problemen wie Umweltverschmutzung durch Industrie und Technik, Gefährdung durch in der Landwirtschaft eingesetzte Chemikalien, aber auch gewerblichen Vergiftungen, Suchtfolgen und Therapieschäden, soweit sie das Nervensystem betreffen.

H. P. Schmitt schließlich befaßt sich mit den Folgen physikalischer Einwirkungen auf das Nervensystem (ohne Neurotraumatologie), wie Elektrizität und Blitzschlag, Strahlentherapie, Ultraschall, Änderung des Umgebungsdruckes sowie thermische Schäden.

Springer-Verlag
Berlin Heidelberg New York
London Paris Tokyo Hong Kong

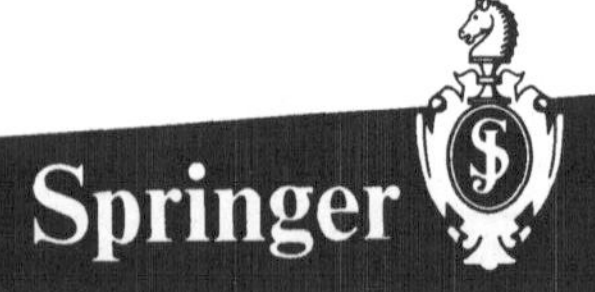